மனநல மருத்துவர் இல்லாத இடத்தில்

மனநலப் பராமரிப்புக் கையேடு

விக்ரம் படேல்

மூத்த விரிவுரையாளர், லண்டன் ஸ்கூல் ஆஃப் ஹைஜீன் & டிராபிகல் மெடிசின்
நிறுவன உறுப்பினர், த சங்கத் சொசைட்டி, கோவா, இந்தியா
கௌரவ மூத்த விரிவுரையாளர், இன்ஸ்டிட்யூட் ஆஃப் சைக்கியாட்ரி, இங்கிலாந்து

தமிழில்

ஆத்மன்

அடையாளம்

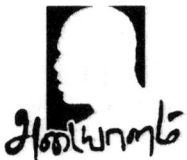

முதல் பதிப்பு 2010
மறுஅச்சு 2012, 2016

© த ராயல் காலேஜ் ஆஃப் சைக்கியாடிரிஸ்ட்ஸ்
© தமிழ் மொழிபெயர்ப்பு: அடையாளம்

மனநல மருத்துவர் இல்லாத இடத்தில் என்னும் இந்நூல் *வேர் தேர் ஈஸ் நோ சைக்கியாடிரிஸ்ட்* என்னும் ஆங்கில நூலின் தமிழாக்கம். இதற்கான பதிப்புரிமையை லண்டனில் உள்ள ராயல் காலேஜ் ஆஃப் சைக்கியாடிரிஸ்ட் அமைப்பு அடையாளத்திற்கு வழங்கியுள்ளது.

வெளியீடு: அடையாளம், 1205/1 கருப்பூர் சாலை, புத்தாநத்தம் 621310, திருச்சி மாவட்டம், தமிழ்நாடு, இந்தியா. தொலைபேசி: (+91) 04332 273444, தொலைநகல்: (+91) 04332 273055.

'நலவாழ்வு எல்லாருக்கும்' எனும் முத்திரை உடல்நலக் கல்விக்கான அடையாளத்தின் வெளியீடுகளைக் குறிக்கும். இவ்வரிசையில் வெளிவரும் தரமான மருத்துவ நூல்கள் குறைந்த விலையில் வழங்கப் படுகின்றன. எனவே இவ்வரிசை நூல்களை வாங்குவது மேலும் பல தரமான மருத்துவ நூல்களைக் கொண்டுவருவதற்கு உதவும். அதிகப் படிகள் வாங்கிப் பரவலாக்க விரும்புவோருக்குச் சிறப்புக் கழிவு உண்டு. மேலும் விவரங்களுக்கு வெளியீட்டாளரைத் தொடர்புகொள்க.

நூல் வடிவமைப்பு: த பாபிரஸ், அச்சாக்கம்: அடையாளம் பிரஸ், இந்தியா.

ISBN: 978 81 7720 131 4

விலை ₹ 330

Mananala Maruthuvar Illātha Iṭathil is the Tamil translation of *Where There Is No Psychiatrist* in English by Dr Vikram Patel, Published by Adaiyaalam, 1205 / 1 Karupur Road, Puthanatham 621310, Thiruchirappalli District, Tamilnadu, India, email: info@adaiyaalam.net

கற்றலின் சுகத்தை என்னுள் புகுத்திய
என் பெற்றோர்களுக்கும் டாடிக்கும்
என்னுடைய ஆசிரியர்கள் அனைவருக்கும், குறிப்பாக
டோனி ஹோப்
ஆல்வின் லிஸ்மேன்
ஆண்டனி மான்
அஷித் சேத்
மோகன் ஐசக்
ஆகியோர் கற்பித்தலின் சுகத்தை என்னுள் புகுத்தியமைக்கு

பதிப்புக் குழு

ஆசிரியர்
விக்ரம் படேல் எம்பிபிஎஸ், எம்எஸ்ஸி, பிஎச்டி

வரைபடங்கள்
வில்சன் டிசௌசா

தமிழ்ப் பதிப்பாசிரியர்
மு. சாதிக்

தமிழாக்கம்
ஆத்மன்

மதிப்புரையாளர்கள்
மருத்துவர் மா. திருநாவுக்கரசு எம்டி
மருத்துவர் எம். சிவக்குமார் எம்டி, எம்ஆர்சிபி (இங்)

மெய்ப்பு
சிராஜுல்ஹஸன்
எம். சிவசுப்பிரமணியன்

வடிவமைப்பு
கதிர்

ஒளியச்சு
பார்வதி

சுட்டி
எழிலன்

மொழிபெயர்ப்பாளர் குறிப்புகள்

முதல் முறையாகத் தமிழில் மனநலத்தின் அவசியத்தையும் மனநலத்தைக் கண்டறிவதற்கான நோய்க்குறிகளையும் அதற்கான சிகிச்சையாக அமையும் மருந்துகளையும் இந்தக் கையேடு விளக்குகிறது. அனைத்துத் தரப்பு வாசகர்களையும் கருத்தில் கொண்டு இக்கையேடு மிக எளிமையான தமிழில் மொழிபெயர்க்கப்பட்டுள்ளது. அடிப்படையில் இந்த நூல் பொதுமருத்துவர், பொதுநலப் பணியாளர், சமூகப் பணியாளர் ஆகியோருக்குப் பயன்படும் என்றாலும் பொதுமக்களும் இதைப் படித்துப் பயனடையலாம்.

பொதுத் தமிழில் உள்ள சொற்களே பெரும்பான்மையாக இந்தக் கையேட்டில் பயன்படுத்தப்பட்டுள்ளன. அதைத் தவிர்த்துப் பயன்படுத்தப்பட்டுள்ள கலைச்சொற்களின் பொருள் பின்னிணைப்பில் விளக்கப்பட்டுள்ளது. தமிழுக்கு இணையான ஆங்கிலக் கலைச்சொற்களும் பின்னிணைப்பில் தரப்பட்டுள்ளன.

இந்தக் கையேட்டில் குழந்தை, சிறுவர் ஆகிய சொற்கள் வயது வரம்பை வரையறுக்காமல் பொதுவாகப் பயன்படுத்தப்பட்டுள்ளது. மனநலத்தின் தன்மைக்கும் சூழலுக்கும் ஏற்ப அந்தக் குழந்தையின் அல்லது சிறுவரின் வயதைக் கணக்கில் எடுத்துக்கொள்ளவும். அதுபோலவே மதுப் பழக்கம், போதைப்பொருள் பழக்கம் போன்றவை ஆண்களை முன்வைத்தே விளக்கப்பட்டுள்ளது. இதே பழக்கம் ஒரு பெண்ணுக்கு இருந்தால், இந்தக் கையேட்டில் தரப்பட்டுள்ள மருத்துவம் பெண்களுக்கும் பொருந்தும்.

நவீன உலகில் மனிதர்கள் அன்றாடம் எதிர்கொள்ளும் பிரச்சினைகள், மனஅழுத்தங்கள், உளைச்சல்கள், சவால்கள் போன்றவற்றின் விளைவாக உருவாகும் மனநலப் பிரச்சினைகள் ஏராளம். குறிப்பாகப் பெண்களும் அனுபவித்துவருகிறார்கள். மனநலப் பிரச்சினையால் பாதிக்கப்பட்டுள்ளவர்களைப் புரிந்துகொள்ளவும் அவர்களுக்குப் பரிவோடு உதவவும் இந்தக் கையேடு மிகச் சிறந்த முறையில் உதவும்.

இந்தக் கையேட்டின் உள்ளடக்கம், தமிழ் மொழிபெயர்ப்பு, வடிவமைப்பு ஆகியவை குறித்த தங்கள் கருத்துகளை வரவேற்கிறோம். இதன் அடுத்த பதிப்பை மேலும் செம்மைப்படுத்த உங்களின் கருத்துகள் எங்களுக்கு உதவும்.

ஆத்மன்

பதிப்புரை

பள்ளி ஆசிரியர் என்ற பின்னணியைக் கொண்ட டேவிட் வெர்னர் மெக்சிகோ மலைகளில் உள்ள உயிரினத் தொகுதிகளை வரைய ஓவியராகச் சென்றார். அங்குள்ள மக்களுக்கு அறிவியல் பூர்வமான மருத்துவச்சேவை எதுவுமே கிடைக்காததையும் மருத்துவப் பணியாளர்களிடம் சிகிச்சைக்குச் செல்லும் மக்கள் சுரண்டப்படுவதையும் கண்டறிந்தார். 1977ஆம் ஆண்டு, மருத்துவத் துறை நண்பர்களுடன் இணைந்து, *டாக்டர் இல்லாத இடத்தில்* என்னும் நூலை ஸ்பானிஷ் மொழியில் வெர்னர் வெளியிட்டார்; சிறிது காலத்தில் இந்த நூலின் ஆங்கிலப் பதிப்பு வெளியாயிற்று. நூறு மொழிகளில் மொழிபெயர்க்கும் அளவுக்கு, இந்த நூலுக்கான தேவை விரிவடைந்தது. உடல்நலம் பற்றி வெளிவந்த நூல்களுள் இந்த நூலுக்கு ஈடாக எந்தவொரு நூலுமே, மருத்துவர்களையும் உள்ளடக்கி, பெற்றோர்கள், தன்னார்வ நலப்பணியாளர்கள், செவிலியர்கள், மருத்துவ உதவியாளர்கள் போன்றோரால் இந்த அளவுக்குப் பயன்படுத்தப்படவில்லை. உடல், மனம், சமூகம், சுற்றுச் சூழல் ஆகியவற்றின் மருத்துவத் தேவை, ஒன்றையொன்று சார்ந்து இயங்கக் கூடியது. இதில் ஒன்றுக்கு ஏற்படும் பாதிப்பு என்பது மற்ற அனைத்தையும் பாதிக்கிறது.

இப்படிப்பட்ட நிலையில், பொதுவாக மருத்துவர்களும் சுகாதாரத் துறையினரும் ஒவ்வொன்றும் தனித்தனியானது என்பதுபோல சிகிச்சைகளைப் பிரித்து அளிக்கின்றனர்; அவர்கள் உடற்குறைபாடுகள், பல் தொடர்பான நோய்கள், மனநோய்கள் ஆகியவற்றுக்கு எப்படிச் சிகிச்சை அளிப்பது என்று கிட்டத்தட்ட அறியாதிருக்கின்றனர். இதை உணர்ந்து கொண்ட டேவிட் வெர்னர், *உடற்குறைபாடு உள்ள கிராமக் குழந்தைகள்* என்ற நூலை எழுதினார். இந்த மருத்துவக் கையேட்டை வைத்துக்கொண்டு, உயர்நிலைப் பள்ளிக் கல்வி பெற்ற ஒருவர்கூட, பல்வேறு உடற்குறைகளை உடைய கிராமக் குழந்தைகளின் தேவைகளை அறிந்துகொண்டு அதைப் பூர்த்திசெய்ய இயலும். மேலும், *பல் மருத்துவர் இல்லாத இடத்தில்* என்னும் மற்றொரு புகழ்பெற்ற நூலை எழுதுவதற்கு உந்துதல் அளித்தார். ஆயினும் மனநலப் பாதிப்புக்கு உள்ளானவர்களின் தேவையை நிறைவேற்றுவது சிரமமிக்கதாகவும் இன்றுவரை பெருமளவில் கண்டுகொள்ளப்படாததாகவும் இருந்தது. தற்போது சரியான கோணத்தில் அணுகியதன் மூலம் விக்ரம் படேல் அவர்களால் எழுதப்பட்ட *மனநல மருத்துவர் இல்லாத இடத்தில்* என்னும் இந்நூல் அந்த இடைவெளியை நிறைவுசெய்கிறது.

அடிக்கடி வேறு வழியே தெரியாத குடும்ப உறுப்பினர்கள் எங்களிடம் பலரை, அதாவது மனச்சோர்வு, ஆக்ரோஷமான நடத்தை, மது அல்லது போதைப்பொருள் அடிமை நிலை, தற்கொலை எண்ணம் போன்றவற்றால் பாதிக்கப்பட்ட குழந்தைகளையோ அல்லது விடலைகளையோ, பெற்றோர்களையோ அல்லது தாத்தாபாட்டிகளையோ கொண்டு வந்திருக்கின்றனர். அவர்களுக்கு இந்தக் கையேடு மட்டும் கிடைத்திருந்தால், எவ்வளவு அருமையாகச் சிகிச்சை செய்திருக்கலாம். துரதிர்ஷ்டவசமாக, இந்த நூலுக்கான தேவை, கடந்த காலத்தைவிட தற்போது மிகமிக அதிகமாக உள்ளது. உலகம் முழுதும் நிறைந்திருக்கும் பேராசையாலும் ஒட்டுமொத்த பரிவு காணாமல் போய்விட்டதாலும் உலகம் முழுவதும் மனநோய் என்பது கவலை அளிக்கக் கூடியதாக இன்றைக்கு ஆகிவிட்டது.

பொருளாதார வளர்ச்சி என்ற பெயரில் பாரம்பரிய சமூக அமைப்புகள் சிதைந்துவருகின்றன. மகிழ்ச்சி, நம்பிக்கை, மனநலத்துக்கான அடிப்படைகள் ஆகியவற்றை மக்கள் நாளுக்கு நாள் இழந்துவருகிறார்கள். போதைப்பொருட்களைப் பரப்புவதன் மூலம், சொத்து சேர்க்கும் வாய்ப்பை சமூகத்தில் உள்ள தீய சக்திகள் பயன்படுத்திக்கொள்கின்றன. இந்தப் போதைப் பொருட்களால் ஏற்படக்கூடிய ஆபத்தைப் பொதுவாகச் சமூகத்தினர் உணர்வதில்லை. குறிப்பாக

நிக்கோட்டின் போதைக்கு அடிமையாவதைச் சொல்லலாம்; இந்தப் போதைப்பழக்கமும் ஹெராயின் போதைப்பழக்கத்திலிருந்து விடுபடுவதைப் போலக் கடினமானதே. எய்ட்ஸ் நோயின் வருகை சமூகத்தில் மனநலப் பிரச்சினைகள் உருவாகப் பெரும் காரணமாக அமைந்து விட்டது. புறக்கணிக்கப்படுதல், அவமானம், ஒதுக்கிவைக்கப்படுதல் போன்றவற்றுக்கு எய்ட்ஸ் நோய் வந்தவர்கள் ஆளாகலாம். உலகம் தழுவி மேற்கொள்ளப்பட்ட குழந்தைகளுக்கான நலத்திட்டத்தின்போது, உங்கள் சமூகத்தில் முக்கிய ஆரோக்கியப் பிரச்சினையாக எதைக் கருதுகிறீர்கள் என்ற கேள்வி குழந்தைகளிடம் கேட்கப்பட்டது. பத்து ஆண்டுகளுக்கு முன்பாக என்றால் வயிற்றுப்போக்கு, நிமோனியாக் காய்ச்சல், ஊட்டச்சத்துக்குறை என்று குழந்தைகள் பதில் அளித்திருப்பார்கள். ஆனால், இப்போது, 'குடும்பத்துக்குள்ளும் வெளியேயும் நிலவும் வன்செயல்' என்றே குழந்தைகள் கூறுகிறார்கள். நம் சமூகத்தை முடக்கும் முக்கியக் காரணியாக வன்செயல் விளங்குவதைக் குழந்தைகளின் மேற்கூறிய கூற்று மெய்ப்பிக்கிறது. ஏன் சமூகத்தில் வன்செயல் நிகழ்கிறது, அதிலிருந்து மீண்டு வருவதற்கு என்னென்ன நடவடிக்கைகளை மேற்கொள்ள வேண்டும் போன்றவற்றுக்கான வழிமுறைகளை இந்த நூல் விரிவாக முன்வைக்கிறது.

சுகாதார மையத்திற்கு வரும் நோயாளிகளில் 40 சதவீதத்திற்குமேல் மனநலப் பிரச்சினைகள் முதன்மைப் பிரச்சினையாக இருப்பதை தற்போதைய ஆய்வுகள் முன்வைக்கின்றன. *டாக்டர் இல்லாத இடத்தில்* என்னும் நூலின் மூலமும் அதைத் தொடர்ந்து வெளிவந்த நூல்களின் மூலமும் டேவிட் வெர்னர் உருவாக்கிய மருத்துவப் பராமரிப்பு அணுகுமுறைகளை நன்கு அறிந்திருந்ததோடு அந்த அணுகுமுறைகளால் மருத்துவர் விக்ரம் படேல் பெருமளவு ஈர்க்கப்பட்டார். சிம்பாவே நாட்டிலும் இந்தியாவிலும் பல ஆண்டுகள் ஆற்றிய சேவையின் போது, மருத்துவமனைகளில் நலப் பணியாளர்கள் சந்திக்கும் பல்வேறு வகை மனநலப் பிரச்சினைகளுக்குத் தீர்வு அளிக்கக்கூடிய ஒரு புத்தகத்தின் தேவையை மருத்துவர் விக்ரம் படேல் உணர்ந்தார்.

ஆசியாவிலும் ஆப்பிரிக்காவிலும் மக்களிடையே நிலவும் மனநலப் பிரச்சினைகளை இந்த நூலில் கொண்டுவருகிறார். பொதுவாக நிலவும் (அரிதாகக் காணப்படும்) மனநலக் கோளாறு களை எளிதாகப் புரிந்துகொள்ளக்கூடிய ஒரு கையேட்டின் அவசியத் தேவையை நாங்கள் உணர்ந்திருக்கிறோம். இதுபோன்ற ஒரு நூலை எழுதுமாறு நானும் டேவிட் வெர்னரும் மனநல மருத்துவர்களைப் பல ஆண்டுகளாகத் தூண்டியிருக்கிறோம். கடைசியாக, விரிவான அதே சமயத்தில் எளிதாகப் பயன்படுத்தக்கூடிய, *மனநல மருத்துவர் இல்லாத இடத்தில்* என்னும் இந்நூல் வெளிவந்திருக்கிறது. உலகம் முழுவதும் குறிப்பாக மனநல மருத்துவர்கள் அரிதாகக் காணப்படும் ஏழைநாடுகளில் பரவலாகத் தேவைப்படும் அனைத்துத் தகவல்களையும் ஒருங்கே அளித்ததற்காக மருத்துவர் விக்ரம் படேலைப் பாராட்டி வாழ்த்துகிறோம்.

மருத்துவத் துறைகளில் வெளிவரும் அனைத்து நூல்களின் விலையைவிடக் குறைவான விலையில் இந்நூல் கிடைக்கத் தேவையான நடவடிக்கைகளை எடுத்த வெளியீட்டாளருக்கும் பாராட்டைத் தெரிவித்துக்கொள்கிறோம்.

டேவிட் மோர்லி

டால்க்

இப்பதிப்புரை ஆங்கிலப் பதிப்புக்காக எழுதப்பட்டது. *(ப-ர்)*

நன்றி

இந்தக் கையேட்டை எழுதத் தூண்டுதலாக இருந்தவற்றுக்கு நான் முதலில் நன்றி கூறியாக வேண்டும்: டேவிட் வெர்னர் எழுதிய *டாக்டர் இல்லாத இடத்தில்* மற்றும் அதைத் தொடர்ந்து வெளிவந்த இரண்டு துணை நூல்கள் (வெர்னர் எழுதிய, *உடற்குறைபாடு உள்ள கிராமக் குழந்தைகள்*, பர்ன்ஸ் குழுவினர் எழுதிய, *பெண்களுக்கான டாக்டர் இல்லாத இடத்தில்*, வெளியீடு: அடையாளம்); உடல்நலம் குறித்த பெரிய தடிப் புத்தகங்களை எளிமையான பயிற்சிக் கையேடாக மாற்ற முடியும் என்பதற்கு இவை அருமையான எடுத்துக்காட்டுகள். மேற்குறிப்பிட்ட நூல்களைப் போல அல்லாமல், பொதுமருத்துவப் பணியாளர்களையும் சமூக மருத்துவப் பணியாளர்களையும் கணக்கில் கொண்டே இந்தக் கையேடு தயாரிக்கப்பட்டது.

என் ஆய்வுக்கு உறுதுணையாக இருந்து, அதன் தொடர்ச்சியாக *மனநல மருத்துவர் இல்லாத இடத்தில்* என்ற இந்தக் கையேட்டை எழுத ஆதரவு அளித்த நிதிநிறுவனங்களுக்கு என் நன்றியைத் தெரிவித்துக்கொள்கிறேன். குறிப்பாக, சிம்பாவே நாட்டிலும் இந்தியாவிலும் என் பணியைத் தொடர தாராளமாக உதவிய பெய்ட் மருத்துவ அறக்கட்டளை, வெல்கம் அறக்கட்டளை, மெக்ஆர்தர் ஃபவுண்டேஷன் ஆகியவற்றுக்கும் நான் நன்றிக்கடன் பட்டிருக்கிறேன்.

இந்தக் கையேட்டில் தரப்பட்டுள்ள படங்களை, மீண்டும் மீண்டும் என்னுடைய தொடர் வேண்டுகோளுக்கு ஏற்ப பொறுமையாக வரைந்து தந்த, கோவாவைச் சேர்ந்த திறமைவாய்ந்த ஓவியர் வில்சன் டிசௌசா அவர்களுக்கு நன்றி கூறக் கடமைப்பட்டுள்ளேன்.

உலகின் பல்வேறு பகுதிகளிலிருந்து மதிப்புரை வழங்கியவர்களுக்கும் (அவர்களின் பெயர்களைக் கீழே பட்டியலிட்டுள்ளேன்), தகவல் கருவூலமாக விளங்கிய கையேடுகள், துண்டுத்தாள்கள், மனநல நூல்கள், ஏடுகள் போன்றவற்றுக்கும் நான் நன்றி தெரிவித்தாக வேண்டும். தொடக்கத்தில் நூலைப் பற்றிச் சுருக்கமாக அளித்த குறிப்பைப் பெற்றுக்கொண்டதிலிருந்து, இந்த நூல் முழுமையாக வெளிவரும்வரை ஆதரவு அளித்த கேஸ்கெல்லுக்கு நன்றி. டேவ் ஜோகோவின் உதவி இல்லாமல், இந்த நூலை நான் எழுதி முடித்திருக்க முடியாது; அவருக்கு என் மனமார்ந்த நன்றிகள். இந்தக் கையேட்டை மீண்டும் மீண்டும் படித்துப்பார்த்துச் செம்மைப்படுத்திக்கொண்டிருந்த நேரத்தில், என் மனநலத்தை மேம்படுத்திக்கொள்ளும் வகையில் ஊக்கமும் ஆதரவும் அளித்த டேவிட் மோர்லிக்கும் டேவிட் வெர்னருக்கும் என் நன்றியை உரித்தாக்குகிறேன்.

மதிப்புரையாளர்கள்

- மருத்துவர் மெலானி ஆபஸ், நியூசிலாந்து;
- பேராசிரியர் வில்சன் அகூடா, சிம்பாவே;
- மருத்துவர் ரிக்கார்டோ அராயா, சிலி;
- மருத்துவர் மெட்டின் பாசோக்குளு, இங்கிலாந்து;
- பேராசிரியர் சி.ஆர். சந்திரசேகர், இந்தியா;
- பேராசிரியர் ஆண்ட்ரு செங், தைவான்;
- மருத்துவர் கௌரி திவான், இந்தியா;
- மருத்துவர் சால்விக் எக்பிளேட், ஸ்வீடன்;
- மருத்துவர் கே.எஸ்.ஜேக்கப், இந்தியா;
- பேராசிரியர் சி.குமார், இங்கிலாந்து;

- மருத்துவர் மௌரிசியோ சில்வா டே லிமா, பிரேசில்;
- மருத்துவர் பால் லிண்டே, அமெரிக்கா;
- மருத்துவர் ராஜீவ் மேனன், இங்கிலாந்து;
- மருத்துவர் டெப் பால், இங்கிலாந்து;
- மருத்துவர் சார்லஸ் பெரி, தென்னாப்பிரிக்கா;
- மருத்துவர் ஜாக் பியாசெளட், இங்கிலாந்து;
- மருத்துவர் சுனந்தா ரே, சிம்பாவே;
- பேராசிரியர் பிரையன் ராபர்ட்சன், தென்னாப்பிரிக்கா;
- மருத்துவர் சேகர் சக்சேனா, இந்தியா;
- மருத்துவர் கே.ஷாஜி, இந்தியா;
- மருத்துவர் நந்திதா டிசௌசா, இந்தியா;
- பேராசிரியர் ஷோபா ஸ்ரீநாத், இந்தியா;
- பேராசிரியர் லெஸ்லி ஸ்வார்ட்ஸ், தென்னாப்பிரிக்கா;
- மருத்துவர் ஆர்.தாரா, இந்தியா;
- மருத்துவர் சார்லஸ் டோட், சிம்பாவே;
- மருத்துவர் மேத்யூ வர்கிஸ், இந்தியா;
- மருத்துவர் மா. திருநாவுக்கரசு, இந்தியா;
- மருத்துவர் எம். சிவக்குமார், இந்தியா.

இந்த நூலின் திட்ட வரைவையும் முழுக் கைப்பிரதியையும் படித்துப்பார்த்து மதிப்புரை வழங்கிய, பெயர் தெரியாத அனைவருக்கும் என் நன்றி.

பொருளடக்கம்

பதிப்புக் குழு
மொழிபெயர்ப்பாளர் குறிப்புகள்
பதிப்புரை
நன்றி
பெட்டிச்செய்திகளும் அட்டவணைகளும் ... xix
அறிமுகம் ... xxiii
இந்தக் கையேட்டைப் பயன்படுத்துவது எப்படி? ... xxvii
நீங்களும் உதவலாமே... ... xxvii

பகுதி 1 மனநோய் பற்றிய ஒரு பார்வை ... 1

1 மனநோயைப் பற்றிய ஓர் அறிமுகம் ... 3
    1.1   மனநலமும் மனநோயும் ... 3
    1.2   மனநோய் குறித்து நீங்கள் ஏன் அக்கறை காட்ட வேண்டும்? ... 3
    1.3   மனநோய் வகைகள் ... 5
        1.3.1 பொதுவான மனப்பிறழ்வுகள் (மனச்சோர்வு, பதற்றநோய்) ... 7
        1.3.2 தீய பழக்கங்கள் ... 11
        1.3.3 கடுமையான மனப்பிறழ்வுகள் (சைக்கோசிஸ்) ... 12
        1.3.4 மனவளர்ச்சிக் குறைபாடு ... 17
        1.3.5 வயதானவர்களுக்கு வரும் மனநலப் பிரச்சினைகள் ... 19
        1.3.6 குழந்தைகளுக்கு வரும் மனநலப் பிரச்சினைகள் ... 20
    1.4   மனநோய்க்கான காரணங்கள் ... 21
    1.5   பண்பாடும் மனநோய்களும் ... 21

2 ஒருவருக்கு மனநோய் உள்ளதா என்பதை மதிப்பிடுதல் ... 26
    2.1   மனநோயாளியை நீங்கள் பரிசோதிக்க முடியுமா? ... 26
    2.2   நோயாளியிடம் பேச உங்களுக்கு நேரம் இருக்குமா? ... 27
    2.3   யாருக்கு மனநோய் இருக்கும்? ... 27
    2.4   நோயாளியிடம் என்ன கேள்விகள் கேட்கலாம்? ... 28
    2.5   மனநோயை உறுதிசெய்ய உதவும் நோய்க்குறிப் பட்டியல் ... 28
        2.5.1 பொதுவான மனப்பிறழ்வுகளை உறுதி செய்தல் ... 29
        2.5.2 கடுமையான மனநோயை உறுதி செய்தல் ... 30
        2.5.3 மதுவுக்கு (போதைப்பழக்கத்துக்கு) அடிமையாக இருப்பதை நோயுறுதி செய்தல் ... 30
    2.6   நேர்காணலின்போது நீங்கள் கவனிக்க வேண்டியவை ... 30
    2.7   நேர்காணலை நடத்துவது எப்படி? ... 31
    2.8   நோயுறுதி செய்வது எப்படி? ... 32

		2.9 மனநோயை மதிப்பிட வேண்டிய சிறப்புச் சூழல்கள்	33
		2.9.1 வாய் திறந்து பேசத் தயாராக இல்லாதவரை மதிப்பிடுதல்	33
		2.9.2 மனநோயோடு கூடுதலாக உடல்நலப் பிரச்சினைகளும் உள்ளவரை மதிப்பிடுதல்	34
		2.9.3 தொலைபேசி வாயிலாக ஒருவரை மதிப்பிடுதல்	35
		2.9.4 குடும்பத்தினர் உடன் இருக்கும்போது ஒருவரின் மனநோயை மதிப்பிடுதல்	35
3	மனநோயைக் குணப்படுத்துதல்		37
	3.1	மருந்துகளின் மூலம் சிகிச்சைகள்	38
		3.1.1 மருந்துகளை எப்போது பயன்படுத்த வேண்டும்?	38
		3.1.2 எந்த மருந்துகளைப் பயன்படுத்தலாம்?	39
		3.1.3 நோயாளியிடம் எந்த முன்னேற்றமும் இல்லையென்றால் என்ன செய்வது?	43
		3.1.4 பக்கவிளைவுகள் இருந்தால் என்ன செய்வது?	44
		3.1.5 மனநோயைக் குணப்படுத்தும் சிகிச்சையில் எப்போது ஊசி தேவை?	45
		3.1.6 மருந்துகளின் விலை	45
		3.1.7 நோயாளி மருந்து சாப்பிடுவதை எவ்வாறு உறுதி செய்துகொள்வது?	47
	3.2	பேச்சுச் சிகிச்சையும் கலந்தாலோசனையும்	47
		3.2.1 உறுதி அளியுங்கள்	48
		3.2.2 விளக்கம் அளியுங்கள்	49
		3.2.3 இளைப்பாறும் பயிற்சியும் மூச்சுப் பயிற்சியும்	50
		3.2.4. குறிப்பிட்ட நோய்க்குறிகளுக்கான ஆலோசனை	52
		3.2.5 பிரச்சினையைத் தீர்த்தல்	52
		3.2.6 இக்கட்டான சூழலில் கலந்தாலோசனை	58
		3.2.7 மனநோயாளிக்கான மறுவாழ்வு	59
		3.2.8 மனநலச் சிகிச்சையில் தொடர் கண்காணிப்பின் முக்கியத்துவம்	60
	3.3	மற்ற சிகிச்சைகள்	60
	3.4	மனநல வல்லுநரைப் பார்க்கப் பரிந்துரைத்தல்	62

பகுதி 2 மருத்துவரீதியான பிரச்சினைகள்		65
4	கவலை அளிக்கக்கூடிய நடத்தைகள்	67
	4.1 மூர்க்கமாக அல்லது வன்செயலுடன் நடந்துகொள்பவர்	67
	4.1.1 மனநோய்க்கு ஆனானவர்கள் ஏன் மூர்க்கமாகச் செயல்படுகிறார்கள்?	67
	4.1.2 இந்தப் பிரச்சினையை எப்படி எதிர்கொள்வது?	68
	4.2 குழப்பத்தோடு அல்லது மனக்கொதிப்போடு உள்ளவர்	71
	4.2.1 குழப்பத்துக்கும் மனக்கொதிப்புக்கும் காரணம் என்ன?	72
	4.2.2 இந்தப் பிரச்சினையை எப்படி எதிர்கொள்வது?	73
	4.3 சந்தேகம், விநோத நம்பிக்கைகள் அல்லது மாயக்குரலைக் கேட்பவர்	75
	4.3.1 'மாயக்குரல் கேட்டல்' என்பது என்ன?	76
	4.3.2 ஏன் சிலர் இதுபோன்று உணர்கிறார்கள்?	76

		4.3.3 சராசரி மனிதர்களுக்கு இதுபோன்ற அனுபவங்கள் ஏற்படுமா?	76
		4.3.4 இந்தப் பிரச்சினையை எப்படி எதிர்கொள்வது?	77
	4.4	தற்கொலை செய்துகொள்ளும் எண்ணம் உள்ளவர் அல்லது தற்கொலைக்கு முயன்றவர்	80
		4.4.1 ஏன் சிலர் தங்கள் வாழ்க்கையை முடித்துக்கொள்ள விரும்புகிறார்கள்?	80
		4.4.2 பாலினமும் தற்கொலையும்	82
		4.4.3 இந்தப் பிரச்சினையை எப்படி எதிர்கொள்வது?	82
		4.4.4 தற்கொலை முயற்சிக்கான மருத்துவச் சிகிச்சை	85
		4.4.5 தற்கொலை எப்போது குற்றமாகக் கருதப்படுகிறது?	86
		4.4.6 குடும்பத்தினர் ஆர்வம் காட்டாதபோது என்ன செய்யலாம்?	86
		4.4.7 தற்கொலை செய்துகொள்ளப் போவதாக மிரட்டுபவர் அல்லது முயற்சியை மீண்டும் மீண்டும்… மீண்டும் தொடர்பவர்	87
		4.4.8 தனிமையும் தனித்திருத்தலும்	87
	4.5	இழுப்பு அல்லது வலிப்பு இருந்தால் என்ன செய்ய வேண்டும்?	87
		4.5.1 எத்தனை வகையான வலிப்புகள் உள்ளன?	88
		4.5.2 காக்கைவலிப்பு என்பது ஒரு மனநோயா?	89
		4.5.3 வலிப்புக்கான மருத்துவரீதியான முக்கிய காரணங்கள்	89
		4.5.4 இந்தப் பிரச்சினையை எப்படி எதிர்கொள்வது?	90
		4.5.5 வலிப்பு நிற்காமல் தொடர்ந்தால், தொடர் காக்கைவலிப்பு என்று முடிவுசெய்துவிடலாம்	91
		4.5.6 காக்கைவலிப்பு உள்ளவருக்கும் அவரின் குடும்பத்தாருக்கும் சில ஆலோசனைகள்	92
		4.5.7 காக்கைவலிப்பு உள்ளவருக்கு மருந்துகளைப் பரிந்துரைத்தல்	93
	4.6	பிரசவத்துக்குப் பிறகு கவலைக்குள்ளாகும் தாய்	94
		4.6.1 ஏன் சில தாய்மார்கள் பிரசவத்துக்குப் பிறகு கவலைக்குள்ளாகிறார்கள்?	95
		4.6.2 தாயின் மனநலம் ஏன் முக்கியத்துவம் வாய்ந்தது?	95
		4.6.3 இந்தப் பிரச்சினையை எப்படி எதிர்கொள்வது?	95
	4.7	கவலைக்குள்ளாக்கும் நடத்தையுடைய முதியோர்	99
		4.7.1 முதியோர் ஏன் இப்படி நடந்துகொள்கிறார்கள்?	99
		4.7.2 என்ன கோளாறு/ பாதிப்பு என்று தீர்மானித்தல்	99
		4.7.3 வயதான காலத்தில் நினைவுத்திறன் கோளாறு: இது எப்போது அதீதமானதாகக் கருதப்படுகிறது?	100
		4.7.4 மூப்புமறதியாக இருக்குமோ என்று எப்போது சந்தேகப்பட வேண்டும்?	101
		4.7.5 மூப்புமறதி குடும்பத்தினரை எவ்வாறு பாதிக்கிறது?	101
		4.7.6 மூப்புமறதியை நோயுறுதி செய்வது முக்கியம், ஏன்?	102
		4.7.7 இந்தப் பிரச்சினையை எப்படி எதிர்கொள்வது?	102
5	மருத்துவரீதியாக விளக்க முடியாத நோய்க்குறிகள்		107
	5.1	உடல் சார்ந்த கோளாறுகள் பலவற்றால் பாதிக்கப்பட்டவர்	107
		5.1.1 ஏன் உடலியக்கக் கோளாறுகள் மனநலத்தில் முக்கியத்துவம் பெறுகின்றன?	108

	5.1.2 உடலியக்கக் கோளாறுகள் மனநலத்தோடு சம்பந்தப்பட்டிருக்கலாம் என்று எப்போது சந்தேகிக்க வேண்டும்?	110
	5.1.3 இந்தப் பிரச்சினையை எப்படி எதிர்கொள்வது?	110
5.2	கவலைப்பட்டு, பயந்துபோய் பீதியடைந்துள்ளவர்	112
	5.2.1 பயமும் பீதியும்	113
	5.2.2 குறிப்பிட்ட சூழலில் பயப்படுதல்	114
	5.2.3 ஏன் மக்கள் கவலைப்படுகிறார்கள் அல்லது பேரச்சத் தாக்குதலுக்கு ஆளாகிறார்கள் அல்லது அதீத பயத்துக்கு உட்படுகிறார்கள்?	114
	5.2.4 இந்தப் பிரச்சினையை எப்படி எதிர்கொள்வது?	115
5.3	மிகை விழிப்பு (தூக்கமின்மையால் அவதியுறுபவர்)	120
	5.3.1 மிகை விழிப்பு எப்படி ஒருவரைப் பாதிக்கிறது?	120
	5.3.2 மிகை விழிப்பு எதனால் ஏற்படுகிறது?	120
	5.3.3 இந்தப் பிரச்சினையை எப்படி எதிர்கொள்வது?	120
5.4	எப்போதும் சோர்வாக இருப்பவர்	123
	5.4.1 ஏன் சிலர் சோர்வாக உணர்கிறார்கள்?	123
	5.4.2 மனநோயின் விளைவே சோர்வு என்று எப்போது சந்தேகப்பட வேண்டும்?	123
	5.4.3 சோம்பேறித்தனமும் சோர்வும் ஒன்றா?	124
	5.4.4 இந்தப் பிரச்சினையை எப்படி எதிர்கொள்வது?	124
5.5	பாலியல் பிரச்சினை உள்ளதாகக் கூறுபவர்	127
	5.5.1 ஆண்களுக்குத் தோன்றும் பாலுறவுப் பிரச்சினைகள்	128
	5.5.2 பெண்களுக்குத் தோன்றும் பாலுறவுப் பிரச்சினைகள்	128
	5.5.3 இயல்புக்கு மாறான பாலுறவு நடத்தை	129
	5.5.4 இந்தப் பிரச்சினையை எப்படி எதிர்கொள்வது?	129
	5.5.5 சிறப்பு நேர்காணலுக்கான ஆலோசனைகள்	131
	5.5.6 ஓரினப் பாலுறவும் மனநலனும்	133
	5.5.7 பாலுறவும் மனநலம் குன்றியவர்களும்	134
5.6	உடலியக்கச் செயல்பாடுகளில் ஒன்றைத் திடீரென்று இழத்தல்	135
	5.6.1 மனநோயின் காரணமாக உடலியக்கக் கோளாறு எவ்வாறு ஏற்பட முடியும்?	135
	5.6.2 கொள்ளை நோய் போல பரவுமா?	135
	5.6.3 உளவியல் காரணம் இருக்கலாம் என்று எப்போது சந்தேகப்படுவது?	136
	5.6.4 இந்தப் பிரச்சினையை எப்படி எதிர்கொள்வது?	136
5.7	ஒரே செயலை மீண்டும் மீண்டும் செய்பவர்	138
	5.7.1 இந்தப் பிரச்சினையை எப்படி எதிர்கொள்வது?	139
6	**பிரச்சினைகளை உருவாக்கும் பழக்கங்கள்**	**143**
6.1	மிதமிஞ்சி மது அருந்துபவர்	143
	6.1.1 எவ்வளவு குடித்தால் அது 'மிதமிஞ்சி' குடிப்பதாகும்?	143
	6.1.2 ஏன் சிலர் அளவுக்கு மீறி குடிக்கிறார்கள்?	145

	6.1.3	ஒருவர் மிதமிஞ்சிக் குடிப்பதால் அவருக்கும் அவருடைய குடும்பத்துக்கும் என்ன நேர்கிறது?	145
	6.1.4	மதுப்பிரச்சினை ஒருவரிடம் உள்ளதாக நீங்கள் எப்போது சந்தேகப்பட வேண்டும்?	146
	6.1.5	பாலினமும் மதுப்பழக்கமும்	146
	6.1.6	இந்தப் பிரச்சினையை எப்படி எதிர்கொள்வது?	147
	6.1.7	மதுப்பழக்கம் உள்ளவரோடு வாழ்தல்	151
6.2	போதை மருந்துக்கு அடிமையானவர்	152
	6.2.1	மருந்து உட்கொள்ளும் எல்லோருக்கும் பிரச்சினை உண்டாகிறதா?	152
	6.2.2	எந்த மருந்துகள் தவறாகப் பயன்படுத்தப்படுகின்றன?	154
	6.2.3	மருந்துகள் எப்படிப் பயன்படுத்தப்படுகின்றன?	154
	6.2.4	போதை மருந்துப் பழக்கம் ஒருவரை என்ன செய்யும்?	154
	6.2.5	மனிதர்கள் ஏன் போதைப்பொருள்களைப் பயன்படுத்துகிறார்கள்?	156
	6.2.6	போதைப்பொருள் பழக்கம் உள்ளவர் உங்கள் உதவியை நாடுவது ஏன்?	156
	6.2.7	போதைப்பொருள் பழக்கம் இருக்கலாம் என்று எப்போது சந்தேகப்பட வேண்டும்?	156
	6.2.8	இந்தப் பிரச்சினையை எப்படி எதிர்கொள்வது?	157
6.3	தூக்க மாத்திரை சாப்பிடும் பழக்கமுள்ளவர்	161
	6.3.1	ஏன் சிலர் தூக்க மாத்திரைக்கு அடிமையாகின்றார்கள்?	161
	6.3.2	தூக்க மாத்திரையைச் சார்ந்திருக்கும் பிரச்சினை இருக்கிறது என்று எப்போது சந்தேகப்பட வேண்டும்?	161
	6.3.3	இந்தப் பிரச்சினையை எப்படி எதிர்கொள்வது?	162
6.4	புகையிலைக்கு அடிமையானவர்	163
	6.4.1	புகையிலை பயன்படுத்துவது ஏன் ஆபத்தானது?	163
	6.4.2	புகைபிடிக்கும் பழக்கம் உண்டா என்று எப்போது கேட்கலாம்?	164
	6.4.3	இந்தப் பிரச்சினையை எப்படி எதிர்கொள்வது?	164
6.5	சூதாடும் பழக்கமுள்ளவர்	166
	6.5.1	சூதாட்டம் எப்படி பழக்கமாக மாறுகிறது?	167
	6.5.2	சூதாட்ட நோயும் ஆரோக்கியமும்	167
	6.5.3	சூதாட்டம் ஒரு பிரச்சினையாக இருக்கலாம் என்று எப்போது சந்தேகப்பட வேண்டும்?	167
	6.5.4	இந்தப் பிரச்சினையை எப்படி எதிர்கொள்வது?	167

7	இழப்பினாலும் வன்செயலாலும் உருவாகும் பிரச்சினைகள்		170
7.1	உணர்வதிர்ச்சி நிகழ்வினால் பாதிக்கப்பட்டவர்		170
	7.1.1	உணர்வதிர்ச்சி எவ்வாறு ஆரோக்கியத்தைப் பாதிக்கிறது?	170
	7.1.2	வன்செயலுக்கு ஆளானவர்களில் சிலருக்கு மட்டும் ஏன் மனநோய் வருகிறது?	171
	7.1.3	இந்தப் பிரச்சினையை எப்படி எதிர்கொள்வது?	172

7.2	துணைவனால் அடிக்கப்படும் அல்லது தகாத நடத்தைக்கு உள்ளாகும் பெண்	173
	7.2.1 பெண்களுக்கு எதிரான வன்செயல் ஏன் ஆரோக்கியப் பிரச்சினை ஆகிறது?	173
	7.2.2 வீட்டில் வன்செயலுக்கு உள்ளாகும் பெண்கள் நலப் பணியாளரிடம் எப்படிக் காட்டிக்கொள்கிறார்கள்?	173
	7.2.3 ஏன் சிலர் தங்கள் துணைவியை அடிக்கிறார்கள் அல்லது தகாத நடத்தைக்கு உள்ளாக்குகிறார்கள்?	174
	7.2.4 வீட்டுக்குள் நிகழும் வன்செயலை எப்படி கண்டுபிடிப்பது?	177
	7.2.5 இந்தப் பிரச்சினையை எப்படி எதிர்கொள்வது?	178
	7.2.6 வன்செயல் உள்ள ஆண்களோடு கலந்து பேசுதல்	183
7.3	கற்பழிப்புக்கு அல்லது பாலுறவு வன்செயலுக்கு உள்ளான பெண்	183
	7.3.1 கற்பழிப்பு ஏன் ஆரோக்கியப் பிரச்சினையாகிறது?	183
	7.3.2 கற்பழிக்கப்பட்ட பெண்களின் வெளிப்பாடுகள் என்ன?	184
	7.3.3 ஒரு பெண்ணை எப்படிப்பட்ட ஆண் கற்பழிக்கிறான்?	185
	7.3.4 இந்தப் பிரச்சினையை எப்படி எதிர்கொள்வது?	185
	7.3.5 ஆண் எந்தச் சூழலில் கற்பழிக்கப்படுகிறான்?	188
7.4	நெருக்கமானவரை இழத்தல்	188
	7.4.1 இழப்பின் துயரத்தை ஒருவர் எப்படி வெளிப்படுத்துகிறார்?	188
	7.4.2 இழப்பு எப்போது அசாதாரணமாக மாறுகிறது?	189
	7.4.3 இந்தப் பிரச்சினையை எப்படி எதிர்கொள்வது?	189
8	**குழந்தைப் பருவத்திலும் விடலைப் பருவத்திலும் தோன்றும் பிரச்சினைகள்**	**193**
8.1	மெல்ல வளர்ச்சியடையும் குழந்தை	193
	8.1.1 மனவளர்ச்சிக் குறைபாடு என்பது என்ன?	194
	8.1.2 எது மனவளர்ச்சிக் குறைபாட்டை ஏற்படுத்துகிறது?	194
	8.1.3 இயல்பாகப் பேசாத குழந்தை?	195
	8.1.4 மனவளர்ச்சிக் குறைபாடு ஒரு குழந்தையை எவ்வாறு பாதிக்கிறது?	195
	8.1.5 குழந்தைக்கு மனவளர்ச்சிக் குறைபாடு இருக்கலாம் என்று எப்போது சந்தேகப்படுவது?	195
	8.1.6 இந்தப் பிரச்சினையை எப்படி எதிர்கொள்வது?	196
8.2	கற்றலில் குறைபாடு உள்ள குழந்தை	202
	8.2.1 குழந்தைகளுக்குக் கற்றலில் சிரமத்தை ஏற்படுத்துவது எது?	202
	8.2.2 இந்தப் பிரச்சினையை எப்படி எதிர்கொள்வது?	203
8.3	ஓரிடத்தில் நிலையாக உட்காராத குழந்தை	207
	8.3.1 கவனம் குறைந்த மிகை ஊக்கச் செயல்பாட்டுப் பிறழ்வு என்றால் என்ன?	207
	8.3.2 கவனம் குறைந்த மிகை ஊக்கச் செயல்பாட்டுப் பிறழ்வு ஏன் முக்கியப் பிரச்சினையாகக் கருதப்படுகிறது?	208
	8.3.3 இந்தப் பிரச்சினையை எப்படி எதிர்கொள்வது?	209
8.4	கொடுமைக்கு உள்ளான குழந்தை	213

	8.4.1 குழந்தைகள் ஏன் கொடுமைப்படுத்தப்படுகிறார்கள்?	213
	8.4.2 கொடுமைப்படுத்தப்படுவதால் குழந்தைகள் எவ்வாறு பாதிக்கப்படுகிறார்கள்	214
	8.4.3 குழந்தை கொடுமைக்கு உள்ளாகிறது என்று எப்போது சந்தேகப்படுவது?	214
	8.4.4 இந்தப் பிரச்சினையை எப்படி எதிர்கொள்வது?	215
8.5	'மோசமாக' நடந்துகொள்ளும் குழந்தை	220
	8.5.1 மோசமான நடத்தை எப்போது ஆரோக்கியப் பிரச்சினையாகிறது?	220
	8.5.2 ஏன் குழந்தைகள் மோசமாக நடந்துகொள்கின்றன?	221
	8.5.3 இந்தப் பிரச்சினையை எப்படி எதிர்கொள்வது?	222
8.6	படுக்கையில் சிறுநீர்க் கழித்துவிடும் குழந்தை	226
	8.6.1 ஏன் குழந்தைகள் படுக்கையிலேயே சிறுநீர்க் கழித்துவிடுகிறார்கள்?	227
	8.6.2 பகலில் நனைத்துக்கொள்ளுதல் (என்யூரெஸிஸ்) என்றால் என்ன?	227
	8.6.3 இந்தப் பிரச்சினையை எப்படி எதிர்கொள்வது?	227
	8.6.4 உடையிலேயே மலம் கழித்துவிடுதல்	231
8.7	சோகமாக இருக்கும் அல்லது அடிக்கடி வலி இருப்பதாகக் கூறும் விடலை	231
	8.7.1 ஏன் சில விடலைப் பருவத்தினர் சோகமாக உணர்கிறார்கள்?	231
	8.7.2 விடலைப் பருவத்தினரிடம் மனச்சோர்வு	232
	8.7.3 இந்தப் பிரச்சினையை எப்படி எதிர்கொள்வது?	234

பகுதி 3	**மனநலத்தை ஒருங்கிணைத்தல்**	**237**
9	**மற்ற சூழல்களில் மனநலம்**	**239**
9.1	ஆரம்ப சுகாதாரமும் பொதுச் சுகாதாரப் பராமரிப்பும்	239
	9.1.1 ஆரம்ப சுகாதார அமைப்பில் மனநலக் கோளாறுகள்	239
	9.1.2 ஆரம்ப மனநல மருத்துவமனை	240
	9.1.3 மருத்துவச் சேவை முறையை மேம்படுத்துதல்	242
9.2	இனப்பெருக்க மண்டல ஆரோக்கியம்	242
	9.2.1 மகப்பேறியல் நலமும் மனநலமும்	242
	9.2.2 தாய் நலமும் மனநலமும்	243
9.3	கைதிகளின் ஆரோக்கியம்	244
	9.3.1 மனநோய்களும் குற்றச் செயலும்	244
	9.3.2 கைதிகளின் மனநலம்	245
	9.3.3 கைதிகளின் மனநலத்தில் கவனம் செலுத்துதல்	245
	9.3.4 சிறைச்சாலை அமைப்பை மேம்படுத்துதல்	246
9.4	அகதிகள்	247
	9.4.1 முதலில் அடிப்படைத் தேவைகளை நிறைவுசெய்தல்	247
	9.4.2 அகதிகளின் மனநலம்	247
	9.4.3 போரில் ஈடுபடுத்தப்பட்ட சிறுவர்கள்	248
	9.4.4 அகதிகள் முகாமில் மனநல மேம்பாடு	248

9.5	பேரழிவு	249
	9.5.1 பேரழிவும் மனநலமும்	249
	9.5.2 பேரழிவு மீட்புப் பணியோடு மனநலத்தை ஒருங்கிணைத்தல்	250
9.6	விடலைகளின் ஆரோக்கியம்	250
	9.6.1 வளர்தல் என்பது மகிழ்ச்சியானதாக இருக்க வேண்டும்	250
	9.6.2 மனநலப் பிரச்சினைகள்	251
	9.6.3 கல்வியோடு மனநலத்தை ஒருங்கிணைத்தல்	252
	9.6.4 பள்ளி அளவிலான கலந்தாலோசனை	252
9.7	வீடற்றோரும் தெருவோரச் சிறுவர்களும்	253
	9.7.1 வீடற்ற நிலையும் மனநலமும்	253
	9.7.2 தெருவோரச் சிறுவர்கள்	254
9.8	ஹெச்ஐவி/ எய்ட்ஸ்	256
	9.8.1 ஏன் மனநலம் பாதிக்கப்படுகிறது?	256
	9.8.2 ஹெச்ஐவி நோய் உள்ளவரின் ஆரோக்கியத்தோடு மனநலத்தை ஒருங்கிணைத்தல்	256
9.9	முதியோர் நலம்	258
	9.9.1 முதியோர் சந்திக்கும் மனநலப் பிரச்சினைகள்	258
	9.9.2 முதியோர் நலனில் அக்கறை காட்டுதல்	259
9.10	நோயாளியைப் பராமரிப்பவரின் நலத்தைப் பேணுதல்	259
	9.10.1 பராமரித்தலால் உருவாகும் மனஅழுத்தம்	260
	9.10.2 நோயாளியைப் பராமரிப்பவரின் மனநலம்	260
	9.10.3 நோயாளியைப் பராமரிப்பவரின் மனநலத்தை மேம்படுத்தல்	261
	9.10.4 துயரப்பட்டுக் கொண்டிருக்கும் பராமரிப்பாளருக்கும் உதவுதல்	261
9.11	நலப் பணியாளர்களின் மனநலம்	262
	9.11.1 உங்களைப் பராமரித்துக்கொள்ளுதல்	263
	9.11.2 எப்போது மருத்துவ வல்லுநரின் உதவியை நாட வேண்டும்?	264
10	**மனநலத்தைப் பரப்புதலும் ஆதரித்தலும்**	**265**
10.1	மனநல ஆதரவுக் குழுக்கள்	265
	10.1.1 ஆதரவுக் குழுக்கள் எப்படிச் செயல்படுகின்றன?	265
	10.1.2 ஆதரவுக் குழுவை நிறுவுதல்	266
	10.1.3 முதல் கூட்டம்	267
	10.1.4 குழுத் தலைவரின் பங்கு	267
	10.1.5 குழுவின் அடிப்படை விதிகள்	268
	10.1.6 குழு தொடர்ந்து செயல்படச் செய்தல்	268
10.2	மனவளர்ச்சிக் குறைபாட்டைத் தடுத்தல்	268
	10.2.1 குழந்தை பிறப்பதற்கு முன்னால்	268
	10.2.2 குழந்தை பிறப்பின்போது கவனத்தில் கொள்ளவேண்டியவை	269

10.2.3	குழந்தை பிறந்த பிறகு	270
10.2.4	அதிக ஆபத்துள்ள குழந்தையின் நலனில் முன்பாகவே அக்கறை செலுத்துதல்	271

10.3 பள்ளிகளில் மனநலத்தைப் பரப்புதல் — 272
- 10.3.1 பள்ளி மனநலத்தை மேம்படுத்துதல் — 273
- 10.3.2 குழந்தை பள்ளியிலிருந்து இடைநிற்கும்போது — 275

10.4 தொடக்கத்திலேயே மனநோயை இனம் காணுதல் — 276
- 10.4.1 புதிய மனநோயைத் தொடக்கத்திலேயே கண்டுபிடித்தல் — 276
- 10.4.2 மீள்நோய்த் தடுப்பு — 277

10.5 மதுப்பழக்கத்தையும் புகையிலைப்பழக்கத்தையும் தடுத்தல் — 278
- 10.5.1 மருத்துவமனையில் தடுத்தல் — 278
- 10.5.2 சமூகத்தில் தடுப்பு நடவடிக்கைகளை மேற்கொள்ளுதல் — 278
- 10.5.3 பள்ளிகளிலும் கல்லூரிகளிலும் தடுப்பு நடவடிக்கைகளை மேற்கொள்ளுதல் — 279

10.6 மனநோய் உள்ளவரின் உரிமைகளுக்குக் குரல்கொடுத்தல் — 279
- 10.6.1 மனித உரிமைகளும் மனநோய்களும் — 280

10.7 சிக்கலில் உள்ள உறவுகள் — 282
- 10.7.1 உறவுகள் ஏன் முறிகின்றன? — 282
- 10.7.2 உறவைப் புதுப்பித்துக்கொள்ள எப்படி உதவலாம்? — 284
- 10.7.3 பிரிந்துவிடுவது பற்றி எப்போது தீர்மானிக்க வேண்டும்? — 285

10.8 வறுமையும் மனநலமும் — 286
- 10.8.1 ஏழைகளிடம் மனநலத்தைப் பரப்புதல் — 287

10.9 பாலினமும் மனநலமும் — 289
- 10.9.1 பாலின சமத்துவமின்மையும் மனநலமும் — 289
- 10.9.2 பெண்களுக்கான மனநலத்தின் அவசியத்தைப் பரப்புதல் — 290

பகுதி 4 இந்தக் கையேட்டை உங்கள் பகுதிக்கு ஏற்ற வகையில் மாற்றி அமைத்துக்கொள்ளுதல் — 293

11 மனநோய்களுக்கான மருந்துகள் — 295
- 11.1 சரியான மருந்தைத் தேர்வு செய்தல்: செலவும் பயனும் — 295
- 11.2 விரைவான வழிகாட்டுதலுக்கு உதவும் மனநோய் எதிர்ப்பு மருந்துகளின் அட்டவணைகள் — 297
- 11.3 மனநோய் எதிர்ப்பு மருந்துகளைப் பரிந்துரைக்கும்போது மேற்கொள்ள வேண்டிய முன்னெச்சரிக்கைகள் — 297

12 உங்கள் பகுதியில் உள்ள ஆதார அமைப்புகள் — 308
- 12.1 குழந்தைகளுக்கு உதவக்கூடிய அமைப்புகள் — 308
- 12.2 முதியவர்களுக்கு உதவக்கூடிய அமைப்புகள் — 309
- 12.3 போதைப்பொருள் மற்றும் மது பிரச்சினையால் பாதிக்கப்பட்டவர்களுக்கு உதவக்கூடிய அமைப்புகள் — 309
- 12.4 பொதுவாகப் பெண்களுக்கும் குடும்ப வன்செயலுக்கு ஆளானவர்களுக்கும் உதவக்கூடிய அமைப்புகள் — 310

12.5 மனநோயால் பாதிக்கப்பட்டவரின் குடும்பங்களுக்கு உதவக்கூடிய அமைப்புகள்	310
12.6 மனநல வல்லுநர்கள்	311
12.7 உடனடியாக உதவியைப் பெற உதவும் தொலைபேசி எண்கள்	311

பின்னிணைப்பு: மருத்துவப் பிரச்சினைகளுக்குத் தீர்வு காண உதவும் வரைபடங்கள்   312

கவலை அளிக்கக்கூடிய நடத்தைகள்	313
மருத்துவ ரீதியாக விளக்க முடியாத நோய்க்குறிகள்	314
உடல்நலப் பிரச்சினைகளுக்குக் காரணமாகும் பழக்கங்கள்	315
மனநலப் பிரச்சினைகள் உள்ள குழந்தைகள்	316

உசாத்துணை	317
கலைச்சொல் விளக்கம் (தமிழ்-ஆங்கிலம்-விளக்கம்)	319
கலைச்சொற்கள் (தமிழ் – ஆங்கிலம்)	322
கலைச்சொற்கள் (ஆங்கிலம் – தமிழ்)	326
சுட்டி	330

பெட்டிச்செய்திகளும் அட்டவணைகளும்

.1 மனச்சோர்வு ஏற்படுத்தும் முக்கியப் பாதிப்புகள் 9
.2 பதற்றநோய் ஏற்படுத்தும் முக்கியப் பாதிப்புகள் 10
.3 மதுவுக்கு அடிமையானவர்களிடம் காணப்படும் முக்கியக் கூறுகள் 13
.4 போதைக்கு அடிமையானவர்களிடம் காணப்படும் நோய்க்குறிகள் 13
.5 மனச்சிதைவு ஏற்படுத்தும் பாதிப்புகள் 14
.6. தீவிர மனவெழுச்சியின் முக்கியக் கூறுகள் 14
.7 தீவிர மனநோய்களின் முக்கியக் கூறுகள் 17
.8 மிகைக் குழப்பநிலைக்கான முக்கியக் கூறுகள் 18
.9 மனவளர்ச்சிக் குறைபாட்டுக்கான முக்கியக் கூறுகள் 18
.10 மூப்புமறதிக்கான முக்கியக் கூறுகள் 20
.11 குழந்தைகளிடம் காணப்படும் மனநோய்க்கான முக்கியக் கூறுகள் 20
.12 மனநோய் குறித்து நினைவில் கொள்ள வேண்டியவை 23
.13 விளிம்பிலிருந்து கேட்கும் குரல்கள் 24
.1 மனநோய் இருக்கலாம் என்பதற்கான மருத்துவ ரீதியான வெளிப்பாடுகள் 27
.2 பொதுநல ஆரோக்கியத்தில் ஒருவருக்கு மனநோய் இருக்கிறதா என்று கண்டறிய உதவும் முக்கியக் கேள்விகள் 28
.3 மனநோய் இருக்கலாம் என்று சந்தேகப்படும் நபரிடமிருந்து சேகரிக்கப்பட வேண்டிய தகவல்கள் 29
.4 மனநோய் உள்ளவரை மதிப்பிடும்போது நினைவில் கொள்ள வேண்டியவை 36
.1 மனநோய்க்கான மருந்துகளைப் பயன்படுத்துவதில் மேற்கொள்ள வேண்டிய வரிசை முறை 39
.2 மனநோய்ச் சிகிச்சைக்கான ஊசி மருந்துகள் 45
.3 மக்கள் வாழ்வில் சந்திக்கும் பல்வேறு வகைப் பிரச்சினைகள் 54
.4 நேர்வு 1.10 இல் குறிப்பிடப்பட்டுள்ள ராமனைப் பற்றி எழுதிய மாதிரி பரிந்துரைக் கடிதம் 63
.5 மனநோய்க்குச் சிகிச்சை அளிக்கும்போது நினைவில் கொள்ள வேண்டியவை 63
.1 மூர்க்கமாக நடந்துகொள்பவருக்குச் சிகிச்சை அளிக்கும்போது நினைவில் கொள்ள வேண்டியவை 71
4.2 குழப்பமான நிலையில் அல்லது ஆக்ரோஷமான நிலையில் இருப்பவருக்குச் சிகிச்சை அளிக்கும்போது நினைவில் கொள்ள வேண்டியவை 75
.3 சந்தேகப்படும் அல்லது விநோத நம்பிக்கைகள் கொண்டவருக்குச் சிகிச்சை அளிக்கும்போது கவனத்தில் கொள்ள வேண்டியவை 80
.4 தற்கொலை செய்துகொள்ள முயன்றவருக்குச் சிகிச்சை அல்லது ஆலோசனை அளிக்கும்போது நினைவில் கொள்ள வேண்டியவை 88
.5 மயக்கத்திலிருந்து வலிப்பை எவ்வாறு வேறுபடுத்தி அறிவது? 90

4.6	காக்கை வலிப்பிலிருந்து ஹிஸ்டீரியா வலிப்பை எவ்வாறு வேறுபடுத்திப் பார்ப்பது?	90
4.7	வலிப்பு வந்தவருக்குச் சிகிச்சை அளிக்கும்போது நினைவில் கொள்ள வேண்டியவை	94
4.8	மனநோய் உள்ள பெண் கருவுற்றால்	96
4.9	பிரசவத்துக்குப் பிறகான மனநலப் பிரச்சினைகளுக்குச் சிகிச்சை அளிக்கும்போது நினைவில் கொள்ள வேண்டிய விஷயங்கள்	98
4.10	மூப்புமறதியின் வெவ்வேறு நிலைகள்	101
4.11	வளர்ந்துவரும் நாடுகளில் மூப்புமறதி நோய்: இது ஏன் முக்கியத்துவம் பெறுகிறது?	101
4.12	மூப்புமறதியின் காரணமாக முதியவர்களிடம் உருவாகும் கவலைக்குள்ளாக்கும் நடத்தைக்குச் சிகிச்சை அளிக்க உதவும் செயல்முறைக் குறிப்புகள்	104
4.13	கவலைக்குள்ளாக்கும் நடத்தை உள்ள முதியவர்களுக்கு சிகிச்சை அளிக்கும்போது கவனத்தில் கொள்ள வேண்டிய விஷயங்கள்	106
5.1	நேர்மறைச் சிந்தனை: வாழ்க்கையை வேறு கோணத்தில் பார்த்தல்	108
5.2	பன்முக உடலியக்கக் கோளாறுகள் உள்ளவருக்குச் சிகிச்சை அளிக்கும்போது நினைவில் கொள்ள வேண்டியவை	112
5.3	பேரச்சத் தாக்குதலுக்கு ஆளானவருக்கான ஆலோசனைகள்	117
5.4	அதீத பயத்துக்கு ஆளானவருக்கு ஆலோசனை வழங்குதல்	117
5.5	கவலைக்குள்ளான அல்லது பயந்துபோயுள்ளவருக்குச் சிகிச்சை அளிக்கும்போது நினைவில் கொள்ள வேண்டியவை	119
5.6	நன்றாக உறங்குவதற்கான சில ஆலோசனைகள்	121
5.7	உறக்கம் சார்ந்த பிரச்சினை உள்ளவருக்குச் சிகிச்சை அளிக்கும்போது நினைவில் கொள்ள வேண்டியவை	122
5.8	நாள்பட்ட சோர்வுக்கான பொதுக் காரணங்கள்	123
5.9	எப்போதுமே சோர்வாக இருப்பவருக்குச் சிகிச்சை அளிக்கும்போது நினைவில் கொள்ள வேண்டியவை	126
5.10	தாட் நோய்க்குறித்தொகுதி – 'தூக்கத்திலேயே நான் விந்தை வெளியேற்றி விடுவதால் பலவீனமாக உணர்கிறேன்'	127
5.11	பாலினமும் பாலியல் பிரச்சினைகளும்	129
5.12	பாலுறவும் உறவுமுறையும்	130
5.13	சுய இன்பம்: பாலுறவுக் கிளர்ச்சியை அனுபவிக்க ஓர் ஆரோக்கியமான வழி	133
5.14	பாலுறவு சார்ந்த பிரச்சினைகளுக்குச் சிகிச்சை அளிக்கும்போது நினைவில் கொள்ள வேண்டியவை	134
5.15	நிலைமாற்றப் பிறழ்வால் பாதிக்கப்பட்டவருக்குச் சிகிச்சை அளிக்கும்போது நினைவில் கொள்ள வேண்டியவை	138
5.16	தீவிர வெறி அல்லது கட்டாயச் செய்கையின் பாதிப்பிலிருந்து ஒருவர் விடுபட எப்படி உதவலாம்?	140
5.17	தீவிர வெறி மற்றும் கட்டாயச் செய்கைக்குச் சிகிச்சை அளிக்கும்போது நினைவில் கொள்ள வேண்டியவை	142
6.1	மிதமிஞ்சிக் குடித்தல்: எவ்வளவு குடிப்பது மிதமிஞ்சிக் குடிப்பதாகும்?	144
6.2	எங்கு அல்லது எப்போது மது அருந்தலாம், அல்லது எச்சரிக்கையோடு மட்டும் மது அருந்தலாம்?	144

6.3	கட்டுப்பாட்டோடு மது அருந்துதல்	149
6.4	மது அருந்துவதை நிறுத்துவதால் ஏற்படும் போதைநிறுத்தப் பின்விளைவுகளும் சிகிச்சையும்	150
6.5	மதுப்பழக்கம் உள்ளவர் மது அருந்தாத நிலையில் ஏற்படும் சிரமங்களை எப்படிச் சமாளிப்பது?	150
6.6	மதுப்பழக்கம் உள்ளவருக்கு ஆலோசனை வழங்கும்போது நினைவில் கொள்ள வேண்டியவை	152
6.7	கஞ்சா: தீமையான போதைப்பொருளா அல்லது மகிழ்ச்சியளிக்கும் போதை மருந்தா?	153
6.8	பாரம்பரியப் போதைப் பொருள்கள்	153
6.9	போதைப்பழக்கமும் உயிருக்கு ஆபத்து விளைவிக்கும் தொற்றுகளும்	155
6.10	போதைப்பழக்கத்துக்கு அடிமையானவருக்குச் சிகிச்சை அளிக்கும்போது கவனத்தில் கொள்ள வேண்டியவை	160
6.11	தூக்க மாத்திரை போடுவதைத் தவிர்ப்பதற்கான திட்டம்	162
6.12	தூக்க மாத்திரைக்கு அடிமையானவருக்குச் சிகிச்சை அளிக்கும்போது நினைவில் கொள்ள வேண்டியவை	163
6.13	புகைபிடித்தலைக் குறைப்பதற்கான வழிகள்	166
6.14	புகைபிடிக்கும் பழக்கத்துக்கு அடிமையானவருக்குச் சிகிச்சை அளிக்கும்போது நினைவில் கொள்ள வேண்டிய விஷயங்கள்	166
6.15	சூதாடும் பழக்கத்துக்கு அடிமையானவருக்குச் சிகிச்சை அளிக்கும்போது நினைவில் கொள்ள வேண்டிய விஷயங்கள்	169
7.1	அதிர்ச்சியைத் தொடரும் மனஅழுத்தப் பிறழ்வு: உடல் காயத்தையும் மீறி உணர்வதிர்ச்சி வெளிப்படுதல்	171
7.2	உணர்வதிர்ச்சியால் பாதிக்கப்பட்டவருக்குச் சிகிச்சை அளிக்கும்போது நினைவில் கொள்ள வேண்டியவை	173
7.3	ஆண்கள் பெண்களை எந்தெந்த முறைகளில் கொடுமைப்படுத்துகிறார்கள்?	174
7.4	புனைவுகளும் உண்மையும்: ஏன் ஆண்கள் பெண்களை அடிக்கிறார்கள்?	175
7.5	வன்செயலுக்கு ஆளாகியும் பெண்கள் ஏன் கணவனைப் பிரிந்துபோகாமல் குடும்பத்திலேயே இருக்கிறார்கள்?	176
7.6	கோபத்தைக் கட்டுப்படுத்துதல் (கோபத்தைக் கட்டுப்படுத்த முடியாதவர்களுக்கான ஆலோசனை)	182
7.7	பெண் கொடுமைக்கு உள்ளானவருக்குச் சிகிச்சை அளிக்கும்போது நினைவில் கொள்ள வேண்டியவை	182
7.8	கற்பழிக்கப்பட்ட பெண்ணுக்குச் சிகிச்சை அளிக்கும்போது நினைவில் கொள்ள வேண்டியவை	188
7.9	துயரத்தின் படிநிலைகள்	190
7.10	தற்கொலை மூலம் நெருக்கமானவரை இழந்தவருக்குத் தேவைப்படும் உதவிகள்	191
7.11	இழப்பினால் பாதிக்கப்பட்டவருக்குச் சிகிச்சை அளிக்கும்போது கவனத்தில் கொள்ள வேண்டியவை	192
8.1	வளர்ச்சியின் முக்கியப் படிநிலைகள்	193
8.2	மனவளர்ச்சிக் குறைபாடும் மனநோயும் ஒன்றாகப் பாதிக்கும்போது	196

8.3	மனவளர்ச்சிக் குறைபாட்டுக்கான சிகிச்சையின்போது நினைவில் கொள்ள வேண்டியவை	201
8.4	டிஸ்லெக்சியா – கற்றல் குறைபாட்டில் குறிப்பிட்டுச் சொல்லக்கூடியவை என்னென்ன?	204
8.5	வல்லுநர்களின் உதவி கிடைக்காத நிலையில் என்ன செய்ய வேண்டும்?	206
8.6	கல்வி கற்பதில் சிரமப்படும் குழந்தைகளுக்குச் சிகிச்சை அளிக்கும்போது நினைவில் கொள்ள வேண்டியவை	207
8.7	மிகை ஊக்கச் செயல்பாடு உள்ள குழந்தையை நிர்வகித்தல்: பெற்றோருக்கான ஆலோசனைகள்	210
8.8	மிகை ஊக்கச் செயல்பாடு உள்ள மாணவரை நிர்வகித்தல்: ஆசிரியர்களுக்கான ஆலோசனைகள்	211
8.9	அமைதியற்ற குழந்தைக்குச் சிகிச்சை அளிக்கும்போது நினைவில் கொள்ள வேண்டியவை	212
8.10	கொடுமைக்கு உள்ளான குழந்தைக்கு உதவுதல்	218
8.11	கொடுமைக்கு உள்ளாகும் குழந்தைக்குச் சிகிச்சை அளிக்கும்போது நினைவில் கொள்ள வேண்டியவை	220
8.12	ஒழுக்கத்தைக் குழந்தைகளுக்குக் கற்பித்தல்: பயனுள்ளவையும் பயனற்றவையும்	225
8.13	மோசமான நடத்தை உள்ள குழந்தைக்குச் சிகிச்சை அளிக்கும்போது நினைவில் கொள்ள வேண்டியவை	226
8.14	படுக்கையை நனைக்கும் குழந்தைக்குச் சிகிச்சை அளிக்கும்போது நினைவில் கொள்ளவேண்டியவை	230
8.15	மனஅழுத்தத்தைச் சமாளித்தல்: விடலைகளுக்கான ஆலோசனைகள்	235
8.16	சோகமாக இருக்கும் விடலைக்குச் சிகிச்சை அளிக்கும்போது நினைவில் கொள்ள வேண்டியவை	236
9.1	மருத்துவ ரீதியாக விளக்கமுடியாத நோய்க்குறிகள்: மனப்பிறழ்வை இனம்காண உதவும் குறிப்புகள்	239
9.2	குணப்படுத்த முடியாத நோயால் வருந்துபவரைக் கவனித்துக்கொள்ளுதல்	257
10.1	ஆதரவுக் குழுக்களைப் பற்றிய சில பொதுக் கேள்விகள்	266
10.2	குழந்தைகளிடம் சுயமதிப்பை வளர்த்தல்: 'நம்மைப் பற்றி நாமே சிறப்பாக உணர்வோம்'	274
10.3	மனநோய் பற்றிய சில பொதுவான கேள்விகள்: புனைவுகளும் உண்மைகளும்	281
10.4	ஒதுக்கி வைக்கப்படுவதை எதிர்த்துப் போராட சில சுலோகங்கள்	282
11.1	மனநோய்க்குச் சிகிச்சை அளிக்க உதவும் சில அவசியமான மருந்துகளின் பட்டியல்	296

அட்டவணைகள்

11.1	கடுமையான மனநோய், குழப்பம், மனக்கொதிப்பு, ஆக்ரோஷம் போன்றவற்றால் பாதிக்கப்பட்டவர்களுக்கான மனநோய் எதிர்ப்பு மருந்துகள்	298
11.2	பொதுவான மனப்பிறழ்வுக்கான மனச்சோர்வுநீக்கிகள்	301
11.3	குறைந்தகால அளவில் பயன்படுத்தக்கூடிய பதற்றநோய் நீக்கிகளும் தூக்க மாத்திரைகளும்	303
11.4	தீவிர மனவெழுச்சித் தளர்ச்சிப் பிறழ்வு நோய்களுக்கான மருந்துகள்	305
11.5	வலிப்பைக் கட்டுப்படுத்த உதவும் வலிப்பு நீக்கிகள்	306
11.6	மனநோய் சிகிச்சைக்கான மற்ற மருந்துகள்	307

அறிமுகம்

ஆரோக்கியம் என்ற சொல்லின் விரிவான பொருள் உடல்நலத்தையும் மனநலத்தையும் உள்ளடக்குகிறது. ஆரோக்கியம் என்பதன் பரந்த மையக் கருத்தை நலப் பணியாளர்களில் பலர் ஏற்றுக்கொண்டபோதிலும், நடப்பில் அனைவரும் உடல்நலத்துக்கு மட்டுமே முக்கியத்துவம் அளிக்கின்றனர். இதற்குப் பல காரணங்கள் உள்ளன. பெரும்பாலும் மனநலத்தைப் பற்றி நலப் பணியாளர்கள் அதிகமாகப் புரிந்துகொள்ளாததே முக்கியக் காரணம் ஆகும்; இதனால் மனநலப் பிரச்சினைக்குச் சிகிச்சை அளிப்பதில் அவர்கள் வசதியாக உணர்வதில்லை. இருந்த போதிலும், அண்மைக் காலத்தில் பல்வேறு மனநோய்கள் குறித்து விழிப்புணர்வு வளர்ந்து வருகிறது. இந்தப் பிரச்சினைகளுக்குச் சிகிச்சை அளிப்பதில் பல நலப் பணியாளர்கள் அதிகம் ஆர்வம் காட்டுகின்றனர்.

மனநோய்கள் என்பது எல்லாச் சமூகங்களிலும், சமூகங்களில் எல்லாப் பிரிவினரிடையேயும் பொதுவாகக் காணப்படுவது கண்டறியப்பட்டுள்ளது. மனநோய் கடும் வேதனையையும் குறைபாட்டையும் உண்டாக்கும் என்பது நாம் அனைவரும் அறிந்ததே. வளர்ந்தவர்களிடையே பொதுவாகக் காணப்படக் கூடியது என்பதோடு குழந்தைகள், முதியோர், தாய்மார்கள் ஆகியோரிடமும் மனநோய்கள் இருப்பது கண்டறியப்பட்டுள்ளது. மனநலம் என்பது இனி வல்லுநர்களுக்கு மட்டுமே உரிய துறை இல்லை; உண்மையாகச் சொல்லப்போனால், ஒரு சமூகத்தில் சேவை செய்யும் எந்தவொரு நலப் பணியாளரும் அறிந்திருக்க வேண்டிய அடிப்படை சிகிச்சை முறையாகும். உடல்நலம் சார்ந்த நோய்களைப் போலவே, மனநோய்களைப் பற்றியும் நலப் பணியாளர் நன்றாக அறிந்து வைத்திருக்க வேண்டியது அவசியம். இந்தக் குறிக்கோளை மனத்தில் கொண்டே இந்தக் கையேடு எழுதப்பட்டிருக்கிறது.

இந்தக் கையேட்டின் நோக்கம் என்ன?

இந்தக் கையேடு இரண்டு முக்கியக் காரணங்களுக்காக எழுதப்பட்டிருக்கிறது. முதல் காரணம், பொதுநலப் பணியாளர்களுக்கு என்றே உருவாக்கப்பட்ட செயல்முறையுடன் கூடிய மருத்துவ ரீதியான மனநலச் சிகிச்சைக் கையேடுகள் இல்லை. அப்படி உள்ள கையேடுகளும் முழுமையாக மருத்துவர்களை மனத்தில்கொண்டு உருவாக்கப்பட்டவை அல்லது அதிகத் தகவல்கள் இல்லாத கையேடுகள், குறிப்புகள் ஆகியவை. மக்கள் அனைவரும் மனநலம் பெற்றிருக்க வேண்டும் என்ற லட்சியத்தை அடையத் தடையாக இருப்பது மனநல மருத்துவத் துறையில் பயன்படுத்தும் சிக்கலான, கடினமான கலைச்சொற்கள் அடங்கிய மருத்துவ மொழியே என்பதை வளர்ந்துவரும் நாடுகளில் பல ஆண்டுகள் பணியாற்றியதிலிருந்து நான் தெரிந்து கொண்டேன். இதுவே இந்தக் கையேட்டை உருவாக்குவதற்கான இரண்டாவது காரணம். அதன் பிடியிலிருந்து மனநலத்தை விடுவிக்கும் நோக்கத்தோடு மனநல மருத்துவம் தன்னைச் சுற்றி அமைத்துக் கொண்ட சுவரை உடைக்க முற்பட்டுள்ளேன். நலப் பணியாளர்கள் மனநோய்க்கான சிகிச்சைகளைத் தன்னம்பிக்கையுடன் அளிக்கும் சக்தியைப் பெற இந்தக் கையேடு உதவும் என்று நம்புகிறேன்.

வாசகர்கள் யார்?

பொதுநலப் பணியாளரின் தேவைகளை மனத்தில் கொண்டே இந்தக் கையேடு எழுதப்பட்டது. பொதுநலப் பணியாளர் என்பவர் யார்? மருத்துவச் சிகிச்சை அளிக்கும் சூழலில் அல்லது நலமின்றி இருப்பவரோடு பணியாற்றும் சூழலில் உள்ள யாராக வேண்டுமானாலும் இருக்கலாம்; ஆனால் மனநோய்க்குச் சிகிச்சை அளிக்கும் சிறப்புப் பயிற்சியை எடுத்துக்கொண்டவர் அல்ல.

இதன் காரணமாக, ஆரம்ப நலப் பணியாளர், செவிலியர், சமூகப் பணியாளர், பொது மருத்துவர் போன்றோர் இந்தக் கையேட்டைப் பயன்படுத்திக்கொள்ளலாம். பல பிரிவுகளைச் சேர்ந்த நலப் பணியாளர்கள் அவரவருக்கு உரிய முறையில் பலவகைப் பயிற்சிகளையும் திறன்களையும் பெற்றிருப்பார்கள். இருந்தபோதிலும், அவர்கள் அனைவரும் மனநோய்கள் பற்றியும் மனநலச் சிகிச்சைகள் பற்றியும் குறைந்த அளவிலான விழிப்புணர்வே பொதுவாகப் பெற்றிருப்பார்கள். மேலும், பெரும்பாலான மனநோய்களுக்கு அளிக்கப்படும் 'மருத்துவ' சிகிச்சைகள் என்பது நேரடியானதாக இருப்பதால், ஒரே ஊடகத்தின் வழியாக மருத்துவப் பணியாளர்களுக்கும் மருத்துவத்துறை சாராத பணியாளர்களுக்கும் புரியும் மொழியில் எழுதக்கூடிய ஒரே தலைப்பு இது. ஆனாலும், வாசகர்களில் சிலர் இந்தக் கையேடு மிகவும் எளிமையாக இருப்பதாகக் கருதலாம்; வேறு சிலர் சிக்கலாக இருப்பதாக நினைக்கலாம். பெரும்பாலோர் பின்பற்றக்கூடிய விதத்திலும், அவற்றில் உள்ள சிகிச்சை முறைகளைத் தங்கள் மருத்துவப் பணியில் அன்றாடம் பயன்படுத்தக்கூடிய விதத்திலும் இந்தக் கையேடு இருக்கும் என்று நம்புகிறேன்.

இந்தக் கையேடு எங்கு மிகுந்த பயனுள்ளதாக விளங்கும்?

எல்லாச் சமூகங்களிலும் ஒரே மாதிரியான மனநோய்கள் காணப்படுவதால், உலகின் எந்தப் பகுதியிலும் இந்தக் கையேடு பயனுள்ளதாக இருக்கும். தெளிவாகச் சொன்னால், வளர்ந்துவரும் நாடுகளுக்கு இந்தக் கையேடு அதிகப் பயனுள்ளதாக இருக்கும். வளர்ந்த நாடுகளில் இருக்கும் சமூகங்களிலிருந்து முற்றிலும் மாறுபட்டதாகப் பல்வேறு நாடுகளையும் சமூகங்களையும் வளர்ந்துவரும் நாடுகள் கொண்டிருந்தாலும், இரண்டுக்கும் பொருந்தக்கூடிய பொதுக்கூறுகள் ஏராளமாக இருப்பதால், இந்தக் கையேடு எல்லா இடங்களுக்கும் பொருந்தும்.

பெரும்பாலான வளர்ந்துவரும் நாடுகளில் மிகக் குறைந்த எண்ணிக்கையிலான மனநல மருத்துவர்களே உள்ளனர். பல நாடுகளில் 5 லட்சம் மக்களுக்கு ஒருவர் என்ற விகிதத்திலேயே மனநல மருத்துவர்கள் உள்ளனர். இவ்வாறு விரல்விட்டு எண்ணக்கூடிய அளவில் உள்ள மனநல மருத்துவர்களும் கடுமையான மனநோய்களுக்குச் சிகிச்சை அளிப்பதிலேயே தங்கள் நேரத்தைச் செலவிடுகின்றனர். பொதுவான மனநோய்களில் பெரும்பாலானவற்றைச் சிறப்புச் சிகிச்சை சூழலில் காண முடிவதில்லை. இப்படிப்பட்ட நிலையில் ஒரு நாட்டில் உள்ள மக்கள் அனைவருக்கும் மனநலச் சேவை அளிப்பது என்பது நினைத்துக்கூடப் பார்க்க முடியாத அளவுக்குக் கடினமானது.

அதே நேரத்தில், பல நாடுகளில் மனநல மருத்துவம் அளிப்பதில் பொது நலப் பணியாளர்களும் மருத்துவர்களும் பெருமளவில் ஈடுபட்டுள்ளனர் என்பதோடு அவர்களே முன்னணியிலும் உள்ளனர். காலனி ஆதிக்கத்தின் காரணமாக அண்மையில் இறக்குமதி செய்யப்பட்ட ஒரு தனித்த சிறப்புத் துறைதான் மனநல மருத்துவம் என்ற கருத்து வளர்ந்துவரும் நாடுகளில் பொதுவாக நிலவுகிறது. மனநல மருத்துவத்திற்கு அடிப்படையாக விளங்கும் பல கோட்பாடுகள் ஐரோப்பாவிலும் அமெரிக்காவிலும் மேற்கொள்ளப்படும் மருத்துவ முறைகளில் ஆழமாக வேரூன்றியவையாகும். மனநோய்கள் என்று எவற்றைக் குறிப்பிடுகிறோம், அவை எவ்வாறு இனம்காணப்படுகின்றன என்பதில் இதன் பாதிப்பு வெளிப்படுகிறது. உதாரணமாக 'மனச்சோர்வு' என்பதை எடுத்துக்கொள்வோம். இது உலகில் பொதுவாகக் காணப்படும் ஒரு மனநோய் என்பதும் எல்லாச் சமூகங்களிலும் காணப்படும் ஒரு மனநோய் என்பதும் நமக்குத் தெரிந்தாலும், மிக அரிதாகவே இந்த மனநோய் மருத்துவச் சூழலில் இனம் காணப்படுகிறது; இதற்குச் சிகிச்சை அளிப்பதைப் பற்றிப் பிறகு யோசிப்போம். இதற்கான காரணத்தைக் கூறுவது மிக எளிது; மனச் சோர்வினால் பாதிக்கப்பட்ட நோயாளிகளில் மிகச் சிலரே தமக்கு இந்த மனநலப் பிரச்சினை இருக்கிறது என்று வெளிப்படையாகக் கூறுகிறார்கள். அதோடு ஐரோப்பிய மொழிக் குடும்பத்தைச் சேராத பல மொழிகளில் 'மனச்சோர்வு' அல்லது 'பதற்றநோய்' என்பதற்கான சொற்களே கிடையாது. மேற்குறித்த மனநோய்களை எப்படிக் கண்டறிவது, சிகிச்சை அளிப்பது

என்பதைக் கற்பிப்பதே நலப் பணியாளர்களுக்குப் பயிற்சி அளிப்பவர்களுக்கு ஒரு பெரும் சவாலாக அமைகிறது. என்னுடைய பார்வையில், நோயுறுதி செய்தல் என்னும் அணுகுமுறையை, மேலிருந்து கீழாகக் கடைப்பிடிப்பதை விட, நோய்க்குறிகளைக் கொண்டு நோயைக் கண்டறிதல் என்னும் அணுகுமுறையை, கீழிருந்து மேலாக மாற்றிப் பின்பற்றலாம்.

இக்கையேட்டில் பின்பற்றப்பட்டுள்ள அணுகுமுறை

மனநோய் குறித்து அளிக்கும் பயிற்சி சாத்தியப்படக்கூடியதாகவும் செயல்படுத்தக்கூடியதாகவும் அமைய, மருத்துவத் துறைக்குப் பொருத்தமான மற்றும் பிரச்சினைக்கு ஏற்ற சிகிச்சையைப் பரிந்துரைக்கும் அணுகுமுறை அவசியமானதாக இருக்கிறது. மனநோய்களைக் கண்டறிவதை நாம் எவ்வளவு சிக்கலானதாக ஆக்கிவிட்டோம் என்பதைத் தற்போது உலக சுகாதார அமைப்பு வெளியிட்டுள்ள ஐசிடி (ICD-10) என்ற வகைப்பாடு உங்களுக்கு விளக்கும். மனநலக் கோளாறு களுக்கான அடிப்படைச் சிகிச்சை முறையிலேயே 24 பிரிவுகள் உள்ளன; இந்தப் பட்டியலைப் படிக்கும் அளவுக்கான பொறுமை மிகச் சில நலப் பணியாளர்களுக்கே இருக்கும். இந்தக் கையேட்டில் நான் (மனநலப்) பிரச்சினை சார்ந்த அணுகுமுறையை மேற்கொண்டுள்ளேன். முதலில் மனநலக் கூறு ஒன்றை எடுத்துக்கொண்டு, அதிலுள்ள பிரச்சினையை இனம்கண்டு தீர்க்க என்ன செய்ய வேண்டும் என்பதைக் கூறியுள்ளேன். மனநோய்களைப் பற்றிய அடிப்படை விஷயங்களைப் புரிந்துகொள்ளும் முறையில் முதல் பகுதி அமைந்துள்ளது. குறிப்பிட்ட மருத்துவச் சிகிச்சை அளிக்கும் சூழலில் எழும் மனநலப் பிரச்சினைகளை விவரித்திருப்பது இந்தக் கையேட்டை வடிவமைத்ததில் நான் பின்பற்றியுள்ள மற்றொரு அணுகுமுறை ஆகும். குறிப்பாகச் சில சூழல்களில் நலப் பணியாளர்கள் பணியாற்றலாம்; எடுத்துக்காட்டாக, மகப்பேறு நல மருத்துவமனை. இந்தச் சூழலில் எழக்கூடிய மனநலப் பிரச்சினைகள் எவை? இவ்வாறான பிரச்சினை சார்ந்த, குறிப்பிட்ட சூழலில் எழக்கூடிய மனநோய்களுக்குச் சிகிச்சை அளிக்கும் அணுகுமுறையே, பாரம்பரிய அணுகுமுறையிலிருந்து வேறுபட்டு, பொதுநலப் பணியாளர்களுக்கான மனநலக் கையேட்டை உருவாக்குவதில் பயன்படுத்தப்பட்டுள்ளது. கையேட்டின் பகுதி 4 அவரவர் பயன்பாட்டிற்கு ஏற்ற விதத்தில், அதாவது உள்ளூர் சார்ந்த தகவல்களைப் பதிவு செய்துகொள்ளும் விதத்தில் அமைந்துள்ளது.

இந்தக் கையேட்டை உருவாக்குவது எனக்குக் கடுமையான சவாலாக இருந்தது. நூற்றுக்கணக்கான மருத்துவ நூல்களைப் படித்து, அவற்றில் பொதிந்திருக்கும் அடிப்படை உண்மைகளைப் புரிந்துகொண்டு, அவசியமானதைத் தேர்ந்தெடுக்கும் பணி பல மாதங்கள் நீடித்தது. நான் உறுதியாக நம்பியதை ஆதரிக்கும் மருத்துவ நூல்களின் குறிப்புகள் ஆங்காங்கே தரப்படவில்லை. இந்தக் கையேட்டில் பரிந்துரைக்கப்பட்டிருக்கும் அணுகுமுறைகளுக்கான ஆதாரங்கள் ஏராளமாக உள்ளன. ஆனால் வாசகர்களுக்கு மருத்துவ ஆராய்ச்சியை அறிமுகப் படுத்துவது இந்தக் கையேட்டின் நோக்கமல்ல. பொதுவாக உதவிய நூல்களைப் பற்றிய தகவல்கள் இந்நூலின் இறுதியில் உசாத்துணைப் பட்டியலில் தரப்பட்டுள்ளது.

கையேட்டின் பல்வேறு வரைவுப் பிரதிகளைத் தயாரித்தல், மதிப்புரைக்காக நண்பர்களுக்கும் உடன் பணிபுரிந்தவர்களுக்கும் வரைவை அனுப்புதல், இங்கொன்றும் அங்கொன்றுமாகத் திருத்தி எழுதுதல், மீண்டும் மீண்டும் வரைவைச் செம்மைப்படுத்துதல் போன்ற செயல்பாடுகளில் மூழ்கி எழுந்தபோது, அன்றாடப் பிரச்சினைகளை எளிய மொழியில் விளக்குவது எவ்வளவு கடினம் என்பது எனக்குப் புரிந்தது. கையேட்டின் மொழியைச் சுட்டிக்காட்டி, எல்லா மட்டத்தில் இயங்கும் நலப் பணியாளர்களுக்கும் இந்தக் கையேடு சென்று சேருமா என்று சில மதிப்புரை யாளர்கள் கருத்துத் தெரிவித்தனர். இருந்தபோதிலும், என்னுடைய சொந்த அனுபவத்திலிருந்து பார்க்கும்போது, ஆரோக்கியத்தைப் பற்றி மிக நன்றாகவே சமூக நலப் பணியாளர்களும் மருத்துவர்களும் புரிந்துவைத்துள்ளனர் என்பது என் கருத்து. கையேட்டின் மொழியை ரொம்ப எளிதாக்கியும் தெளிவாக்கியும் எழுதுவதன் மூலம் சமூகத்தில் நிலவும் மனநலப் பிரச்சினைகளின்

வகைகளும் வேறுபாடுகளும் வெளிவராமல் போய்விடக்கூடாது என்பதை உறுதிசெய்து கொண்டேன். மனநல மருத்துவக் கல்வியாளன் என்ற முறையில், என்னுடைய குறிக்கோள்கள் இலட்சியத்தன்மை நிறைந்ததாகவும், நான் கையாண்ட பாணி வாசகர்களைத் திருப்திபடுத்தாத தாகவும் இருக்கக்கூடும் என்பதை நன்றாகவே அறிந்துவைத்துள்ளேன். இந்த நூல் வெளிவந்ததும், அதைப் பற்றிய கருத்துகளும் விமர்சனங்களும் பெறப்பட்டு, உலகின் எல்லாப் பகுதிகளிலும் உள்ள பயனாளிகளை அடையும் வகையில் மேம்படுத்தியும் சீரமைத்தும் முடிவில் வெளியிடப் படும் என்று நம்புகிறேன்.

விக்ரம் படேல்
vikram.patel@lshtm.ac.uk

கோவா
ஏப்ரல் 2001

இந்தக் கையேட்டைப் பயன்படுத்துவது எப்படி?

இந்தக் கையேடு நான்கு பகுதிகளாகப் பிரிக்கப்பட்டுள்ளது. மற்ற பகுதியைப் படிப்பதற்கு முன்பு, முதல் பகுதியை வாசகர்கள் படித்துப் பரிச்சயப்படுத்திக்கொள்ள வேண்டியது அவசியம். ஏனென்றால், முதல் பகுதியில் விளக்கப்பட்டுள்ள அடிப்படைக் கோட்பாடுகளைப் புரிந்து கொண்டால் மட்டுமே மற்ற பகுதிகளை எளிதில் புரிந்துகொள்ள முடியும். பகுதி நான்கில் மனநலத்துக்கான மருந்துகள், மனநோய், மனநோய்க்குறிகள் குறித்த கலைச்சொற்கள், உள்ளூரில் உள்ள ஆதரவுக் குழுக்கள் பற்றிய தகவல் ஆகியவை தரப்பட்டுள்ளன. மருத்துவப் பிரச்சினைகளுக்கு உதவும் வகையில் விளக்கப்படம் பின்னிணைப்பில் தரப்பட்டுள்ளது. இக்கையேட்டைப் பெருமளவில் பயன்படுத்திக்கொள்ளும் வகையில், ஆங்காங்கே, *டாக்டர் இல்லாத இடத்தில்* (வெர்னர், 1994) *டாக்டர் இல்லாத இடத்தில் - பெண்களுக்கு* (பர்ன்ஸ், 1997), *உடற்குறைபாடு உள்ள கிராமக் குழந்தைகள்* (வெர்னர், 1994) ஆகிய நூல்களைப் பார்க்குமாறு குறுக்குக் குறியீடுகள் மூலம் சுட்டப்பட்டுள்ளன.

நீங்களும் உதவலாமே...

இந்த நூலின் ஆசிரியர் சிம்பாவே நாட்டிலும் இந்தியாவிலும் மேற்கொண்ட மருத்துவப் பணி, ஆய்வுப் பணி ஆகியவற்றின் மூலம்பெற்ற சொந்த அனுபவங்களின் அடிப்படையில் இந்த மனநலப் பராமரிப்புக் கையேடு அமைந்துள்ளது. அத்துடன் பல மருத்துவ நூல்களையும் ஆய்வுக் கட்டுரை களையும் சீர்தூக்கிப் பார்த்தும் பன்னாட்டு மருத்துவ வல்லுநர் குழுவைக் கலந்தாலோசித்தும் பெற்ற அனுபவங்களும் கூடுதலாகச் சேர்க்கப்பட்டுள்ளன.

இருப்பினும், நூலின் வாசகர்களைவிடச் சிறந்த மதிப்புரையாளர்கள் யாரும் இருக்க முடியாது. முக்கியமாக, இந்த நூலின் கருத்துகளும் நடையும் வாசகராகிய உங்களுக்கு நடைமுறையில் எந்த வகையில் பயனுள்ளதாக உள்ளது என்பதைப் பொருத்தே இந்த நூலின் வெற்றி அமையும். இந்தப் புத்தகத்தின் எந்த அம்சத்தைப் பற்றிவேண்டுமானாலும் உங்களுக்குத் தோன்றும் கருத்துகளை எங்களுக்கு எழுதுங்கள். நீங்கள் கூறும் கருத்துகள் இந்த நூலைத் திருத்தியமைக்க உதவும்; மனநல மருத்துவர் இல்லாத இடத்தில் பணிபுரியும் பொதுநலப் பணியாளர்களின் தேவையை இந்தக் கையேடு பூர்த்திசெய்யும் என்று நம்புகிறோம்.

இந்தக் கையேடு அதிக எண்ணிக்கையில் மக்களைச் சென்றடைந்து அவர்களுக்குப் பயன்படுவதன் மூலம்தான் இதன் அடிப்படை நோக்கம் நிறைவேறும். இதற்கு நீங்கள் உதவ முடியும்; உதவுங்கள்.

வெளியீட்டாளர் முகவரி: Adaiyaalam, 1205 / 1 Karupur Road, Puthanatham 621310, Thiruchirappalli Dist., Tamilnadu, India. Tel: (+91) 04332 273444, email: info@adaiyaalam.net

பகுதி 1

மனநோய் பற்றிய ஒரு பார்வை

இந்தக் கையேட்டின் முதல் பகுதி ஏற்படுத்தித் தரும் அடித்தளத்தின் அடிப்படையிலேயே மற்ற மூன்று பகுதிகளும் கட்டமைக்கப்பட்டுள்ளன. நீங்கள் மனநோய்க்குச் சிகிச்சை அளிக்க முடியும் என்கிற தன்னம்பிக்கையை ஊட்டக்கூடிய பரந்த அறிவை, முதல் மூன்று இயல்கள் அளிக்கின்றன. சமூகத்திலும் பொதுமருத்துவச் சூழலிலும் பயன்படுத்தக்கூடிய விதத்தில், எளிமையான வகைப்பாடுகளுடன் பலவகை மனநோய்களை முதல் இயல் விவரிக்கிறது. இரண்டாவது இயல் மனநோய் உள்ளவரை நீங்கள் எப்படிக் கண்டறியலாம் என்பதை விவரிக்கிறது. மனநலக் கோளாறுகளுக்கான முக்கியச் சிகிச்சை முறைகளை மூன்றாவது இயல் விளக்குகிறது. இந்த இயல் மனநோய்க்கான மருத்துவச் சிகிச்சைகளையும் (அதாவது மருந்துகள் மூலம்) உளவியல் சிகிச்சைகளையும் (அதாவது கலந்தாலோசனை மூலம்) உள்ளடக்குகிறது.

இக்கையேட்டின் மற்ற பகுதிகளைப் படிப்பதற்குமுன், ஒரு முறையாவது பகுதி 1ஐ வாசகர்கள் கட்டாயம் படிக்க வேண்டும். ஏனென்றால், மனநோய் வகைகள் பற்றியும் அவற்றுக்கான சிகிச்சை முறைகள் பற்றியும் உங்களுக்குத் தெரியும் என்ற அடிப்படையிலேயே இக்கையேட்டின் மற்ற மூன்று பகுதிகளும் வடிவமைக்கப்பட்டுள்ளன.

ஆரோக்கியம்

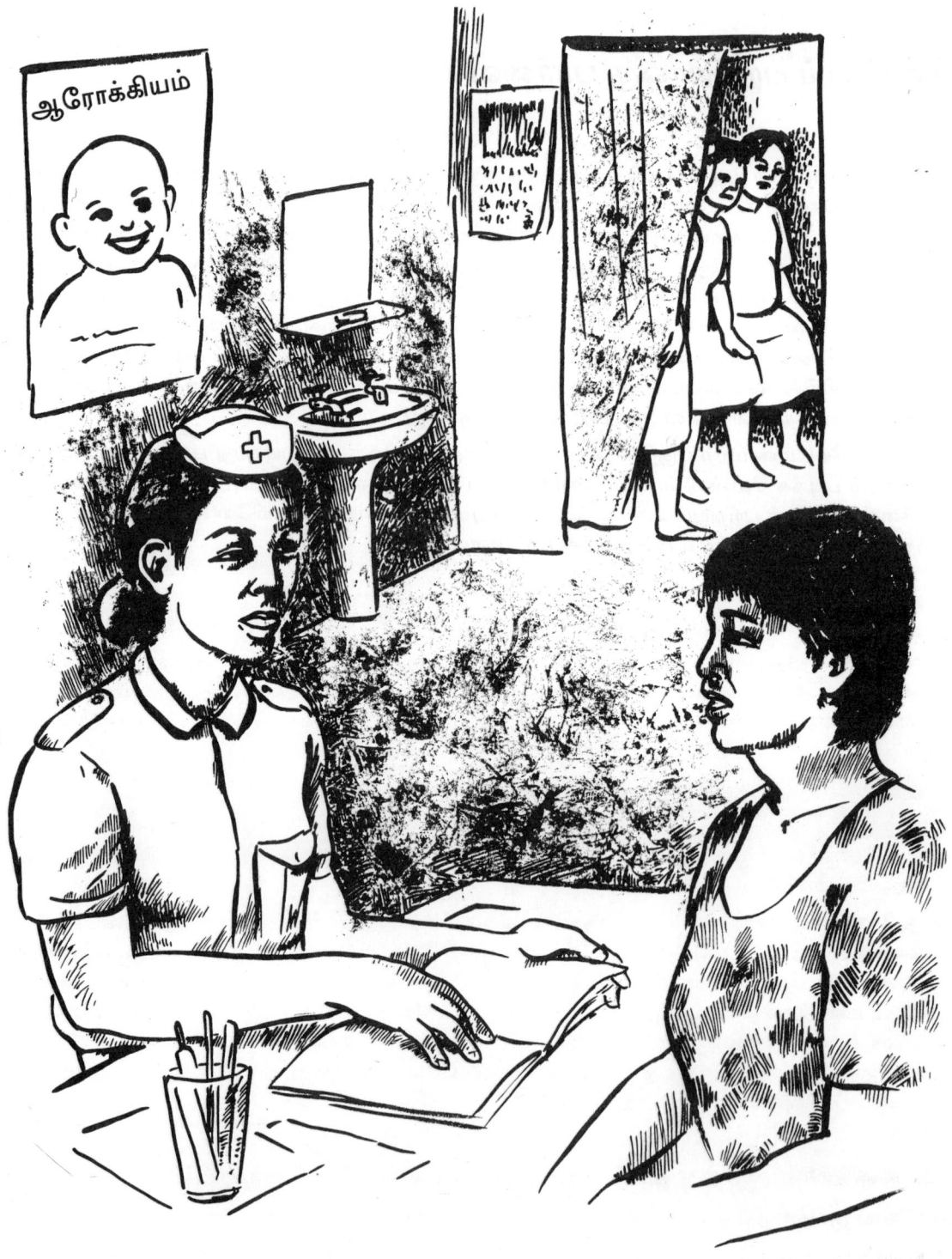

இயல் 1

மனநோயைப் பற்றிய ஓர் அறிமுகம்

1.1. மனநலமும் மனநோயும்

சிறந்த ஆரோக்கியம் என்பது ஆரோக்கியமான உடலைப் பெற்றிருப்பது மட்டும் அல்ல; ஆரோக்கியமான மனமும் இருக்க வேண்டும். ஆரோக்கியமான மனத்தைப் பெற்றிருப்பவர் தெளிவாகச் சிந்திப்பவராகவும், வாழ்க்கையில் சந்திக்கும் பல்வேறு பிரச்சினைகளைத் தீர்த்துக் கொள்பவராகவும், நண்பர்கள், உடன் பணிபுரிபவர்கள், குடும்பத்தினர் ஆகியோரோடு நல்லுறவு பேணுபவராகவும் ஆத்ம திருப்தி உடையவராகவும் சமூகத்தில் உள்ளவர்களுக்கு மகிழ்ச்சியை அளிப்பவராகவும் விளங்க வேண்டும். மனம் சார்ந்த இந்தத் தன்மைகளையே மனநலம் என்று கூறலாம்.

மனமும் உடலும் தனித்தனியானது என்பது போல் நாம் பேசிக்கொண்டிருந்தாலும், உண்மையில் அவை இரண்டும் ஒரு நாணயத்தின் இரு பக்கங்களைப் போன்றதாகும். அவை தங்களுக்குள் நிறைய விஷயங்களைப் பரிமாறிக்கொள்கின்றன; ஆனால், நம்மைச் சுற்றியுள்ள உலகுக்கு அவை வெவ்வேறு முகங்களைக் காட்டுகின்றன. ஏதோ ஒரு காரணத்தால் இவை இரண்டில் ஒன்று பாதிக்கப்பட்டாலும், அதன் பாதிப்பு மற்றொன்றிலும் பிரதிபலிக்கும். மனமும் உடலும் தனித்தனியானது என்று நாம் கருதுவதால், அவை இரண்டும் ஒன்றை ஒன்று சார்ந்திருக்கத் தேவையில்லை என்பது பொருளல்ல.

உடலுக்குப் பாதிப்பு ஏற்படுவதைப் போல, மனத்துக்கும் பாதிப்பு ஏற்படலாம். இதை மனநோய் என்று அழைக்கலாம். ஒருவரின் உணர்வுகள், எண்ணங்கள் அல்லது நடத்தை ஆகியவற்றைப் பாதித்து, அவருடைய பாரம்பரிய நம்பிக்கைகளையும் ஆளுமையையும் தவிர்த்து, அவருடைய வாழ்க்கையிலோ அல்லது அவருடைய குடும்பத்தினரின் வாழ்க்கையிலோ எதிர்மறை பாதிப்பை விளைவிக்கும் விதத்தில் ஒருவர் அனுபவிக்கும் நலமின்மையே மனநோய் ஆகும்.

இரண்டு முக்கியமான கருத்துகளே இந்தக் கையேட்டில் உள்ள விஷயங்களுக்கு அடிப்படையாக அமைகின்றன:

- மனநோய்க்கான காரணங்களையும் சிகிச்சைகளையும் புரிந்துகொள்வதில் முன்னேற்றங்கள் ஏற்பட்டுள்ளன.
- ஆரோக்கியம் சார்ந்த பல்வேறு பிரச்சினைகளை மனநோய் உள்ளடக்குகிறது. வன்செயல், மனப்போராட்டம், பொருத்தமற்ற பாலுறவுகள் போன்று ஒருவரின் நடத்தையில் ஏற்படும் கடும் பாதிப்புகளே மனநோய் என்று பெரும்பாலோர் கருதுகின்றனர். இவை அனைத்தும் கடும் மனநோயின் வெளிப்பாடுகள். ஆனால், மனநோயால் பாதிக்கப்பட்ட பெரும்பான்மையினர் சராசரி மனிதர்களைப் போலவே காணப்படுவர். மனச்சோர்வு (depression), பதற்றநோய் (anxiety), பாலுறவு சார்ந்த பிரச்சினைகள், போதைப்பழக்கம் ஆகியவையும் மனநலப் பிரச்சினைகளில் அடங்கும்.

1.2. மனநோய் குறித்து நீங்கள் ஏன் அக்கறை காட்ட வேண்டும்?

மனநோய் குறித்து நீங்கள் அக்கறை காட்டப் பல காரணங்கள் உள்ளன:

- **ஏனென்றால் அவை நம் எல்லோரையும் பாதிக்கிறது.** வளர்ந்தவர்களில் ஐந்தில் ஒருவர் வாழ்நாளில் ஒரு முறையாவது மனநலப் பிரச்சினையை அனுபவிக்கிறார் என்று ஒரு மதிப்பீடு

கணித்துள்ளது. இதுவே மனநலப் பிரச்சினை எவ்வளவு பொதுவானது என்பதைச் சுட்டிக்காட்டுகிறது. யார் வேண்டுமானாலும் மனநலப் பிரச்சினையால் பாதிக்கப்படலாம்.

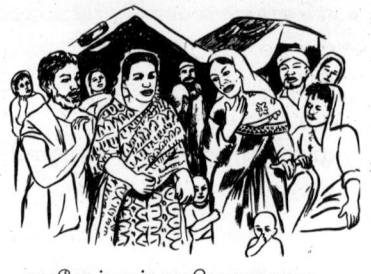

மனநோய் என்பது பொதுவானது: இங்குள்ளவர்களில் குறைந்தது இரண்டு பேர், தங்கள் வாழ்நாளில் ஏதோ ஒரு காலகட்டத்தில் மனநோயால் பாதிக்கப்படலாம்.

- **ஏனென்றால் அவை முக்கியமான பொதுநலச் சுமையாகும்.** பொதுச் சுகாதார சேவை மையத்தை அணுகும் பெரியவர்களில் 40 சதவீதத்தினர் ஏதோ ஒரு மனநலப் பிரச்சினையால் பாதிக்கப்பட்டிருப்பதை உலகின் பெரும் பாலான பகுதிகளில் நடத்தப்பட்ட மருத்துவ ஆய்வுகள் தெரிவிக்கின்றன. பொதுச் சுகாதார மையம் அல்லது சமூக சேவை மையத்தை அணுகுபவர்களில் பெரும்பாலோர், இன்னதென்று தெரியாத ஓர் உடல்நலப் பிரச்சினைக்குச் சிகிச்சை பெறவே அங்கு செல்கிறார்கள்; இதை 'உளவழி உடல் பாதிப்பு' *(சைக்கோசோமாடிக்)* அல்லது அதுபோன்ற ஒன்று என்று கூறலாம். இதில் பெரும்பாலோர், உண்மையில் மனநலப் பிரச்சினையால் பாதிக்கப்பட்டவர்களே.
- **ஏனென்றால் இவை நம் செயல்பாடுகளை முடக்கிவிடும்.** மனநலப் பிரச்சினைகள் என்பது உடல் சார்ந்த பிரச்சினைகள் போல கடுமையானவை அல்ல என்று ஒரு பொதுக்கருத்து நிலவினாலும், மனநலப் பிரச்சினைகளும் மோசமான செயலிழப்பை ஏற்படுத்தும் சாத்தியம் உண்டு. தற்கொலை மற்றும் விபத்தின் விளைவாக மரணத்தை ஏற்படுத்தலாம். சிலர் மனநலப் பிரச்சினைகளாலும் உடல்நலப் பிரச்சினைகளாலும் பாதிப்புக்கு உள்ளாகலாம். இவர்களின் மனநலப் பிரச்சினைகள் காரணமாக உடல்நலப் பிரச்சினைகள் மோசமாகும் வாய்ப்பும் உண்டு. உலகில் மனிதனை மோசமான செயலிழப்புக்கு உள்ளாக்கும், பத்தில் நான்கு காரணிகளாக, மனநோய் இடம் பெறுகிறது என்று 2001இல் எடுக்கப்பட்ட உலக சுகாதார அமைப்பின் அறிக்கை தெரிவிக்கிறது. இரத்தச்சோகை, மலேரியாக் காய்ச்சல் போன்ற உடல்நலப் பிரச்சினைகளைக் காட்டிலும் மனிதனைப் பாதிக்கும் முக்கியப் பிரச்சினையாக மனச்சோர்வு அமைகிறது.

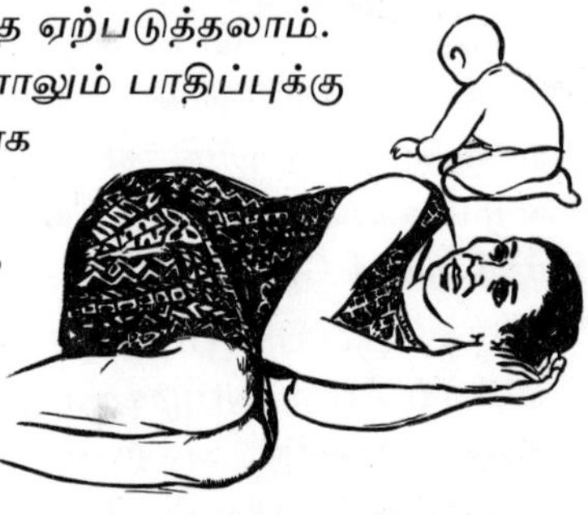

வீட்டிலும் வெளியிலும் ஒருவர் செய்யும் பணியைப் பாதிக்கும் தன்மை மனநோய்க்கு உண்டு.

- **ஏனென்றால் மனநலத்துக்கான சேவை போதுமானதாக இல்லை.** பெரும்பாலான நாடுகளில் மனநல மருத்துவர், உளவியலாளர், தொழில்முறை மனநலச் சிகிச்சையாளர் போன்றோரின் எண்ணிக்கை மிகக் குறைவாகவே உள்ளது. இவர்களும் கடுமையான மனநோய்களுக்கு *(சைக்கோசிஸ்)* ஆளானவர்களை கவனிப்பதிலேயே தங்கள் நேரத்தைச் செலவிடுகின்றனர். மனநோயால் கடுமையாகப் பாதிக்கப்பட்டவர்கள் குறைவான எண்ணிக்கையில் இருந்தாலும், இவற்றையே மனநோய் என்று சமூகம் கருதுகிறது. மனச்சோர்வு அல்லது குடிப்பழக்கத்துக்கு அடிமையாக இருத்தல் போன்ற பொதுவான மனநலம் சார்ந்த பிரச்சினைகளால் பாதிக்கப்பட்டவர்களில் பெரும்பாலோர் மனநல மருத்துவரை நாடுவதில்லை. பொதுநலப் பணியாளர்களே, இந்த மனநலப் பிரச்சினைகளுக்கும் சிகிச்சை அளிக்கும் சூழலுக்கு உள்ளாக்கப்படுகிறார்கள்.
- **ஏனென்றால் நம் சமூகம் வெகு வேகமாக மாறிவருகிறது.** உலகில் உள்ள பெரும்பாலான சமூகங்கள் வியப்பளிக்கும் வகையில் பொருளாதார மாற்றங்களுக்கும் சமுதாய மாற்றங்களுக்கும் உள்ளாகிவருகின்றன. வெகு வேகமான வளர்ச்சியால் மாறிவரும் நகரங்கள், இடப்பெயர்வு, விரிவடைந்துவரும் வருமான சமத்துவமின்மை, உயர்ந்து வரும் வேலையில்லாத் திண்டாட்டம், வன்செயல் போன்ற காரணங்களால் சமூகத்தின் தன்மை மாறிவருகிறது. இவை அனைத்தும் மோசமான மனநலப் பிரச்சினைகளோடு தொடர்புடையன.

- ஏனென்றால் மனநோய் உள்ளவர்கள் ஒதுக்கி வைக்கப்படுகின்றனர். மனநலப் பிரச்சினை உள்ளவர்களில் பெரும்பாலோர் தங்களுக்கு இந்தப் பிரச்சினை இருக்கிறதென்பதை ஒப்புக்கொள்வதில்லை. சமூகமும் குடும்பமும் இவர்களை ஒதுக்கிவைக்கிறது. மருத்துவப் பணியாளர்களும் மனநலப் பிரச்சினை உள்ளவர்களைக் கருணையோடு நடத்துவதில்லை.

- ஏனென்றால் **மனநோய்க்கு எளிமையான, அதிக செலவில்லாத முறையில் சிகிச்சை அளிக்கலாம்.** சில மனநோய்களைக் குணப்படுத்த முடியாது என்பது உண்மைதான். இதுபோலவே, புற்றுநோய், நீரிழிவு, இரத்த மிகை அழுத்தம், ருமடாய்டு மூட்டுவலி போன்ற உடல் சார்ந்த பிரச்சினைகளையும் குணப்படுத்த முடியாது. இருப்பினும், உடல்நலக் கோளாறு உள்ளவர்களின் வாழ்க்கைத் தரத்தை மேம்படுத்த முடியும் என்பது போலவே மனநோய் உள்ளவர்களின் வாழ்க்கை நிலையையும் மேம்படுத்த உதவலாம்.

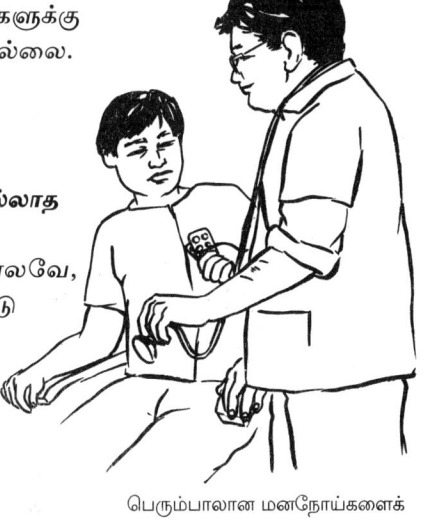

பெரும்பாலான மனநோய்களைக் குணப்படுத்திவிடலாம்.

1.3. மனநோய் வகைகள்

மனநோயைக் கண்டுபிடிக்கவும் நோயுறுதி செய்யவும், மக்கள் உங்களிடம் என்ன சொல்கிறார்கள் என்பதையே நீங்கள் முழுமையாகச் சார்ந்திருக்க வேண்டியது அவசியமாகிறது. ஒருவரோடு நீங்கள் நடத்தும் நேர்காணலே நோயுறுதி செய்வதற்கான முக்கியக் கருவியாக அமைகிறது (☞ இயல் 2). பாதிக்கப்பட்டவரின் அல்லது அவருக்கு நெருக்கமானவரின் கவனத்துக்கு வரும் வகையில் மனநோய் பல நோய்க்குறிகளை வெளிப்படுத்துகிறது. மனநோய்க்கான நோய்க்குறிகளை ஐந்து முக்கிய வகைகளாகப் பிரிக்கலாம்:

- **உடல் – உடல்சார்ந்த நோய்க்குறிகள்** *(சோமாடிக்)*. வலி, களைப்பு, தூக்கமின்மை ஆகியவற்றோடு உடலையும் உடலின் செயல்பாடுகளையும் பாதிக்கும். மனநோய் என்பது உடல்சார்ந்த நோய்க்குறிகளை உருவாக்கும் என்பதை நாம் முக்கியமாக நினைவில் கொள்ள வேண்டும்.

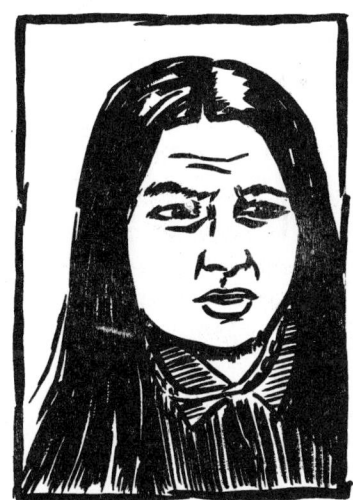

ஒருவர் தன் எதிர்காலத்தை நினைத்துக் கவலைப்படலாம்: சிந்தனைக் கோளாறு...

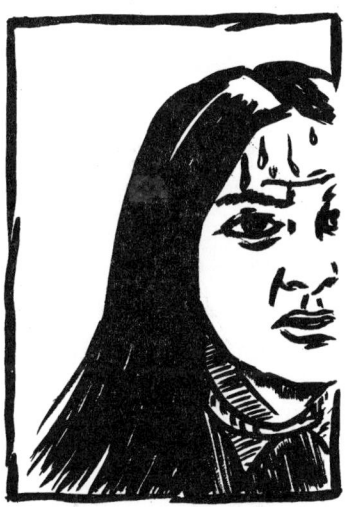

இதன் காரணமாகக் கடும் பயம் தோன்றலாம்: உணர்வுக் கோளாறு...

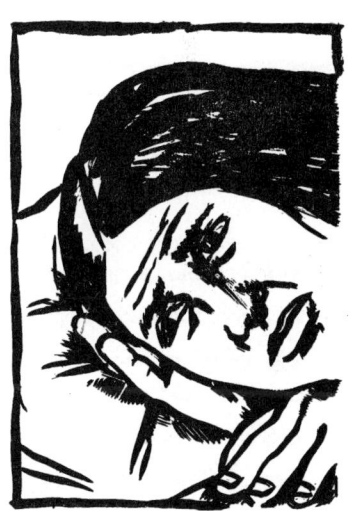

இதன் காரணமாக இயல்பான தூக்கம் கெடலாம்: உடல்நலக் கோளாறு...

- **உணர்வு – உணர்வெழுச்சி (எமோசனல்) சார்ந்த நோய்க்குறிகள்.** சோகமாக அல்லது பயத்தோடு இருப்பதைச் சிறந்த எடுத்துக்காட்டாகக் கூறலாம்.
- **சிந்தனை – அறிதிறன் (கோக்னிடிவ்) நோய்க்குறிகள்.** தற்கொலை செய்துகொள்ளும் எண்ணம், உங்களுக்கு யாரோ தீங்கு செய்யப்போகிறார்கள் என்ற எண்ணம், தெளிவாகச் சிந்திக்க இயலாமை, ஞாபக மறதி போன்றவற்றை இதற்கு எடுத்துக்காட்டாகக் கூறலாம்.
- **நடத்தை – நடத்தை (பிஹேவியரல்) நோய்க்குறிகள்.** இவை ஒருவர் என்ன செய்கிறார் என்பதோடு தொடர்புடைய நோய்க்குறிகள். ஒருவர் மூர்க்கமாக நடந்துகொள்ளுதல், தற்கொலைக்கு முயற்சி செய்தல் போன்றவற்றை எடுத்துக்காட்டாகக் கூறலாம்.
- **கற்பனை – புலன்சார் (பர்செப்சுவல்) நோய்க்குறிகள்.** இவை புலன்கள் மூலம் வெளிப்படும் நோய்க்குறிகள் ஆகும். மாயக்குரல் கேட்டல், மாயத்தோற்றம் போன்றவை இதற்கு எடுத்துக்காட்டுகள் ஆகும்.

உண்மையில், வெவ்வேறாக வெளிப்படும் இந்த நோய்க்குறிகள் அனைத்தும் ஒன்றோடு ஒன்று தொடர்புடையன. பின்வரும் படங்களைப் பாருங்கள். ஒரே மனிதரிடம் எப்படி வெவ்வேறு விதமான நோய்க்குறிகள் வெளிப்படலாம் என்பதைப் புரிந்துகொள்வீர்கள்:

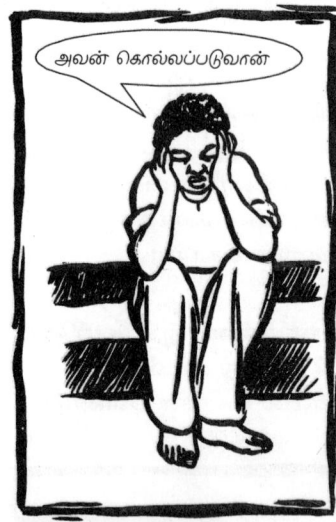

மற்றவர்கள் தன்னைப் பற்றி பேசுவதைக் கேட்க முடியும்: இது கற்பனைக் கோளாறு...

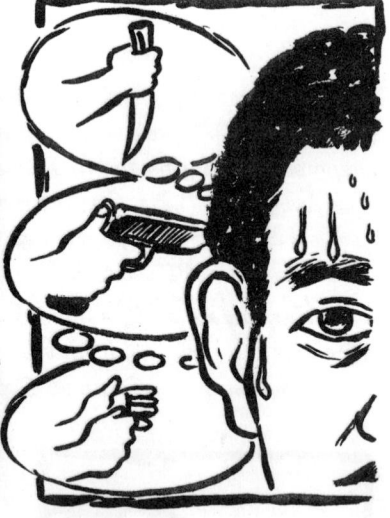

இதனால் தன் உயிர் ஆபத்தில் இருக்கிறது என்று நினைக்கிறான்: இது சிந்தனைக் கோளாறு...

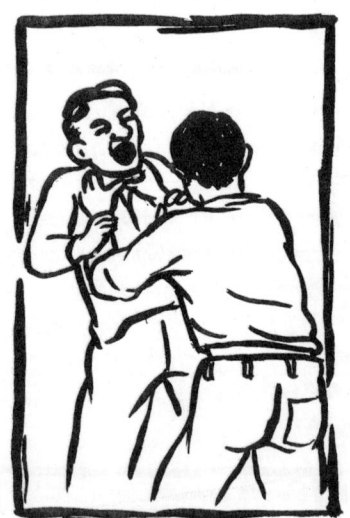

தன்னைப் பாதுகாத்துக்கொள்ள மற்றவர்களைத் தாக்குகிறான்: செயல் பாட்டுக் கோளாறு.

மனநோயை ஆறு பெரும் பிரிவாக வகைப்படுத்தலாம்:
- பொதுவான மனப்பிறழ்வு (மனச்சோர்வு, பதற்றநோய்)
- மதுவுக்கு அடிமையாக இருத்தல், மிதமிஞ்சிய போதைப்பொருள் பயன்பாடு போன்ற 'தீய பழக்கங்கள்'
- அறிதிறன் பிறழ்வுகள் (உளநோய்/மனநோய்/சைக்கோசிஸ்)
- மனவளர்ச்சிக் குறைபாடு
- வயதானவர்களுக்கு வரும் மனநலப் பிரச்சினைகள்
- குழந்தைகளுக்கு வரும் மனநலப் பிரச்சினைகள்.

1.3.1 பொதுவான மனப் பிறழ்வுகள் (மனச்சோர்வு, பதற்றநோய்)

நேர்வு 1.1

23ஆவது வயதில் வனிதாவுக்கு முதல் குழந்தை பிறந்தது. குழந்தை பிறந்த சில நாட்களுக்குப் பிறகு, குழப்பமாகவும் அழுகை அழுகையாகவும் உணர்ந்தாள். எல்லாத் தாயையும் போலவே, உணர்வெழுச்சி மனஅழுத்தத்தால் அவள் பாதிக்கப் பட்டிருக்கிறாள் என்றும், சிறிது நாட்களில் இது சரியாகிவிடும் என்றும் செவிலி கூறினாள். வனிதாவும் அவள் கணவனும் நீண்ட நேரம் ஒன்றாகப் பொழுதைக் கழிக்க வேண்டும் என்றும் குழந்தையை இருவரும் சேர்ந்து பராமரிக்க வேண்டும் என்றும் ஆலோசனை அளித்தாள். இதன் மூலம் வனிதாவின் மனநிலையில் நல்ல மாற்றம் ஏற்படும் என்று கூறினாள். எதிர்பார்த்ததைப் போலவே, ஓரிரு நாட்களில் வனிதா தெளிவடைந்தாள். அடுத்த ஓரிரு மாதங்களுக்கு வனிதாவுக்கு எந்தப் பிரச்சினையும் இல்லை. பிறகு, கொஞ்சம்கொஞ்சமாக வனிதா களைப்பாகவும் பலவீனமாகவும் உணரத் தொடங்கினாள். அவளுக்கு நிம்மதியான தூக்கம் இல்லை. களைப்பாக இருந்தாலும், வனிதா அதிகாலையிலேயே கண்விழித்து விடுவாள். அவளுக்குத் தன்னைப் பற்றியும், அவள் பயந்தது போலவே அவள் குழந்தையைப் பற்றியும் எதிர்மறையான சிந்தனைகள் தோன்றத் தொடங்கின. வீட்டு வேலைகளில் ஆர்வத்தை இழக்கத் தொடங்கினாள். இப்படிச் சோம்பேறித்தனமாகவும் பொறுப்பில்லாமலும் அவள் நடந்து கொள்வதைப் பார்த்து வனிதாவின் கணவன் எரிச்சலடைந்தான். வழக்கம் போல குழந்தையைப் பார்க்க வந்த செவிலி, இதைக் கண்டுபிடித்துச் சிகிச்சை அளித்தாள். வனிதாவின் மனச்சோர்வு குணமடைந்தது.

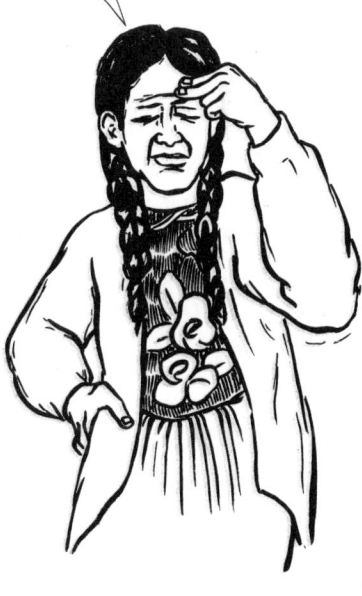

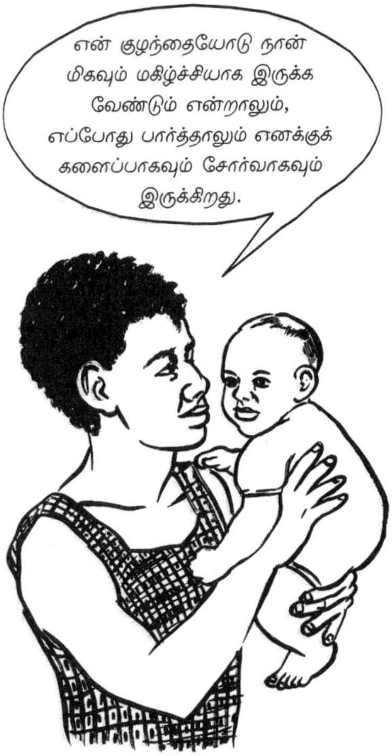

பிரச்சினை என்ன? பொதுவாகப் பிரசவத்துக்குப் பிறகு தாய்மார்களுக்கு வரும் ஒருவித மனச்சோர்வினால் வனிதா பாதிக்கப்பட்டிருந்தாள். இது 'பிரசவத்துக்குப் பிறகு வரும் மனச்சோர்வு' *(போஸ்ட்நேடல் டிப்ரஸன்)* என்று அழைக்கப்படும்.

நேர்வு 1.2

58 வயதான ரீட்டாவின் கணவர் திடீரென்று இறந்துபோனார். நல்ல வேலைவாய்ப்பைத் தேடி, அருகில் உள்ள நகரத்துக்கு அவளுடைய குழந்தைகள் குடிபெயர்ந்துவிட்டார்கள். தன் கணவர் இறந்ததும், சரியான தூக்கமில்லாமலும் பசியில்லாமலும் ரீட்டா அவதிப்பட்டாள். கணவரின் ஈமச்சடங்குகள் முடிந்து, குழந்தைகளும் புறப்பட்டுப்போனதும் அவள் நிலைமை மேலும் மோசமாகியது. தலைவலி, முதுகுவலி, வயிற்றுவலி போன்ற பல உடல்நலப் பிரச்சினைகளால் அவள் அல்லல்பட்டாள். எனவே, அருகில்

உள்ள மருத்துவமனைக்குச் சென்றாள். அவள் நலமாகவே இருப்பதாகக் கூறி, மருத்துவர் தூக்க மாத்திரைகளையும் வைட்டமின் மாத்திரைகளையும் பரிந்துரைத்தார். இந்த மாத்திரைகளைச் சாப்பிட்டதால் அவளால் நன்றாகத் தூங்க முடிந்தது. சிறிது நாட்களுக்கு எந்தப் பிரச்சினையும் இல்லை. ஆனால், இரண்டு வாரத்துக்குப் பிறகு, அவளுக்கு மீண்டும் தூக்கமில்லாமல் போனதால் ரீட்டா மருத்துவமனைக்குச் சென்றாள். இந்த முறையும் அவளுக்குத் தூக்க மாத்திரைகளும் ஊசி மருந்தும் அளிக்கப்பட்டன. இதே சிகிச்சையை ரீட்டா பல மாதங்கள் மேற்கொண்டாள். இதன் பிறகு, தூக்க மாத்திரை இல்லாமல் தூங்க முடியாது என்ற நிலைக்கு அவள் தள்ளப்பட்டாள்.

பிரச்சினை என்ன? தன் கணவர் திடீரென்று இறந்துபோனதாலும் குழந்தைகள் உடன் வசிக்காததால் ஏற்பட்ட தனிமையாலும் அவளுக்கு மனச்சோர்வு ஏற்பட்டது. அவளுடைய உணர்வெழுச்சியைக் கண்டறியாமல், அவளுக்கு மருத்துவர் தூக்க மாத்திரையைப் பரிந்துரைத்து விட்டார். இதன் காரணமாக, அவள் தூக்க மாத்திரையைச் சார்ந்திருக்க வேண்டிய கட்டாயம் ஏற்பட்டுவிட்டது.

நேர்வு 1.3

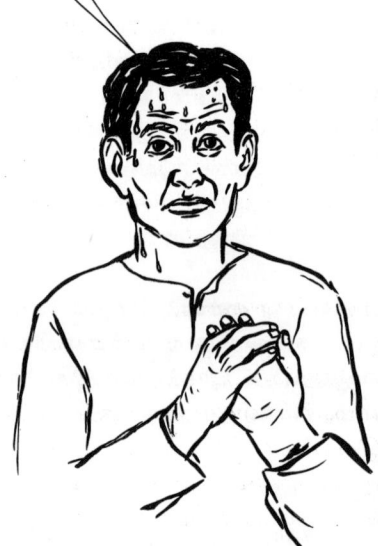

சிலசமயம் என் இதயம் மிக
வேகமாகப் படபடவென்று அடித்துக்
கொள்கிறது. நான் இறந்துபோய்
விடுவேனோ என்று பயமாக
இருக்கிறது.

*30*வது வயதில் ரவிக்கு ஒரு கடும் சாலை விபத்து ஏற்பட்டது. ரவி மோட்டார் சைக்கிளை ஓட்டிக்கொண்டிருந்தான்; பின்னால் அவனுடைய நெருங்கிய நண்பன் உட்கார்ந்திருந்தான். இவர்களுக்குப் பின்னால் வேகமாக வந்துகொண்டிருந்த பேருந்து மோட்டார் சைக்கிளில் மோதியது. இந்த விபத்தில் ரவியும் அவனுடைய நண்பனும் தூக்கியெறியப்பட்டனர். ரவியின் கண்ணெதிரே, அவனுடைய நண்பன் பேருந்தின் சக்கரத்தடியில் சிக்கி இறந்துபோனான். கடும் துக்கத்தாலும் அதிர்ச்சியாலும் பாதிக்கப்பட்ட ரவி, சில நாட்களுக்குப் பிறகு மிகுந்த பயத்துக்கு உள்ளானான். அவன் கடைத் தெருவில் பொருள்களை வாங்கிக் கொண்டிருக்கும்போது, இந்தப் பய உணர்வு முதலில் தோன்றியது. திடீரென்று தனக்கு மூச்சு அடைப்பதுபோல உணர்ந்தான்; அவனுடைய இதயம் படபட வென்று படு வேகமாக அடித்துக்கொள்ளத் தொடங்கியது. ரவியின் தந்தைக்கு இதயக்கோளாறு இருந்ததால், தனக்கும் அந்தப் பிரச்சினை இருக்கிறதோ என்று கவலைப்பட்டான். இது மேலும் அவனுக்குப் பயத்தை ஏற்படுத்தியது. பல மருத்துவப் பரிசோதனைகள் செய்த பிறகு, அவனுடைய இதயம் ஆரோக்கியமான நிலையில் இருப்பதாக மருத்துவர் கூறினார். அவனுடைய கனவில் சாலை விபத்து அடிக்கடி வந்தது; முழுச்சாலை விபத்தும் அப்படியே கண்ணெதிரே நடப்பது போல் கெட்ட கனவுகள் வந்தன. சிலவேளைகளில், அவன் விழித்திருக்கும்போதுகூட, விபத்து தொடர்பான படிமங்கள் அவன் மனத்தில் தோன்றி, அதன் விளைவாக மனஇறுக்கமும் கடும் பயமும் ஏற்பட்டன. அவன் தூக்கம் வராமல் சிரமப்பட்டான்; தற்கொலை செய்து கொள்ளலாமா என்ற எண்ணம் அவனுக்குத் தோன்றத் தொடங்கியது.

பிரச்சினை என்ன? ரவி பதற்றநோயால் (anxiety) பாதிக்கப்பட்டிருந்தான். உணர்வதிர்ச்சி நிகழ்ச்சிக்கு உள்ளான ஒருவருக்கு இந்த மனநோய் வரலாம். இதுவே சிலசமயம், 'அதிர்ச்சியைத்

தொடரும் மனஅழுத்தப் பிறழ்வு' (post-traumatic stress disorder) என்று அழைக்கப்படுகிறது.

பொதுவான மனநலப் பாதிப்புகளுக்குக் காரணமாக அமைவது இரண்டு விதமான உணர்வெழுச்சிகளே: மனச்சோர்வும் பதற்றமும். மனச்சோர்வு என்பது வருத்தமாகவும் சோகமாகவும் நம்பிக்கையற்றும் இருப்பது. ஒவ்வொருவரும் தங்கள் வாழ்நாளில் ஒருமுறையாவது மனச்சோர்வுக்கு ஆளாகிறார்கள். மனச்சோர்வு ஓரளவு மட்டும் இருந்தால், அதை 'இயல்பானது' என்று கூறலாம். ஆனால், அதே மனச்சோர்வு எல்லை மீறிப்போய் உங்கள் வாழ்க்கையில் குறுக்கிடத் தொடங்கினால், அதுவே பிரச்சினை ஆகிவிடுகிறது. எடுத்துக்காட்டாக, ஏதோ ஒரு கட்டத்தில் எல்லோருமே வருத்தம் அல்லது சோகம் போன்ற உணர்வுகளால் பாதிக்கப்படுகிறோம்; அதை வாழ்க்கையின் ஒரு பகுதியாகக் கருதி வாழ்க்கை நடத்துகிறோம். அதன் பிறகு அந்த உணர்வு கொஞ்சம்கொஞ்சமாக நீங்கிவிடுகிறது. ஆனால், இதே மனச்சோர்வு நீண்ட காலத்துக்கு ஒருவரை ஆட்கொள்ளலாம்; ஒரு மாதம் வரையில் நீடிக்கலாம். களைப்பு, ஒரு செயலில் மனத்தைச் செலுத்த இயலாமை போன்ற முடமாக்கும் நோய்க் குறிகளோடு மனச்சோர்வு தொடரலாம். இந்த உணர்வு நம் அன்றாட வாழ்க்கையைப் பாதிக்கத் தொடங்கும்; ஒரு வேலையைச் செய்யவோ வீட்டில் குழந்தைகளைப் பார்த்துக்கொள்ளவோ இயலாமல் போய்விடும். மனச்சோர்வு ஒருவரின் அன்றாடச் செயல்பாடுகளில் குறுக்கிட்டு, நீண்ட காலத்துக்குத் தொடருமானால், இவர் மனநோயால் பாதிக்கப்பட்டிருக்கிறார் என்று நாம் முடிவு செய்துவிடலாம். மனச்சோர்வின் முக்கியக் கூறுகள் பெட்டிச்செய்தியாகக் (1.1) காட்டப்பட்டுள்ளன.

பயத்தோடும் பரபரப்போடும் உணர்வதே பதற்றநோயின் நோய்க்குறிகள் ஆகும். மனச்சோர்வைப் போலவே, சில சூழல்களில் இது இயல்பான உணர்வு என்று கூறலாம். எடுத்துக்காட்டாக, மேடையேறப்போகும் நடிகர் அல்லது தேர்வு எழுதச் செல்லும் மாணவர் தவிப்போடும் மனஅழுத்தத்தோடும் இருப்பார். சிலர் எப்போதுமே பரபரப்பாகப் பதற்றத்தோடு இருந்தாலும், அவர்கள் எல்லாவற்றையும் சமாளித்துக் கொள்வார்கள். மனச்சோர்வைப் போலவே, அமைதியில்லாத பதற்றமும் தவிப்பும் நீண்ட நாட்களுக்குத் தொடர்ந்தால் (பொதுவாக இரண்டு வாரத்துக்கு மேல்) இது பதற்றநோயாக மாறி ஒருவரின் அன்றாட வாழ்வில் குறுக்கிடுகிறது அல்லது கடுமையான நோய்க்குறிகளை உருவாக்குகிறது. பதற்றநோயின் முக்கியக்கூறுகள் பெட்டிச்செய்தியாகத் (1.2) தரப்பட்டுள்ளன.

பொதுவான மனப்பிறழ்வுக்கு ஆளாகிறவர்களில், பெரும்பாலோரிடம் மனச்சோர்வும் பதற்றநோயின் நோய்க்குறிகளும் கலந்து காணப்படுகின்றன. உணர்வு அல்லது சிந்தனை சார்ந்து எழும் நோய்க்குறிகளை யாருமே முக்கியப்

பெட்டிச்செய்தி 1.1
மனச்சோர்வு ஏற்படுத்தும் முக்கியப் பாதிப்புகள்

மனச்சோர்வால் பாதிக்கப் பட்டவரிடம் பின்வரும் நோய்க்குறிகளில் சில காணப்படும்:

உடலியக்கம் சார்ந்தது

- களைப்போடு சோர்வாகவும் பலவீனமாகவும் உணர்தல்
- உடம்பு முழுதும் இன்னது என்று குறிப்பிட்டுச் சொல்ல இயலாத வலி

உணர்வு

- சோகமாகவும் வருத்த மாகவும் உணர்வது
- வாழ்க்கை, சமூகத் தொடர்பு, பணி போன்றவற்றில் ஆர்வம் இழந்த நிலை
- குற்ற உணர்வு

சிந்தனை

- எதிர்காலத்தைப் பற்றிய நம்பிக்கை இழந்த நிலை
- முடிவுகளை எடுப்பதில் சிரமம்
- மற்றவர்களைப் போல நாமும் நன்றாக இல்லை என்ற எண்ணம் (தாழ்வான சுயமதிப்பு)
- உயிரோடு இல்லாவிட்டால் நன்றாக இருக்கும் என்ற எண்ணம்
- தற்கொலை செய்து கொள்வது தொடர்பான எண்ணமும் திட்டங்களும்
- மனத்தை ஒருமுகப்படுத்து வதில் சிரமம்

நடத்தை

- நிம்மதியற்ற தூக்கம் (பொது வாகத் தூக்கக் குறைவு; அரிதாக அதீதத் தூக்கம்)
- பசியின்மை (சில வேளை களில் கடும் பசி)
- பாலுறவில் நாட்டம் குறைதல்

பிரச்சினையாகக் கருதுவதில்லை; ஆனால் உடல் அல்லது நடத்தை சார்ந்த நோய்க்குறிகளை உணர்கிறார்கள் (நேர்வு 1.2 போலவே). இதற்குப் பல காரணங்கள் இருக்கலாம். எடுத்துக்காட்டாக, மனநலம் சார்ந்த நோய்க்குறிகள் தனக்கு இருப்பதாக ஒருவர் கூறினால், தன்னைப் 'பைத்தியம்' என்று முத்திரை குத்திவிடுவார்கள் என்று அவர் கவலைப்படலாம்.

மூன்று வகையான பொது மனப்பிறழ்வுகளுக்குக் குறிப்பிட்டுச் சொல்லக்கூடிய அல்லது இயல்புக்கு மாறான கோளாறுகள் இருக்கும்:

- பீதி நோய் *(பேனிக்)* கடுமையாகத் தாக்கும்போது, ஒருவருக்குப் பீதி ஏற்படுகிறது; பொதுவாக இது ஓரிரு நிமிடங்களே நீடிக்கும். திடீரென்று தொடங்குவதே பீதி. பீதிக்கு உள்ளானவர்களிடம் படபடப்பும் பதற்றமும் பரபரப்பும் காணப்படும்; தனக்குக் கடும் ஆபத்து ஏற்படப் போகிறது அல்லது தான் சாகப்போகிறோம் என்று பீதி அடைந்தவர் நினைக்கிறார். கடுமையாகப் பயந்துபோனவர் வழக்கத்துக்கு மாறாக விரைந்து சுவாசிப்பதால் பீதி அடைகிறார். இதன் காரணமாக இரத்தத்தில் வேதிமாற்றங்கள் நிகழ்ந்து உடல்சார்ந்த நோய்க்குறிகள் வெளிப்படுகின்றன.
- குறிப்பிட்ட சூழலில் மட்டும் ஒருவர் பயப்படும்போது (பீதியடைந்து) அர்த்தமற்ற அதீத பயவுணர்ச்சிக்கு *(போபியா)* ஆளாகிறார். கூட்டம் நிறைந்த இடங்களான சந்தை, பேருந்து நிலையம் அல்லது மூடிய இடங்களான சிறிய அறை, மின்தூக்கிகள் *(லிஃப்ட்)* அல்லது மக்களைச் சந்திக்க வேண்டிய சமூகக்கூடங்கள் போன்ற சூழல்கள் சிலருக்கு பெரும் பயவுணர்ச்சியை ஏற்படுத்தும். பெரும் பயவுணர்ச்சி உள்ளவர் பதற்றத்தை உருவாக்கும் சூழலைத் தவிர்க்கத் தொடங்குகிறார்; இது உச்சகட்டத்தை அடையும்போது வீட்டை விட்டு வெளியே போவதைக்கூட சிலர் நிறுத்தி விடுவார்கள்.
- தேவையற்றது என்றோ முட்டாள்தனமானது என்றோ அறிந்தும் தொடர்ந்து 'ஒரே சிந்தனையைக் கொண்டிருத்தல்' – தீவிர வெறி *(ஒப்சஸ்ஸன்)* அல்லது 'ஒரே செயலைத் தொடர்ந்து மீண்டும் மீண்டும் செய்தல்' – கட்டாயச் செய்கை *(கொம்பல்ஸன்)* என்பது ஆட்டுவிக்கும் எண்ணப் பிறழ்வின் (obsessive compulsive disorder - OCD) வெளிப்பாடாகும். இதே நிலை தொடர்ந்து நீடிக்கும்போது அது ஒருவரின் கவனக்குவிப்பைப் பாதிப்பதோடு மனச்சோர்வுக்கும் ஆளாக்குகிறது.

பொதுவாகக் காணப்படும் மனச்சோர்வு பற்றியும் பதற்றநோய் பற்றியும் அவற்றைக் குணப்படுத்தும் பல்வேறு சிகிச்சை முறைகள் பற்றியும் குறித்த ஆலோசனைகள் இயல் 5, 7இல் தரப்பட்டுள்ளன.

பெட்டிச்செய்தி 1.2 பதற்ற நோய் ஏற்படுத்தும் முக்கியப் பாதிப்புகள்

பதற்றநோய் உள்ளவர்களிடம் பின்வரும் நோய்க்குறிகள் காணப்படும்:

உடல் சார்ந்தது

- இதயம் வேகமாகத் துடிப்பதாக உணர்வார்கள் (படபடப்பு)
- மூச்சுத் திணறும் உணர்வு
- தலைச்சுற்றல்
- நடுக்கம் (உடல் முழுவதும்)
- தலைவலி
- கைகால்களிலும் முகத்திலும் குத்துவதைப் போன்ற (அல்லது எறும்பு ஊர்வதைப் போன்ற) உணர்வு

உணர்வு

- தனக்குப் பயங்கரமாக ஏதோ ஆபத்து நேரப் போகிறது என்ற உணர்வு
- கடும் பயம்

சிந்தனை

- தன்னைப் பற்றியோ தன் உடல்நலத்தைப் பற்றியோ தேவைக்கு அதிகமாகக் கவலைப்படுதல்
- இறந்துவிடுவோம், தன்னிலை இழந்து விடுவோம், பைத்தியம் பிடித்துவிடும் போன்ற எண்ணம் (பெரும்பாலும் இந்த நோய்க்குறிகளுடன் உடல் கோளாறுகளும் கடும் பயமும் இருக்கும்)
- இப்படிச்சிந்தனை செய்யக் கூடாது என்று முயற்சி செய்தும் அடிக்கடி மனத்தை வருத்தும் எண்ணம் தோன்றுதல்

நடத்தை

- கடும் பயத்தின் காரணமாகப் பொது இடங்கள், பேருந்து போன்றவற்றைத் தவிர்த்தல்
- தூக்கமின்மை

1.3.2. *'தீய பழக்கங்கள்'*

நேர்வு 1.4

மைக்கேலுக்கு 44 வயது. இவர் பல்வேறு உடல்நலப் பிரச்சினைகளுக்காகத் தொடர்ந்து பல மாதங்கள் மருத்துவமனைக்குச் சென்றுவந்தார். இரவில் சரியாகத் தூக்கம் இல்லை என்பதும் காலையில் எழுந்ததும் வாந்தியெடுக்கும் உணர்வு இருப்பதும் பொதுவாக உடம்பு சரியில்லை என்பதுமே இவருக்கு உள்ள பிரச்சினைகள். வயிற்றுப் பகுதியில் கடுமையான எரிச்சல் உள்ளது என்று கூறிக்கொண்டு, ஒருநாள் மருத்துவமனைக்கு வந்தார். இவருக்கு அமில எதிர்ப்பு மருந்து *(ஆன்டாசிட்)* ஏற்கனவே தரப்பட்டிருந்ததால், தற்போது அதனால் எந்தப் பயனும் இல்லை. இவரைப் பரிசோதித்த மருத்துவர் அமில எதிர்ப்பு மருந்துகளையும் வயிற்றுப் புண்ணைக் குணப்படுத்தும் ரானிடீடின் என்னும் மருந்தையும் பரிந்துரைத்தார். மைக்கேல் மருத்துவமனையை விட்டுக் கிளம்பும் நேரத்தில், அவருடைய கைகால்கள் நடுங்குவதையும் அவருக்குக் கடுமையாக வியர்த்துக் கொட்டுவதையும் மருத்துவர் கவனித்தார். வேறு ஏதாவது பிரச்சினை இருக்கிறதா என்று மைக்கேலிடம் விசாரித்தார்.

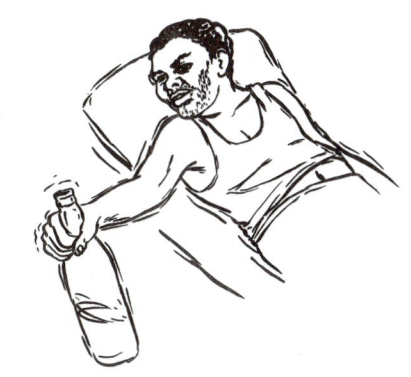

அப்படியே தரையில் அமர்ந்த மைக்கேல் அழத் தொடங்கிவிட்டார். கடந்த சில மாதங்களாகக் கூடுதல் வேலைச் சுமையால் ஏற்பட்ட மனஅழுத்தத்தை ஈடுகட்டும் நோக்கத்தில் அளவுக்கு அதிகமாக மது அருந்துவதாகவும் அதுவே தற்போது தன்னுடைய பிரச்சினை என்றும் மைக்கேல் கூறினார். மது அருந்தாமல் சிலமணி நேரங்கள்கூட தன்னால் இருக்க முடியாது என்றும் மைக்கேல் மருத்துவரிடம் சொன்னார்.

பிரச்சினை என்ன? மைக்கேல் மதுவுக்கு அடிமையாகிவிட்டார். அவருக்கு ஏற்பட்ட உடல்நலக் கோளாறுகளில் பல மதுவால் உண்டான பாதிப்பு ஆகும். போதை நிறுத்தப் பின்விளைவுகளின் காரணமாக ஏற்பட்ட மனஅழுத்தமே அவரிடம் பல நோய்க்குறிகளைத் தோற்றுவித்தது.

நேர்வு 1.5

18 வயதான சுகன் ஒரு பள்ளி மாணவன். அவன் படிப்பில் சுமாராக இருந்தபோதும், கடினமாக உழைக்கும் தன்மையும் நேர்மையும் அவனிடம் இருந்தன. சில நாட்களாக, சுகன் இரவில் வெகு நேரம் கழித்து வீட்டுக்குத் திரும்புவதை அவனுடைய தாய் கவனித்தாள். பள்ளியில் அவன் எடுக்கும் மதிப்பெண்களும் குறைந்துவந்தன; திடீரென்று சுகன் நிறைய செலவழிக்க ஆரம்பித்திருந்தான். போன வாரம், தன் பர்சிலிருந்து பணம் காணாமல் போனதையும் சுகனின் தாய் கண்டுபிடித்தாள். இந்தப் பணத்தை சுகன் திருடியிருக்கலாம் என்று கவலைப்பட்டாள். குடும்பத்தினரோடும் வழக்கமான நண்பர்களோடும் செலவழிக்கும் நேரம் குறைந்து, எப்போதும் புதிய நண்பர்களோடு சுகன் சுற்றிக்கொண்டிருந்தான்; புதிய நண்பர்களைத் தன் பெற்றோருக்கு அறிமுகம் செய்துவைக்க வில்லை. ஒரு கலந்தாலோசனை வழங்குபவரை (counseller) சந்திக்கலாம் என்று தாய் சொன்னதற்கு சுகன் ஒத்துக் கொள்ளவில்லை. சுகாதார நலப்பணியாளர் சுகனின்

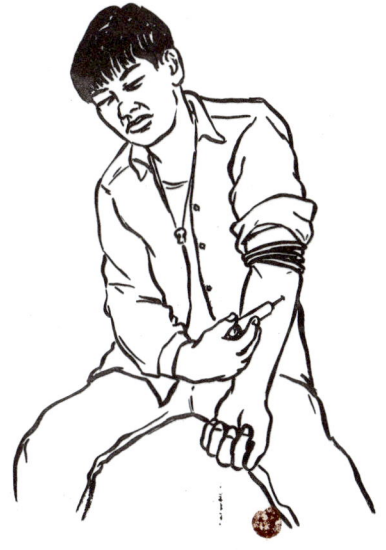

வீட்டுக்கு வர முடிவு செய்தார். ஆரம்பத்தில் நலப்பணியாளரோடு பேச சுகன் தயாராக இல்லை. ஆனால், இப்போது நலப்பணியாளரின் மேல் அவனுக்கு நம்பிக்கை ஏற்பட்டதால், தான் ஹெராயின் என்ற போதைப் பொருளுக்கு அடிமையாக இருப்பதை சுகன் ஒப்புக்கொண்டான். பல மாதங்களாக இந்தப் பழக்கம் இருப்பதால், தன்னால் அதை நிறுத்த இயலாது என்றும் சொன்னான். எத்தனையோ முறை நிறுத்த முயன்றும், கடைசியில் தாக்குப்பிடிக்க முடியாமல் மீண்டும் பழக்கம் தொடர்வதையும் கூறினான். போதைப்பழக்கத்தை விட்டுவிட விரும்புவதாகவும், ஆனால் எப்படி நிறுத்துவது என்று தெரியவில்லை என்றும் சொன்னான்.

பிரச்சினை என்ன? சுகன் போதைப் பொருளுக்கு முழுமையாக அடிமையாகிவிட்டான். இதனால் அவன் படிப்பு பாதிக்கப்பட்டது; இந்தத் தீய பழக்கத்தால், போதைப்பழக்கம் உள்ள புதிய நண்பர்களின் நட்பு அவனுக்குத் தேவைப்பட்டது. போதைப்பொருள் வாங்கவே அவன் திருட ஆரம்பித்திருந்தான்.

ஒருவர் மது, போதைப்பொருள் போன்றவற்றைப் பயன்படுத்துவது என்பது அவருடைய உடல்நலம், மனநலம், சமூக நலம் ஆகியவற்றைப் பாதிக்கும்போது அவர் மதுவுக்கோ அல்லது போதைப்பொருளுக்கோ அடிமையாகிவிட்டார் என்று கூறுகிறோம். அதன் பிறகு அவர் இந்தப் பழக்கத்திலிருந்து விடுபடுவது கடினம்; ஏனென்றால், போதைப்பழக்கத்தை நிறுத்த முயலும் போது உடல்நலம் இல்லாததைப் போன்ற உணர்வும் உடனடியாகப் போதைப் பொருளைப் பயன்படுத்தும் தீவிரமான ஆர்வமும் உருவாகும். இதையே 'போதை நிறுத்தப் பின்விளைவுகள்' (withdrawal syndrome) என்று குறிப்பிடுகிறோம். போதைக்கு அடிமையாவது என்பது அடிமையானவரை மட்டுமின்றி அவர் குடும்பத்தையும் அதைத் தொடர்ந்து சமூகத்தையும் பாதிக்கிறது. எடுத்துக்காட்டாக, மது என்பது அருந்துபவரின் உடல்நலனைப் பாதிப்பதோடு தற்கொலை, மணவாழ்வில் பிரச்சினைகள், வன்செயல், சாலை விபத்துகள், பெருகும் வறுமை ஆகியவற்றோடும் தொடர்புடையதாக அமைகிறது. பெரும்பாலான குடிகாரர்கள், உடல்நலக்கேட்டின் முக்கியக் காரணமாக மதுப்பழக்கத்தைக் கூறுவதில்லை. எனவே, மதுப்பழக்கத்துக்கான நோய்க்குறிகள் ஒருவரிடம் காணப்பட்டால், நீங்கள் கவனமாக இருந்து, அவருக்கு மதுப்பழக்கம் உண்டா என்று வினவ வேண்டும். மதுவுக்கு அடிமையானவர்களிடம் காணப்படும் முக்கியக்கூறுகள் பெட்டிச்செய்தியில் *(1.3)* காட்டப்பட்டுள்ளன.

போதைப்பழக்கத்துக்குப் பல்வேறு போதைப்பொருள்கள் காரணமாக அமையலாம். மதுவைத் தவிர்த்து, பொதுவாகப் பயன்படுத்தும் போதைப்பொருள்களாக கன்னபிஸ், ஓப்பியம், ஹெராயின், கொகெய்ன், ஆம்பிடெமைன் போன்ற தூண்டுவான்கள் *(ஸ்டிமுலன்ட்ஸ்)*, மயக்க மருந்துகள் போன்றவற்றைக் கூறலாம். போதைப்பழக்கம் உள்ளவர்களிடம் காணப்படும் முக்கியக்கூறுகள் பெட்டிச்செய்தியில் *(1.4)* காட்டப்பட்டுள்ளன.

வேறு சில பழக்கங்களும் ஒருவரின் ஆரோக்கியத்துக்குத் தீங்கு விளைவிக்கலாம். புகைப்பழக்கம், தூக்கமாத்திரைக்கு அடிமையாக இருத்தல், சூதாடுதல் போன்றவையும் இவற்றில் அடங்கும்.

ஏதோ ஒரு பழக்கத்துக்கு அடிமையானவர்களைக் கண்டறியவும் அவர்களுக்கு உதவவும் தேவையான ஆலோசனைகள் இயல் 6இல் தரப்பட்டுள்ளன.

1.3.3 கடுமையான மனப் பிறழ்வுகள் (சைக்கோசிஸ்/அறிதிறன் பிறழ்வுகள்)

கடுமையான மனப் பிறழ்வுகளாக மூன்றைக் குறிப்பிடலாம்: மனச்சிதைவு (Schizophrenia), இருதுருவப் பிறழ்வுகள் என அழைக்கப்படும் தீவிர மனவெழுச்சி-தளர்ச்சிப் பிறழ்வு (manic-depressive disorder), குறுகிய காலப் பாதிப்பை ஏற்படுத்தும் அறிதிறன் பிறழ்வுகள் (Brief psychoses). இந்த நோய்கள் அரிதாகவே ஒருவரைப் பாதிக்கும். ஆனால், நடத்தை மாற்றங்களையும்

பெட்டிச்செய்தி 1.4 போதைக்கு அடிமையானவர்களிடம் காணப்படும் நோய்க்குறிகள்

உடல் சார்ந்தது

- ஆஸ்துமா போன்ற சுவாசப் பிரச்சினைகள்
- போதை ஊசி போட்டுக் கொள்பவராக இருந்தால் தோல் தொற்றும் புண்ணும்
- போதைப் பொருளை எடுத்துக்கொள்ளாவிட்டால் பதற்றம், நடுக்கம், வயிற்றுப்போக்கு, வயிற்றில் தசை இறுக்கம், வியர்த்தல், வாந்தியெடுக்கும் உணர்வு போன்ற போதை நிறுத்தப் பின்விளைவுகள்

உணர்வுகள்

- தன்னைக் கட்டுப்படுத்திக்கொள்ள இயலாத நிலை
- குற்றவுணர்வு
- வருத்தமாகவும் சோகமாகவும் உணர்தல்

சிந்தனை

- போதைப்பொருளை உட்கொள்ளும் வெறி
- அடுத்தமுறை எப்போது போதைப்பொருள்களைப் பயன்படுத்தலாம் என்கிற தெளிந்த எண்ணம்
- தற்கொலைச்சிந்தனை

நடத்தை

- தூக்கம் வராத குறைபாடு
- சட்டென்று கோபப்படுதல் போன்ற எரிச்சல்
- போதைப்பொருள் வாங்கத் திருடுதல்; காவல்துறையினரோடு பிரச்சினை

பெட்டிச்செய்தி 1.3 மதுவுக்கு அடிமையானவர்களிடம் காணப்படும் முக்கியக் கூறுகள்

மதுவுக்குஅடிமையானவரிடம் பின்வரும் நோய்க்குறிகள் வெளிப்படும்:

உடல் சார்ந்தது

- வயிற்றில் வலி மற்றும் வீக்கம், வயிற்றுப் புண்
- கல்லீரல் பாதிப்பும் மஞ்சள்காமாலையும்
- இரத்த வாந்தி
- காலையில் எழுந்ததுமே உடல்நலமின்மை, வாந்தியெடுக்கும் உணர்வு
- காலையில் எழுந்ததுமே கைகால் நடுக்கம்
- விபத்துகளும் காயங்களும்
- வலிப்பு, வியர்த்தல், குழப்பம் போன்ற போதை நிறுத்தப் பின்விளைவுகள்

உணர்வு

- நம்பிக்கையற்றும் கட்டுப்பாடு இழந்தும் காணப்படுதல்
- மது அருந்துவது குறித்த குற்றவுணர்வு

சிந்தனை

- மது அருந்தும் வெறி
- அடுத்து எப்போது மது அருந்துவது என்ற தொடர் சிந்தனை
- தற்கொலைச் சிந்தனை

நடத்தை

- தூக்கக் குறைபாடு
- பகலிலேயே குடிக்க வேண்டும் என்கிற விழைவு
- உடல் சோர்வைப் போக்கிக்கொள்ள, அதிகாலையிலேயே மது அருந்தும் தேவை

விந்தையான அல்லது இயல்புக்கு மாறான சிந்தனையையும் நோயாளியிடம் ஏற்படுத்தும். எனவேதான், மனநோயோடு தொடர்புடைய முக்கியப் பிறழ்வுகளாக இவற்றைக் குறிப்பிடுகிறோம். மனநல மருத்துவமனைகளில் சிகிச்சை பெறும் பெரும்பாலான மனநோயாளிகள் அறிதிறன் பிறழ்வுகளால் *(சைக்கோசிஸ்)* பாதிக்கப்பட்டவர்களே.

நேர்வு 1.6

25 வயது நிறைந்த இஸ்மாயில் ஒரு கல்லூரி மாணவன். அவன் உள்ளே இருந்துகொண்டு தன் அறையைப் பூட்டிக்கொள்ளத் தொடங்கினான். இஸ்மாயில் ஒரு நல்ல மாணவனாக விளங்கிய போதும், கடந்த தேர்வில் தோல்வியடைந்திருந்தான். மணிக்கணக்காக இஸ்மாயில் வானத்தை வெறித்துப் பார்த்துக் கொண்டிருப்பதாக அவனுடைய தாய் கூறினாள். கற்பனையாக யாரோ ஒருவரிடம் பேசிக்கொண்டிருப்பதைப் போல அவன் சிலசமயம் முணுமுணுப்பான். பெற்றோர் அவனை வலுக்கட்டாயமாக மருத்துவமனைக்கு அழைத்துவந்தனர். முதலில், இஸ்மாயில் செவிலியிடம்கூட பேச மறுத்தான். பிறகு, பெற்றோர்களும் பக்கத்து வீட்டில்

பெட்டிச்செய்தி 1.5 மனச்சிதைவு ஏற்படுத்தும் பாதிப்புகள்

மனச்சிதைவால் பாதிக்கப்பட்டவரிடம் பின்வரும் நோய்க்குறிகள் காணப்படும்:

உடல் சார்ந்தது
- ஒரு விலங்கோ அல்லது விநோதமான பொருளோ உடலுக்குள் இருப்பதைப் போல உணர்வதாகக் குறைகூறுதல்

உணர்வு
- மனச்சோர்வு
- அன்றாட நடவடிக்கைகளில் ஆர்வமோ உந்துதலோ இழந்த நிலை
- தன்னை யாராவது தாக்கிவிடுவார்களோ என்று பயந்துபோயிருத்தல்

சிந்தனை
- தெளிவாகச் சிந்திப்பதில் சிரமம்
- மற்றவர்கள் தனக்குத் தீங்கு விளைவிக்க முயல்கிறார்கள் அல்லது தன் மனம் வேறு ஏதோ ஒரு சக்தியால் கட்டுப்படுத்தப்படுகிறது போன்ற விந்தையான எண்ணங்களைக் (delusions - பிறழ்நம்பிக்கை) கொண்டிருத்தல்

நடத்தை
- இயல்பான நடவடிக்கைகளில் ஈடுபடாமல் ஒதுங்கியிருத்தல்
- அமைதியின்றி, இங்குமங்குமாக நடத்தல்
- முரட்டுத்தனமான நடவடிக்கை
- பயனில்லாமல் தூக்கியெறிய வேண்டிய பொருள்களைப் பதுக்கி வைத்துக்கொள்ளும் புதிரான நடவடிக்கை
- உடல் தூய்மை இல்லாமலும் தன்னைப் பற்றிக் கவலையில்லாமலும் இருத்தல்
- கேட்கப்படும் கேள்விகளுக்குப் பொருத்தமற்ற அல்லது தொடர்பற்ற பதிலளித்தல்

கற்பனை
- தன்னைப் பற்றிப் பேசும் மாயக்குரல்களைக் கேட்பதாக உணர்தல் (மாயத்தோற்றம்)
- மற்றவர்கள் கண்களுக்குத் தெரியாத காட்சிகளைக் காண்பதாக உணர்தல் (மாயத்தோற்றம்)

பெட்டிச்செய்தி 1.6. தீவிர மனவெழுச்சியின் முக்கியக் கூறுகள்

தீவிரமனவெழுச்சியால் பாதிக்கப்பட்டவரிடம் பின்வரும் நோய்க்குறிகள் காணப்படும்:

உணர்வு
- மிகுந்த உற்சாக மனநிலையில் இருத்தல்
- காரணமே இல்லாமல் மகிழ்ச்சியாக இருத்தல்
- எரிச்சல்

சிந்தனை
- தன்னை ஒரு முக்கிய நபராகவோ அல்லது தன்னிடம் விசேஷ சக்திகள் இருப்பதாகவோ நம்புதல்
- மற்றவர்கள் தனக்குத் தீங்கு விளைவிக்க முயல்வதாக நம்புதல்
- தனக்கு உடல்நலக்கேடு அல்லது மனநலக்கோளாறு எதுவும் இல்லை என்று மறுத்தல்

நடத்தை
- கடகடவென்று பேசுதல்
- சமூகப் பொறுப்பின்றி நடந்துகொள்ளுதல்
- அமைதியாகவோ ஓய்வாகவோ உட்கார இயலாமை
- ஒழுங்கான உறக்கமின்மை
- ஒரே நேரத்தில் பல வேலைகளைச் செய்தல்; ஆனால் எதையுமே முடிக்க முயற்சி செய்யாமல் விடுதல்
- சிகிச்சையை ஏற்க மறுத்தல்

கற்பனை
- மற்றவர்களின் காதில் விழாத மாயக்குரல்களைக் கேட்டல் (உன்னதமான காரியங்களைச் செய்யக்கூடிய முக்கியத்துவம் வாய்ந்தவர் என்று கருதுதல்)

உள்ளவர்களும் தன்னைக் கொல்லத் திட்டமிடுவதாகவும் தன் சிந்தனையில் பேய் குறுக்கிடுவதாகவும் நம்புவதை ஒப்புக்கொண்டான். தன் அறைக்கு வெளியே, அண்மையில் இருப்போர் தன்னைப் பற்றித் தவறாகப் பேசுவதைத் தான் கேட்டதாகக் கூறினான். தன்னை ஏதோ ஆட்கொண்டிருப்பதைப் போல உணர்ந்தாலும், தான் நலமாக இருக்கும்போது ஏன் மருத்துவமனைக்கு வர வேண்டும் என்று இஸ்மாயில் கேள்வி எழுப்பினான்.

பிரச்சினை என்ன? மனச்சிதைவு (schizophrenia) என்னும் கடும் மனநோயால் இஸ்மாயில் பாதிக்கப்பட்டிருந்தான். இதன்

காரணமாகவே அவன் மாயக்குரல்களைக் கேட்பதைப் போலவும் உண்மையல்லாததை உண்மை என்றும் கற்பனை செய்துகொண்டான்.

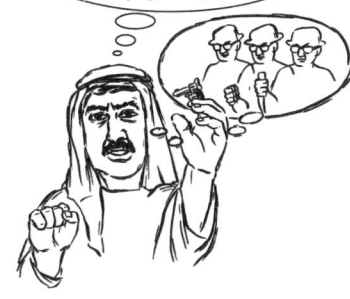

மனச்சிதைவு ஒரு கடுமையான மனநோய். இது பொதுவாக 30 வயதுக்கு முன் தொடங்குகிறது. இதனால் பாதிக்கப்பட்டவர் முரட்டுத்தனமாகவோ அல்லது யாரிடமுமே பேசாமல் மிக அமைதியாகவோ நடந்துகொள்ளலாம்; இவர் எந்தத் தொடர்பும் இல்லாமல் ஏதாவது பேசிக்கொண்டிருக்கலாம் அல்லது தனக்குத்தானே பேசிக்கொள்ளலாம். இவர் எல்லோரையுமே சந்தேகப்படலாம்; தன்னுடைய சிந்தனையில் யாரோ குறுக்கிடுகிறார்கள் என்பது போன்ற வினோதமான விஷயங்களை நம்பலாம். மாயக்குரல்களைக் கேட்பதாக உணரலாம்; மாயத்தோற்றங்கள் கண்ணுக்குத் தெரிவதாகக் கூறலாம். துரதிர்ஷ்டவசமாக, மனச்சிதைவால் பாதிக்கப்பட்டவர் தான் இப்படி ஒரு மனநோயால் பாதிக்கப்பட்டிருப்பதை ஏற்றுக்கொள்ளவோ அதற்கான சிகிச்சைக்குத் தாங்களாகவே உடன்படவோ மாட்டார்கள். மனச்சிதைவு என்பது பல மாதங்கள் அல்லது வருடங்கள் வரையில் ஒருவரைப் பாதிக்கக்கூடிய மனநோய்; இதற்கு நீண்டகால அளவில் சிகிச்சை அளிக்கப்பட வேண்டும். மனச்சிதைவு ஏற்படுத்தும் முக்கியப் பாதிப்புகள் பெட்டிச்செய்தி 1.5இல் காட்டப்பட்டுள்ளன.

நேர்வு 1.7

ஒரு வாரமாக இயல்புக்கு மாறாகவும் விநோதமாகவும் நடந்துகொண்டதால், 31 வயதான மரியாவை அவள் கணவன் மருத்துவமனைக்கு அழைத்துவந்தான். அவள் சரியாகத் தூங்காததோடு நிலைகொள்ளாமல் நடந்துகொண்டிருந்தாள். முன்புபோல், அவள் குழந்தைகளையும் வீட்டையும் திறமையாக நிர்வகிக்க வில்லை. வழக்கத்துக்கு மாறாக அவள் அளவுக்கு அதிகமாகப் பேசிக்கொண்டிருந்தாள்; உண்மை அல்லாததையும் பெரும்போக்கான விஷயங்களையும் தொடர்ந்து பேசிக்கொண்டிருந்தாள். எடுத்துக்காட்டாக, தன்னால் மற்றவர்களைக் குணப்படுத்த முடியும் என்றும், தான் ஒரு வசதியான பணக்காரக் குடும்பத்திலிருந்து வந்தவள் என்றும் கூறிக்கொண்டாள் (உண்மையில் அவள் கணவன் ஒரு தொழிற்சாலையில் பணிபுரியும் தொழிலாளி). அவள் தன் வசதிக்கு மீறி துணிமணிகளும் அழகுசாதனப் பொருட்களும் வாங்கப் பணத்தைச் செலவழித்தாள். அவள் கணவன் அவளை மருத்துவமனைக்குக் கொண்டுவர முயற்சிசெய்தபோது, வர மறுத்து கணவனைத் தாக்கினாள். கடைசியாக, அருகிலிருந்தவர்களின் உதவியோடு அவள் கணவன் மரியாவை மருத்துவமனைக்குக் கொண்டுவந்தான்.

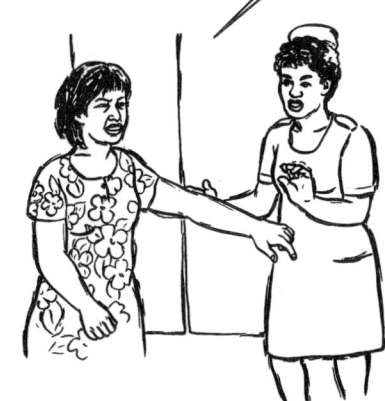

பிரச்சினை என்ன? மரியா தீவிர மனவெழுச்சி (mania) என்னும் மனநோயால் கடுமையாகப் பாதிக்கப் பட்டிருந்தாள். இதன் காரணமாக, தன்னைப் பற்றி மிக

உயர்வாகக் கருதிக்கொண்டாள்; அவள் கணவன் மருத்துவமனைக்கு அழைத்தது அவளை எரிச்சலடையச் செய்தது.

தீவிர மனவெழுச்சித் தளர்ச்சி நோய் (manic-depressive illness) என்பது குறிப்பாக இரண்டு துருவங்களுடன் (உச்சங்கள்) தொடர்புடையது: எழுச்சி மனநிலை (தீவிர மனவெழுச்சி) மற்றும் சோர்ந்த மனநிலை (மனச்சோர்வு). இது ஒருவரின் குமரப்பருவத்தில் தொடங்கி, பெரும்பாலும் தீவிர மனவெழுச்சி நிலையில் உடல்நலப் பணியாளரால் இனங்காணப்படுகிறது. சோர்ந்த நிலை என்பது பொதுவான மனச்சோர்வு போல இருந்தாலும் இது கடுமையானது. தொடர்பற்ற நிகழ்வாக அமைவதே இதன் குறிப்பிடத்தக்கக் கூறாகும். இந்த மனநோயால் பாதிக்கப்பட்டவர் எந்த சிகிச்சையுமே மேற்கொள்ளாவிட்டாலும், சில வேளைகளில் முழுமையாகக் குணமடைந்தவர் போல நலமாகக் காணப்படுவார். இதற்கு நேர்மாறாக, மனச்சிதைவால் பாதிக்கப்பட்டவர் சிகிச்சை எடுத்துக்கொள்ளாவிட்டால், அவரது மனநலம் கெடும்.

நேர்வு 1.8

ரிச்சர்டின் வயது 34; அவர் மூன்று நாட்களாகத் திடீரென்று வினோதமாக நடந்துகொள்ளத் தொடங்கினார். அமைதியற்றுக் காணப்பட்டதோடு கன்னாபின்னாவென்று பேச ஆரம்பித்தார்; பொதுஇடங்களில் துணியில்லாமல் நிற்கும் அளவுக்கு, வெட்கமே இல்லாமல் நடந்துகொண்டார். அவர் கடந்த காலத்தில் எந்த மனநோய்க்கும் ஆளானதில்லை. விநோதமாக நடந்துகொள்ளத் தொடங்கியதற்கு மூன்று நாட்களுக்கு முன்பு, அவர் காய்ச்சலாலும் தலைவலியாலும் பாதிக்கப்பட்டிருந்தார் என்பதே அவருக்கு நேர்ந்த உடல்நலக் கேடு என்று அவருடைய மருத்துவக்குறிப்பு கூறியது. அவரை மருத்துவமனைக்குக் கொண்டுவந்தபோது, தான் எங்கு இருக்கிறோம் அல்லது அன்று என்ன நாள் என்பதுகூட தெரியாத அளவுக்கு அவர் குழம்பிய மனநிலையில் இருந்தார். மற்றவர்களுக்குத் தெரியாத காட்சிகள் அவர் கண்களுக்கு மட்டும் தெரிந்தன. நலப் பணியாளர் கேட்ட கேள்விகளுக்கு அவரால் தெளிவாகப் பதிலளிக்க முடியவில்லை. அவருக்குக் கடும் காய்ச்சல் இருந்தது. மூளையைத் தாக்கும் மலேரியாக் காய்ச்சல் அவருக்கு இருப்பது கண்டுபிடிக்கப்பட்டது.

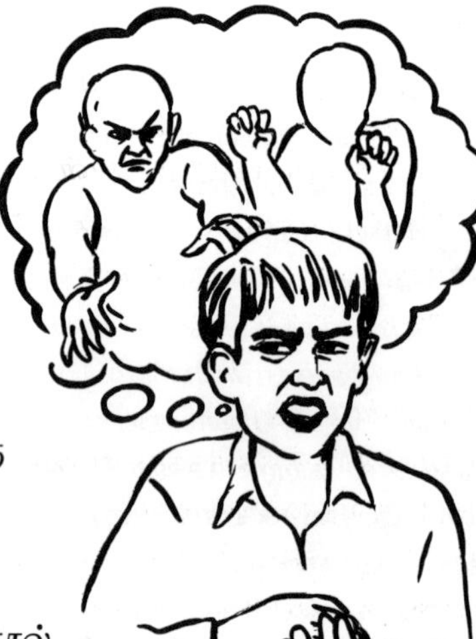

பிரச்சினை என்ன? *மிகைக் குழப்பநிலை (delirium) என்ற கடும் மனநோயால் ரிச்சர்ட் பாதிக்கப்பட்டிருந்தார். மலேரியாக் காய்ச்சல் மூளையில் ஏற்படுத்திய தொற்றால் அவர் இந்த நிலைக்கு ஆளானார்.*

தீவிர மனநோய் என்பது மனச்சிதைவு போலத் தோன்றினாலும், இது திடீரென்று தோன்றி குறைந்த காலத்துக்கு மட்டும் பாதிப்பை ஏற்படுத்துவதால் இது மனச்சிதைவிலிருந்து மாறுபட்டது (☞ பெட்டிச்செய்தி 1.7). இதனால் மனநோய்க்கு ஆளானவர்களில் பெரும்பாலோர் ஒரு மாதத்துக்குள்ளாகவே முழுமையாகக் குணமடைந்துவிடுவார்கள்; இவர்களுக்கு நீண்ட காலச் சிகிச்சை தேவையில்லை. தான் மிகவும் நேசிக்கும் ஒருவர் திடீரென்று இறந்துபோதல் போன்ற கடும் மனஅழுத்தத்தை ஏற்படுத்தும் திடீர் நிகழ்வால் குறுகியகால மனநோய் ஒருவருக்கு உருவாகிறது. சில வேளைகளில், கடும் மருத்துவப் பாதிப்பு அல்லது மூளை பாதிப்பு மனநோய்க்குக் காரணமாக அமையலாம். ஒருவர் இந்த நிலைக்கு உள்ளாகும்போது,

> **பெட்டிச்செய்தி 1.7 தீவிர மனநோய்களின் முக்கியக் கூறுகள்**
>
> மனச்சிதைவுக்கும் தீவிர மனவெழுச்சிக்கும் உள்ளது போன்ற நோய்க்குறிகளே இருக்கும் (☞ பெட்டிச் செய்தி 1.5 மற்றும் 1.6). நோய்க்குறிகள் திடீரென்று வெளிப்படத் தொடங்கி, ஒரு மாதத்துக்குள்ளாகவே நின்றுவிடும். குறிப்பிட்டுச் சொல்லக்கூடிய நோய்க்குறிகள்:
>
> - அமைதியற்றும் ஆக்ரோஷமாகவும் இருக்கும், கடும் நடத்தை மாற்றங்கள்
> - மாயக்குரல் கேட்டல் அல்லது மாயத்தோற்றம் காணுதல்
> - வினோதமான நம்பிக்கைகள்
> - முட்டாள்தனமாகப் பேசுதல்
> - அச்சமூட்டும் உணர்வு நிலை அல்லது சட்டென்று மாறும் உணர்வுகள் (அழுகையிலிருந்து சிரிப்பு)

இது 'மிகைக்குழப்ப நிலை' என்று அழைக்கப்படுகிறது (☞ பெட்டிச்செய்தி 1.8). இந்த மனநோய்க்கு உடனடி மருத்துவச் சிகிச்சை அளிக்க வேண்டியது அவசியம்.

கடும் மனநோய்களை எப்படிக் கட்டுப்படுத்துவது என்பது பற்றிய ஆலோசனைகளை அறிய இயல் 4ஐப் பார்க்கவும்.

1.3.4 மனவளர்ச்சிக் குறைபாடு

'மனவளர்ச்சிக் குறைபாடு' (mental retardation) என்ற தொடரைப் பயன்படுத்துவதையே பல நலப் பணியாளர்கள் தவிர்க்கத் தொடங்கியுள்ளனர். ஏனென்றால், இந்தத் தொடர் தவறான பொருளில் பயன்படுத்தப்பட்டு வந்தது. இதற்குப் பதிலாக, 'கற்றல் குறைபாடு' என்ற தொடர் தற்போது பயன்படுத்தப்படுகிறது. இந்தக் கையேட்டில் 'மனவளர்ச்சிக் குறைபாடு' என்ற தொடரே பயன்படுத்தப்படும்; ஏனென்றால் இதுவே தாமதமான மனவளர்ச்சியைக் குறிப்பிட பெரும்பாலோரால் பயன்படுத்தப்படும் தொடராகவும் புரிந்துகொள்ளப்படும் தொடராகவும் விளங்குகிறது.

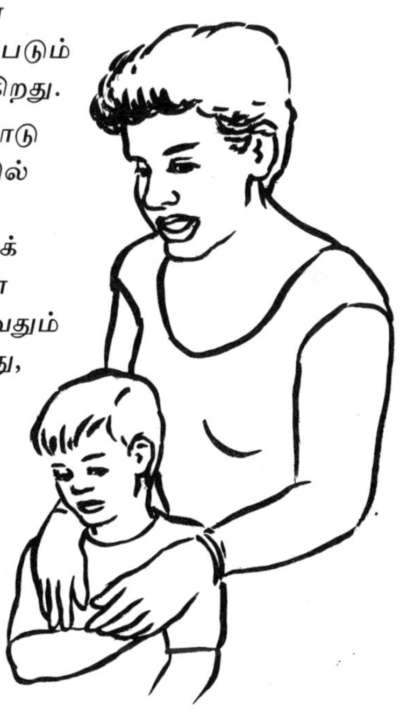

நேர்பொருளைப் பார்க்கப்போனால், மனவளர்ச்சிக் குறைபாடு என்பது மனநலக் குறைபாடு அல்ல. ஏனென்றால் ஒரு கட்டத்தில் தொடங்கிக் குணமாகக் கூடியதையே நலக்குறைவு என்று நாம் பொதுவாகக் குறிப்பிடுகிறோம். அதே நேரத்தில், மனவளர்ச்சிக் குறைபாடு என்பது ஒரு நிலை; அதாவது குழந்தைப் பருவத்தின் ஆரம்ப காலத்திலிருந்து காணப்பட்டு, அவரின் வாழ்நாள் முழுவதும் தொடருவதாக அமைவது. மற்ற குழந்தைகளோடு ஒப்பிடும்போது, இந்தக் குழந்தையின் மூளை வளர்ச்சி (மூளைச் செயல்பாட்டுத் திறன்) மெதுவாக அல்லது தாமதப்பட்டதாக விளங்குவதையே மனவளர்ச்சிக் குறைபாடு என்கிறோம். தானே தன் வேலைகளைச் செய்துகொள்ளுதல், பள்ளி தொடர்பான வேலைகளைச் செய்வதில் சிரமம், ஆக்ரோஷமாக நடந்து கொள்ளுதல் போன்ற காரணங்களாலேயே மனவளர்ச்சிக் குறைபாடு உள்ள குழந்தைகளை அதன் பெற்றோரோ அல்லது உறவினரோ மருத்துவரிடம் அழைத்து வருகின்றனர். (☞ பெட்டிச்செய்தி 1.9)

நேர்வு 1.9

மிகுந்த சிக்கலான பிரசவத்துக்குப் பிறகு பிறந்த குழந்தை மலர். அவளுடைய தாய் இரண்டு நாட்கள் பிரசவ வேதனையில் தவித்தாள்; குழந்தை வெளிவராமல் இடையில் சிக்கிக்கொண்டது.

பெட்டிச்செய்தி 1.8 மிகைக் குழப்பநிலைக்கான முக்கியக் கூறுகள் (மூளைப் பாதிப்பு அல்லது மருத்துவம் சார்ந்த பிரச்சினைகள்)

மிகைக் குழப்பநிலையால் பாதிக்கப்பட்டவரிடம் வெளிப்படும் நோய்க்குறிகள்:

- (தான் எங்கிருக்கிறோம், தற்போது மணி என்ன என்று கூட தெரியாத அளவுக்கு) சிந்தனைத் தெளிவின்மை
- காய்ச்சல், கடுமையாக வியர்த்தல், உயர்ந்த இதயத் துடிப்பும் மற்ற உடல் வெளிப்பாடுகளும்
- மோசமான நினைவுத்திறன்
- நிம்மதியற்ற தூக்கம்
- (மற்றவர்களின் கண்ணுக்குத் தெரியாத) மாயத்தோற்றங்கள்
- மணிக்கு மணி மாறிக்கொண்டேயிருக்கும் நோய்க்குறிகள், குணமடைவதும் கடும் நோய்க்குறிகள் வெளிப்படுவதுமாக மாறிமாறி இருக்கும் நிலை தொடர்தல்

பெட்டிச்செய்தி 1.9 மனவளர்ச்சிக் குறைபாட்டுக்கான முக்கியக் கூறுகள்

மனவளர்ச்சிக் குறைபாடு உள்ளவர்கள் அனுபவிக்கும் நோய்க்குறிகள்:

- எழுந்து உட்கார்தல், நடத்தல், பேசுதல் போன்றவற்றைச் செய்ய அதிக நேரம் எடுத்துக்கொள்ளுதல்
- கல்வி பெறுவதில் சிரமம், தொடர்ந்து தோல்வியடைதல்
- சம வயது ஒத்த குழந்தைகளைப் போல இல்லாமல் இருத்தல்
- விடலைப் பருவத்தில், பொருத்தமற்ற பாலியல் நடத்தை
- வளர்ந்த பிறகு, சமைத்தல், பணத்தை நிர்வகித்தல், வேலை தேடிக்கொள்ளுதல், வேலையில் நீடித்தல் போன்ற அன்றாடச் செயல்பாடுகளில் பிரச்சினை

தாய்க்கு உடனடி மருத்துவச் சிகிச்சை தேவை என்று கிராமத்துத் தாதி சொன்னதும் அவளை ஒரு டாக்சியில் மருத்துவமனைக்குக் கொண்டு சென்றார்கள்; மூன்று மணி நேரம் பயணம் செய்ய வேண்டிய தூரத்தில் மருத்துவமனை இருந்தது. மருத்துவமனையில் அறுவைச் சிகிச்சை செய்தே குழந்தை மலரை வெளியே எடுத்தார்கள். பிறந்த சில நிமிடங்கள் வரை குழந்தை சுவாசிக்கவில்லை; மருத்துவர்கள் சிகிச்சை செய்து குழந்தையைப் பிழைக்கவைத்தார்கள். மலர் விலைமதிப்பில்லாத அருமையான குழந்தை அல்லவா! பெற்றோர் குழந்தையைக் கண்ணும்கருத்துமாகப் பார்த்துக்கொண்டனர்; பிறந்த சில மாதங்கள் வரை மலரும் மற்ற குழந்தைகளைப் போல இயல்பாகவே இருந்தாள். ஆனால் அவர்களின் மகன் பாபுவைப் போல் அல்லாமல், எழுந்து உட்காரவோ நடக்கவோ கற்றுக்கொள்ள மலர் அதிக நாட்கள் எடுத்துக் கொண்டாள். உதாரணத்துக்கு, ஒரு வயது பூர்த்தியானபோதே அவர்களின் மகன் தபோ நடக்கக் கற்றுக்கொண்டான். சுமார் இரண்டு வயது ஆனபோதுதான் மலர் நடக்கத் தொடங்கினாள். பேச்சும் அவளுக்குத் தாமதமாகத்தான் வந்தது. இரண்டு வயது முடிவடைந்த போதும் மலருக்குத் தன் தாயை 'அம்மா' என்று அழைக்கத் தெரியவில்லை. இதன் பிறகே அவளிடம் ஏதோ குறை இருக்கிறது என்பதைப் பெற்றோர் உணர்ந்தார்கள். அவர்கள் மலரை ஒரு குழந்தை மருத்துவரிடம் காட்டக் கொண்டு சென்றார்கள்; மருத்துவர் சில வயதுகள் நிறைந்திருந்த குழந்தையின் வாழ்க்கையைப் பற்றிப் பல கேள்விகள் கேட்டார்.

பிரச்சினை என்ன? குழந்தையிடம் மனவளர்ச்சிக் குறைபாடு காணப்படுகிறது என்று மருத்துவர் பெற்றோருக்குக் கவனமாக விளக்கினார். சிக்கலான பிரசவக் காலத்தில் மருத்துவமனைக்குச் செல்ல மிகுந்த தாமதமானதால் குழந்தையின் மூளை பாதிப்புக்கு உள்ளாகிவிட்டது என்று மருத்துவர் கூறினார்.

மனவளர்ச்சிக் குறைபாடு பல்வேறு அளவில் இருக்கலாம்:

- சிறு அளவிலான மனவளர்ச்சிக் குறைபாடு கல்வி கற்றலில் சிரமத்தை ஏற்படுத்தலாம் என்பதைத் தவிர வேறு பிரச்சினைகளை உருவாக்காது.
- மனவளர்ச்சிக் குறைபாடு சுமாராக இருந்தால் கல்வி அமைப்பில் தொடர்ந்து நீடிப்பதும் குளிப்பது போன்ற தற்சுகாதாரத்தைப் பேணுவதும் சிரமமாக இருக்கும்.
- கடுமையான மனவளர்ச்சிக் குறைபாடு காரணமாகச் சுயமாகச் சாப்பிடக்கூட முடியாமல் அனைத்துக்கும் மற்றவரின் உதவியை நாட வேண்டியிருக்கும்.

சிறு அளவிலான மனவளர்ச்சிக் குறைபாடு உள்ளவர்கள் தங்கள் வாழ்நாள் முழுதும் மருத்துவரின் உதவியை நாடாமலேயே வாழ்ந்துவிடலாம்; கடுமையான மனவளர்ச்சிக் குறைபாடு உள்ளவர்கள் சுயமாகச் செயலாற்ற முடியாத காரணத்தால் குழந்தைப் பருவத்திலேயே நோயுறுதி செய்யப்படுகிறார்கள். சிறிது மனவளர்ச்சிக் குறைபாடு உள்ளவர்கள் தனியாக வாழ இயலும் என்பதோடு சில வகை வேலைகளைச் செய்ய முடியும்; கடுமையான மனவளர்ச்சிக் குறைபாடு உள்ளவர்களுக்குக் கண்காணிப்பும் கவனமும் வாழ்நாள் முழுதும் தேவைப்படும்.

மனவளர்ச்சிக் குறைபாடு உள்ள குழந்தைகளுக்கு எப்படி உதவுவது என்பது இயல் 8.1இலும் மனவளர்ச்சிக் குறைபாட்டை எப்படித் தடுப்பது என்ற தகவல் இயல் 10.2இலும் தரப்பட்டுள்ளது.

1.3.5 வயதானவர்களுக்கு வரும் மனநலப் பிரச்சினைகள்

நேர்வு 1.10

அஞ்சல் பணியாளராகப் பணிபுரிந்து ஓய்வுபெற்ற 70 வயது இராமன் தன் மகனோடும் மருமகளோடும் வசித்து வந்தார். பத்து ஆண்டுகளுக்கு முன்பு இராமனின் மனைவி இறந்து விட்டாள். இராமனுக்கு ஞாபகமறதி அதிகமாகிக்கொண்டே வந்தது; வயதானதால் இந்தப் பிரச்சினை உள்ளது என்று குடும்பத்தினரும் அவரைக் கவனிக்கவில்லை. ஒரு நாள் தன் வீட்டுக்கு எப்படிச் செல்வது என்று வழி தெரியாமல் தடுமாறும் அளவுக்கு இராமனின் ஞாபகமறதி மோசமாகியது. அவருக்குத் தன் பேரனின் பெயர் உள்பட, அனைத்து உறவினர்களின் பெயர்களும் மறந்துபோய்விட்டன. அவருடைய நடத்தை கணிக்கப்பட முடியாத அளவுக்கு மோசமான நிலையை எட்டியது. சில நாட்கள் எரிச்சலடைந்து அவர் கடுமையாகக் கோபப்பட்டார்; வேறு சில நாட்கள் எதுவுமே பேசாமல் மணிக் கணக்கில் அமைதியாக இருப்பார். அவருடைய உடல்நலம் மோசமாகிக்கொண்டே வந்து, ஒருநாள் வலிப்பு வந்துவிட்டது. அவருடைய மகன் இராமனை மருத்துவமனைக்கு அழைத்துச் சென்றார்; அவருக்கு மூளை ஸ்கேன் பரிசோதனை செய்யப்பட்டது; மூளை அமைப்பில் ஏற்பட்டிருந்த மாற்றங்களைக் கொண்டு அவருக்கு மூப்புமறதி (dementia) இருப்பது பரிசோதனை முடிவில் தெரியவந்தது.

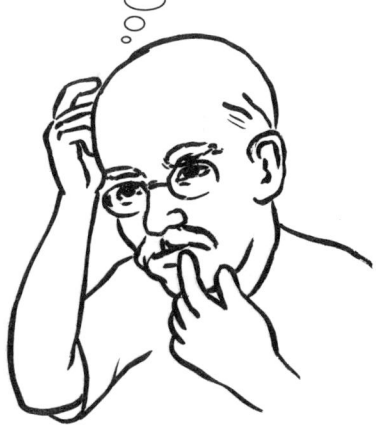

என்னால் எதையுமே ஞாபகம் வைத்துக்கொள்ள முடியவில்லை. இன்றைக்கு என்ன கிழமை என்பதோ நான் காலையில் என்ன சாப்பிட்டேன் என்பதோ கூட மறந்து போய்விட்டது

பிரச்சினை என்ன? வயதானவர்களுக்கு மட்டுமே வரும் ஒருவகை மூளை நோயால் (அதாவது மூப்புமறதி நோயால்) இராமன் கடுமையாகப் பாதிக்கப்பட்டிருந்தார். இது ஞாபக மறதியோடு தொடங்குகிறது. காலம் செல்லச்செல்ல மோசமாகி நடத்தை மாற்றங்களுக்குக் காரணமாகிறது.

பெட்டிச்செய்தி 1.10 மூப்புமறதிக்கான முக்கியக் கூறுகள்

மூப்புமறதியில் பாதிக்கப்பட்டவர்களிடம் பின்வரும் நோய்க்குறிகள் காணப்படும் (இவர்களில் பெரும்பாலும் 60 வயதுக்கு உட்பட்டவர்கள் யாரும் இருக்க மாட்டார்கள்):

- நண்பர்கள் அல்லது உறவினர்களின் பெயர்கள் போன்ற முக்கிய விஷயங்களை மறத்தல்
- தனக்கு மிகவும் பழக்கமான பகுதியில், தன் ஊருக்கு அல்லது வீட்டுக்குச் செல்ல வழி தெரியாமல் தவித்தல்
- எரிச்சலோடு காணப்படுதல் அல்லது எளிதாகக் கோபப்படுதல்
- யாரோடும் கலக்காமல் தனக்குள் சுருங்கிக்கொள்ளுதல் அல்லது மனச்சோர்வோடு காணப்படுதல்
- காரணமே இல்லாமல் சிரித்தல் அல்லது அழுதல்
- தான் எங்கிருக்கிறோம், தற்போது மணி என்ன என்பதுகூட தெரியாத நிலை (ஒருங்கிணைப்பில்லாத சிந்தனை)
- பொருத்தமில்லாமல் அல்லது முட்டாள்தனமாகப் பேசுதல்

வயதானவர்கள் இரண்டு முக்கிய வகை மனநோயால் பாதிக்கப் படுகிறார்கள். முதலாவது மனச்சோர்வு: தனிமை, உடல்நலக் கேடு, செயலாற்ற இயலாமை, வறுமை போன்றவற்றோடு தொடர்புடையது. இது எல்லா வயதினருக்கும் வரும் மனச்சோர்வை ஒத்தது. இரண்டாம் வகை: மூப்புமறதி (☞ பெட்டிச்செய்தி 1.10). இது வயதானவர்களுக்கு மட்டுமே வரும் மனநோய்.

மூப்புமறதியோடு தொடர்புடைய மருத்துவரீதியான காரணங்கள் பிரிவு 4.7இல் விளக்கப்பட்டுள்ளன. வயதானவர்களின் உடல்நலத்தோடு மனநலத்தையும் ஒருங்கிணைத்துப் பார்ப்பது பற்றிய தகவல் பிரிவு 9.9இல் அளிக்கப்பட்டுள்ளது.

1.3.6 குழந்தைகளுக்கு வரும் மனநலப் பிரச்சினைகள்

சிலவகை மனநலப் பிரச்சினைகள் குழந்தைப் பருவத்தில் மட்டுமே தோன்றும்:

- கற்பதில் பிரச்சினைகளை ஏற்படுத்தும் கற்றல் குறைபாடு (dyslexia)
- குழந்தைகள் அளவுக்கு அதிகமாகச் சுறுசுறுப்பாகவும் பரபரப்பாகவும் இருக்கும், செயலூக்க மிகைநிலை (hyperactivity)
- குழந்தைகள் இயல்புக்கு மாறாக நடந்துகொள்ளும், நடத்தைப் பிறழ்வுகள் (conduct disorder)
- குழந்தைகள் வருத்தத்தோடும் மகிழ்ச்சியில்லாமலும் காணப்படும், மனச்சோர்வு
- குழந்தைகள் வளர்ந்துவிட்ட நிலையிலும் படுக்கையில் சிறுநீர்க் கழிக்கும் குறைபாடு.

வன்செயலுக்கு ஆளாகும் குழந்தைகளும் உங்கள் கவனத்துக்கு வருவார்கள். மனவளர்ச்சிக் குறைபாடு போல அல்லாமல்,

பெட்டிச்செய்தி 1.11 குழந்தைகளிடம் காணப்படும் மனநோய்க்கான முக்கியக் கூறுகள்

குழந்தைக்கு மனநோய் இருக்கிறது என்பதைக் கண்டறிய உதவும் நோய்க்குறிகள்:

- சராசரி புத்திசாலித்தனம் இருந்தும் சரியாகப் படிக்காத குழந்தை
- எப்போதுமே அமைதியாக இல்லாமல் பரபரப்பாகக் காணப்படும் அல்லது கூர்ந்து கவனம் செலுத்த இயலாத குழந்தை
- மற்ற குழந்தைகளோடு எப்போதுமே ஒத்துப்போகாத அல்லது சண்டை போடும் குழந்தை
- எப்போதுமே தனித்தும், தனக்குத் தானே ஒடுங்கிக் கொண்டும் மற்ற குழந்தை களோடு கலந்திருக்க விரும்பாத குழந்தை
- பள்ளி செல்ல மறுக்கும் குழந்தை

குழந்தைப் பருவ மனநலப் பிரச்சினைகளில் பல குணமடையும் வாய்ப்பு உண்டு; சில குழந்தைகள் முழுமையாகக் குணமடைந்துவிடுகின்றன என்பதை நாம் முக்கியமாக நினைவில் கொள்ள வேண்டும். எனவே, ஒரு குழந்தையின் நடத்தையில் பிரச்சினை இருந்தால் அது மனவளர்ச்சிக் குறைபாடு உள்ள குழந்தை என்ற தவறான முடிவுக்கு வந்துவிடக் கூடாது.

இந்தத் தலைப்புகளைப் பற்றி மேலும் விவரமாக அறிந்துகொள்ள இயல் 8 மற்றும் பிரிவுகள் 9.6, 9.7, 10.3 ஐப் பார்க்கவும்.

1.4 மனநோய்க்கான காரணங்கள்

பல்வேறு பண்பாடுகளில், நலமின்மைக்கான காரணங்களைப் புரிந்துகொள்ள மருத்துவரீதியான விளக்கங்களும் பாரம்பரிய விளக்கங்களும் பயன்படுத்தப்படுகின்றன. பாரம்பரிய முறை என்பது ஆன்மிகம் சார்ந்த அல்லது பேய், பில்லிசூனியம் போன்ற மாந்திரீகம் சார்ந்த காரணங்களோடு தொடர்புபடுத்தப்படுவது. உங்கள் பண்பாட்டில் உள்ள நம்பிக்கைகளைப் பற்றி நீங்கள் நன்றாகத் தெரிந்து வைத்திருப்பீர்கள். இருப்பினும், மருத்துவக் கோட்பாடுகளையும் நீங்கள் அறிந்துகொண்டிருப்பீர்கள். உங்களைக் கலந்தாலோசிக்கும் மனநோயாளிகளுக்கு நீங்கள் அறிந்திருக்கும் அந்த மருத்துவக் கோட்பாடுகளை விளக்க வேண்டியது அவசியம். பின்வரும் முக்கியக் காரணிகள் மனநோய்க்குக் காரணமாக அமையலாம் என்பதை மனத்தில் கொள்வது உங்களுக்கு உதவியாக இருக்கும்.

- **மனஅழுத்தத்தை உருவாக்கும் வாழ்க்கை நிகழ்வுகள்.** வாழ்க்கை என்பது அனுபவங்களும் நிகழ்வுகளும் நிறைந்தது. இவற்றில் சில, ஒருவருக்கு வருத்தத்தையும் மனஅழுத்தத்தையும் உண்டாக்கும். பெரும்பாலோர் இப்படிப்பட்ட நிகழ்வுகளை எப்படிச் சமாளிப்பது என்று கற்றுக்கொண்டு வாழ்நாளைக் கழிக்கின்றனர். எனினும் சில வேளைகளில் அவை மனநோய்க்குக் காரணமாகின்றன. வேலையின்மை, நெருங்கியவரைப் பறிகொடுத்தல், கடன் போன்ற பொருளாதாரப் பிரச்சினைகள், தனிமை, மலட்டுத்தன்மை, மணவாழ்வுப் பிரச்சினைகள், வன்செயல், உணர்வதிர்ச்சி போன்ற வாழ்க்கை நிகழ்வுகள் மனஅழுத்தத்தை விளைவிக்கின்றன.

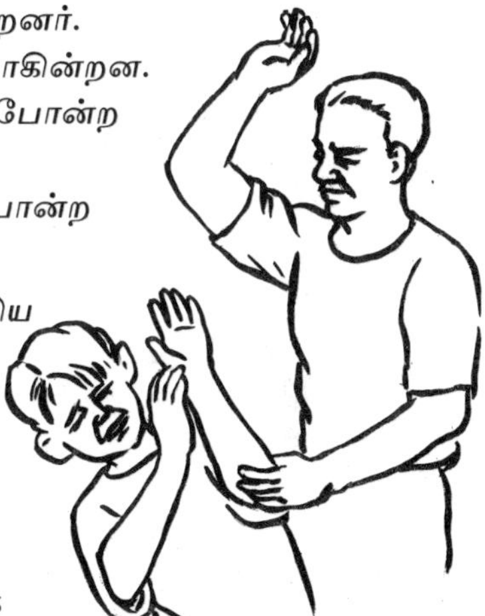

- **கஷ்டமான வாழ்க்கைப் பின்னணி.** வன்செயல் அல்லது போதிய அன்பு கிடைக்காமை போன்றவற்றால் மகிழ்ச்சியற்ற குழந்தைப்பருவத்தைச் சந்தித்தவர்கள் பின்னாளில் மனச்சோர்வுக்கும் பதற்றநோய்க்கும் ஆளாகும் அவலம் வாழ்வில் நேர்கிறது.

- **மூளைநோய்கள்.** மூளைத் தொற்று, எய்ட்ஸ், தலைக்காயம், காக்கைவலிப்பு, மூளைத்தாக்கு போன்றவற்றின் காரணமாக ஒருவர் மனவளர்ச்சிக் குறைபாடு, மூப்புமறதி, உணர்வு சார்ந்த பிரச்சினைகள் ஆகியவற்றுக்கு ஆளாகலாம். இதுவரை பல மனநோய்களுக்குத் தெளிவான மூளை நோய்க்குறியியல் இனம் காணப்படவில்லை. இருப்பினும், மூளையில் மின்தூண்டல் கடத்திகள் போன்ற வேதிப்பொருள் ஏற்படுத்தும் மாற்றங்களே பல மனநோய்களுக்குக் காரணம் என்பதற்கான ஆதாரங்கள் உள்ளன.

- **பாரம்பரியம் அல்லது மரபணுக்கள்.** பல மனநோய்களுக்குப் பாரம்பரியம் ஒரு முக்கியக் காரணியாக அமைகிறது. ஆனாலும், பெற்றோரில் ஒருவருக்கு மனநோய் இருந்தால் அது குழந்தைகளுக்கும் வரும் ஆபத்து மிகக் குறைவே. ஏனென்றால், நீரிழிவு மற்றும் இதய நோய்கள் போலவே, மனநோய்களுக்குச் சூழலும் ஒரு காரணமாக அமைந்துவிடுகிறது.

- **மருத்துவப் பிரச்சினைகள்.** சிறுநீரகம் மற்றும் கல்லீரல் செயலிழப்பு போன்ற உடல்நலக் கேடுகள் கடும் மனநோய்க்குக் காரணமாக அமையலாம். இரத்த மிகை அழுத்தத்துக்குத் தரப்படுவது போன்ற சில மருந்துகள் மனச்சோர்வை ஏற்படுத்தலாம். வயதானவர்களுக்கு அதிக அளவில் தரப்படும் சில மருந்துகள் மிகைக்குழப்ப நிலையை ஏற்படுத்தலாம்.

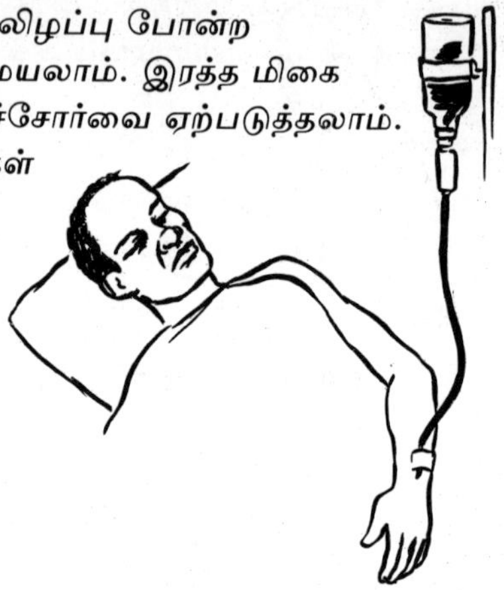

1.5 பண்பாடும் மனநோய்களும்

மனநலம் சார்ந்த பிரச்சினைகளில் பல வழிகளில் ஒருவரின் பண்பாடும் ஆதிக்கம் செலுத்தலாம்.

- **மனநோய் என்பது என்ன? மனநோய் என்பது பற்றிய கருத்து பண்பாட்டுக்குப் பண்பாடு மாறுபடுகிறது.** மனநோயோடு பொதுவாகத் தொடர்புபடுத்தப்படும் கடும் மனநலக் கோளாறுகளாக மனச்சிதைவையும் தீவிர மனவெழுச்சியையும் கூறலாம். பொதுவான ஆரோக்கியத்துக்கு ஊறு விளைவிக்கும் மனநோய்களாக மனச்சோர்வு, பதற்றநோய் ஆகியவற்றையும் மதுவோடும் போதைப்பொருளோடும் தொடர்புடைய பிரச்சினைகளையும் கூறலாம். இவற்றைப் பொதுவாக மனநோய்களாகக் கணக்கில் கொள்வதில்லை. இவையும் மனநோய்கள்தான் என்று நீங்கள் அறிந்துகொள்ள வேண்டியது அவசியமே தவிர, அதைக் குறித்தத் தவறான கருத்துகளுக்கு இடம்கொடுத்து மனநோயாளிகளின் வேதனையை மேலும் அதிகப்படுத்தி விடக் கூடாது. அதற்குப் பதிலாக, மனநோயாளியிடம் நோயுறுதி செய்யும் போது, மனஅழுத்தம் அல்லது உணர்வு சார்ந்த பிரச்சினை என்பது போன்ற பொருத்தமான சொற்களைப் பயன்படுத்தி விளக்கலாம். (பொதுச் சுகாதார மனநலக் குறைபாடுகள் பற்றி மேலும் அறிய இயல் 9.1ஐப் பார்க்கவும்).
- **மனஅழுத்தத்தை விவரிக்கப் பயன்படுத்தப்படும் சொற்கள்.** பல்வேறு மொழிகளில் மனித உணர்வுகளையும் நோய்களையும் விவரிப்பது என்பது எளிதல்ல. 'மனச்சோர்வு' என்ற சொல்லை எடுத்துக்கொள்வோம். இது சோர்ந்து வருத்தமாக இருப்பதையும் ஒரு மனநோயையும் குறிக்கிறது. இருப்பினும் பல மொழிகளில் வருத்தமாகவோ சோகமாகவோ இருப்பதைக் குறிக்கச் சொற்கள் இருக்கின்றபோதிலும் அதனால் ஏற்படும் மனநோயைக் குறிக்கச் சொற்கள் இல்லை. எனவே, வருத்தமாக இருக்கும் உணர்வையும் மனநோயாக வெளிப்படும்போது அந்த நோயையும் குறிக்கும் சொற்கள் அந்த மொழியில் இருக்கின்றனவா என்பதைப் புரிந்துகொள்ள முயல வேண்டும். சிலசமயம், இரண்டையும் குறிக்க வெவ்வேறு சொற்கள் பயன்படுத்தப்படலாம். வேறு சில வேளைகளில் மனநோயைக் குறிக்க ஒரு கூட்டுச்சொல்லோ ஒரு தொடரோ தேவைப்படலாம். இந்தக் கையேட்டில் மருத்துவக் கலைச்சொற்கள் என்ற பகுதியில் மனநோய், மனநலப் பிரச்சினைகள், நோய்க்குறிகள் ஆகியவற்றைக் குறிக்கும் ஆங்கிலச் சொற்களும் அவற்றுக்கான தமிழ் விளக்கமும் தரப்பட்டுள்ளன. உங்கள் மொழியில் அல்லது வட்டாரத்தில் பயன்படுத்தப்படும் சொற்களைக் குறித்துக்கொள்ளத் தேவையான இடம், ஒவ்வொரு கலைச்சொல்லை அடுத்தும் விடப்பட்டுள்ளது.
- **பேய், பிசாசு, பில்லிசூனியம் பற்றிய நம்பிக்கைகள்.** பேய், பிசாசு, பில்லிசூனியம் அல்லது இயற்கைக்கு அப்பாற்பட்ட சக்திகள் போன்றவையே நமக்கு ஏற்படும் உடல் மற்றும் மனநலக் கேட்டுக்குக் காரணம் என்று பல சமூகத்தைச் சேர்ந்த மக்கள் நம்புகின்றனர். (சமூகத்தால் பகிர்ந்துகொள்ளப்படும்) இதுபோன்ற கருத்துகள் தவறானவை என்று விவாதித்து நிரூபிக்க முயல்வதில் எந்த லாபமும் இல்லை. இதுபோன்ற அணுகுமுறை சம்பந்தப்பட்டவருக்கு தர்மசங்கடத்தையே விளைவிக்கும். இதற்கு மாற்றாக, இந்த நம்பிக்கைகளைப் புரிந்துகொண்டு, மருத்துவரீதியான கோட்பாடுகளை எளிய மொழியில் விளக்குவது நல்லது.

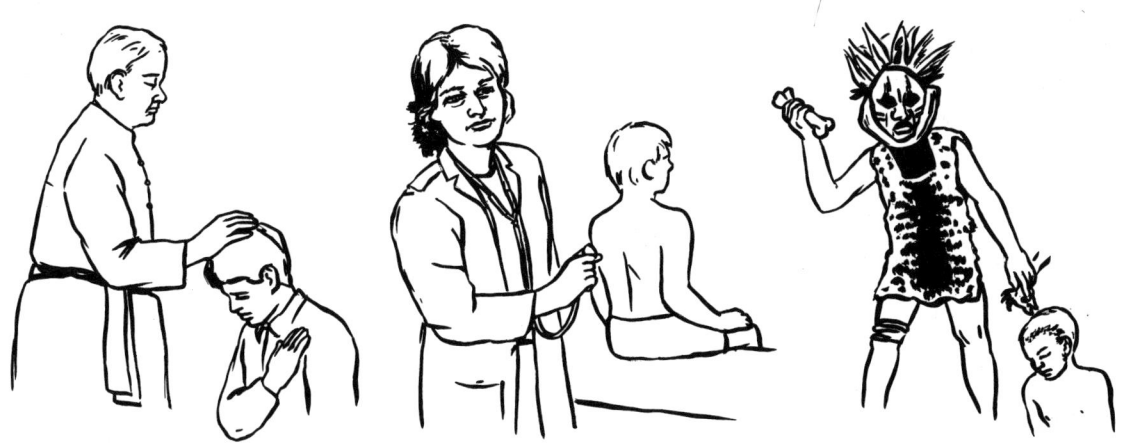

மனநோயால் பாதிக்கப்பட்டவர்கள் பல்வேறு தரப்பினரிடம் உதவியை நாடுகிறார்கள்.

- **பூசாரிகள், மகான்கள் மற்றும் மனநல மருத்துவர்கள்.** மனஅழுத்தம் ஏற்படும்போது மக்கள் என்ன செய்கிறார்கள்? உடல்நலமில்லாதவர்கள் பல்வேறு மாற்று வழிகளை, அதாவது மதம் அல்லது பாரம்பரிய முறைப்படி சிகிச்சை அளிப்பவர்களை நாடுகிறார்கள். எடுத்துக் காட்டாக, ஹோமியோபதி, ஆயுர்வேதம், பாரம்பரிய சீன மருத்துவம், மந்திரவாதிகள், பூசாரிகள், தேவாலய குருக்கள், மகான்கள் போன்றவற்றைக் கூறலாம். இதற்குப் பல காரணங்கள் இருக்கின்றன. முதலாவது, மருத்துவச் சிகிச்சை என்பது எல்லா நோய்களுக்கும் தீர்வுகளை அளிப்பதில்லை; இது மனநோயைப் பொறுத்த அளவில் முற்றிலும் உண்மை. இரண்டாவது, மக்கள் தங்கள் உணர்வெழுச்சி நிலையை ஆன்மிகம் அல்லது சமூகக் காரணிகளோடு தொடர்புபடுத்தி மருத்துவர் அல்லாத நபர்களின் உதவியை நாடுகின்றனர். மருத்துவச் சிகிச்சையைவிடப் பாரம்பரிய வைத்தியம் சிலருக்கு விரைவாகக் குணமளிக்கும்.
- **மனநோய் உள்ளவர்களோடு கலந்தாலோசனை.** பல மேற்கத்திய நாடுகளில், உணர்வுரீதியான பிரச்சினைகளுக்கான தீர்வு, மேற்கத்தியக் கலாச்சாரத்திலிருந்து உருவான உளவியல் கோட்பாடுகளின் அடிப்படையில் வழங்கப்படுகின்றது. இந்தக் கோட்பாடுகள் மற்ற

பெட்டிச்செய்தி 1.12 மனநோய் குறித்து நினைவில் கொள்ள வேண்டியவை

- மனநோயில் பல வகைகள் உள்ளன. மனநோய் கடும் செயலிழப்பை ஏற்படுத்தக்கூடும் என்பதோடு மரணத்துக்கும் இட்டுச் செல்லலாம்.
- மனப்பிறழ்வும் போதைக்கு அடிமையாவதால் ஏற்படும் உடல்நலக் கேடுகளும் பொதுவாகச் சமூகத்தில் அல்லது மக்களிடையே காணப்படும் மனநோய் வகைகள்; இருப்பினும், நோயாளிகளோ மருத்துவர்களோ இவற்றை மனநோய்க்கான நிலைகளாகக் கருத வேண்டியது அவசியம் இல்லை.
- நடத்தைக் கோளாறுகளோடு தொடர்புடையதால் மனச்சிதைவு, தீவிர மனவெழுச்சித் தளர்ச்சிநோய், தீவிர உளநோய் போன்றவையே சமூகத்தாலும் மருத்துவர்களாலும் மனநோய்களாகக் கருதப்படுகின்றன.
- மனஅழுத்தத்துக்குக் காரணமாக அமையும் நிகழ்வுகள், மூளைச் செயல்பாட்டில் மாற்றங்கள், மூளைத் தொற்று போன்ற மருத்துவக் காரணிகள் ஆகியவையே மனநோய் உருவாவதற்கான முக்கியக் காரணங்கள்.
- பேய், பிசாசு, ஆவி அல்லது இயற்கைக்கு அப்பாற்பட்ட ஏதோ ஒரு சக்தியே மனநோய்க்குக் காரணம் என்று சிலர் நம்புகின்றனர். நீங்கள் இந்த நம்பிக்கைகளை மாற்ற முயற்சி செய்யக்கூடாது; ஆனால், இதற்கான மருத்துவ ரீதியான விளக்கங்களை முன்வைக்க வேண்டும்.
- ஒருவரைப் பரிசோதனை செய்து அவருக்கு இன்ன மனநோய் இருக்கிறது என்று நோயுறுதி செய்வது முக்கியமல்ல. ஒருவருக்கு மனநோய் இருக்கிறது என்பதைக் கண்டுபிடிப்பது, என்ன வகையான மனநோய் என்று இனம்காண்பது, அதற்குரிய சிகிச்சையை அளிப்பது.

நாடுகளின் கலாச்சாரத்திற்கும் நம்பிக்கைகளுக்கும் மாறாக அல்லது எதிராக விளங்கும். இதனால், நோயாளிகளோடு கலந்துபேசி அளிக்கப்படும் உளவியல் ரீதியான சிகிச்சை மற்ற நாட்டு மக்களுக்குப் பலனளிக்காது என்பது பொருளல்ல. உங்கள் நாகரிகம், பண்பாடு போன்றவற்றை ஒட்டி, நீங்களே ஒரு முறையையும் ஆதாரங்களையும் ஆய்வு செய்து தேர்ந்தெடுக்க வேண்டும்; ஏனென்றால், இவை உங்கள் மக்களால் எளிதாக ஏற்கப்படும்.

பெட்டிச்செய்தி 1.13 விளிம்பிலிருந்து கேட்கும் குரல்கள்

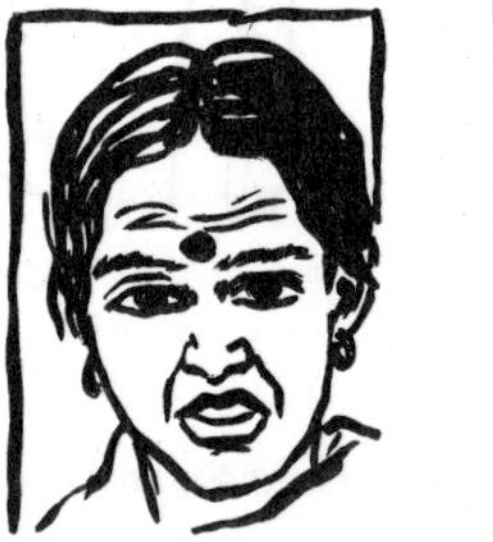

‘அது முதலில் நிகழ்ந்தபோது மிகுந்த அச்சமூட்டுவதாக இருந்தது. நான் ஒரு பேருந்தில் அமர்ந்திருந்தேன்; திடீரென்று எனக்கு மாரடைப்பு ஏற்படுவது போல் இதயம் படபடவென்று வேகமாக அடித்துக்கொண்டது. என்னால் இயல்பாக மூச்சுவிட முடியவில்லை; கைகால்களில் எறும்பு ஊர்வது போல் இருந்தது. முன்பைவிட வேகமாக இதயம் அடித்துக்கொண்டது; உடம்பு சூடாகி உடம்பு முழுதும் நடுங்கியது. நான் பேருந்தை விட்டுக் கீழே இறங்க நினைத்தேன்; ஆனால் பேருந்து வேகமாகப் போய்க்கொண்டிருந்ததால் எனக்கு மூச்சு அடைத்தது. நான் மயங்கி விழுந்துவிடுவேன் அல்லது எனக்குப் பைத்தியம் பிடித்துவிடும் என்பது போல் கடுமையாகப் பயந்தேன். பிறகு பேருந்து, ஒரு நிறுத்தத்தில் நின்றது; என் வீடு வெகு தூரத்தில் இருந்தும் அங்கே இறங்கிவிட்டேன். அதிலிருந்து என்னால் எந்தப் பேருந்திலும் ஏற முடியவில்லை… பேருந்து என்ற சிந்தனையே எனக்குப் பீதியை ஏற்படுத்தியது. பயத்தின் விளைவாகக் கடந்த இரண்டு ஆண்டுகளாக நான் வீட்டை விட்டுவெளியே எங்குமே சென்றதில்லை. எனக்கு மிகச் சில நண்பர்களே இருக்கின்றனர். சமூக வாழ்க்கை என்பதே எனக்கு இல்லை…. எனக்கு என்ன செய்வது என்றே புரியவில்லை. உளவியல் மருத்துவரைப் போய்ப் பார்க்கவும் பயமாக இருக்கிறது… ஏனென்றால் நான் ஒரு பைத்தியம் அல்ல.’

– பீதியுணர்வுத் தாக்குதலுக்கும் அதீத பயத்துக்கும் ஆளான 24 வயது பெண்

‘எனக்கு முதன் முதலில் மாயக்குரல்கள் கேட்கத் தொடங்கியபோது என் வயது 17. ஆரம்பத்தில் இது பிரமையா அல்லது உண்மையா என்று எனக்குத் தெளிவாகத் தெரியவில்லை. பின்னர் முகம் தெரியாத நபர்கள் என்னைப் பற்றித் தவறாகப் பேசுவதைக் கேட்கத் தொடங்கினேன். ஒருமுறை, கிணற்றில் குதிக்குமாறு ஏதோ ஒரு குரல் எனக்குக் கட்டளையிட்டது; பல நாட்கள் குரலின் கட்டளைக்குக் கீழ்ப்படிய விரும்பி கிணற்றுக்கு அருகில் நின்றிருக்கிறேன். என்னுடைய எண்ணங்கள் தொலைக்காட்சி மூலம் கட்டுப்படுத்தப்படுவதாகவும், சில வேளைகளில் என் சாப்பாட்டில் விஷம் வைத்திருப்பதாகவும், ரவுடிகள் என்னைக் கொல்லத் தேடிக்கொண்டிருப்பதாகவும் நான் நினைக்கத் தொடங்கினேன். எனக்கு அடிக்கடி கடுமையாகக் கோபம் வரும். ஒருமுறை என் கோபம் எல்லை மீறிப்போய் பக்கத்து வீட்டுக்காரரைக் கடுமையாகத் தாக்கிவிட்டேன்; அதன் பிறகே என்னை மருத்துவமனையில் சேர்த்தார்கள்.’

– மனச்சிதைவால் பாதிக்கப்பட்ட 23 வயது ஆண்

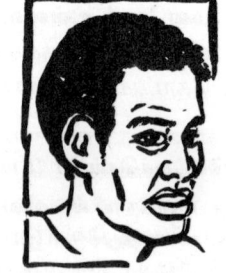

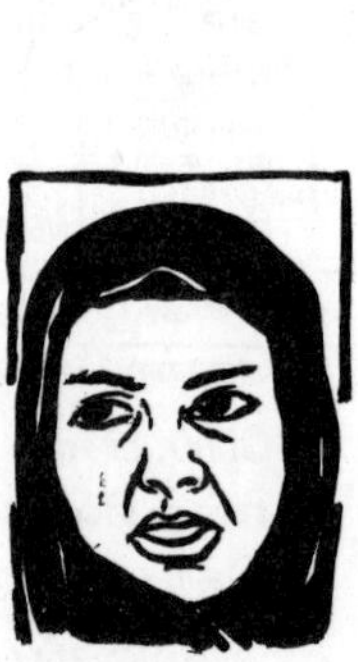

‘அது மெதுவாக என்னுள் தொடங்கியபோதும், அதைப் பற்றி முழுமையாக அறிந்து கொள்வதற்குள் வாழ்வில் எனக்கு எந்தப் பற்றுமே இல்லாமல் போய்விட்டது. என் குழந்தைகளும் குடும்பமும்கூட என்னை மகிழ்ச்சிக்குள்ளாக்கவில்லை. எப்போதுமே எனக்குச் சோர்வாகவும் களைப்பாகவும் இருந்தது. எனக்குத் தூக்கமே வரவில்லை… அதிகாலை 2 அல்லது 3 மணிக்குத் தூக்கம் போய்விடும் என்பதால் படுக்கையில் புரண்டுகொண்டிருப்பேன். எனக்கு மிகுந்த விருப்பமான உணவின் சுவை எனக்குத் தெரியவில்லை; எனவே உடல் எடையை இழந்தேன். மனத்தைக் குவிக்க இயலாததால் படிக்கும் ஆர்வத்தையும் இழந்தேன். எனக்குத் தலை வலித்தது. என் மீதே எனக்குக் கோபம் வந்தது. என் குடும்பத்துக்கு நான் ஒரு சுமை என்று எண்ணினேன். நான் எப்படி உணர்கிறேன் என்பதை வெளியே சொல்லத் தயக்கமாக இருந்ததே, இன்னும் கொடுமையாக

இருந்தது. நான் சோம்பேறியாகிவிட்டதாக என் மாமியார் குற்றம் சாட்டினார். தற்கொலை செய்து கொள்ளலாமா என்று ஒருமுறை தோன்றிய போது, பயந்துபோய் என் கணவரிடம் எல்லாவற்றையும் சொன்னேன் - இவ்வாறு உணரத்தொடங்கி இரண்டு மாதங்களுக்குப் பிறகு.'

– மனச்சோர்வால் பாதிக்கப்பட்ட 43 வயது பெண்மணி.

'தூங்க வேண்டிய அவசியமே இல்லாத அளவுக்கு, எனக்குச் சக்தி இருப்பதாக நான் உணரத் தொடங்கினேன். உண்மையில், அப்போதெல்லாம் நான் தூங்கியதே இல்லை. என்னுடைய திட்டங்களை வெகு சீக்கிரமாக முடித்துவிட வேண்டும் என்று பரபரப்பாக இருந்தேன்; ஆனால் ஒன்றைக்கூட உருப்படியாகத் திட்டமிட்டபடி நிறைவேற்றவில்லை. யாராவது என்னைத் தடுத்து நிறுத்தமுயன்றால், அசாத்தியமான கோபம் எனக்கு வந்துவிடும். என்னுடைய பைத்தியக்காரத்தனமான திட்டத்தை ஒப்புக்கொள்ள வேண்டும் என்று என் பங்குதாரர்களோடு பெரிய சண்டை போட்டேன். உணர்வுகள் உச்சத்தில் இருந்தபோது, நான் நினைப்பது தவறு என்று உணரவேயில்லை. மற்றவர்களைக் குணப்படுத்தக்கூடிய அபூர்வ சக்தி எனக்கு இருப்பதாக, நான் சில முறை நினைத்திருக்கிறேன். மனநலம் சரியில்லாமல் இருந்தபோது, என் குடும்பத்தைத் திவாலாக்கும் அளவுக்கு நான் கணக்கில்லாமல் செலவழித்தேன் என்பதுதான் மிக மோசமான விஷயம்.'

– தீவிர மனவெழுச்சிக்கு ஆளான 38 வயது ஆண்.

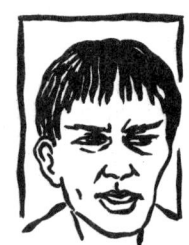

'என்ன நடக்கிறதென்றே எனக்குப் புரியவில்லை. மிக எளிதாக எல்லாவற்றையும் மறக்கத் தொடங்கினேன். ஒருநாள் காலை வேளையில் எனக்குத் தேநீர் தர என் மனைவி வந்தாள்; அவள் யார் என்று எனக்குத் தெரியவில்லை. கடைத் தெருவிலிருந்து என் வீட்டுக்கு நடந்து வந்துகொண்டிருந்தபோது, நான் என் சொந்தஊரில் இருந்தபோதும், நான் எங்கிருக்கிறேன் என்பது எனக்குத் திடீரென்று புரியவில்லை. எனக்கு வயதாகிக் கொண்டிருப்பதால், எல்லாம் மறந்துபோகிறது என்று நான் அடிக்கடி நினைத்துக்கொள்வேன்; இருந்தாலும் இப்படி மோசமாக எல்லாவற்றையும் மறக்கக்கூடாது அல்லவா? கடும் ஞாபகமறதியால் அவதிப்பட்ட பின்னர், என் தந்தை இறந்துபோனது என் ஞாபகத்துக்கு வந்தது; அதே பிரச்சினை எனக்கும் இருக்கிறதோ என்று எனக்கு பயமாக இருக்கிறது.'

– மூப்புமறதியால் அவதிப்படும் 68 வயது முதியவர்.

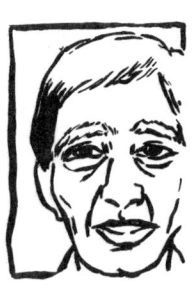

'அலுவலகத்தில் நான் அதிகமாக மருத்துவ விடுப்பு எடுக்கத் தொடங்கியதும் என் பிரச்சினை தொடங்கியது. எனக்கு அடிக்கடி வயிற்றுக்கோளாறு ஏற்பட்டது; அண்மையில் எனக்கு மஞ்சள்காமாலை வந்தது. அப்போதுதான் நான் அதிகமாகக் குடிப்பதை நினைத்துக் கவலைப்பட ஆரம்பித்தேன். காலையில் தூங்கியெழும் போதே உடல்நலமில்லாத உணர்வு தோன்றுவது கொடுமையாக இருந்தது. அன்றைய பொழுதைக் கழிக்க வேண்டும் என்றால் மது அருந்த வேண்டும் என்பதே அந்த உணர்வு. மதிய உணவுக்கு முன்பே இப்போதெல்லாம் குடிக்க ஆரம்பித்துவிட்டேன். நான் எவ்வளவு மது அருந்துகிறேன் என்பதே எனக்கு ஞாபகமில்லாமல் போனாலும், எவ்வளவு குடித்தாலும் எனக்குப் போதுமானதாக இல்லை.'

– மதுப்பழக்கத்துக்கு அடிமையான 44 வயது மனிதன்.

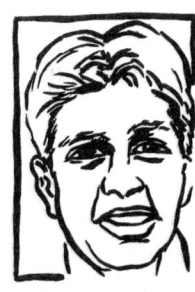

இயல் 2

ஒருவருக்கு மனநோய் உள்ளதா என்பதை மதிப்பிடுதல்

ஒருவருக்கு மனநோய் உள்ளதா என்று நோயுறுதி செய்யும் நேர்காணலை நீங்கள் எவ்வாறு நடத்தலாம் என்பதைப் பற்றி இந்த இயல் விளக்குகிறது. மனநோய்க்கான முக்கிய நோய்க்குறிகள் மற்றும் கடினமான நேர்காணலைச் சமாளிப்பது எப்படி, கூட்டமாக உள்ள மருத்துவமனையில் நேர்காணல் நடத்துவது எப்படி, எந்தக் கேள்வி கேட்டாலும் வாயே திறக்காத நோயாளியைச் சமாளிப்பது எப்படி போன்றவற்றுக்கான ஆலோசனைகளை இந்த இயல் வழங்குகிறது. ஒருவருக்கு உள்ள மனநோயை உறுதி செய்துகொள்ள, நீங்கள் கேட்க வேண்டிய கேள்விகள் இந்த இயலில் தரப்பட்டுள்ளன.

2.1 மனநோயாளியை நீங்கள் பரிசோதிக்க முடியுமா?

மனநலத்தை ஒரு வல்லுநர்தான் மதிப்பிட வேண்டும் என்பது அவசியமல்ல. இந்தக் கையேட்டில் விளக்கப்பட்டுள்ளதைப் போல கூர்ந்து கேட்கும் திறன், பரிவுடன் கூடிய அக்கறை, ஓரளவுக்கு அடிப்படை அறிவு போன்றவையே மனநலத்தை மதிப்பிடத் தேவையானவை.

மனநலம் பாதிக்கப்பட்டவரை மதிப்பிடுவது பற்றி மாறுபட்ட கருத்துகள் நலப் பணியாளர்களிடம் நிலவுகின்றன. அவர்கள் பின்வரும் முறையில் உணரலாம்:

- மனநோயாளி தன்னைத் தாக்கிவிடுவாரோ என்கிற அச்சம்;
- மனநோயாளி அசுத்தமாக இருப்பதால் ஏற்படும் கோபம்;
- நேர்காணல் சாதாரண பரிசோதனையைவிட நீண்ட காலம் எடுத்துக் கொள்வதால் ஏற்படும் எரிச்சல் கலந்த வெறுப்பு;
- மனநோயாளியின் வித்தியாசமான நடத்தையால் ஏற்படும் ஆர்வம்;
- 'உண்மையான நோய்ப் பாதிப்பு எதுவும் இல்லாமல்' தன் நேரத்தை மனநோயாளி வீணாக்குகிறார் என்கிற கோபம்.

இது போன்ற உணர்வுகள் உங்களுக்குத் தோன்றினால், மனநோய்க்குத் தேவையான சிகிச்சையை அளிப்பது சிரமம் ஆகிவிடும். இந்த உணர்வுகள் மனநோயாளி இயல்பாக இருக்க இயலாமலும், தன்னுடைய உணர்வுகளை உங்களோடு வெளிப்படையாகப் பகிர்ந்துகொள்ள இயலாமலும் செய்துவிடும். எல்லா நோயாளிகளிடமும் நீங்கள் காட்டும் பரிவையும் அக்கறையையும் மனநோயால் பாதிக்கப் பட்டவரிடமும் காட்ட வேண்டும். மனநோயாளியோடு செயலாற்றுவது என்பது மனநிறைவையும் திருப்தியையும் அளிக்கும் சவால் ஆகும். மனநோயாளிக்குத் தேவையான கால அவகாசத்தை அளிப்பதே மனநோயை மதிப்பிடுவதில் உள்ள முக்கிய அம்சம்.

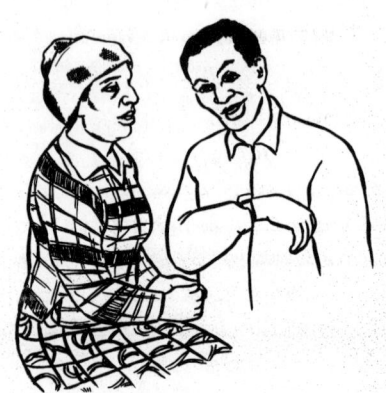

அவசரப்படாதீர்கள்! நீங்கள் இப்போது செலவழிக்கும் நேரத்தின் காரணமாக, பின்னாளில் அதிக நேரத்தை மிச்சப்படுத்தலாம்!

2.2 நோயாளியிடம் பேச உங்களுக்கு நேரம் இருக்குமா?

ஒருவர் உங்களை ஏன் பார்க்க வந்திருக்கிறார் என்று அறிந்துகொள்ள நீங்கள் செலவிடும் நேரம் என்பது பின்னாளில் உங்கள் நேரத்தை மிச்சப்படுத்த உதவும் என்பதை நீங்கள் முதலில் நினைவில் கொள்ள வேண்டும். பல மனநோய்களை, குறிப்பாக, பொதுவான மனப்பிறழ்வுகள், மதுப்பழக்கத்துக்கு அடிமையாதல் போன்றவற்றை நலப் பணியாளர்கள் அரிதாகக் கண்டுபிடிக்கின்றனர் என்பதை நாம் அறிவோம். பரபரப்பாக இயங்கும் மருத்துவமனையில் மருத்துவரோ அல்லது செவிலியரோ நோயாளி சொல்வதை அப்படியே கேட்டுக் கொண்டு அதற்கான மருந்துகளை அளித்துவிடுகின்றனர். எனவே, வலிக்கு வலிநிவாரணிகளும் சோர்வுக்கு வைட்டமின் மாத்திரைகளும் தூக்கம் சார்ந்த பிரச்சினைகளுக்குத் தூக்க மாத்திரைகளும் பரிந்துரைக்கப்படுகின்றன. இருப்பினும், உண்மையான பிரச்சினையான மனநோய்க்குச் சிகிச்சை அளிக்கப்படவில்லை என்பதே பொருள். இதுபோன்ற நோயாளிகள் மீண்டும்மீண்டும் மருத்துவமனைக்கு வந்து மருத்துவரின் நேரத்தை எடுத்துக்கொள்கின்றனர். இதனால், நோயாளியின் உண்மையான பிரச்சினையை இனம்காண கூடுதல் நேரம் எடுத்துக்கொள்வது என்பது நீண்டகால அளவில் நேரத்தைச் சேமிக்க உதவும். மேலும் தொடர்ந்து மாத்திரை கேட்டு நோயாளி வருவது குறைந்து, நோயாளி குணமாகி வருவது உங்களுக்கு மகிழ்ச்சியை அளிக்கும். மனநோயைப் பற்றிக் கேள்வி கேட்பது என்பது அதிக நேரம் எடுத்துக்கொள்வது என்பதை நீங்கள் இரண்டாவதாக நினைவில் கொள்ள வேண்டும். நேரத்தை எப்படிப் புத்திசாலித்தனமாகச் செலவழிப்பது என்பது நீங்கள் மனநோயைப் பற்றி என்ன கேள்வி கேட்க வேண்டும் என்று தெளிவாக அறிந்திருப்பதைப் பொறுத்திருக் கிறது; அதைப் பற்றிய விவரம் கீழே தரப்பட்டுள்ளது.

> **பெட்டிச்செய்தி 2.1. மனநோய் இருக்கலாம் என்பதற்கான மருத்துவரீதியான வெளிப் பாடுகள்**
>
> - ஒருவரோ அல்லது அவரது உறவினரோ நேரடியாக, மனச்சோர்வு அல்லது மதுப்பிரச்சினை போன்ற மனநோய் இருப்பதாகக் கூறும்போது
> - ஒருவரோ அல்லது அவரது உறவினரோ இயற்கையை மீறிய சக்தி பாதிப்பதாகக் கூறும்போது
> - அளவுக்கு மீறி மதுப்பழக்கம், குடும்ப வன்செயல் போன்ற மனநோய்க்கானகாரணங்கள் தெளிவாக வெளியே தெரியவரும்போது
> - திருமணம் மற்றும் பாலுறவு போன்று உறவு சார்ந்த பிரச்சினைகள் இருப்பதாகத் தெரியவரும்போது
> - வேலையின்மை அல்லது நெருங்கிய நண்பனின் இறப்பு போன்ற வாழ்க்கைப் பிரச்சினைகள் ஒருவரைப் பாதித்திருப்பதாக நீங்கள் அறியவரும்போது
> - எந்த நோய் என்று வரையறுக்க முடியாத உடல்நலக் (குறிப்பாக மூன்றுக்கு மேற்பட்ட) குறைகள் இருப்பதாகக் கூறும்போது
> - ஒருவருக்கோ அல்லது அவரது குடும்பத்தினருக்கோ மனநோய் இருந்ததற்கான மருத்துவ வரலாற்றை அறிய வரும்போது

2.3 யாருக்கு மனநோய் இருக்கும்?

பொருத்தம் இல்லாமல் பேசுபவராகவும் விநோதமான நடத்தை உள்ளவராகவும் இருப்பவர் மனநோயாளி என்பதே நாம் மனநோயாளியைப் பற்றிக் கொண்டுள்ள பொதுவான உருவகம் ஆகும். உண்மையில், உடல்நலக்கோளாறு உள்ளவர்கள் எப்படி நடந்துகொள்கிறார்களோ, அதுபோலவே மனநோய் உள்ளவர்களில் பெரும்பாலோர் நடந்துகொள்கின்றனர். மனநோயால் பாதிக்கப்பட்டவர்கள் எந்த விதத்திலும் உடல்நலக் கோளாறால் பாதிக்கப்பட்டவர்களைவிட ஆபத்தானவர்கள் அல்லர்; மனநோயால் பாதிக்கப்பட்டவரோடு பேசிக் கொண்டிருப்பதால், எந்த நேரமும் தாக்கப்படக்கூடிய ஆபத்து உண்டு என்று நீங்கள் பயப்படவேண்டிய தேவையும் இல்லை.

மனநோயால் பாதிக்கப்பட்டவரை இனம்காண, நீங்கள் ஏதாவது ஒரு பிரித்தறியும் வழிமுறையைப் பயன்படுத்துவது நல்லது. பிறகு இவர்களோடு நீங்கள் அதிக நேரம் செலவழித்து நோயைக் கண்டறிந்து சிகிச்சையைத் தொடங்க இயலும்.

பரபரப்பாக இயங்கும் மருத்துவமனையில் நோயாளிகளைப் பிரித்தறிய இரண்டுவகை அணுகு முறைகள் உள்ளன. முதலாவது, மருத்துவரீதியாக மனநோய்க்கே உரிய சில வெளிப்பாடுகள் உள்ளன. இந்த வெளிப்பாடுகள் யாரிடமாவது காணப்பட்டால், அவருக்கு மனநோய் இருக்கலாம் என்று நீங்கள் சந்தேகப்படலாம். இரண்டாவதாக, ஒருவரின் பொது மனநலத்தைப் பாதிக்கும் வகையில், பொதுவாகக் காணப்படும் இரண்டு மனநோய்களை, அதாவது பொது மனப்பிறழ்வு மற்றும் மதுவுக்கு அடிமையைக் கண்டுபிடிக்க (☞ பெட்டிச்செய்தி 2.2., பிரிவு 9.1) உதவும் 'முக்கியக் கேள்விகளை' நோயாளியிடம் கேட்கலாம். இந்தக் கேள்விகளுக்கு நீங்கள் எதிர்பார்க்கும் பதில் கிடைத்தால், நோயுறுதி செய்துகொள்ளும் வகையில் அவர்களிடம் மேலும் நிறைய கேள்விகளைக் கேட்கலாம்.

பெட்டிச்செய்தி 2.2. பொதுநல ஆரோக்கியத்தில் ஒருவருக்கு மனநோய் இருக்கிறதா என்று கண்டறிய உதவும் முக்கியக் கேள்விகள்

- இரவில் உறக்கம் வராத பிரச்சினை உங்களுக்கு உள்ளதா?
- வழக்கமான செயல்பாட்டில் ஆர்வம் இல்லாத உணர்வு உங்களுக்கு ஏற்படுகிறதா?
- அண்மைக் காலமாக வருத்தமாகவோ மகிழ்ச்சி இல்லாமலோ இருக்கிறீர்களா?
- எதைப் பற்றியாவது பயப்படுகிறீர்களா அல்லது கடும் அச்சத்துக்கு உள்ளாகிறீர்களா?
- அண்மைக் காலமாக, மிக அதிகமாக மது அருந்துவது குறித்து கவலைப்படுகிறீர்களா?
- அண்மைக் காலமாக மது அருந்த எவ்வளவு பணமும் நேரமும் செலவழிக்கிறீர்கள்?

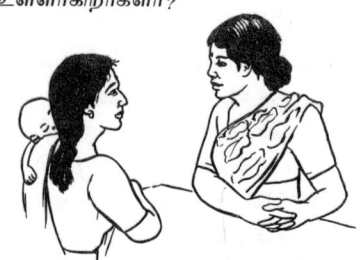

மேற்குறித்த கேள்விகளில் ஏதாவது ஒன்றுக்கு 'ஆம்' என்ற பதில் கிடைத்தால், நோயுறுதி செய்ய மேலும் விளக்கமான கேள்விகளை நோயாளியிடம் கேளுங்கள்.

2.4 நோயாளியிடம் என்ன கேள்விகள் கேட்கலாம்?

நீங்கள் மேற்கொண்ட பரிசோதனையின் முடிவில் ஒருவருக்கு மனநோய் இருக்கலாம் என்று நீங்கள் சந்தேகப்படும்போது அவரிடம் வழக்கமான முறையில் நேர்காணலை நடத்தலாம் (☞ பெட்டிச்செய்தி 2.3). பிரச்சினையைப் புரிந்துகொள்ள மூன்று விதமான தகவல்கள் உங்களுக்குத் தேவை. நீங்கள் அவருக்கு உதவ இந்தத் தகவல்கள் வழிகோலும்.

- உங்களைக் கலந்தாலோசிப்பவரிடமிருந்து வயது, முகவரி, குடும்பப் பின்னணி, வேலை போன்ற அடிப்படைத் தகவல்களைச் சேகரிக்க வேண்டும்.
- எவ்வளவு நாட்களாக உள்ளது, வாழ்க்கையை எந்த விதத்தில் அது பாதிக்கிறது என்ற வகையில் நோய்க்குறிகளைக் கண்டுபிடிப்பதன் மூலமே நோயைப் பற்றிய தகவல்களைச் சேகரிக்கத் தொடங்க வேண்டும்.
- அதன் பிறகு அவருடைய சமூகச் சூழலைப் பற்றிய கேள்விகளைக் கேட்க வேண்டும். அவர் யாரோடு வசிக்கிறார், அவருக்குச் சமூகத்தில் ஆதரவாக யார் இருக்கிறார்கள் போன்ற கேள்விகள் இதில் அடங்கலாம். குடும்பத்தில் நடந்த இறப்பு போன்ற, அண்மைக் காலத்தில் அவருடைய வாழ்வில் நிகழ்ந்தவற்றைப் பற்றிய கேள்விகளைக் கேட்பதன் மூலம் குறிப்பிட்ட மனிதர் ஏன் மனநோயால் பாதிக்கப்பட்டுள்ளார் என்பதைக் கண்டறிய இயலும்.

2.5 மனநோயை உறுதிசெய்ய உதவும் நோய்க்குறிப் பட்டியல்

இயல் 1இல் விவரிக்கப்பட்டுள்ள மூன்று முக்கிய வகை மனநோய்களை உறுதி செய்ய பின்வரும் நோய்க்குறிப் பட்டியலைப் பயன்படுத்திக் கொள்ளலாம்.

2.5.1 பொதுவான மனப்பிறழ்வுகளை (மனச்சோர்வு அல்லது பதற்றநோய்) உறுதி செய்தல்

கடந்த இரண்டு வாரத்தில், பின்வரும் நோய்க்குறிகளில் ஏதாவது ஒன்று அவரிடம் காணப்பட வேண்டும்:

- வருத்தமாக அல்லது சோகமாக உணர்தல்;
- அன்றாடச் செயல்பாடுகளில் ஆர்வமின்மை;
- பதற்றமாகவோ பரபரப்பாகவோ கடும் கவலைக்கு உள்ளாகியோ இருத்தல்;

பின்வரும் இதர நோய்க்குறிகள் அடிக்கடி காணப்படுகிறதா என்றும் நீங்கள் கேட்க வேண்டும்:

- நிம்மதியற்ற உறக்கம்;
- களைப்பு;
- பசியின்மை;
- கூர்ந்து கவனிக்க இயலாமை;
- தற்கொலை எண்ணம்;
- படபடப்பு (மார்பு வேகமாக அடித்துக்கொள்ளுதல்), நடுக்கம், கிறுகிறுப்பு;
- உடல் முழுவதும் புண் போன்ற வலி.

பெட்டிச்செய்தி 2.3. மனநோய் இருக்கலாம் என்று சந்தேகப்படும் நபரிடமிருந்து சேகரிக்கப்பட்ட வேண்டிய தகவல்கள்

பொதுத் தகவல்கள்

- பால் (ஆண்/பெண்)
- வயது
- தொழில்
- திருமணம் (ஆனவரா/ஆகாதவரா)

தற்போதைய கோளாறு பற்றிய விபரம்

- எப்போது தொடங்கியது? எப்படித் தொடங்கியது?
- மோசமாகிக் கொண்டே போகிறதா?
- மருந்து (அல்லது மற்ற சிகிச்சை) எடுத்துக் கொள்கிறாரா?
- ஏன் வந்தது, எப்படி வந்தது, எவ்வாறு இருக்கிறது என்பது பற்றி நோயாளி என்ன நினைக்கிறார் என்ற விபரம். மனஅழுத்தம் அல்லது பேய், பிசாசு போன்ற இயற்கைக்கு மீறிய சக்தியின் ஆதிக்கம் பற்றி நோயாளியின் நம்பிக்கை போன்றவற்றைக் குறித்த கேள்விகளைக் கேட்கலாம்.

மற்ற தகவல்கள்

- அவருக்கோ அவரது குடும்பத்தினருக்கோ
  இதற்கு முன் மனநோய் இருந்திருக்கிறதா என்ற விவரம் (இருந்தால் அது பற்றிய தகவல் அறிய பழைய மருந்துச்சீட்டை அல்லது மருத்துவக் குறிப்பைக் காட்டச் சொல்லுங்கள்)
- அண்மையில் தலையில் காயம் ஏற்பட்டதா போன்ற மருத்துவ வரலாறு
- பிரிவு, குடும்பத்தில் இறப்பு, வேலையின்மை போன்று அவருடைய வாழ்வில் அண்மைக் காலத்தில் நடந்த நிகழ்வுகள்
- சமூக ஆதரவு – குறிப்பாக யாரோடு அவர் வசிக்கிறார், யார் அவருக்கு ஆதரவளிக்கிறார், வீட்டுக்கு வெளியே ஆதரவாக யாராவது இருக்கிறார்களா; மதம், ஆன்மிகம் அடிப்படையிலான ஆதரவு, நண்பர்கள்.

2.5.2 கடுமையான மனநோயை உறுதி செய்தல்

ஒருவருக்கு இந்த நோய்க்குறிகளில் குறைந்தபட்சம் ஏதாவது இரண்டு இருக்க வேண்டும்:

- உண்மையல்லாதவற்றை நம்புதல், எடுத்துக்காட்டாக, வெளியே உள்ள சக்தி தன் எண்ணங்களைக் கட்டுப்படுத்துவதாக அல்லது யாரோ தனக்கு விஷம் வைக்க முயற்சி செய்வதாக (பிறழ்நம்பிக்கை – delusions);
- மாயக்காட்சி தெரிதல் அல்லது மாயக்குரல் கேட்டல் (மாயத்தோற்றம் – Hallucinations); இவை பெரும்பாலும் பயமுறுத்துவதாக இருக்கும்;
- மனக்கொதிப்பும் அமைதியின்மையும் அல்லது ஆர்வமின்மை.

ஒரு மாதத்துக்குள் இந்தக் நோய்க்குறிகளால் பாதிக்கப்பட்டிருந்தால், இதைக் கடுமையான மனப்பிறழ்வு (acute psychosis) என்று நோயுறுதி செய்யலாம். ஒரு மாத காலத்துக்கும் மேற்பட்டிருந்தால், மனச்சிதைவு இருக்க வாய்ப்புண்டு. இவ்வாறு அடிக்கடி தொடர்பற்று நிகழ்வதாக இருந்து, நோயாளி முழுமையாகக் குணமடைந்தால், இது இருதுருவப் பிறழ்வு (bipolar disorder) மனநோயாக இருக்கலாம். தீவிர மனவெழுச்சித் தளர்ச்சிப் பிறழ்வாக (manic episode) இருந்தால் பின்வரும் அடிப்படையில் நோயுறுதி செய்யலாம்:

- அதிக வேகமாகப் பேசுதல்;
- அமைதியின்மை;
- எரிச்சலான மனநிலை (எளிதாகக் கோபப்படுதல்);
- பிரம்மாண்டமான (சாத்தியமல்லாத) கருத்து அல்லது எண்ணம்.

2.5.3 மதுவுக்கு (போதைப்பழக்கத்துக்கு) அடிமையாக இருப்பதை நோயுறுதி செய்தல்

ஒருவருக்கு பின்வரும் நோய்க்குறிகளில் ஏதாவது இரண்டு குறைந்தபட்சம் ஒரு மாத காலம் இருந்திருக்க வேண்டும்:

- வேலையை இழத்தல் அல்லது விபத்து, மஞ்சள்காமாலை போன்ற சொந்தப் பிரச்சினைகளால் பாதிக்கப்பட்டு, அவற்றால் ஏற்பட்ட மதுப்பழக்கம் (அல்லது போதைப்பழக்கம்);
- மது (அல்லது போதைப்பொருள்) பயன்படுத்துவதால் பல பிரச்சினைகள் ஏற்பட்டும் அதைக் கட்டுப்படுத்துவதில் சிரமம்;
- நாள் முழுவதும் மது அருந்துதல் (அல்லது போதைப்பொருள் பயன்படுத்துதல்);
- மது அருந்தாவிட்டால் (அல்லது போதைப்பொருள் பயன்படுத்தாவிட்டால்) உடல்நலம் இல்லாததைப் போல் உணர்தல்;
- மது (அல்லது போதைப்பொருள்) பயன்படுத்துவதன் அளவு அதிகரித்துக்கொண்டே போதல்.

மதுவுக்கு அடிமையாக இருப்பதை எப்படி உறுதி செய்வது என்பது பற்றி விவரங்கள் பிரிவு *6.1*இல் விளக்கமாகத் தரப்பட்டுள்ளன; குழப்பம், மூப்புமறதி, குழந்தை மனநலப் பிரச்சினை போன்ற மனநோய்களை உறுதி செய்வதற்கான வழிமுறைகளைப் பற்றி அறிய இக்கையேட்டில் அதற்குரிய குறிப்பிட்ட இயல்களைப் பார்க்கவும்.

2.6 நேர்காணலின்போது நீங்கள் கவனிக்க வேண்டியவை

நேர்காணலின்போது நீங்கள் பின்வருபவற்றைக் கவனிக்க வேண்டும்:

- வருத்தம் அல்லது பயத்தை (மனச்சிதைவுடன் மனச்சோர்வு) வெளிப்படுத்தும் விதமான முகபாவனை;

- அமைதியற்ற நிலை, அதாவது ஓய்வாக அமர்ந்திருக்க இயலாத நிலை (அறிதிறன் பிறழ்வுகள், மனச்சோர்வு, போதைப்பொருள் அல்லது மதுவுக்கு அடிமை அல்லது சில மனநோய் எதிர்ப்பு மருந்துகளின் பக்கவிளைவின் காரணமாக);
- விநோதமான உடலசைவுகள் (மனச்சிதைவு அல்லது மனநோய் எதிர்ப்பு மருந்துகளின் பக்கவிளைவு காரணமாக);
- கேட்கும் கேள்விக்குப் பொருத்தமில்லாத பதில்கள் (அறிதிறன் பிறழ்வின் விளைவாக);
- மிக வேகமாகப் பேசுதல் (அறிதிறன் பிறழ்வுகள், குறிப்பாகத் தீவிர மனவெழுச்சியின் (mania) விளைவாக);
- மிக மெதுவாகப் பேசுதல் (மனச்சோர்வு, போதைப் பொருளுக்கு அடிமை, மனச்சிதைவு போன்றவற்றின் விளைவாக);
- நோயாளியின் பொதுச் சுகாதாரம் மற்றும் தற்சுகாதாரம் (மனச்சோர்வு, மது மற்றும் போதைப்பொருளுக்கு அடிமையாக இருத்தல், மனச்சிதைவு போன்றவற்றின் விளைவாக).

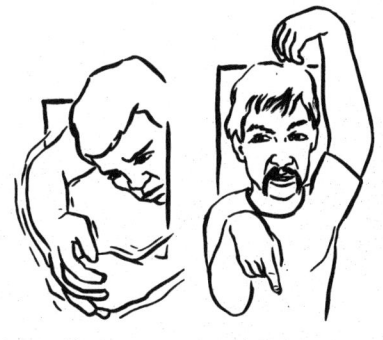

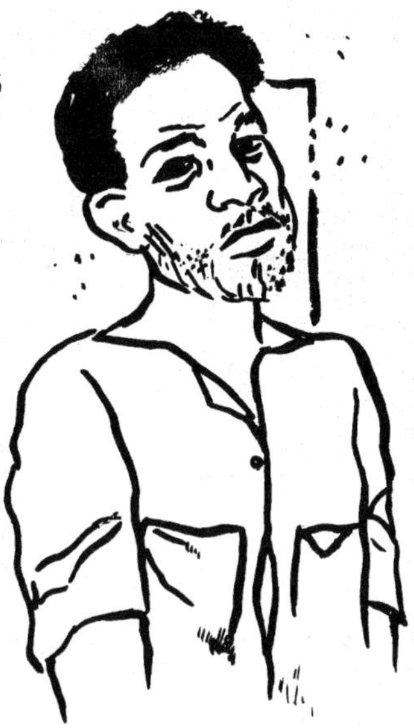

2.7 நேர்காணலை நடத்துவது எப்படி?

உங்களிடம் ஆலோசனை கேட்டு வருபவர் தன்னுடைய உணர்வுகளையும் நோய்க்குறிகளையும் பற்றி உங்களுடன் விவாதிக்கும்போது, இயல்பாக உணரும் விதத்தில் நீங்கள் அவர்களுக்கு உதவ சில குறிப்புகள் கீழே கொடுக்கப்பட்டுள்ளன:

- உங்களிடம் சிகிச்சைக்காக வந்துள்ளவரிடம், உங்களை அறிமுகம் செய்துகொள்ள வேண்டும். சிலர் குழம்பலாம் அல்லது சந்தேகப்படலாம். தொழில் ரீதியாக உங்கள் பங்கைப் பற்றித் தெளிவாக எடுத்துக் கூறி, அவருடைய அண்மைக் கால உடல்நலத்தைப் பற்றி நீங்கள் பேச விரும்புவதாகச் சொல்ல வேண்டும்.
- உங்களை அவர் புரிந்துகொள்ளும் விதத்திலும் அவரோடு ஓர் இணக்கமான நட்பை ஏற்படுத்திக் கொள்ளும் விதத்திலும், அண்மைக் கால நிகழ்வு போன்ற ஒரு பொது விஷயத்தைப் பற்றி பேசத் தொடங்குவதுடன் உங்கள் நேர்காணலை ஆரம்பிக்கலாம். நோயாளி நலப் பணியாளரோடு இணைத்துத் தன்னை அடையாளம் காணும்போது, எடுத்துக்காட்டாக, ஒரே மொழியைப் பேசுபவராகவோ அல்லது ஒரே பகுதியில் வாழ்பவராகவோ இருக்கும் பட்சத்தில், வெளிப்படையாகத் தன் சொந்த விஷயத்தைப் பற்றி விவாதிக்கத் தயாராக இருப்பார்.
- மற்றொருவருடைய இடத்தில் நாம் இருந்தால் எப்படி உணர்வோம் என்பதைக் கற்பனை செய்து பார்ப்பதே ஒத்துணர்வு (empathy) ஆகும். ஒருவருடைய நோய்க்குறிகளையும் அவருடைய சமூகச் சூழலையும் குடும்பச் சூழலையும் புரிந்துகொள்வது என்பது அவருடைய நோய்க்குக் கவனமாகச் சிகிச்சை அளிக்க உதவுவதுடன் அவர் உங்களோடு இயல்பாகப் பழகிப் பேசவும் உதவும்.
- உங்களைக் கலந்தாலோசிக்க வருபவர் அனைவரிடமும் சில முக்கியக் கேள்விகளைக் கேட்க வேண்டும். சாதகமான பதில் உங்களுக்குக் கிடைக்கும்போது, மேலும் நுணுகி மதிப்பிட, பிரிவு 2.5இல் தரப்பட்டுள்ள பட்டியலைப் பயன்படுத்திக்கொள்ளுங்கள்.

- மனநோயின் முக்கிய வகைகளையும் அதற்கான நோய்க்குறிகளையும் நினைவில் வைத்திருப்பது உங்களுக்கு எப்போதும் உதவியாக இருக்கும் (☞ பிரிவு1.3). நீங்களாகக் கேட்காவிட்டால், தங்கள் உணர்ச்சி தொடர்பான பிரச்சினைகளை மனநோயால் பாதிக்கப்பட்டவர்களில் பலர் வெளிப்படையாக உங்களோடு விவாதிக்கத் தயாராக இருக்க மாட்டார்கள் என்பதால் மேற்சொன்னது மிகுந்த முக்கியத்துவம் பெறுகிறது.

- நேரமாகிவிட்டது என்பது போன்ற பாவனையை நீங்கள் வெளிக்காட்டக் கூடாது; எடுத்துக்காட்டாக, அடிக்கடி உங்கள் கைக்கடிகாரத்தில் நேரத்தைப் பார்க்கக் கூடாது. ஒருவரின் பிரச்சினையைப் புரிந்துகொண்டு உரிய சிகிச்சையைப் பரிந்துரைக்க அதிகபட்சம் பத்து நிமிடங்கள்தான் ஆகும் என்பதை நினைவில் கொள்ள வேண்டும். இதற்கு மேலும் நீங்கள் நேரத்தைச் செலவழித்தால் மிகவும் நல்லது.

- உறவினர்கள் அருகில் இல்லாதபோது நோயாளிக்குப் பேச வாய்ப்பு அளியுங்கள். ஒருவர் மனநோயால் பாதிக்கப்பட்டிருக்கிறார் என்பதால் அவர் நம்பத் தகுந்தவர் அல்லர் என்று நினைக்காதீர்கள்.

- அதே நேரத்தில் உறவினர்களோடும் கலந்து பேசுங்கள். மனநோய்க்கு ஆளானவர்களில் சிலர், தங்களுக்கு இந்தப் பிரச்சினை இருக்கிறது என்பதையே ஒத்துக்கொள்ள மறுப்பார்கள். சிலருக்குத் தங்களுடைய நடத்தை இயல்பாக இல்லை என்பதே தெரியாது. ஒருவரைப் பற்றி மருத்துவ ரீதியாக முடிவெடுக்கத் தேவையான முக்கியத் தகவல்களை உறவினர்களும் நண்பர்களும்தான் பெரும்பாலான நேரங்களில் அளிக்கிறார்கள்.

- நேர்காணலின்போது நோயாளியை நேரடியாகப் பார்த்துப் பேசுங்கள். நோயாளியின் கண்ணை நேரடியாகப் பார்த்துப் பேசுவது என்பது தான் சொல்வதை மருத்துவர் ஆர்வத்தோடு கேட்கிறார் என்ற நம்பிக்கையை ஏற்படுத்தும்.

- முடிந்த அளவுக்கு நோயாளியோடு தனித்து இருக்க முயற்சி செய்யுங்கள்; எப்போதுமே கூட்டமாக இருக்கும் மருத்துவமனையில் இதற்கு வாய்ப்பு இல்லாமல் போகலாம். மனநோயாளியின் தனிப்பட்ட பிரச்சினைகளைப் பற்றி விவாதிக்கும்போது, அறையில் உள்ள மற்றவர்களின் காதில் விழாத அளவுக்கு மெதுவாகப் பேசலாம். இதற்கு மாற்றாக, கூட்டம் குறையும்வரை பொறுத்திருக்குமாறு நோயாளியிடம் கூறிவிட்டு, அதன்பிறகு தனியாகப் பேசலாம்.

- பின்னாளில் ஆய்வுக் குறிப்புக்கு உட்படுத்தும் வகையில் முக்கியமான தகவல்களை, குறிப்பாக நோய்க்குறிகள், தற்போது செய்யப்பட்ட நோயுறுதி, நோயாளியின் திருமணப் பிரச்சினைகள் போன்றவற்றைப் பதிவு செய்து வைப்பது நல்லது.

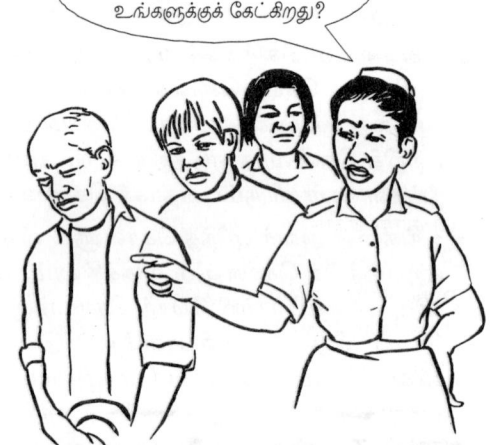

முடிந்தவரையில் நோயாளி தனியாக இருக்கும்போது பேசுங்கள்; நோயாளியின் தனிப்பட்ட பிரச்சினைகளைப் பற்றிப் பேசும்போது, உங்கள் உரையாடல் வேறு யார் காதிலும் விழக் கூடாது.

2.8 நோயுறுதி செய்வது எப்படி?

பொதுச் சுகாதாரச் சூழலில் நோயுறுதி செய்யப்பட வேண்டிய வகைகள் சிலவே உள்ளன. நோயாளிகள் நலப் பணியாளர்களிடம் சொல்வதை வைத்துப் பல்வேறு வகை மனநோய்களை

உறுதி செய்வது எப்படி என்பதை இக்கையேட்டின் இரண்டாவது பகுதி உங்களுக்கு விளக்கும். இந்த இயலில் விவாதிக்கப்பட்டுள்ளதைப் போல மனநலத்தை உறுதி செய்யக் கேட்க வேண்டிய கேள்விகள் பற்றியும் பல்வேறு வகையான மனப்பிறழ்வுகளைப் பற்றியும் நன்றாகத் தெரிந்துவைத்திருங்கள் (☞ பிரிவு 1.3). முதலில் கேள்விகளை உங்கள் சக பணியாளர்களிடம் கேட்டுப் பழக்கப்படுத்திக்கொள்ளுங்கள். நோயுறுதி செய்வது என்பது இரண்டு முக்கியக் காரணங்களுக்காக என்பதை நினைவில் கொள்ளுங்கள்:

- சரியான சிகிச்சையைத் தேர்ந்தெடுக்க உதவும் வகையில்;
- பிரச்சினைக்கான காரணத்தை மக்களிடம் விளக்க உதவும் வகையில்.

2.9 மனநோயை மதிப்பிட வேண்டிய சிறப்புச் சூழல்கள்

சில சிறப்புச் சூழல்களில் நீங்கள் மனநோயை மதிப்பிட வேண்டிய தேவை எழலாம். அவற்றில் பின்வருபவை அடங்கும்:

- வாய்திறந்து பேசத் தயாராக இல்லாதவரை மதிப்பிடுதல்;
- மனநோயோடு கூடுதலாக உடல்நலப் பிரச்சினைகளும் உள்ளவரை மதிப்பிடுதல்;
- தொலைபேசி வாயிலாக ஒருவரை மதிப்பிடுதல்;
- குடும்பத்தினர் உடன் இருக்கும்போது ஒருவரின் மனநோயை மதிப்பிடுதல்;
- ஆக்ரோஷமாக உள்ளவரை மதிப்பிடுதல் (☞ பிரிவு 4.1);
- மனம் குழம்பிய நிலையில் உள்ளவரை மதிப்பிடுதல் (☞ பிரிவு 4.2);
- தற்கொலை செய்துகொள்ளும் எண்ணம் உள்ளவரை மதிப்பிடுதல் (☞ பிரிவு 4.4.);
- மனநலப் பிரச்சினை உள்ள குழந்தைகளை மதிப்பிடுதல் (☞ இயல் 8).

மேற்குறிப்பிடப்பட்டவற்றில் முதல் நான்கு சூழல்கள் கீழே விவாதிக்கப்பட்டுள்ளன. மற்ற நான்கு சூழல்கள் இக்கையேட்டின் பிற பகுதிகளில் விளக்கப்பட்டுள்ளன.

2.9.1 வாய்திறந்து பேசத் தயாராக இல்லாதவரை மதிப்பிடுதல்

சில சமயம் வாயைத் திறந்து பேச விரும்பாதவரை நீங்கள் சந்திக்க நேரலாம். இதற்குப் பல காரணங்கள் இருக்கலாம். மருத்துவமனைக்குத் தன்னை அழைத்துக்கொண்டு வந்து விட்டார்களே என்று கோபமாக இருக்கலாம். நலப் பணியாளரோடு பேசினால் தன்னைப் 'பைத்தியம்' என்று முத்திரை குத்திவிடுவார்களோ என்று பயப்படலாம். உங்களுடைய நோக்கத்தை அவர் சந்தேகக் கண்ணோடு பார்க்கலாம்.

இது போன்ற சூழல்களில் அதிக நேரம் எடுத்துக்கொள்வதே நல்லது. முடிந்தால் மனநோயாளியை ஒரு தனிஅறையில் வைத்து நேர்காணலை நடத்துங்கள். இது சாத்தியம் இல்லாத பட்சத்தில், உங்கள் உரையாடலைக் கேட்க முடியாத தூரத்தில் உறவினர்களை நிற்கச் சொல்லுங்கள். இதனால் நோயாளி தன்னுடைய பிரச்சினைகளை மிகுந்த நம்பிக்கையோடு உங்களிடம் பகிர்ந்துகொள்வார். என்னால் நேரத்தை வீணாக்க முடியாது என்றெல்லாம் சொல்லி நோயாளியை மிரட்டாதீர்கள். அதற்குப் பதிலாக, உன்னுடைய பிரச்சினையைக் கேட்க ஆர்வமாக உள்ளேன் என்ற விதத்தில் வாயே திறக்காத நோயாளியை ஆறுதல்படுத்துங்கள். இதன் பிறகும் அவர் பேச விரும்பவில்லை என்றால், உங்களுக்கு முடிக்க வேண்டிய வேலைகள் இருப்பதாகவும் அவற்றை முடித்துவிட்டு வந்து அவரோடு பேசுவதாகவும் கூறிவிட்டுச் செல்லுங்கள். இப்படிச் செய்வதால் நோயாளிக்குச் சிந்திக்க மேலும் அவகாசம் கிடைக்கும். இதன்மூலம் அவர் மேல் நீங்கள் கொண்டுள்ள அக்கறையும் வெளிப்படும்.

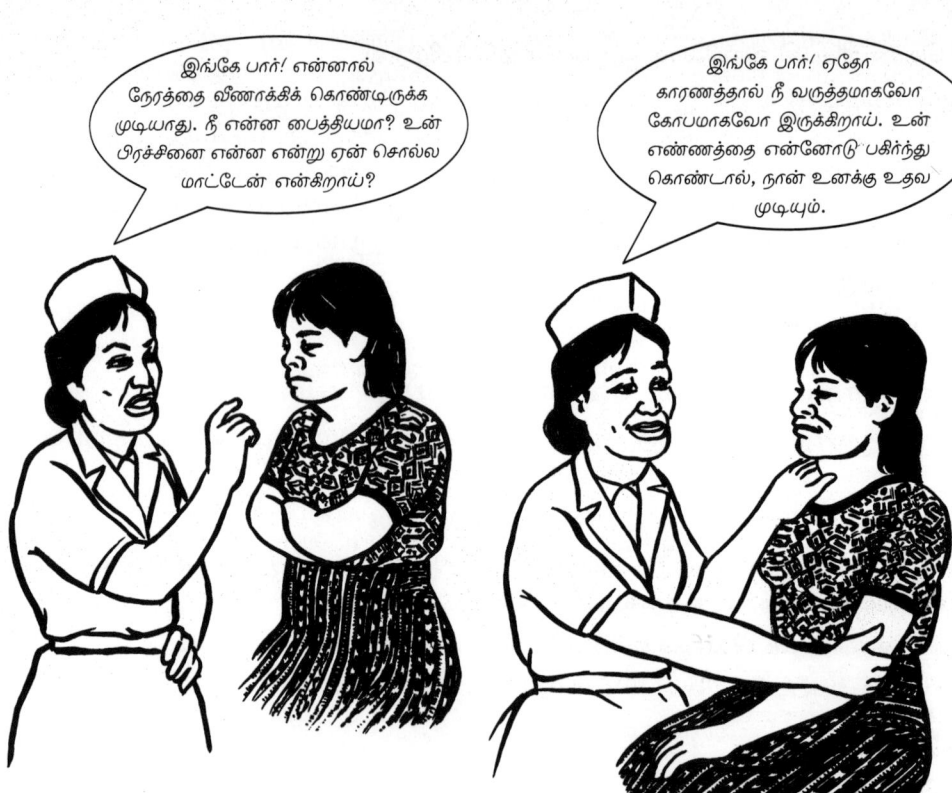

என்னால் நேரத்தை வீணாக்க முடியாது என்றெல்லாம் கூறி அவரை (☞ படம்: இடது) மிரட்டாதீர்கள். அதற்குப் பதிலாக, வாயைத் திறந்து பேச விரும்பாதவரிடம் (☞ படம்: வலது) நம்பிக்கை ஏற்படுத்தும் விதத்தில் அவருடைய பிரச்சினையைப் புரிந்துகொள்வதில் உங்களுக்கு ஆர்வம் உண்டு என்பதை வெளிப்படுத்துங்கள்.

2.9.2 மனநோயோடு கூடுதலாக உடல்நலப் பிரச்சினைகளும் உள்ளவரை மதிப்பிடுதல்

நலப் பணியாளருக்கு நன்கு அறிமுகமான, மனநோய் உள்ள ஒருவர் தலைவலி என்ற புதிய பிரச்சினையோடு வருகிறார் என்று வைத்துக்கொள்வோம். இது மனநோயின் மற்றொரு நோய்க்குறி என்றே பொதுவாக நலப் பணியாளர் கருதிவிடுகிறார். ஆனால், இந்த மனப்போக்கு ஒரு முக்கிய உடல்நலக் கோளாறைக் கவனிக்காமல் விடக்கூடிய ஆபத்தை ஏற்படுத்திவிடும். மனநோய் உள்ளவரின் உடல்நலத்தில் உரிய கவனம் செலுத்த வேண்டியது அவசியம். முறையாக மதிப்பிடாமலும் அவசியமானால் தேவையான பரிசோதனை செய்யாமலும் உடல்நலக் கேட்டைப் புறக்கணிக்கக்கூடாது. மனநோயால் பாதிக்கப்பட்டவர்கள் உடல்நலத்தைப் புறக்கணிக்கிறார்கள் என்பதைக் கவனத்தில் கொள்ள வேண்டும். சில வகை மனநலப் பிரச்சினைகள் உடல்நலத்தோடு நெருங்கிய தொடர்புடையன. மிக முக்கியமான எடுத்துக்காட்டுகளாகப் பின்வருவனவற்றைக் கூறலாம்:

- மதுவுக்கு அல்லது போதைப்பொருளுக்கு அடிமையாக இருத்தல் உடல்நலத்தைக் கடுமையாகப் பாதிக்கும் (☞ இயல் 6);
- வன்செயலுக்கு அல்லது வன்புணர்ச்சிக்கு ஆளாக்கப்பட்ட பெண்கள் (☞ பிரிவு 7.2,7.3);
- பெரும்பாலும் உடல்நலப் பிரச்சினைகளின் காரணமாக உருவாகும் குழம்பிய, கொதிப்புற்ற மனநிலை (☞ பிரிவு 4.2);
- முதியவர்களிடம் காணப்படும் மாறுபட்ட நடத்தை (☞ பிரிவு 4.7);

2.9.3 தொலைபேசி வாயிலாக ஒருவரை மதிப்பிடுதல்

தொலைபேசி வசதி உள்ள இடங்களில் வசிப்போர், தொலைபேசி மூலம் தொடர்புகொண்டு உங்களிடம் ஆலோசனை கேட்கலாம். உண்மையில், இவ்வாறு செய்வது இருவரின் நேரத்தை மிச்சப்படுத்துவதுடன் தேவையில்லாமல் மருத்துவமனைக்கு வருவதையும் தவிர்க்க உதவும். சில சமயம், மனநலம் தொடர்பாக ஒருவர் உங்களைத் தொலைபேசியில் அழைக்கலாம். எடுத்துக்காட்டாக, அழைப்புகள் பின்வரும் காரணங்களுக்காக இருக்கலாம்:

- இறக்க விரும்புகிறவர்;
- உதவி தேவைப்படும் சிறுவர்;
- மிதமிஞ்சிக் குடித்துவிட்டுக் குழம்பிய நிலையில் உள்ளவர்;
- கோபமாகவும் தரக்குறைவாகவும் பேசுபவர்.

தொலைபேசி மூலம் தெளிவில்லாத ஆலோசனை அல்லது உறுதிமொழி அளிப்பதைத் தவிர்க்கவும். தொலைபேசியில் உங்களை அழைப்பவர்களைப் பின்வரும் முறையில் அணுகலாம்:

- பேசுபவரின் பெயர், வயது, முகவரி ஆகியவற்றையும் எந்தத் தொலைபேசியிலிருந்து அழைக்கிறார் என்ற விவரத்தையும் தெரிந்துகொள்ளுங்கள்.
- பிரச்சினை என்ன, பிரச்சினை எப்படித் தொடங்கியது, இப்போது என்ன ஆயிற்று என்பதைக் கேட்டு அறியுங்கள். பேசுபவர் என்ன சூழலை எதிர்கொண்டுள்ளார் என்பதைக் கணிக்க முயலுங்கள்.
- அவர்கள் பேசும் நிலையில் வேறு உறவினர்கள் அல்லது நண்பர்கள் இருக்கிறார்களா என்பதைக் கண்டறியவும். பேசுபவரின் கஷ்டம், வருத்தம், குழப்பம் போன்றவற்றை உங்களோடு பகிர்ந்துகொள்ள ஊக்கப்படுத்துங்கள்.
- ஒருவர் குழம்பிய நிலையில் இருந்தாலோ அல்லது தரக்குறைவாகப் பேசினாலோ, பேசுபவர் தன் எண்ணத்தை மாற்றிக்கொள்ளாவிட்டால் எந்த உதவியும் செய்ய முடியாது என்று விளக்கிக் கூறுங்கள். இதையும் மீறிச் சமாளிக்க முடியாவிட்டால், தொலைபேசியை வைத்துவிடுங்கள்.
- நேருக்குநேர் பேசித்தான் மதிப்பிட முடியும் என்றால் பேசுபவரை மருத்துவமனைக்கு வரச் சொல்லுங்கள்.
- குழந்தைகள் ஆபத்தில் இருந்தால், உடனடியாக உள்ளூர் குழந்தைகள் நல அமைப்பையோ காவல்துறையினரையோ அழைத்துத் தகவல் கொடுங்கள். எங்கு இருக்கிறார்களோ அங்கேயே இருக்குமாறும் அவர்களுக்கு உதவுவதற்கு வந்துகொண்டிருக்கிறார்கள் என்றும் குழந்தைகளிடம் சொல்லுங்கள்.

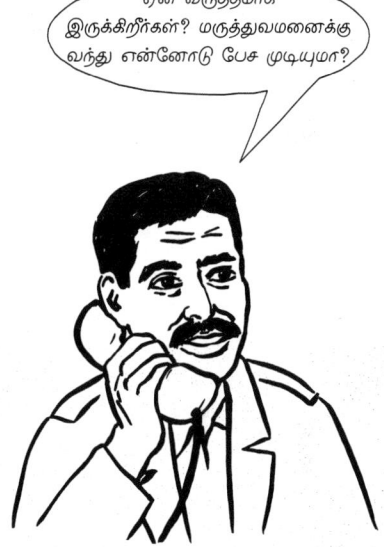

ஏன் வருத்தமாக இருக்கிறீர்கள்? மருத்துவமனைக்கு வந்து என்னோடு பேச முடியுமா?

2.9.4 குடும்பத்தினர் உடன் இருக்கும்போது ஒருவரின் மனநோயை மதிப்பிடுதல்

மனநோய் உள்ளவரின் நோயை மதிப்பிடுவதிலும் சிகிச்சை அளிப்பதிலும் அவருடைய குடும்பம் ஒரு முக்கியப் பங்குவகிக்கிறது. தனியாக உங்களோடு உரையாட மனநோய் உள்ளவருக்கு வாய்ப்பை அளித்தும் அதே சமயத்தில் குடும்பத்தினரைக் கலந்துகொள்ளச் செய்தும் ஒரு சமநிலையைப் பேணுவது நோயை மதிப்பிட உதவும். ஒரு முறையாவது நோயாளியோடு நீங்கள் தனியாகப் பேசியாக வேண்டும் என்பதை ஒரு முக்கியக் கொள்கையாக வைத்துக்

கொள்ளுங்கள். இந்த நேர்காணலின் மூலம், மனநோயால் பாதிக்கப்பட்டவரின் குடும்ப உறவுகள், அவருக்குள்ள மனஅழுத்தம் ஆகியவற்றைப் பற்றி அறிய உங்களுக்கு ஒரு வாய்ப்பு கிடைக்கும். பின்னர் நீங்கள் மற்ற குடும்ப உறுப்பினர்களோடு பிரச்சினை பற்றி விவாதிக்கலாம். இரகசியமாக வைத்துக்கொள்ள வேண்டும் என்று மனநோயாளி உங்களிடம் கூறிய விஷயங்களை, நீங்கள் குடும்பத்தினரோடு விவாதிக்காமல் கவனமாக இருக்க வேண்டும்.

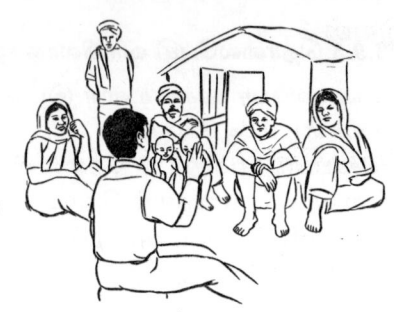

மனநோயால் பாதிக்கப்பட்டவரைப் பற்றிய தகவல்கள் வழங்குவதில் குடும்பத்தினர் முக்கியப் பங்காற்றும் சூழல் சிலசமயம் எழும். எடுத்துக்காட்டாக, கடுமையான மனநோய்க்கு ஆளானவர் அல்லது போதைப்பொருளுக்கு அடிமையானவர்களில் சிலர் நோயைப் பற்றித் தெளிவான அல்லது துல்லியமான தகவல்களைத் தர இயலாமல் இருப்பார்கள். இது போன்ற சூழல்களில், உறவினர்களோடு பேசுவது நோயுறுதி செய்ய உதவியாக இருக்கும். நோயாளியின் உடல்நிலையைக் கண்காணிப்பதிலும் அவர் உரிய சிகிச்சையை எடுத்துக்கொள்ள ஊக்குவிப்பதிலும் உறவினர்கள் குறிப்பிடத்தகுந்த பங்காற்ற முடியும்.

பெட்டிச்செய்தி 2.4. மனநோய் உள்ளவரை மதிப்பிடும்போது நினைவில் கொள்ள வேண்டியவை

- மனநோய் உள்ளவர் பேசுவதற்கு உரிய அவகாசம் அளிப்பதும் அவர் பேசுவதைப் பொறுமையாகக் காதுகொடுத்துக் கேட்பதும் மனநோயை மதிப்பிடத் தேவையான முக்கியக் காரணிகள் ஆகும்.
- பெரும்பாலான மனநோயாளிகளால் தங்கள் பிரச்சினையைப் பற்றிய முழு விவரத்தையும் தெளிவாகவும் முழுமையாகவும் தர இயலும். பயனுள்ள மற்ற தகவல்களை உறவினர்களால் தர முடியும்.
- மதிப்பிடும் வகையில் முறையாக நடத்தப்படும் நேர்காணலே மனநோய்ச் சிகிச்சைக்கான முதல்படி (மற்றும் மிக முக்கியமான) ஆகும்.
- குறிப்பிட்ட சில நலக்குறைகள் தொடர்பான கேள்விகள் கேட்பதன் மூலமே பெரும்பாலான மனநோய்களை உறுதி செய்துவிட முடியும்.
- மனநோய் உள்ளவர்களுக்கு வேறு சில உடல்நலக் கோளாறுகளும் இருக்கலாம்; மனநோய் இருப்பதால் அவருக்கு உடல்நலக்கேடு வராது என்று ஒதுக்கிவிடாதீர்கள்.

மனநோயைக் குணப்படுத்துதல்

ஒரு காலத்தில் மனநோயால் பாதிக்கப்பட்டவர்களைக் காப்பகத்தில் அடைத்து வைத்துத் தரக்குறைவான முறையில் நடத்தினார்கள். மனநலம் பாதிக்கப்பட்டவர்கள் நடந்துகொள்ளும் விதத்தைக் குறைசொல்லி மக்கள் திட்டவும் செய்தார்கள். இன்றும் மனநோயாளிகள் பலர் அவர்களுடைய வீடுகளிலும் சில மனநலக் காப்பகங்களிலும் மனித உரிமை மீறலுக்கு ஆளாகிறார்கள். மனநோயைக் குணப்படுத்தவே முடியாது என்று பலரும் நினைக்கிறார்கள். ஒருவரோடு 'பேசுவ்து' எப்படி 'மருத்துவ' சிகிச்சை என்பதைச் சிலரால் புரிந்துகொள்ள முடியவில்லை.

ஆனால் உண்மை முற்றிலும் மாறானது. பெரும்பாலான மனநோய்களைத் திறம்படக் குணப்படுத்த முடியும். மனநோய் உள்ளவர்களில் பெரும்பாலோர் மருத்துவரைப் போய்ப் பார்ப்பதில்லை என்பதே உண்மையான பிரச்சினை. அப்படியே போய்ப் பார்த்தாலும், பலனளிக்கக் கூடிய சிகிச்சையைப் பெறுவதில்லை அல்லது ஆபத்தான சிகிச்சைக்கு ஆளாகிறார்கள். உடல்நலக் கேட்டுச்கு அளிக்கப்படும் மருந்துகள் போலவே, மனநோய்க்கும் உரிய அளவிலான மருந்துகளை உரிய காலத்துக்கு எடுத்துக்கொண்டால் மட்டுமே பலன் கிடைக்கும். 'பேசுவதன் மூலம்' சிகிச்சை என்பது எப்படி அளிக்கப்படுகிறது, என்ன காரணத்துக்காக அளிக்கப்படுகிறது என்பதைப் பொறுத்து மருத்துவச் சிகிச்சைக்கு ஈடான பலனை அளிக்கும்.

இந்த இயலைப் படிக்கும்போது இரண்டு முக்கியமான விஷயத்தை நினைவில் கொள்ள வேண்டும்:

- இந்தக் கையேட்டில் விளக்கப்பட்டுள்ள அறிவைப் பெறுவதன் மூலமே எந்த ஒரு சுகாதார நலப் பணியாளரும் முழு நம்பிக்கையோடு பெரும்பாலான மனநோய்களுக்குச் சிகிச்சை அளிக்க முடியும். இதனால் மனநோயை உறுதி செய்ய மருத்துவ வல்லுநர் தேவையில்லை என்பது பொருளல்ல. எந்த விதமான சிகிச்சை அளிக்கப்பட வேண்டும் என்பது உங்களுக்குத் தெரியும் என்பதே பொருள்.

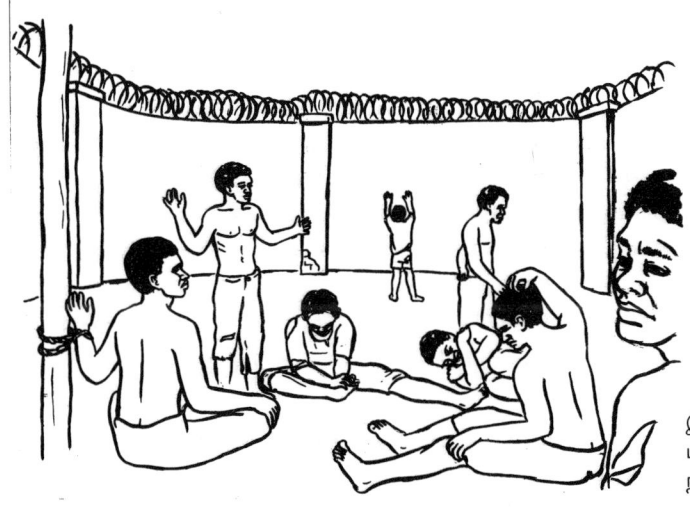

இன்றும் பல இடங்களில் மனநோயாளிகள் மனிதாபிமானம் அற்ற முறையில் நடத்தப்படுகின்றனர்.

• மனநோயைக் குணப்படுத்த பல்வேறு பலனுள்ள வழிகள் உள்ளன. வெவ்வேறு உடல் நோய்க்குறிகளுக்குச் சிகிச்சை அளிப்பதே வழக்கமான மனநோய்ச் சிகிச்சையாக உள்ளது. எடுத்துக்காட்டாக, தூக்கம் வராத பிரச்சினைகளுக்குத் தூக்க மாத்திரையும், களைப்புக்குச் சத்து டானிக்குகளும் வைட்டமின் மாத்திரைகளும், வலிக்கு வலிநிவாரணிகளும் அளித்தல் – நீண்டகால அளவில் இவை எந்தப் பலனையும் அளிப்பதில்லை. உடல்நலக் கோளாறுகளுக்கு அளிப்பது போலவே நோயின் வகையை உறுதி செய்தல், குறிப்பிட்ட சிறப்புச் சிகிச்சை அளித்தல் போன்றவையே மனநோய்க்குச் சிறந்த சிகிச்சைகள் ஆகும்.

3.1 மருந்துகளின் மூலம் சிகிச்சைகள்

3.1.1 மருந்துகளை எப்போது பயன்படுத்த வேண்டும்?

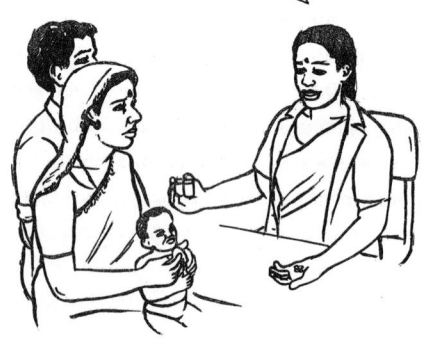

முதலில், மருந்துகளைப் பயன்படுத்த வேண்டுமா என்பதை நீங்கள் முடிவு செய்துகொள்ள வேண்டும். சிலசமயம், மருந்துகளே தேவையில்லை என்பதை நலப் பணியாளர் உணர்ந்தபோதும், அவர் பரிந்துரைக்க வேண்டியிருக்கும் சூழல் உருவாகலாம். ஒருவர் மருந்துகளை எதிர்பார்க்கிறார் என்பதற்காக மட்டுமே மருந்துகளைப் பயன்படுத்தாதீர்கள். நலப் பணியாளரைக் கலந்தாலோசிக்கும் போதெல்லாம் மருந்து வாங்கியே பழக்கப்பட்டுவிட்டதால், சிலர் மருந்துகளைத் தங்களுக்குக் கட்டாயம் பரிந்துரைக்குமாறு எதிர்பார்ப்பார்கள். மருந்துகளோ ஊசியோ எடுத்துக் கொள்வது மட்டும்தான் நோயைக் குணப்படுத்தும் என்று அவர்கள் நம்பலாம். அறிவுத்திறன், வாழ்க்கை முறை மாற்றங்கள், உணர்வுபூர்வமான ஆதரவு போன்றவையும் நோயைக் குணப்படுத்துவதில் முக்கியப் பங்காற்ற முடியும் என்பதை அவர்கள் அறிந்திருக்கமாட்டார்கள். இந்தச் சந்தர்ப்பத்தைப் பயன்படுத்திக்கொண்டு, நீங்கள் அவர்களுக்கு அறிவூட்டத் தவறினால், தேவையில்லாத மருந்துகளைப் பரிந்துரைத்து, நோயாளியின் பிரச்சினை தீர மேலும் அதிக காலம் தேவைப்படும். தொடர்ந்து இதே நபர் உங்களிடம் மருந்து வாங்க அடிக்கடி வந்து, உங்கள் நேரத்தை மிகுதியாக எடுத்துக்கொள்ள நேரும்.

இதற்கு நேர்மாறாக, சிலர் மருந்து சாப்பிடவே தயங்குவார்கள். மருந்துகளை உட்கொள்ளாத தற்குப் பல்வேறு காரணங்களையும் சாக்குகளையும் சொல்வார்கள். மருந்து எடுத்துக்கொள்ளாத தற்கான பொதுவான காரணம் அறியாமையே.

மனநோய்க்கு மருந்து அளிப்பது ஆபத்தானது என்று நலப் பணியாளர்கள் சிலர் கருதலாம். வெவ்வேறு மனநோய்க்கு வெவ்வேறு விதமான மருத்துவச் சிகிச்சைகள் உள்ளன. சில பொது விதிகளை நீங்கள் கட்டாயம் கடைப்பிடிக்க வேண்டும் (☞ பெட்டிச்செய்தி 3.1). இவற்றை நீங்கள் முறையாகப் பின்பற்றினால், மற்ற மருந்துகளைப் போலவே, மனநோய்க்கான மருந்துகளும் பாதுகாப்பானவை என்பதை நீங்கள் அறிந்துகொள்வீர்கள். மருந்துகளால் மட்டுமே குணப்படுத்தக் கூடிய ஒரு நோயால் ஒருவர் பாதிக்கப்பட்டிருக்கிறார் என்பதை நன்றாக அறிந்தும், மருந்துகளைப் பரிந்துரைக்காத பெரிய தவறை மட்டும் செய்துவிடாதீர்கள்.

அனுபவத்தின் அடிப்படையில் கூறும்போது, பின்வரும் மனநோய்கள் மருந்துகள் உட்கொள்வதால் குணமடையும்:

• மனச்சிதைவு, தீவிர மனவெழுச்சித் தளர்ச்சி நோய், தீவிர உளநோய் (acute psychoses) போன்றவற்றையும் உள்ளடக்கிய பல மனநோய்கள் (☞ இயல் 4);

- பொதுவான மனநோய்கள், குறிப்பாக ஒரு மாதத்துக்கும் மேலாக ஒருவருக்கு இருந்து, அதனால் அவருடைய அன்றாடப் பணிகள் கடுமையாகப் பாதிக்கப்பட்டால்(இயல் 5);
- நெருக்கமான உறவினரை இழந்துவிடுவதால் ஏற்படும் அமைதியின்மை, உணர்வெழுச்சி போன்ற மனஅழுத்தத்துக்குக் காரணமாகும் சூழல்கள் (☞ இயல் 7).

பெட்டிச்செய்தி 3.1. மனநோய்க்கான மருந்துகளைப் பயன்படுத்துவதில் மேற்கொள்ள வேண்டிய வரிசைமுறை.

- மனநோய் வகையை இனம்காண முயலுங்கள். நோய்க்குறிகளை அறிந்து வைத்திருப்பது சிகிச்சையை எளிதாகத் தேர்ந்தெடுக்க உதவும்
- மனநோய் வகையைப் பொறுத்து, மருந்து அளிக்க வேண்டுமா என்று முடிவு செய்யவும்.
- குறிப்பிட்ட மருந்தைத் தேர்ந்தெடுக்க இயல் 3.1.2 இல் உள்ள வழிமுறைகளைப் பின்பற்றவும்.
- மருந்தை எவ்வாறு சாப்பிட வேண்டும், எவ்வளவு காலம் சாப்பிட வேண்டும் என்பதை நோயாளிக்கு விளக்கமாகக் கூறவும்.
- பின்விளைவுகளைத் தவிர்க்க, ஆரம்பத்தில் குறைவான அளவில் மருந்தைக் கொடுங்கள். படிப்படியாக உரிய அளவை எட்டும் வரையில் மருந்தின் அளவை அதிகரித்துக்கொள்ளவும்.
- பெரும்பாலான மனநோய் மருந்துகள் பாதுகாப்பானவை என்றாலும் ஏதாவது பக்கவிளைவு உருவாகிறதா என்று கவனித்து வரவும்.
- அதிகபட்ச மருந்தளவை மீறி எப்போதும் பரிந்துரைக்காதீர்கள்.
- சில மருந்துகளை (எ.கா: மனச்சோர்வுநீக்கிகள்) குறைந்த காலத்துக்கும், சில மருந்துகளை (எ.கா: தூக்க மாத்திரைகள்) நீண்ட காலத்துக்கும் பரிந்துரைக்காதீர்கள்.
- முன்பு எழுதித் தந்த மருந்தையே தொடர்ந்து சாப்பிட அறிவுறுத்தாதீர்கள். ஒருவர் தொடர்ந்து பல ஆண்டுகளாக ஒரே மருந்து சாப்பிடுவதை அறிய நேர்ந்தால் அவர் உடல்நிலையைப் பரிசோதியுங்கள்.
- ஒரு மருந்தின் பொதுவான வணிகப்பெயர்கள், விலை போன்றவற்றை நன்றாக அறிந்து வைத்திருக்கவும். இந்தத் தகவல்களுக்கான இடம் பகுதி 4இல் தரப்பட்டுள்ளது.

3.1.2 எந்த மருந்துகளைப் பயன்படுத்தலாம்?

அடுத்ததாக எந்த வகை மருந்தைப் பயன்படுத்துவது என்பதைத் தீர்மானிக்க வேண்டும். மனநோய்க்கு நான்கு பெரும் பிரிவு மருந்துகள் உள்ளன:

- மனச்சோர்வு எதிர்ப்பு மருந்துகள் (மனச்சோர்வுநீக்கிகள்);
- பதற்றநோய் எதிர்ப்பு மருந்துகள் (பீட்டா பிளாக்கர்ஸ் உட்பட பதற்றநோய்க்கான மருந்துகள்);
- கடும் உளப்பிறழ்வைக் குணப்படுத்த அளிக்கப்படும் மனநோய் எதிர்ப்பு மருந்துகள் (antipsychotic medications);
- தீவிர மனவெழுச்சித் தளர்ச்சி நோயைக் கட்டுப்படுத்தும் மருந்துகள்.

சிலசமயம் எந்த வகை மனநோய் என்று நோயுறுதி செய்வதைப் பொறுத்தும் மருந்து அளிப்பது மாறுபடலாம். எனவே, பொதுவான உளப்பிறழ்வுக்குச் சிகிச்சை அளிக்க மனச்சோர்வு நீக்கிகள் (antidepressants) பயன்படுத்தலாம். சில வேளைகளில் நோய்க்குறிகளுக்குத் தகுந்தாற் போல் மருந்துகள் அளிக்கலாம். எனவே, நோய்க்குறிகள் எப்படி இருந்தாலும், ஒருவருக்கு நல்ல தூக்கம் வர தூக்க மாத்திரைகள் பரிந்துரைக்கப்படலாம். இது போலவே, பல வகை மனநோய்கள், மனவளர்ச்சிக் குறைபாடு ஆகியவற்றால் உருவாகும் மாறுபட்ட நடத்தைக்குச் சிகிச்சை அளிக்க மனநோய் எதிர்ப்பு மருந்துகளைப் பயன்படுத்தலாம். குறிப்பிட்ட வகை மனநோய்க்கு என்ன மருந்துகள் அளிக்க வேண்டும் என்பதற்கான வழிகாட்டும் நெறிமுறைகள் கீழே கொடுக்கப்

பட்டுள்ளன. மருந்துகளின் வணிகப்பெயர், விலை, அளிக்க வேண்டிய அளவு, அதனால் ஏற்படும் பக்கவிளைவுகள் போன்ற தகவல்களைப் பகுதி 4இல் காணலாம்.

மனச்சோர்வுநீக்கிகள்

இந்த மருந்துகள் மனச்சோர்வுக்கும் பதற்றநோய்க்கும் பயன்படுத்தப்படுகின்றன. மருத்துவத்தால் விளக்க முடியாத உடல்நலக் கோளாறுகளான களைப்பு, தூக்கமின்மை ஆகியவை மனச்சோர்வாலும் பதற்றநோயாலும் உருவாகலாம். மேலும், பேரச்சம் (panic disorder), ஆட்டுவிக்கும் எண்ணப் பிறழ்வு (OCD), அதீத பயங்கள் (phobias) போன்றவற்றுக்கும் இந்த மருந்துகளைப் பயன்படுத்தலாம். மதுப்பழக்கம் அல்லது மனச் சிதைவு போன்ற மனநோய்களோடு கூடுதலாக மனச்சோர்வும் காணப்பட்டால் மனச்சோர்வுநீக்கிகளை (Antidepressants) அளிக்கலாம்.

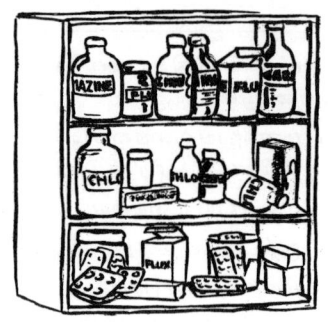

மனச்சோர்வு நீக்கிகளில் மூன்று முக்கிய வகைகள் உள்ளன:

- இமிபிரமைன், அமிட்ரிப்டிலின், நோரிமிபிரமைன், நோர்ட்ரிப்டிலின், டோதிபின், டெசிபிரமைன் போன்றவை டிரைசைக்கிளிக் மனச்சோர்வுநீக்கிகள்;
- ஃபுளுவோக்ஸடின், செர்ட்ராலின், ஃபுளுவோக்ஸமைன் போன்ற செரோடோனின் தூண்டிகள்;
- வென்லாஃபேக்ஸின், பரோக்செடின், புயூப்புரோபயான், சிடாலோபுராம் போன்ற புதிய மருந்துகள்.

மனச்சோர்வுநீக்கிகளை நீங்கள் பரிந்துரைக்கும்போது சில விஷயங்களைக் கவனத்தில் கொள்ள வேண்டும்:

- மனச்சோர்வுநீக்கிகள் உரிய பலனை அளிக்க மூன்று அல்லது நான்கு வாரங்கள் ஆகலாம்.
- நோய் திரும்ப வராமலிருக்க குறைந்தது ஆறு மாதங்களுக்குச் சிகிச்சையைத் தொடர வேண்டும்.
- உரிய அளவு மருந்து அளித்தால் மட்டுமே மருந்து செயல்படும்.
- டிரைசைகிளிக் வகை மனச்சோர்வுநீக்கிகள் அரைமயக்க நிலைக்கு உள்ளாக்கும்; மதுவைத் தவிர்க்க வேண்டும் என்பதை நோயாளியிடம் கூறுங்கள்.
- பக்கவிளைவுகள் குறைந்த காலத்துக்கு மட்டுமே காணப்படும். பக்கவிளைவுகள் இருந்தாலும் தொடர்ந்து மருந்து சாப்பிட நோயாளியை ஊக்குவியுங்கள்.
- புரோஸ்டேட் சுரப்பி வீங்கியிருந்தாலோ அல்லது கிளாகோமா (Glaucoma) இருந்தாலோ அவர்களுக்கு டிரைசைகிளிக் வகை மருந்துகள் கொடுப்பதைத் தவிர்க்கவும்.
- செரோடோனின் தூண்டி மருந்துகளால் வெகு சில பக்கவிளைவுகளே தோன்றினாலும், இந்த வகை மருந்துகளின் விலை மிக அதிகம்.

கவலைநீக்கி மருந்துகள்/பதற்றநோய்க்கான மருந்துகள் (Anti-anxiety medicines)

இந்த மருந்துகள் 'தூக்க மாத்திரைகள்' என்றும் அழைக்கப்படுகின்றன. இவற்றில் டையசிபாம், நைட்ரசிபாம், லோராசிபாம், குளோனசிபாம், அல்ப்ரஸோலாம், ஆக்சஸிபாம் போன்றவை அடங்கும். இவை தூக்கம் தொடர்பான பிரச்சினைகளுக்கும் பதற்றநோய்க்கும் பயன்படுத்தப் படுகின்றன. இவற்றைப் பரிந்துரைக்கும்போது நீங்கள் சில விஷயங்களைக் கவனத்தில் கொள்ள வேண்டும்:

- நோயாளி மது அருந்தக்கூடாது;

- கருவுற்றிருக்கும் பெண் பிரசவக் காலத்தை நெருங்கும் நிலையில் அவளுக்கு இந்த மருந்துகளைக் கொடுக்கக்கூடாது;
- இந்த மருந்தை எடுத்துக்கொள்பவர்கள், தொடர்ந்து இதையே சார்ந்திருக்கும் நிலை ஏற்படலாம் என்பதால் நான்கு வாரத்துக்குமேல் பரிந்துரைக்கக்கூடாது; இதையே ஒரு பொது விதியாகக் கடைப்பிடியுங்கள்(☞ பிரிவு 6.3).

பீட்டா தடுப்பான்கள் (Beta-blockers)

பொதுவாக இரத்த மிகை அழுத்தத்துக்கும் இதயம் தொடர்பான கோளாறுகளுக்கும் இந்த மருந்துகள் பயன்படுத்தப்படுகின்றன. இவற்றில் கடுமையான பதற்றநோய்க்கான நோய்க்குறி களை (எ.கா: கை நடுக்கம், படபடப்பு) கட்டுப்படுத்த புரோபனலால் உதவும் என்பது கண்டறியப் பட்டுள்ளது. இந்த மருந்துகளைப் பரிந்துரைக்கும்போது இரண்டு விஷயங்களை நினைவில் வைத்திருக்க வேண்டும்:

- சுவாசம் தொடர்பான பிரச்சினை, இதயச் செயலிழப்பு உள்ளவர்களுக்கு இந்த மருந்துகளைக் கொடுக்கக்கூடாது;
- பிரசவத்துக்கு முந்தைய நிலையில் உள்ள பெண்ணுக்குக் கொடுக்கக்கூடாது.

மனநோய் எதிர்ப்பு மருந்துகள்

மனநோய் எதிர்ப்பு மருந்துகளில் பல வகைகள் உள்ளன. அவற்றை எளிதாகப் பின்வருமாறு வகைப்படுத்தலாம்:

- குளோர்புரோமஸின், தயோராடஸின், டிரைஃபுளூவோபெரஸின், ஹாலோபெரிடால் போன்ற பழைய மனநோய் எதிர்ப்பு மருந்துகள்;
- ஓலான்ஸபைன், குளோஸபைன், ரிஸ்பெரிடோன் போன்ற புதிய மனநோய் எதிர்ப்பு மருந்துகள்.

பொதுவிதியாக, பழைய மனநோய் எதிர்ப்பு மருந்துகளை எடுத்துக்கொள்வது பல பக்கவிளைவுகளை ஏற்படுத்தினாலும் புதிய மருந்துகளோடு ஒப்பிடும்போது இவற்றின் விலை மிகவும் குறைவு.

கடுமையான மனப்பிறழ்வுகளுக்கு சிகிச்சை அளிக்கவும் அவர்களை அமைதிப்படுத்தவும் இந்த மனநோய் எதிர்ப்பு மருந்துகள் பயன்படுத்தப்படுகின்றன. எனவே, மாறுபட்ட நடத்தை உள்ள மனவளர்ச்சிக் குறைபாடு உள்ளவர்களுக்கும் மூப்புமறதிக்கும்கூட இந்த மருந்துகளை அளிக்கலாம்.

இந்த மருந்துகளைப் பரிந்துரைக்கும்போது பின்வருபவற்றைக் கவனத்தில் வைத்திருக்க வேண்டும்:

- இந்த மருந்துகள் முழுப் பலனை அளிக்க பல வாரங்கள் ஆகலாம்.
- குறைந்த கால அறிதிறன் பிறழ்வுகள் (Brief psychoses) ஏற்படும்போது, இரண்டு வார காலத்துக்குப் பிறகு மருந்தைக் கொஞ்சம்கொஞ்சமாகக் குறைத்துக்கொள்ளலாம். நோய்க்குறிகள் மீண்டும் தோன்றினால், முழுமையான அளவுக்கு மருந்து அளிக்கப்பட வேண்டும்; மூன்று மாத காலத்துக்குப்பின் மறுபடியும் மருந்தைக் கொஞ்சம்கொஞ்சமாகக் குறைத்துக்கொண்டே வரலாம்.
- மனச்சிதைவுக்குக் குறைந்தபட்சம் ஓராண்டு காலம் சிகிச்சை அளிக்கப்பட வேண்டும். (பெரும்பாலான நோயாளிகளுக்கு இன்னும் அதிக காலம் சிகிச்சை தேவைப்படலாம்.)
- தீவிர மனவெழுச்சிக்கு நோய்க்குறிகள் முழுமையாக மறையும் வரையில் சிகிச்சை அளிப்பதோடு, மேலும் மூன்று மாத காலத்துக்குச் சிகிச்சையைத் தொடர வேண்டும். இதே சிகிச்சைக் காலத்தில், மீண்டும் நிகழ்வுகள் (episode)வராமல் இருக்க வேறு வகை மருந்தைத் தர வேண்டும்(பின்வரும் பகுதியைப் பார்க்க).

- பொதுவாகப் பக்கவிளைவுகள் இருந்தாலும், பெரும்பாலோருக்கு மிகக் குறைந்த அளவிலேயே இருக்கும்.
- பரிந்துரைத்த அளவிலிருந்து கொஞ்சம் குறைத்து மருந்து எடுத்துக்கொள்வது பக்கவிளைவுகளின் பாதிப்பை குறைத்துக்கொள்ள உதவும்.
- நடுக்கம், விறைப்பு போன்ற பக்கவிளைவுகளைக் குறைக்க புரோசைக்கிளிடின் அல்லது பென்ஸ்ஹெக்சால் பயன்படுத்தலாம். பக்கவிளைவுகள் குறைவாக இருக்கும் என்பதற்காக, எல்லா நோயாளிகளுக்கும் இந்த மருந்துகளை அளிக்கலாம் என்று மனநல மருத்துவர்கள் ஆலோசனை கூறுகிறார்கள். எனவே இவை மருந்து இணக்கத்தை மேம்படுத்த உதவலாம்.
- கடுமையான தசை இறுக்கத்துக்கு (எ.கா: கழுத்து இறுக்கம்) புரோசைக்கிளிடின் அல்லது பென்ஸ்ஹெக்சால் ஊசியைப் பயன்படுத்தலாம்.

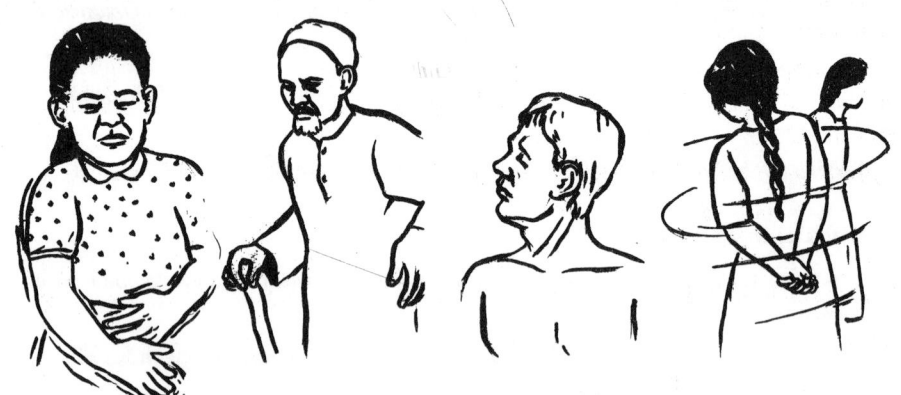

நடுக்கம் என்பது வேகமான இயக்கம், குறிப்பாகக் கைகளில்.

ஒருவர் உடம்பு முழுதும் இறுக்கமாக அல்லது விறைப்பாக இருப்பதைப் போல உணரலாம். இதனால் நடப்பது கூட சிரமமாகிவிடும்.

தலைபோன்ற உடல் உறுப்பு, திடீரென அசைவதே தசை இயக்கக் குறை (டிஸ்டோனியா) எனப்படும்.

ஒருவர் அமைதியற்றும் ஒரு இடத்திலும் உட்காராமல் அலைந்து கொண்டே இருப்பதே செயலாற்ற இயலாநிலை அகதிசியா) ஆகும்.

மனநோய் எதிர்ப்பு மருந்துகளை எடுத்துக்கொள்வதால் ஏற்படும் பக்கவிளைவுகள் (மேலே காட்டப் பட்டுள்ளன) மற்றும் அதைக் குறைப்பதற்கான நடவடிக்கைகள் (கீழே காட்டப்பட்டுள்ளன):

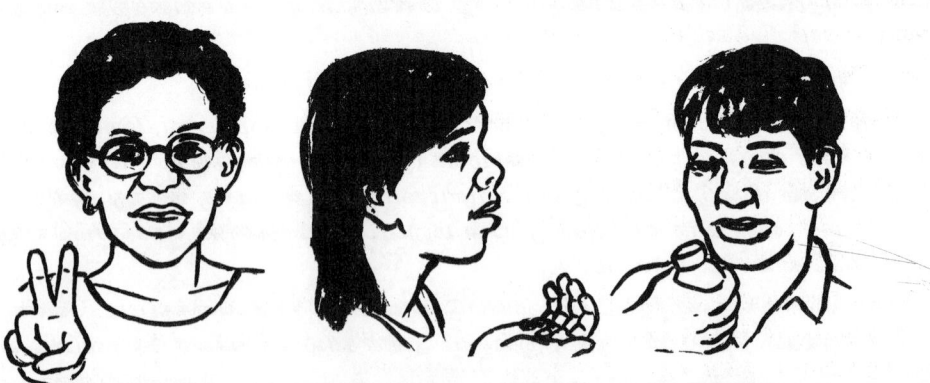

உட்கொள்ளும் மருந்தின் அளவைக் குறைக்கவும்.

அல்லது பக்கவிளைவுகளைக் குறைப்பதற்கான மருந்தை பயன்படுத்திப் பார்க்கவும்.

அல்லது தற்போது சாப்பிடும் மனநல மருந்தை நிறுத்திவிட்டு வேறு மருந்து சாப்பிடவும்.

தீவிர மனவெழுச்சித் தளர்ச்சிப் பிறழ்வு (இருதுருவப் பிறழ்வு) வராமல் தடுப்பதற்கான மருந்துகள்

நோய் மீண்டும் தாக்காமல் தடுக்கப் பிரத்தியேக மருந்துகள் உள்ள ஒரே மனநோய், தீவிர மனவெழுச்சித் தளர்ச்சிப் பிறழ்வு ஆகும். இந்த மூன்று மருந்துகளில் ஒன்றைப் பயன்படுத்தலாம்:

- லித்தியம் கார்பொனேட்
- சோடியம் வால்புரோயேட்
- கார்பமஸிபைன்

இந்த மருந்துகளில் ஒன்றை நீண்ட காலத்துக்கு (பொதுவாகக் குறைந்தது இரண்டு ஆண்டுகள்) எடுத்துக்கொள்ள வேண்டிவரும்; இந்த மருந்துகளைச் சாப்பிடுபவரின் இரத்தத்தில் மருந்தின் அளவு எந்த அளவுக்கு உள்ளது என்பதைக் கண்காணிக்க வேண்டும். இந்த மருந்துகளைப் பரிந்துரைக்கலாமா என மனநல வல்லுநர்தான் முடிவு செய்ய வேண்டும். நோயாளியின் இரத்தத்தில் மருந்தின் அளவைக் கண்டறியும் பரிசோதனை வசதி இல்லையென்றால், லித்தியம் கார்பொனேட் மருந்தைப் பயன்படுத்தக்கூடாது. இரத்தப் பரிசோதனைக் கூடம் இல்லாத நிலையில் லித்தியம் மருந்துக்குப் பதிலாக சோடியம் வால்புரோயேட் அல்லது கார்பமஸிபைன் பயன்படுத்துவது பாதுகாப்பானது. கருவுற்றிருக்கும் பெண்ணுக்கு மேற்கண்ட மருந்து எதுவுமே கொடுக்கப்படக் கூடாது.

3.1.3 நோயாளியிடம் எந்த முன்னேற்றமும் இல்லையென்றால் என்ன செய்வது?

நோயாளியிடம் எந்த முன்னேற்றமும் காணப்படவில்லை என்றால் அதற்கான காரணம் கீழ்க்காணும் ஒன்றாக இருக்கலாம்:

- **ஒழுங்காக மருந்து சாப்பிடாமை.** பரிந்துரைச் சீட்டில் எழுதப்பட்டுள்ள மருந்தின் அளவையும் சாப்பிட வேண்டிய வேளைகள் அல்லது காலத்தையும் நோயாளி சரியாகப் புரிந்துகொண்டாரா என்பதை உறுதி செய்துகொள்ள வேண்டும். ஓரளவுக்கு மனநலம் நன்றாக ஆனவுடன், இனி மருந்து சாப்பிடத் தேவையில்லை என்று நினைத்துக்கொண்டு முறையாக மருந்து சாப்பிடுவதை நோயாளி கைவிடலாம். மருந்துக்கு அடிமையாகிவிடுவோமா என்று நோயாளி கவலைப்படுவது மருந்தை நிறுத்த ஒரு காரணமாக அமையலாம். பக்கவிளைவுகளின் காரணமாகக்கூட நோயாளி மருந்தை நிறுத்திவிடலாம். (கீழே பார்க்கவும்).

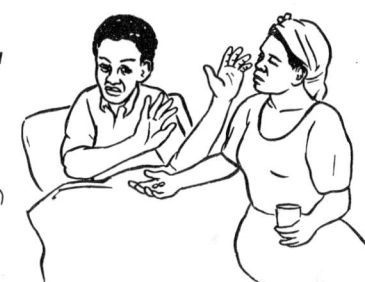

சிலர் மருந்து சாப்பிட மறுப்பார்கள்

- **உரிய அளவு மருந்து எடுத்துக்கொள்ளாமை.** ஆரம்பத்தில் குறைந்த அளவிலேயே மருந்து பரிந்துரை செய்யப்பட்டால் பலன் தெரியாமல் போகலாம்; ஏனென்றால் மனச்சோர்வு நீக்கிகள் குறைவான அளவில்தான் தொடக்கத்தில் தரப்படுகின்றன.
- **நீண்ட காலத்துக்கு மருந்து எடுத்துக்கொள்ளாமல் இருத்தல்.** மீண்டும், மனச்சோர்வுநீக்கிகளுக்கு இது முக்கியமாகப் பொருந்தும். மருத்துவர் பரிந்துரைத்த அதே அளவு மருந்தைக் குறைந்தது இரண்டு வாரங்கள் சாப்பிட்டால்தான் இந்த மருந்தின் முழுப் பலன் தெரியும்.

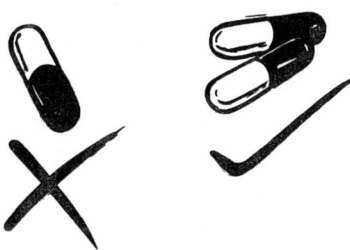

மருத்துவர் பரிந்துரைத்த அதே அளவு மருந்தைச் சாப்பிட வேண்டும்.

- **தவறாக நோயுறுதி செய்தல்.** மனச்சோர்வால் பாதிக்கப்பட்டவர்கள் அல்லது சில நேர்வுகளில் உளநோயால் பாதிக்கப்பட்டு ஆக்ரோஷமாக நடந்துகொள்பவர்கள் சோர்வாகவும்

தனித்திருக்கவும் விரும்புவார்கள். ஆக்ரோஷமாக இருப்பவர்களுக்கு மனச்சோர்வுநீக்கிகள் எந்தப் பலனையும் அளிக்காது. குறைந்தபட்சம் ஒருமாத காலத்துக்கு நீங்கள் பரிந்துரைத்த மருந்துகளை முழுமையான அளவு நோயாளி உட்கொண்டுள்ளார் என்பதைத் தெரிந்துகொண்ட பிறகு நீங்கள் மீண்டும் நோயுறுதி செய்ய விரும்பினால் பரிசோதனை மேற்கொள்ளுங்கள்.

மேற்கண்ட நடவடிக்கைகளைக் கையாண்ட நிலையிலும் நோயாளியிடம் எந்த முன்னேற்றமும் இல்லாவிட்டால், அருகிலுள்ள சிறப்பு மனநலச் சிகிச்சை மையத்துக்கு நோயாளியை அனுப்புவது பற்றித் தீர்மானியுங்கள்.

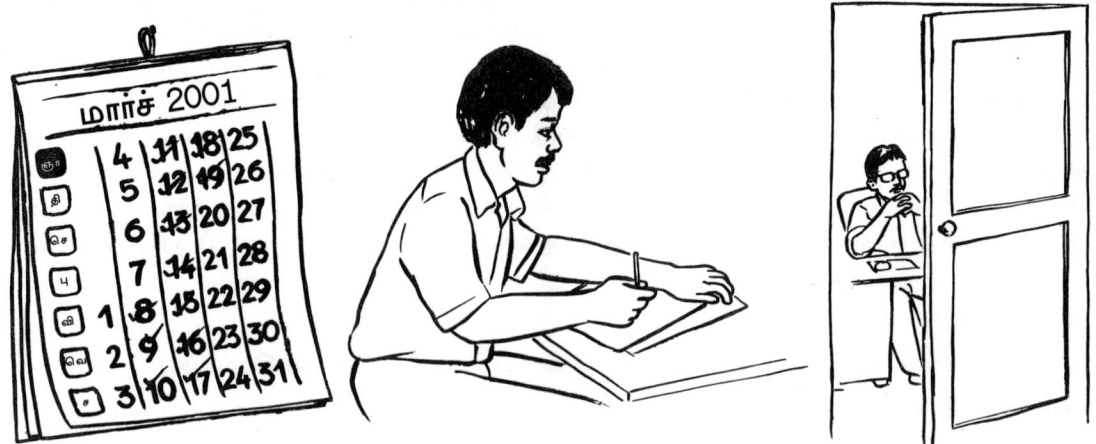

உரிய காலம் வரையில் மருந்துகளை எடுத்துக்கொள்ள வேண்டும்.

நோயாளிகளிடம் எந்த முன்னேற்றமும் இல்லாவிட்டால் மீண்டும் நோயுறுதி செய்யலாம்.

நோயாளியை மனநல வல்லுநரிடம் அனுப்புவது குறித்துத் தீர்மானியுங்கள்

3.1.4 பக்கவிளைவுகள் இருந்தால் என்ன செய்வது?

முதலில், நோயாளி கூறும் குறைகள் அல்லது கோளாறுகள் எல்லாம் பக்கவிளைவுகள்தானா என்பதை உறுதி செய்துகொள்ளுங்கள். எடுத்துக்காட்டாக, மருந்து சாப்பிடத் தொடங்கிய திலிருந்தே களைப்பாக இருப்பதாக ஒரு பெண் கூறலாம்; அவரிடம் பொறுமையாகக் கேள்வி கேட்டால், மருந்து சாப்பிடத் தொடங்குவதற்கு முன்பே நோயின் விளைவாகக் களைப்பு இருப்பதை அறிய வரலாம். இதுபோன்ற சூழலில், நோயாளிக்குப் புரியும் விதத்தில் இதைச் சுட்டிக்காட்டுங்கள். உளநோய்க்கான மருந்துகளால் உண்டாகும், பொதுவான பக்கவிளைவு களை நினைவில் வைத்துக்கொள்ளுங்கள்; நோயாளி கூறும் கோளாறுகள் இவற்றோடு பொருந்தாவிட்டால், அதற்கான மற்ற காரணங்களை ஆராயுங்கள்.

ஒருவருக்குப் பக்கவிளைவுகள் நிச்சயம் இருக்கின்றன என்பதை உறுதி செய்துவிட்டால், உங்களுக்குமுன் பின்வரும் தேர்ந்தெடுப்புகள் (ஆப்சன்ஸ்) உள்ளன:

- **பக்கவிளைவுகள் தாங்கிக்கொள்ளக் கூடியவையா?** பெரும்பாலான மருந்துகள் பக்கவிளைவுகளை ஏற்படுத்தினாலும், அவற்றில் மிகுதியானவை தாங்கிக்கொள்ளக் கூடியவையாகவும் சிறிது காலத்துக்கு மட்டுமே பாதிக்கக்கூடியவையாகவும் இருக்கும். பக்கவிளைவால் எவ்வளவு பாதிப்பு உள்ளது என்று நோயாளியிடம் கேளுங்கள். பொதுவாக, மருந்தின் பலன் சீக்கிரம் தெரியக்கூடியதாக இருந்தால், எங்களால் பக்கவிளைவுகளைத் தாங்கிக்கொள்ள முடியும் என்பதே அவர்களின் பதிலாக இருக்கும்.

- **மருந்தின் அளவைக் குறைக்கலாமா?** சிலசமயம் சாப்பிடும் மருந்தின் அளவில் கொஞ்சம்

குறைக்கலாம்; இதனால் நோய் மோசமாகும் அளவுக்குப் போகாமல், பக்கவிளைவுகளில் லேசான மாற்றம் இருக்கும்.

- **ஒரு மருந்துக்குப் பதிலாக வேறு மருந்து தரலாமா?** ஒரே உளநோய்க்குப் பலவகை மருந்துகள் உள்ளன. ஒரு மருந்து தாங்கிக்கொள்ள முடியாத அளவுக்குப் பக்கவிளைவுகளை ஏற்படுத்தினால், வேறு மருந்தை மாற்றிப் பார்க்கலாம்.
- **மருந்து எடுத்துக்கொள்வது அவசியமா?** சிலருக்கு தொடர்ந்து மருந்து எடுத்துக்கொள்ள வேண்டிய தேவை இருக்காது. எனவே மருந்து சாப்பிடுவதை நிறுத்தச் சொல்லிவிட்டு, அவர்கள் நலமாக இருக்கிறார்களா என்பதை அறிந்துகொள்ள ஒரு வாரம் கழித்து வரச்சொல்லுங்கள்.

3.1.5 மனநோயைக் குணப்படுத்தும் சிகிச்சையில் எப்போது ஊசி தேவை?

மனநோயைக் குணப்படுத்தும் சிகிச்சையில் ஊசிபோட வேண்டிய தேவை மிகக் குறைவாக எழும் (☞ பெட்டிச்செய்தி 3.2). அவசியம் எழுந்தால் ஒழிய, ஊசி மருந்து பயன்படுத்தாமல் இருப்பது நல்லது. வைட்டமின் குறைபாடு காரணமாக இல்லாமல், பொதுவாக மனநோயின் விளைவாகக் களைப்பும் பலவீனமும் இருக்கும் என்பதால், இதற்காக யாருக்கும் தேவையில்லாமல் வைட்டமின் ஊசி போடாதீர்கள்.

அடுத்த பக்கத்தில் உள்ள படங்கள் எப்படி ஊசி போட வேண்டும் என்பதற்கான வழிமுறைகளை விளக்கும்.

3.1.6 மருந்துகளின் விலை

பழைய மருந்துகளைவிடப் புதிதாக வந்துள்ள பல மனநோய் எதிர்ப்பு மருந்துகளினால் பல நன்மைகள் உள்ளன; குறிப்பாகச் சொல்லப்போனால் புதிய மருந்துகளால் குறைவான பக்கவிளைவுகளே இருக்கும் என்பதோடு மருத்துவ ரீதியாகச் சிறப்பான பலன்களைப் பெற முடியும். இருப்பினும் அவற்றின் விலை அதிகம் என்பது ஒரு பெரிய தடையாக அமைகிறது. மருந்தின் விலையோடு ஒப்பிடும்போது, பக்கவிளைவுகள் முக்கியமல்ல என்று கருதும் நிலையில் நோயாளி உள்ளார் என்றால், அவருக்கு எந்த மருந்தைப் பரிந்துரைப்பது என்பதை நீங்கள் கவனமாகத் தீர்மானிக்க வேண்டும். உங்கள் ஊரில் விற்கும் பல்வேறு மனநோய் எதிர்ப்பு மருந்துகளின் விலையைக் குறித்து வைத்துக்கொண்டால், உங்களிடம் வரும் நோயாளிக்கு

பெட்டிச்செய்தி 3.2. மனநோய்ச் சிகிச்சைக்கான ஊசி மருந்துகள்

ஆக்ரோஷமாகவோ அடக்க முடியாதபடியோ இருந்து வாய்வழியாக மருந்து சாப்பிட மறுப்பவர்களுக்குக் கீழக்காணும் ஊசி மருந்துகளில் ஒன்றைச் செலுத்தலாம்:

- டையசிபாம் 5-10 மி.கி தசையில் அல்லது நேரடியாக இரத்தக்குழாய் மூலம் மிகவும் மெதுவாக செலுத்தவும்.
- ஹாலோபெரிடால் 5-10 மி.கி தசைவழி ஊசி
- குளோர்புரோமஸின் 25-100 மி.கி தசைவழி ஊசி

மனச்சிதைவு நோய் இருந்து ஒழுங்காக மருந்து சாப்பிடாமல் அடிக்கடி நோய்வாய்ப்படும் நபருக்கு (மனநல மருத்துவரிடம் கட்டாயம் அனுப்புங்கள்) பின்வரும் ஊசி மருந்துகளில் ஒன்றைப் பயன்படுத்தலாம்:

- ஃபுளுபெனஸின் டெகானோயேட் 25-75 மி.கி. நான்கு வாரங்களுக்கு ஒருமுறை
- ஃபுளுபென்திக்ஸோல் டெகோனோயேட் 25-200 மி.கி. நான்கு வாரங்களுக்கு ஒருமுறை
- ஹாலோபெரிடால் டெகானோயேட் 25-700 மி.கி. நான்கு வாரங்களுக்கு ஒருமுறை
- சுக்லோபென்திக்ஸோல் டெகானோயேட் 100-400 மி.கி. நான்கு வாரங்களுக்கு ஒருமுறை

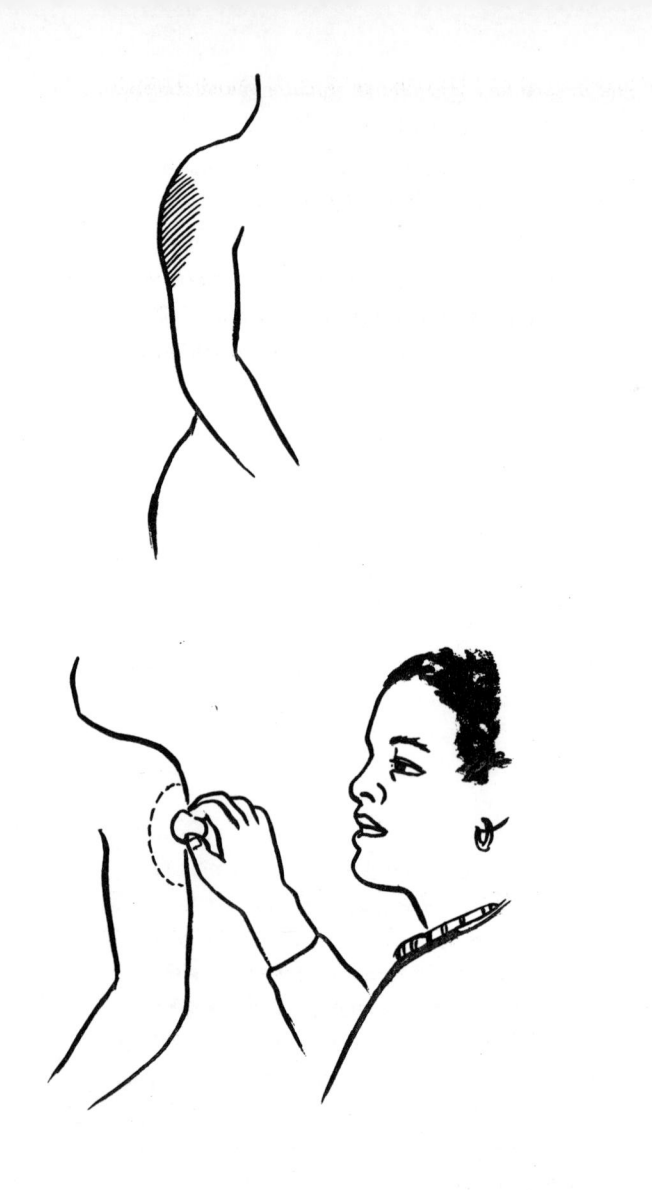
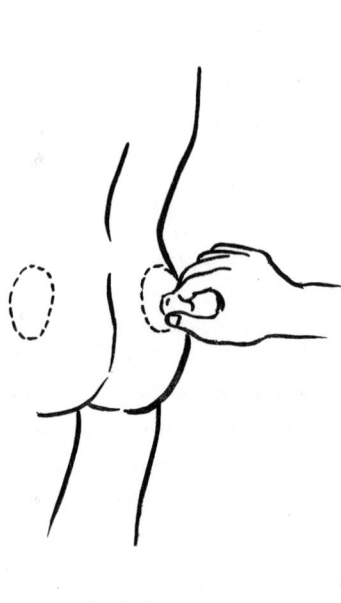
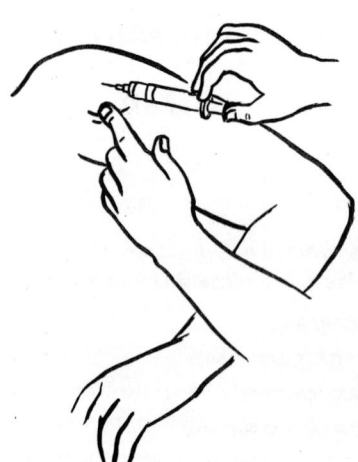

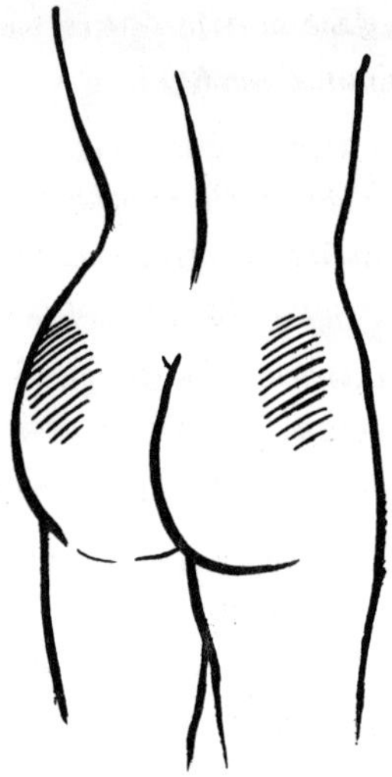

மேல்கை அல்லது பிட்டத்தின் சதைப் பகுதியில் ஊசி போடவும்.

நோயாளி முதல் முறையாக இந்த ஊசி போட்டுக்கொள்பவராக இருந்தால், மருந்தின் நான்கில் ஒரு பகுதியைச் சோதனை செய்யும் விதமாக முதலில் போட்டுப் பாருங்கள்.

ஊசிபோடப்போகும் இடத்தை நன்றாகத் துடைத்துச் சுத்தப்படுத்துங்கள்.

ஒரு மணி நேரத்தில் ஒவ்வாமைக்கான விளைவுகள் ஒன்றும் இல்லாவிட்டால், மீதி மருந்தை நோயாளிக்கு ஊசி மூலம் செலுத்தலாம்.

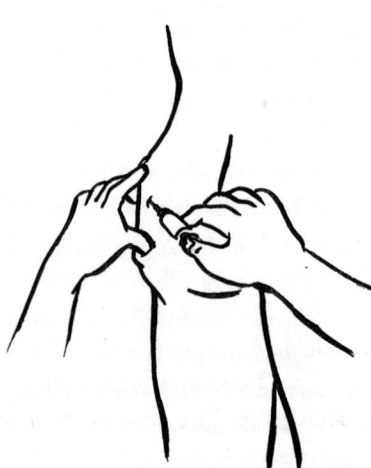

ஏற்ப நீங்கள் சரியான மருந்துகளைப் பரிந்துரைக்கலாம்; இதற்கான இடம் இயல் 11இல் விடப்படடுள்ளது.

3.1.7 நோயாளி மருந்து சாப்பிடுவதை எவ்வாறு உறுதி செய்துகொள்வது?

மக்களுக்கு வந்துள்ள மனநலக் கோளாறு மற்றும் மருந்துகள் பற்றி அவர்களுக்குப் புரியவைப்பதே நீங்கள் செய்ய வேண்டிய முக்கியக் காரியம் ஆகும். சில முக்கியக் கருத்துகள்:

- உடல்நலக்கோளாறு போலவே மனநலக் கோளாறுகளும் எவ்வாறு நோய்க்குறிகளை உருவாக்குகின்றன என்பதையும் மருந்துகள் எவ்வாறு அவற்றைக் குணப்படுத்தும் என்பதையும் நோயாளிக்கு விளக்கிக் கூறவும்.
- மருந்து எடுத்துக்கொள்வதை ஊக்குவிக்க (நோயாளியின் அனுமதியுடன்) குடும்பத்தினரை ஈடுபடுத்துங்கள்.
- தொடக்கத்தில் குறைவான அளவு மருந்தும், படிப்படியாக அதிகரித்து உரிய அளவு மருந்தும் நோயாளி சாப்பிடப் பரிந்துரைப்பது பக்கவிளைவுகளின் பாதிப்பைக் குறைக்கும்.
- மனநலத்துக்குச் சாப்பிடும் மருந்துகளின் பலன் தெரிய கொஞ்ச காலம் ஆகும் என்பதை நோயாளிக்கு விளக்கிக் கூறுங்கள் (எடுத்துக்காட்டாக, மனச்சோர்வுநீக்கிகள் எடுத்துக் கொண்டால் அதன் குணம் தெரிய குறைந்தது இரண்டு வாரங்கள் ஆகும்).
- நோயாளி குணமடைவதற்கான அறிகுறிகள் தெரியத் தொடங்கும்வரை, குறைந்தபட்சம் வாரம் ஒரு முறையாவது நோயாளியை நீங்கள் பார்க்க வேண்டும்.
- பக்கவிளைவுகள் தொடர்ந்தால், முன்பு (☞ இயல் 3.1.4) தரப்பட்டுள்ள வழிமுறைகளைப் பின்பற்றவும்.
- ஒரு நாளைக்குக் குறைந்தபட்சம் எத்தனை வேளை மருந்து சாப்பிடலாமோ, அதையே நோயாளிக்குப் பரிந்துரை செய்யுங்கள். (எடுத்துக்காட்டாக, பெரும்பாலான மனச்சோர்வு நீக்கிகள் போன்ற மனநோய் எதிர்ப்பு மருந்துகளை ஒருவேளை சாப்பிட்டால் போதும்).
- நோயாளி உங்களைக் கலந்தாலோசித்து எவ்வளவு நாட்கள் ஆகிறது என்பதைக் கணக்கிட்டால், மருந்துப் பட்டியில் அல்லது பாட்டிலில் எவ்வளவு மாத்திரைகள் எஞ்சியிருக்கின்றன என்பதை எண்ணிப்பார்த்து, நோயாளி மாத்திரையை ஒழுங்காகச் சாப்பிட்டிருக்கிறாரா என்பதைச் சரிபார்க்கலாம்.

3.2 பேச்சுச் சிகிச்சையும் கலந்தாலோசனையும்

'முறையான' உடல்நலம் என்பது 'சும்மா பேசுவது' என்பதையும் மீறி ஈடுபடுத்துவதாக இருக்க வேண்டும் என்று சில நலப் பணியாளர்கள் கருதுகின்றனர். நோயாளியிடம் பேசுவதை ஒரு சிகிச்சையாக ஏற்றுக்கொள்ள முடியுமா என்றே பலர் சந்தேகம் கொள்கின்றனர். இதன் காரணமாகவே, தங்களிடம் வரும் அனைத்து நோயாளிகளுக்கும் நலப் பணியாளர்கள் மருந்து தருகின்றனர்; அதுபோலவே மருத்துவமனைக்குச் செல்லும் அனைத்து நோயாளிகளும் தங்களுக்கு மருந்து தரப்பட வேண்டும் என்று விரும்புகின்றனர். சிலர் தங்களுக்கு ஊசி தேவை என்றும் கூறுவார்கள். ஆரோக்கியமாக இருப்பதற்கான சிகிச்சை எடுத்துக்கொள்வது பற்றி நிலவும் சில சந்தேகங்களையும் பாரம்பரிய நம்பிக்கைகளையும் நாம் தெளிவுபடுத்திக் கொள்வது மிகவும் முக்கியம்.

பேச்சுச் சிகிச்சை என்பதே 'கலந்தாலோசனை' என்று பொதுவாகக் குறிப்பிடப்படுகிறது. 'கலந்தாலோசனை' (counselling) என்ற சொல் பல்வேறு பொருளில் பயன்படுத்தப்படுகிறது என்பதோடு இது வெவ்வேறு மக்களுக்கு வெவ்வேறு பொருளைத் தருகிறது. இவ்வாறாக, எந்தவித முறையான பயிற்சியும் இல்லாத பொறுப்புள்ள ஒரு மனிதர் நொந்துபோன நிலையில்

உள்ள தன் நண்பர்களுக்கு ‘கலந்தாலோசனை’யை வழங்க முடியும். இது போன்ற கலந்தாலோசனையின்போது, ஆலோசனை அளிப்பவர்கள் தங்கள் உள்ளுணர்வையும் அறிவையும் அடிப்படையாகக் கொண்டு செயலாற்றுகிறார்கள். இந்த அணுகுமுறையில் பல சாதகங்கள் இருந்தாலும், ஒவ்வொருவரும் தனித்துவமான வழிமுறைகளைப் பின்பற்றுவதால், மற்றவர்கள் கற்றுக்கொண்டு பயன்படுத்தும் ‘சிகிச்சையாக’ அமைவதில்லை. உண்மையில் ‘கலந்தாலோசனை’ என்பது வெறுமனே நண்பரோடு பேசிக்கொண்டிருப்பதையும் மீறிய சிகிச்சை முறையாகும். இவ்வாறு கூற இரண்டு முக்கியக் காரணங்கள் உள்ளன:

- கலந்தாலோசனை அளிப்பதற்கே ஒரு வழிமுறை உள்ளது. எல்லா கலந்தாலோசனை வழிமுறைகளும் ஏன் ஒருவருக்கு மனநோய் உள்ளது என்பதையும் அதற்கான தீர்வுகளை எப்படி அணுகுவது என்பதையும் விளக்கும் கொள்கையின் அடிப்படையில் அமைந்தவை.
- உதவி தேவை என்று அணுகுபவர்களுக்கே நலப் பணியாளர்களால் கலந்தாலோசனை வழங்கப்படுகிறது. இப்படிப்பட்ட சூழலில், ஆலோசனையும் ஆறுதலும் அளிக்கப்படும் போது, அதற்கே ஒருவரைக் குணப்படுத்தும் சக்தி கிடைக்கிறது. கலந்தாலோசனை என்பது ஆர்வமும் திறந்த மனமும் உள்ள எந்தவொரு நலப் பணியாளரும் எளிதில் கற்றுக்கொள்ளக் கூடிய ஒரு திறன்.

மனநோய் உள்ளவர்களுக்குக் கலந்தாலோசனை உதவுகிறது என்பதற்கு ஆதாரங்கள் உள்ளன. அதே நேரத்தில், மருத்துவச் சிகிச்சைக்குப் ‘போட்டியாக’ கலந்தாலோசனையைக் கூற முடியாது. மக்களுக்குப் புரியவைப்பதையும் ஆறுதல் அளிப்பதையும் கலந்தாலோசனையின் முக்கியக் கூறாக நீங்கள் கருதினால், உங்களைப் பார்க்க வரும் அனைத்து நோயாளிகளுக்கும் நீங்கள் கலந்தாலோசனை வழங்கலாம். எல்லோரும் தங்கள் நோயைப் பற்றி அறிந்துகொள்வது நல்லதுதானே. உங்கள் உதவியைப் பெற்று ஒரு நோயாளி திருப்தி அடைவதற்கும், அப்படித் திருப்தி இல்லாமல் வேறு ஒரு நலப் பணியாளரைப் பார்க்கப் போவதற்கும் இடையே உள்ள வேறுபாட்டுக்குப் ‘புரியவைத்தல்’ என்ற செயல்பாடு காரணமாகிறது.

சில உளவியல் சிகிச்சையின் வகைகளில் அடங்கும் ‘பிரச்சினையைத் தீர்த்தல்’ (கீழே பார்க்கவும்) போன்ற எளிமையான, பயனுள்ள உத்திகளைப் பல்வேறு வகையான மருத்துவச் சூழலில் பயன்படுத்தலாம். எனவே, உங்களிடம் சிகிச்சைக்கு வரும் நோயாளிகள் அனைவரிடமும், அவர்களின் நலப் பிரச்சினை எதுவாக இருந்தாலும், கலந்தாலோசனை செய்வதை ஒரு பொது விதியாகக் கொள்ள வேண்டும். சில நேர்வுகளில், எல்லாவற்றுக்கும் மேலாக மருந்துகள் அளிப்பதையும் நீங்கள் கடைப்பிடிக்கலாம்.

குறிப்பிட்ட உளநோய்ச் சிகிச்சையை மட்டும் திறம்படப் பயன்படுத்த வேண்டிய மனநோய்கள் சில உள்ளன. குறிப்பாக, பொது மனப்பிறழ்வுகளும் மது அல்லது போதைப்பொருளுக்கு அடிமையாக இருத்தலும் இவற்றில் அடங்கும். சிகிச்சையின் ஒரு பகுதியாகக் கலந்தாலோசனை செய்யும்போது படிப்படியாகக் கடைப்பிடிக்க வேண்டிய வழிமுறைகள்:

- உறுதி அளியுங்கள்;
- விளக்கமாக எடுத்துக்கூறுங்கள் / விளக்கம் கொடுங்கள்;
- இளைப்பாறும் பயிற்சியும் மூச்சுப் பயிற்சியும் அளியுங்கள்;
- குறிப்பிட்ட நோய்க்குறிகள் பற்றி ஆலோசனை வழங்குங்கள்;
- பிரச்சினையைத் தீர்க்கும் திறனைக் கற்றுக்கொடுங்கள்.

கீழே தரப்பட்டுள்ள விவாதங்கள் பொதுவாக மனப்பிறழ்வுகளைக் கருத்தில் கொண்டாலும், இதில் கூறப்பட்டுள்ள பல கொள்கைகள் பொதுப் பயனுக்கு உதவும்.

3.2.1 உறுதி அளியுங்கள்

பதற்றநோயாலும் மனச்சோர்வாலும் பாதிக்கப்பட்டவர்களைப் ‘பைத்தியம்’ *(மென்டல்)* அல்லது

'நரம்புத் தளர்ச்சிக்கு ஆளானவர்' (நியூரோடிக்) என்று நலப் பணியாளர்கள் பொதுவாக ஒதுக்கி விடுகின்றனர். இவ்வாறு கூறுவது அவர்களுக்கு 'உண்மையான' மருத்துவப் பிரச்சினை எதுவும் இல்லை என்று கருதுவது போலாகும். 'உங்களுக்கு எந்தப் பிரச்சினையும் இல்லை' என்று கூறும் தவறை நீங்கள் செய்யாமல் இருப்பது முக்கியம். உண்மையாகச் சொல்லப்போனால், அவர்களுக்கு ஏதோ பிரச்சினை உள்ளது. தாங்கள் ஏதோ ஒரு கடுமையான உடல்நலக் கோளாறினால் பாதிக்கப்பட்டிருப்பதாகப் பலர் கவலைப்படுகின்றனர். இது அவர்களை மேலும் பதற்றத்துக்கும் துக்கத்துக்கும் ஆளாக்குகிறது. எனவே, கடும் மனஅழுத்தத்துக்கு உள்ளாக்கக்கூடிய நோய்க்குறிகளால் அவர்கள் பாதிக்கப்பட்டிருக்கிறார்கள் என்பதை நீங்கள் புரிந்துகொண்டீர்கள் என்பதை உறுதியாக நோயாளியிடம் கூறுங்கள்; ஆனால் இந்த நோய்க்குறிகள் உயிருக்கு அச்சுறுத்தலையோ அல்லது பயங்கரமான நோயையோ ஏற்படுத்தாது என்றும் ஆறுதல் சொல்லுங்கள். தற்போது உள்ள கோளாறு பொதுவாகக் காணப்படக் கூடியது என்று உறுதியளிப்பதோடு நோய்க்கான காரணத்தையும் அதற்கான சிகிச்சையையும் நோயாளிக்கு விளக்கமாகக் கூறுங்கள்.

3.2.2 விளக்கம் அளியுங்கள்

பிரச்சினையின் தன்மை பற்றி நோயாளியிடம் விளக்கிக்கூறுவது என்பது நோய்க்குறிகளுக்கான காரணம் பற்றியும் வேறு சந்தேகங்களைத் தெளிவுபடுத்திக் கொள்ளவும் அவருக்கு உதவும். ஏதோ ஒரு காலகட்டத்தில் உடல்நலமில்லாததற்கான நோய்க்குறிகளை எல்லாருமே அனுபவிக்க நேரிடும் என்பதை எளிமையான சொற்களில் முதலில் விளக்குங்கள். நேர்வு 1.1இல் சொல்லப்பட்டுள்ள வனிதாவை உதாரணமாய் எடுத்துக்கொள்வோம். (அது வலதுபுறத்தில் தரப்பட்டுள்ளது).

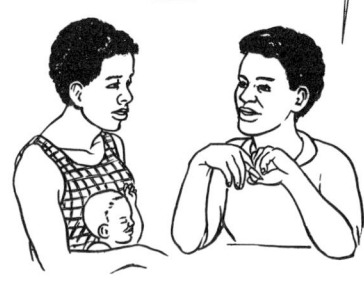

பல பெண்கள் பிரசவத்துக்குப் பிறகு அவ்வப்போது வலியையும் சிரமத்தையும் உணர்வதுண்டு. உண்மையில், களைப்பும் உறக்கமில்லாமல் உணர்வதும் பொதுவாகக் காணப்படக் கூடிய பிரச்சினைகள். சிலர் சோகமாகவும் பிறந்த குழந்தையின் மேல் எந்த ஆர்வம் இல்லாமல் இருப்பதும் உண்டு.

பிறகு நோயாளி உங்களிடம் குறிப்பிட்டுச் சொல்லிய நோய்க்குறிகளில் கவனம் செலுத்தலாம். அந்த நோய்க்குறி எப்படித் தொடங்கியிருக்கலாம் என்பதற்கான காரணம் உங்களுக்குப் புரிந்தால், நீங்கள் மேலும் அவருக்கு விளக்கம் அளிக்கலாம். எடுத்துக்காட்டாக, நேர்வு 1.2.இல் ரீட்டாவிடம் இவ்வாறு சொல்லலாம்:

'ஒருவர் மனஅழுத்தத்தோடு அல்லது நிலைகுலைந்து அல்லது ஒன்றைக்குறித்து மகிழ்ச்சியற்று இருந்தால், அவருக்குத் தூக்கம் இல்லாத பிரச்சினை, வலி, கவலைகள் போன்றவை இருக்கும். கடந்த ஒரு மாத காலமாக நீங்கள் சோர்வாகவும் வருத்தத்தோடும் இருந்திருக்கிறீர்கள். உங்கள் கணவர் இறந்து, உங்கள் குழந்தைகளும் ஊரைவிட்டுப் போய்விட்டால் நீங்கள் மனஅழுத்தத்துக்கு உள்ளாயிருக்கிறீர்கள். நீங்கள் மனச்சோர்வால் பாதிக்கப்பட்டிருக் கிறீர்கள். இது சோம்பேறித்தனத்தின் காரணமாகவோ அல்லது மனநோயாலோ அல்ல. நம் சமூகத்தில் பலரையும் பாதிக்கும் பிரச்சினை இது. நீங்கள் கூறிய பிரச்சினைகள் அனைத்தும் உணர்வு பூர்வமான பாதிப்பால் ஏற்பட்டவைதான்.'

அல்லது நேர்வு 1.3 அடிப்படையில் ரவியை உதாரணத்துக்கு எடுத்துக்கொள்வோம்:

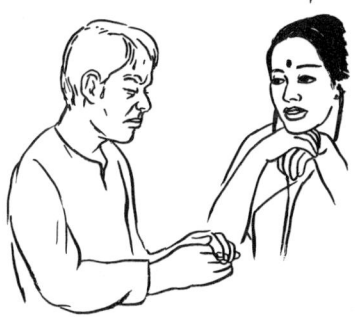

நீங்கள் பதற்றத்தோடு இருக்கும்போது இயல்புக்கும் மாறாக வேகமாகச் சுவாசிக்கிறீர்கள். விரைவாகச் சுவாசிக்கும்போது உங்கள் உடலில் ஏற்படும் மாற்றங்கள் காரணமாக உங்கள் இதயம் வேகமாகத் துடிக்கிறது; இதனால் ஏதோ பயங்கரமான ஒன்று நமக்கு நிகழ போகிறது என்று நீங்கள் பயந்து போகிறீர்கள்.

‘பதற்றத்தின் காரணமாகவே உங்களுக்கு மூச்சுவிடுவதில் சிரமம், கிறுகிறுப்பு, வேகமான இதயத்துடிப்பு, அதீத பயம் போன்ற நோய்க்குறிகள் தோன்றியுள்ளன. இது சாதாரணப் பிரச்சினைதானே தவிர பயங்கர நோய்க்கான அறிகுறிகள் அல்ல. உண்மையில், நீங்கள் பதற்றத்தோடு இருப்பதால் அல்லது ஏதோ ஒன்றை நின்னத்துக் கவலைப்படுவதாலேயே ஏற்படுகிறது. நீங்கள் பதற்றமாக இருக்கும்போது இயல்புக்கும் மாறாக வேகமாகச் சுவாசிக்கிறீர்கள். நீங்கள் வேகமாகச் சுவாசிக்கும்போது உங்கள் உடலில் ஏற்படும் மாற்றங்கள் காரணமாக நமக்கு ஏதோ பயங்கரமாக நடக்கப்போகிறது என்று பீதியடைகிறீர்கள். உங்கள் சுவாசத்தைக் கட்டுப்படுத்தியிருந்தாலேயே, பதற்றம் உங்களைத் தாக்காதவாறு விரைவாக நிறுத்தியிருக்கலாம். உங்கள் நண்பன் இறந்துபோன அதிர்ச்சியான நிகழ்வின் காரணமாக ஏற்பட்ட கவலையே இதற்குக் காரணம். இது யாருக்கு வேண்டுமானாலும் நிகழலாம் என்பதோடு இது பைத்தியம் பிடிப்பதற்கான அறிகுறி அல்ல.’

அல்லது நேர்வு 1.4இல் கூறப்படும் மைக்கேலைப் பார்ப்போம்:

‘சரியான தூக்கம் இல்லாமை, காலையில் எழுந்ததும் உடல்நலம் இல்லாமல் உணர்தல், வயிற்றில் எரியும் உணர்வு போன்ற பிரச்சினைகள் எல்லாமே நீங்கள் அதிகமாகக் குடிப்பதால் ஏற்படுகின்றன. போதைப் பழக்கத்துக்கு அடிமையாகிவிட்டதால் நீங்கள் நாள் முழுதும் குடிக்க வேண்டும் என்ற நிலைமைக்கு உள்ளாக்கப்பட்டுள்ளீர்கள். இதன் காரணமாகவே நீங்கள் காலையில் கண் விழிக்கும்போதே நலமில்லாததைப் போல உணர்கிறீர்கள்: மதுவைக் குடிக்காமல் இருப்பதால் ஏற்படும் பின்விளைவுகள் இவை. காலையில் எழுந்ததும் குடித்துவிட்டால் நன்றாக இருப்பதாக உணர்கிறீர்கள். மது அருந்துவதில் கட்டுப்பாடு இல்லாத நிலைக்கு நீங்கள் தள்ளப்பட்டுவிட்டதாக நினைப்பதாலும் உடல் நலமில்லாததைப் போல உணர்வதாலும் நீங்கள் மனச்சோர்வோடும் மகிழ்ச்சியற்றும் இருக்கிறீர்கள். மது அருந்துவதை நிறுத்திவிட்டால் இந்தப் பிரச்சினைகள் மறைந்து, நீங்கள் நலமாக உணர்வீர்கள்.’

என்ன காரணத்தினால் தனக்கு நோய் வந்தது என்று அவர் கருதுவதையும் எந்த விதமான சிகிச்சை அவருக்குப் பலன் அளிக்கும் என்று அவர் நினைப்பதையும் நோயாளியிடம் நீங்கள் கேட்டுத் தெரிந்துகொள்ள வேண்டியது முக்கியம். அவருடைய கருத்துகளை நீங்கள் தெரிந்து கொள்வது என்பது சிகிச்சை முறையைச் சிறப்பாகத் திட்டமிட உங்களுக்கு உதவும். கெட்ட ஆவிகளால் தனக்கு உடல்நலமில்லாமல் போனதாக ஒருவர் கருதுவதாக வைத்துக்கொள்வோம். ஆன்மிக ரீதியான வழிகாட்டுதலுக்கு அவருடைய மத குருவைக் கலந்தாலோசிக்குமாறு நீங்கள் யோசனை கூறலாம்; அதே நேரத்தில் மனஅழுத்தத்தின் காரணமாகவே அவருக்கு நோய்க்குறிகள் தோன்றின என்றும், இதற்கு நீங்கள் கூறுவது போல் அவர் சிகிச்சை மேற்கொள்ள வேண்டும் என்றும் கூறுங்கள்; நோயாளி உங்களிடம் கூறுவது அறிவியல்பூர்வமாக இல்லாமல்போனாலும் பொறுமையாகக் காதுகொடுத்துக் கேளுங்கள்; ஒதுக்கித் தள்ளிவிடாதீர்கள். ஒருவருக்கு ஏற்பட்டுள்ள கோளாறைப் பற்றி பொறுமையாகக் கேட்பதும் புரிந்துகொள்வதும் நீங்கள் நல்ல சிகிச்சையை அளிக்க உதவும். நீங்கள் விளக்கம் அளித்து முடித்ததும், நோயாளி தன் சந்தேகங்களை அல்லது கவலையைப் பற்றிக் கேட்டுத் தெளிவடைய வாய்ப்பு அளியுங்கள்.

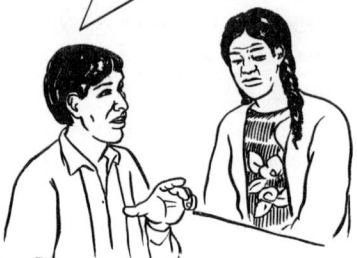

3.2.3 இளைப்பாறும் பயிற்சியும் மூச்சுப் பயிற்சியும்

மனிதனின் மனத்தில் மனஅழுத்தம் ஏற்படுத்தும் பாதிப்புகளைக் குறைப்பதில் இளைப்பாறும் பயிற்சி பயனுள்ள முறையில் செயல்படுகிறது. இந்த வகைப் பயிற்சி பாரம்பரிய தியானத்திலும் நவீன உளவியலிலும் பயன்படுத்தப்படுகிறது. பெரும்பாலான இளைப்பாறுதலில் ஏதோ ஒரு வகை மூச்சுப் பயிற்சியே பயன்படுத்தப்படுகிறது. உணர்வுபூர்வமான பிரச்சினை உள்ளவர்களுக்கு இந்த வகைப் பயிற்சிகளே பெரும்பயன் அளிக்கின்றன.

இந்தப் பயிற்சியை மற்றவர்களுக்குக் கற்பிப்பதற்கு முன்னால், நீங்கள் செய்து பாருங்கள். களைப்பு நீங்கி ஓய்வாகவும் அமைதியாகவும் உணர்வீர்கள். உங்களுக்கு எந்த நோயும் இல்லாமலேயே நீங்கள் எடுத்துக்கொள்ளக்கூடிய சிகிச்சை இது ஒன்றே!

ஒரு நாளின் எந்த நேரத்திலும் இந்தப் பயிற்சியை மேற்கொள்ளலாம். இந்தப் பயிற்சியைச் செய்பவர் குறைந்தபட்சம் 10 நிமிடங்கள் ஒதுக்கினால் போதும். எந்த இடையீடும் இல்லாமல் அமைதியாக உள்ள அறை இதற்கு ஏற்ற இடமாகும். எவ்வாறு பயிற்சியைப் படிப்படியாகச் செய்ய வேண்டும் என்பது கீழே கொடுக்கப்பட்டுள்ளது:

- தரையில் படுத்துக்கொண்டோ அல்லது வசதியான நிலையில் உட்கார்ந்து கொண்டோ பயிற்சியைத் தொடங்கவும். இந்தப் பயிற்சிக்கெனக் குறிப்பாக எந்த நிலையும் கிடையாது; ஒருவருக்கு வசதியாக உள்ள எந்த நிலையும் ஏற்றதுதான்.
- இளைப்பாறும் பயிற்சி செய்பவர் கண்களை மூடிக்கொள்ள வேண்டும்.
- 10 நொடிகளுக்குப் பிறகு, சுவாச ஓட்டத்தில் மனத்தைக் குவிக்க வேண்டும்.
- அதன் பிறகு மெதுவாகவும், சீராகவும், தொடர்ந்து மூக்கு வழியாகச் சுவாசிப்பதில் மனத்தை ஒருங்கிணைக்க வேண்டும்.
- மூச்சை எவ்வளவு மெதுவாக விட வேண்டும் என்று கேட்டால், மெதுவாக மூன்று எண்ணும் வரையில் நிறுத்தி முதலில் மூச்சை உள்ளிழுத்து, பிறகு அதே போல் மூன்று எண்ணும் வரையில் மூச்சை வெளிவிட வேண்டும் என்று கூறலாம்.
- ஒவ்வொரு முறை மூச்சை வெளியே விடும்போதும், மனத்திற்குள்ளாகவே 'களைப்பு நீங்குக' (relax) என்ற தொடரையோ அல்லது அவரவர் தாய்மொழியில் உள்ள சொல்லையோ கூறுமாறு பயிற்சி எடுத்துக்கொள்பவரிடம் நீங்கள் கூறலாம். மத நம்பிக்கை உள்ளவர்கள் தங்கள் பக்திக்கு ஏற்ற சொல்லைத் தேர்ந்தெடுத்துக்கொள்ளலாம். எடுத்துக்காட்டாக,

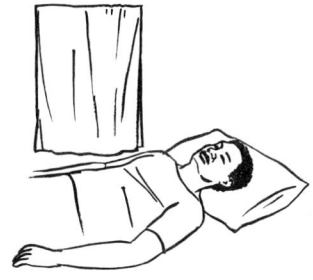

1. எந்த இடையீடும் இல்லாத அமைதியான அறையின் தரையில் படுக்கவும்.

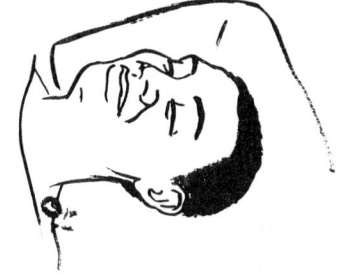

2. கண்களை மூடிக்கொண்டு சுவாச ஓட்டத்தில் மனத்தைக் குவியுங்கள்.

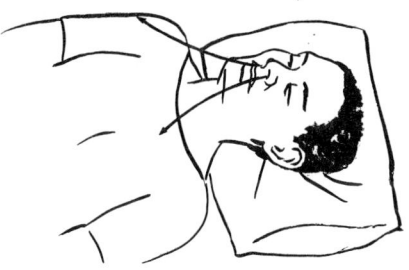

3. இப்போது ஒருமுறை ஆழ்ந்து மூச்சை இழுத்துக்கொண்டு மெதுவாகவும் சீராகவும் தொடர்ந்தும் மூக்கு வழியாக மூச்சுவிடுவதில் மனத்தைச் செலுத்துங்கள்.

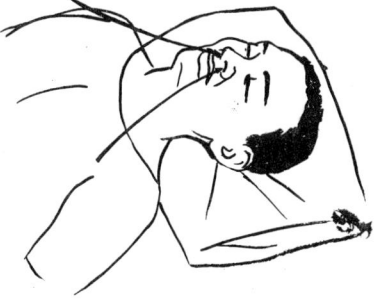

4. பிறகு மெதுவாக மூச்சை வெளியே விடுங்கள். ஒருநாளில் குறைந்த பட்சம் 10 நிமிடங்கள் இந்தப் பயிற்சியைச் செய்யச் செலவிடுங்கள்.

இந்துவாக இருந்தால் 'ஓம்' என்றும், கிறித்துவராக இருந்தால் 'கர்த்தாவைப் போற்றுவோம்' என்றும், முஸ்லிமாக இருந்தால் 'அல்ஹம்துலில்லாஹ்' என்றும் கூறலாம்.

- தொடர்ந்தும் ஆழமாகவும் எவ்வாறு மூச்சை இழுத்துவிடுவது என்பதைச் செய்து காட்டுங்கள்.
- தினமும் இளைப்பாறும் பயிற்சியைச் செய்தால், இரண்டு வாரத்துக்குள்ளாகவே அதன் பயனை அடையலாம் என்று பயிற்சி பெறுபவரிடம் விளக்கிக் கூறுங்கள். போதுமான அனுபவத்தைப் பெற்ற பின்னர், வெவ்வேறு வகைச் சூழலிலும் இளைப்பாற முடியும்; எடுத்துக்காட்டாக, பேருந்தில் பயணம் செய்யும்போது உட்கார்ந்த நிலையில் பயிற்சியை மேற்கொள்ளலாம்.

3.2.4. குறிப்பிட்ட நோய்க்குறிகளுக்கான ஆலோசனை

நோய்க்குறிகளோடு ஒத்துப்போகும் பட்சத்தில் கலந்தாலோசனை மேலும் பயனுள்ளதாக அமையும். குறிப்பிட்ட நோய்க்குறிகளை எவ்வாறு நிர்வகிப்பது என்பதற்கான எடுத்துக்காட்டுகள் கீழே கொடுக்கப்பட்டுள்ளன; இக்கையேட்டின் பிற்பகுதியில் மேலும் விளக்கமாகத் தரப்பட்டுள்ளது:

- **பேரச்சத் தாக்குதல்கள் (பேனிக் அட்டாக்ஸ்)** (☞ பிரிவு 5.2). வெகு வேகமாகச் சுவாசிப்பதால் பேரச்சத் தாக்குதல்கள் உருவாகின்றன. இதைக் கட்டுப்படுத்த மூச்சுப் பயிற்சி உதவும்.
- **அதீத பயம் (போபியா).** குறிப்பிட்ட சூழலில், கடும் பயம் தோன்றி, அந்தச் சூழலையே தவிர்க்கும் நோக்கில் ஏற்படும் அச்சமே 'அதீத பயம்' என்று அழைக்கப்படுகிறது. அந்தச் சூழலைக் கண்டு பயந்து ஓடாமல், அதைத் தைரியமாக எதிர்கொள்ள முயல்வதே அதைச் சமாளிக்கும் வழியாகும்.
- **களைப்பும் சோர்வும்.** மனச்சோர்வால் பாதிக்கப்பட்டவர்கள் அடிக்கடி களைப்பாகவும் பலவீனமாகவும் உணர்வார்கள். இதன் காரணமாக இயல்பான செயல்பாடுகள் செய்வதைத் தவிர்த்து, களைப்பும் மனநிலையும் மேலும் மோசமாகின்றன. இந்த விரும்பத்தகாத வட்டத்தை விட்டு வெளியே வர, உடல்சார்ந்த செயல்பாடுகளைக் கொஞ்சம்கொஞ்சமாகச் செய்ய மனச்சோர்வுக்கு உள்ளானவரை ஊக்குவிக்க வேண்டும் (☞ இயல் 5.4).
- **தூக்கம் சார்ந்த பிரச்சினை.** இது பொதுவாகக் காணப்படக்கூடிய ஒரு பிரச்சினை. முறையாகத் தூங்கும் பழக்கத்தைப் பின்பற்றுமாறு வழங்கும் எளிய ஆலோசனையே பலர் இயல்பான தூக்கத்தைப் பெற வழிவகுக்கும் (☞ இயல் 5.3).
- **உடல்நலம் பற்றிக் கவலை** (☞ இயல் 5.1). வலி, கடுப்பு போன்ற பல நோய்க்குறிகள் ஒருவருக்கு இருக்கும் பட்சத்தில், ஒருவர் தன் உடல்நலம் பற்றிக் கவலை கொள்வது இயல்பாகக் காணப்படக்கூடிய பொதுப் பிரச்சினை ஆகும்.
- **எரிச்சல் உணர்வு.** தங்கள் கோபத்தைக் கட்டுப்படுத்திக்கொள்ள முடியவில்லை என்று சிலர் கூறுவார்கள். கோபத்தை எப்படிக் கட்டுப்படுத்துவது என்பதற்கான குறிப்புகளைப் பின்பற்றுவது இந்தப் பிரச்சினையைத் தீர்க்க உதவும் (☞ இயல் 7.2, பெட்டிச்செய்தி 7.6).

3.2.5 பிரச்சினையைத் தீர்த்தல்

ஒருவரின் வாழ்க்கையில் தோன்றும் பிரச்சினை எவ்வாறு அவரைப் பதற்றத்துக்கு அல்லது மனச்சோர்வுக்கு ஆளாக்கும் என்பதோடு இந்த உணர்வுகள் பிரச்சினையைத் தீர்ப்பதற்குப் பதிலாக மேலும் சிக்கலாக்கும் என்பதைச் சம்பந்தப்பட்டவருக்கு விளக்குவதே பிரச்சினையைத் தீர்க்கும் வழிமுறையாகும். ஒருவருக்குள்ள குறிப்பிட்ட பிரச்சினையைத் தீர்த்து வைப்பது என்பது உங்கள் நோக்கமாக இருக்கக்கூடாது. அதற்குப் பதிலாக, அவருக்குப்

பிரச்சினையிலிருந்து திறமையாக மீண்டுவர உதவும் திறனைக் கற்றுக்கொடுப்பதே உங்கள் பணியாக இருக்க வேண்டும்.

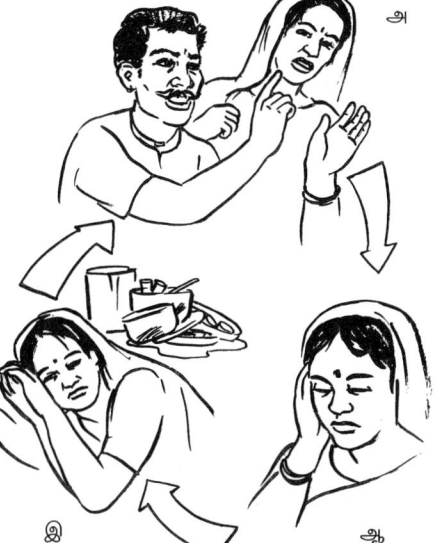

அ. உறவில் மகிழ்ச்சியின்மையே மக்கள் பொதுவாகச் சந்திக்கும் பிரச்சினை ஆகும்.

ஆ. இதன் காரணமாக அவர் மகிழ்ச்சியற்றுக் காணப்படுகிறார்.

இ. இதன் விளைவாக சோர்வும் மனத்தைக் குவிக்க முடியாத நிலையும் ஏற்படுகிறது. இது மேலும் உறவில் சிக்கலை ஏற்படுத்துகிறது.

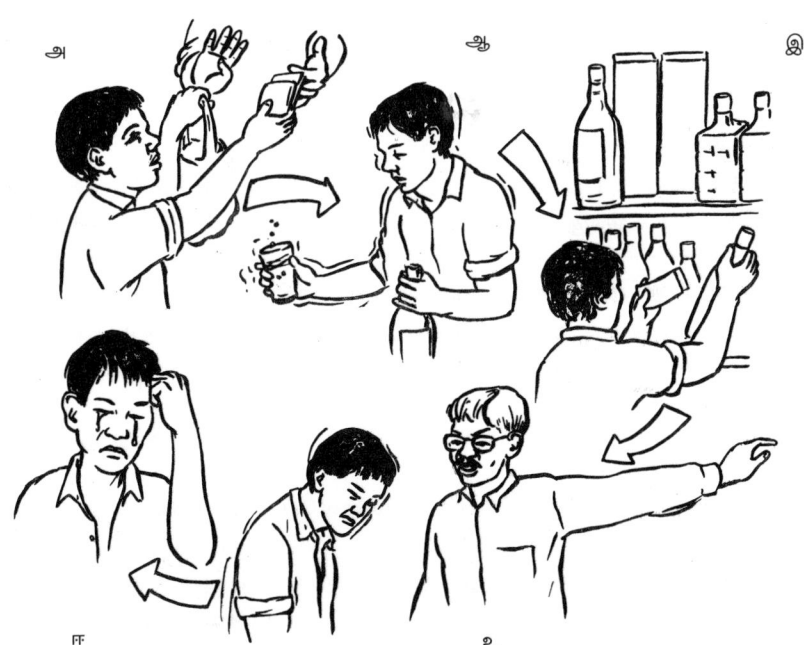

அ. அன்றாடத் தேவைகளைச் சமாளிக்கப் போதுமான பணம் இல்லை என்பதே பொதுவான பிரச்சினை.

ஆ. இதன் காரணமாகச் சிலர் மதுவை நாடக் கூடும்.

இ. கையிலிருக்கும் அரிதான பணத்தை மது அருந்தப் பயன்படுத்துவதால் அவர் மேலும் ஏழையாகிறார்.

ஈ. வேலை பார்க்கும் இடத்தில் பிரச்சினை ஏற்பட்டு, தான் பார்த்துக்கொண்டிருக்கும் வேலையை இழக்கிறார்.

உ. இது அவரை வருந்தச் செய்வதால் எரிச்சலும் கோபமும் கொள்கிறார்; அவருடைய பணப் பிரச்சினைகளும் குடிப்பழக்கமும் மேலும் மோசமடைகின்றன.

மனநோயைக் குணப்படுத்துதல் 53

பிரச்சினையைத் தீர்ப்பதில் படிப்படியாகப் பின்பற்ற வேண்டிய நிலைகளைக் கீழே காணலாம்:

- சிகிச்சை முறையை விளக்கிக் கூறுங்கள்;
- பிரச்சினைகளை விளக்குங்கள் (அவர் சந்திக்கும் வெவ்வேறு பிரச்சினைகள் என்னென்ன?);
- பிரச்சினைகளை ஒருங்கிணையுங்கள் (எப்படி இந்தப் பிரச்சினைகள் அவருடைய நோய்க்குறிகளுக்குக் காரணமாகின்றன?);
- ஒரு பிரச்சினையை மட்டும் தேர்ந்தெடுத்து அதற்கான தீர்வுகளைக் காணுங்கள் (அவர் ஏன் பிரச்சினையிலிருந்து மீண்டுவர வேண்டும்?);
- தீர்வை வரையறை செய்யுங்கள் (பிரச்சினையிலிருந்து மீள மேற்கொள்ள வேண்டிய நடவடிக்கைகள்);
- நடவடிக்கையின் விளைவை மீளாய்வு செய்யுங்கள் (பிரச்சினையைத் தீர்க்க உதவியதா, அல்லது நோயாளியின் மனநிலையில் முன்னேற்றம் ஏற்பட உதவியதா?).

சிகிச்சை முறையை விளக்கிக் கூறுங்கள்

ஒருவர் வாழ்வில் சந்திக்கும் பிரச்சினைகளுக்கும் உணர்வெழுச்சி நோய்க்குறிகளுக்கும் இடையிலான தொடர்பைச் சுட்டிக்காட்டி சிகிச்சையை விளக்கிக்கூறுவதே இந்த உத்தியின் முதல் படியாகும்; இதுவே பிரச்சினையைத் தீர்க்கும் திறனைப் பாதிக்கிறது. இந்த உத்தி எந்த முறையில் செயல்படுகிறது என்பதை இவ்வாறு நீங்கள் விளக்கலாம்:

நீங்கள் எவ்வாறு மனஅழுத்தத்தையும் பிரச்சினைகளையும் கையாள்கிறீர்கள் என்பதை ஆராய்ந்து பார்ப்பதன் மூலம் உங்களைப் போலவே பிரச்சினை உள்ளவர்களுக்கு என்னால் உதவ முடியும். உங்களுக்கு உள்ள பிரச்சினை களையும் நீங்கள் அதை எவ்வாறு சமாளிக்கலாம் என்பதைப் பற்றியும் நான் உங்களோடு விவாதிக்கப் போகிறேன்.

பிரச்சினைகளை விளக்கிக் கூறுங்கள்

உங்களிடம் ஆலோசனைக்கு வரும் பெண்ணிடம், வாழ்க்கையில் என்னென்னப் பிரச்சினைகளை அவர் அனுபவிக்க வேண்டியதாக உள்ளது என்று ஒரு கேள்வி கேளுங்கள். மற்ற பிரச்சினைகளை

பெட்டிச்செய்தி 3.3. மக்கள் வாழ்வில் சந்திக்கும் பல்வேறு வகைப் பிரச்சினைகள்

- ஒருவரையொருவர் புரிந்துகொள்ளாதது, இருவருக்குமிடையிலான விவாதங்கள், குடும்பத்தில் வன்செயல், மோசமான தாம்பத்யம் போன்று தம்பதிகளுக்கு இடையில் உருவாகும் உறவுப் பிரச்சினைகள்
- மாமனார் அல்லது மாமியார், குழந்தைகள், உறவினர்கள் அல்லது நண்பர்கள் போன்றோருக்கு இடையிலான உறவு சார்ந்த பிரச்சினைகள்
- வேலையில்லாத நிலை அல்லது அளவுக்கு அதிகமாக உழைத்தல் போன்ற வேலை தொடர்பான பிரச்சினைகள்
- போதுமான பணம் இல்லாமை அல்லது கடன் தொல்லை போன்ற பணப் பிரச்சினைகள்
- சத்தம் நிறைந்த சூழலில் வாழ வேண்டிய நிலை போன்ற வீட்டுப் பிரச்சினைகள்
- புதிய இடத்தில் தனியாக இருத்தல், நண்பர்கள் இல்லாமை போன்று சமூகத்தில் தனிமைப்படுத்தப்படும் பிரச்சினைகள்
- உடல்நலம் சார்ந்த பிரச்சினைகள், குறிப்பாகத் தாங்க முடியாத வலியால் நீண்ட காலமாகப் படும் துயரம்
- பாலுறவில் நாட்டமின்மை போன்ற உடலுறவு தொடர்பான பிரச்சினைகள்
- தான் மிகவும் நேசிப்பவரை இழந்த அல்லது இழந்துவிடக்கூடிய நிலை
- சட்டப் பிரச்சினைகள்

விவாதிக்கும்போது குடும்ப வாழ்க்கை பற்றியும் கேளுங்கள். ஆரம்பத்தில் 'பாதுகாப்பான' (பணி போன்ற) பிரச்சினைகள் பற்றிப் பேசத் தொடங்கி பின்னர் சொந்த (பாலுறவு போன்ற) விஷயங்களுக்குப் போவதை ஒரு நல்ல கொள்கையாக வைத்துக்கொள்ளலாம். சொந்தப் பிரச்சினைகள் பற்றிக் கேள்வி கேட்க வேண்டும் என்பதை நினைவில் வைத்திருங்கள் – இப்படிப்பட்ட கேள்விகள் கேட்பது நோயாளியை வருத்தப்பட அல்லது கோபப்பட வைக்கலாம்; இவை அவசியம் கேட்கப்பட வேண்டிய முக்கியக் கேள்விகள். ஒருவரின் சொந்த விஷயத்தைப் பற்றிப் பின்வரும் முறையில் கேள்வி கேட்பது பயனுள்ளதாக இருக்கும்:

சில சமயம் மக்கள் மகிழ்ச்சியில்லாமல் இருக்கும்போது, அவர்களுக்குப் பாலுறவில் ஆர்வம் இருப்பதில்லை: உங்களுக்கு இது போன்ற மனநிலை இருக்கிறதா?

அல்லது

கவலைக்கு உள்ளாகியிருக்கும்போது வழக்கத்துக்கும் அதிகமாக மது அருந்துவது என்பது மக்களிடம் பொதுவாகக் காணப்படும் விஷயம்: நீங்கள் எவ்வளவு மது அருந்துகிறீர்கள்?

பேச்சின் இடையில் இப்படி சொந்த விஷயத்தைத் தொடங்கும் வழிமுறை என்பது நோயாளி 'ஆம்' என்று பதில் சொன்னாலும் உங்களுக்கு அதிர்ச்சியை அளிக்காது. நலப் பணியாளர்களிடம் மனநலம் பாதிக்கப்பட்டவர்கள் கூறும் பொதுவான சில பிரச்சினைகள் பெட்டிச்செய்தி 3.3இல் தரப்பட்டுள்ளன.

பிரச்சினைகளை ஒருங்கிணைத்தல்

நோயாளியிடமிருந்து பிரச்சினைகளைப் பற்றிய தகவல்களைச் சேகரித்தும், முக்கியப் பிரச்சினைகளைத் தொகுத்தும் பின்வருமாறு அவரிடம் கூறலாம்:

குழந்தையின் வரவு உங்கள் வாழ்வில் பெரும் மாற்றங்களை ஏற்படுத்திவிட்டது என்று என்னிடம் கூறினீர்கள். நீங்கள் இப்போது வேலைக்குப் போவதில்லை; பாதி இரவு வரை கண் விழிக்கிறீர்கள்; உங்கள் நண்பர்களைச் சந்திப்பதும் குறைந்துவிட்டது. இவை அனைத்துமே கணவருடன் ஆன உங்கள் உறவில் பாதிப்பை ஏற்படுத்தியிருக்கிறது.

இவ்வாறு கூறுவதால் பல பயன்கள் விளைகின்றன. நீங்கள் அவர் சொல்வதைக் கேட்டுக் கொண்டிருக்கிறீர்கள் என்பது அவருக்கு உறுதியாகப் புரிகிறது. பிரச்சினைக்கு ஒரு பரிமாணம் உண்டு என்பதைக் காட்டுகிறது. அவருடைய சொந்தப் பிரச்சினைகளைப் பற்றிக் கூடுதல் தகவல்கள் பெறவும் உதவும்.

ஒரு பிரச்சினையை மட்டும் தேர்ந்தெடுத்து அதற்கான தீர்வைத் தேர்வு செய்யுங்கள்

தீர்ப்பதற்குத் தகுதியுடைய ஒரு குறிப்பிட்ட பிரச்சினையைத் தேர்ந்தெடுத்து அதற்கான தீர்வை தேர்வு செய்யுமாறு நோயாளியிடம் கூறுவது அடுத்த கட்ட நடவடிக்கை ஆகும். ஒரு பிரச்சினையை எவ்வாறு தேர்ந்தெடுக்கலாம் என்பதற்கான சில குறிப்புகள் இவை:

- அவருக்கு உள்ள பிரச்சினைகளையெல்லாம் பட்டியலிடுமாறு அவரிடம் கூறுங்கள். அவருக்கு மிகுந்த கவலை அளிக்கக்கூடிய பிரச்சினைகளை மட்டும் இனம்காணுங்கள்.
- குறுகிய காலத்தில் தீர்வு காணக்கூடிய ஒரு பிரச்சினையைத் தேர்ந்தெடுத்துக்கொள்ளுங்கள். எடுத்துக்காட்டாக, நோயாளிக்கு நீண்டகாலமாகத் துணைவரோடு பிரச்சினை இருக்கிற தென்றால், நீங்கள் அணுகக்கூடிய முதல் பிரச்சினை இதுவன்று. அதற்கு மாறாக, வேலை பார்க்கும் இடத்தில் உள்ள பிரச்சினை அல்லது சமூகத்தில் தனித்திருக்கும் உணர்வு போன்ற ஒன்றை முதலில் எடுத்துக்கொள்ளலாம்.
- நோயாளிகளின் அனைத்துப் பிரச்சினைகளையும் நீங்கள் தீர்த்துவைக்க முயற்சி செய்யாமல், பிரச்சினைகளைத் தீர்த்துக்கொள்ளும் திறனை அவர்களிடம் உருவாக்குவதே சிகிச்சையின் நோக்கம் என்பதை நீங்கள் எப்போதும் நினைவில் வைத்திருங்கள்.

- ஒரு பிரச்சினையைத் தேர்ந்தெடுத்துவிட்டால், சிகிச்சைக் காலத்தில், அந்தப் பிரச்சினையை முடிவுக்குக் கொண்டுவர நோயாளி விரும்புகிறாரா என்பதை உறுதி செய்துகொள்ளுங்கள்.

தீர்வை வரையறை செய்யுங்கள்

தீர்வை வரையறை செய்யக் கீழ்க்காணும் வழிமுறைகள் உள்ளன:

- தீர்வுகளை உருவாக்குங்கள் – ஒருவருடைய பிரச்சினைக்குப் பல்வேறு தீர்வுகளைச் சிந்தித்துக் கண்டறியுங்கள்;
- அந்தத் தீர்வுகளை ஒவ்வொன்றாகக் குறைத்துக்கொண்டே வாருங்கள் – பல்வேறு தீர்வுகள் உங்களுக்குத் தோன்றினால், அவற்றில் எது நோயாளியின் சமூகச் சூழலுக்கு நடைமுறையில் உகந்ததாக இருக்கும் என்பதைத் தேர்ந்தெடுங்கள்;
- பின்விளைவுகளை இனம்காணுங்கள் – ஒரு தீர்வைச் செயல்படுத்த முனைந்தால் என்ன நடக்கும் என்பதையும் சிந்தித்துப் பாருங்கள்;
- நீங்கள் கண்டறிந்த தீர்வுகளிலேயே மிகச் சிறந்ததைத் தேர்ந்தெடுங்கள்;
- இந்தத் தீர்வை எப்படிச் செயல்படுத்துவது என்று திட்டமிடுங்கள்;
- அடுத்த முறை நோயாளி உங்களைச் சந்திக்க வருவதற்குமுன் அவர் சாதிக்கக்கூடிய குறிக்கோள்களை நிர்ணயம் செய்யுங்கள்;
- நீங்கள் முடிவெடுத்த தீர்வு முற்றிலுமாகத் தோல்வியடைந்தால், என்னவெல்லாம் நடக்கலாம் என்பதையும் யோசித்துப்பாருங்கள்.

நோயாளியின் பிரச்சினைக்கான தீர்வை அவரே தேர்ந்தெடுக்க ஊக்குவியுங்கள். இதன் மூலம், அவருடைய தன்னம்பிக்கையை மேம்படுத்த நீங்கள் உதவுகிறீர்கள். எடுத்துக்காட்டாக, தனித்து இருப்பது ஒரு பெரும் பிரச்சினையாக இருக்கிறது என்று நோயாளி கூறினால், 'உங்கள் நண்பர்களைப் போய்ப் பார்ப்பதன் மூலம் இந்தப் பிரச்சினைக்குத் தீர்வு காணலாம்' என்று நீங்கள் பதில் அளிக்காதீர்கள் – உண்மையில் இதுதான் தர்க்க ரீதியாகவும் அறிவுப்பூர்வமாகவும் சிறந்த தீர்வு என்றபோதும் இதற்குப் பதிலாக, 'நீங்கள் உடனடியாகத் தீர்த்துக்கொள்ள விரும்பும் பிரச்சினையை இனம்கண்டுவிட்டீர்கள்; இதற்கு என்ன வழி வைத்திருக்கிறீர்கள்?' என்று அவரிடம் கேளுங்கள்.

பொதுவாக, நோயாளிகள் அவர்களாகவே பிரச்சினைக்கான தீர்வைக் கண்டறிவது கடினம்; எனவே நீங்கள்தான் மேன்மேலும் கேள்விகள் கேட்பதன் மூலமோ நேரடியாக அறிவுரை கூறுவதன் மூலமோ அவர்களுக்கு வழிகாட்ட முடியும். அவற்றில் சிலவற்றைக் கீழே காணலாம்:

- அவர்மேல் அக்கறை காட்டக்கூடியவர்களை, அதாவது அவர் உணரும் விதத்தில் நடந்து கொள்ளக்கூடிய சமூக ஆதரவுகளை இனம்காணுங்கள்.
- நோயாளியின் கடந்த கால வரலாற்றைக் கொண்டு, ஒரு சூழலைச் சமாளிக்கக்கூடிய விதத்தில் அவரிடம் காணப்படும் தனிப்பட்ட திறன்களை இனம்காணுங்கள்.
- குறிப்பிட்ட பிரச்சினைக்கு நடைமுறை ஆலோசனையை நீங்கள் வழங்கும்போது, அதற்கு உதவக்கூடிய உள்ளூர் அமைப்புகளைப் பற்றி நீங்கள் முழுமையாக அறிந்துவைத்திருக்க வேண்டியது அவசியம். இக்கையேட்டின் பகுதி 4இல் அந்த அமைப்புகளின் பட்டியலைக் குறித்துவைத்துக் கொள்ளலாம்.
- சிலருடைய விஷயத்தில் நீங்கள் நேரடியாக அதிகப் பங்காற்ற வேண்டிய தேவை எழலாம். எடுத்துக்காட்டாக, நோயாளி எழுத்தறிவு இல்லாதவராக இருந்தால், அவர் சார்பாக நீங்களே கடிதம் எழுத வேண்டிய தேவை உருவாகலாம்.
- நோயாளியின் பிரச்சினைக்குத் தீர்வாக அமையும் வழியை நீங்கள் அளிக்க வேண்டி வரலாம்; குறிப்பாகச் சிகிச்சையைத் தொடங்கும்போது. ஆனால், ஏதோ ஒரு கட்டத்தில் நோயாளியே

அவருடைய பிரச்சினையைத் தீர்த்துக்கொள்ளும் அளவுக்கு நீங்கள் அவரைத் தயார்படுத்த வேண்டும்.

பொதுவாகக் காணப்படும் சில பிரச்சினைகளுக்கான தீர்வுகள் இக்கையேட்டின் வேறு பகுதியில் தரப்பட்டுள்ளன:

- குடும்பத்தில் வன்செயல் (☞ இயல் 7.2);
- தனிமை அல்லது தனித்திருத்தல் (☞ இயல் 4.4.8);
- நெருக்கமானவரின் இழப்பு (☞ இயல் 7.4);
- உறவில் ஏற்படும் சிக்கல்கள் (☞ இயல் 10.7);

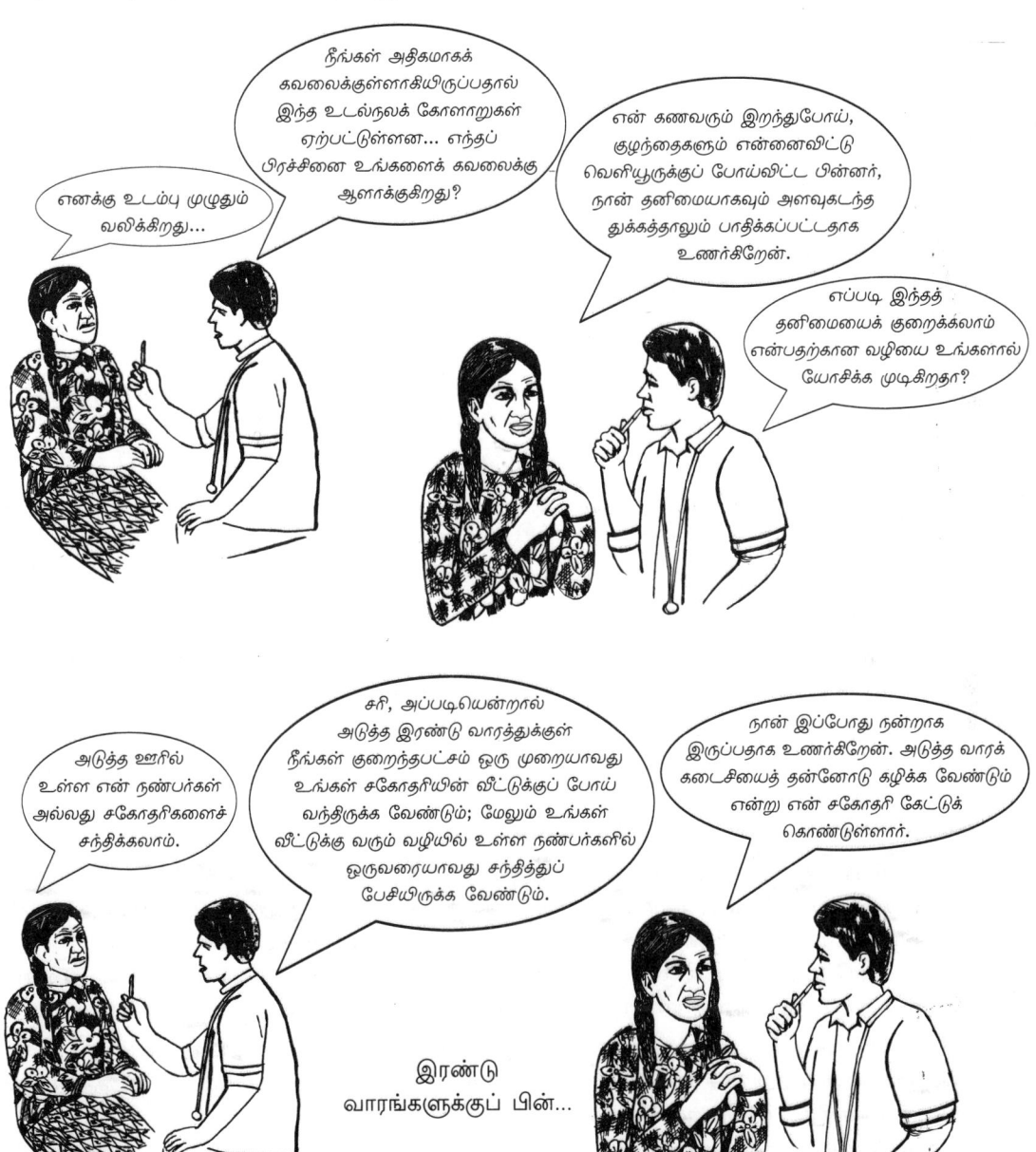

மனநோயைக் குணப்படுத்துதல்

- மது அல்லது போதைப்பொருள் பழக்கம் (☞ இயல் 6.1, இயல் 6.2);
- நோயுள்ள உறவினரைக் கவனித்துக்கொள்ளுதல் (☞ இயல் 9.10, இயல் 4.7).

மீளாய்வு

நோயாளியைச் சந்தித்தபோது நடந்தவற்றைச் சுருக்கமாக மீளாய்வு செய்யுங்கள். குறிப்பாக, பிரச்சினையைத் தீர்க்க மேற்கொள்ளப்பட்ட தீர்வையும் குறிக்கோளையும் மீளாய்வுக்கு உட்படுத்துங்கள்.

தொடரும் சந்திப்புகள்

தொடர்ந்து அடுத்தடுத்து நோயாளியைச் சந்திக்கும்போது உங்கள் முக்கியக் குறிக்கோள்களாக இருக்க வேண்டியவை:

- குறிக்கோளை நிறைவேற்றுவதில் நோயாளி எப்படிச் சிறப்பாக நடந்துகொண்டார் என்பதை மதிப்பிடுங்கள்;
- பிரச்சினைக்கான தீர்வைக் காண்பதில் குறிப்பிடத்தக்க முன்னேற்றம் காணப்பட்டால், அதே பிரச்சினைக்குப் புதிய தீர்வை அல்லது புதிய பிரச்சினைக்கு ஒரு தீர்வை முன்வையுங்கள்;
- எந்த முன்னேற்றமும் காணப்படாவிட்டால், எங்கு தவறு நடந்தது என்பதையும் அதைச் சீர்செய்வதற்கான புதிய குறிகோள்களையும் தேர்ந்தெடுங்கள்;

முன்னேற்றத்தை மதிப்பிடும்போது நோயாளியிடம் நேரடியாகக் கேள்வி கேளுங்கள். 'எப்படிப் போயிற்று? என்ன செய்தீர்கள்' போன்ற கேள்விகளைக் கேட்பதில் எந்தப் பயனும் இல்லை; அவர் ஒன்றும் செய்யவில்லை என்பதுபோல் தோளைக் குலுக்குவதிலோ அல்லது 'பரவாயில்லை' என்பது போல் பதில் சொல்வதிலோ பயன் கிடையாது. அவர் என்ன முயற்சி மேற்கொண்டார் என்பதைத் தெளிவாக அறிந்துகொள்ளும் வகையில் விளக்கமாகப் பின்வருமாறு கேள்வி கேளுங்கள்:

- குறிக்கோளை அடைய அவர் என்ன முயற்சி மேற்கொண்டார்?
- அந்த முயற்சி எளிதாக இருந்ததா அல்லது கடினமாக இருந்ததா?
- அது அவருடைய உணர்ச்சிகளை எப்படிப் பாதித்தது?
- திட்டமிட்டக் குறிக்கோள் திருப்திகரமாக நிறைவேற்றப்பட்டது என்பதையும் அடுத்த குறிக்கோளைக் குறிவைக்கலாம் என்பதையும் இருவரும் (நோயாளியும் நலப் பணியாளரும்) ஒப்புக்கொள்கிறீர்களா?
- முன்னேற்றம் ஏற்படாவிட்டால், எங்கு தவறு நிகழ்ந்தது?

3.2.6 இக்கட்டான சூழலில் கலந்தாலோசனை

தான் சந்திக்கும் பிரச்சினைக்குத் தீர்வு காண முடியாததாலோ அல்லது என்ன செய்வதென்றே தெரியாமல் குழம்பிப்போவதாலோ உருவாகும் சூழலையே இக்கட்டான சூழல் என்கிறோம். ஒருவருக்கு இக்கட்டாகத் தோன்றும் பிரச்சினை வேறு ஒருவருக்கு மிக எளிதானதாகத் தெரியலாம். எனவே, ஒரு சூழலை ஒருவர் எப்படி மதிப்பிடுகிறார், அந்தப் பிரச்சினை அவரை எப்படியெல்லாம் பாதித்துள்ளது என்பதை வைத்தே ஒரு சூழலின் தீவிரத்தைக் கணிக்க முடியும்.

கடுமையான மனஅழுத்தத்துக்கு ஆளான காலகட்டத்தில் ஒருவரிடம் நடத்தப்படும் கலந்தாலோசனை அவர் அந்தச் சூழலைச் சமாளிக்க உதவும். இக்கட்டான சூழலில் நடத்தப்படும் கலந்தாலோசனையின் பல்வேறு நிலைகள்:

- **கூடுதல் தகவல்களைப் பெறவும்.** என்ன நடந்தது? அவர் ஏன் மருத்துவமனைக்கு வந்தார்? இந்த நேரத்தில் அவருக்கு ஆதரவாக இருக்கக்கூடியவர்கள் யார்? அவரோடு வந்துள்ள

குடும்பத்தினர் அல்லது மற்றவர்களிடமிருந்து கூடுதலாகத் தகவல்களைப் பெறுங்கள்.

- **நட்பை ஏற்படுத்திக் கொள்ளுங்கள்.** அந்தப் பெண்ணே தன் கதையைக் கூற அனுமதியுங்கள். அவசரப்படாமல் பொறுமையாகக் கேளுங்கள். அவரைத் தனியே வைத்து விவரத்தைக் கேளுங்கள்.
- **மனநலத்தை மதிப்பிடுங்கள்.** அவரிடம் பேசுவதன் மூலமும் கூர்ந்து நோக்குவதன் மூலமும், நோயாளி வித்தியாசமாகவோ அல்லது விநோதமாகவோ நடந்துகொள்கிறாரா என்று கவனியுங்கள். தொடர்பில்லாத விஷயங்கள் ஏதாவது பேசுகிறாரா? அவர் குடித்திருப்பதற்கான அறிகுறி உள்ளதா?
- **இக்கட்டான சூழலுக்கு முக்கியக் காரணம் என்ன என்பதை மதிப்பிடுங்கள்.** பொதுவாக, அவரை இக்கட்டான சூழலுக்கு உள்ளாக்கிய முக்கியக் காரணம் ஒன்று இருக்கும். பெரும்பாலும், உறவில் விரிசல், நெருக்கமானவரின் இழப்பு அல்லது வன்செயல் போன்றவையே காரணமாக இருக்கும்.
- **தீர்வைப் பரிந்துரைக்க முயலுங்கள்.** மற்றவர்களோடு பிரச்சினையை வாய்விட்டுப் பேசுதல், பைத்தியம் (mad) பிடித்துவிடாது என்று உறுதி அளித்தல், காவல்துறை அல்லது உதவும் அமைப்புகளைத் தொடர்புகொள்ளுதல், மிக மோசமான நிலையில் குறைந்த காலத்துக்கு மருத்துவமனையில் அனுமதித்தல் போன்ற ஆலோசனைகளைப் பரிந்துரைக்கலாம்.
- **தேவைப்பட்டால் மருந்து அளியுங்கள்.** எடுத்துக்காட்டாக, ஒருவர் மனக்கொதிப்போடு இருந்து அவர் சில நாட்களாகச் சரியாகத் தூங்கவில்லை என்றால், ஒருசில நாட்களுக்குத் தூக்க மாத்திரையைப் பரிந்துரைக்கலாம்.
- **ஓரிரு நாட்கள் கழித்து மீண்டும் வந்து உங்களைப் பார்க்கச்சொல்லுங்கள்.** சில நாட்கள் கழித்து வந்து உங்களைப் பார்க்கும்போது, பலர் அமைதியாகவும் சூழலுக்கு ஏற்றபடி தங்களைக் கட்டுக்குள் வைத்திருப்பவர்களாகவும் இருப்பார்கள். அப்போது முழுமையாக அவருடைய மனநலத்தை ஆராய்வது அவசியம்.

3.2.7 மனநோயாளிக்கான மறுவாழ்வு

வீடு, அலுவலகம் அல்லது தொழிற்சாலை (பணியிடம்), சமூகச் சூழல் ஆகியவற்றில் ஒருவர் செயல்பட, அவருக்குள்ள மனநோய் ஒரு தடையாக இருக்கலாம். கடுமையான மனப்பிறழ்வு பல்வேறு காரணங்களினால் அவருடைய செயல்பாட்டை முடமாக்கலாம்.

- வேலை பார்ப்பதிலோ நண்பர்களைச் சந்திப்பதிலோ அர்த்தமில்லை என்ற 'உணர்வு' பூர்வமான நோய்க்குறிகள் ஒருவரை உணரவைக்கலாம்; இயல்பாக உரையாடுவதில் ஒருவரின் 'சிந்தனை' சார்ந்த நோய்க்குறிகள் சிரமத்தை ஏற்படுத்தலாம்;
- ஒருவரின் விநோதமான நடத்தை அவரை மற்றவர்களிடமிருந்து பிரித்துவிட நேரலாம்;
- மனநோயால் பாதிக்கப்பட்டவர்களை ஒதுக்கிவைப்பதும் பாகுபடுத்திப் பார்ப்பதும், அவர்களுக்கு வேலை கிடைப்பதையோ அல்லது திருமணமாவதையோ கடினமாக்கி விடுகிறது.

நோய் பாதிப்பதற்கு முன்னால் எப்படி ஓர் இயல்பான வாழ்க்கை வாழ்ந்தார்களோ, அந்த வாழ்க்கைக்கு அவர்கள் மீண்டும் செல்ல உதவும் நடைமுறையே மறுவாழ்வு என்று அழைக்கப் படுகிறது. அவர்கள் இந்தக் குறிக்கோளில் வெற்றிபெற, நீங்கள் பல்வேறு விதங்களில் உதவ முடியும்:

- நோய்க்குச் சரியான சிகிச்சை அளிக்கப்படுகிறதா என்பதை உறுதி செய்துகொள்ளுங்கள்;
- நோயால் பாதிக்கப்பட்டவரோடும் அவர் குடும்பத்தாரோடும் இணைந்து மறுவாழ்வுத் திட்டத்தை வகுக்கவும்;

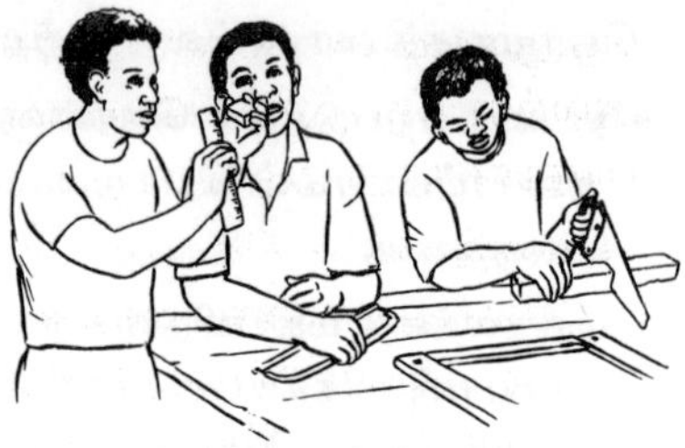

- அவரால் எளிதாகச் செய்யக்கூடிய, அவர் அனுபவித்து மகிழ்ச்சியாக நிறைவேற்றக்கூடிய செயல்பாடுகளை முன்வையுங்கள் (அவர் அதைச் சிறப்பாகச் செய்யும் பட்சத்தில், சவாலான புதிய நடவடிக்கைகளைப் பரிந்துரையுங்கள்);
- மறுவாழ்வுக்குத் திட்டமிடும்போது அவர் நோயுறுவதற்கு முன் பெற்றிருந்த திறன்களை மனத்தில் கொள்ளுங்கள்;
- நோயாளியை ஒரு பொறுப்புள்ள மனிதராக நடத்துமாறு அவருடைய குடும்பத்தினரிடம் கூறுங்கள் (அதாவது முடிவுகளை அவரே எடுக்க அவர் குடும்பத்தினர் அனுமதிக்க வேண்டும்);
- நண்பர்கள், அருகில் உள்ளோர், உறவினர்கள் போன்றவர்களோடு இயல்பான உறவு வைத்துக்கொள்ள ஊக்குவியுங்கள்;
- மத நம்பிக்கை உடையவராக இருந்தால், மருத்துவச் சிகிச்சைக்கு இடையூறு இல்லாத வகையில் வழிபாடு நடத்த ஊக்குவியுங்கள்;
- திறன் இழந்தோருக்கு வேலை தரும் பக்குவம் உள்ள மனிதர்கள் உள்ளூரில் இருந்தால், இவர்களுக்கு வேலை தந்து உதவுமாறு பரிந்துரை செய்யுங்கள்;
- மனநோயால் பாதிக்கப்பட்டுச் சிகிச்சை எடுத்துக்கொள்பவர்களின் முன்னேற்றத்தைத் தொடர்ச்சியாகக் கண்காணித்துக்கொண்டே வாருங்கள்; அவர் உங்களைச் சந்திக்க வரும்போது, அவரின் மனநலப் பிரச்சினைகள் பற்றியும், அவரைப் பாதிக்கும் வாழ்க்கைப் பிரச்சினைகள் பற்றியும் விசாரிக்க, இந்த வாய்ப்பைப் பயன்படுத்திக்கொள்ளுங்கள்.

3.2.8 மனநலச் சிகிச்சையில் தொடர் கண்காணிப்பின் முக்கியத்துவம்

முறையாக நோயுறுதி செய்வதும் சிகிச்சை அளிப்பதும் சில உடல்நலப் பிரச்சினைகளைக் குணப்படுத்திவிடும். இதற்கு ஓர் எடுத்துக்காட்டாக பாக்டீரியா தொற்றைக் கூறலாம். மனநோய்க்கு உள்ளானவரைப் பலமுறைப் பார்ப்பதே நோய் குணமாவதை உறுதி செய்யும் முக்கிய வழி ஆகும். அவரை நீங்கள் பலமுறை சந்திக்கும்போது உங்களுக்குப் பின்வரும் வகையில் வாய்ப்புகள் கிடைக்கின்றன:

- மனநோயால் பாதிக்கப்பட்டவரோடு நீங்கள் நல்ல உறவை உருவாக்கிக்கொள்ள முடியும்;
- அவருக்கு ஆதரவாக இருந்து உதவும் குடும்ப உறுப்பினர்களோடு நல்லுறவை ஏற்படுத்திக்கொள்ள இயலும்;
- அவருக்கு உள்ள பிரச்சினை முழுக் கவனத்தோடு கையாளப்படுகிறது என்பதையும் நீங்கள் அவருடைய நலனில் மிகுந்த அக்கறை கொண்டீர்கள் என்ற உணர்வையும் நோயால் பாதிக்கப்பட்டவருக்கு அளிக்க முடியும்;
- நோய் குணமாவதைக் கண்காணிக்க இயலும்;
- சிகிச்சையை ஒழுங்காக எடுத்துக்கொள்கிறாரா என்பதைக் கண்காணிக்கலாம். பல சிகிச்சைகள் பலனளிக்க நாளாகும்; பலன் அளிக்கத் தொடங்கிவிட்டால் இடையில் நிறுத்தாமல் சிகிச்சையைக் கொஞ்சகாலத்துக்குத் தொடர வேண்டும்; குறித்த காலத்துக்கு முன்னரே மருந்து சாப்பிடுவதைப் பலர் நிறுத்திவிடுவார்கள்; இதைத் தடுக்கத் தொடர்ந்து நோயாளியைச் சந்திப்பது நன்மை அளிக்கும்.

3.3 மற்ற சிகிச்சைகள்

மனநோய் உள்ளவர்களுக்கு உதவ வேறு சில சிகிச்சைகள் இருக்கின்றன. இந்தச் சிகிச்சைகளைப்

பொதுநலப் பணியாளர் அளிக்க முடியாது என்றாலும், அவற்றைப் பற்றிக் கொஞ்சம் தெரிந்துகொள்வது நமக்குப் பயனுள்ளதாக இருக்கும்.

- **மின்தூண்டல் சிகிச்சை.** ஆங்கில மருத்துவத்தில் இதை 'எலக்டிரோகன்வல்சிவ் தெரபி' (சுருக்கமாக ஈசிடீ) என்று குறிப்பிடுகிறார்கள். எல்லோருக்கும் அச்சத்தை அளிக்கக் கூடிய 'ஷாக்' சிகிச்சையின் மருத்துவப் பெயர் இது. யாருக்கு இந்தச் சிகிச்சை தேவையில்லையோ, அவர்களுக்கு எல்லாம் இது அளிக்கப்படுகிறது என்பதில் சந்தேகம் இல்லை. இந்தச் சிகிச்சை நோயாளிக்கு மயக்க மருந்து தரப்படாமலேயே சில சமயங்கள் அளிக்கப்படுகிறது. இது ஒத்துக்கொள்ள முடியாதது என்பதோடு தார்மீக ரீதியாகத் தவறானது. தவறான முறையில் இந்தச் சிகிச்சை அளிக்கப்படுகிறது என்றபோதிலும், மனநோய்க்கு மிகுந்த ஆச்சரியம் அளிக்கும் வகையிலும் மிகுந்த பலனளிக்கும் வகையிலும் உள்ள சிகிச்சை முறை இது; குறிப்பாகக் கடுமையான மனச்சோர்வுக்கும் தீவிர மனவெழுச்சித் தளர்ச்சிப் பிறழ்வுக்கும் இது சிறந்த சிகிச்சையாக விளங்குகிறது. அதே நேரத்தில், வியக்கத் தகுந்த வகையில் பாதுகாப்பானது. மயக்க மருந்து கொடுத்த பின்னர் இந்தச் சிகிச்சையை மேற்கொண்டால், பின்விளைவுகள் அரிதாகவே தோன்றும்.

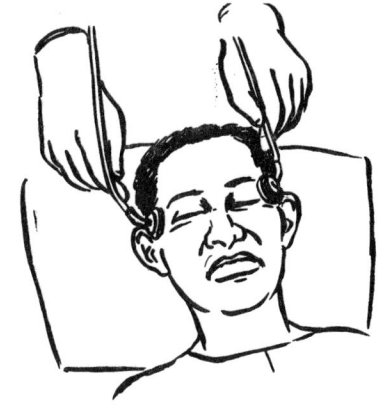

- **உள மருத்துவம்.** குறிப்பாக வளர்ந்த நாடுகளிலும், வளர்ந்துவரும் நாடுகளின் மேல்தட்டு மக்கள் வசிக்கும் நகரங்களிலும் சிறப்புச் சிகிச்சை அளிக்கும் உள மருத்துவ நிலையங்கள் நிறைய உள்ளன. உள மருத்துவம் என்பது சற்றுச் சிக்கலான கலந்தாய்வு முறைகளைக் கொண்டது. வெகு சில தொழில்முறை வல்லுநர்கள் மட்டுமே இதைத் தொழிலாக மேற்கொண்டுள்ளார்கள் என்பதும், செலவு பிடிக்கக்கூடியது என்பதும், நோயாளி நீண்ட காலச் சிகிச்சை எடுத்துக்கொள்ள வேண்டும் என்பதும் பெரும்பாலான மக்கள் இந்தச் சிகிச்சையை நாட இயலாமல் செய்துவிடுகிறது. இதுவே இந்தச் சிகிச்சை முறையில் உள்ள குறைபாடாகும்.

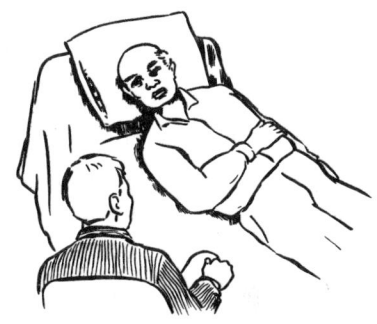

- **ஆன்மிக 'சிகிச்சை'.** பல பண்பாடுகளில் மனமும் ஆன்மாவும் ஒன்றாகவே கருதப்படுகிறது. இதன் காரணமாக உணர்வு சார்ந்த பிரச்சினைகளுக்கு மத குருக்களையும் மந்திரவாதிகளையும் மக்கள் நாடுகிறார்கள். மனச்சோர்வு, பதற்ற நோய், குடும்பப் பிரச்சினைகள் போன்றவற்றுக்கு உரிய மருத்துவச் சிகிச்சை எளிதாகக் கிடைக்கிறது என்றாலும், பலர் ஆன்மிகச் சிகிச்சை முறைகளை நாடுகிறார்கள். நீங்கள் ஆன்ம சிகிச்சையாளருடன் ஓர் உறவை உருவாக்கிக் கொள்ள முயல வேண்டும். அவர்கள் எவ்வாறு நோயுறுதி செய்கிறார்கள் அல்லது மனநலப் பிரச்சினைகளுக்கு என்ன சிகிச்சை அளிக்கிறார்கள் என்பதிலெல்லாம் உங்களுக்கு உடன்பாடு இல்லாமல் இருக்கலாம்; ஆனால் அவர்கள் உடல்நலம் பேணுவதில் உங்கள் தோழர் என்பதைப் புரிந்துகொள்ளுங்கள். சில ஆன்ம சிகிச்சையாளர்கள் மருத்துவச் சிகிச்சையை

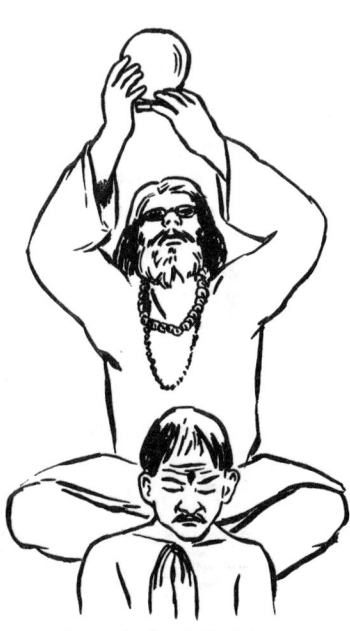

முற்றிலுமாக நிறுத்திவிட வேண்டும் என்று வலியுறுத்துவார்கள். அப்படிப் பட்டவர்களைச் சந்திக்கச் செல்லும் நோயாளிகளை எச்சரியுங்கள்.

3.4 மனநல வல்லுநரைப் பார்க்கப் பரிந்துரைத்தல்

மனநல வல்லுநரில் பல வகையினர் உள்ளனர்:

- மனநல மருத்துவர் (Psychiatrist) என்பவர் ஆங்கில மருத்துவக் கல்வியில் பட்டம் பெற்று, மனப்பிறழ்வுகளுக்குச் சிகிச்சை அளிக்கச் சிறப்புத் தேர்ச்சி பெற்றவர். பல நாடுகளில், பெரும்பாலான மனநல மருத்துவர்களை மருத்துவமனைகளில் மட்டுமே சந்திக்க முடியும். பெரும்பாலும் இந்த மருத்துவமனைகள் அரசு மருத்துவமனையின் மனநலச் சிகிச்சைப் பிரிவாகவோ அல்லது பிரத்தியேக மனநல மையங்களாகவோ இருக்கும். கடுமையான மனப்பிறழ்வுகளை நோயுறுதி செய்வதும் அதற்கான சிகிச்சை அளிப்பதுமே மனநல மருத்துவர்களின் சிறப்புத் திறன்கள் ஆகும். இவர்கள் முக்கியமாக மருந்துகளையும் மின்தூண்டல் சிகிச்சையையும் தேவைக்கேற்ப 'கலந்தாலோசனை' சிகிச்சைகளையும் பயன்படுத்துகிறார்கள்.
- மனிதர்கள் வாழ்க்கையைப் பற்றி எப்படிக் கற்றுக்கொள்கிறார்கள், எவ்வாறு உணர்கிறார்கள், மற்றவர்களிடம் எப்படி நடந்துகொள்கிறார்கள் என்ற கொள்கைகளின் அடிப்படையில் மனநலப் பிரச்சினைகளுக்குச் சிகிச்சை அளிக்கப் பயிற்சி பெற்றவர்களே உளவியலாளர்கள் (Psychologists). உளவியலாளர்கள் 'கலந்தாலோசனை' சிகிச்சையை மட்டுமே பயன்படுத்து கிறார்கள்.
- மனநல மருத்துவத்தில் சிறப்புப் பயிற்சி பெற்றவர்களே மனநலச் செவிலியர்கள் ஆவர். இவர்கள் மருத்துவமனைகளிலோ அல்லது சமூக மையங்களிலோ பணிபுரிவார்கள். கடுமையான மனப்பிறழ்வால் பாதிக்கப்பட்டோருக்குச் சிகிச்சை அளித்தல், மறுவாழ்வுக்கு உதவி அளித்தல், 'கலந்தாலோசனை சிகிச்சை' தருதல் ஆகியவற்றை மேற்கொள்வதே இவர்களின் முக்கியப் பணிகள்.
- மனநோயால் பாதிக்கப்பட்டவர்களின் சமூகப் பிரச்சினைகள், வாழ்க்கையில் சந்திக்கும் கஷ்டங்கள் ஆகியவற்றைத் தீர்க்க உதவுவதே மனநல சமூகப் பணியாளர்களின் பணியாகும். இவர்கள் மருத்துவமனைகளிலோ அல்லது சமூக மையங்களிலோ பணிபுரிவார்கள். சமூகப் பணியாளர்களும் மனநலச் செவிலியர்களும் 'கலந்தாலோசனை சிகிச்சை' அளிக்க முடியும்.

பெரும்பாலான வளர்ந்துவரும் நாடுகளில், வெகுசில மனநல மருத்துவர்களே உள்ளனர். எனவே, மனநோய்க்கு ஆளானவர்களில் பெரும்பாலோரைப் பொதுநலப் பணியாளரே கவனிக்க வேண்டிய சூழல் உள்ளது. இருப்பினும், இவர்களில் பலர் மனநல மருத்துவரைக் காண வேண்டிய அவசியம் இல்லை. பெரும்பாலான மனநோய்களைப் பொதுநலப் பணியாளரே கண்டறிந்து சிகிச்சை அளிக்க முடியும். ஆனாலும், சில முக்கியச் சூழல்களில் மனநல வல்லுநரைக் கலந்தாலோசிக்குமாறு நீங்கள் நோயாளியிடம் கூற வேண்டி வரலாம். அப்படிப்பட்ட முக்கியச் சூழல்கள் இந்தக் கையேடு முழுதும் விவரிக்கப்பட்டுள்ளன. ஒரு பொது விதியாக, பின்வரும் சூழல்களில் மனநல மருத்துவரைக் கலந்தாலோசிக்குமாறு நோயாளிக்குப் பரிந்துரை செய்யுங்கள்:

- அசாதாரண நடத்தை உள்ளவர்கள் அல்லது தலைக்காயம், கடுமையான காய்ச்சல் போன்ற உடல்சார்ந்த நோய்க்குறிகள் உள்ளவர்கள்;
- இனி வீட்டில் வைத்துப் பார்த்துக்கொள்ள முடியாது என்ற அளவுக்கு மனக்கொதிப்புக்கு உள்ளானவர்கள்;
- மனவளர்ச்சிக் குறைபாடு அல்லது மற்ற மூளைப் பிரச்சினைகளால் பாதிப்பு இருக்கலாம் என்று நீங்கள் சந்தேகப்படும் குழந்தைகள்;

- அதிக அளவில் மது அல்லது போதைப்பொருள் எடுத்துக்கொண்டு, திடீரென்று அந்தப் பழக்கத்தை நிறுத்துவதால் கடுமையான பின்விளைவுகளுக்கு ஆளாவார்கள் என்று நீங்கள் கருதுபவர்கள்;
- நீங்கள் சிகிச்சை அளித்துவரும் நிலையிலும், பொதுவாழ்க்கைக்கு அல்லது பணிக்குக் கடும் பாதிப்புகளைத் தொடர்ந்து உண்டாக்கும் அளவுக்கு நோயால் பாதிக்கப்பட்டவர்கள்.

இவை தவிர, தற்கொலை முயற்சி மேற்கொண்டவர்களின் உயிருக்கு ஆபத்து ஒன்றும் இல்லை என்பதை உறுதி செய்துகொள்ளும் வகையில் அவர்களை அவசரச் சிகிச்சைப் பிரிவுக்கு அனுப்பி வைக்க வேண்டும். இவ்வாறு செய்த பிறகும், அவர் மீண்டும் தற்கொலை செய்து கொள்ள முயன்றால், அவரைக் கட்டாயம் ஒரு மனநல மருத்துவரிடம் அனுப்பவும்.

பெட்டிச்செய்தி 3.4. நேர்வு 1.10இல் குறிப்பிடப்பட்டுள்ள ராமனைப் பற்றி எழுதிய மாதிரி பரிந்துரைக் கடிதம்

மதிப்பிற்குரிய மருத்துவர் அவர்களுக்கு,

பணியிலிருந்து ஓய்வு பெற்று தற்போது தன் மகனுடனும் மருமகளுடனும் வசிக்கும் 70 வயது நிறைந்த ராமனுக்கு உங்கள் ஆலோசனை தேவைப்படுகிறது. கடந்த சில ஆண்டுகளாக ஞாபகமறதிப் பிரச்சினை இருப்பதாகக் கூறுகிறார். அண்மைக் காலமாக, மிகவும் விநோதமாக நடந்துகொள்கிறார். எடுத்துக் காட்டாக வீட்டுக்கு வெளியே நடமாடிக் கொண்டிருக்கும்போதே தன்னுடைய வீட்டை அடைய வழி தெரியவில்லை என்கிறார். தற்போது அவருடைய நினைவுத்திறன் மோசமாக உள்ளது; எந்தக் காரணமும் இல்லாமலேயே அவருக்குக் கடும் கோபம் வருகிறது. நான் அவருக்குத் தூக்கமாத்திரைகளையும் வைட்டமின் மாத்திரைகளையும் கொடுத்தபோதும், அவருடைய நிலையில் எந்த மாற்றமும் இல்லை. மிகுந்த அக்கறையும் ஆதரவும் காட்டும் ஒரு குடும்பத்தில் ராமன் வசித்துவருகிறார்...

பெட்டிச்செய்தி 3.5. மனநோய்க்குச் சிகிச்சை அளிக்கும்போது நினைவில் கொள்ள வேண்டியவை

- பெரும்பாலான மனநோயாளிகளுக்குப் பொது மருத்துவப் பணியாளரோ அல்லது மனநல மருத்துவரோ சிகிச்சை அளிக்கலாம்.
- நோயைப் பற்றிய ஓர் அடிப்படை விளக்கம் அவர்களுக்குத் தேவைப்படுகிறது; பொது மருத்துவச் சூழலில் மூச்சுப் பயிற்சி போன்ற கலந்தாய்வு முறைகளை எளிதாகக் கற்றுத் தரலாம்.
- முறையாகப் பயன்படுத்தினால் மனநோய் எதிர்ப்பு மருந்துகள் பலனளிக்கக்கூடியவையாகவும் பாதுகாப்பானவையாகவும் விளங்குகின்றன.
- அறிதிறன் பிறழ்வுகள் *(சைக்கோசிஸ்)*, மனச்சோர்வு, பதற்றநோய் போன்றவற்றுக்குச் சிகிச்சை அளிக்கவே மருத்துவர் தேவை.

வலிப்புநோய் உள்ளவர்கள், தொடர்ந்து வலிப்பு நீக்கிகள் உட்கொள்ள ஆரம்பிக்கும்முன், மருத்துவ வல்லுநரால் (நரம்பியல் மருத்துவர் அல்லது மனநல மருத்துவர்) முறையாகச் சோதித்து மதிப்பிடப்பட வேண்டும்.

ஒரு நோயாளியை மனநல மருத்துவரிடம் அனுப்பும்போது, பிரச்சினையின் பின்னணி, நீங்கள் அளித்த சிகிச்சை போன்றவற்றைப் பற்றி ஒரு சிறு குறிப்பு எழுதி நோயாளியிடம் கொடுத்தனுப்பினால் அது மிகவும் உதவியாக இருக்கும் என்பதை மனதில் வைத்துக் கொள்ளுங்கள். பெட்டிச்செய்தி 3.4.இல் மாதிரி பரிந்துரைக் கடிதம் தரப்பட்டுள்ளது. சமூகத்தில் உள்ளவர்களை எப்படிப் பார்த்துக்கொள்ள வேண்டும் என்ற ஆலோசனையை எழுதி அனுப்புமாறு மனநல மருத்துவரை நீங்கள் கேட்கலாம்.

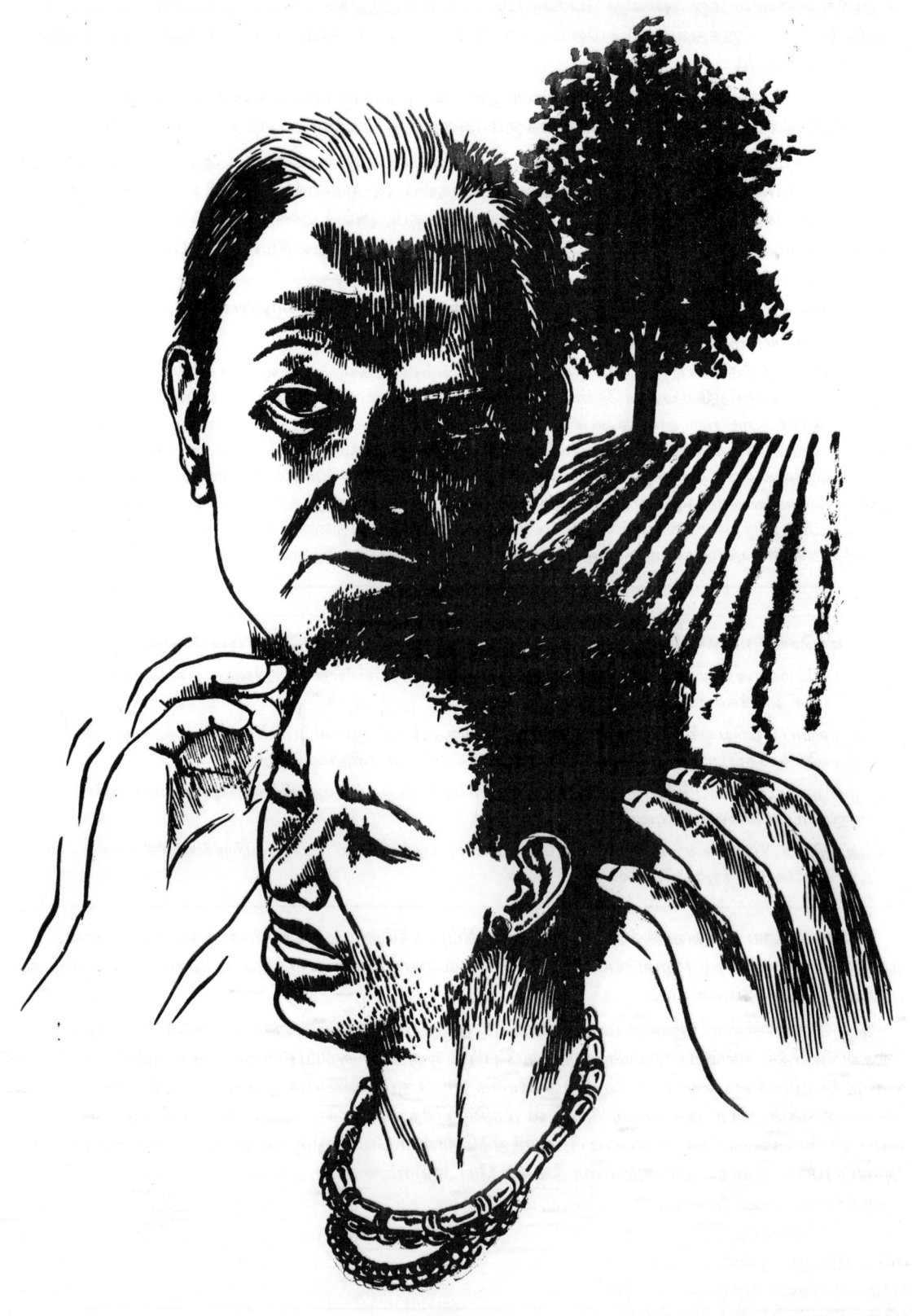

பகுதி 2

மருத்துவரீதியான பிரச்சினைகள்

அனைத்து மனநோய்கள் (உளநோய்கள்) மற்றும் மனநோய்களுக்கான சிகிச்சைகள் பற்றிய பொதுவான விஷயங்கள் இக்கையேட்டின் முதல் பகுதியில் விவாதிக்கப்பட்டன. மனநோய்களோடு தொடர்புடைய பொதுமருத்துவப் பிரச்சினைகள் இக்கையேட்டின் இரண்டாவது பகுதியில் விளக்கப்பட்டுள்ளன. பிரச்சினைக்கான தீர்வைக் காணும் அணுகுமுறை மேற்கொள்ளப் பட்டுள்ளது. ஒரு குறிப்பிட்ட பிரச்சினையோடு உங்களிடம் வருபவரை எப்படி நீங்கள் அணுக வேண்டும் என்பது மனநலப் பிரச்சினைகளின் அடிப்படையில் விவரிக்கப்பட்டுள்ளது. ஆரம்பத்திலேயே நோயுறுதி செய்வது என்பது ஒரு தொடக்கமாகக் கொள்ளப்படவில்லை; ஏனென்றால், உங்களிடம் சிகிச்சைக்காக வந்துள்ளவருக்கு என்ன நோய் என்பது உங்களுக்குத் தெரியும் என்பது போலாகிவிடும். அதற்குப் பதிலாக, நோயாளியிடம் நீங்கள் கண்டறியும் மருத்துவ ரீதியான பிரச்சினைகளைத் தொடக்கமாகக் கொண்டு, அந்தப் பிரச்சினைகளைத் தீர்க்க, நீங்கள் அவருக்கு எந்த விதத்தில் உதவ முடியும் என்ற வழிகளைக் கண்டறிய முயல்வோம். பகுதி இரண்டில் குறிப்பிடப்பட்டிருக்கும் பிரச்சினைக்குத் தீர்வுகாண மேற்கொள்ள வேண்டிய அணுகுமுறையைக் கையாள, நீங்கள் இக்கையேட்டின் முதல் பகுதியில் தரப்பட்டிருக்கும் விஷயங்களை நன்கு அறிந்துவைத்திருப்பது அவசியம்.

மனநலத்தோடு தொடர்புடைய மருத்துவ ரீதியான பிரச்சினைகள் ஐந்து பெரும் பிரிவுகளாகப் பிரிக்கப்பட்டுள்ளன. ஒவ்வொரு பிரிவு சார்ந்த பிரச்சினைகளையும் எவ்வாறு நீங்கள் கையாள வேண்டும் என்பதை விவரிக்கும் வரைபடம் பின்னிணைப்பில் தரப்பட்டுள்ளது.

நீங்கள் சந்திக்க நேரும் மிக மோசமான அல்லது கவலை அளிக்கும் மருத்துவ ரீதியான பிரச்சினைகள் இயல் நான்கில் விவரிக்கப்பட்டுள்ளன. இதுபோன்ற நடத்தை சார்ந்த பிரச்சினைகளுக்குப் பொதுவான காரணமாக அமைவது அறிதிறன் பிறழ்வுகள் *(சைக்கோசிஸ்)* ஆகும்.

பொதுநல மருத்துவத்தில் பொதுவாகக் காணப்படும் சோர்வு, வலி, கிறுகிறுப்பு போன்ற உடலியக்கம் சார்ந்த நோய்க்குறிகள் இயல் 5இல் விளக்கப்பட்டுள்ளன. பொதுவாக, இந்த நோய்க்குறிகளுக்கு மருத்துவ ரீதியான அல்லது உடலியக்கம் சார்ந்த விளக்கம் அளிப்பது கடினம். இந்த நோய்க்குறிகளுக்குப் பொதுக் காரணிகளாக அமைவது மனச்சோர்வும் பதற்ற நோய்க் கோளாறுகளுமே.

எந்த ஒரு சமூகத்தையும் எளிதாகப் பாதிக்கும் பிரச்சினைகளாக இருப்பவை மதுப்பழக்கமும் போதைப் பொருளுக்கு அடிமையாக இருப்பதும். இந்தப் பிரச்சினைகளும் தூக்கமாத்திரை, புகையிலைப் பயன்பாடு, சூதாட்டம் ஆகியவையும் இயல் 6இல் விவாதிக்கப்பட்டுள்ளன.

இழப்பு அல்லது வன்செயல் காரணமாக உருவாகும் பிரச்சினைகள் இயல் 7இல் ஆராயப் பட்டுள்ளன. வன்செயல் மனநலத்துக்குப் பெரும் தீங்கை விளைவிக்கும் ஆற்றல் உடையது. இறப்பின் மூலமாக ஒருவரை இழப்பது உணர்வதிர்ச்சிக்குக் காரணமாகிறது; அதுவும் அந்த இழப்பு திடீரென்றும் எதிர்பாராமலும் நிகழும்போது மேலும் கடுமையாகிறது. இந்த அனுபவங்களோடு தொடர்புடைய பொது மனநலக் கோளாறுகளாக மனச்சோர்வு, பதற்ற நோய், அதிர்ச்சியைத் தொடரும் மனஅழுத்தம் பிறழ்வு ஆகியவற்றைக் கூறலாம்.

குழந்தைப்பருவம் சார்ந்த முக்கியமான மனநலப் பிரச்சினைகள் நிறைய உள்ளன. இவற்றில் பல, கல்வியைப் பூர்த்தி செய்யும் குழந்தையின் திறனையும் குடும்ப உறவு சார்ந்த உணர்வுகளையும் பாதிக்கும் தன்மை உடையன. குழந்தைப்பருவ மனநலப் பிரச்சினைகள் என்பது பின்னாளில் வாழ்க்கையைச் சமாளிக்கும் பிரச்சினைகளுக்குக் காரணமாக அமையக்கூடும். இந்தப் பிரச்சினைகளே இயல் 8இன் அடிப்படைகளாக அமைந்துள்ளன.

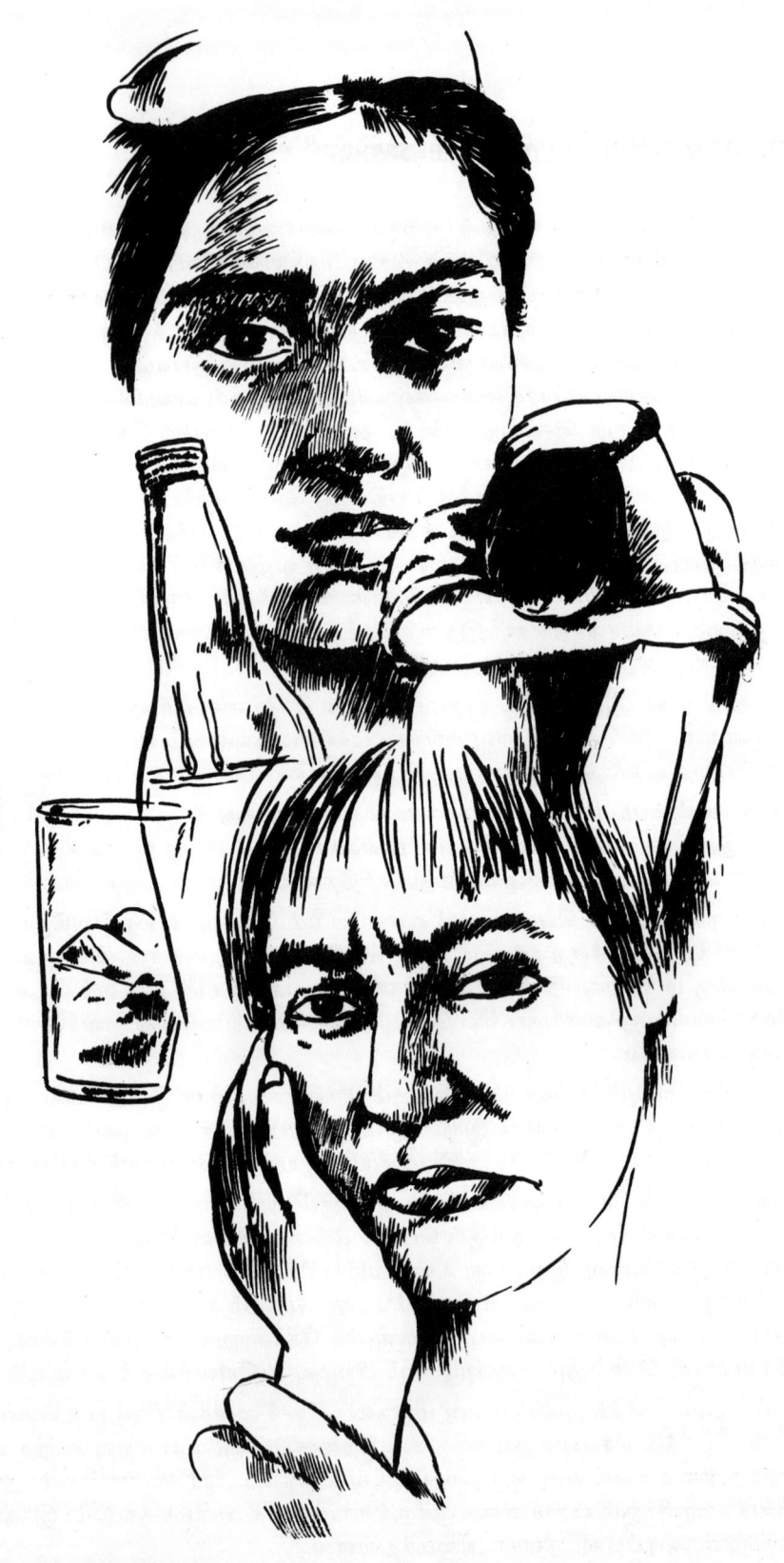

இயல் 4

கவலை அளிக்கக்கூடிய நடத்தைகள்

4.1. மூர்க்கமாக அல்லது வன்செயலுடன் நடந்துகொள்பவர்

மூர்க்கமும் (ஆக்ரோஷமும்) வன்செயலும் நிறைந்த நடத்தை மற்றவர்களைக் காயப்படுத்துகிறது. இந்தச் சொற்கள் பல வகையான நடத்தையை உள்ளடக்கும். சொல் அளவிலான மூர்க்கம் என்பது பேச்சு, சத்தம் போடுதல், திட்டுதல், கெட்ட வார்த்தைகளைப் பயன்படுத்துதல் போன்றவற்றின் மூலம் மற்றவர்களைக் காயப்படுத்தும். செயல் அளவிலான மூர்க்கம் என்பது கிள்ளுதல், அறைதல், உதைத்தல், குத்துதல் போன்றவையாகும். இதைவிட மோசமான மூர்க்கத் தனம் கழி, கத்தி அல்லது துப்பாக்கியைப் பயன்படுத்துவதன் மூலம் வெளிப்படுவது.

4.1.1 மனநோய்க்கு ஆளானவர்கள் ஏன் மூர்க்கமாகச் செயல்படுகிறார்கள்?

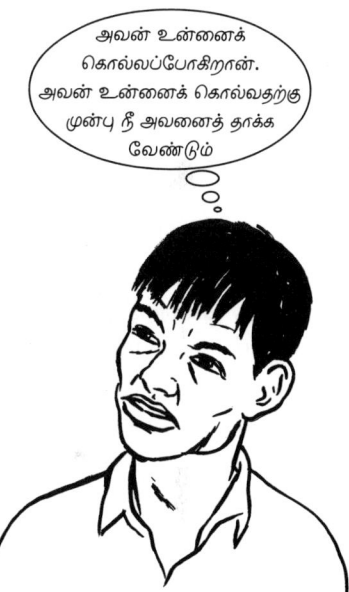

மனநலப் பாதிப்புக்கு ஆளானவர்கள் ஆபத்தானவர்கள் என்ற ஒரு பொதுக் கருத்து நிலவுகிறது; ஏனென்றால் அவர்கள் திடீரென்று மூர்க்கமாக நடந்துகொள்ளலாம். உண்மையில், சாதாரண மனிதர்களைவிட மனநலம் பாதிக்கப்பட்டவர்கள் எந்த விதத்திலும் ஆபத்தானவர்கள் அல்லர். சில தருணங்களில், மனநலப் பாதிப்பின் நோய்க்குறிகள் மூர்க்கமான நடத்தைக்குக் காரணமாக அமையலாம் என்பது உண்மையாக இருந்தாலும், இது வெகு அரிதாகவே நிகழ்கிறது. மனநலப் பாதிப்பு எவ்வாறு மூர்க்கம் வெளிப்பட காரணமாகலாம் என்பதற்குச் சில முக்கிய எடுத்துக்காட்டுகளைப் பார்க்கலாம்.

- **மாயக்குரல் கேட்டுக் கோபமடைதல்.** உங்களைப் பற்றிக் கேவலமான விஷயங்களைச் சொல்லி, மற்றவர்கள் உங்களைக் கொல்லச் சதி செய்கிறார்கள் என்று உணரவைக்கும் வகையில் ஒரு மாயக்குரல் உங்களுக்கு ஒலிப்பதாகக் கற்பனை செய்துபாருங்கள். நீங்கள் பயந்து போய் உங்களுக்குத் தீங்கு விளைவிக்கப்போகிறார்கள் என்று நம்பும் மனிதர்களைத் தாக்குவீர்கள். அறிதிறன் பிறழ்வுகள் உள்ளவர்களில் சிலருக்கு, சிலவேளைகளில், இதுவே நிகழ்கிறது.

- **உங்கள் திட்டங்களும் கனவுகளும் நிறைவேறாமல் தடுக்கப்படுதல்.** உங்கள் வாழ்க்கையை மாற்றியமைக்கக்கூடிய உன்னதத் திட்டங்களும் கனவுகளும் உங்களிடம் உள்ளதாகக் கற்பனை செய்துகொள்ளுங்கள். அவற்றை நிறைவேற்றவிடாமல் யாராவது தடுத்தாலோ அல்லது 'உனக்கு மூளை பிசகிவிட்டதா?' என்று யாராவது உங்களிடம் கூறினாலோ, உங்களுக்கு நிச்சயம் கடும் கோபம் வரும். தீவிர மனவெழுச்சித் தளர்ச்சிநோய் உள்ளவர்களுக்கு, இதுவே நடக்கிறது.

- **உரிய வேளையில் மது அருந்த முடியவில்லை.** மதுவுக்கு (அல்லது போதைப்பொருளுக்கு) அடிமையாகி உடனடியாக மது அருந்த வேண்டும் என்ற ஆசையின் காரணமாக உடல்

தவிக்கிறது என்று கற்பனை செய்துகொள்ளுங்கள். நீங்கள் குடிக்கக்கூடாது என்று யாராவது தடுத்தால் நீங்கள் மூர்க்கமாக மாறிவிடுவீர்கள்.

- **குழப்பத்தால் துயரப்படுதல்.** சில விஷயங்களை ஞாபகப்படுத்திக்கொள்ளுவதில் உங்களுக்குப் பிரச்சினை இருப்பதாகக் கற்பனை செய்துகொள்ளுங்கள். நீங்கள் எங்கு இருக்கிறீர்கள், இன்றைக்கு என்ன தேதி அல்லது இப்போது நேரம் என்ன அல்லது தற்போது நீங்கள் யாரோடு பேசிக்கொண்டிருக்கிறீர்கள் என்பது உங்கள் நினைவுக்கு வரவில்லை. நீங்கள் பீதியடைந்து அந்நியர்களிடமிருந்து உங்களைப் பாதுகாத்துக்கொள்ள முனைவீர்கள். அதிகமாக மது அருந்துதல், குறைந்த இரத்தச் சர்க்கரை, மூளைத்தொற்று, மூளை பாதிப்பு (☞ பிரிவு 4.2) போன்றவற்றால் இதுபோன்ற குழப்ப நிலை தோன்றலாம்.

மற்ற எல்லோரைப் போலவும், மனநலம் பாதிக்கப்பட்டவரும் மூர்க்கமாக மாற பொதுவாக ஒரு காரணம் உள்ளது. ஒருவர் ஏன் கோபமாக இருக்கிறார் என்பதை உங்களால் கண்டறிய முடிந்தால், அவருக்கு எளிதாக உதவ உங்களால் முடியும்.

4.1.2 இந்தப் பிரச்சினையை எப்படி எதிர்கொள்வது?

நண்பர்களிடம் அல்லது உறவினர்களிடம் கேட்க வேண்டிய கேள்விகள்

- என்ன நடந்தது? ஒருவர் மூர்க்கத்துக்கு அளிக்கும் விளக்கம் மற்றவரின் விளக்கத்திலிருந்து மாறுபடலாம். உண்மையில் என்ன நடந்தது என்பதைக் கண்டறியுங்கள்.
- அது எப்படித் தொடங்கியது? சம்பந்தப்பட்டவர் கடந்த சில நாட்களாக எரிச்சலோடு காணப்பட்டாரா அல்லது இது திடீரென்று வெளிப்பட்டதா? திடீரென்று வெளிப்படும் மூர்க்கம் ஏதாவது ஒரு குறிப்பான தூண்டுதல் காரணமாக நிகழலாம்; எடுத்துக்காட்டாக, மது அருந்துவது பற்றிய விவாதம். எந்தவித முன்னறிவிப்பும் இல்லாமல் மூர்க்கமான நடத்தை அரிதாகவே வெளிப்படுகிறது; ஆனால் கடும் மனப்பிறழ்வு உள்ளவர்களிடம் இது திடீரென்று வெளிப்படலாம்.
- இதற்கு முன்னர் இதுபோல் நிகழ்ந்துள்ளதா? அப்படியானால், இதுபோன்று மீண்டும் நிகழும் சாத்தியம் உண்டு.
- இவர் கடந்த காலத்தில் உளநோயால் பாதிக்கப்பட்டுள்ளாரா? தற்போது ஏதாவது மருந்து எடுத்துக்கொள்கிறாரா? சிகிச்சை அளிப்பதற்கான முக்கியத் துப்புகளை அளிக்கும் என்பதால் இது பற்றி அறிந்துகொள்ள வேண்டியது முக்கியம்.
- அவர் யாரை நம்புவார்? அவர் யார் மீது மிகுந்த நம்பிக்கை வைத்துள்ளார்? அவரை அமைதிப்படுத்துவதில் இவர் மிகவும் உதவியாக இருப்பார்.
- அவருக்குப் போதைப்பொருள் பழக்கம் அல்லது மது அருந்தும் பழக்கம் உண்டா?

மூர்க்கமாக நடந்துகொள்பவரிடம் கேட்க வேண்டிய கேள்விகள்

- என்ன நடந்தது?உறவினர்களும் நண்பர்களும் கூறுவதிலிருந்து வித்தியாசமான கண்ணோட்டத்தில் ஒரு செய்தியைப் பாதிக்கப்பட்டவரிடமிருந்து நீங்கள் பெறலாம். குறிப்பாக, அவர் மூர்க்கமாக மாற ஏதாவது குறிப்பிட்ட காரணம் உள்ளதா என்று கேளுங்கள்.
- நீங்கள் இன்னும் கோபமாக இருக்கிறீர்களா? அப்படியானால், மேலும் கேள்விகள் கேட்கத் தொடங்குவதற்குமுன், அவர் சற்றுநேரம் தனியாக இருக்க விரும்புகிறாரா என்பதையும் விசாரித்துத் தெரிந்துகொள்ளுங்கள்.
- நீங்கள் மனஅழுத்தத்துக்கு உள்ளாகியுள்ளீர்களா? உங்களைச் சுற்றி இருப்பவர்கள் விநோதமாக நடந்துகொள்வதாக நீங்கள் உணர்கிறீர்களா? உங்களைப் பற்றி அவர்கள் ஏதோ பேசுவதாகக் கருதுகிறீர்களா? அவர்களின் செய்கைகள் உங்களைக் காயப்படுத்துவதாக

நினைக்கிறீர்களா? இந்தக் கேள்விகள் கேட்பதன்மூலம் சம்பந்தப்பட்டவர் அறிதிறன் பிறழ்வுகளால் (சைக்கோசிஸ்) பாதிக்கப்பட்டுள்ளாரா என்பதைக் கண்டறியலாம்.
- மற்றவர்கள் உங்களைப் பற்றிப் பேசுவதைக் கேட்டிருக்கிறீர்களா? உங்களைச் சுற்றி யாரும் இல்லாதபோதும் நீங்கள் மாயக்குரல்களைக் கேட்பதாக உணர்கிறீர்களா? மாயத்தோற்றம் என்பது ஒருவருக்கு அறிதிறன் பிறழ்வுகள் இருப்பதற்கான முக்கிய அறிகுறி.
- அண்மைக் காலமாக நீங்கள் மது அருந்துகிறீர்களா (அல்லது போதைப்பொருள் எடுத்துக் கொள்கிறீர்களா?) எவ்வளவு? கடைசியாக நீங்கள் எப்போது மது அருந்தினீர்கள்?

நேர்காணலுக்கான ஆலோசனைகள்

- வன்செயல் வெளிப்படும் அறிகுறி தென்படுகிறதா என்று கவனமாகக் கண்காணியுங்கள். அதற்கான சில அறிகுறிகள்:
    - உரத்த குரலில் பேசுதல் அல்லது அசிங்கமாகவோ மிரட்டும் விதத்திலோ பேசுதல்;
    - கைகளை விரித்து மூடுதல்;
    - வேகமாகச் சுவாசித்தல்;
    - சடாரென்ற உடல் அசைவுகள் அல்லது நோண்டுதல்;
    - மேசை அல்லது தரையை உதைத்தல் அல்லது தட்டுதல்.
- பேசுபவரின் பேச்சில் எந்தப் பொருளும் இல்லாமல் இருத்தல் அல்லது மிக வேகமாகப் பேசும் பேச்சுக்கான அறிகுறிகள் உள்ளனவா என்று கவனியுங்கள். இது போதையின் காரணமாகவோ அல்லது அறிதிறன் பிறழ்வின் காரணமாகவோ இருக்கலாம்.

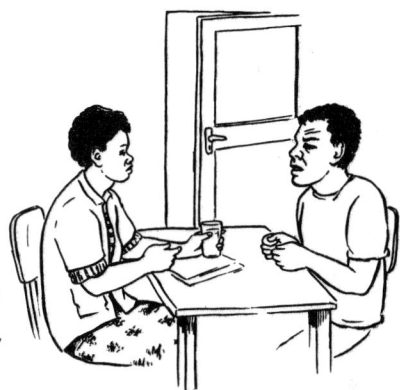

உங்களுக்கும் நீங்கள் நேர்காணல் நடத்துபவருக்கும் அருகில் எளிதாக வெளியேறுவதற்கான வழி கதவு உள்ளதா என்பதை உறுதி செய்துகொள்ளுங்கள்.

- அவர் சுயநினைவு இழந்துள்ளாரா அல்லது அவருடைய பேச்சு குளறுகிறதா என்று கவனிப்பது அவர் போதைப்பொருள் அல்லது மதுவின் போதைக்கு ஆளாகியுள்ளாரா என்பதை அறிய உதவும்.
- உங்கள் உணர்வுகளுக்கும் மதிப்பளியுங்கள்; உங்களுக்கு பயமாக இருந்தால் அந்தக் கணமே நேர்காணலை நிறுத்திவிடுங்கள்.
- உங்களுக்கும் நீங்கள் நேர்காணல் நடத்துபவருக்கும் வெகு அருகில், அதாவது விரும்பினால் மிக எளிதாக வெளியேறும் விதத்தில், வழி இருப்பதை உறுதி செய்து கொள்ளுங்கள்.
- அமைதியான தெளிவான குரலில் பேசுங்கள்; நோயாளியை அமைதிப்படுத்தும் நோக்கத்தில் சத்தம் போட்டுப் பேசாதீர்கள்.
- பாதிக்கப்பட்டவரை மிரட்டாதீர்கள். இது மேலும் சூழலை மோசமாக்கும்.
- நேர்காணலின்போது உங்களோடு மற்றொரு நலப் பணியாளர் இருக்குமாறு பார்த்துக் கொள்ளுங்கள். இது சாத்தியம் இல்லையென்றால், நீங்கள் நம்பிக்கை வைத்திருக்கும் நண்பரையோ உறவினரையோ அருகில் வைத்துக்கொள்ளுங்கள்.
- நேர்காணலுக்கு வந்துள்ளவர் ஏதாவது ஆயுதம் வைத்திருந்தால், நீங்கள் நலப் பணியாளர் என்பதையும் மருத்துவமனையில் ஆயுதம் தேவையில்லை என்பதையும் அவரிடம் பொறுமையாக எடுத்துக்கூறுங்கள். ஆயுதத்தை ஒப்படைக்க மறுத்தால், அறையைவிட்டு வெளியேறி, ஆயுதத்தைக் கைப்பற்றப் பாதுகாப்புக்கு உள்ள காவலர்களை அழையுங்கள்.

- நோயாளி மூர்க்கமாக நடந்துகொண்டால், முதலில் அமைதியாக இருக்குமாறு எடுத்துக் கூறுங்கள். இது சாத்தியம் இல்லையென்றால், வலுக்கட்டாயமாக அவரைக் கட்டுப்படுத்துங்கள்.

மனநோய் (உளநோய்) என்பது என்ன?

மனநோயோடு வன்செயல் தொடர்புபடுத்தப்படும்போது, மூன்று முக்கியக் காரணங்களை நினைவில் கொள்ள வேண்டும்:

- போதையின் தாக்கத்துக்கு உள்ளாகியிருக்கும்போதோ அல்லது போதைநிறுத்தப் பின் விளைவுகள் காரணமாகவோ மக்கள் மூர்க்கமாக நடந்துகொள்ளலாம் (☞ பிரிவு 6).
- அறிதிறன் பிறழ்வுகள் உள்ளவர்கள், மனச்சிதைவு அல்லது தீவிர மனவெழுச்சித் தளர்ச்சி நோயால் பாதிக்கப்பட்டவர்களாக இருந்தாலும், அவர்கள் நிலைகொள்ளாமல் நடந்து கொள்ளும் வாய்ப்பு உண்டு; சிலவேளைகளில் மூர்க்கமாக நடந்துகொள்வார்கள் (☞ பிரிவு 4.3).
- கடும் குழப்பத்தில் உள்ளவர்களும் – இதைத் தொடர்ந்து வலிப்பால் வெட்டியிழுக்கும் நிலை தொடரும் – மூர்க்கமாக நடந்துகொள்ளலாம்.

உடனடியாக என்ன செய்ய வேண்டும்?

முதலில் நோயாளியிடம் பேசுதல், ஆறுதல் சொல்லுதல், காதுகொடுத்துப் பொறுமையாகக் கேட்டல் போன்ற செயல்கள் மூலம் அவரை அமைதிப்படுத்த முயலுங்கள். உடனடியாக நிலைமையைக் கட்டுக்குள் கொண்டுவர முயற்சி செய்யாதீர்கள். நோயாளியை உற்சாகப்படுத்தி, அவருக்கு மயக்கமருந்து அளித்து, அவரை அமைதிப்படுத்துவதே உங்கள் நோக்கமாக இருக்கவேண்டும். அவர் உடன்படும் பட்சத்தில் கவலைநீக்கி மருந்து (எடுத்துக்காட்டு. லோராசிபாம், 1-2 கி. அல்லது டையசிபாம், 5-10 மி.கி. வாய்வழியாக) அல்லது மனநோய் எதிர்ப்பு மருந்து (எடுத்துக்காட்டு. ஹாலோபெரிடால், 5மி.கி. அல்லது குளோர்புரோமஸின், 50-100 மி.கி. வாய்வழியாக) கொடுக்க முயற்சி செய்யுங்கள்.

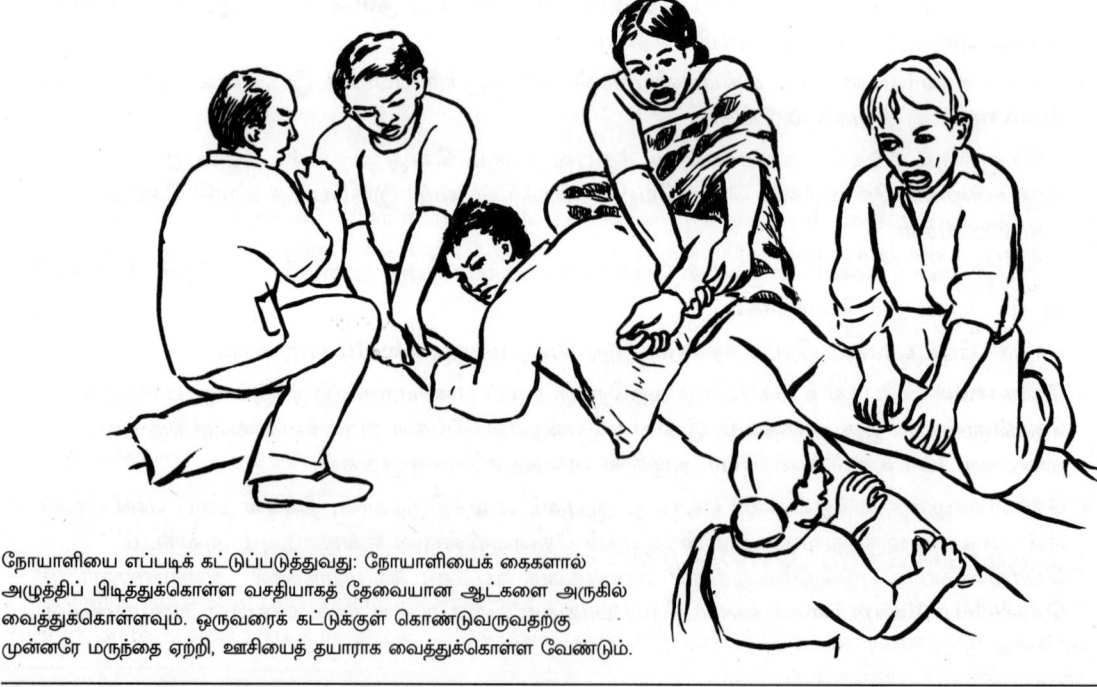

நோயாளியை எப்படிக் கட்டுப்படுத்துவது: நோயாளியைக் கைகளால் அழுத்திப் பிடித்துக்கொள்ள வசதியாகத் தேவையான ஆட்களை அருகில் வைத்துக்கொள்ளவும். ஒருவரைக் கட்டுக்குள் கொண்டுவருவதற்கு முன்னரே மருந்தை ஏற்றி, ஊசியைத் தயாராக வைத்துக்கொள்ள வேண்டும்.

வாய்வழியாக மருந்து உட்கொள்ள மறுத்து, மேலும் நிலைமை மோசமாகும் பட்சத்தில், ஊசிபோட்டு அவரைக் கட்டுப்படுத்த வேண்டியிருக்கும் (முன்பக்கத்திலுள்ள படத்தைப் பார்க்கவும்). ஒருவரை அழுத்திப் பிடித்துக்கொள்ளும் முன்பே மருந்தை ஏற்றி, ஊசியைத் தயாராக வைத்துக் கொள்ளவும். நீங்கள் போடக்கூடிய ஊசி மருந்துகள்: டையசிபாம், 5-10 மி.கி. (தசைவழி அல்லது மிகவும் மெதுவாக சிரைவழி ஊசி); ஹாலோபெரிடால், 5-10 மி.கி. (சதையில் போடலாம்); குளோர்புரோமஸின், 25-100 மி.கி. (தசையில் போடலாம்).

எப்போது மருத்துவரிடம் பரிந்துரைக்க வேண்டும்?

மூளைக் காயம் அல்லது வேறு மூளை சார்ந்த நோயின் காரணமாகக் குழப்பம் ஏற்பட்டு, அதன் விளைவாக மூர்க்கத்தனம் வெளிப்படுகிறது என்று நீங்கள் சந்தேகப்பட்டால், தகுந்த நலப் பணியாளர் துணையுடன், பொது மருத்துவமனைக்கு அழைத்துச் செல்லுமாறு பரிந்துரைக்கலாம்.

பிறகு என்ன செய்ய வேண்டும்?

- நோயாளிக்கு மயக்கமருந்து அளித்து முடித்ததும், அவருடைய உறவினர்கள் அல்லது நண்பர்களுக்கு என்ன நடந்தது என்று விளக்கிக் கூறுங்கள்.
- விழித்ததும் நோயாளி மீண்டும் மூர்க்கமாக நடந்துகொள்ளும் வாய்ப்புள்ளதால், நோயாளிக்கு அறிமுகமானவரை அருகில் இருக்கச் சொல்லுங்கள்.
- அவர் விழித்தெழுந்ததும், என்ன நடந்தது என்று அவருக்கு விளக்கமாகக் கூறி, அவருக்கு உள்ள மனநோய்க்கு ஏற்ற மருந்து அல்லது மாத்திரை எடுத்துக்கொள்ள வேண்டிய அவசியத்தைச் சொல்லுங்கள்.
- நோயாளி சாப்பிடவும் குடிக்கவும் ஏதாவது கொடுங்கள்.
- நோயாளி அறிதிறன் பிறழ்வுகளால் பாதிக்கப்பட்டிருந்தால், ஒரு மனநல மருத்துவரிடம் காட்டி சிகிச்சையும் ஆலோசனையும் எடுத்துக்கொள்ளுமாறு பரிந்துரையுங்கள்.

பெட்டிச்செய்தி 4.1. மூர்க்கமாக நடந்துகொள்பவருக்குச் சிகிச்சை அளிக்கும்போது நினைவில் கொள்ள வேண்டியவை

- மனநலம் பாதிக்கப்பட்டவர் 'இயல்பாகவே' மூர்க்கமான நடத்தை உடையவரல்லர்; மனநலம் இல்லாதவர் பல்வேறு காரணங்களால் மூர்க்கமாக நடந்துகொள்ளலாம்.
- அறிதிறன் பிறழ்வுகள், மதுப்பழக்கம், போதைப்பழக்கம் போன்ற மனநலப் பிரச்சினைகளோடு மட்டுமே மூர்க்கமான நடத்தை தொடர்புபடுத்தப்படுகிறது.
- மூர்க்கமான நடத்தை எப்போதுமே நண்பர்களையும் உறவினர்களையும் பாதிக்கிறது. இவ்வாறு பாதிக்கப்பட்டுள்ளவரை அழைத்துக் கலந்தாய்வு செய்து, அவர் ஏன் இவ்வாறு நடந்துகொள்கிறார் என்பதையும் நீங்கள் என்ன விதமான ஆலோசனை தருகிறீர்கள் என்பதையும் அவருக்கு விளக்கிக் கூறுங்கள்.
- மற்றவர்களின் பாதுகாப்பில் நீங்கள் அக்கறை செலுத்தினாலும், மனநலம் பாதிக்கப்பட்டவரைப் புரிந்துகொண்டு, அவருக்கு உதவிசெய்து பாதுகாப்பதே, உங்கள் அடிப்படைக் குறிக்கோளாக இருக்க வேண்டும்.
- மூர்க்கமாக நடந்துகொள்ளும் மனநோயாளியை அமைதிப்படுத்த நீங்கள் மருந்து அளித்தல், வலுக்கட்டாயமாகக் கட்டுப்படுத்துதல் போன்ற உத்திகளைக் கையாள வேண்டிய தேவை எழலாம்.

4.2 குழப்பத்தோடு அல்லது மனக்கொதிப்போடு உள்ளவர்

குழம்பிப்போய் அல்லது மனக்கொதிப்போடு உள்ளவர்கள், பெரும்பாலும் தங்கள் சுற்றுப் புறத்தை முழுமையாக அறிந்திருப்பதில்லை. அவர்கள் என்ன சொல்கிறார்கள் என்பதிலோ

அல்லது பதில் அளிக்கும்போதோ எந்தப் பொருளும் இருக்காது. இந்தக் குழம்பிய நிலை மயக்கவெறி (delirium) என்றும் அழைக்கப்படுகிறது. குழம்பிய நிலையில் உள்ளவரிடம் காணப்படும் தன்மைகள்:

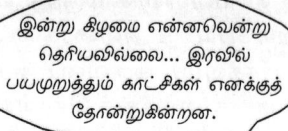

இன்று கிழமை என்னவென்று தெரியவில்லை... இரவில் பயமுறுத்தும் காட்சிகள் எனக்குத் தோன்றுகின்றன.

- தங்கள் சுற்றுப்புறத்தைப் பற்றிய கவனம், நீங்கள் எதிர்பார்க்கும் அளவுக்கு, அவர்களிடம் காணப்படாது;
- அண்மையில் என்ன நடந்தது என்பது அவர்களுக்கு நினைவிருக்காது;
- இன்றைக்கு என்ன தேதி அல்லது கிழமை, அல்லது அவர் தற்போது எங்கிருக்கிறார் என்பது தெரியாது;
- இரவில் சரியாகத் தூங்கியிருக்க மாட்டார்கள்; பகலில் மந்தமாக இருப்பார்கள்;
- உங்களோடு ஒத்துழைக்க மறுப்பார்கள் அல்லது பயந்துபோய் இருப்பார்கள்;
- எல்லாவற்றையும் சந்தேகக் கண்ணோடு பார்ப்பார்கள்; மாயத்தோற்றத்தைக் காணும் பாதிப்பு இருக்கும்;
- அமைதியற்றும் மூர்க்கமாகவும் காணப்படுவார்கள்.

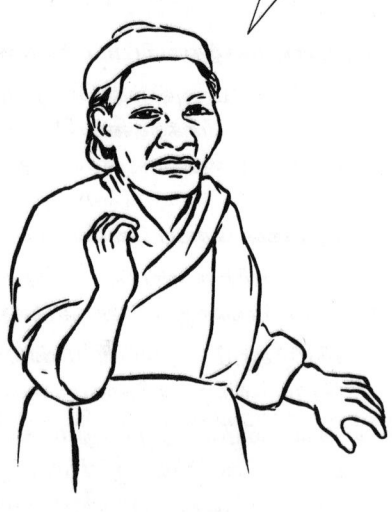

குழம்பிய மனநிலையில் இருப்பது என்பது பேசுவதில் அல்லது சிந்திப்பதில் தெளிவாக இல்லாமல் இருப்பது போல அல்ல. தெளிவில்லாமலோ குழப்பத்தோடோ இருப்பவர், தங்களைச் சுற்றி என்ன நடக்கிறது என்பதை நன்கு அறிந்து வைத்திருப்பார். தெளிவற்ற சிந்தனை என்ன என்பது பின்னால் விளக்கப்படும் (☞ 4.3,4.7). ஆனால், சிலசமயம் இரண்டையும் பிரித்தறிவது கடினம். கவனமாகக் கேள்வி கேட்பதும் கூர்மையாகக் கவனிப்பதுமே குழம்பிய நிலையைக் கண்டறிய உதவும்.

4.2.1 குழப்பத்துக்கும் மனக்கொதிப்புக்கும் காரணம் என்ன?

மருத்துவமனையின் அறுவைச் சிகிச்சைப் பிரிவு, அவசரச் சிகிச்சைப் பிரிவு, காயமுற்றோருக்கு அல்லது உடல் நலமில்லாதவருக்குச் சிகிச்சை அளிக்கும் பிரிவு போன்றவற்றில், நோயாளிகளிடையே பொதுவாகக் காணப்படும் நிலை குழப்பமும் மனக்கொதிப்பும் ஆகும். இவற்றுக்கான பொதுவான காரணங்கள்:

- சில மருந்துகளை எடுத்துக்கொள்வதால் ஏற்படும் பின்விளைவுகள், குறிப்பாக முதியோருக்கு;
- மதுவுக்கு அடிமையானவர் அதை நிறுத்திவிட சிகிச்சை எடுத்துக்கொள்ளும்போது தோன்றும் போதைநிறுத்தப் பின்விளைவுகள்;
- மூளையைத் தாக்கும் நோய், குறிப்பாகத் தலைக்காயம், வலிப்பு அல்லது தொற்று;
- மற்ற மருத்துவ ரீதியான பிரச்சினைகள், குறிப்பாகக் கடும் காய்ச்சல், கடுமையான தொற்று, நீரிழப்பு, எய்ட்ஸ், சுவாசப் பிரச்சினைகள், சிறுநீரகம் அல்லது கல்லீரல் பாதிப்பு;
- மது அருந்தியிருத்தல் அல்லது போதை மருந்தின் தாக்கத்தில் இருத்தல்;
- அதிர்ச்சிக்குப் பிறகான, கடுமையான கவலை, பதற்றம் அல்லது மனஅழுத்தம்.

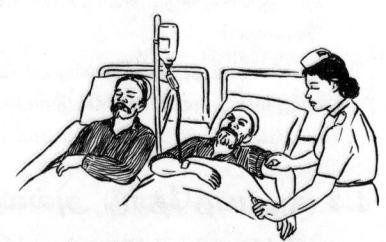

உடல்நலமில்லாதவர்களுக்குக் குழப்பம் தோன்றுவது பொதுவான விஷயம்

4.2.2 இந்தப் பிரச்சினையை எப்படி எதிர்கொள்வது?

குடும்பத்தினரிடம் அல்லது நண்பர்களிடம் கேட்கவேண்டிய கேள்விகள்

- இந்தப் பிரச்சினை எப்படித் தொடங்கியது? திருத்தமாகச் சொன்னால், குழப்பம் என்பது திடீரென்று தோன்றுகிறது; கவலை அடைந்த குடும்பத்தினர் நோயாளியை உடனடியாக மருத்துவமனைக்கு அழைத்து வருகின்றனர்.
- இதற்கு முன்னர் இப்படி நிகழ்ந்திருக்கிறதா? இது போன்ற நிகழ்வுகள் இதற்கு முன்னர் நடந்திருந்தால், நோயாளி தொடர் மூளைத்தாக்கால் அல்லது மிதமிஞ்சிய குடிப்பழக்கத்தால் பாதிக்கப்பட்டிருப்பார்.
- அண்மையில் ஏதாவது புதிய மருந்து சாப்பிடத் தொடங்கியுள்ளாரா? அவை என்ன மருந்துகள்?
- அண்மைக்காலமாக உடல்நலமில்லாமல் இருந்தாரா? அவருக்கு மூளைத்தாக்கு அல்லது மாரடைப்பு ஏற்பட்டுள்ளதா? அண்மையில் தலைக்காயம் அல்லது வலிப்பு வந்துள்ளதா?
- அவருக்குப் போதைப்பொருள் அல்லது மதுப்பழக்கம் உண்டா? அப்படியிருந்தால், கடைசியாக அவர் எப்போது எடுத்துக்கொண்டார்?
- அண்மைக் காலங்களில் அவருக்கு நல்ல உறக்கம் இருந்ததா? தூக்கம் சரியாக இல்லாவிட்டால், அதன் காரணமாகக் குழம்பிய மனநிலை ஏற்படலாம்.

குழப்பத்தில் அல்லது ஆக்ரோஷத்தில் இருப்பவரிடம் கேட்க வேண்டிய கேள்விகள்

- நீங்கள் யார், தற்போது எங்கிருக்கிறீர்கள் என்பதைத் தெளிவாக விளக்கிவிட்டுத் தொடங்குங்கள் (எடுத்துக்காட்டாக, 'என்னுடைய பெயர் மேரி. நான் ஒரு செவிலி. இது உங்கள் கிராமத்தில் உள்ள சுகாதார நிலையம்...').
- அண்மைக் காலமாக உங்களுக்கு ஏதாவது பிரச்சினை இருந்ததா? அண்மையில் என்ன நடந்திருக்கிறது என்பதைப் பற்றிய உணர்வு நோயாளிக்கு இருக்கிறதா என்பதைப் பற்றிய கேள்விக்கு, உங்களுக்குப் பதில் கிடைக்கும்.
- இன்று என்ன தேதி என்று உங்களால் சொல்ல முடியுமா? என் பெயரை உங்களால் சொல்ல முடியுமா? நாம் இப்போது எங்கிருக்கிறோம் என்று சொல்லுங்கள் பார்க்கலாம். நோயாளி தெளிவான மனநிலையில் இருக்கிறாரா என்பதை உறுதி செய்துகொள்ள இந்தக் கேள்விகள் உதவும்.
- அண்மைக்காலமாகப் போதைப்பழக்கத்துக்கு அடிமையாகி உள்ளீர்களா? கடைசியாக எப்போது மது அருந்தினீர்கள்?
- உடம்பில் எங்காவது வலி இருக்கிறதா? வலி எங்கு உள்ளது? வலி என்பது மருத்துவ ரீதியான பிரச்சினையின் வெளிப்பாடாக இருக்கலாம்.
- உங்கள் பாதுகாப்பை நினைத்துக் கவலைப்படுகிறீர்களா? மற்றவர்களுக்குத் தெரியாத காட்சி உங்களுக்குத் தெரிகிறதா? மாயக்குரல் ஏதாவது காதில் விழுகிறதா? சந்தேகப்படும் எண்ணங்களும் மாயத்தோற்றக் காட்சிகளும் ஒருவர் குழப்பமான நிலையில் இருக்கிறார் என்பதற்கான சான்றுகள்.

நேர்காணலின்போது கவனிக்க வேண்டியவை

- சிகிச்சைக்கு வந்துள்ளவரின் கவனம் இங்குமங்குமாக அலையும். எடுத்துக்காட்டாக, நீங்கள் கேட்கும் கேள்விகளை ஒழுங்காகக் கவனித்து, அதற்குப் பொருத்தமான பதில்களைக் கூறமாட்டார்.
- மனக்குவிப்பு அல்லது கவனம் குறைவாகக் காணப்படும். இப்போது நேரம் என்ன, நீங்கள் எங்கிருக்கிறீர்கள் அல்லது உங்கள் பெயர் என்ன என்பன போன்ற அனைத்துக்குமான பதிலும் தவறாக இருக்கும்.

- அவருடைய பேச்சைப் புரிந்துகொள்வதோ அதிலிருந்து பொருள்கொள்வதோ கடினம்.
- அவருக்கு அசாதாரணமான அல்லது சந்தேகத்துக்குரிய நம்பிக்கைகள் இருக்கும் (பிறழ் நம்பிக்கை).
- அவர் தனக்குள்ளாகப் பேசிக்கொண்டிருப்பார் அல்லது கற்பனையான நபருடன் உரையாடிக் கொண்டிருப்பார்.
- ஏதோ கற்பனையான காட்சிகளைக் காண்பதுபோல் அவருடைய அசைவுகள் இருக்கும்.
- அமைதியற்றும் நோண்டிக்கொண்டும் இருப்பார்.
- காரணமே இல்லாமல், சிரித்துக்கொண்டிருந்தவர் அழ ஆரம்பிப்பது போல உணர்வுகள் சட்டென்று மாறும்.

எப்போதுமே நோயாளிக்கு மருத்துவப் பரிசோதனை செய்யுங்கள். இந்த உடல் பரிசோதனையில் பின்வரும் சோதனைகள் அடங்கும்:

- நாடித்துடிப்பு;
- உடல் வெப்பநிலை;
- இரத்த அழுத்தம்;
- மது அருந்தியிருக்கிறாரா என்பதை அறிய சுவாசக் காற்றைச் சோதியுங்கள்;
- உடல்ரீதியான பாதிப்புக்கான நோய்க்குறிகள், குறிப்பாகப் பக்கவாதம் (மூளைத்தாக்கு காரணமாக), காயங்கள் (தலை), காலில் வீக்கம், மஞ்சள் காமாலை.

உடனடியாக என்ன செய்ய வேண்டும்?

- உடனடி மருத்துவச் சிகிச்சை தேவைப்படும் அவசர நிலை உள்ளதா என்பதை முடிவு செய்யுங்கள். கடுமையான தொற்று, மூளைத்தாக்கு அல்லது தலைக்காயம், வலிப்பு, போதை நிறுத்தப் பின்விளைவுகள் போன்று நோயாளிக்கு இவற்றில் ஏதாவது ஒரு பிரச்சினை இருந்தாலும் உடனடியாக மருத்துவமனையில் அனுமதியுங்கள்.
- முடிந்தால் நோயாளியைத் தனியறையில் வைக்கவும்; அவரைக் கண்காணித்துக் கொண்டிருக்க ஒரு நலப் பணியாளர் அல்லது உறவினர் அருகில் இருப்பது நல்லது. நோயாளியின் அறை அதிக வெளிச்சமாகவோ அல்லது இருட்டாகவோ இருக்கக்கூடாது.
- என்ன நடந்துகொண்டிருக்கிறது என்பதை அவ்வப்போது நோயாளியின் குடும்பத்துக்குத் தகவல் அளியுங்கள்.
- நோயாளிக்குத் தேவையான நீர்ச்சத்து இருக்குமாறு பார்த்துக்கொள்ளுங்கள்; நீரிழப்பு ஏற்படும் நிலையிருந்தால், சிரை மூலம் நீர்ச்சத்துக்கான திரவத்தை (ஃபுளூயிட்) ஏற்ற வேண்டும். இதே சிரைவழி இணைப்பை மருந்து செலுத்தவும் பயன்படுத்திக்கொள்ளலாம்.
- தற்போது எங்கிருக்கிறார், அன்றைய தேதி, நேரம் என்ன போன்ற விவரங்களை நோயாளிக்கு நினைவுபடுத்துங்கள். உங்களோடு மருத்துவமனையில் அவர் பாதுகாப்பாக இருக்கிறார் என்பதையும் கூறிச் சமாதானப்படுத்துங்கள்.
- சில நோயாளிகள் மூர்க்கமாக நடந்துகொள்வார்கள் அல்லது தங்களையே காயப்படுத்திக் கொள்வார்கள். எடுத்துக்காட்டாக, சிரைவழி திரவங்களை ஏற்றச் செருகப்பட்ட குழாய்களைப் பிடுங்கி எறிந்துவிடுவார்கள். அவர்களை மருத்துவமனைக் கட்டிலில் பட்டைகள் மூலம் இறுகப் பிணைக்க வேண்டியிருக்கும். அவர்களை அமைதிப்படுத்த மருந்து தரலாம் – டையசிபாம், 5-10 மி.கி, ஒரு நாளைக்கு மூன்று அல்லது நான்கு முறை தசைவழி ஊசி போடலாம். நோயாளி ஓரளவுக்குத் தேறியதும் வாய்வழி மாத்திரை தரலாம் அல்லது ஹாலோபெரிடால், 2.5-5 மி.கி. தசைவழி ஊசியாக ஒரு நாளைக்கு மூன்று அல்லது நான்கு முறை; ஓரளவுக்குத் தேறியதும் வாய்வழி மாத்திரை தரலாம்.

எப்போது மருத்துவரிடம் பரிந்துரைக்க வேண்டும்?

மருத்துவரீதியான நோய்க்குறியே குழப்பம். குறிப்பாக முதியோரிடமும் அல்லது குழந்தைகளிடமும். இப்படிப்பட்ட நோய்க்குறி உள்ளவர்களை, எவ்வளவு சீக்கிரம் முடியுமோ, அவ்வளவு விரைவாக மருத்துவமனைக்கு அனுப்புவது நல்லது. இது உடனடியாக இயலாது என்றால், நோயாளியிடம் ஓரளவுக்கு முன்னேற்றம் காணப்பட்டதும், பிறகு மருத்துவமனைக்குச் செல்லப் பரிந்துரையுங்கள்.

பிறகு என்ன செய்ய வேண்டும்?

- நோயாளி தற்போது நிறைய மருந்துகள் எடுத்துக்கொள்ள வேண்டியிருந்தால், ஓரளவுக்கு முன்னேற்றம் காணப்பட்டதும், படிப்படியாக மருந்துகளின் அளவை அல்லது எண்ணிக்கையைக் குறைத்துக்கொண்டே வர வேண்டும்; இதன் மூலம் எதிர்காலத்தில் மருந்துகளின் தூண்டுதலால் நோயாளிக்கு உருவாகும் குழப்பத்தைக் குறைக்கும் வாய்ப்புண்டாகிறது.
- நோயாளிக்குப் போதைப்பழக்கம் இருந்தால், பிரிவு 6.1இல் தரப்பட்டிருக்கும் வழிமுறையைப் பின்பற்றுங்கள்.
- நோயாளி முதியவராக இருந்து, குழப்ப நிலை நீங்கிய பின்னரும், அவருக்கு நினைவுத்திறன் தொடர்பான பிரச்சினைகள் இருந்தால், பிரிவு 4.7இல் தரப்பட்டிருக்கும் வழிமுறையைப் பின்பற்றுங்கள்.

பெட்டிச்செய்தி 4.2. குழப்பமான நிலையில் அல்லது ஆக்ரோஷமான நிலையில் இருப்பவருக்குச் சிகிச்சை அளிக்கும்போது நினைவில் கொள்ள வேண்டியவை

- தன்னுடைய சூழலைப் பற்றிய உணர்வு இல்லாத நிலையே குழப்பமாகும்.
- மூளைத்தாக்கு, மருத்துவ ரீதியான கோளாறுகள், மூளைத் தொற்று, மூளைக்காயம், மருந்துகள் அல்லது போதைப்பொருள் ஏற்படுத்தும் பின்விளைவுகள் போன்றவையே குழப்பத்துக்கான பொதுவான காரணங்கள்.
- குழப்பத்துக்கு உடனடி மருத்துவச் சிகிச்சை தேவைப்படலாம்; உடனடியாக மருத்துவமனையில் அனுமதிக்க வேண்டிவரலாம்.
- குழப்பமான நிலைக்குப் பொதுவாக முதியோரே ஆளாகும் அபாயம் உண்டு.
- காரணத்தைக் கண்டறிந்து உரிய சிகிச்சை அளிப்பது, நோயாளியை அமைதிப்படுத்த மருந்து அளிப்பது, தீவிரச் சிகிச்சைப் பிரிவில் அனுமதித்துக் கவனித்துக்கொள்வது போன்றவையே குழப்பத்தைக் குணப்படுத்துவதற்கான ஆதார விஷயங்கள். செவிலியர் இல்லாவிட்டால், நோயாளியின் உறவினர் அருகிலிருந்து கவனித்துக்கொள்ள வேண்டும்.

4.3 சந்தேகம், விநோத நம்பிக்கைகள் அல்லது மாயக்குரலைக் கேட்பவர்

சில சமயங்களில், மற்றவர்கள் தங்களைப் பற்றிப் பேசுவதாக, தங்களுக்குத் தீங்கு விளைவிக்க முயல்வதாக அல்லது தங்களுக்கு ஊறு விளைவிக்க சதி செய்வதாக மக்கள் நினைக்கலாம். மக்கள் மனஅழுத்தத்துக்கு உள்ளாகி இருக்கும்போது, இந்தச் சிந்தனை குறுகிய காலத்துக்கு நீடிக்கலாம். மற்ற நேரங்களில், இதே சிந்தனை நீண்ட நேரம் தொடரும்போது, அது உறுதியான நம்பிக்கையாக மாறிவிடுகிறது. நீங்கள் எவ்வளவுதான் ஆறுதல் சொன்னாலும், இந்தச் சந்தேகங்கள் அவர்களை விட்டு நீங்குவதில்லை. இதுபோன்ற எண்ணங்களே பிறழ்நம்பிக்கை (delusions) என்று அழைக்கப்படுகிறது. கற்பனையாகத் தங்களுக்குத் தீங்கு விளைவிக்க முயலும் நபரிடமிருந்து பாதுகாத்துக்கொள்ள முயல்கிறார்கள். விநோதமான அல்லது பொருளில்லாத விஷயங்களில் சிலர் நம்பிக்கை வைப்பார்கள். தங்களுடைய எண்ணங்கள் வேற்றுக் கிரக ஜீவிகளின் (alien) தலையீட்டுக்கு உள்ளாவதாக அல்லது வானொலி மற்றும்

தொலைபேசி மூலம் தன் எண்ணத்தை விமர்சிப்பதாக நம்புவதை அல்லது அதீத சக்திக்குத் தாம் ஆட்பட்டிருப்பதாக இவர்கள் நம்புவதை எடுத்துக்காட்டாகக் கூறலாம்.

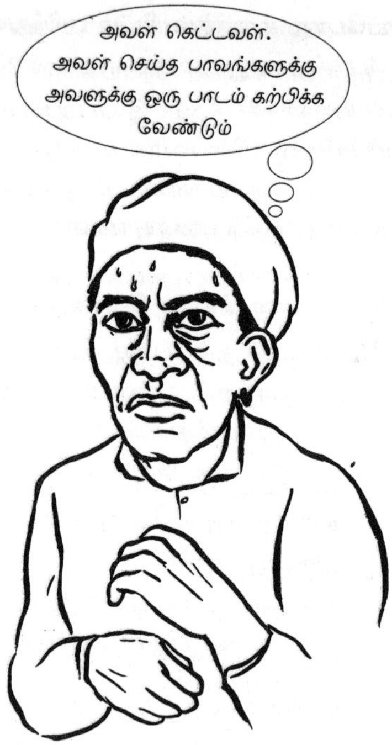

4.3.1 'மாயக்குரல் கேட்டல்' என்பது என்ன?

ஒருவரைச் சுற்றி வேறு யாருமே இல்லாதபோது, மக்கள் தன்னைப் பற்றிப் பேசுவதாக அவர் உணருவதே 'மாயக்குரல் கேட்டல்' (Hallucination) என்று குறிப்பிடப்படுகிறது. இந்த அனுபவத்தை மாயத்தோற்றம் அல்லது பொய்த்தோற்றம் அல்லது பிரமை என்று கூறலாம். எடுத்துக்காட்டாக, மாயக்குரல் தன்னைப் பற்றிக் கேவலமாகப் பேசுவதாக உணர்வார்கள். சில வேளைகளில் இந்த மாயக்குரல் இவர்களோடு நேரடியாகப் பேசி, அவர்களுக்கோ அல்லது வேறு யாருக்காவதோ தீங்கு விளைவிக்கச் சொல்லலாம்.

4.3.2 ஏன் சிலர் இது போன்று உணர்கிறார்கள்?

இதுபோன்ற அனுபவங்கள் சாதாரணமாக எல்லோருக்கும் ஏற்படாது. இவை கடுமையான மனநோய்களோடு தொடர்புடையன.

- **மனச்சிதைவு.** பொதுவாக ஆறு மாதத்துக்கு மேற்பட்டு, நீண்டகாலம் மனநோயால் பாதிக்கப்பட்டிருக்க வேண்டும்.
- **தீவிர மனவெழுச்சித் தளர்ச்சிப் பிறழ்வு.** கடந்த காலத்தில் இதுபோன்ற அனுபவங்களால் பாதிக்கப்பட்டிருக்க வேண்டும்.
- **போதைமருந்துகள் ஏற்படுத்திய அறிதிறன் பிறழ்வுகள்.** தூண்டுவிக்கும் மாத்திரைகள் அல்லது கொகெய்ன் போன்ற போதைப்பொருள்களின் மிதமிஞ்சிய போதையால் இந்த நிலை ஏற்படுகிறது.
- **குழப்ப நிலைகளும் குறுகிய கால அறிதிறன் பிறழ்வுகளும்.** குழம்பிய நிலையில் இருப்பவர்களும் மனக்கொதிப்போடு உள்ளவர்களும் இதுபோன்ற மாயக்குரல் கேட்டல் நிலைக்கு ஆட்படலாம் (☞ பிரிவு 4.2).

4.3.3 சராசரி மனிதர்களுக்கு இதுபோன்ற அனுபவங்கள் ஏற்படுமா?

ஆம். சில சமூகங்களில், இயற்கைக்கு மீறிய சக்திகளுடன் பேசும் சக்தி தங்களுக்கு இருப்பதாக, சிலர் கூறிக்கொள்கிறார்கள். இவர்கள் மாயக்குரல்களை, குறிப்பாக ஆவிகளின் அல்லது கடவுளர்களின் குரல்களைக் கேட்பதாக உணர்கிறார்கள். சிலர் மீது ஆவிகள் கோபம் கொண்டுள்ளன என்பது போன்ற விநோத நம்பிக்கைகள் இவர்களுக்கு இருக்கும். இதுபோன்ற நம்பிக்கைகள் அந்தச் சமூகங்களுக்கு ஏற்புடையதாக இருக்கும். சில சமூகங்களில் இருக்கும் பூசாரிகள், தேவாலயப் பாதிரிமார்கள் போன்றவர்களை இதற்கு எடுத்துக்காட்டாகக் கூறலாம். இதற்காக இவர்கள் நலப் பணியாளர்களிடம் தங்களைக் காட்டுவதில்லை. இந்த அனுபவங்கள், தங்கள் சொந்த நலனுக்காகவும்

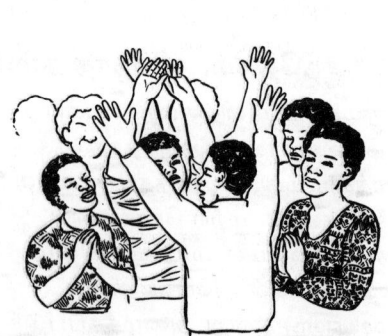

பக்தி ஆவேசத்தில் ஒரு பாதிரியார் பேசலாம். இது போன்ற அனுபவங்களை மனநோய் என்று குழப்பிக்கொள்ளக்கூடாது.

மனஅழுத்தத்தில் உள்ளவர்களைக் குணப்படுத்தவும் இவர்கள் பயன்படுத்துகிறார்கள். இது போன்ற அனுபவங்களை மனநோயோடு போட்டுக் குழப்பிக்கொள்ளக்கூடாது. ஒருவரின் சொந்த வாழ்க்கையில் அல்லது குடும்ப வாழ்க்கையில் பாதிப்புகளை ஏற்படுத்தும் போது நோய் என்று கூறுகிறோம்.

4.3.4 இந்தப் பிரச்சினையை எப்படி எதிர்கொள்வது?

குடும்பத்தாரிடம் அல்லது நண்பர்களிடம் கேட்க வேண்டிய கேள்விகள்

- இது எப்போது ஆரம்பித்தது? இவ்வாறு கேட்பது, இந்த மனநோய் திடீரென்று தோன்றியதா (இது மனவெழுச்சி அல்லது குறுகிய கால அறிதிறன் பிறழ்வின் அறிகுறியாக இருக்கலாம்) அல்லது நீண்டகாலமாக இருக்கிறது என்றால் மனச்சிதைவாக இருக்கலாம் என்பதை நமக்கு உணர்த்தும்.
- அவரிடம் விநோதமான நடவடிக்கைகள் இருப்பதைக் கவனித்தீர்களா? எடுத்துக்காட்டாக, அவர் தனக்குத் தானே பேசிக்கொள்வது போன்ற நடத்தை.
- விநோதமாக ஏதாவது சொல்கிறாரா? எடுத்துக்காட்டாக, நீங்கள் அவருக்குக் கெடுதல் விளைவிக்க முயல்வது போன்ற குற்றச்சாட்டு.
- அண்மைக் காலமாக மது அல்லது போதைப்பொருளைப் பயன்படுத்துகிறாரா?
- மூர்க்கமாக நடந்துகொள்கிறாரா? அப்படியென்றால், பார்க்க பிரிவு 4.1.
- குடும்பத்தில் வேறு யாருக்காவது இது போன்ற பிரச்சினைகள் ஏற்பட்டுள்ளதா? மனச் சிதைவும் தீவிர மனவெழுச்சித் தளர்ச்சிப் பிறழ்வும் சில குடும்பங்களில் வழிவழியாகத் தொடரலாம்.

சந்தேகப்படும் அல்லது விநோத நம்பிக்கைகள் உள்ளவரிடம் கேட்க வேண்டிய கேள்விகள்

- அண்மைக் காலமாக மனஅழுத்தத்துக்கு ஆளானீர்களா? பிறழ் நம்பிக்கை அல்லது மாயத்தோற்றம் போன்றவற்றைப் பற்றி நேரடியாகக் கேள்வி கேட்காமல், பொதுவான ஒரு கேள்வியுடன் அவரிடம் உரையாடலைத் துவக்குங்கள்.
- உங்களைச் சுற்றி ஏதோ விநோதமான விஷயங்கள் நடப்பது போல உணர்கிறீர்களா? உங்களைப் பற்றி மற்றவர்கள் பேசுவதாக நினைக்கிறீர்களா? உங்களுக்குத் தீங்கு விளைவிக்கச் சிலர் முயலுவதாகக் கருதுகிறீர்களா? பிறழ் நம்பிக்கையைக் கண்டறிய, இதுபோன்ற கேள்விகள் உதவும்.
- உங்களுக்குப் பின்னால் உங்களைப் பற்றி மக்கள் பேசுவதைக் கேட்டிருக்கிறீர்களா? உங்களைச் சுற்றி யாரும் இல்லாதபோதும், மக்கள் உங்களைப் பற்றிப் பேசுவதாக உணர்கிறீர்களா? மாயக்குரல் கேட்டல் அல்லது மாயத்தோற்றம் போன்றவற்றை இனம் காண, இதுபோன்ற கேள்விகள் பயன்படும்.
- தற்கொலை செய்துகொள்ள வேண்டும் என்ற எண்ணம் உங்களுக்குத் தோன்றுகிறதா? அறிதிறன் பிறழ்வுகளால் பாதிக்கப்பட்டவர் தற்கொலை செய்துகொள்ளும் ஆபத்து அதிகம் என்பதை நினைவில் கொள்ளுங்கள்.
- அண்மைக் காலமாக மது அல்லது போதைப்பொருள் பழக்கம் ஏற்பட்டுள்ளதா? அப்படியானால், பார்க்க பிரிவு 6.1, 6.2.

நேர்காணலின்போது கவனிக்க வேண்டியவை

- சிகிச்சைக்கு வந்துள்ளவரின் பொதுத் தோற்றம், அவர் தன்னைச் சரியாகக் கவனித்துக் கொள்கிறாரா இல்லையா என்பதை வெளிக்காட்டிவிடும்.

- அவர் கை, கால் அல்லது உடலால் விநோதமான, வித்தியாசமான அசைவுகளைச் செய்யலாம்.
- அவருடைய செயல்பாடுகள் அவர் மாயக்குரல் கேட்பதைப் போன்ற அசைவுகளை வெளிப்படுத்தலாம். எடுத்துக்காட்டாக, ஏதோ ஒரு திசையிலிருந்து, யாரோ பேசுவது போன்று, அவர் திடீரென்று குறிப்பிட்ட திசையைப் பார்க்கலாம்.
- அவர் பேசுவது எதுவுமே பொருள் பொதிந்ததாக உங்களுக்குத் தோன்றாது. உங்கள் கேள்விகளுக்கு அவர் அளிக்கும் பதிலும் தொடர்பில்லாமல் இருக்கும்.
- அவர் அளவுக்கு அதிகமாகப் பேசலாம் அல்லது ஒன்றுமே பேசாமல் மௌனமாக இருக்கலாம்.
- காரணமே இல்லாமல், தனக்குத்தானே பேசிக்கொண்டு அவர் சிரிக்கலாம் அல்லது அழலாம்.

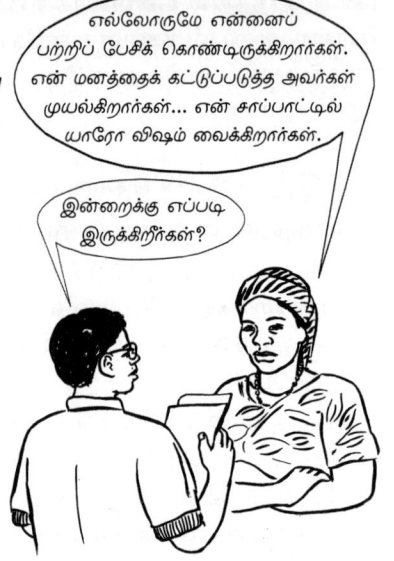

நேர்காணலுக்கான சிறப்பு ஆலோசனைகள்

- ஏற்கெனவே கடும் சந்தேகத்துக்கு உள்ளாகியிருக்கும் நபரை நாசுக்கான முறையில் அணுக வேண்டியது அவசியம். முதலில் பொதுவான கேள்விகள் கேட்பதன் மூலம் அவருடைய நம்பிக்கையைப் பெறுவது, உங்கள் குறிக்கோளாக இருக்க வேண்டும்.
- அவருடைய நம்பிக்கைகள் பொய் என்று வாதாடாதீர்கள்; அவர்களோடு முரண்படாதீர்கள். எடுத்துக்காட்டாக, 'பைத்தியக்காரத்தனமாகப் பேசாதீர்கள். உங்களைப் பற்றி யாரும் பேசிக் கொண்டிருக்கவில்லை' என்று சொல்லாதீர்கள். உங்களுக்குக் கேலிக்குரியதாக இருக்கும் அனுபவம், அவருக்கு உண்மையானதாகத் தோற்றமளிக்கிறது.
- அவருடைய நம்பிக்கைகளை ஏற்றுக்கொள்ளாதீர்கள்; அவருடைய நம்பிக்கைகளுடன் முரண்படாவிட்டாலும், அவற்றோடு ஒத்துப்போக வேண்டியது அவசியமில்லை.
- அவர் நம்புவதைக் குறித்துக் கேலி செய்யாதீர்கள் அல்லது சிரிக்காதீர்கள்; அப்படிச் செய்தால், அவர் உங்கள் மேல் நம்பிக்கை வைக்க மாட்டார்.

என்ன செய்ய வேண்டும்?

- அவர் ஆக்ரோஷமாக நடந்துகொண்டால், பிரிவு 4.1இல் குறிப்பிட்டுள்ளது போல சிகிச்சை அளிக்கவும்.
- மூளையில் ஏற்பட்டிருக்கும் நோய் காரணமாக, இந்த நோய்க்குறிகள் வெளிப்படுவதாக, அவருடைய குடும்பத்தினரிடம் கூறுங்கள்.
- உரிய மருந்து எடுத்துக்கொள்ள ஊக்குவியுங்கள். அவருடைய நம்பிக்கைகள் உண்மையானவை என்று நோயாளி நம்புவதால், உனக்கு மனநோய் இருப்பதால் மருந்து சாப்பிட வேண்டும் என்று கூறுவது உதவாது. அதற்குப் பதிலாக, அவர் கொண்டிருக்கும் நம்பிக்கைகளின் காரணமாக, அவர் மனஅழுத்தத்துக்கு ஆளாகியிருக்கலாம் என்றும், அந்த மனஅழுத்தத்திலிருந்து விடுபட்டு அமைதியடைய மருந்துகள் உதவும் என்றும் கூறுங்கள்.
- பின்வரும் மனநோய் எதிர்ப்பு மருந்துகள் உதவியாக இருக்கும். இதில் ஏதாவது ஒன்றைத் தந்துபாருங்கள்:
  - ஹாலோபெரிடால், 5-10 மி.கி, வாய்வழியாக, தினமும் இரண்டு வேளை;
  - டிரைஃப்புளூவோபெரஸின், 5-10 மி.கி, வாய்வழியாக, தினமும் இரண்டு வேளை;

- குளோர்புரோமஸின், 100-200 மி.கி, வாய்வழியாக, தினமும் மூன்று வேளை.
- மருந்தைக் குறைவான அளவில் கொடுத்துச் சிகிச்சையைத் தொடங்குங்கள்; தினமும் ஒரு வேளை மட்டும் ஹாலோபெரிடால், 5 மி.கி. என்று வைத்துக்கொள்ளலாம்.
- குடும்பத்தாரிடம் மருந்து ஏற்படுத்தக்கூடிய பக்கவிளைவுகளைப் பற்றி விளக்கமாகக் கூறுங்கள்; கழுத்துப் பிடிப்பு அல்லது நடுக்கம் போன்ற தசையில் ஏற்படக்கூடிய பக்க விளைவுகளை எதிர்கொள்ள புரோசைக்கிளிடின் அல்லது அதுபோன்ற மருந்துகளை அவர்களிடம் கொடுங்கள் (☞ இயல் 4).

எப்போதுமருத்துவரிடம் பரிந்துரைக்க வேண்டும்?

- குழப்பமான நிலையில் அவர் இருப்பதாக நீங்கள் சந்தேகப்பட்டால்.
- தற்கொலை செய்துகொள்ளும் எண்ணத்தில் அவர் இருந்தால்; சந்தேகத்தோடும் தற்கொலை எண்ணங்களோடும் ஒருவர் இருந்தால், அவர் தனக்குத் தானே தீங்கு விளைவித்துக் கொள்ளும் சாத்தியம் அதிகம்.
- அவர் மூர்க்கமாகவும் ஆக்ரோஷமாகவும் இருந்தால்; அவரைக் கட்டுப்படுத்தத் தேவையான நடவடிக்கைகளை எடுங்கள் (☞ பிரிவு 4.1).
- கடும் காய்ச்சலோ கடுமையான பக்கவிளைவுகளோ உருவானால்.

பிறகு என்ன செய்ய வேண்டும்?

- முன்னேற்றம் எந்த அளவுக்கு ஏற்பட்டுள்ளது என்பதை அறிய, ஒரு வாரம் கழித்து நோயாளியை மருத்துவமனைக்கு வரச் சொல்லுங்கள். நோய்க்குறிகள் கட்டுக்குள் வராதிருந்தால், மருந்தின் அளவை அதிகப்படுத்தலாம்.
- முடிந்தால், மனநல மருத்துவக் குழுவுக்கு அவரைப் பரிந்துரையுங்கள். அறிதிறன் பிறழ்வால் பாதிக்கப்பட்ட பெரும்பாலோருக்கு நீண்டகாலச் சிகிச்சை தேவைப்படும்.
- அப்படி மனநல மருத்துவக் குழு இல்லாத பட்சத்தில், நோயாளியும் குடும்பத்தாரும் மனநோயைச் சமாளிக்கும் விதத்தில், நீண்ட காலத்துக்கு உதவும் திட்டத்தை வகுத்துக் கொள்ளுங்கள்.

மனச்சிதைவும் மற்ற மனநலக் கோளாறும் நோயாளியிடம் நீண்டகாலம் தொடர்ந்தால், ஓரளவுக்கு ஊனத்தை உருவாக்கும் சாத்தியம் உண்டு. நோயாளியைக் கவனித்துக்கொள்ளும் முறைகளில் சில பின்வருமாறு:

- முடிந்தால், குறிப்பிட்ட ஒரு நலப் பணியாளரை அந்த நோயாளிக்கு என்று தனியாக நியமித்துவிடுங்கள். இவை அரிதான நோய்கள் என்பதால், சில வகை மனநோய்களுக்கு நீண்ட காலச் சிகிச்சையும் கவனிப்பும் தேவைப்படும்.
- இரண்டு மாதத்துக்கு ஒருமுறை நோயாளியைச் சென்று பாருங்கள் (முடியாத பட்சத்தில் நோயாளியை மருத்துவமனைக்கு வரச்சொல்லுங்கள்).
- மனநோய் பற்றியும் கட்டாயம் மருந்து சாப்பிடுகிறாரா என்பதை உறுதி செய்துகொள்வதன் அவசியத்தைப் பற்றியும் குடும்பத்தாருக்கு எடுத்துச் சொல்லுங்கள்.
- நீண்டகாலக் கவனிப்பின் ஒரு பகுதியாக மருந்து அளிப்பதும் அமைகிறது. ஒவ்வொரு முறை நோயாளியைச் சந்திக்கும்போதும் மருந்து சாப்பிடுகிறாரா என்பதையும் ஏதாவது பக்கவிளைவு இருக்கிறதா என்பதையும் சோதித்து அறிந்துகொள்ளுங்கள்.
- மறுவாழ்வு அளித்தல் என்பது அவர் நலமாக இருக்க உதவும் வகையில் அவருக்கு ஒரு வேலையை வாங்கித் தருவது ஆகும். கல்வி, பணி அனுபவம், நோயின் தன்மை போன்ற அவருடைய தகுதியைப் பொறுத்து அந்த வேலை அமைய வேண்டும். (☞ பிரிவு 3.2)

- வீட்டை விட்டு வெளியே சென்று வேலை பார்க்கும் சாத்தியம் இல்லாதபட்சத்தில், எடுத்துக்காட்டாக, வீட்டு வேலையில் உதவி செய்தல், தோட்டப்பணி, கோயில் சார்ந்த வேலை போன்ற ஒன்றைச் செய்யச் சொல்லி, அவர் ஏதோ ஒரு வேலையில் கவனம் செலுத்துமாறு ஊக்குவிக்கலாம்.
- மனநோயால் பாதிக்கப்பட்டவர்கள் அல்லது உடல் ஊனமுற்றோருக்குப் பணி தரும் நிறுவனங்களுக்குப் பரிந்துரைக்கலாம் (உங்கள் பகுதியில் உள்ள அமைப்புகளைப் பற்றி அறிய பகுதி 4ஐப் பார்க்கவும்). சில ஊர்களில், புதிய திறன்களைக் கற்றுக்கொள்ளவும், புதிய மனிதர்களைச் சந்திக்கவும் உதவும் விதத்தில் பட்டறைகளையும் வசதிகளையும் சில அமைப்புகள் நடத்துகின்றன.

4.4 தற்கொலை செய்துகொள்ளும் எண்ணம் உள்ளவர் அல்லது தற்கொலைக்கு முயன்றவர்

தற்கொலை என்பது ஒருவர் தன் உயிரைத் தானே போக்கிக் கொள்ளும் செயல். தன் உயிரைப் போக்கிக்கொள்ளும் செயலில் ஈடுபடுபவர்களில் ஒருசிலரே வெற்றி பெறுகின்றனர். தங்கள் உயிரைப் போக்கிக்கொள்ளும் எண்ணம் உள்ளவர்களுக்கு அல்லது போக்கிக்கொள்ள முயன்றவர்களுக்கு எப்படி உதவுவது என்பதைப் பற்றி இந்தப் பகுதி விளக்குகிறது. ஏன் ஒருவர் தன் உயிரை மாய்த்துக்கொள்ள விரும்புகிறார் என்பதைப் புரிந்து கொள்வதும் அந்தத் தற்கொலை முயற்சிக்குப் பிறகு அவருக்கு எப்படி ஆதரவு அளிப்பது என்பதைப் புரிந்துகொள்வதுமே ஒரு நலப் பணியாளரின் பணியாகும்.

4.4.1 ஏன் சிலர் தங்கள் வாழ்க்கையை முடித்துக்கொள்ள விரும்புகிறார்கள்?

வாழ்க்கையின் ஏதோ ஒரு கட்டத்தில், இதுவரை வாழ்ந்தது போதும் என்று நம்மில் பெரும்பாலோர் நினைக்கிறோம். வாழ்க்கையை இனி தொடர வேண்டாம் என்று எண்ண வைக்கும் மோசமான சூழல்களைச் சிந்தித்துப் பார்த்தால், இதுபோன்ற காரணங்களாலேயே அவர்கள் தங்கள் உயிரை முடித்துக்கொள்ள விரும்பியிருக்கிறார்கள் என்பது உங்களிடம் ஆலோசனைக்கு வந்திருப்பவர்களைப் பார்த்தால் தெரியும். ஆனால், ஒரு பெரிய வித்தியாசம் உள்ளது. நம்மில் பெரும்பாலோருக்கு அண்மையில் நடந்த ஒரு மகிழ்ச்சியற்ற நிகழ்வின் விளைவாகத் தோன்றிய தற்கொலை எண்ணம் விரைவாகக் கடந்து போய்விடும். நம்மில் பெரும்பாலோர் தம் நண்பர்களுடன் அல்லது உறவினர்களுடன் இதைப் பற்றிப் பேசியிருக்கலாம் அல்லது நம் பிரச்சினைக்கான தீர்வை எட்டியிருப்போம்; அதன் பிறகு இந்த எண்ணங்கள் போய்விடும். ஆனால், சிலருக்கு மட்டும், தற்கொலை எண்ணங்கள் அல்லது தற்கொலை செய்துகொள்ளும் திட்டம் மேலும்மேலும் வலுவடைந்து, மனநோயோடும்

பெட்டிச்செய்தி 4.3. சந்தேகப்படும் அல்லது விநோத நம்பிக்கைகள் கொண்டவருக்குச் சிகிச்சை அளிக்கும்போது கவனத்தில் கொள்ள வேண்டியவை

- சந்தேகப்படுதலும் மாயக்குரல் கேட்டலும் கடும் மனநோயின் அறிகுறிகளாகும்.
- பொதுவாகக் காணப்படும் கடும் மனநோய்கள் மனச்சிதைவும் தீவிர மனவெழுச்சித் தளர்ச்சிப் பிறழ்வும் ஆகும். கடுமையான அறிதிறன் பிறழ்வுகளும் இதுபோன்ற நோய்க்குறிகளை வெளிப்படுத்தலாம்.
- பொதுவாக இவர்கள் சமூகத்தில் தனிமைப் படுத்தப்பட்டுத் தீண்டத் தகாதவர்களாக ஒதுக்கி வைக்கப்படுகிறார்கள்.
- இதுபோன்ற நோய்களுக்கு மனநல மருத்துவமே சிறந்த சிகிச்சையை அளிக்க முடியும்.
- பாரம்பரிய வைத்தியரிடம் அல்லது பூசாரி, சாமியார் போன்றோரிடம் குடும்பத்தினர் நோயாளியை அழைத்துச் சென்று காட்ட விரும்பினால், நீங்கள் தரும் மருந்தையும் சாப்பிட்டுக்கொண்டு, அவர்களைப் பார்க்குமாறு ஊக்குவியுங்கள்.
- முடிந்தால், இப்படிப்பட்ட நோய்க்குறி உள்ளவர்கள் மனநல மருத்துவரிடம் சென்று காட்டுமாறும் சிகிச்சை எடுத்துக் கொள்ளுமாறும் பரிந்துரையுங்கள்.

வாழ்க்கைச் சிக்கல்களோடும் தொடர்புடையதாகிவிடுகின்றன. பின்வரும் மனநோய்கள் தற்கொலையோடு தொடர்புபடுத்தப்படுகின்றன:

- **மனச்சோர்வு.** இதுவே தற்கொலைக்கான முக்கியக் காரணமாக அமைகிறது. மனச்சோர்வு தன்னைப் பற்றி மோசமாக நினைக்கவைக்கவும், வாழ்க்கையில் ஆர்வத்தை இழக்கவும், எதிர்காலத்தைப் பற்றி நம்பிக்கையை இழக்கவும் வைக்கிறது.
- **மது அல்லது போதைப்பொருள் பழக்கம்.** மகிழ்ச்சியாக இருப்பதற்காகப் பலர் மது அருந்துவது அல்லது போதைப்பொருள் எடுத்துக்கொள்வது என்று இருந்தாலும், உண்மையில் இந்தப் பொருட்கள் மூளையில் மனச்சோர்வுநீக்கிகளாகச் செயல்படுகின்றன. இந்தப் பழக்கத்தை நிறுத்த முடியவில்லை என்கிற வெறுப்பு, உடல்நலக் குறைவையும் பொருளாதாரப் பிரச்சினைகளையும் ஏற்படுத்தித் தற்கொலைக்குத் தூண்டுகின்றன.
- **நீண்டகால உடல்நலக் குறைவு.** வலியை ஏற்படுத்தும் உடல்நலக் குறைவு அல்லது குணப்படுத்த முடியாத நோய் ஆகியவை ஒருவர் தற்கொலை செய்துகொள்ளும் எண்ணத்தைத் தூண்டலாம்.
- **கடும் மனப்பிறழ்வுகள்.** அறிதிறன் பிறழ்வுகளால் பாதிக்கப்பட்டவர்களும் தற்கொலை மூலம் தங்கள் வாழ்வை முடித்துக்கொள்ளும் ஆபத்து உண்டு.

மனநோயைத் தோற்றுவிப்பதில் சமூகக் காரணங்களும் சொந்தப் பிரச்சினைகளும் முக்கியப் பங்கு வகிக்கின்றன. ஒருவரை வருத்தத்துக்குள்ளாக்கி தற்கொலைக்குத் தூண்டக்கூடிய சமூகக் காரணிகள்:

- மகிழ்ச்சியற்ற உறவு முறைகள், குறிப்பாக மகிழ்ச்சியற்ற மணவாழ்க்கை;
- வறுமை, பொருளாதாரச் சிரமங்கள்; குறிப்பாக, வேலை இழப்பது போன்று, திடீரென்று வாழ்க்கையில் நிகழும்போது;
- தான் மிகவும் நேசிக்கும் ஒருவரை இழந்துவிடும்போது; எடுத்துக்காட்டாக, மிக நெருங்கியவரின் மரணம் (☞ பிரிவு 7.4);
- தன்னுடைய பிரச்சினைகளையும் உணர்வுகளையும் பகிர்ந்துகொள்ள நண்பர்கள் இல்லாதபோது, பள்ளித் தேர்வில் தோல்வியடையும்போது அல்லது பெற்றோர்களோடு

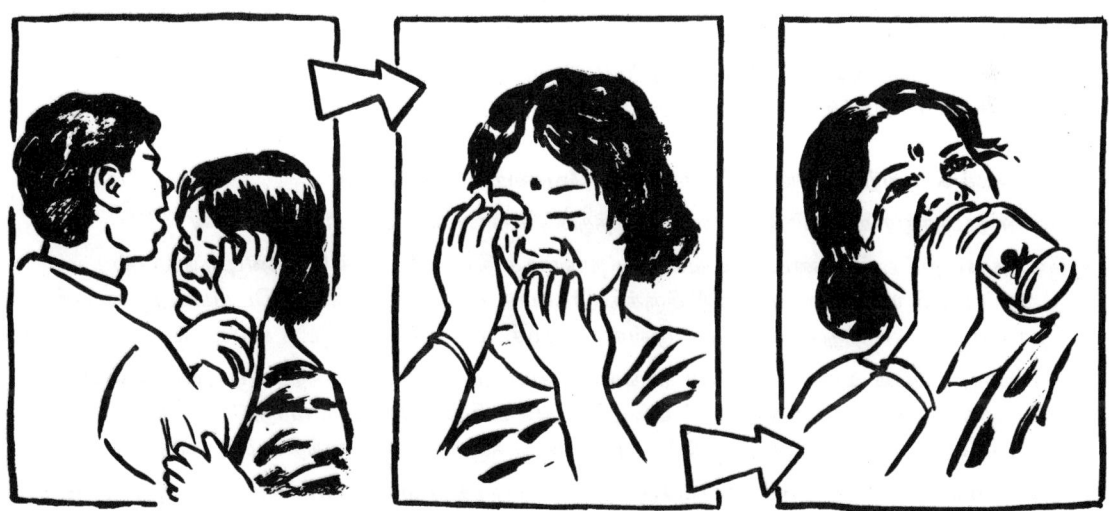

மகிழ்ச்சியில்லாத குடும்ப உறவு நீடிக்கும் பட்சத்தில் நம்பிக்கையற்றும் உயிரோடிருப்பதைவிட இறந்துபோவது மேல் என்றும் ஒரு பெண் நினைக்கலாம்.

வீட்டில் சண்டைபோடும்போது பதின்பருவத்தினருக்குத் தற்கொலை எண்ணம் தோன்றலாம் (☞ பிரிவு 8.7).

4.4.2 பாலினமும் தற்கொலையும்

ஒப்பிட்டுப் பார்க்கும்போது பெண்களே அதிக அளவில் மனச்சோர்வினாலும் சமூக நெருக்கடிகளாலும் பாதிக்கப்பட்டு மகிழ்ச்சியற்றுக் காணப்படுகின்றனர். இதன் காரணமாக, பெண்களே அதிக எண்ணிக்கையில் தற்கொலைக்கு முயற்சி செய்கின்றனர். எனினும், தற்கொலையின் காரணமாக நிகழும் இறப்பு ஆண்களிடையேதான் அதிக அளவில் உள்ளது. குறிப்பாக மதுப்பழக்கம் இருந்து தனியாக வசிப்பவரோ அல்லது மகிழ்ச்சியற்ற திருமண வாழ்க்கை நடத்துபவரோ தற்கொலை செய்துகொள்ள முயல்கின்றனர். ஆண்கள் தற்கொலை செய்துகொள்ள ஆபத்தான முறைகளை மேற்கொள்வதால், முயற்சியில் நினைத்ததை முடிக்கும் சாத்தியம் அதிகமாக இருப்பதை ஒரு காரணமாகக் கூறலாம். ஆனாலும், பெண்களே அதிக அளவில் தற்கொலை முயற்சியை நாடுகின்றனர். அது ஆணோ பெண்ணோ, தற்கொலை செய்துகொள்பவர் யாராக இருந்தாலும், அவர்களைக் கவனமாகக் கையாள்வது அவசியம்.

4.4.3 இந்தப் பிரச்சினையை எப்படி எதிர்கொள்வது?

குடும்பத்தாரிடம் அல்லது நண்பர்களிடம் கேட்க வேண்டிய கேள்விகள்

- என்ன நடந்தது? ஆபத்தான முயற்சி மேற்கொள்ளப்பட்டதா? ஒருவர் தூக்குப் போட்டுக் கொள்ள அல்லது பூச்சிக்கொல்லி மருந்து சாப்பிட முயன்றிருந்தால், அவர் உயிரைப் போக்கிக்கொள்ளத் தீவிரமாக முயற்சி செய்திருக்கிறார் என்பது பொருள்; அதே நேரத்தில், பேனாவால் மணிக்கட்டில் கீறிக்கொண்டிருந்தால், அது அதிக ஆபத்து இல்லாத தற்கொலை முயற்சி என்று கூறலாம்.
- இது போல, இதற்கு முன்னர் நடந்துள்ளதா? பல முறை தற்கொலைக்கு முயற்சி செய்திருந்தால், அவர் மீண்டும் தற்கொலை செய்துகொள்ளும் சாத்தியம் அதிகம் உண்டு; அதோடு அவர் கடுமையான மனத்துயரத்தில் அல்லது மனநோயால் பாதிக்கப்பட்டிருப் பதற்கான அறிகுறியாக இதைக் கருதலாம்.
- அவர் நீண்ட நாளாக மனநோயால் அல்லது உடல்நலக் கோளாறினால் பாதிக்கப்பட்டுள்ளாரா என்பதை அறிய வேண்டும்.
- அண்மைக் காலத்தில் அவருக்கு இழப்பு ஏற்பட்டுள்ளதா? எடுத்துக்காட்டாக, தன் துணைவரைப் பிரிந்திருத்தல்.

தற்கொலைக்கு முயற்சி செய்தவரிடம் கேட்க வேண்டிய கேள்விகள்

- என்ன நடந்தது? உங்கள் வாழ்வை முடித்துக்கொள்ள விரும்பினீர்களா? ஏன்?
- இதற்கான திட்டம் உண்டா? எவ்வளவு நாளாகத் திட்டமிட்டுக் கொண்டிருந்தீர்கள்? இதைப் பற்றி யாரிடமாவது கூறியிருக்கிறீர்களா? கவனமாகத் திட்டமிடப்பட்டு, யாருக்கும் தெரியாமல் மறைத்துவைக்கப்பட்டுள்ள முயற்சி மற்றவற்றைவிடக் கடுமையானது ஆகும்.
- தற்போது எப்படி உணர்கிறீர்கள்? தாங்கள் செய்த முயற்சி மரணத்தில் முடியவில்லை என்பதை நினைக்கும்போது பலர் மகிழ்ச்சி அடைகின்றனர். அவ்வாறு மகிழ்ச்சியடையாதவர்கள் மீண்டும் தற்கொலைக்கு முயலும் சாத்தியம் உண்டு.
- அண்மைக் காலமாக மனச்சோர்வுக்கு ஆளாகியிருந்தீர்களா? வாழ்க்கையில் ஆர்வத்தை இழந்துவிட்டீர்களா? அவர் மனச்சோர்வால் பாதிக்கப்பட்டுள்ளாரா என்பதை அறிய இயல் 2இல் தரப்பட்டுள்ள கேள்விகளைக் கேளுங்கள்.

- நீங்கள் அதிகமாக மது அருந்துவதாக (அல்லது போதைப்பொருள் உட்கொள்வதாக) உணர்கிறீர்களா? மதுப்பழக்கம் தொடர்பான கேள்விகளைக் கேளுங்கள் (☞ பிரிவு 2.6.1).
- வாழ்க்கையைத் தொடர நினைப்பதற்கு ஏதாவது காரணங்கள் உண்டா? வாழ்க்கையின் நல்ல அம்சங்களைப் பற்றி நினைக்கவைக்க, இது போன்ற வழிகளைக் கையாள்வது முக்கியம். நேர்மறையான எந்த விஷயத்தையுமே சிந்திக்க முடியாத அளவுக்கு, சிலர் மனச்சோர்வுக்கு உள்ளாகியிருப்பார்கள். நோய் எந்த அளவுக்குத் தீவிரமாக உள்ளது என்பதை அறிய இது உதவும்; இதனால் அவர்களிடம் வாழ்க்கையைப் பற்றிய எந்த நம்பிக்கையுமே இல்லை என்பது பொருளன்று.

மீண்டும் தற்கொலைக்கு முயற்சி செய்வாரா என்பதைக் கணித்தல்

ஒருவர் மீண்டும் தற்கொலைக்கு முயற்சி செய்வாரா என்பதைக் கணிப்பது கடினம். அவர் மீண்டும் தற்கொலை செய்துகொள்ளும் ஆபத்து அதிகம் என்பதைக் கணிப்பதற்கான காரணிகள்:

- சரியாகவும் தெளிவாகவும் திட்டமிட்டு, மற்றவர்களிடமிருந்து திட்டத்தை மறைத்து, தூக்குப்போட்டுக்கொள்ளச் செய்த ஆபத்தான முயற்சி;
- தொடரும் தற்கொலை எண்ணம்;
- எதிர்காலத்தைப் பற்றிய நம்பிக்கையின்மை;
- கடும் மனச்சோர்வுக்கான அறிகுறிகள்;
- கடும் துன்பம், இழப்பு ஏற்பட்டுள்ளதற்கான சான்று;
- சமூக ஆதரவின்மை;
- தொடர் மதுப்பழக்கம் அல்லது கடுமையான உடல்சார்ந்த நோய்;
- தற்கொலைக்குப் பலமுறை முயன்றது;
- முதுமையின் காரணமாக தற்கொலைக்கு முயன்றது.

நேர்காணலுக்கான சிறப்பு ஆலோசனைகள்

- தற்கொலை என்பது கவனமாகக் கையாள வேண்டிய தனிப்பட்ட பிரச்சினை. தொடர்புடையவரிடம் தனியாகப் பேசுங்கள். இயல்பாக உணரவும் தன்னுடைய கருத்தை வெளிப்படையாகக் கூறவும் உரிய அவகாசம் கொடுங்கள்.
- அவருடைய நடத்தை அல்லது குணம் பற்றி எந்த மதிப்பீடும் செய்யாதீர்கள்.
- அவருடைய சூழலைப் பற்றி முழுமையாகப் புரிந்துகொள்ளாமல் எந்தக் கருத்தையும் வெளியிடாதீர்கள்; அவ்வாறு சொல்வது அவரை மேலும் நம்பிக்கை இழக்கச்செய்யும்.
- அவருடைய அண்மைக் கால வாழ்க்கைச் சூழல், உடல்நலம் ஆகியவை பற்றி குடும்பத்தாரிடமும் நண்பர்களிடமும் விசாரித்து அறியுங்கள். அவருக்கு வீட்டில் முழு ஆதரவு அளிக்கக்கூடிய ஒருவரோடு நீங்கள் நம்பிக்கைக்குரிய நட்பை ஏற்படுத்திக் கொள்ளுங்கள்.

உடனடியாக என்ன செய்ய வேண்டும்?

- தற்கொலைக்கு முயன்றவருக்கு உடனடி ஆபத்து ஒன்றுமில்லை என்பதை உறுதிசெய்து கொள்ளுங்கள்.
- அளவுக்கு அதிகமாக மாத்திரைகளையோ பூச்சிக்கொல்லி மருந்தையோ சாப்பிட்டிருந்தால் அல்லது கடுமையான காயம் ஏற்பட்டிருந்தால் முதலில் உடனடி மருத்துவச் சிகிச்சை அளிக்கப்பட வேண்டும் (அடுத்தப் பக்கம் பார்க்கவும்).

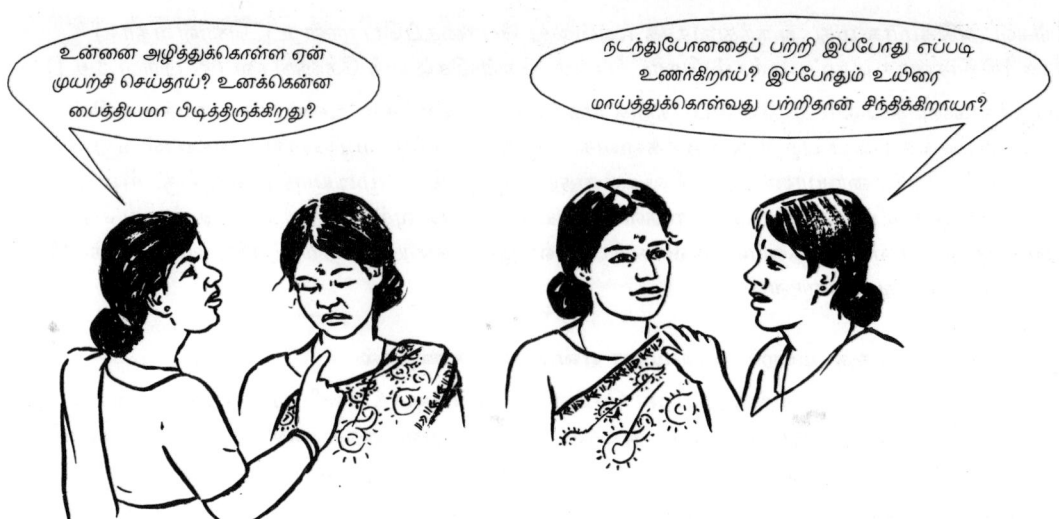

சரியில்லாத முறை (இடது); பரிந்துரைக்கப்பட்டது (வலது) சரியான முறையில் கேட்கப்படும் கேள்விகள் (கீழே):

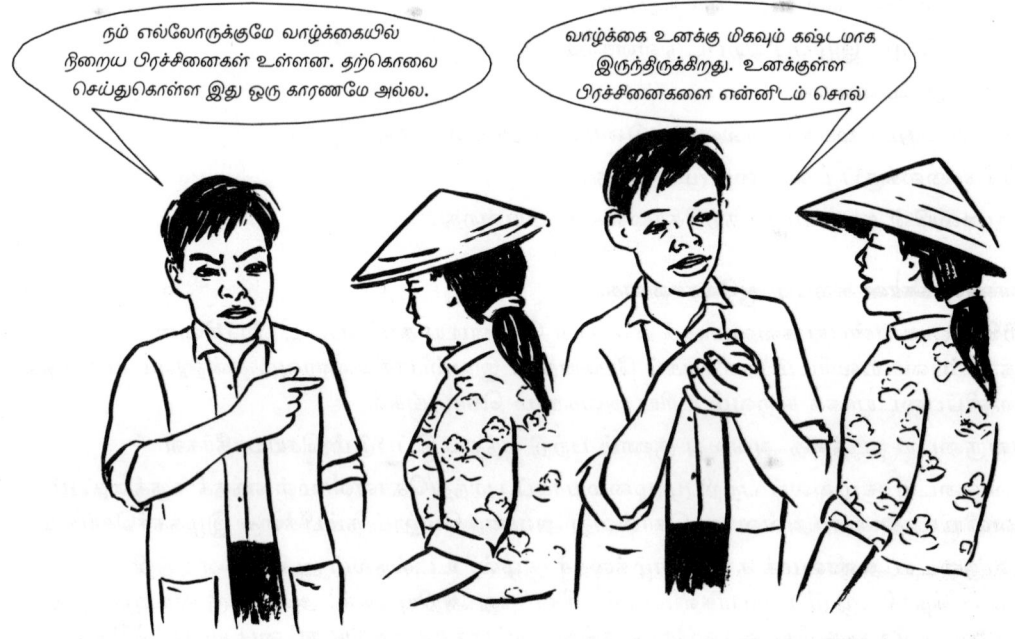

- உறவினர் அல்லது நெருக்கமான நண்பர் தொடர்ந்து அவரோடு இருக்க வேண்டும்; குறிப்பாகத் தற்கொலை முயற்சியிலிருந்து மீண்ட காலத்தில்.
- அவர் மீண்டும் தற்கொலை செய்துகொள்ள முயற்சி செய்வார் என்று நீங்கள் கருதும் பட்சத்தில், உறவினர்களை அவரோடு கொஞ்சம் பேசிப்பார்க்கச் சொல்வதோடு, அவரைத் தனியே விடாமல் யாராவது ஒருவர் உடனிருக்கச் சொல்லுங்கள்.
- விஷம், கத்தி போன்ற ஆபத்து விளைவிக்கும் பொருட்கள், அவருக்கு அருகில் இல்லை என்பதை உறுதிப்படுத்திக்கொள்ளுங்கள்.
- வீட்டுக்குச் செல்வதற்குமுன், அவர் அமைதியடைந்து இயல்பாக மாற உரிய நேரம் அளிக்கவும்.

- ஓரிரு நாட்களில் உங்களை அவர் வந்து பார்க்குமாறு சொல்லுங்கள் அல்லது நீங்கள் அவர் வீட்டுக்குச் சென்று பார்ப்பதற்குத் தேவையான ஏற்பாட்டைச் செய்துகொள்ளுங்கள்.

பிறகு என்ன செய்ய வேண்டும்?

- பிரச்சினைகளைத் தன் கட்டுக்குள் கொண்டுவந்து, நல்ல மனநிலைக்கு வரும்வரையில், தற்கொலைக்கு முயன்றவரை வரவழைத்துத் தொடர்ந்து கலந்தாலோசனை செய்யுங்கள்.
- அவரை மனச்சோர்வுக்கு ஆளாக்கும் சமூகப் பிரச்சினைகளை இனம்காண முயலுங்கள். துணைவர் (மனைவி அல்லது கணவன்) போன்று, முக்கிய உறவினர்களோடு பேசுங்கள்.
- ஒருவருக்குக் கடுமையான மனச்சோர்வோ அல்லது மிதமிஞ்சிய போதைப்பழக்கமோ இருந்தால் உரிய சிகிச்சை (☞ பிரிவு 5.1 மனச்சோர்வுக்கு, 6.1 போதைப்பழக்கத்துக்கு) அளிக்கவும்.
- மனச்சோர்வுக்கு அளிக்கும் மருந்து பலனளிக்க மூன்று அல்லது நான்கு வாரங்கள் ஆகும். இடைப்பட்ட காலத்தில் கலந்தாலோசனையும் உறவினர்களின் ஆதரவும் அவசியம்.
- வாழ்க்கையில் எதிர்த்துப் போராட வேண்டிய பல பிரச்சினைகளைச் சந்திக்கும் மக்களே தற்கொலைக்கு முயற்சி செய்கிறார்கள். பிரச்சினைகளை எப்படிச் சமாளிப்பது என்று கூறுவது அவர்களுக்கு உதவியாக இருக்கும் (☞ பிரிவு 3.2.5).
- மனச்சோர்வுக்கு ஆளானவர்கள் தங்கள் வாழ்க்கையை எதிர்மறையாகவே பார்ப்பார்கள். ஒரே சூழலை எப்படி நேர்மறையாக அணுகுவது என்பதைக் குறித்து, நீங்கள் ஆலோசனை வழங்கலாம் (☞ பெட்டிச்செயதி 5.1).

எப்போது மருத்துவரிடம் பரிந்துரைக்க வேண்டும்?

தற்கொலை செய்துகொள்ள முயன்றவர் பின்வரும் நிலைகளில் இருந்தால், சாத்தியம் உள்ள நிலையில், அவரைச் சிறப்பு மனநல மருத்துவ மையத்துக்குச் செல்லுமாறு நீங்கள் பரிந்துரைக்கலாம்:

- கடுமையானதாகவும் உயிருக்கு ஆபத்து விளைவிக்கும் வகையிலும் தற்கொலை முயற்சி மேற்கொள்ளப்பட்டிருந்தால்;
- கலந்தாலோசனைக்குப் பிறகும் அவரிடம் தற்கொலை செய்துகொள்ளும் எண்ணம் நீடித்தால்;
- அறிதிறன் பிறழ்வுகள் போன்ற, கடுமையான மனநோய் இருந்தால்;
- தொடர்ந்து தற்கொலைக்கு முயற்சி செய்யும் சூழலில்.

4.4.4 தற்கொலை முயற்சிக்கான மருத்துவச் சிகிச்சை

பின்னர் மருத்துவச் சிகிச்சை தேவைப்படும் சூழலில் சற்றும் தாமதிக்காமல், தற்கொலை செய்துகொள்ள முயன்றவரை உடனடியாக அருகில் உள்ள மருத்துவமனைக்குக் கொண்டு செல்வதை ஒரு பொது விதியாகக் கொள்ளுங்கள்.

தூக்கு போட்டுக்கொள்ளுதல், கத்திக்குத்து, துப்பாக்கிக்குண்டுக் காயம், ஆழமான வெட்டுக்காயம் அல்லது தீக்காயம்

இவற்றுக்கு உடனடியாக மருத்துவச் சிகிச்சை தேவை. பாதிப்புக்குள்ளானவரை மருத்துவமனைக்குக் கொண்டு செல்லக் காத்திருக்கும் நேரத்தில், அவருடைய சுவாசம், இரத்தஅழுத்தம், நாடி ஆகியவற்றைக் கண்காணிக்கவும். இரத்த அழுத்தம் குறைவாக இருந்தால் சிரைவழி ஊசியைச் செருகி சலைன் (saline) செலுத்துங்கள். ஆக்ஸிஜன் (பிராணவாயு) கொடுங்கள். திறந்த காயமாக இருந்தால், நன்றாகச் சுத்தப்படுத்தி, கட்டுப் போட்டு இரத்தக் கசிவைக் கட்டுப்படுத்துங்கள்.

அளவுக்கதிகமாகப் பூச்சிக்கொல்லி அல்லது வேறு மருந்து சாப்பிட்டிருந்தால்

ஒருவர் தனக்குக் கேடு விளைவித்துக்கொள்ளப் பொதுவாகப் பின்பற்றும் வழி இது. அவர் சுயநினைவோடு விழித்துக்கொண்டிருந்தால், வாந்தியெடுக்கச் செய்யுங்கள். பின்வருவனவற்றை அளிப்பதன் மூலம் ஒருவரை வாந்தியெடுக்கச் செய்யலாம்:

- அதிக உப்பு நிறைந்த நீரைக் குடிக்கவைத்தல்;
- இபிகாக்குவன்ஹா இனிப்பு மருந்து (சிரப்) ஒரு மேசைக்கரண்டி பருகச் செய்தல்.
- தூளாக்கப்பட்ட கரியைக் கொடுத்தால், அது விஷத்தை உறிஞ்சுவதற்கு உதவும்.

கடுமையான விஷத்தால் பாதிக்கப்பட்டதன் அறிகுறியாகப் பக்கவாதம், சுயநினைவின்மை, வலிப்பு அல்லது மூச்சுவிடுவதில் சிரமம் காணப்பட்டால், அவரை விரைவாக மருத்துவமனைக்கு எடுத்துச்செல்லுங்கள்.

4.4.5 தற்கொலை எப்போது குற்றமாகக் கருதப்படுகிறது?

சில சமூகங்களில், தற்கொலை முயற்சி குற்றமாகக் கருதப்படுவதோடு, அது சட்டப்பூர்வமான அல்லது காவல்துறை வழக்காகிவிடுகிறது. யார் தற்கொலைக்கு முயன்றார்கள் என்பதே உங்களின் முதல் கவலையாக இருக்க வேண்டும். அவருக்குக் குடும்பத்தாரின் ஆதரவும் இருந்து, பிரச்சினைக்கான காரணம் சாதாரண மனஅழுத்தத்தை ஏற்படுத்திய நிகழ்வாக இருந்தால், நீங்கள் இந்த விஷயத்தைக் காவல்துறையினரிடம் தெரிவிக்காமல் விட்டுவிடலாம். ஆனால், வீட்டிலோ அல்லது வெளியிலோ ஒருவர் கடுமையான சித்திரவதைக்கு உள்ளானதன் காரணமாகத் தற்கொலைக்கு முயன்றிருந்தால் அதைக் காவல்துறையினரிடம் தெரிவிக்க வேண்டியது அவசியம். குறிப்பாக, கணவனால் தாக்கப்பட்ட அல்லது மாமியாரால் கொடுமைப் படுத்தப்பட்ட பெண்கள், தங்கள் வாழ்வை முடித்துக்கொள்ள விரும்புவார்கள். முதலில் பாதிக்கப்பட்ட பெண்ணிடம் கலந்தாலோசித்துவிட்டுக் காவல்துறையினரிடம் தெரிவிப்பது நல்லது. தீக்குளித்து ஒருவர் தற்கொலை செய்துகொள்ள முயன்றிருந்தால், அது அந்தப் பெண்ணைக் கொல்லும் முயற்சியாகக்கூட இருந்திருக்கலாம் என்பதால் இது தீவிரமான வழக்கு ஆகிவிடுகிறது. இதுபோன்ற கடினமான சூழல்களில், உங்கள் சக ஊழியரைக் கலந்தாலோசிப்பது அவசியம். உள்ளூர்க் காவல்துறை அதிகாரிகளோடு உங்களுக்கு நட்பு ரீதியான தொடர்பிருந்தால், வழக்கைப் பதிவு செய்யாமல் அவர்களின் ஆலோசனையைப் பெறலாம்.

4.4.6 குடும்பத்தினர் ஆர்வம் காட்டாதபோது என்ன செய்யலாம்?

தற்கொலைக்கு முயன்றவருக்குக் குடும்பத்தினரின் ஆதரவு தேவை என்பதால், நீங்கள் அவர்களைச் சார்ந்திருக்க வேண்டிய அவசியம் உள்ளது; குறிப்பாகத் தற்கொலை முயற்சிக்குப் பிந்தையக் காலத்தில். அதே சமயத்தில், குடும்பத்துக்குள்ளேயே பிரச்சினை அல்லது வன்செயல் நிகழ்ந்திருந்தாலோ குடும்பத்தினர் எந்த ஆர்வமும் காட்டாத போதோ நீங்கள் மாற்று வழியைத் தேர்ந்தெடுக்க வேண்டிய அவசியம் எழும். ஆனால், இந்த மாற்று வழியைப் பற்றித் தற்கொலைக்கு முயன்றவரோடு முதலில் ஆலோசித்துவிட்டுப் பின்வரும் வழிகளில் ஒன்றை அல்லது மேற்பட்டவற்றைத் தொடரலாம்:

- பெண்கள் விடுதி அல்லது பெண்களுக்கு அடைக்கலம் அளிக்கும் இல்லத்தில் சேரச் சொல்லலாம். உள்ளூர் விடுதிகள் அல்லது இல்லத்தைத் தொடர்புகொள்ளுங்கள். தற்காலிகமாகத் தங்க அனுமதிப்பார்களா என்று விசாரித்து அறியுங்கள். (உள்ளூர் இருப்பிடங்கள் பற்றி அறிய ☞ இயல் 12).
- குடும்பத்தின் மற்ற உறுப்பினர்களுடன் தொடர்புகொள்ளுங்கள். எடுத்துக்காட்டாக, அந்தப் பெண் புகுந்த வீட்டினரால் துன்புறுத்தப்பட்டிருந்தால், பெண்ணின் பெற்றோர்களையோ அல்லது மற்ற உறுப்பினர்களையோ தொடர்புகொள்ளலாம்.

- பாதிக்கப்பட்டவரின் நண்பர்கள், அருகில் உள்ளோர் அல்லது சமய அமைப்புகளைச் சேர்ந்த உறுப்பினர்களைத் தொடர்புகொள்ளவும்.
- மதத் தலைவர்களின் மூலம் ஆதரவு திரட்ட பாதிக்கப்பட்டவரை ஊக்குவிக்கவும்.

4.4.7 தற்கொலை செய்துகொள்ளப்போவதாக மிரட்டுபவர் அல்லது முயற்சியை மீண்டும் மீண்டும்... மீண்டும் தொடர்பவர்

இவரைப் போன்றவரே அவசரச் சிகிச்சைப் பிரிவுக்கு அடிக்கடி கொண்டுவரப்படுகிறார். இது போன்ற தற்கொலை முயற்சியில் ஆபத்து இல்லாததாலும், அவர் 'நடிக்கிறாரோ' என்று தோன்றுவதாலும் உங்கள் நேரத்தை வீணடிப்பதாலும், இவர்களை வெறுப்பது எளிது. ஆனால், இவர்கள் நடிக்கவில்லை; அவர்களின் வாழ்க்கை மகிழ்ச்சியற்றதாக இருப்பதால், அவர்களுக்கு உதவி தேவைப்படுகிறது. மகிழ்ச்சியற்ற நிகழ்வுகளுக்கு எதிர்வினையாகத் தற்கொலை செய்துகொள்வதைத் தவிர்த்து வேறு விதமாக அதிருப்தியை வெளிப்படுத்தலாம் என்கிற முறையில் கலந்தாலோசனை அவர்களுக்குத் தேவைப்படுகிறது. ஆதரவு தரும் உறவுகள் அல்லது அவர்களின் தொழில்திறன் போன்ற சாதகமான, பலமுள்ள அம்சங்களை இனம்கண்டு கூறுவதன் மூலம் வாழ்க்கையின் ஒளிமயமான பக்கத்தை அவர்கள் பார்க்க உதவலாம். தங்களை மாய்த்துக்கொள்ளும் அதிகபட்ச ஆபத்தில் இப்படிப்பட்டவர்கள் இருக்கிறார்கள் என்பதை நினைவில் கொள்ளுங்கள். அவர்களோடு தொடர்ந்து தொடர்புவைத்திருப்பதும் நம்பிக்கைக் குரிய நட்பை வளர்த்துக்கொள்வதும், நாம் அவர்களுக்குச் செய்யும் சிறந்த உதவி ஆகும். எனவே, அவர்கள் மனம் சரியில்லாத நிலையில் அல்லது மகிழ்ச்சியற்ற நிலையில் இருந்தால், தற்கொலை செய்துகொள்ளாமல் உங்களோடு கலந்தாலோசிக்கலாம்.

4.4.8 தனிமையும் தனித்திருத்தலும்

மனச்சோர்வுக்கும் தற்கொலைக்கும் முக்கியக் காரணமாகத் தனிமை அமைகிறது. இது பொதுவாக முதியோரிடம் காணப்படுகிறது. இப்படிப்பட்டவர்களுக்கான சில தீர்வுகள்:

- நீண்ட நாட்களாகத் தொடர்பில்லாமல் இருக்கும் பழைய நண்பர்கள், பக்கத்து வீட்டுக்காரர்கள் அல்லது உறவினர்களைத் தொடர்புகொள்ளலாம்;
- உறவினர்களை அல்லது நண்பர்களைத் தொடர்புகொண்டு வீட்டுக்குச் சாப்பிடவருமாறு அல்லது சமூக நிகழ்ச்சியில் கலந்துகொள்ள வருமாறு அழைக்கலாம்;

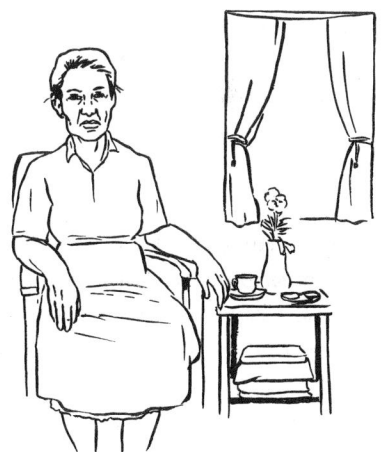

- மனமகிழ் மன்றம் போன்ற சமுதாய அமைப்புகளைப் பயன்படுத்திக்கொள்ளலாம்;
- சமூகத் தொடர்புள்ள நிகழ்வுகளில் ஈடுபடுதல்; எடுத்துக்காட்டாக, அங்காடி, கடை போன்றவற்றுக்குப் போய்வரலாம்;
- பொழுதுபோக்கும் கேளிக்கை அல்லது விளையாட்டுகளில் ஈடுபடலாம்;
- தோட்டமிடுதல், நடத்தல் போன்ற புத்துணர்வூட்டும் அல்லது மகிழவைக்கும் செயல்பாடுகளில் நேரத்தைச் செலவிடலாம்.

4.5 இழுப்பு அல்லது வலிப்பு இருந்தால் என்ன செய்ய வேண்டும்?

இயல்பான உடல் அசைவுகளில் மாற்றம் ஏற்பட்டாலோ அல்லது சில நிமிடங்களுக்கு மட்டும்

பெட்டிச்செய்தி 4.4. தற்கொலை செய்துகொள்ள முயன்றவருக்குச் சிகிச்சை அல்லது ஆலோசனை அளிக்கும்போது நினைவில் கொள்ள வேண்டியவை

- பொதுவாகத் தற்கொலை என்பது மனச்சோர்வு அல்லது போதைப்பழக்கம் போன்ற மனநோய்களின் காரணமாகவே ஏற்படுகிறது.
- தற்கொலை செய்துகொள்ள முயற்சி செய்பவர்களில் பலருக்குத் திருமணப் பிரச்சினை, பொருளாதாரச் சிக்கல்கள் போன்ற கடும் வாழ்க்கைப் பிரச்சினைகள் உள்ளன.
- நீண்ட காலமாகத் தொடரும் நோய் அல்லது கடும் உடல்நலக் கேடு போன்றவற்றோடு தற்கொலை தொடர்புடையது.
- தற்கொலை மிரட்டலைச் சாதாரணமாக எடுத்துக்கொள்ளாதீர்கள்.
- உங்களுக்குத் தற்கொலை எண்ணம் எழுகிறதா என்று கேட்பதால் அவர்கள் தங்கள் வாழ்க்கையை முடித்துக்கொண்டுவிட மாட்டார்கள். அதற்கு நேர்மாறாக, பலர் மீண்டெழுந்த உணர்வையே அடைகிறார்கள்.
- அவசரச் சிகிச்சை அளிப்பதே தற்கொலை செய்துகொள்ள முயன்றவருக்கு நீங்கள் முதலில் செய்ய வேண்டியது. அவர் உடல் சீரடைந்ததும், மனநோய்க்குச் சிகிச்சை அளிப்பதையோ ஆதரவளிக்கும் உறவினர்களை அல்லது நண்பர்களைக் கண்டறிவதையோ செய்யலாம்.

சுயநினைவு இருந்தாலோ, அவர் இழுப்பு (seizures) அல்லது வலிப்புக்கு (fits) உள்ளாகியிருக்கிறார் என்று பொருள். சிலவகை இழுப்புகளின்போது, நடுக்கத்தோடுகூடிய கைகால் அசைவுகள் காணப்படும் என்பதோடு சுயநினைவு இழப்பும் ஏற்படும். வேறு சிலவகை இழுப்புகளின்போது பாதிக்கப்பட்டவர் முழுமையாக அல்லது ஓரளவுக்கு மட்டும் விழிப்போடு இருப்பார். கவனிக்கக்கூடிய மாற்றமாகக் குறுகிய காலத்துக்கு உலக நினைவு இருக்கும் அல்லது தொடர்ந்து அசைவுகள் இருக்கும் (எடுத்துக்காட்டாக, மெல்லுவது போன்ற உதட்டசைவு). தொடர்ந்து வலிப்பு ஏற்படும் ஒரு வகை நோய் காக்கைவலிப்பு (epilepsy) ஆகும். ஒரே மாதத்தில் இரண்டு முறை ஒருவருக்கு வலிப்பு ஏற்பட்டால், அவருக்குக் காக்கைவலிப்பு இருக்கிறது என்று நோயுறுதி செய்யலாம்.

4.5.1 எத்தனை வகையான வலிப்புகள் உள்ளன?

குழந்தைகளுக்கு ஏற்படுவதிலிருந்து மாறுபட்டது பெரியவர்களுக்கு வரும் வலிப்பு. குழந்தைகளுக்கு ஏற்படும் வலிப்பு வேறு இடத்தில் (☞ *உடற்குறைபாடு உடைய கிராமக் குழந்தைகள்*) விவரிக்கப்பட்டுள்ளது. பெரியவர்களுக்கு வரும் வலிப்பை மூன்று வகையாக இனம்கண்டிருக்கிறார்கள்:

- **பொதுவான வலிப்பு.** சில நிமிடங்களுக்குச் சுயநினைவு இழப்பதை இந்த வகையில் அடக்கலாம் (இதை ஆங்கிலத்தில் 'கிராண்ட்மால்' அல்லது 'எபிலப்சி' என்று அழைக்கிறார்கள்). பாதிக்கப்பட்டவரின் உடல் விறைப்படைந்து சில நிமிடங்களுக்கு வெட்டிவெட்டி அதிர்கிறது. நாக்கைக் கடித்துக்கொள்ளுதல், சிறுநீர்க் கழித்தல், திடீரென்று கீழே விழுவதால் அல்லது கைகால் வெட்டியிழுப்பதால் காயம் போன்றவை இந்த வகை வலிப்போடு தொடர்புபடுத்தப்படுகிறது. அவர் கீழே விழுவதற்கு முன்னர் அழுதார் அல்லது கத்தினார், கண்கள் மேலே செருகிக்கொண்டது, வாயில் நுரைதள்ளியது, உடம்பு நீலம்பாரித்தது என்று அவரைப் பார்த்தவர்கள் விவரிக்கலாம். வலிப்பு ஏற்படும்போது முழுமையாகச் சுயநினைவு இழந்து, நம் கட்டளைக்கு எந்த வினையும் இருக்காது. பொதுவாக அப்படியே மயங்கி விழுதல் அல்லது தூங்கத் தொடங்குதல்

என்பதோடு இந்த வகை வலிப்பு முடிவுக்கு வருகிறது. நிற்க முடியாமல் தற்காலிகமாகக் கைகால் வலுவிழந்ததாகச் சிலர் உணர்வார்கள்.

- **குறுகியகால வலிப்பு.** விழித்திருக்கும் ஒருவரிடம் அல்லது குழம்பிய நிலையில் உள்ள ஒருவரிடம் அல்லது சுற்றுப்புறத்தோடு உள்ள தொடர்பை இழந்தவருக்கு இந்தக் குறுகிய கால வலிப்பு ஏற்படலாம். வலிப்பின் தன்மை பல வகையாக மாறுபடும். சிலருக்கு உடலின் ஒரு பகுதியில் மட்டும் எடுத்துக்காட்டாக, கை மட்டும் விட்டுவிட்டு இழுத்தல், வலிப்பு காணப்படும். உதட்டை கையால் தடவுதல், சட்டைப் பித்தானைப் போட்டுப் பிறகு எடுத்துவிடுதல் போன்ற விநோதமான நடத்தை சில வகை வலிப்புகளின் காரணமாக வெளிப்படும். வலிப்பு தொடங்குவதற்கு முன் ஒருவகை 'முன்னெச்சரிக்கை'யை அல்லது 'உணர்வை' பலர் உணர்கிறார்கள். வயிற்றுப் பகுதியில் விநோதமாக உணர்தல் அல்லது வழக்கத்துக்கு மாறானவற்றைக் கேட்டல், பார்த்தல், நுகர்தல் போன்றவை தோன்றும். சிலருக்கு ஒரு பகுதியில் மட்டும் காணப்படும் இழுப்பு பின்னர் முழுமையாகப் பரவும்.

- **'ஹிஸ்டீரியா' அல்லது 'மாற்று' வலிப்புகள்.** இது பொதுவாக இளம் பெண்களிடம் காணப்படுகிறது; இதை உளவியல் சார்ந்த மனஅழுத்தத்தோடு தொடர்புபடுத்தலாம். மேலே குறிப்பிட்ட எந்த ஒழுங்கமைதிக்கும் இது உட்படாது என்பதே இந்த வகை வலிப்பின் சிறப்பு அம்சம் ஆகும் (இந்தப் பிரச்சினையைப் பற்றி மேலும் அறிய ☞ பிரிவு 5.6).

4.5.2 காக்கைவலிப்பு என்பது ஒரு மனநோயா?

காக்கைவலிப்பு என்பது ஒரு மனநோய் அல்ல. அது மூளையில் ஏற்படும் மின்தூண்டல் மாற்றங்களால் உருவாகிறது. ஆனால் பல்வேறு காரணங்களால் காக்கைவலிப்பு ஒரு மனநலப் பிரச்சினையாகக் கொள்ளப்படுகிறது. மனநோய்க்குக் காரணம் கற்பிக்கப்படுவதைப் போலவே, பில்லிசூனியம் போன்ற இயற்கைக்கு மீறிய சக்திகளால் காக்கைவலிப்பு உண்டாகிறது என்று பல பண்பாடுகளில் கருதப்படுகிறது. குறுகிய கால வலிப்புகளின்போது விநோதமான நடத்தையைக் காண்கிறோம். ஒருவரிடம் கடும் மனஅழுத்தத்தைக் காக்கைவலிப்பு உண்டாக்கலாம். காக்கைவலிப்பால் பாதிக்கப்பட்டவர்களில் பலர் உணர்வுபூர்வமான பிரச்சினைகளுக்கு ஆளாகிறார்கள். அறிதிறன் பிறழ்வுகள், மனச்சோர்வு, தற்கொலை எண்ணம் போன்றவை காக்கைவலிப்பு வந்தவர்களிடம் பொதுவாகக் காணப்படுகிறது. கடைசியாக, பெரியவர்களுக்கு உண்டாகும் ஒரு வகை வலிப்புக்கு (ஹிஸ்டீரியா வகை வலிப்பு) உளவியல் சார்ந்த காரணங்களே மூலமாக அமைகிறது. எனவே, காக்கைவலிப்பு வந்தவர்களின் மனநலனைப் புறக்கணிக்கக்கூடாது என்பது முக்கியமாகக் கவனிக்கப்பட வேண்டிய விஷயமாகும்.

4.5.3 வலிப்புக்கான மருத்துவரீதியான முக்கியக் காரணங்கள்

சிலருக்குக் காக்கைவலிப்பு வர, குறிப்பிட்ட மருத்துவ ரீதியான பிரச்சினைகள் காரணமாக அமையலாம். அவை:

- மூளையில் இரத்தக்கசிவை ஏற்படுத்தும் அளவுக்கான தலைக்காயம்;
- மது அருந்துவதை நிறுத்துவதால் ஏற்படும் போதைநிறுத்தப் பின்விளைவுகள்;
- மூளைச்சவ்வு அழற்சி போன்ற மூளைத் தொற்று, நாடாப்புழு, மலேரியா, காசநோய், தூக்க நோய் (மணல்பூச்சிக் கடியால் வரும்);
- நேரடியாக வைரஸ் கிருமித் தொற்றால் ஏற்படும் எய்ட்ஸ் அல்லது இரண்டாம் நிலை தொற்றால் உருவாகும் பூஞ்சைத் தொற்று அல்லது கட்டிகள்;
- மூளையில் தோன்றும் கட்டிகள்;
- இரத்தத்தில் சர்க்கரையின் (குளுகோஸின்) அளவு குறைதல்;
- கடுமையான கல்லீரல் அல்லது சிறுநீரக நோய்.

4.5.4 இந்தப் பிரச்சினையை எப்படி எதிர்கொள்வது?

உண்மையில் என்ன நடந்தது என்பதைத் தெளிவாக அறிந்து கொள்வது நல்லது; ஏனென்றால் உடல்நிலையின் பல்வேறு வெளிப்பாடுகள் வலிப்பு போலவே இருக்கும். பார்த்துக் கொண்டிருந்தவர் வலிப்பு எவ்வாறு இருந்தது என்று கூறும் தகவல்களும், தான் வலிப்பை எவ்வாறு அனுபவித்தார் என்று பாதிக்கப்பட்டவர் கூறும் தகவல்களும் சரியாக நோயுறுதி செய்ய உதவும்.

ஒருவர் வலிப்பினால் பாதிக்கப்பட்டுள்ளார் என்று நீங்கள் கருதினால் அடுத்துச் செய்ய வேண்டியது:

- இந்த நிகழ்வு சாதாரண மயக்கமில்லை என்பதை முதலில் உறுதி செய்துகொள்ளுங்கள் (☞ பெட்டிச்செய்தி 4.5.).

பெட்டிச்செய்தி 4.5. மயக்கத்திலிருந்து வலிப்பை எவ்வாறு வேறுபடுத்தி அறிவது?

- வலிப்பு திடீரென்று ஆரம்பிக்கும் பட்சத்தில் மயக்கம் படிப்படியாகவே வரும்
- மயக்கத்தின் போது சுயநினைவு இழத்தல் சில நொடிகளே நீடிக்கும் பட்சத்தில் வலிப்பின்போது சில நிமிடங்கள் தொடரும்.
- வெட்டிவெட்டி இழுப்பது என்பது மயக்கத்தின்போது மிக அரிதாகவே நிகழும் என்கிறபோது, வலிப்பின் அறிகுறியாகப் பொதுவாகக் காணப்படும்.
- நாக்கைக் கடித்துக் கொள்ளுதல், வாயில் நுரைதள்ளுதல், சிறுநீர்க் கழித்தல், உடம்பு நீலம் பாரித்தல் போன்றவை வலிப்பின்போது மட்டுமே காணப்படும்.
- மயக்கமடைந்தவர் வெகு சீக்கிரமாகத் தெளிவடைந்து விடுவார்; வலிப்பு வந்தவர் மீண்ட பிறகும் அரைத் தூக்கத்திலோ தலைவலி இருப்பதாகவோ கூறுவார்.

பெட்டிச்செய்தி 4.6. காக்கைவலிப்பிலிருந்து ஹிஸ்டீரியா வலிப்பை எவ்வாறு வேறுபடுத்திப் பார்ப்பது?

- காக்கைவலிப்பின் காரணமாக வெளிப்படும் அறிகுறிகள் மேற்குறித்தவாறு இருக்கும்; ஹிஸ்டீரியாவலிப்பின் வெளிப்பாடுகள் விநோதமாகவும் வித்தியாசமானதாகவும் எந்த வரைமுறைக்கும் உட்படாததாகவும் இருக்கும்.
- உடல் நீலமாதல், நாக்கைக் கடித்துக்கொள்ளுதல், வாயில் நுரைதள்ளுதல், காயம் படுதல், சிறுநீர்க் கழித்தல் போன்றவை காக்கைவலிப்பின் அறிகுறிகளாகும்; இவை ஹிஸ்டீரியா வலிப்பின் போது காணப்படாது.
- ஹிஸ்டீரியா வலிப்பால் பாதிக்கப்பட்டவர் சுயநினைவு இழப்பதில்லை. சுயநினைவு இழந்தவர் போல தோற்றமளித்தாலும், அவர்களை ஆற்றுப்படுத்த முயன்றால் அதைத் தடுப்பார்கள்; இதுவே அவர்கள் விழிப்போடு இருக்கிறார்கள் என்பதைத் தெளிவாக்கும்.
- சில வேளைகளில் ஒரே நபருக்கு இரண்டு வலிப்புகளும் தோன்றலாம்; இதுபோன்ற சூழல்களில் எந்தவிதமான வலிப்பு என்பதைக் கண்டறிய கூடுதல் கவனம் செலுத்த வேண்டும்.

- இது ஹிஸ்டீரியா வலிப்பு அல்ல என்பதை அடுத்ததாகத் தீர்மானியுங்கள் (☞ பெட்டிச்செய்தி 4.6. மற்றும் பிரிவு 5.6).
- வலிப்பு என்று நீங்கள் நினைத்தால், அது காக்கைவலிப்பா என்பதை உறுதிசெய்யுங்கள். ஒரு முறை வலிப்பு ஏற்படுவது என்பது அரிதானது அல்ல. எடுத்துக்காட்டாக, கடும் தொற்றின் போது, ஒருவருக்கு வலிப்பு வரலாம்; ஆனால், அதன் காரணமாக அடுத்து வலிப்பு வராது.
- பாதிக்கப்பட்டவர், அதைப் பார்த்துக்கொண்டிருந்தவர் ஆகிய இருவரிடமும் விசாரித்து, வலிப்பின் வகையை இனம்கண்டு முடிவு செய்யுங்கள். (☞ பிரிவு 4.5.1).
- வலிப்புக்கு உள்ளானவரின் வயதைத் தெரிந்துகொள்ளுங்கள். வலிப்பு நோய் உள்ளவர்களில் பெரும்பாலோருக்கு, 30 வயதுக்கு முன்பே ஒருமுறை வலிப்பு வந்திருக்கும். இதுபோன்ற நபர்களுக்கு வலிப்பு மீண்டும் வரக் காரணம் கண்டறிவது கடினம். முதன்முறையாக 30 வயதுக்கு மேற்பட்டு ஒருவருக்கு வலிப்பு வந்தால் (குறிப்பாக 40 வயதுக்கு மேல்), அவருக்கு வேறு மருத்துவப் பிரச்சினை இருப்பதற்கான சாத்தியம் அதிகம் (☞ பிரிவு 4.5.3). அவ்வாறு இருக்கும் மருத்துவப் பிரச்சினை, காய்ச்சல் மற்றும் தலைவலி போன்ற வேறு

நோய்க்குறிகளையும் வெளிப்படுத்தும்; சில வேளைகளில் வலிப்பு மட்டுமே நோயின் வெளிப்பாடாகத் தோன்றலாம்.

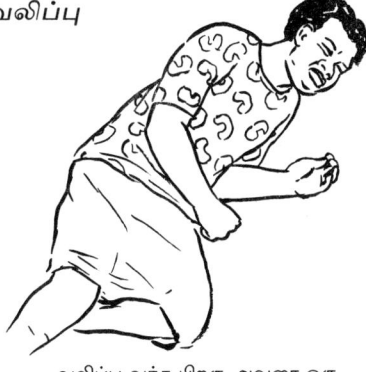

வலிப்பு வந்த பிறகு அவரை ஒரு பக்கமாகப் படுக்க வையுங்கள்

உடனடியாக என்ன செய்ய வேண்டும்?

பெரும்பாலான வலிப்புகள் தானாகவே சரியாகிவிடும். நீங்கள் எதுவும் செய்யாமலேயே, பாதிக்கப்பட்டவர் முழுமையாக மீண்டெழுந்துவிடுவார். வலிப்பின்போது அவர் தன்னைக் காயப்படுத்திக்கொள்ளாமல் இருக்குமாறு பார்த்துக்கொள்வதே உங்கள் நோக்கமாக இருக்க வேண்டும். அப்போது நீங்கள் செய்ய வேண்டியது:

- முடிந்தால், தலையை ஒருபுறமாகத் திருப்ப முயற்சி செய்யுங்கள்.
- அவருடைய வாயில் எந்த ஒரு பொருளையும் திணிக்க முயலாதீர்கள்.
- அவரைப் பிடித்துக்கொள்ளவோ கட்டுப்படுத்தவோ முயற்சி செய்யாதீர்கள்.
- மாத்திரையோ தண்ணீரோ புகட்ட முயலாதீர்கள்.
- 5 நிமிடங்களுக்கு மேல் வலிப்பு நீடித்தால், டையசிபாம் அல்லது பினோபார்பிடோன் ஊசியைச் செலுத்துங்கள் (கீழே பார்க்கவும்).
- வலிப்பு முழுமையாக நின்ற பிறகு, பாதிக்கப்பட்டவர் தூக்கக் கலக்கத்தில் இருக்கலாம். அவர் தூங்கியெழுந்ததும் அவரை ஆற்றுப்படுத்துங்கள்.
- அவர் முழுமையாக சுயநினைவு பெற்று அமைதியானதும், அவருடைய நிலையைக் கீழே விவரித்துள்ளவாறு கவனமாக மதிப்பிடுவது முக்கியம்.

எப்போது மருத்துவரிடம் பரிந்துரைக்க வேண்டும்?

வலிப்பு வந்த அனைவரையுமே குறைந்தது ஒருமுறை தகுதிபெற்ற மருத்துவரிடம் கட்டாயம் காட்ட வேண்டும்; முடிந்தால் நரம்பியல் அல்லது மனநல வல்லுநரிடம் காட்ட வேண்டும். அதுவும் 30 வயதுக்கு மேல், முதல் முறையாக வலிப்பு வருபவரை மருத்துவ வல்லுநரிடம் காட்டுவது மிகவும் முக்கியம். காக்கைவலிப்பை உண்டாக்கும் நோய்க்கு அவர் ஆளாகவில்லை என்பதை உறுதி செய்துகொள்ளவே இந்த மருத்துவப் பரிசோதனை தேவை. காக்கைவலிப்பு என்று முடிவு செய்துவிட்டால், பாதிக்கப்பட்டவர் நீண்ட நாட்களுக்கு மருந்து சாப்பிட வேண்டும் என்பதாலும் அவர் சில வேலைகளைச் செய்யக்கூடாது என்பதாலும் நீங்கள் செய்யும் நோயுறுதி நிச்சயமானது என்பதை உறுதி செய்துகொள்வது அவசியம். நிபுணத்துவம் வாய்ந்த சிறப்பு மருத்துவர்களே இஇஜி (மூளையில் உருவாகும் மின்தூண்டல் செயல்பாடுகளை அளவிடும் சோதனை) அல்லது சிடி ஸ்கேன் அல்லது எம்ஆர்ஐ ஸ்கேன் போன்ற சோதனைகளை நடத்தி, அதன் முடிவுகளை ஆராய்ந்து சிகிச்சை அளிக்க முடியும்.

பிறகு என்ன செய்ய வேண்டும்?

காக்கைவலிப்புக்கான சிகிச்சையின் முக்கியப் பகுதியாக நோய் பற்றிய அறிவூட்டல், வாழ்க்கை முறையில் மேற்கொள்ள வேண்டிய மாற்றங்கள் (☞ பிரிவு 4.5.6) மற்றும் மருந்துகளின் பயன்பாடு ஆகியவை அடங்கும்.

4.5.5 வலிப்பு நிற்காமல் தொடர்ந்தால், தொடர் காக்கைவலிப்பு என்று முடிவுசெய்து விடலாம்

திறமையான, சிறந்த மருத்துவச் சிகிச்சை உடனடியாகத் தேவைப்படும் கடுமையான உடல்நிலை இது. இந்த நிலையில், பாதிக்கப்பட்டவருக்கு இடைவெளியின்றித் தொடர்ந்து வெட்டிவெட்டி

இழுப்பதோடு சுயநினைவும் வராமல் போகிறது. அவரை அப்படியே சிகிச்சை அளிக்காமல் விட்டுவிட்டால், சிலர் இறந்துபோகக் கூடும் அல்லது சிலரின் மூளைக்குக் கடும் பாதிப்பு ஏற்படும். உடனடி மருத்துவச் சிகிச்சை தர இயலாவிட்டால், இறப்பை அல்லது கடும் மூளைப் பாதிப்பைத் தவிர்க்கப் பின்வரும் முறைகளை நீங்கள் பின்பற்றலாம்:

- பொய்ப் பல் கட்டியிருந்தால் கழற்றிவிட்டு, எளிதாகச் சுவாசிக்க வழி ஏற்படுத்தும் வகையில் வாயில் பிளாஸ்டிக் குழாயைச் செருகுங்கள்.
- 100 மி.கி. தயமின் மருந்தை ஊசி மூலம் செலுத்துங்கள்; அதைத் தொடர்ந்து 50 சதவீத குளுகோஸ் திரவத்தை சிரைவழியாகச் செலுத்துங்கள்.
- சிரைவழியில் 10 மி.கி. டையசிபாம் மருந்தை ஊசி மூலம் மெதுவாக ஏற்றவும் (நான்கு நிமிட கால அளவில்).
- 5 நிமிடம் பொறுத்திருங்கள்.
- அதன் பிறகும் வலிப்பு தொடர்ந்தால், சலைன் திரவம் சொட்டுச்சொட்டாக சிரைவழியில் செல்லும் வகையில் சிகிச்சை அளிக்கவும்.
- சிரை மூலம் ஒரு நிமிடத்துக்கு 5 மி.கி வீதம் டையசிபாம் மருந்தைச் செலுத்துங்கள்; அதிகபட்சமாக 20 மி.கி மருந்து அல்லது வலிப்பு நிற்றல் எது முன்பு நிகழ்கிறதோ அதுவரையில்.
- சுவாசம் சீராக இருக்கிறதா என்று கவனமாகக் கண்காணித்துக்கொண்டே இருங்கள்; மூச்சு விடுவதில் பிரச்சினை ஏற்பட்டால், டையசிபாம் மருந்து செலுத்துவதை நிறுத்திவிடுங்கள்.
- அதன் பிறகும் நிற்காமல் வலிப்பு தொடர்ந்தால், நிமிடத்துக்கு 50 மி.கி வீதம் 1000 மி.கி வரையில் பெனிடாய்ன் மருந்தை இரத்தக்குழாய் மூலம் செலுத்துங்கள்.
- வலிப்பு நின்றவுடன், உடனடியாகச் சிறப்பு மருத்துவரின் உதவியை நாடவும்.

4.5.6 காக்கைவலிப்பு உள்ளவருக்கும் அவரின் குடும்பத்தாருக்கும் சில ஆலோசனைகள்

- காக்கைவலிப்பு என்பது நீண்ட கால மருத்துவச் சிகிச்சை தேவைப்படும் ஒரு நோய்.
- காக்கைவலிப்பு என்பது பேய், பிசாசு, பில்லிசூனியம், ஆவிகள் போன்றவற்றால் உருவாவது அல்ல.
- பரிந்துரைக்கப்படும் மருந்தை ஒழுங்காக உட்கொள்வதே காக்கைவலிப்பைக் குணப்படுத்த சிறந்த வழி.
- சில கட்டுப்பாடுகளை மட்டும் மேற்கொண்டால், காக்கைவலிப்பு வந்தவர்களும் மற்றவர்களைப் போலவே இயல்பான வாழ்க்கை வாழ இயலும். அவர்கள் திருமணம் செய்துகொள்ளலாம், பிள்ளை பெற்றுக்கொள்ளலாம், பெரும்பாலான வேலைகளைச் செய்யலாம்.
- அவர்கள் வாகனம் ஓட்டக்கூடாது (தொடர்ந்து மருந்து சாப்பிட்டுவிட்டு வந்து, குறைந்த பட்சமாக ஓர் ஆண்டுக்கு வலிப்பு வராமல் இருக்கும்வரை) தனியாக நீந்தக் கூடாது அல்லது பெரிய இயந்திரங்களை இயக்கவோ அல்லது இயந்திரத்தின் அருகில் நிற்கவோ கூடாது.
- காக்கைவலிப்பு நோயால் பாதிக்கப்பட்டவர்கள், பின்வரும் வகையில் தங்கள் வாழ்க்கை முறையை மாற்றி அமைத்துக்கொள்ள வேண்டும்:
  - சீரான உறக்கம்;
  - சீரான உணவு முறை;
  - மதுவைத் தவிர்த்தல்;
  - கடுமையான உடல் உழைப்பைத் தவிர்த்தல்;

- பதற்றம் அல்லது திடீர் உற்சாகம் அல்லது மனஅழுத்தம் போன்றவற்றுக்கு உள்ளாகும் சூழலைத் தவிர்த்தல்.

அ. வலிப்பின் வகை மற்றும் மருந்தின் விலையைப் பொறுத்துச் சரியான மருந்தைத் தேர்ந்தெடுக்கவும்.

ஆ. குறைவான அளவு மருந்தைச் சாப்பிடத் தொடங்கவும்; எத்தனை முறை வலிப்பு வருகிறது, பக்கவிளைவுகள் என்ன என்பதைக் கண்காணித்து வரவும்.

இ. தேவைக்கேற்ப மருந்தின் அளவைக் கூட்டவோ குறைக்கவோ செய்யவும்.

ஈ. மருந்தின் பலன் முழுமையாகத் தெரியாவிட்டால், அதிகபட்ச அளவு மருந்து சாப்பிடலாம்.

உ. அதன் பிறகும் பலன் இல்லையென்றால், கூடுதலாக இன்னொரு மருந்து சேர்த்துச் சாப்பிடலாம் அல்லது சிறப்பு மருத்துவரிடம் கலந்தாலோசிக்கவும்.

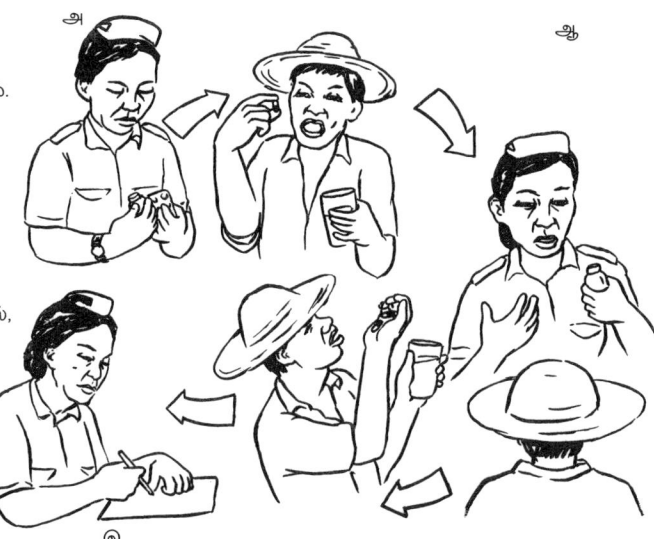

4.5.7 காக்கைவலிப்பு உள்ளவருக்கு மருந்துகளைப் பரிந்துரைத்தல்

- எந்த வகை காக்கைவலிப்பு என்பதைப் பொறுத்து மருந்தைத் தேர்ந்தெடுங்கள். பொதுவாக, பெரியவர்களிடம் காணப்படும் முக்கிய வகைகளான காக்கைவலிப்புக்கு கார்பமஸிபைன் பலனளிக்கும் மருந்தாகவும் பாதுகாப்பான மருந்தாகவும் செயல்படுகிறது. சோடியம் வால்புரோயேட் மற்றொரு சிறந்த மருந்து. பொது வகையான காக்கைவலிப்புக்கு பெனிடாய்ன் மற்றும் பினோபார்பிடோன் பயனுள்ள மருந்தாக விளங்குகிறது.
- நீண்ட காலத்துக்கு மருந்து சாப்பிட வேண்டும் என்பதால் உரிய மருந்தைத் தேர்ந்தெடுப்பதில் விலையும் பக்கவிளைவுகளும் முக்கியப் பங்கு வகிக்கின்றன. விலை ஒரு பொருட்டல்ல என்றால், கார்பமஸிபைன் அல்லது சோடியம் வால்புரோயேட் மருந்தைத் தேர்வு செய்யலாம். விலை குறைவாக இருக்க வேண்டும் என்றால், பினோபார்பிடோன் போதும் (உங்கள் பகுதியில் விற்கும் மருந்துகள், அவற்றின் விலை பற்றிய விவரம் அறிய இயல் 11ஐப் பார்க்கவும்).
- ஒரு நேரத்தில் ஒரு மருந்தை மட்டும் பயன்படுத்துங்கள். ஆரம்பத்தில் குறைவான அளவு மருந்தைச் சாப்பிடத் தொடங்கி, பிறகு படிப்படியாக மருந்தின் உச்சபட்ச அளவை எட்டுமாறு மருந்தைப் பரிந்துரைக்கவும்.
- எந்தப் பலனும் இல்லாமல் வலிப்பு நீடித்தால், அதிகபட்ச மருந்தின் அளவைப் பரிந்துரைக் கலாம்; பக்கவிளைவுகள் இருந்தால், அதற்கு மேல் மருந்தின் அளவை அதிகப்படுத்தாதீர்கள்.
- இரத்தத்தில் மருந்தின் அளவு என்ன என்பதைக் கண்டறியும் பரிசோதனை வசதி இருக்குமானால், சிகிச்சையைக் கண்காணிக்க அதைப் பயன்படுத்திக்கொள்ளலாம்.
- மருந்தின் அளவை அதிகரிப்பதற்கு முன், வாழ்க்கை முறையில் செய்துகொள்ள வேண்டிய மாற்றங்களைப் பற்றி நோயாளிக்கு விளக்கிக் கூறுங்கள் (☞ பிரிவு 4.5.6).
- அளவுக்கு மீறிய இடைவெளியில் வலிப்பு தொடர்ந்து வந்தால், இரண்டாவது மருந்தைக் குறைந்த அளவில் கொடுக்கவும்; தேவைக்கேற்ப அளவை அதிகரித்துக்கொள்ளலாம்.

பெட்டிச்செய்தி 4.7. வலிப்பு வந்தவருக்குச் சிகிச்சை அளிக்கும்போது நினைவில் கொள்ள வேண்டியவை

- திடீரென்றும் குறைவான காலத்துக்கும், ஒருவரின் செயல்பாட்டில் அல்லது சுயநினைவில் மாற்றத்தை ஏற்படுத்துவதே வலிப்பு.
- பொதுவாக 30 வயதுக்கு முன்பே வலிப்பு தொடங்குகிறது; 30 வயதுக்கு மேற்பட்ட ஒருவருக்கு முதன் முறையாக வலிப்பு வந்தால், அவர் மோசமான மூளைக்கோளாறு அல்லது மருத்துவப் பிரச்சினையால் பாதிக்கப்பட்டிருக்கலாம். அவரை மருத்துவ வல்லுநரிடம் காட்ட வேண்டும்.
- வலிப்பால் துடிப்பவரைக் கட்டுப்படுத்த முயலாதீர்கள்; பெரும்பாலான நேர்வுகளில், வெட்டியிழுப்பது சில நிமிடங்களில் நின்றுவிடும்.
- மருந்துகளை ஒழுங்காகச் சாப்பிட வேண்டும், வாகனம் ஓட்டக்கூடாது, பெரிய இயந்திரங்களை இயக்கக் கூடாது, மது அருந்தக்கூடாது என்று வலிப்பு உள்ளவருக்கு எடுத்துச்சொல்லுங்கள்.
- மனச்சோர்வு, அறிதிறன் பிறழ்வுகள் போன்ற பிரச்சினைகள் வலிப்புநோய் உள்ளவர்களுக்கு வரலாம்.
- வலிப்பு நீக்கி மருத்துவச் சிகிச்சையைத் தொடங்குவதற்குமுன் மருத்துவ வல்லுநரிடம் காட்டவும். இது சாத்தியம் இல்லாத பட்சத்தில், இந்தக் கையேட்டில் உள்ள வழிமுறைகளைப் பின்பற்றி எப்படி நோயுறுதி செய்வது, மருத்துவச் சிகிச்சை அளிப்பது என்பதைத் தெரிந்துகொள்ளவும்.

- குறைந்தபட்சம் நோயாளிக்கு இரண்டு வருட காலம் வலிப்பு வராமல் இருந்தால் ஒழிய, பொதுவாக மருந்தை நிறுத்தக்கூடாது. சட்டென்று மருந்து சாப்பிடுவதை நிறுத்தக்கூடாது; கொஞ்சம்கொஞ்சமாக, உதாரணத்துக்கு வழக்கமாகச் சாப்பிடும் மருந்தின் அளவில் கால் பங்கு ஒவ்வொரு மாதமும் குறைத்தல் என்ற வீதத்தில், மருந்து சாப்பிடுவதைக் குறைத்துக் கொண்டே வரலாம்.
- வலிப்பு தவிர மனச்சோர்வோ அறிதிறன் பிறழ்வுகளோ இருந்தால் மற்றவர்களுக்குத் தரும் சிகிச்சையையே இவர்களுக்குத் தரலாம்.

4.6 பிரசவத்துக்குப் பிறகு கவலைக்குள்ளாகும் தாய்

பெரும்பாலான பெண்களுக்குப் பிரசவம் என்பது ஓர் இனிமையான, நேர்மறையான அனுபவம். புதிய குழந்தையின் வரவு மகிழ்ச்சியோடும் களிப்போடும் வரவேற்கப்படுகிறது. ஆனால், சில தாய்மார்கள் மனதளவில் பாதிக்கப்படுகிறார்கள். பிரசவத்துக்குப் பிறகு மூன்று முக்கிய வகை மனநலப் பிரச்சினைகள் உருவாகின்றன.

- **வருத்த நிலை** (The 'blues'). குழந்தை பிறந்த முதல் வாரத்தில் பொதுவாகத் தோன்றும் உணர்வு நிலை இது. குறிப்பாகச் சொல்லப்போனால், குழந்தை பெற்றெடுத்த தாய்க்கு அழுகையாகவும் வருத்தமாகவும் இருக்கும். ஆபத்து இல்லாத இந்த நிலை சில நாட்களுக்கு நீடிக்கும்.
- **மனச்சோர்வு.** மற்ற சூழல்களில் உருவாகும் மனச்சோர்வு போன்றது இது. குழந்தை பிறந்த ஒரு மாதத்துக்குப் பிறகு வெளிப்படையாகத் தெரியும். தாய் களைப்பாகவும் சரியான உறக்கம் இல்லாமலும் அழுகையோடும் உணர்வாள். தன் நலத்திலும் குழந்தை நலத்திலும் ஆர்வம் இருக்காது. சிகிச்சை அளிக்காவிட்டால், இந்தக் கோளாறு 12 மாதங்கள் வரை நீடிக்கலாம்.

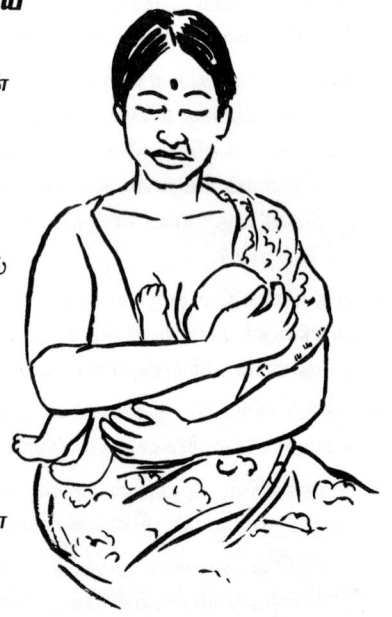

குழந்தை பிறந்ததும் பெரும்பாலான தாய்மார்கள் மகிழ்ச்சியும் திருப்தியும் அடைகின்றனர்

- **அறிதிறன் பிறழ்வுகள்.** இதுவே பிரசவத்துக்குப் பிறகு உருவாகும் கடுமையான மனநோய் ஆகும். இது குழப்ப நிலையை ஒத்தது. அதிர்ஷ்டவசமாக, இது மிக அரிதாகவே பெண்களுக்கு ஏற்படுகிறது. குழந்தை பிறந்த இரண்டு வாரத்திலேயே இதற்கான நோய்க்குறிகள் தெரியும். ஆனால் மிக விரைவாக மோசமாகி, உண்மை உலகோடான தொடர்பைத் தாய் இழக்கத் தொடங்குவாள்; விநோதமான எண்ணங்களும் மாயத்தோற்றமும் தோன்ற ஆரம்பிக்கும். சிகிச்சை அளிக்காவிட்டால், இந்த நிலை பல மாதங்கள் தொடர வாய்ப்புண்டு.

4.6.1 ஏன் சில தாய்மார்கள் பிரசவத்துக்குப் பிறகு கவலைக்குள்ளாகிறார்கள்?

பிரசவத்துக்குப் பிறகு சில தாய்மார்கள் கவலைக்குள்ளாகப் பல காரணங்கள் உள்ளன:

- குழந்தையைப் பார்த்துக்கொள்ளுதல் போன்ற கூடுதல் பணியை ஒரு தாய் ஏற்க வேண்டியுள்ளது;
- பிரசவம் என்ற நிகழ்வு ஒரு தாயைக் கடும் உணர்வெழுச்சிக்கு உள்ளாக்கும்; இதுபோன்ற நிகழ்வுகள் மனச்சோர்வைத் தூண்டலாம்;
- தாய் தன் சுதந்திரத்தை இழக்க நேரிடுகிறது;
- தாய்க்கும் தந்தைக்கும் இடையிலான உறவில் மாற்றம்;
- சில சமூகங்களில் பெண் குழந்தையின் பிறப்பு ஏமாற்றத்துக்குக் காரணமாக அமையும் பண்பாட்டுக் காரணிகள்;
- பிரசவத்தின்போது, ஒரு பெண்ணின் உடம்பு, பல உடலியக்க மாற்றங்களுக்கும் ஹார்மோன் மாற்றங்களுக்கும் உள்ளாகிறது; இது மனத்தைப் பாதிக்கக் காரணமாகிறது.
- மகிழ்ச்சியற்ற திருமணம் அல்லது சிரமத்துக்குள்ளான பிரசவம் போன்ற காரணங்களால் பெண்களுக்கு மனநலப் பிரச்சினைகள் உருவாகலாம்.

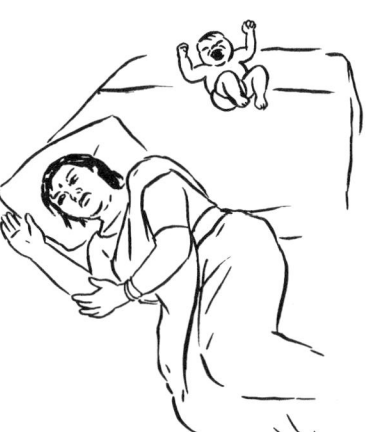

சில தாய்மார்கள் மகிழ்ச்சியற்று கவலைக்கும் வருத்தத்துக்கும் உள்ளாகலாம்

பிரசவம் என்பதே மனநலத்தைப் பாதிக்கும் ஒரு காரணி என்பதால், மனநலம் பாதிக்கப்பட்ட பெண்ணும் கருவுறலாம்; இந்தச் சூழல் பெட்டிச்செய்தி 4.8இல் விளக்கப்பட்டுள்ளது.

4.6.2 தாயின் மனநலம் ஏன் முக்கியத்துவம் வாய்ந்தது?

பொதுவாகக் குழந்தை பிறந்துவிட்டால், தாய்க்கு உணர்வுபூர்வமான ஆதரவு குறைவாகவே கிடைக்கிறது. குடும்பத்தினரின் ஒட்டுமொத்தக் கவனமும் குழந்தையின் தேவைகளிலும் நலத்திலுமே செலுத்தப்படுகிறது. மற்றவர்கள் என்ன நினைத்துக்கொள்வார்களோ என்ற பயத்தின் காரணமாகத் தான் மகிழ்ச்சியற்று இருப்பதை வெளிக்காட்டிக்கொள்ளத் தாய் கூச்சப் படுவாள். எனவே, பிள்ளை பெற்ற தாயின் உணர்வுகளுக்கும் மனநிலைக்கும் முக்கியத்துவம் அளிக்க வேண்டும். பிரசவத்துக்குப் பிறகான மனநோய் ஒரு ஆண்டு நீடிக்கலாம் என்பதோடு அது தாயையும் சேயையும் பாதிக்கும். இது குழந்தையின் வளர்ச்சியிலும் நலத்திலும் பாதிப்பை ஏற்படுத்தும்.

4.6.3 இந்தப் பிரச்சினையை எப்படி எதிர்கொள்வது?

கணவரிடம் அல்லது உறவினர்களிடம் கேட்க வேண்டிய கேள்விகள்

- இந்தப் பிரச்சினை எப்போது உங்கள் கவனத்துக்கு வந்தது? குழந்தை பிறந்த பின்னர், வெவ்வேறு காலகட்டத்தில் பிரசவத்துக்குப் பிறகான மனநலப் பிரச்சினைகள் தொடங்குகின்றன.

பெட்டிச்செய்தி 4.8. மனநோய் உள்ள பெண் கருவுற்றால்

மனநோய் உள்ள பெண் கருவுற்றால், இந்த நோய் சிசுவைப் பாதிக்குமோ என்று சில குடும்பத்தினர் கவலைப்படுகின்றனர். மனநோய் ஒரு 'தொற்றுநோய்' அல்ல என்பதையும் குழந்தை எந்த பாதிப்புக்கும் உள்ளாகாது என்பதையும் குடும்பத்தினர் புரிந்துகொள்ளும் விதத்தில் எடுத்துக்கூறி ஆறுதல் சொல்ல வேண்டும். மரபணு வழியாக மனநோய் சிசுவுக்குக் கடத்தப்படாதா என்று சில குடும்பத்தினர் கேள்வி கேட்கலாம். கடும் மனப்பிறழ்வுகள் தவிர, மற்றவை பரவும் ஆபத்தில்லை என்பதை நீங்கள் சொல்ல வேண்டும். கடும் மனநோய் உள்ள தாய்க்குப் பிறக்கும் குழந்தை மற்ற குழந்தைகளைப் போலவே ஆரோக்கியமாக இருக்கும் என்றும் சொல்ல வேண்டும். மனவளர்ச்சிக் குறைபாடு உள்ள தாய்மார்கள் தங்கள் உடலில் என்ன மாற்றங்கள் நிகழ்கின்றன என்பதை விளக்கிக் கூற அதிக நேரம் எடுத்துக்கொள்ளலாம்.

தாய் சாப்பிடும் மருந்து குழந்தைக்குக் கடத்தப்படும் ஆபத்து ஒரு முக்கியப் பிரச்சினை ஆகும். கருவுற்ற முதல் மூன்று மாதத்துக்கு மனநோய் எதிர்ப்பு மருந்துகள் எதுவும் கொடுப்பதில்லை என்பதைப் பொது விதியாகக் கடைப்பிடியுங்கள். குறிப்பாக லித்தியம், மனநோய் எதிர்ப்பு மருந்துகள், கவலை நீக்கிகள் கொடுப்பது தவிர்க்கப்பட வேண்டும். மனச்சோர்வு நீக்கிகள் பாதுகாப்பானவை. சேய்க்குத் தாய்ப்பால் தரும்போது, அவசியமற்ற மருந்துகள் தவிர்க்கப்படலாம். உண்மையில், தாய்ப்பாலின் மூலம் மிக மிகக் குறைந்த அளவு மருந்து மட்டுமே கடத்தப்படும் வாய்ப்புண்டு. தாய் மனச்சோர்வுக்கு ஆளாகியிருந்தால், மருந்து தருவது தாயின் மனநிலையில் நல்ல முன்னேற்றத்தை ஏற்படுத்தும். இதன் விளைவாக, குழந்தையிடம் தாயின் பற்று அதிகரிக்கும்; இது தாய்க்கும் சேய்க்கும் நலம் பயக்கும்.

- நீங்கள் எதிர்பார்ப்பதைப் போல குழந்தையைத் தாய் கவனித்துக்கொள்கிறாரா? மிக மோசமான நேர்வுகளில், தாய்க்குக் குழந்தை மேல் ஆர்வமே இருக்காது.
- அவள் எப்போதும் அழுதுகொண்டே இருக்கிறாளா? இது பிரசவத்துக்குப் பிறகு தோன்றும் மனச்சோர்வுக்கான தெளிவான அறிகுறி.
- நிஜ உலகத்திலிருந்து அவர் வேறுபட்டு இருக்கிறாரா? தாய் தனக்குத் தானே அல்லது கற்பனைக் குரலுடன் பேசிக்கொண்டிருக்கிறாரா? அப்படியென்றால், அறிதிறன் பிறழ்வுகள் நோய் பாதிக்கும் வாய்ப்புண்டு.
- இதற்கு முன்னர் இப்படி நடந்திருக்கிறதா? தங்கள் வாழ்க்கையில் இதற்கு முன் ஏதோ ஒரு காலகட்டத்தில் மனநல பாதிப்பு ஏற்பட்டிருந்தால், அந்தத் தாய்க்குப் பிரசவத்துக்குப் பிறகு மனச்சோர்வு உண்டாகும் சாத்தியம் அதிகம்.
- தற்கொலை செய்துகொள்வதைப் பற்றி அவர் பேசுகிறாரா? குழந்தைக்குத் தீங்கு விளைவிப்பது பற்றி ஏதாவது பேசுகிறாரா? இவை நோய் மோசமான நிலையில் இருக்கிறது என்பதற்கான அறிகுறிகள்.

தாயிடம் கேட்க வேண்டிய கேள்விகள்

இரவில் வெவ்வேறு நேரத்தில் எழுந்து குழந்தைக்குப் பால்தருதல் அல்லது உடை மாற்றுதல் போன்ற கடமைகள் தாய் செய்ய வேண்டியிருப்பதால் அவளுடைய தூக்கம் கெட்டுக் களைப்படையும் வாய்ப்பு பிரசவத்துக்குப் பிறகு நிகழ்கிறது. மனச்சோர்வின் நோய்க்குறிகளான களைப்பு மற்றும் உறக்கம் சார்ந்த கோளாறுகள், பிரசவித்த தாய்மார்களிடம் பொதுவாகக் காணப்படும். இதன் காரணமாக, மனச்சோர்வு உள்ளதா என்பதை இனம்காண 'உணர்வு பூர்வமான' மற்றும் 'சிந்தனை சார்ந்த' நோய்க்குறிகள் முக்கியத்துவம் பெறுகின்றன (☞ இயல் 2). மனச்சோர்வு உள்ளதா என்பதை அறிய, தாயிடம் கேட்க வேண்டிய கேள்விகள்:

- நீங்கள் வருத்தமாகவோ மகிழ்ச்சியற்றோ உணர்கிறீர்களா?
- எதிர்காலத்தில் உங்களுக்கு நம்பிக்கை உள்ளதா?
- உங்களை நீங்களே துன்புறுத்திக்கொள்ள விரும்புகிறீர்களா?

- குழந்தை பிறந்ததை மகிழ்ச்சியாக உணர்கிறீர்களா?

தாய்க்கு அறிதிறன் பிறழ்வுகள் இருக்கலாம் என்று நீங்கள் சந்தேகப்பட்டால், பின்வரும் கேள்விகளைக் கேளுங்கள்:

- உங்கள் எண்ணங்களைக் கட்டுப்படுத்தச் சிரமமாக உள்ளதா?
- மக்கள் உங்களைப் பற்றிப் பேசுவதாக அல்லது உங்களுக்குக் கெடுதல் விளைவிக்க முயல்வதாக உணர்கிறீர்களா?
- வழக்கத்துக்கு மாறான சிந்தனைகள் தோன்றுகிறதா? எடுத்துக்காட்டக, அதீத சக்திகள் இருப்பது போன்ற உணர்வுகள் தோன்றுதல்.
- குழந்தைக்குக் கேடு விளைவிக்கும் எண்ணம் எப்போதாவது தோன்றியுள்ளதா?
- உங்களைச் சுற்றி ஒருவரும் இல்லாதபோதும், ஏதாவது குரல் கேட்கிறதா?

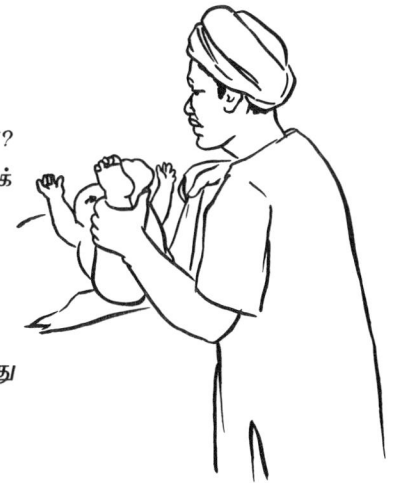

தந்தைமார்களும் குழந்தைகளைப் பார்த்துக்கொள்வதில் உதவ வேண்டும்.

தாயின் வருத்தநிலைக்கு (புளூஸ்) என்ன செய்ய வேண்டும்?

- மனஅழுத்தம் என்பது பிரசவத்துக்குப் பிறகு பொதுவாகத் தோன்றுவது என்றும் தற்காலிகமானது என்றும் கூறி தாயையும் குடும்பத்தினரையும் சமாதானப்படுத்துங்கள்.
- சில நாட்களுக்குக் குழந்தையைப் பார்த்துக்கொள்ள தாய்க்கு உதவியாக யாராவது அருகில் இருக்கலாம்.
- போதுமான ஓய்வு தாய்க்குத் தரப்பட வேண்டும்.
- தாயிடம் பேசி, அவளுடைய கவலையும் அக்கறையும் என்னவென்று அறிந்துகொள்ளுங்கள்.
- ஒரு வாரத்தில் தாய் நலமாக உணராவிட்டால், கவனமாகக் கண்காணித்துக்கொண்டு இருங்கள்; வருத்த நிலை மோசமாகும் வாய்ப்புக்கான அறிகுறியாக இது இருக்கலாம்.

பிரசவத்துக்குப் பிறகான மனச்சோர்வுக்கு என்ன செய்ய வேண்டும்?

- பொதுவான மனஅழுத்தப் பாதிப்பின் விளைவாக வெளிப்படும் நோய்க்குறிகளே இவை என்று கூறி தாயையும் குடும்பத்தாரையும் சமாதானப்படுத்துங்கள்.
- உங்களுக்குப் ‘பைத்தியம் பிடித்துவிடப் போவதில்லை/ மனநிலை பாதிக்கப்படப் போவதில்லை’ என்பதை உறுதியாகத் தாயிடம் கூறுங்கள்.
- குழந்தையைப் பார்த்துக்கொள்வதில் உதவி செய்யுமாறு தாயிடம் அல்லது உறவினர்களிடம் எடுத்துக்கூறுங்கள்.
- நோய்க்குறிகள், கவலைகள் ஆகியவை பற்றி தாயிடம் அவ்வப்போது பேசுங்கள்.
- சுவாசப் பயிற்சிகளைக் கற்றுக் கொடுங்கள்; இந்தப் பயிற்சியைத் தினமும் இரண்டு முறை செய்ய வேண்டும் (☞ பிரிவு 3.2.3).
- போதுமான ஓய்வும் சத்தான உணவும் தாய்க்குக் கிடைக்கிறதா என்பதை உறுதிப்படுத்திக் கொள்ளுங்கள்.
- குழந்தைக்குத் தாய்ப்பால் அளிக்கவும் அதைத் தூக்கிக் கொஞ்சி விளையாடவும் தாயை ஊக்குவிக்கவும்.
- உறக்கம் சார்ந்த பிரச்சினைகள் கடுமையாக இருந்தால், லோராசிபாம் அல்லது நைட்ரசிபாம் போன்ற தூக்கமாத்திரை கொடுங்கள்.
- ஒரு வாரத்தில் மனச்சோர்வு குணமாகவில்லை என்றால் அல்லது தாய்க்குத் தற்கொலை

எண்ணம் தோன்றினால், நீங்கள் மனச்சோர்வுநீக்கிகளை அளிக்கலாம். பிரசவித்த தாய்க்கு, ஒரு நாளைக்கு ஒரு வேளை மட்டும் 20 மி.கி ஃபுளூவோக்ஸடின் மாத்திரை, தினமும் ஆறு மாத காலம் வரையில், சாப்பிடப் பரிந்துரைப்பது பாதுகாப்பான சிகிச்சை ஆகும்.

பிரசவத்துக்குப் பிறகான அறிதிறன் பிறழ்வுகளுக்கு (சைக்கோஸிஸ்) என்ன சிகிச்சை அளிப்பது?

- சில நாட்களுக்குத் தாயை மருத்துவமனையில் அனுமதிக்க வேண்டும். அருகில் உள்ள மனநல மருத்துவமனையில் தாயைக் காட்டிச் சிகிச்சை அளிக்க வேண்டும்.
- நோயைக் கட்டுக்குள் கொண்டுவர மனநோய் எதிர்ப்பு மருந்துகள் அளிக்கலாம். ஒரு நாளைக்கு ஒரு முறை 5-10 மி.கி ஹாலோபெரிடால் மருந்து அல்லது வேறு மனநோய் எதிர்ப்பு மருந்துகள் (☞ இயல் 11) அளிக்கலாம். இரவில் தூக்க மாத்திரை அளிப்பது, தாய் போதுமான ஓய்வைப் பெற உதவும்.
- மனநோய் எதிர்ப்பு மருந்துகள் எடுத்துக்கொண்டால் குழந்தைக்குத் தாய்ப்பால் தரக்கூடாது என்பதைக் குடும்பத்தினருக்குக் கூறுங்கள். தாய் முழுமையாகக் குணமடைந்து இயல்பான நிலைக்குத் திரும்பும்வரை, குழந்தையை உறவினர் யாராவது பார்த்துக்கொள்ள வேண்டும்.
- தாய் முழுமையான ஓய்வு எடுக்கவும் விரும்பும்போது குழந்தை அருகில் இருக்கவும் அனுமதிக்கவும். மனநலத்தில் முன்னேற்றம் காணப்பட்டதும், தாயின் கடமைகளை முழுமையாக ஏற்றுக்கொள்ள ஊக்குவியுங்கள்.
- அதன் பிறகு குறைந்தது ஆறு வாரத்துக்குத் தொடர்ந்து மருந்து சாப்பிட வேண்டும்.

எப்போது மருத்துவரிடம் பரிந்துரைக்க வேண்டும்?

தாயை மனநல மருத்துவரிடம் காட்டுமாறு பரிந்துரைப்பது எப்போதென்றால்:

- அறிதிறன் பிறழ்வுகள் இருப்பதற்கான நோய்க்குறிகள் காணப்பட்டால்;
- குடும்பத்தினரின் ஆதரவு இல்லாமலும் தற்கொலை செய்துகொள்ளும் அல்லது குழந்தைக்கு ஊறு விளைவிக்கும் ஆபத்து கூடுதலாக இருக்கும் பட்சத்தில்;
- குழந்தைக்குக் கேடு விளைவிக்க முயன்றதாகத் தெரியவந்தால்.

பிறகு என்ன செய்ய வேண்டும்?

- தாய் முழுமையாகக் குணமடையும் வரையில் தொடர்ந்து போய்ப் பார்க்கவும். சிகிச்சைக்காகத் தொடர்ந்து மருந்து சாப்பிடுபவராக இருந்தால், மருந்தை நிறுத்தும்வரை குறைந்தது இரண்டு வாரத்துக்கு ஒரு முறையாவது சென்று நலமறிந்து வர வேண்டும்.

பெட்டிச்செய்தி 4.9.
பிரசவத்துக்குப் பிறகான மனநலப் பிரச்சினைகளுக்குச் சிகிச்சை அளிக்கும்போது நினைவில் கொள்ள வேண்டிய விஷயங்கள்

- பிரசவத்துக்குப் பிறகு ஒரு தாய்க்கு மனச்சோர்வு அல்லது அறிதிறன் பிறழ்வுகள் தோன்றலாம்.
- பிரசவத்துக்குப் பிறகு மனச்சோர்வு தோன்றுவது ஒரு பொதுவான நிலை. மகிழ்ச்சியற்ற திருமண உறவு அல்லது சிரமமான பிரசவம் நிலவும் சூழலில் பொதுவாக மனச்சோர்வு தோன்றும்.
- மகிழ்ச்சியாக இருக்க வேண்டும் என்றும் குழந்தையைப் பொறுப்போடு கவனித்துக் கொள்ள வேண்டும் என்றும் எதிர் பார்ப்பதால் தங்களுடைய எதிர்மறையான உணர்வுகளையோ எண்ணங்களையோ ஒரு தாய் யாரோடும் பகிர்ந்து கொள்ள விரும்புவதில்லை.
- கலந்தாலோசனை செய்வதன் மூலமும் மனச் சோர்வு நீக்கிகள் அளிப்பதன் மூலமும் பெரும்பாலான தாய்மார்களைக் குணப்படுத்திவிடலாம்.
- மனநலச் சிறப்புச் சிகிச்சை பிரிவில் வைத்து சிகிச்சை அளிப்பதன் மூலம் பிரசவத்துக்குப் பிறகான அறிதிறன் பிறழ்வுகளைக் குணப்படுத்தலாம். இதற்கு வாய்ப்பு இல்லை என்ற நிலையில், தாய்க்கு மனநோய் எதிர்ப்பு மருந்துகள் அளிப்பதோடு உறவினர் யாராவது குழந்தையைப் பார்த்துக்கொள்ளுமாறு ஏற்பாடு செய்ய வேண்டும்.

- இன்னொரு குழந்தை பெற்றெடுக்கும் சூழலில் இருந்தால், அந்தப் பெண்ணின் மனநலத்தைக் கண்காணித்து வர வேண்டும்; பிரசவத்துக்குப் பிறகான மனநலப் பிரச்சினைகள் அடுத்தடுத்தப் பிரசவத்துக்குப் பின்னரும் தொடரலாம்.
- மனநலப் பராமரிப்பைத் தாயின் உடல்நலத்தோடு எப்படி ஒருங்கிணைப்பது என்பது குறித்த ஆலோசனைகளைப் பெற பிரிவு 9.2.2 பார்க்கவும்.

4.7 கவலைக்குள்ளாக்கும் நடத்தையுடைய முதியோர்

வயதானவர்களிடம் சில சமயம் ஆக்ரோஷம் அல்லது குழப்பம் காணப்படுகிறது. மற்றவர்கள் இயல்பாக எதிர்பார்ப்பது போல் நடந்துகொள்வதில்லை. தொடர்ந்து குழம்பிய நிலையிலும் வீட்டை விட்டு வெளியே போய்வர விரும்புவதாகவும் பெரியவர்களைப் பற்றி உறவினர்கள் அடிக்கடி குறைசொல்வார்கள். ஒருவர் அன்றாட வாழ்வின் நடவடிக்கைகளிலிருந்து விலகி, உள்ளுக்குள் சுருங்கிக்கொள்வதும், எதிலுமே ஆர்வம் இல்லாமல் இருப்பதும், பெரியவர்களிடம் காணப்படும் கவலைக்குள்ளாக்கும் விஷயங்கள். இது 'கவலைப்பட' வேண்டிய விஷயம் இல்லையென்றாலும், மனநோய் இருப்பதற்கான முக்கிய அறிகுறி ஆகும்.

4.7.1 முதியோர் ஏன் இப்படி நடந்துகொள்கிறார்கள்?

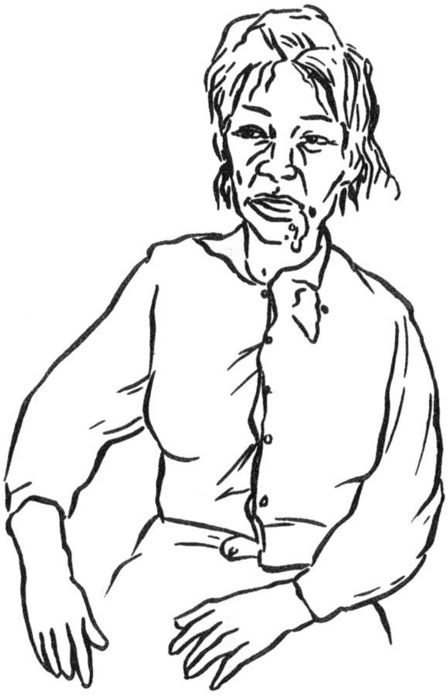

வழக்கத்துக்கு மாறாக வயதானவர்கள் நடந்துகொள்ள பின்வரும் நான்கு முக்கியக் காரணங்கள் உள்ளன:

- **மனச்சோர்வு.** அன்றாட வாழ்க்கையிலிருந்து விலகியிருத்தல், பசியின்மை, உறக்கமின்மை, உடல்நலக் கோளாறுகள் போன்றவை பொதுவாக வயதானவர்கள் மனச்சோர்வுக்கு ஆளாகியிருக்கிறார்கள் என்பதை வெளிக்காட்டும் அறிகுறிகள். சிலர் மனக்கொதிப்போடும் தற்கொலைச் சிந்தனையோடும் இருப்பார்கள்.

- **மிகைக் குழப்ப நிலை அல்லது குழம்பிய நிலை.** மிகைக் குழப்ப நிலையால் ஒருவர் பாதிக்கப்பட்டிருக்கிறார் என்பதை வெளிப்படுத்தும் நடத்தை கடந்த சில நாட்களில் வெளிப்படும். பாதிக்கப்பட்டவர் ஆக்ரோஷமாகவும் மாயத்தோற்றம் காண்பவராகவும் இருப்பார்.

- **அறிதிறன் பிறழ்வுகள்.** கடும் மனநோயின் வெளிப்பாடாக சந்தேகங்களும் மாயத்தோற்றமும் தோன்றும். மூப்பு மறதியின் விளைவாகவும் அறிதிறன் பிறழ்வு நிலை ஏற்படலாம்.

- **மூப்புமறதி.** இந்த நோய் பொதுவாக வயதானவர்களை, குறிப்பாக 65 வயதுக்கு மேற்பட்டவர்களைப் பாதிக்கிறது. நினைவுத்திறன் சார்ந்த பிரச்சினைகளே, இந்த நோய் ஆரம்பிப்பதற்கான அறிகுறிகள். முதியவரின் கவலைக்குள்ளாக்கும் நடத்தையே, இந்த நோய் இருப்பது நலப் பணியாளரின் கவனத்துக்கு வரக் காரணமாகிறது. மூளைத் திறன் படிப்படியாகச் செயலிழப்பதே மூப்புமறதி நோயாகும். தற்போது இதற்கு எந்தச் சிகிச்சையுமே இல்லை என்பதால் பாதிப்புக்கு உள்ளானவரின் நோய் மோசமாகிக்கொண்டே வரும்; முதியவர் சில ஆண்டுகளில் இறந்து போய்விடுவார். அல்செய்மர் நோயும் மூளைத்தாக்கும் மூப்பு மறதி நோய் உருவாகப் பொதுவான காரணங்களாக அமைகின்றன.

4.7.2 என்ன கோளாறு/ பாதிப்பு என்று தீர்மானித்தல்

நீங்கள் இரண்டு முக்கிய நோயுறுதி முடிவுகளை எடுத்தாக வேண்டும்.

முதலில், கவலைக்குள்ளாக்கும் நடத்தைக்குக் காரணமான நான்கு நிலைகளுக்கு இடையிலான வேறுபாட்டைக் கண்டறிய உங்களுக்குத் தெரிய வேண்டும். சில நேரங்களில், இரண்டு நிலைகள் ஒன்றாகப் பாதிப்பை ஏற்படுத்தலாம். ஒருவரிடம் மூப்புமறதியும் மிகைக் குழப்ப நிலையும் அல்லது மூப்புமறதியும் அறிதிறன் பிறழ்வுகளும் ஒரே நேரத்தில் காணப்படலாம் என்பது உண்மை. பாதிக்கப்பட்டவர் குழம்பிய நிலையில் இல்லை என்று முதலில் உறுதி செய்துகொள்வது அவசியம்; ஏனென்றால், மிகைக் குழப்ப நிலை உயிருக்கு ஆபத்து விளைவிக்கக்கூடியது என்பதோடு உடனடி சிகிச்சை தேவைப்படுவது ஆகும். ஒருவருக்கு மிகைக் குழப்ப நிலை என்று உறுதியாகத் தெரிந்துகொண்ட பிறகும், உங்களுக்கு சந்தேகம் இருந்தால், மனச்சோர்வுக்கான சிகிச்சை அளிக்கலாம். அவர் மனச்சோர்வுக்கு ஆளாகியிருந்தால், உடனடியாகக் குணமடைந்து விடுவார்; அப்படி இல்லையென்றாலும் நீங்கள் அவருக்குக் கடும் பாதிப்பு எதையும் ஏற்படுத்தி விடவில்லை. அவருக்கு மனச்சோர்வும் இல்லை, மிகைக் குழப்ப நிலையும் இல்லை என்றபோதுதான், அவருக்கு மூப்புமறதி இருக்கலாம் என்று நீங்கள் கருத வேண்டும். சில வேளைகளில் சரியாக நோயுறுதி செய்ய, முதியவரை மனநல மருத்துவரிடம் காட்ட வேண்டிய தேவை எழலாம். மூப்புமறதியைக் கண்டறிய மூளையை சிடீ அல்லது எம்ஆர்ஐ ஸ்கேன் மூலம் படமெடுத்துப் பார்ப்பது உதவும்.

இரண்டாவதாக, மூப்புமறதிதான் என்று முடிவு செய்துவிட்டால், சிகிச்சை அளித்துக் குணப்படுத்தக்கூடிய நோய் அதற்குக் காரணமாக இருக்கிறதா என்பதை அறிந்துகொள்ள வேண்டும். முக்கியமாக நீங்கள் கவனத்தில் கொள்ள வேண்டியது:

- தைராய்டு சுரப்பி நோய்;
- தலைக்குள் இரத்தக் கசிவை உண்டாக்கும் அளவுக்கான தலைக்காயம்;
- எய்ட்ஸ் (இளம் வயதினரிடையே);
- வைட்டமின் பி$_{12}$ குறைபாடு;
- கடுமையான சிறுநீரக அல்லது கல்லீரல் நோய்;
- மூளைப் புற்றுநோய்.

4.7.3 வயதான காலத்தில் நினைவுத்திறன் கோளாறு: இது எப்போது அதீதமானதாகக் கருதப்படுகிறது?

வயதாகிக்கொண்டே போவதை ஞாபக மறதியோடு தொடர்புபடுத்துகிறோம்; அதோடு நமக்கு வயதாக வயதாக நம் மூளைத் திறனும் குறைந்துகொண்டே வருகிறது. ஆனால், நம் உறவினர்கள் யார், நாம் எங்கு வசிக்கிறோம் அல்லது வேறு முக்கியமான தகவல்களை மறந்துவிட வேண்டும் என்பது அவசியமில்லை. மூப்பு மறதியால் ஏற்படும் ஞாபகக் குறைவு என்பது இயல்பாக வயதாவதால் தோன்றும் ஞாபகக் குறைவைவிடக் கடுமையாக இருக்கும். எனவே, மூப்பு மறதியால் பாதிக்கப்பட்டவருக்கு முதல் நாள் என்ன செய்தோம் என்பதோ அல்லது நெருக்கமான உறவினர்களின் பெயர்களோ அல்லது தன் வீட்டின் முகவரியோ நினைவில் இருக்காது. நோய் மேலும் கடுமையாகும்போது, அவருக்கு அன்றைய நாள் அல்லது அப்போதைய நேரம், அப்போது என்ன பேசினோம் (இதனால்தான் சொன்னதையே மீண்டும் மீண்டும் கூறிக் கொண்டிருப்பார்), அவருடைய மனைவி அல்லது மகன் யார் போன்ற விவரங்கள் எல்லாமே மறந்துபோகும்.

மூப்புமறதி என்பது வளர்ந்துகொண்டே செல்லும் நோய்; அதன் பல்வேறு நிலைகள் பெட்டிச்செய்தி 4.10 வரிசைப்படுத்தப்பட்டுள்ளன. முதியவர்களில் குறைந்த அளவினரே மூப்பு மறதியால் பாதிக்கப்படும் சூழல் இருந்தாலும் பெட்டிச்செய்தி 4.11 வளர்ந்துவரும் நாடுகளில் மூப்புமறதியின் பாதிப்பை விவரிக்கிறது.

பெட்டிச்செய்தி 4.10. மூப்புமறதியின் வெவ்வேறு நிலைகள்

ஆரம்பநிலை. பாதிக்கப்பட்டவர் குழம்பியும் அப்போது என்ன நடந்தது என்பதை மறந்தநிலையிலும் காணப்படுவார். மனத்தைக் குவிப்பதும் முடிவுகள் எடுப்பதும் சிரமமானதாக இருக்கும். வழக்கமான செயல்பாடுகளில் ஆர்வம் இருக்காது. பெரும்பாலான குடும்பங்களும் (நலப் பணியாளர்களும்) இந்த நிலையை வயதாவதன் ஒரு பகுதியாகவே கருதுவார்கள்.

இடைநிலை. குழப்பம், ஞாபக சக்தி இழப்பு, மனநிலை மாற்றங்கள் ஆகியவை கடுமையாகும். மூர்க்கம், உடலுறவுப் பிரச்சினைகள் போன்று நடத்தை சார்ந்த பிரச்சினைகள் தோன்றலாம். வீட்டுக்கு வெளியே சுற்றுதல், நிம்மதியற்ற உறக்கம், தன்னைத் தானே கவனித்துக்கொள்வதில் பாதிப்பு போன்றவை வயதானவர்களிடம் காணப்படும். உடை உடுத்திக்கொள்ளுதல் போன்ற சிறு விஷயமும் இயலாததாக இருக்கும். பேசுதல், தினசரி உரையாடலைப் புரிந்துகொள்ளுதல் கூட கஷ்டமானதாக இருக்கும்.

முற்றிய நிலை. உறவினர்கள் அல்லது நண்பர்களைக்கூட பாதிக்கப்பட்டவருக்கு ஞாபகம் இருக்காது. எடை இழப்பு, வலிப்பு, சிறுநீர் அல்லது மலம் கழிப்பதை அடக்கிக்கொள்ளுதலில் சிரமம் ஆகிய நிலை ஏற்படும். எந்த நேரமும் குழம்பிய நிலையிலேயே காணப்படுவார். நிமோனியாக் காய்ச்சல் அல்லது வேறு தொற்றுகளின் மூலம், பொதுவாக இறப்புத் தொடரும்.

பெட்டிச்செய்தி 4.11. வளர்ந்துவரும் நாடுகளில் மூப்புமறதி நோய்: இது ஏன் முக்கியத்துவம் பெறுகிறது?

அல்செய்மர் நோயே மூப்புமறதிக்கான பொதுவான காரணம். ஐரோப்பா, வட அமெரிக்கா, ஜப்பான் போன்ற வளர்ந்த நாடுகளில் இந்த அடையாளமே இனம்காணப்பட்டுள்ளது. ஏன்? இதற்குக் காரணம், இந்த நாடுகளில்தான் குறிப்பிடத்தக்க அளவுக்கு வயதானவர்களின் விகிதம் அதிகமாகக் காணப்படுகிறது. இதற்கு நேர்மாறாக, வளர்ந்துவரும் நாடுகளில் வயதானவர்களை விட குழந்தைகளின் விகிதம் மிக அதிகமாக உள்ளது. பிறப்பு விகிதம் குறைந்து உயிர்வாழ்பவர்களின் வாழ்நாள் அதிகரித்துக் கொண்டே வரும்போது இந்தச் சமநிலை மாறுதலுக்கு உள்ளாகிறது. மேன்மேலும் முதியவர்கள் நீண்ட நாட்கள் வாழ்வது எதிர்காலத்தில் பொதுவான விஷயமாக மாறும்போது மூப்புமறதி நோய் அதிகரிக்கும். பெரும்பாலான வளர்ந்த நாடுகளில் மூப்புமறதியின் விளைவாக ஏற்படும் நீண்ட கால சிரமங்களைச் சமாளிக்க உதவும் விதத்தில் முறைப்படுத்தப்பட்ட சுகாதார மற்றும் சமூக நல அமைப்புகள் ஏற்படுத்தப் பட்டுள்ளன. இதன் மூலம் முதியவர்களுக்கும் அவர்களின் குடும்பத்தாருக்கும் ஆதரவு கிடைக்கிறது. ஆனால், வளர்ந்துவரும் நாடுகளில் இவை நடைமுறையில் இல்லை. இதனால், எதிர்காலத்தில் விழிப்புணர்வோ சேவை வழங்கும் அமைப்புகளோ இல்லாமல், மூப்புமறதி நோயால் பாதிக்கப்பட்ட முதியவர்களை எதிர்கொள்ள வேண்டிய நிலையில் சமூகம் இருக்கும். இதன் காரணமாகவே வளர்ந்து வரும் நாடுகளில் மருத்துவர்களுக்கு மூப்புமறதி நோய் ஒரு முக்கியப் பிரச்சினையாக இருக்கும்.

4.7.4 மூப்புமறதியாக இருக்குமோ என்று எப்போது சந்தேகப்பட வேண்டும்?

வயதானவரிடம் பின்வரும் அறிகுறிகள் காணப்பட்டால், மூப்புமறதியாக இருக்கலாம் என்று சந்தேகப்படுங்கள்:

- கவலைக்குள்ளாக்கும் நடத்தைக் கோளாறுகள் இருப்பதாக உங்களிடம் அழைத்து வரப்பட்டால்;
- வழக்கத்துக்கு மாறாக மறந்துபோவதாகக் கூறினால்;
- ஒரு மாதத்துக்கும் மேலாகக் குழம்பிய நிலையில் அல்லது மூர்க்கமாக அல்லது ஆக்ரோஷமாக நடந்துகொள்வதாகக் கூறினால்.

4.7.5 மூப்புமறதி குடும்பத்தினரை எவ்வாறு பாதிக்கிறது?

பெரும்பாலான குடும்பங்களில் முதியவர்கள் மரியாதையோடும் அன்போடும் கவனித்துக் கொள்ளப்படுகிறார்கள். வயதானவர் வழக்கத்துக்கு மாறாக நடந்துகொள்ளத் தொடங்கும்போது,

அது குடும்பத்துக்கு பெரும் மனஅழுத்தத்தை அளிக்கிறது. தன் நெருக்கமான உறவினர்கள் யார் என்பது பாதிக்கப்பட்ட முதியவருக்கு மறந்துபோகும். முதியவரின் மூர்க்கமான நடத்தை, ஆக்ரோஷம், குழப்பம், முறை தவறிய பாலியல் நடவடிக்கை போன்றவை கவனித்துக் கொள்பவர்களுக்கு சிரமத்தை ஏற்படுத்தும். நோய் மோசமாகிக்கொண்டே போகும்போது, பாதிக்கப்பட்டவர் தன் நலனில் அக்கறை செலுத்துவதுகூட படிப்படியாகக் குறைந்து கொண்டே வரும். விரைவில், அன்றாடக் கடமைகளான உண்ணுதல், குளித்தல், உடை உடுத்திக் கொள்ளுதல், இயற்கை உபாதையைத் தீர்த்துக்கொள்ளுதல் போன்ற கடமைகளைச் செய்ய உடனிருந்து கவனித்துக்கொள்பவர்களே முதியவருக்கு உதவிசெய்ய வேண்டிவரும். நோய் முற்றிய நிலையில், பாதிக்கப்பட்டவர் படுத்த படுக்கையாகி அவரை முழுமையாகக் கவனித்துக்கொள்ள வேண்டிய நிலை ஏற்படும். மூப்புமறதி நோய் ஐந்து முதல் பத்து ஆண்டுகள் வரையில் நீடிக்கும் என்பதால் அதன் பாதிப்பு எந்த அளவுக்குக் கடுமையாக இருக்கலாம் என்பதை நீங்களே கற்பனை செய்து பாருங்கள்.

4.7.6 மூப்புமறதியை நோயுறுதி செய்வது முக்கியம், ஏன்?

மற்ற நோய்கள் போல், நம் அன்புக்குரியவர் ஏன் விநோதமாக நடந்துகொள்கிறார் என்பதை அறிந்துகொள்வது நம் மனஅழுத்தத்தைக் குறைக்கும். எதிர்வரும் ஆண்டுகளில் நோய் எப்படி வெளிப்படும், அதைச் சமாளிக்க எப்படித் திட்டமிடுவது என்பதைப் பொறுப்பேற்றுக் கொள்பவர்களுக்குக் கற்பிக்க முடியும். முதியவர்களில் சிலருக்கு மூப்புமறதி நோய், குணப்படுத்தக்கூடிய தைராய்ட் சுரப்பிக் கோளாறு காரணமாக ஏற்படலாம் என்பதை அறிந்து கொள்வது முக்கியம். நல்ல முறையில் சிகிச்சை அளிக்கக்கூடிய மனச்சோர்வு, வயதான காலத்தில் வரும் மனநலப் பிரச்சினைகள் போன்றவற்றால் முதியவர் பாதிக்கப்படவில்லை என்று உறுதி செய்துகொள்ளத் துல்லியமாக நோயுறுதி செய்வது உதவும்.

4.7.7 இந்தப் பிரச்சினையை எப்படி எதிர்கொள்வது?

மூப்புமறதி என்பது முற்றிக்கொண்டே வந்து, மெல்லக் கொல்லும் நோய். கீழே விவரிக்கப் பட்டுள்ளதைப் போல தெளிவான சான்றுகள் இருந்தால் மட்டுமே, நீங்கள் இதை நோயுறுதி செய்வது அவசியம்.

குடும்பத்தினரிடம் அல்லது நண்பர்களிடம் கேட்க வேண்டிய கேள்விகள்

- பிரச்சினை எப்போது உங்கள் கவனத்துக்கு முதன்முதலில் வந்தது? பொதுவாக, மருத்துவ உதவியை நாடுவதற்குப் பல மாதங்கள் அல்லது ஆண்டுகளுக்கு முன்பே நோய்க்குறி காணப்பட்டதை யாரோ ஓர் உறவினர் நினைவுகூர்வார்.
- நோய் எப்படித் தொடங்கியது? பெயர்கள் அல்லது இன்றைய நாள் போன்றவற்றை நினைவு கூர்வதில் முதியவருக்குப் பிரச்சினை இருந்ததா? நினைவுத்திறன் சார்ந்த பிரச்சினைகள் மூப்புமறதி நோய்க்கான முக்கிய நோய்க்குறிகள் ஆகும். ஆனால் மனச்சோர்வின் காரணமாகவும் நினைவுத்திறன் தொடர்புடைய பிரச்சினைகள் உருவாகலாம்.
- சாப்பிடுதல், குளித்தல் போன்ற அன்றாட நடவடிக்கைகளைச் செய்வதிலும் அவருக்குச் சிரமம் உள்ளதா? அப்படியென்றால், அவருக்கு மூப்புமறதி இருக்கலாம்.
- அவர் விநோதமாக நடந்துகொள்கிறாரா? எடுத்துக்காட்டாக, அவர் ஆக்ரோஷமாக அல்லது மூர்க்கமாகக் காணப்படுகிறாரா? மீண்டும் சொல்வதென்றால், இது மூப்பு மறதிக்கான நோய்க்குறிகள்.
- அவர் சோகமாக அல்லது அன்றாட வாழ்வில் ஆர்வமிழந்து காணப்படுகிறாரா? இது மனச்சோர்வுக்கான முக்கிய நோய்க்குறிகள் என்றாலும், மூப்புமறதி உள்ளவர்களிடமும் இவை தோன்றலாம்.

- கடந்த காலத்தில் அவர் மனநோயால் பாதிக்கப்பட்டுள்ளாரா? முன்பு மனச்சோர்வால் பாதிக்கப்பட்டிருந்தால், அவருக்கு மீண்டும் மனச்சோர்வு வரும் சாத்தியம் அதிகம்.
- முதியவரை முக்கியமாகப் பார்த்துக்கொள்ளும் நபர் யார்? அவர் எப்படிச் சமாளிக்கிறார்? முதியவரின் தேவைகள் என்னென்ன என்பதை அறிந்துகொள்ள பார்த்துக்கொள்ளும் நபரின் அனுபவத்தைக் கேட்டறிவது பயனுள்ளதாக இருக்கும். பார்த்துக்கொள்பவருக்குக் கலந்தாலோசனை அவசியம்.

முதியவரிடம் கேட்க வேண்டிய கேள்விகள்

- என்னுடைய பெயர்... நீங்கள் இதைத் திருப்பிச்சொல்ல வேண்டும் என்று நான் விரும்புகிறேன். இப்போது, தயவுசெய்து என் பெயரை நினைவுபடுத்த முயற்சி செய்யுங்கள். புதிய தகவல்களை ஞாபகப்படுத்திக்கொள்ளும் முதியவரின் திறனைச் சோதிக்க இந்தக் கேள்விகள் உதவும்.
- இன்றைக்கு என்ன தேதி என்று உங்களால் கூற முடியுமா? இது என்ன ஆண்டு? காலம் குறித்த உணர்வைச் சோதிக்க இந்தக் கேள்விகள் உதவியாக இருக்கும்.
- இது எந்த இடம் என்று உங்களால் கூற இயலுமா? எடுத்துக்காட்டாக, இது மருத்துவமனை, இது எங்கு உள்ளது? இடம் குறித்த விழிப்புணர்வை அறிய இந்தக் கேள்விகள் உதவும்.
- கடைசியாக உட்கொண்ட உணவில் நீங்கள் என்ன சாப்பிட்டீர்கள் என்று கூற முடியுமா? அண்மைக் கால நிகழ்வுகளை நினைவுகூரும் திறனைச் சோதிக்க இந்த வகைக் கேள்விகள் உதவும்.
- என் பெயர் என்ன என்று இப்போது உங்களால் சொல்ல முடியுமா? முன்பு நீங்கள் சொன்ன உங்கள் பெயரை அவரால் நினைவுகூர முடிகிறதா என்று சோதித்தறிய உதவும்.
- உங்கள் கேள்விகளை ஓரளவுக்கு நன்றாகப் புரிந்துகொண்டு பதில் அளிக்க அவரால் முடிகிறது என்றால், அவரிடம் உணர்வுகள் சார்ந்த கேள்விகளை நீங்கள் கேட்கலாம் (மனச்சோர்வு சார்ந்த கேள்விகளுக்கு ☞ இயல் 2).

நேர்காணலுக்கான சிறப்பு ஆலோசனைகள்

குறைவான நினைவுத்திறனும் குழப்பமும் முதியவரிடம் காணப்பட்டாலும், நீங்கள் உங்களை அவரிடம் அறிமுகப்படுத்திக்கொள்வது அவசியம். தான் எங்கிருக்கிறோம், யாரிடம் பேசிக் கொண்டிருக்கிறோம் என்பதைப் பற்றித் தோராயமாக அறிந்துகொள்ள இது முதியவருக்கு உதவும். அவரால் பதில் அளிக்க முடியாத கேள்விகளுக்கு விடையளிக்க உதவும் விதத்தில் முதியவரின் உறவினர் ஒருவரை நேர்காணலின்போது உடன் வைத்துக்கொள்ளுங்கள்.

உடனடியாக என்ன செய்ய வேண்டும்?

- வயதானவர் மனச்சோர்வோடு, மனநோயோடு அல்லது குழம்பிப்போய் இருந்தால், இளம் வயதினருக்கு அளிக்கப்படுவது போன்ற சிகிச்சை தரலாம் (☞ இயல் 4.2, 4.3 மற்றும் 4.4). ஆனால், குறைந்த அளவிலான மருந்துகள் தரப்பட வேண்டும் என்பதை நினைவில் கொள்ளுங்கள்.
- மூப்புமறதி நோய் என்றால் என்ன, அதனால் பாதிக்கப்பட்டவர் எப்படி நடந்துகொள்வார் என்பதை வயதானவரின் பொறுப்பாளருக்கு எடுத்துச்சொல்லுங்கள். இந்த நோயைக் குணப்படுத்த முடியாது என்றாலும், வயதானவர் இயல்பாக இருக்கவும் மனஅழுத்தம் இல்லாமல் இருக்கவும் செய்ய நிறைய வழிகள் உள்ளன என்று கூறுங்கள்.
- முதியவரைக் கவனித்துக்கொள்ளவும் கவலைக்குள்ளாக்கும் நடவடிக்கையைச் சமாளிக்கவும் உதவும் குறிப்புகளை அளியுங்கள் (☞ பெட்டிச்செய்தி 4.12; இது முதியவரின் பொறுப்பாளர்களுக்கும் நலப் பணியாளர்களுக்கும் பயனுள்ளதாக இருக்கும்).

பெட்டிச்செய்தி 4.12. மூப்புமறதியின் காரணமாக முதியவர்களிடம் உருவாகும் கவலைக்குள்ளாக்கும் நடத்தைக்குச் சிகிச்சை அளிக்க உதவும் செயல்முறைக் குறிப்புகள்

பொதுக் குறிப்புகள்

- அன்றாடக் கடமைகளை நிர்ணயுங்கள். என்ன செய்ய வேண்டும், எப்போதெல்லாம் செய்ய வேண்டும், எப்படிச் செய்ய வேண்டும் என்பது உங்களுக்குத் தெரிந்துவிடுவதால் வாழ்க்கை எளிதாகும்.
- முடிந்த அளவுக்கு முதியவர்கள் சுதந்திரமாக இருக்கட்டும். எடுத்துக்காட்டாக, மெதுவாகவும் நடுக்கத்தோடும் இருந்தாலும், பலரால் தாங்களாகவே சாப்பிட்டுக்கொள்ள முடியும்.
- முதியவர்களுக்கும் கௌரவம் உண்டு என்பதை மறந்துவிடாதீர்கள். முகத்துக்கு எதிரே அவர்களைப் பற்றி எதிர்மறையாகப் பேசாதீர்கள்.
- குளித்தல் போன்ற தனிப்பட்ட செயல்பாடுகளின்போது முதியவர்களின் தனிமையைப் பாதுகாக்கவும்.
- முதியவர்களோடு சண்டை போடுதல், விவாதம் செய்தல் ஆகியவற்றைத் தவிர்க்கவும்.
- செயல்பாடுகளை எளிதாக்குங்கள்.
- முதியவர்களிடம் சிரித்துப் பேசுங்கள் (ஆனால் அவர்களை எள்ளி நகையாடாதீர்கள்.)
- முதியவர் தானாக செய்துகொள்ளக்கூடிய வேலைகளுக்கு உதவுங்கள்; அவர் எளிதாகச் செய்யக்கூடிய வேலைகளைச் செய்ய அனுமதிப்பது, அவருக்கு உடற்பயிற்சியாகவும் அமையும்.
- முதியவர் சரியான பார்வைத்திறன் உடைய கண்ணாடி அணிந்திருப்பதை உறுதி செய்துகொள்ளுங்கள்.
- முதியவரிடம் மெதுவாகவும் தெளிவாகவும் பேசுங்கள். அப்படி அவர் புரிந்துகொள்ளாவிட்டால், எளிய சொற்களையும் சுருக்கமான வாக்கியத்தையும் பயன்படுத்தி எளிமையாகச் சொல்லுங்கள்.

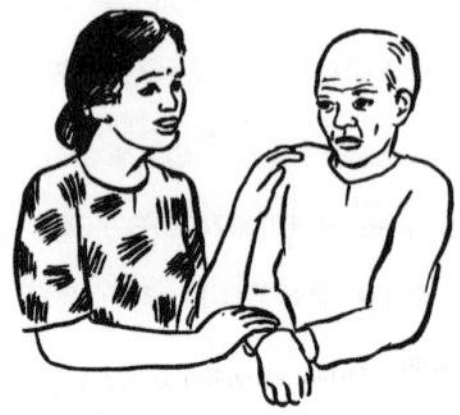

- முடிந்தபோதெல்லாம் அன்பையும் பாசத்தையும் வெளிப்படுத்துங்கள். ஒருமுறை நீங்கள் கட்டித் தழுவுவது என்பது நூறு மாத்திரைகளுக்குச் சமம்.
- குளியலறை, கழிவறை என்று அறைகளின் வாயிலில் எழுதி ஒட்டுவது அல்லது ஒவ்வொரு நாளின் தேதி, கிழமை போன்றவற்றை அறையில் ஒரு கரும்பலகையில் எழுதிவைப்பது போன்று நினைவுத்திறனை மேம்படுத்தும் சாதனங்களைப் பயன்படுத்துங்கள்.
- தேவையற்ற மருந்துகளைத் தவிர்த்துவிடவும்.

குளித்தலும் உடல் தூய்மையும்

- **சுதந்திரம்.** யாருடைய உதவியும் இல்லாமல் முதியவரால் செய்ய முடிவதை அனுமதியுங்கள்.
- **கௌரவம்.** உள்ளாடை அணிந்த நிலையில் முதியவரைக் குளிப்பாட்டுங்கள்.
- **பாதுகாப்பு.** நாற்காலியில் அமரவைத்துக் குளிப்பாட்டுங்கள்; ஈரத்தரை வழுக்கிவிடாதவாறு கால்மிதியைப் போடுங்கள்.

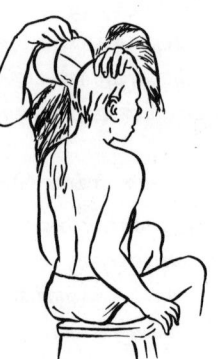

இயற்கைக் கடன்கள்

- இயற்கைக் கடன்களை மேற்கொள்ளும் தினசரி ஒழுங்குமுறை.
- எளிதாகக் கழற்றி மாட்டும் உடைகளைப் பயன்படுத்தவும்.
- படுக்கப்போவதற்கு முன்னர் தண்ணீர் அல்லது பானம் அருந்துவதைக் கட்டுப்படுத்துதல்.
- இரவில் சிறுநீர்க் கழிக்க உதவும் சாதனத்தைப் படுக்கைக்கு அருகில் வைத்தல்.
- அடக்க முடியாமல் சிறுநீர் வெளியேறுவதைப் பாதுகாக்கச் சிறப்பாகத் தயாரிக்கப்பட்ட உள்ளாடை (உறிஞ்சு அட்டை) .

உணவு அளித்தலும் சாப்பிடுதலும்

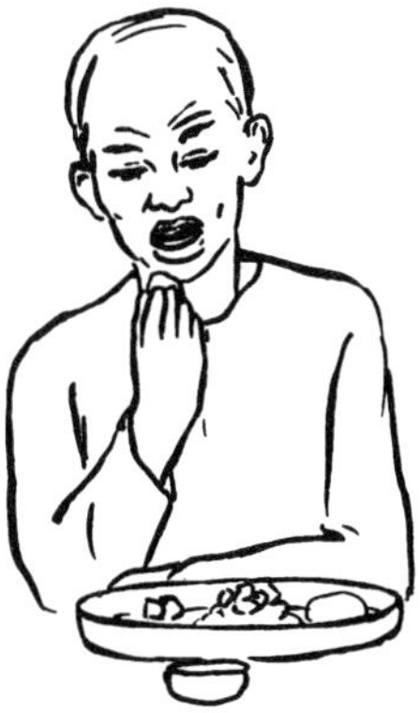

- கைகளால் சாப்பிடும் உணவைப் பயன்படுத்தவும்.
- உணவைச் சிறு துண்டுகளாக வெட்டிவைக்கவும்.
- உணவைச் சூடாகப் பரிமாறாதீர்கள்.
- கைகளால் அல்லது கரண்டியால் உணவை எப்படிச் சாப்பிடுவது என்று நினைவுபடுத்தவும்.
- முதியவர் உணவை விழுங்கச் சிரமப்பட்டால், சிறப்பு மருத்துவரிடம் காட்டுங்கள்.
- பிசைந்து அல்லது சோற்றையும் குழம்பையும் கலந்துவைத்து எளிதாகச் சாப்பிடும் விதத்தில் உணவைப் பரிமாறவும்.

சந்தேகமும் கோபமும்

- எதிர்த்து வாதாடாதீர்கள்; அமைதியாக இருங்கள்.
- ஆறுதல்படுத்த முயற்சி செய்யுங்கள்; முதியவரின் கையை உறுதியாகப் பற்றி மென்மையாகப் பேசுங்கள்.
- அறையில் உள்ள ஏதாவது ஒரு பொருளைச் சுட்டிக்காட்டி, அவருடைய கவனத்தைத் திசைதிருப்புங்கள்.
- எந்த விஷயம் அவரைக் கோபமடையச் செய்தது என்று அறிய முயலுங்கள். எதிர்காலத்தில் அந்த விஷயத்தைத் தவிர்க்க முயலவும்.
- தேவை ஏற்பட்டால் ஹாலோபெரிடால் மாத்திரை தரலாம்.

வீட்டுக்கு வெளியே சுற்றித் திரிதல்

- கையில் (கைச்செயின்) அல்லது கழுத்தில் (சங்கிலியில்) ஓர் அடையாள வில்லையை அணிவியுங்கள்.
- வீட்டுக் கதவைப் பூட்டி வைக்கவும்.
- காணாமல் போன முதியவரைத் தேடிக் கண்டுபிடித்த பிறகு அவரிடம் உங்கள் கோபத்தைக் காட்டாதீர்கள்.

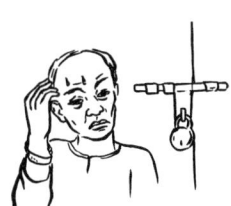

- முதியவரின் நடவடிக்கைகள் கவலையளிப்பதாக இருந்தால், அவரை அமைதிப்படுத்த மருந்துகள் அளிக்கலாம். ஹாலோபெரிடால் பயனுள்ள மருந்தாக விளங்கும். தினமும் இரண்டு வேளை 0.25 மி.கி மருந்து கொடுக்கத் தொடங்கி, தேவையென்றால் 2 மி.கி வரை படிப்படியாக அதிகரித்துக்கொண்டே போகலாம்.
- முதியவர் இரவில் நன்றாகத் தூங்கினால் நல்லது. சரியான உறக்கம் இல்லையென்றால், இரவில் மட்டும் 0.5-1 மி.கி லோராசிபாம் மாத்திரை கொடுக்கலாம்.
- நினைவுத்திறனையும் மூளைச்செயல்பாட்டையும் மேம்படுத்தும் விதத்தில் 'மூளை டானிக்' பல நாடுகளில் விற்பனை செய்யப்படுகிறது. ஆனால், இதற்குப் பலன் இருப்பதற்கான எந்தச் சான்றும் இல்லை. இதுபோன்ற டானிக்குகளைப் பயன்படுத்தாதீர்கள்.
- மூப்புமறதியால் பாதிக்கப்பட்ட முதியவர்களைக் கவனித்துக்கொள்வது மனஅழுத்தத்தை ஏற்படுத்தும் ஓர் அனுபவம். இந்த மனஅழுத்தத்தை எப்படிச் சமாளிப்பது என்பதற்கான ஆலோசனைகள் இயல் 9.10இல் தரப்பட்டுள்ளன.
- அல்செய்மர் நோயால் பாதிக்கப்பட்ட குடும்பத்தினருக்கு உதவும் ஆதரவுக் குழுக்களைப் பற்றிய விவரங்களைப் பொறுப்பாளருக்குத் தெரிவியுங்கள். பல நாடுகளில் இது போன்ற குழுக்கள் செயல்பட்டு வருகின்றன.

எப்போது மருத்துவரிடம் பரிந்துரைக்க வேண்டும்?

- மனநலப் பிரச்சினை எதனால் ஏற்பட்டது என்பது பற்றி உங்களுக்குச் சந்தேகம் இருந்தால்.
- பொறுப்பாளர் தானே முதியவரைப் பார்த்துக்கொள்ள முடியாத நிலையில்.
- உடல்நலப் பிரச்சினைகள் மிக மோசமாக இருக்கும்போது.

பின்னர் என்ன செய்ய வேண்டும்?

முதியவரின் வீட்டுக்குச் சென்று வாருங்கள். இவ்வாறு சென்று வருவதால், குடும்பத்தினரின் தேவையைச் சரியாகப் புரிந்துகொள்ள இயலும். நீங்கள் மருத்துவச் சிகிச்சை அளித்துக் கொண்டிருந்தால், பின்விளைவுகள் உள்ளதா அல்லது முன்னேற்றம் எந்த அளவுக்கு உள்ளது என்பதைச் சோதித்து அறியுங்கள். தேவையென்றால் தரும் மருந்தின் அளவை அதிகரியுங்கள்; ஆனால் முதியவர்களுக்குப் பின்விளைவுகள் எளிதாக ஏற்படும் வாய்ப்பு உள்ளது என்பதை மனத்தில் வைத்துக்கொள்ளுங்கள். மூப்புமறதி நோய் மோசமாகும் பட்சத்தில், அவசரகால உதவியும் ஆலோசனைகளும் அதிகம் தர வேண்டிய அவசியம் ஏற்படும்.

பெட்டிச்செய்தி 4.13. கவலைக்குள்ளாக்கும் நடத்தை உள்ள முதியவர்களுக்குச் சிகிச்சை அளிக்கும்போது கவனத்தில் கொள்ள வேண்டிய விஷயங்கள்

- மூப்புமறதி, அறிதிறன் பிறழ்வுகள், குழப்பம் அல்லது மனச்சோர்வு ஆகிய காரணங்களால் முதியவர்களிடம் கவலைக்குள்ளாக்கும் நடத்தை காணப்படலாம். இவற்றில் மனச்சோர்வு, அறிதிறன் பிறழ்வுகள் அல்லது குழப்பம் காணப்படுகிறதா என்று முதலில் இனம்காண்பது முக்கியம்.
- மூப்புமறதிக்குப் பொதுவான காரணமாக அல்செய்மர் நோய் கூறப்படுகிறது. இன்றுவரை இந்த நோயைக் குணப்படுத்த சிகிச்சை கண்டுபிடிக்கப்படவில்லை.
- செயலாக்கப்பூர்வமான ஆலோசனை, உணர்வுரீதியான ஆதரவு, நடத்தைக் கோளாறுகளுக்கு மருத்துவம் போன்றவையே சுமையைக் குறைப்பதற்கான சிறந்த வழிமுறைகள்.
- இளம் வயதினருக்கு அளிக்கும் மருந்தில் மூன்றில் ஒரு பகுதி அல்லது அரைப்பங்கு மருந்துகள் மட்டுமே முதியவர்களுக்கு அளிக்கப்பட வேண்டும்.

இயல் 5

மருத்துவரீதியாக விளக்க முடியாத நோய்க்குறிகள்

பொதுவாக மனச்சோர்வுடனும் பதற்றநோயுடனும் தொடர்புபடுத்தப்படும் மருத்துவ ரீதியான பிரச்சினைகளை இந்த இயல் விளக்குகிறது. தற்கொலைச் சிந்தனை உள்ளவர் (☞ பிரிவு 4.4), இழப்பு அல்லது வன்செயலுக்கு ஆளானவர் (☞ இயல் 7) அல்லது மது அருந்தும் பழக்கத்துக்கு அடிமையானவர் போன்றவர்களுக்கு உருவாகும் மருத்துவப் பிரச்சினைகளிலும் மனச்சோர்வும் பதற்றநோயும் முக்கியத்துவம் பெறுகின்றன. மனச்சோர்வையும் பதற்றநோயையும் எவ்வாறு கண்டறிவது என்பதை இயல் 2 விளக்குகிறது; அதற்கான உளவியல் சிகிச்சை பற்றியும் மருத்துவச் சிகிச்சை பற்றியும் இயல் 3 தெளிவாக விளக்குகிறது. சிகிச்சை முறைகளின் சுருக்கமான குறிப்பு கீழே பட்டியலாகத் தரப்பட்டுள்ளது:

- **நோய் பற்றிய விளக்கமும் ஆறுதலும்.** குணப்படுத்தக்கூடிய சாதாரண மனநோயால் அவர் பாதிக்கப்பட்டிருக்கிறார் என்பதை அவருக்கு விளக்கிக் கூறுங்கள். அவருக்குள்ள பிரச்சினைகளுக்கு இந்த மனநோயே காரணம். இவ்வாறு நலமில்லாமல் இருப்பதால் அவருக்கு 'பைத்தியம் பிடித்துவிடாது.'
- **பொதுவான நோய்க்குறிகள் பற்றிய அறிவுரை.** மனச்சோர்வால் அல்லது பதற்றநோயால் பாதிக்கப்பட்டவருக்குத் தோன்றும் பிரச்சினைகள் (எடுத்துக்காட்டாக, களைப்பு, தூக்கம் இல்லாப் பிரச்சினை, உடலுறவுப் பிரச்சினைகள் போன்றவை) பற்றி எடுத்துக்கூறுங்கள். குறிப்பிட்ட பிரச்சினைக்கு என்ன விதமான சிகிச்சை அளிப்பது என்பதற்கான விவரங்களை இந்த இயலில் காணலாம்.
- **இளைப்பாறும் பயிற்சி** (☞ இயல் 3).
- **பிரச்சினைக்கான தீர்வைக் கண்டறிதல்.** ஒருவர் சந்திக்கும் பல்வேறு பிரச்சினைகளை இனம் கண்டு, அவற்றில் முக்கியமான பிரச்சினைக்குத் தீர்வு காண உதவும் விதத்தில் கலந்தாலோசனை செய்யும் எளிய வழிமுறை இது.
- **நேர்மறைச் சிந்தனை** (☞ பெட்டிச்செய்தி 5.1).
- **மருத்துவச் சிகிச்சை.** மனச்சோர்வுக்கும் பதற்றநோய்க்கும் சிறந்த மருந்தாக விளங்குவது மனச்சோர்வுநீக்கிகளே ஆகும். மேலும் தகவல் அறியவும்; குறிப்பாக உங்கள் நாட்டில் கிடைக்கும் மருந்துகள் பற்றி விவரம் அறியவும் இயல் 11ஐப் பார்க்கவும்.

5.1 உடல்சார்ந்த கோளாறுகள் பலவற்றால் பாதிக்கப்பட்டவர்

நலப் பணியாளரை அல்லது மருத்துவரை நாட, பொதுவான காரணமாக அமைவது உடல்நலக் கோளாறுகளே. காய்ச்சல் அல்லது இருமல் போன்ற நோய்க்குறிகளுக்கான காரணங்களை, மருத்துவ ரீதியான பிரச்சினை என்று விளக்க முடியும். ஆனால், மருத்துவ ரீதியாக எந்த விளக்கமும் அளிக்க முடியாத சில கோளாறுகள் உள்ளன. அவற்றுக்கான சில எடுத்துக்காட்டுகள்:

- தலைவலி;
- உடல் முழுதும் தோன்றும் வலி;
- நெஞ்சு வலி;
- இதயம் வேகமாகத் துடித்தல் (படபடப்பு);
- கிறுகிறுப்பு;

- முதுகுவலி;
- அடிவயிற்றில் வலி;
- மூச்சுவிடச் சிரமப்படுதல்.

5.1.1 ஏன் உடலியக்கக் கோளாறுகள் மனநலத்தில் முக்கியத்துவம் பெறுகின்றன?

மனநலக் கேட்டுக்கும் உடலியக்கக் கோளாறுகளுக்கும் இடையில் வலிமையான தொடர்பு உள்ளது. மனநலப் பிரச்சினை உள்ளவர்கள் பல்வேறு காரணங்களுக்காக உடலியக்கப் புகார்களுடன் மருத்துவமனைக்கு வருகின்றனர்:

- கவலையும் பதற்றமும் ஒருவர் தன் தசைகளை நீண்ட நேரத்திற்கு விறைப்பாக வைத்திருக்கச் செய்கின்றன. இதனால் தசைகளில் வலி ஏற்படுகிறது. கவலைப்படும்போது கழுத்துத் தசைப் பகுதி விறைத்து, அதன் விளைவாக 'பதற்ற' தலைவலி வருவதை நல்ல எடுத்துக்காட்டாகக் கூறலாம்.
- ஒருவர் பதற்றமாகவோ அல்லது மனச்சோர்வுடனோ இருந்தால், உடலில் வேதியியல் மாற்றங்கள் ஏற்படுகின்றன. ஒரு பொதுவான மாற்றமாக உடலில் அட்ரினலின் சுரப்பதைக் கூறலாம்; சாதாரணமாக உடற்பயிற்சி செய்யும்போதோ அல்லது பயந்துவிடும்போதோ

பெட்டிச்செய்தி 5.1. நேர்மறைச் சிந்தனை: வாழ்க்கையை வேறு கோணத்தில் பார்த்தல்

சிலர் வாழ்க்கையில் கஷ்டமான சூழலைச் சந்திக்கும்போது மனச்சோர்வடைவதற்கு முக்கியக் காரணங்களில் ஒன்று, அவர்கள் வாழ்க்கையை எதிர்மறையான விதத்தில் பார்ப்பதுதான். தற்கொலை செய்துகொள்ள முயன்றவரிடம் காணப்படும் எதிர்மறைச் சிந்தனையை இனம்கண்டு, அதே சூழலை எப்படி நேர்மறையான வழியில் காணலாம் என்று ஊக்குவிப்பது அவருக்கு உதவியாக இருக்கும். நேர்மறைச் சிந்தனைக்கும் எதிர்மறைச் சிந்தனைக்கும் சில எடுத்துக்காட்டுகள் கீழே தரப்பட்டுள்ளன (எதிர்மறைச் சிந்தனை நேர் எழுத்துருவில் தரப்பட்டுள்ளது).

ஒருவர் என்னை விரும்பாவிட்டால், என்னிடம் ஏதோ தவறு உள்ளது என்பது பொருள்.

எனக்குத் தெரிந்தவர்களில் பெரும்பாலோர் என்னை விரும்புகின்றனர். ஒருவர் மட்டும் என்னை விரும்பாததால், என்னிடம் தவறு இருக்கிறது என்பது பொருளல்ல.

நான் எப்போதுமே மோசமாக உணர்கிறேன். என் வாழ்க்கையில் எதுவும் மாறாது.

இந்த உணர்வுகள் தற்காலிகமானவை. எனக்கு நலமில்லாததால் இவ்வாறு உணர்கிறேன். நலப் பணியாளரிடம் பேசுவது, மருந்துகளைச் சாப்பிடுவது, பிரச்சினைகளுக்கான தீர்வுகளைக் காண்பது என்னை நன்றாக வைத்திருக்கும்.

நான் தேர்வுகளில் தோல்வியடைந்தது என்னுடைய தவறே. நான் வாழ்வதற்குத் தகுதியுடைவன் அல்லன்.

தேர்வில் யார் வேண்டுமானாலும் தோல்வியடையலாம். நான் கஷ்டப்பட்டு நன்றாகப் படிக்க வேண்டும்; அடுத்த முறை நிச்சயம் தேர்வில் வெற்றியடைவேன்.

ஒருவரை நேர்மறையாகச் சிந்திக்கவைக்கப் பின்வரும் வழிகளைப் பின்பற்ற வேண்டும்:

- எதிர்மறைச் சிந்தனைகளையும் அவை எவ்வாறு அவரை வருத்தமடையச் செய்கின்றன என்பதையும் அறிந்துணர அவருக்குக் கற்றுக்கொடுங்கள்.
- 'நான் நம்புவது உண்மையா?' என்று அவர் தன்னைத்தானே கேட்டுக்கொள்ள வேண்டும். இதற்கான பதிலை அறிய, தன் நம்பிக்கைக்குரிய நண்பர்கள் அல்லது உறவினர்களிடம் பேசலாம். இது போன்ற சூழலைச் சந்திக்கும் எல்லா மனிதர்களும் இதே விதத்தில் சிந்திப்பார்களா என்று தனக்குத்தானே கேட்டுக்கொள்ள வேண்டும்.
- அடுத்ததாக மாற்று வழியில் சிந்திக்கும் வழிகளைக் கண்டறிய அவரை ஊக்கப்படுத்துங்கள். எடுத்துக்காட்டாக, அண்மையில் மனத்தில் எழுந்த எதிர்மறைச் சிந்தனைகள், அவற்றுக்கான சூழல்கள் ஆகியவற்றைப் பயிற்சி செய்து பார்ப்பது.

எடுத்துக்காட்டு ஒன்றைப் பார்ப்போம். ஒரு வேலைக்கு ஒருவர் தேர்ந்தெடுக்கப்படவில்லை; இதன் காரணமாக அவர் மனத்தில் இந்தச் சிந்தனைகள் எழுந்தன:

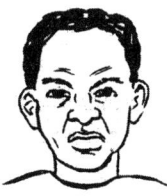 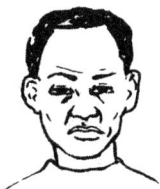 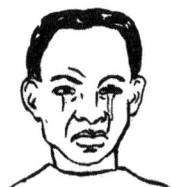

நான் பயனற்றவன். எனக்கு ஒருபோதும் வேலை கிடைக்காது

நான் எப்போதுமே வேலை யில்லாமல் ஏழையாகவே இருப்பேன். எனக்கு வேலை இல்லாவிட்டால், என்னை யாருமே திருமணம் செய்து கொள்ள மாட்டார்கள்

எனவே நான் என் வாழ்க்கையை முடித்துக்கொள்வது நல்லது

மகிழ்ச்சியின்மையும் மனச்சோர்வும் இதன் விளைவாகத் தோன்றும் உணர்வுகள்.

இதே சூழலை, இப்போது மாறுபட்ட கோணத்தில் பார்க்கலாம்:

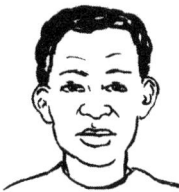 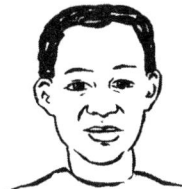 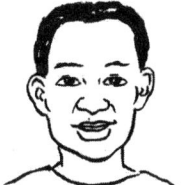

வேலையில்லாத் திண்டாட்டம் நிலவுவதால் வேலை கிடைப்பது எல்லோருக்குமே கடினமாக இருக்கிறது

என் விண்ணப்பம் சரியாக நிரப்பப்பட வில்லை; மறுபடியும் மனு செய்வதற்கு முன்பு யாருடைய உதவியையாவது பெற வேண்டும்

எனக்கு வேலை கிடைக்கவில்லை என்பது உண்மை; ஆனால், நிறைய வாய்ப்புகள் வரும். நான் முன்பே பல வேலைகளில் இருந்திருக்கிறேன்; அவற்றை நன்றாகச் செய்திருக்கிறேன்.

இதன் விளைவாக எழும் உணர்வுகள் நம்பிக்கை அளிக்கும்.

ஒருவரின் உடலில் இந்த வேதிப்பொருள் சுரக்கும். இதன் விளைவாகப் படபடப்பும் நெஞ்சுவலியும் தோன்றும்.

- ஒருவர் பதற்றமாக இருக்கும்போது, வேகமாகச் சுவாசிக்கிறார். இது இரத்தத்தில் உள்ள ஆக்சிஜன் அளவிலும் கார்பன்-டை-ஆக்சைடு அளவிலும் மாற்றத்தை ஏற்படுத்துகிறது. இந்த மாற்றத்தின் காரணமாகக் கிறுகிறுப்பு, படபடப்பு, கை அல்லது கால் விரல்களின் முனைப் பகுதி மரத்துப்போதல், மூச்சடைக்கும் உணர்வு போன்றவை தோன்றலாம். இதுவே ஒருவர் பீதியடையும்போது (பேரச்சத்தாக்கு) நிகழ்கிறது (☞ பிரிவு 5.2).
- மது உடலியக்கக் கோளாறுகளை உருவாக்கும்; ஏனென்றால், அதிக அளவில் மது அருந்தும் போது, அது கல்லீரலும் மற்ற உடல் உறுப்புகளிலும் விஷத்தை உருவாக்குகிறது (☞ பிரிவு 6.1).
- தங்களுடைய முக்கியப் பிரச்சினை உணர்வு சார்ந்தது என்று நலப் பணியாளரிடம் கூறினால், உரிய உதவியோ சிகிச்சையோ கிடைக்காது என்று நோயாளி நினைக்கிறார். எனவே, மருத்துவச் சிகிச்சை பெறும் நோக்கத்தோடு, உடலியக்கக் கோளாறுகளையே முன்னிலைப் படுத்துகிறார்.

மருத்துவ ரீதியாக விளக்க முடியாத நோய்க்குறிகள் **109**

- பல்வேறு மொழிகளிலும் உணர்வு சார்ந்த வலியோ வேதனையோ உடல்சார்ந்ததாக விவரிக்கப்படுகிறது. எடுத்துக்காட்டாக, ஆங்கிலத்தில், ஒருவர் சோகமாக இருக்கும் மனநிலையை வெளிப்படுத்த 'my heart is heavy' (என் இதயம் கனக்கிறது) என்ற தொடர் பயன்படுத்தப்படுகிறது. இவ்வாறு, மனவேதனையை விவரிக்க மற்றொரு எளிய வழி உடலியக்க நோய்க்குறிகள் ஆகும் (உங்கள் மொழியில் வழங்கும் மனநலம் தொடர்பான தொடர்களைக் குறித்துவைத்துக்கொள்ள உரிய இடம் இக்கையேட்டின் இறுதியில் விடப்பட்டுள்ளது).
- மூட்டுகளில் ஏற்படும் அழற்சி போன்ற வலி நிறைந்த கோளாறுகள், ஒருவரை மகிழ்ச்சியற்ற நிலைக்கும் கவலைக்கும் உள்ளாக்கலாம். இங்கு உடல்சார்ந்த கோளாறுகளால் வலி உருவாகிறது; ஆனால் அது அவருடைய மனநலத்தைப் பாதிக்கிறது. மனச்சோர்வுடன் இருப்பது வலியைத் தாங்கும் சக்தியை மேலும் குறைக்கிறது.

5.1.2 உடலியக்கக் கோளாறுகள் மனநலத்தோடு சம்பந்தப்பட்டிருக்கலாம் என்று எப்போது சந்தேகிக்க வேண்டும்?

ஒருவரிடம் பின்வருபவை காணப்படும்போது, அவருக்கு மனநலக் கோளாறு இருக்கலாம் என்று நீங்கள் கருதலாம்:

- மூன்றுக்கு மேற்பட்ட கோளாறுகள் இருக்கும்போது;
- உடலியக்கக் கோளாறுடன் எந்த விதத்திலும் தொடர்புபடுத்த முடியாத கோளாறுகள் இருக்கும்போது;
- மூன்று மாதங்களுக்கும் மேலாக மூன்றுக்கு மேற்பட்ட கோளாறுகள் தொடர்ந்து காணப்படும்போது;
- ஒரே கோளாறுக்காக நலப் பணியாளரைத் தொடர்ந்து கலந்தாலோசிக்கும்போது;
- பரிசோதனை செய்து உடல்நலம் சீராக இருக்கிறது என்று கருதும்போது.

5.1.3 இந்தப் பிரச்சினையை எப்படி எதிர்கொள்வது?

பல உடலியக்கக் கோளாறுகள் இருப்பவரிடம் கேட்க வேண்டிய கேள்விகள்

- இந்தப் பிரச்சினை எப்போது தொடங்கியது? நோய்க்குறிகள் எவ்வளவு நீண்ட காலமாகத் தொடர்கிறதோ, அந்த அளவுக்கு அவரின் கோளாறுகள் மனநலத்தோடு தொடர்புடையதாக இருக்கலாம்.
- உணர்வுபூர்வமாக எவ்வாறு நீங்கள் உணர்கிறீர்கள்? எதைப் பற்றியாவது கவலைப்பட்டுக் கொண்டிருக்கிறீர்களா? நம்பிக்கை இழந்து கவலைப்படுகிறீர்களா? உங்களுடைய அன்றாட வாழ்வில் ஆர்வத்தை இழந்துவிட்டீர்களா? அவருக்கு மனச்சோர்வு அல்லது பதற்றம் இருக்கிறதா என்பதைக் கண்டறிவதற்கான கேள்விகளைக் கேளுங்கள் (☞ இயல் 2).
- நீங்கள் மது அருந்துவீர்களா? அப்படியென்றால், மது அருந்துவது தொடர்பான கேள்விகளைக் கேளுங்கள் (☞ பிரிவு 6.1).
- இந்த நோய்க்குறிகளுக்கு என்ன காரணம் என்று நீங்கள் நினைக்கிறீர்கள்? பிரச்சினை உணர்வு சார்ந்ததா என்பதை நிர்ணயிக்க, அவர் நோய் சார்ந்து தெரிவிக்கும் கருத்துகள், மிகுந்த பயனுள்ளவையாக விளங்கும்.

நேர்காணலின்போது கவனிக்க வேண்டியவை

- கவலையை அல்லது பதற்றத்தை வெளிப்படுத்தும் முகம்.
- உடலியக்கக் கோளாறுகள், எடை இழப்புக்கான அறிகுறிகள்

உடனடியாக என்ன செய்ய வேண்டும்?

- நோயாளிக்கு உள்ள கோளாறுகள் மனநலக் கோளாறுகள்தான் என்று நீங்கள் முடிவு செய்வதற்கு முன், அவருக்கு உடலியக்கக் கோளாறுகள் ஒன்றுமில்லை என்பதை உறுதி செய்துகொள்ளுங்கள்.
- உயிருக்கு ஆபத்தான அல்லது மிக மோசமான உடல்நலக் கோளாறு ஒன்றுமில்லை என்பதைக் கூறி நோயாளியை ஆற்றுப்படுத்துங்கள். இவ்வாறு கூறுவதால் அவருக்கு வேறு கோளாறுகள் ஒன்றுமில்லை என்று பொருளல்ல.
- உணர்வுகளுக்கும் உடல் அனுபவிக்கும் வேதனைகளுக்கும் இடையில் ஒரு தொடர்பு உண்டு என்பதை விளக்கிக் கூறுங்கள்.
- தற்போது வேறு பரிசோதனைகள் செய்யத் தேவையில்லை என்பதையும் விளக்கவும்.
- நோயாளி வருத்தப்படும் வாய்ப்பு உள்ளது என்பதால், 'மனநலக் கோளாறு' என்ற சொல்லைப் பயன்படுத்துவதைத் தவிர்க்கவும். பெரும்பாலோர் (நலப் பணியாளரையும் உள்ளடக்கி) தலைவலியை மனநலக் கோளாறோடு இணைத்துப் பார்ப்பதில்லை. அதற்குப் பதிலாக, 'உங்களுக்கு உள்ள நோய்க்குறிகள், உங்கள் கவலைகளாலும் பதற்றத்தாலும் மேலும் அதிகமாகின்றன' என்று அவரிடம் கூறலாம். எடுத்துக்காட்டாக 'நீங்கள் உங்கள் கணவருக்கு உள்ள மதுப்பழக்கத்தை எண்ணி கவலைப்படுகிறீர்கள். இந்தக் கவலையின் காரணமாக உங்களுக்குத் தலைவலி அதிகமாகி, உங்கள் இதயம் வேகமாகத் துடிக்கிறது' என்று கூறலாம்.

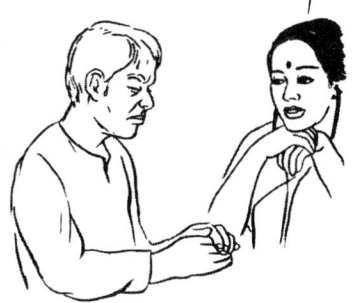

ஒருவர் பாம்பைப் பார்த்த கணத்திலேயே பயந்துபோய் விடுகிறார். அதன் பிறகு தன் இதயம் வேகமாகத் துடிப்பதையும் உடல் நடுங்குவதையும் உணர்கிறார். இது ஏன்? பாம்பைக் கண்ட அச்சத்துடன் தொடர்புடைய உடல் வெளிப்பாடுகள் இவை.

- அவருக்கு இளைப்பாறும் (மூச்சு) பயிற்சியையும் பிரச்சினைகளுக்குத் தீர்வு காணும் வழிமுறைகளையும் கற்றுக்கொடுங்கள் (☞ பிரிவு 3.2.5).
- உடலியக்கம் அல்லது நடத்தல், கடைக்குச் சென்று வருதல், வீட்டுவேலைகள் போன்ற உடற்பயிற்சி செய்யுமாறு ஊக்கப்படுத்துங்கள். இவற்றில் ஏதாவது ஒன்றை நிறுத்தி வைத்திருந்தால் அதைத் தொடரச் சொல்லுங்கள்.
- ஊட்டச்சத்துக் குறைபாடு அல்லது வலி நிறைந்த உடல்நலக்கோளாறு இருந்தால் தவிர வைட்டமின் மாத்திரைகளையோ வலி நிவாரணிகளையோ பரிந்துரைக்காதீர்கள்.
- பின்வரும் நிகழ்வுகளில் மனச்சோர்வுநீக்கிகளைப் பரிந்துரைக்கலாம் (☞ இயல் 11):
  - மனச்சோர்வால் பாதிக்கப்பட்டதற்கான தெளிவான நோய்க்குறிகள் இருந்தால்; குறிப்பாகத் தற்கொலைச் சிந்தனை அல்லது உடல் எடை இழப்பு அல்லது தூக்கம் இல்லாமை;
  - பேரச்சம் மற்றும் பதற்றநோய்க்கான நோய்க்குறிகள் காணப்பட்டால்;
  - கலந்தாலோசனை செய்ய அவகாசம் இல்லாமல் மருந்து தர வேண்டிய சூழலில்.

எப்போது மருத்துவரிடம் பரிந்துரைக்க வேண்டும்?

- இது உடல்நலக் கோளாறுதான் என்று உறுதியாகத் தீர்மானம் செய்ய முடியாதபோது மருத்துவரிடம் காட்டுமாறு பரிந்துரைக்கலாம். சில உடல்நலக் கோளாறுகள் தீராத, பன்முக உடலியக்க நோய்க்குறிகளையும் உணர்வுபூர்வமான பாதிப்புகளோடு வெளிப்படுத்தலாம்.

இதுபோன்ற உடல்நலக் கோளாறுகளுக்கு எடுத்துக்காட்டாக மூட்டுவலியையும் (arthritis) நீரிழிவையும் கூறலாம்.

- ஒருவர் கடுமையான மனச்சோர்வுடனும் தற்கொலை எண்ணத்தோடும் காணப்பட்டால், உடனடியாக மனநல மருத்துவரிடம் காட்டுமாறு சொல்லுங்கள்.
- மனச்சோர்வால் பாதிக்கப்பட்ட பலருக்குச் சமூகப் பிரச்சினைகளும் சொந்தப் பிரச்சினைகளும் இருக்கலாம்; இவற்றை மருத்துவமனையில் தீர்த்துவைக்க முடியாது. மற்ற அமைப்புகளுக்குச் சென்று கலந்தாலோசிக்குமாறு பரிந்துரை செய்யுங்கள் (☞ இயல் 12).

பிறகு என்ன செய்ய வேண்டும்?

உங்களிடம் சிகிச்சைபெற வந்தவரின் நிலையை ஒரு வாரம் கழித்தும், பிறகு தொடர்ந்தும் (குறைந்தது 15 நாட்களுக்கு ஒரு முறை) மீளாய்வு செய்யுங்கள். நீங்கள் இவ்வாறு செய்வது தன் நோய்க்கு உரிய சிகிச்சை தரப்படவில்லை என்று நோயாளி கவலைப்படுவதைக் குறைக்கும். அதோடு உங்கள் மேல் நம்பிக்கையை ஏற்படுத்த உதவும் என்பதால், நோயாளி உங்களோடு நன்றாகப் பழகத் தொடங்கியதும், அவர் உங்களோடு தன் உணர்வுகளைப் பகிர்ந்துகொள்ளத் தொடங்குவார்; ஆரம்பத்தில் அவர் உங்களோடு மனம்விட்டுப் பேசத் தயங்கிய பல விஷயங்களை இப்போது வெளிப்படுத்துவார்.

பெட்டிச்செய்தி 5.2. பன்முக உடலியக்கக் கோளாறுகள் உள்ளவருக்குச் சிகிச்சை அளிக்கும்போது நினைவில் கொள்ள வேண்டியவை

- தெளிவான உடல்சார்ந்த காரணங்கள் இல்லாமலேயே பன்முக உடலியக்கக் கோளாறுகளோடு பலரைப் பொது மருத்துவமனைகளில் காணலாம். இவற்றில் களைப்பு, கிறுகிறுப்பு, வலி, படபடப்பு போன்றவற்றை உள்ளடக்கலாம்.
- இவ்வாறு மருத்துவரீதியாக விளக்க முடியாத உடல்நலக் கோளாறுகளுக்கான முக்கியக் காரணங்களாக மனச்சோர்வு, பதற்றநோய், மதுப்பழக்கம் போன்றவற்றைக் கூறலாம்.
- உங்களுக்கு எந்தப் பிரச்சினையுமே இல்லை என்று கூறுவதற்கு முன்னர், அவருக்குச் சமூகப் பிரச்சினையோ அல்லது மனநலப் பிரச்சினையோ இல்லை என்பதை உறுதிசெய்யுங்கள்.
- உடலியக்கக் கோளாறுகள்தான் நோய்க்குறிகளுக்குக் காரணம் என்று நீங்கள் சந்தேகப்பட்டால், மாற்றுக் கருத்தை அறிய ஒரு சிறப்பு மருத்துவரிடம் காட்டுமாறு பரிந்துரையுங்கள். அதே நேரத்தில் நோயாளி, ஏற்கெனவே பல பரிசோதனைகளுக்கு உட்பட்டிருந்தால், மீண்டும் சோதனை செய்யுமாறு சொல்வது வீண்.
- தேவையில்லாத வலி நிவாரணிகள், வைட்டமின் மாத்திரைகள், தூக்க மாத்திரை போன்றவற்றைத் தவிருங்கள். மனநோய்க்கு மட்டும் மருந்து அளித்தால் நோய்க்குறிகளில் மாற்றம் ஏற்பட்டு உடல்நலத்தில் முன்னேற்றம் காணப்படும்.

5.2 கவலைப்பட்டு, பயந்துபோய் பீதியடைந்துள்ளவர்

எதிர்காலத்தில் நடக்கக்கூடிய மகிழ்ச்சியற்ற விஷயத்தைப் பற்றி அளவுக்கு அதிகமாகச் சிந்திப்பதே கவலைப்படுதல் ஆகும். பொதுப்படையாகக் கவலை என்பது பணப் பிரச்சினை, உறவுமுறைச் சிக்கல்கள், குழந்தைகளின் எதிர்காலம் அல்லது ஆரோக்கியம் குறித்ததாகவே இருக்கும். ஏதோ ஒரு நேரத்தில் எதைப் பற்றியாவது நாம் கவலைப்பட்டுக்கொண்டிருப்போம். இருப்பினும், கவலை என்பது தொடர்ச்சியாகவும், ஒருவரின் வாழ்க்கையில் உண்மையில் நடப்பதைவிடப் பன்மடங்கும், அன்றாட வாழ்க்கையைப் பாதிக்கும் அளவிலும் மாறும் போது, அது ஆரோக்கியமற்றதாக மாறிவிடுகிறது. அளவுக்கு மீறிக் கவலைப்படுவது நோயாக மாறி தெளிவாகச் சிந்திப்பதையும் முடிவெடுப்பதையும் பாதிக்கும். அளவுக்கு மீறிக் கவலைப் படுவதற்கு முக்கியக் காரணங்களாக மனச்சோர்வும் பதற்றமும் அமைகின்றன.

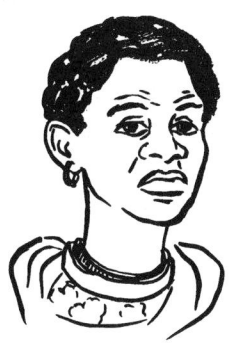

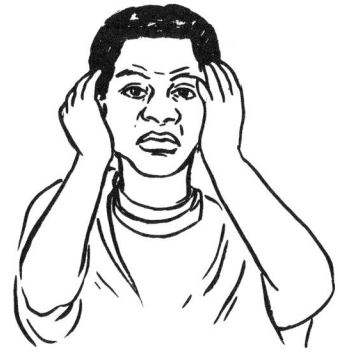

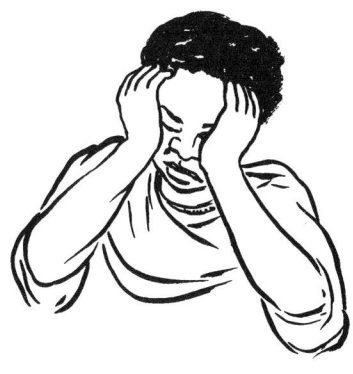

நம் வாழ்க்கையில் நமக்கு ஏகப்பட்ட கவலைகள் உள்ளன; ஆனால், ஒருவர் தன் கவலைக்குத் தீர்வு காணவில்லையென்றால், அவர் கவலைப்பட்டே நோயாளியாக மாறிவிடும் வாய்ப்புண்டு.

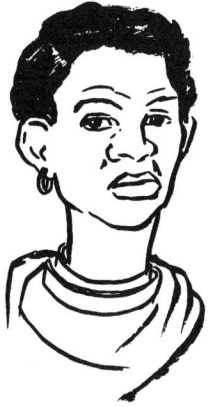

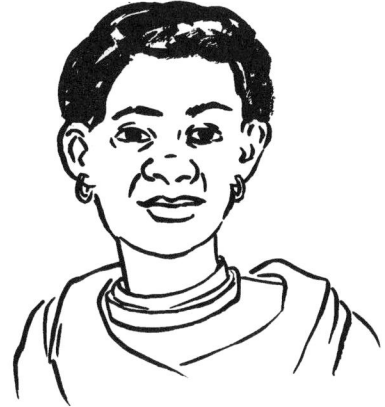

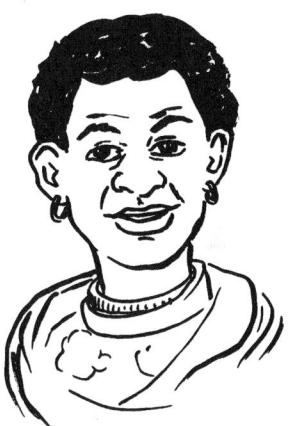

ஆனால் கவலைக்கான தீர்வைப் பற்றி ஒருவர் சிந்திக்கும்போது, கவலைக்கு மாற்று கண்டு பிடிப்பவராகவும் ஓரளவுக்கு நன்றாகவும் உணர்கிறார் .

5.2.1 பயமும் பீதியும்

நாம் கவலைப்படும்போது, நமக்கு விரும்பத்தகாத ஏதோ ஒன்று நடக்கப்போகிறது என்று பயந்துவிடுகிறோம். இதுதான் பயம். வாழ்க்கையைப் பற்றி அறிந்துகொள்ள முக்கியமாகப் பயவுணர்வு உதவுகிறது. எடுத்துக்காட்டாக, தேர்வில் தோற்றுவிடுவோம் என்று மாணவர்கள் பயப்படும்போது, அவர்கள் மேலும் கடுமையாகப் படிக்கிறார்கள். ஆனால், இறந்துவிடுவோம் என்றோ அல்லது குடும்பத்துக்கு ஏதோ பயங்கரமான ஆபத்து ஏற்படப்போகிறது என்றோ ஒருவர் பயப்படும்போது, உண்மையில் இந்தச் சிந்தனைக்கு எந்த அடிப்படையும் இல்லாத போது, பயம் எந்த விதத்திலும் அவருக்கு உதவாது.

கடுமையான பதற்றமும் பயமும் ஏற்படும்போது பேரச்சத்தாக்குதலுக்கு (panic attacks) ஆளாக நேரிடும். இந்தத் தாக்குதல் எந்த முன்னெச்சரிக்கையும் இல்லாமல், சட்டென்று ஏற்படும். இதயம் படபடவென்று துடித்தல் அல்லது சுவாசிக்கச் சிரமம் போன்ற உடல்சார்ந்த நோய்க்குறிகளோடு இது தொடர்புபடுத்தப்படுகிறது; தான் இறந்துவிடுவோம் அல்லது தனக்குப் பைத்தியம் பிடிக்கப்போகிறது என்று பாதிக்கப்பட்டவர் அரண்டுவிடுகிறார். மனிதர்களில் பெரும்பாலோருக்கு, வாழ்க்கையில் இதுபோன்ற பேரச்சத் தாக்குதல் ஒன்றிரண்டு முறையாவது

மருத்துவ ரீதியாக விளக்க முடியாத நோய்க்குறிகள் **113**

பேரச்சத் தாக்குதல்

அ. சில சமயம் ஒருவர் கவலைப்படும்போது அவர் இதயம் படபடவென்று அடித்துக்கொள்ளும்.

ஆ. அது அவரை மேலும் கவலைக்குள்ளாக்கும்.

இ. தனக்கு மாரடைப்பு ஏற்பட்டுள்ளதோ என்று அவர் நினைக்கக்கூடும்.

ஈ. அது அவர் இதயத்துடிப்பை மேலும் அதிகரிக்கும்.

உ. தான் இறந்துவிடுவோம் என்று அவர் பீதிக்குள்ளாகிறார்.

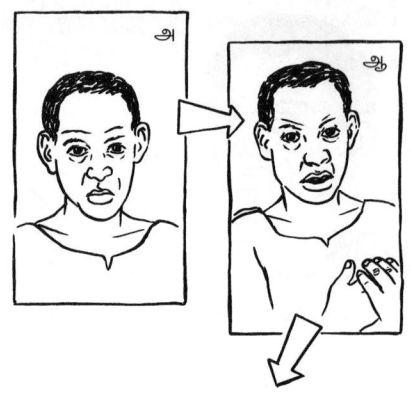

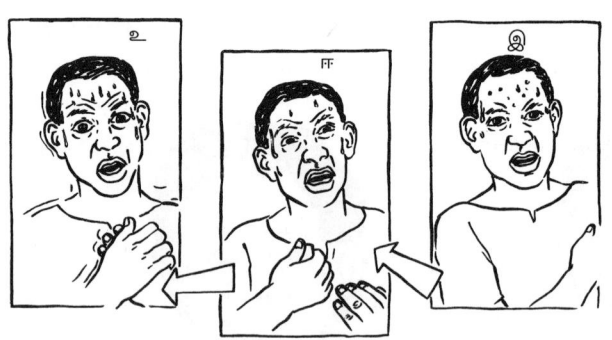

நிகழும். இருந்தாலும், சிலவேளைகளில் இந்தப் பேரச்சத் தாக்குதல் அடிக்கடி ஏற்படலாம். அவ்வாறு தொடர்ச்சியாக ஏற்படும்போது, எடுத்துக்காட்டாக, வாரத்துக்கு ஒன்று அல்லது இரண்டு முறை, இது இயல்பானது அல்ல என்று கருத வேண்டும்.

5.2.2 குறிப்பிட்ட சூழலில் பயப்படுதல்

ஆபத்து இல்லையென்றபோதும் குறிப்பிட்ட சில சூழல்களில் சிலர் பயந்துபோய்விடுகின்றனர். இது போன்ற அச்சத்துக்கு உள்ளாகுபவர், பயப்படுவதைத் தவிர்க்க இப்படிப்பட்ட சூழலைத் தவிர்க்கின்றார். இதுபோன்ற அச்சமே ‘அதீத பயம்’ (phobia) என்றழைக்கப்படுகிறது.
பெரும்பாலோருக்கு, ஏதோ ஒரு வகை பயம் உள்ளது; எடுத்துக்காட்டாக, சிலந்தி அல்லது பாம்பு.

ஆனாலும், சிலருக்குப் பின்வரும் அன்றாடச் சூழல்களே பயத்தை விளைவிக்கின்றன:

- கூட்டம் நிறைந்த இடங்கள், எடுத்துக்காட்டாக, பொதுப்பேருந்து அல்லது கடைத்தெரு;
- திறந்தவெளி இடங்கள் (வீட்டுக்கு வெளியே எந்தவொரு இடமும்);
- சமூகச் சூழல்கள், எடுத்துக்காட்டாக, மக்களைச் சந்தித்தல் அல்லது சமூக நிகழ்ச்சிகள்.

இதுபோன்ற சூழல்கள் ஒருவருக்கு அச்சத்தை ஏற்படுத்துவதாக இருந்து, அதை அவர் தவிர்க்கத் தொடங்கினால், அது அவர் வாழ்வைக் கடுமையாகப் பாதிக்கும். இதன் காரணமாகவே சில வகை அதீத பயம் உடல்நலப் பிரச்சினையாக மாறுகிறது.

5.2.3 ஏன் மக்கள் கவலைப்படுகிறார்கள் அல்லது பேரச்சத் தாக்குதலுக்கு ஆளாகிறார்கள் அல்லது அதீத பயத்துக்கு உட்படுகிறார்கள்?

மனஅழுத்தத்துக்கு ஆளாகும்போது நம்மில் சிலர் கவலைப்படுகிறோம். பயம் அல்லது பதற்றத்துக்கு உட்படுத்தக்கூடிய வாழ்க்கைச் சிரமங்களுக்குச் சில எடுத்துக்காட்டுகள்:

- திருமணச் சிக்கல்கள், பெற்றோருடன் தகராறு போன்ற உறவுமுறைப் பிரச்சினைகள்;

- நெருக்கமானவரின் இழப்பு, எடுத்துக்காட்டாக, இறப்பு;
- வேலை இழத்தல்;
- உடல்நலக் குறைவு;
- வேலை சார்ந்த கஷ்டங்கள்;
- கடன் போன்ற பணப் பிரச்சினை;
- குடும்பத்தில் நோயின் பாதிப்பு.

உணர்வதிர்ச்சியும் (trauma) வன்செயலும் ஏற்படுத்தும் பாதிப்புகளும் (☞ பிரிவு 7.1), மதுப்பழக்கம், போதைப்பொருள் பழக்கம் – தூக்கமாத்திரைகள் உட்பட (☞ இயல் 6) போன்றவையும் ஒருவரிடம் பதற்றத்தையும் பேரச்சத்தையும் ஏற்படுத்தலாம். எந்தவிதக் காரணமும் இல்லாமலேயே சிலர் அளவுக்கதிகமாகக் கவலைப்படுவார்கள்; வேறு சிலர் வாழ்க்கை முழுவதுமே பதற்றமாகவோ கூச்ச சுபாவத்துடனோ இருப்பார்கள்.

5.2.4 இந்தப் பிரச்சினையை எப்படி எதிர்கொள்வது?

தேவையில்லாமல் கவலைப்படுபவரிடம் கேட்க வேண்டிய கேள்விகள்

- எவ்வளவு காலமாக நீங்கள் இவ்வாறு உணர்கிறீர்கள்? கால அளவு அதிகரிக்கும் அளவுக்கு பிரச்சினையின் தீவிரமும் அதிகரிக்கும்.
- இந்த உணர்வுகள் எப்படி ஆரம்பித்தன? இந்தக் கோளாறைத் தூண்டும் அளவுக்கு, அவருடைய வாழ்க்கையில் ஏதாவது நிகழ்ந்திருக்கிறதா என்று விசாரியுங்கள்.
- தூக்க மாத்திரை அல்லது மது பயன்படுத்துகிறீர்களா? அப்படியென்றால், அளவுக்கு மீறி மது அருந்துவீர்களா? (☞ பிரிவு 6.1) .
- பயத்தின் காரணமாக ஏதாவது ஒரு சூழலைத் தவிர்த்து வந்திருக்கிறீர்களா? அப்படியென்றால், அது என்ன சூழல்? இந்தச் சூழல் எந்த விதத்தில் உங்கள் வாழ்க்கையைப் பாதித்திருக்கிறது? இந்தக் கேள்விகள் அதீத பயம் தொடர்பானவை.
- மயங்கி விழுந்துவிடுவோம் அல்லது இறந்துவிடுவோம் என்கிற அளவுக்கு உங்கள் பயம் உச்சத்தை அடைந்துள்ளதா? அப்படியென்றால், எவ்வளவு நாளைக்கு ஒருமுறை? இந்தக் கேள்விகள் பேரச்சத் தாக்குதல் தொடர்பானவை.
- அண்மைக் காலத்தில் யாராவது உங்களைக் காயப்படுத்தியிருக்கிறார்களா? அப்படியானால், அதற்கான ஆலோசனை பிரிவு 7.1இல் தரப்பட்டுள்ளது.
- அண்மையில் உங்கள் வாழ்க்கையில் ஏதாவது பிரச்சினை உருவாகியுள்ளதா? எடுத்துக் காட்டாக, மண வாழ்க்கையில் அல்லது பணியிடத்தில் பிரச்சினை. இதுபோன்ற பிரச்சினை ஏதாவது இருந்தால், அதைக் கண்டறிவது வாழ்க்கைக் கஷ்டங்களுக்கும் கவலைக்கும் இடையிலான கண்ணியைக் கண்டறிய எடுக்கும் முக்கியப் படியாகும்.
- அன்றாட வாழ்க்கையில் ஆர்வத்தை இழந்துவிட்டீர்களா? மனச்சோர்வு தொடர்பான கேள்விகளைக் கேட்கவும் (☞ இயல் 2).

நேர்காணலின்போது கவனிக்க வேண்டியவை

கவலை நிறைந்த அல்லது பதற்றமான முகம் என்பது பயந்துபோயிருப்பவர் என்பதை வெளிக்காட்டும் அறிகுறி. மனச்சோர்வை வெளிப்படுத்துவது வருத்தமான அல்லது உணர்ச்சியற்ற முகம். பதற்றமாக இருப்பவர்களில் சிலர் ஓய்வில்லாமலும் படபடப்பாகவும் இருப்பார்கள்; எடுத்துக்காட்டுக்குக் கைகளைப் பிசைந்தவாறோ அல்லது ஓரிடத்தில் நிலையாக உட்காராமல் இடம் மாறிக்கொண்டோ இருத்தல்.

உடனடியாக என்ன செய்ய வேண்டும்?

- பின்வருபவற்றைப் பற்றிக் குறிப்பாகக் கூறி, பாதிக்கப்பட்டவருக்கு ஆறுதல் அளியுங்கள்:
    - இந்த நோய்க்குறிகள் கடுமையான உடல்நலக் கோளாறுகளுக்கான வெளிப்பாடுகள் அல்ல. ஆனாலும், நீங்கள் பாதிக்கப்பட்டவரை முழுமையாகப் பரிசோதித்தும் உரிய சோதனைகளுக்கு உட்படுத்திய பிறகும், இந்த உறுதியை அளிக்க வேண்டும் என்பது முக்கியம்.
    - இவை அவருக்குப் பைத்தியம் பிடிக்கப்போகிறது என்பதற்கான நோய்க்குறிகள் அல்ல.

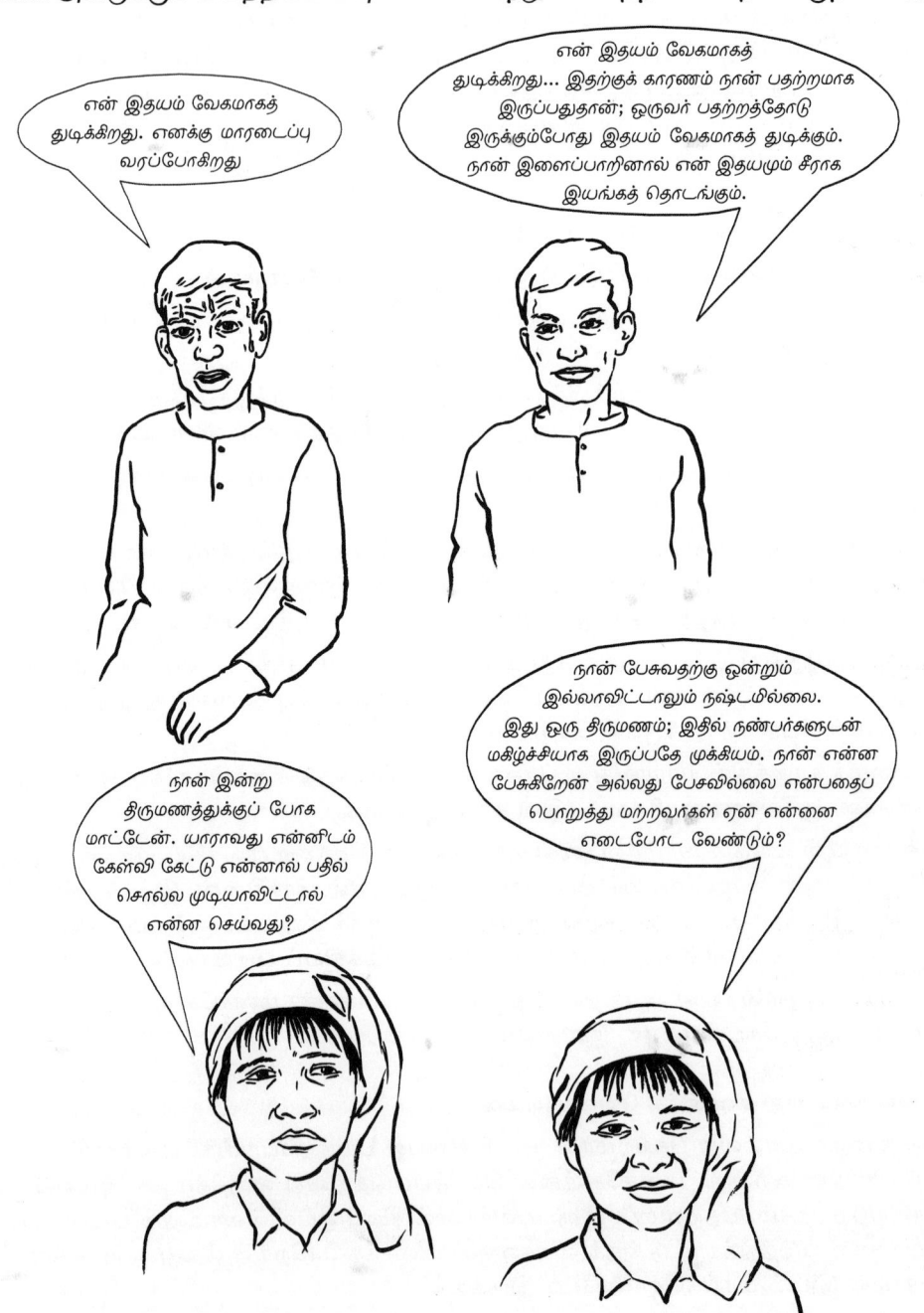

- பில்லிசூனியம் அல்லது பேய் பிடித்திருத்தல் போன்றவற்றுக்கான நோய்க்குறிகளும் அல்ல என்று பொருத்தமான சூழலாக இருந்தால் எடுத்துக்கூறலாம்.

- நோய்க்குறிகளுக்கான காரணமே கவலைப்படுவதுதான் என்றும் அந்த நோய்க்குறிகள் அவரை மேலும் கவலைக்குள்ளாக்கும் என்றும் பொறுமையாக விளக்கிக் கூறுங்கள். இந்த நோய்க்குறிகள் தொடங்கும்போதே, கவலைப்படுவதே இதற்குக் காரணம் என்று அவருக்கு ஆறுதல் அளிப்பதே இந்தச் சுழற்சியை நிறுத்துவதற்கான வழி.
- பாதிக்கப்பட்டவருக்குச் சுவாசப் பயிற்சியும், இளைப்பாறும் பயிற்சியும் கற்றுக்கொடுங்கள் (☞ பிரிவு 3.2.3).

பெட்டிச்செய்தி 5.3. பேரச்சத் தாக்குதலுக்கு ஆளானவருக்கான ஆலோசனைகள்

வெகு வேகமாகச் சுவாசித்தலின் விளைவாக ஏற்படும் பதற்றத்தின் காரணமாகவே பேரச்சத் தாக்குதல் நிகழ்கிறது. பாதிக்கப்பட்டவருக்குப் பின்வருபவற்றைக் கற்பிக்க வேண்டும்:

- அச்சமூட்டும் சிந்தனைகள் அல்லது உடலியக்க நோய்க்குறிகள் பற்றி உணரத் தொடங்கியவுடன் பேரச்சத் தாக்குதல் ஆரம்பிக்கிறது.
- சுவாசம் மிக வேகமாக இருக்கும் என்பதை நினைவுபடுத்திக்கொண்டு, சுவாசத்தைக் கட்டுப்படுத்தத் தொடங்க வேண்டும்.
- மெதுவாகவும், சீராகவும், கட்டுப்படுத்தப்பட்ட முறையிலும் சுவாசிக்கத் தொடங்க வேண்டும் (பிரிவு 3.2.3 குறிப்பிடப்பட்டுள்ளதைப் போல்). தாக்குதலின் நோய்க்குறிகள் குறையத் தொடங்கும் வரையில் இதே முறையில் சுவாசத்தைத் தொடர வேண்டும்.
- வேகமாக மூச்சுவிடுவதால்தான் இந்த நோய்க்குறிகள் ஏற்பட்டுள்ளன என்பதைத் தவிர உயிருக்கு ஆபத்து ஒன்றுமில்லை என்று தனக்குத்தானே கூறி ஆற்றுப்படுத்திக்கொள்ள வேண்டும்.

பெட்டிச்செய்தி 5.4. அதீத பயத்துக்கு ஆளானவருக்கு ஆலோசனை வழங்குதல்

ஒரு குறிப்பிட்ட சூழலில் பயந்துபோய், அடிக்கடி பேரச்சத்துக்கு உள்ளாகி, அந்தச் சூழலையே தவிர்க்கும் நிலைக்குத் தள்ளப்படுவதே அதீத பயம் என்கிறோம்.

- பயம் மறையும் வரை அந்தச் சூழலுக்குப் பழகி பயத்தை வெல்வதே அதீத பயத்தைப் போக்கும் வழி என்று பாதிக்கப்பட்டவருக்குச் சொல்ல வேண்டும். இந்த விதத்தில் குறிப்பிட்ட சூழலைக் கண்டு பயப்படத் தேவையில்லை என்று உணர்ந்து நம்பிக்கையை வளர்த்துக்கொள்ள முடியும்.
- அச்சமூட்டும் சூழலைத் தவிர்ப்பது பயத்தை மேலும் அதிகப்படுத்தும் என்று விளக்கிக் கூறுங்கள். தொடர்ந்து அச்சமூட்டும் சூழலை எதிர்கொள்வது என்பது நம்பிக்கையை வளர்த்துக்கொள்ளவும் அதீத பயத்திலிருந்து விடுபடவும் உதவும். ஒரு சூழலை எதிர்கொள்ளும் நேரத்தில் மூச்சுப் பயிற்சி செய்யவும் (☞ பிரிவு 3.2), அதன் மூலம் பயம் என்பது தற்காலிகமானது என்று உறுதிப்படுத்திக் கொள்ளவும் அவர்களுக்குக் கற்றுத்தர வேண்டும்.
- அச்சமூட்டும் சூழல்களை இனம்கண்டு, குறைந்த பயமுள்ள சூழலிலிருந்து கடும் அச்சமூட்டும் சூழல்வரை அனைத்தையும் பட்டியலிட்டுத் தரப்படுத்திக்கொள்ளவும்.
- குறைவாக பயமூட்டும் சூழலுக்குப் பாதிக்கப்பட்டவரை அறிமுகம் செய்யவும். அவர் இந்தச் சூழலை அச்சமின்றி எதிர்கொள்ளத் தயாரானதும், அடுத்த சூழலை எதிர்கொள்ள ஊக்கப்படுத்துங்கள். எடுத்துக்காட்டாக, வெளியே வர பயந்து வீட்டுக்குள்ளேயே முடங்கிக் கிடப்பவரை, பக்கத்து வீட்டுக்கு நடப்பதை, முதல் படியாக மேற்கொள்ள ஊக்கப்படுத்தவும். பயம் முற்றிலுமாக மறையும் வரை, தினமும் இதைப் பழகலாம். எக்காரணத்தை முன்னிட்டும் சூழலை விட்டு விலகக் கூடாது. இந்த பயம் போனதும், சற்று அதிக தூரம், அஞ்சலகம் என்று வைத்துக்கொள்வோம், அதுவரை அடுத்த படியாக நடந்துபோகலாம். கடைசியாக, அங்காடிக்குச் சென்று வர வேண்டும்.

அடுத்த பக்கத்தில் உள்ள படங்களைப் பார்க்கவும்.

* சிந்தனைப் போக்கையும் முறைகளையும் மாற்றிக்கொள்ளச் செய்வது சிகிச்சையின் முக்கியக் கூறு ஆகும். தன் சூழலை நேர்மறையான கண்ணோட்டத்தில் பார்க்க முயற்சி செய்வது அவசியம் (☞ பெட்டிச்செய்தி 5.1.). நேர்மறையான சிந்தனைக்குச் சில எடுத்துக்காட்டுகள் (கீழே படத்தில்).
* பேரச்சத் தாக்குதல் தொடர்பாகவும் (☞ பெட்டிச்செய்தி 5.3.) அல்லது அதீத பயம் தொடர்பாகவும் குறிப்பான ஆலோசனைகளை வழங்குங்கள்.

எப்போது மருத்துவச் சிகிச்சை அளிக்க வேண்டும்?

இரண்டு வகையான மருந்துகள் தரலாம்: கவலைநீக்கி (Anti-anxiety) மருந்துகள் அல்லது மனச்சோர்வு நீக்கிகள்.

ஆறு வாரங்களுக்கு மேல் கவலைநீக்கி மருந்துகள் தரக்கூடாது. குறிப்பாகப் பின்வரும் சூழல்களில் மட்டுமே அவை பரிந்துரைக்கப்பட வேண்டும்.

* நீங்கள் சொல்வதைக் கேட்கவோ புரிந்துகொள்ளவோ முடியாத அளவுக்கு நோயாளிக்கு பதற்றம்/கவலைப்படுதல் அதிகமாக இருக்கும்போது.
* தன் துணைவரை (கணவனை அல்லது மனைவியை) சாவுக்குப் பறிகொடுக்கும் அளவுக்கு வாழ்க்கையில் துயரமான நிகழ்வு ஏற்பட்டதால், கடும் பதற்றத்தால் பாதிக்கப்பட்டிருத்தல்.
* பல நாட்களாகத் தூங்காமல் களைத்துப்போயிருந்து, பதற்றமாக இருக்கும்போது – ஓர் இரவுக்கு நன்றாக உறங்குவது குணமாவதற்கு உதவும்.

  நீங்கள் தரக்கூடிய மருந்துகள்:

* டையசிபாம், 5 மி.கி. தினமும் இரண்டு வேளைக்கு;
* அல்ப்ரஸோலாம், 0.25 -0.5 மி.கி. தினமும் இரண்டு வேளை;
* அமிட்ரிப்டிலின் அல்லது இமிபிரமைன், 25 மி.கி. இரவில் மட்டும்.

அதீத பயத்திலிருந்து மீள்வதற்கான படிநிலைகள்

1. அந்நியர்களுக்கு எதிரில் பேசப் பழகுதல்:

அ. முதலில் நண்பருடன் கடைக்குச் சென்று ஒரு பொருளைக் கேட்டு வாங்க முயற்சி மேற்கொள்ளவும்.

ஆ. பதற்றம் இல்லாமல் நண்பர் உடனிருக்கும்போது உங்களால் இதைச் செய்ய முடியும் என்கிற போது, அந்நியர் ஒருவரிடம் ஏதாவது ஓர் இடத்துக்கு வழிகேளுங்கள்.

இ. இதை உங்களால் சௌகரியமாகச் செய்ய முடியும் பட்சத்தில், நீங்களாகவே ஒரு கடைக்குப் போய் ஏதாவது ஒன்றைக் கேட்டு வாங்குங்கள்.

ஈ. இதையும் உங்களால் செய்ய முடியும்போது, நீங்களாகவே ஓர் உணவகத்திற்குச் சென்று தேநீர் அருந்த முயற்சி செய்யவும்.

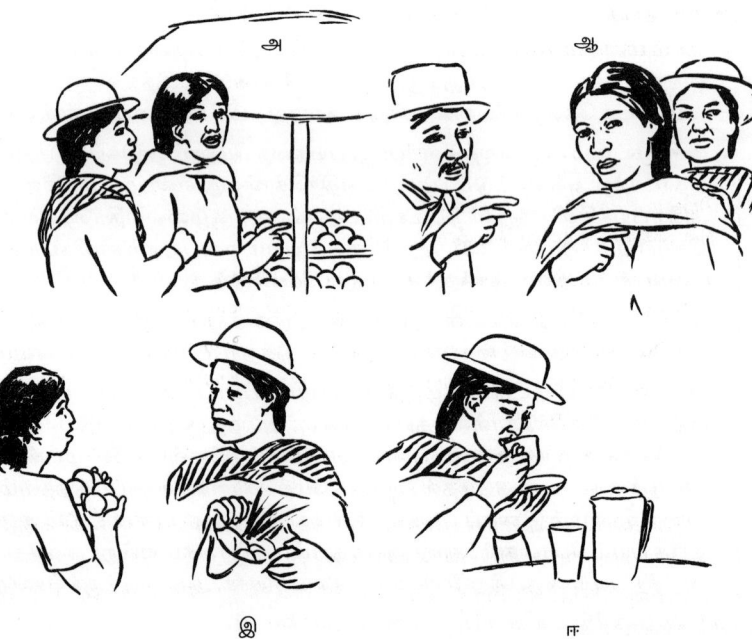

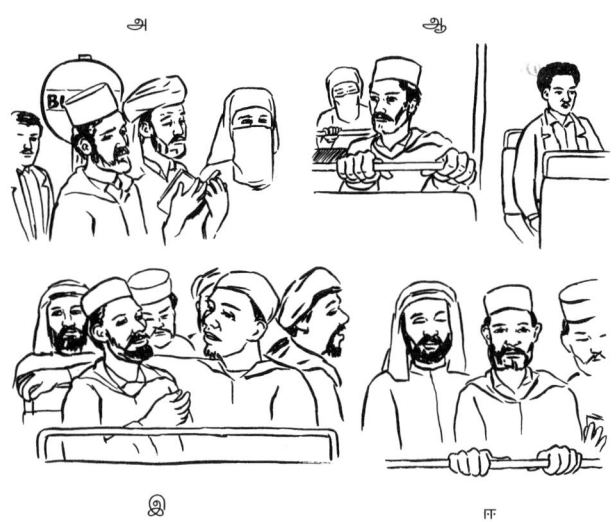

2. கூட்டம் நிறைந்த பேருந்தில் பயணம் செய்யப் பழகுதல்:

அ. பேருந்து நிலையத்துக்கு நடந்து சென்று, பேருந்துக்காகக் காத்திருங்கள்; ஆனால் பேருந்தில் ஏறாதீர்கள்.

ஆ. கூட்டம் இல்லாத நேரத்தில் பேருந்தில் பயணம் செய்யுங்கள்.

இ. அச்சமின்றி உங்களால் இதைச் செய்ய முடிகிற போது, நண்பரை உடன் அழைத்துக்கொண்டு, கூட்டம் நிறைந்த பேருந்தில் பயணம் செய்யவும்.

ஈ. இது உங்களுக்கு எந்த விதத்திலும் அச்சமூட்டாத பட்சத்தில், நீங்களே தனியாகக் கூட்டம் நிறைந்த பேருந்தில் பயணம் செய்யவும்.

பின்வரும் சூழல்களில் மனச்சோர்வுநீக்கிகள் மிகுந்த பயனளிக்கும்:

- தொடர்ந்து பேரச்சத் தாக்குதல் தொடரும்போது;
- ஒருவர் மனச்சோர்வோடு காணப்படும்போது;
- தாங்கள் ஆலோசனை அளித்தும், மூச்சுப் பயிற்சி மேற்கொண்டும் கவலைப்படுதல் நான்கு வாரங்களுக்கும் மேல் தொடரும்போது.

மனச்சோர்வுநீக்கிகளை எப்படிப் பயன்படுத்த வேண்டும் என்ற தகவலை அறிய இயல் 12ஐப் பார்க்கவும்.

எப்போது மருத்துவரிடம் பரிந்துரைக்க வேண்டும்?

- உடலியக்கக் கோளாறுகளின் காரணமாக இந்த நோய்க்குறிகள் வெளிப்படலாம் என்று நீங்கள் கருதும்போது;
- வேறு அமைப்புகள் உதவக்கூடும், எடுத்துக்காட்டாக, காவல்துறை அல்லது பெண்களின் உதவிக்குழு.

பெட்டிச்செய்தி 5.5. கவலைக்குள்ளான அல்லது பயந்துபோயுள்ளவருக்குச் சிகிச்சை அளிக்கும்போது நினைவில் கொள்ள வேண்டியவை

- கவலைப்படுதல் அல்லது பயப்படுதல் என்பது ஒருவரின் அன்றாட வாழ்வைப் பாதிக்கத் தொடங்கும்போது, அது உடல்நலப் பிரச்சினையாகிறது.
- கடும் பதற்றத்தின் காரணமாக ஏற்படுவதே பேரச்சத் தாக்குதல். இது ஒரு மருத்துவப் பிரச்சினை என்று தவறாகக் கணிக்கப்படுகிறது; கடும் நோய்க்குறிகளின் காரணமாக, குறிப்பாக மாரடைப்பு என்று கருதப்படுகிறது.
- சிலர் தங்களுக்கு அச்சமூட்டக்கூடிய சூழலைத் தவிர்க்கிறார்கள். கூட்டம் நிறைந்த இடங்களும், சமூகச் சூழல்களுமே பொதுவாக அச்சமூட்டும் காரணிகளாக விளங்குகின்றன.
- நோய்க்குறிகளுக்கான காரணங்கள், மூச்சுப்பயிற்சி, பயத்தைத் தவிர்க்க உதவும் ஆலோசனைகள் போன்றவையே சிகிச்சை முறைகளாகும்.
- கவலைப்படுதல் பொதுவாக மனச்சோர்வோடு தொடர்புடையது; இவர்களுக்கு மனச்சோர்வு நீக்கிகள் உதவும்.

5.3 மிகைவிழிப்பு (தூக்கமின்மையால் அவதியுறுபவர்)

ஒருவர் சராசரியாக ஒரு நாளைக்கு 7 முதல் 8 மணிநேரம் வரை உறங்குகிறார். தூக்கம் ஒருவரின் உடலுக்கும் மனத்துக்கும் ஓய்வளிக்கிறது என்பதோடு அவர் மறுநாள் காலை புத்துணர்ச்சியோடு இருக்க உதவுகிறது. பொதுவான தூக்கமின்மைப் பிரச்சினையைக் குறிப்பிட வழங்கும் பொதுச்சொல் மிகைவிழிப்பு (இன்சோம்னியா); இந்த நிலையில் உறக்கம் புத்துணர்ச்சியை அளிப்பதில்லை. தூக்கம் வருவதே சிலருக்குச் சிரமமாக இருக்கும். வேறு சிலருக்கு அதிகாலையில் தூக்கம் கலைந்து விடும்; அதன் பிறகு அவர்களுக்கு மீண்டும் தூக்கம் வராது. சிலர் இரவு முழுதும் இடையிடையே உறக்கத்தில் விழித்துக் கொள்வார்கள். மிகைவிழிப்பு என்பது பொதுவாகக் காணப் படும் புகார். தூக்க மாத்திரைகளை அளவுக்கு அதிகமாகப் பயன்படுத்துவதால், மிகைவிழிப்புக் கோளாறினால் பாதிக்கப் பட்ட பலர் தூக்க மாத்திரை பழக்கத்துக்கு அடிமையாகி விடுகின்றனர் (☞ பிரிவு 6.3).

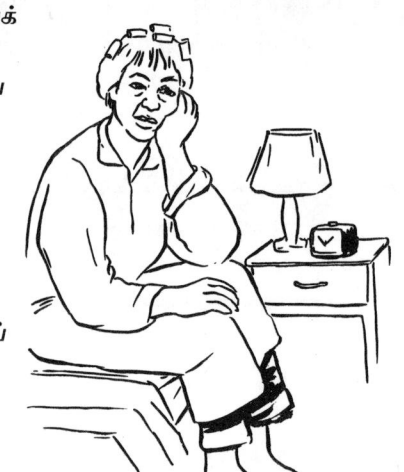

5.3.1 மிகைவிழிப்பு எப்படி ஒருவரைப் பாதிக்கிறது?

சரியான உறக்கம் இல்லையென்றால் என்ன ஆகும் என்று கற்பனை செய்துபாருங்கள். மிகை விழிப்பின் விளைவாக:

- பகல் நேரத்தில் மந்தமாக இருக்கும்;
- களைப்பு;
- மனத்தைக் குவிக்க இயலாமை;
- எரிச்சலோடு சட்டென்று கோபப்படும் போக்கு;
- தெளிவாகச் சிந்திக்க இயலாமை.

5.3.2 மிகைவிழிப்பு எதனால் ஏற்படுகிறது?

மிகைவிழிப்பு ஏற்படப் பொதுவான காரணங்கள்:

- மதுப்பழக்கம்-மது அருந்துபவர்களுக்கு மிகைவிழிப்பு நிலை ஏற்படுகிறது; ஏனென்றால், மது அருந்தியிருக்கும்போது சரியான தூக்கம் இருக்காது. அதோடு போதைநிறுத்தப் பின்விளைவுகளின் காரணமாக அதிகாலையிலேயே விழித்துவிடுவார்கள்;
- மனச்சோர்வும் பதற்றமும்;
- தூக்க மாத்திரைகளைக் கட்டுப்பாடில்லாமல் பயன்படுத்துதல் (☞ பிரிவு 6.3);
- மருத்துவ ரீதியான பிரச்சினைகள், குறிப்பாக வலி, மூச்சுவிடுவதில் சிரமம் (இதயச் செயலிழப்பு) அல்லது தொடர்ந்து அதிக அளவில் சிறுநீரை வெளியேறச் செய்யும் அல்லது சிறுநீர்த் தொற்று.

5.3.3 இந்தப் பிரச்சினையை எப்படி எதிர்கொள்வது?

தூக்கமின்மையால் அவதிப்படுபவரிடம் கேட்க வேண்டிய கேள்விகள்

- நீங்கள் வழக்கமாகத் தூங்கும் ஒழுங்குமுறை என்ன? தூங்கும் நேரம், பகலில் தூங்கும் நேரம், மிகைவிழிப்பு வகை (எடுத்துக்காட்டாக, தூக்கமே வராத நிலை, நள்ளிரவில் விழித்துக் கொள்ளுதல் போன்றவை) பற்றிக் கேளுங்கள்.

- தூக்கத்தை வரவழைக்க மருந்து அல்லது மது சாப்பிடும் பழக்கம் உண்டா? தூக்க மாத்திரை யின் மிகைப் பயன்பாடு அல்லது மதுப்பழக்கம் பற்றி அறிந்துகொள்ள உங்களுக்குத் துப்பு கிடைக்கும்.
- உங்களுக்கு வலியோ அல்லது வேறு மருத்துவ ரீதியான பிரச்சினையோ உள்ளதா?
- அண்மைக் காலமாக நீங்கள் எல்லாவற்றிலும் ஆர்வம் இழந்துவிட்டதாக நினைக்கிறீர்களா? அண்மைக் காலமாகப் பதற்றம், கவலை அல்லது அச்ச உணர்வுக்கு ஆளாகியிருக்கிறீர்களா? இந்தக் கேள்விகள் மனச்சோர்வு மற்றும் பதற்றம் தொடர்பானவை (☞ இயல் 2).

உடனடியாக என்ன செய்ய வேண்டும்?

- மிகைவிழிப்பு என்பது ஒரு பொதுவான பிரச்சினை என்றும் இதனால் பாதிக்கப்பட்டவர்கள் அதற்கான காரணத்தைக் கண்டறிந்து குணப்படுத்திவிட்டால் இயல்பாக உறங்கத் தொடங்கிவிடுவார்கள் என்றும் விளக்க வேண்டும்.
- நல்ல உறக்கத்தை எவ்வாறு வரவழைக்கலாம் என்பது பற்றி அவருக்கு எடுத்துக்கூறுங்கள் (☞ பெட்டிச்செய்தி 5.6).
- உறக்கம் வராமலிருக்க அடியோட்டமாக வேறு நோய் இருந்தால் (அதிகமாக மது

பெட்டிச்செய்தி 5.6. நன்றாக உறங்குவதற்கான சில ஆலோசனைகள்

- சீரான உறக்க முறையைப் பின்பற்றவும். தினமும் குறிப்பிட்ட நேரத்தில் படுக்கைக்குச் செல்லவும்.
- இரவில் எவ்வளவு குறைவாகத் தூங்கியிருந்தாலும் காலையில் குறிப்பிட்ட நேரத்தில் கண்விழித்து விடுங்கள். குறித்த நேரத்தில் படுக்கையை விட்டு எழச்சிரமமாக இருந்தால், அலாரம் வைத்துக் கொள்ளுங்கள்.
- தூக்கத்தை வரவழைக்கத் தூக்க மாத்திரைகள் அல்லது மதுவைப் பயன்படுத்தாதீர்கள்.
- படுக்கச் செல்வதற்கு முன் புகைபிடிக்காதீர்கள்; இருமல் உங்களுக்குத் தூக்கம் வராமல் விழித்திருக்கச் செய்யும்.
- படுக்கப் போவதற்கு முன் சிறுநீர்க் கழித்துவிடுங்கள்.
- மாலை நேரத்தில் தேநீர் அல்லது காப்பி சாப்பிடுவதைத் தவிர்க்கவும்; இவை தூக்கத்தைக் கலைக்கும் தூண்டுவான்கள் என்பதால் உங்களுக்கு உறக்கம் வராது.
- உறங்கச் செல்வதற்கு முன்னர் இளைப்பாறும் பயிற்சியைச் செய்யுங்கள். (☞ பிரிவு 3.2.3).
- மாலையில் உடற்பயிற்சி செய்வதைத் தவிர்த்துவிட்டுப் பகலில் செய்யுங்கள்.
- பகலில் குட்டித்தூக்கம் போடுவதைத் தவிர்க்கவும்.
- உறக்கம் வரவில்லையே என்று கவலைப்படுவது உங்களுக்கு மேலும் தூக்கம் வராமலிருக்கச் செய்யும்.
- உறக்கம் வருவதற்கு உகந்த சூழலை உருவாக்கிக் கொள்ளுங்கள்: திரைச்சீலையைப் பயன்படுத்தி அறை இருட்டாக இருக்குமாறு பார்த்துக்கொள்ளுங்கள் அல்லது கண்பட்டை அணிந்து கொள்ளவும்; வெளியே ஒரே இரைச்சலாக இருந்தால் ஜன்னலை மூடிவிடுங்கள் அல்லது காது அடைப்பான்களைப் பயன்படுத்துங்கள்.
- உறக்கம் வராவிட்டால் படுக்கையிலேயே படுத்திருக்காதீர்கள்; படுக்கையிலிருந்து எழுந்து ஏதாவது புத்தகம் படியுங்கள் அல்லது 15-30 நிமிடங்கள் இளைப்பாறுங்கள்; அதன் பிறகு உறங்கச் செல்லுங்கள்.

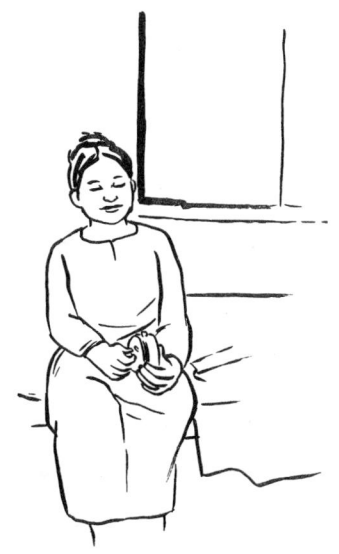

அருந்தும் பழக்கம், மனச்சோர்வு அல்லது பதற்றம் போன்றவை), அதை இனம்கண்டு இக்கையேட்டின் வேறு பிரிவுகளில் தரப்பட்டிருக்கும் சிகிச்சையை மேற்கொள்ளுங்கள்.

தூக்க மாத்திரைகளை எப்போது பயன்படுத்தலாம்?

தூக்க மாத்திரை என்பது டையசிபாம், லோராசிபாம், நைட்ரசிபாம் போன்ற மருந்துகள் ஆகும் (☞ இயல் 11). இவையே உலகில் பொதுவாகப் பயன்படுத்தப்படும் மருந்துகள். இந்த உண்மையே உலகில் மிகை விழிப்புப் பிரச்சினை எந்த அளவுக்கு உள்ளது என்பதைக் காட்டுகிறது. இருப்பினும், தூக்க மாத்திரைகள் செயற்கையான உறக்கத்தையே வரவழைக்கின்றன. தூக்க மாத்திரைகளும் ஒரு போதைப்பொருள் போன்றதே; ஒருவர் தூக்க மாத்திரைக்குப் பழகிவிட்டால், பின்னர் அவருக்குத் தூக்க மாத்திரை இல்லாமல் உறக்கம் வராது (☞ பிரிவு 6.3). இந்தப் பிரச்சினையைத் தவிர்க்கப் பின்வரும் விதியைப் பின்பற்றுவதே சிறந்த வழி:

- நீண்ட நாட்களாக உறக்கம் சார்ந்த பிரச்சினை இருப்பவர்களுக்கு அல்லது (மது போன்ற) போதைப்பழக்கம் உள்ளவர்களுக்குத் தூக்க மாத்திரைகளைப் பரிந்துரைக்காதீர்கள்.
- அப்படிக் கட்டாயம் பரிந்துரைக்க வேண்டியிருந்தால், அவரைக் கவனமாகக் கண்காணித்து வரவும்.
- இரவில் மட்டும் போட்டுக்கொள்ளுமாறு ஒரு வாரத்துக்கு மட்டும் மருந்து அளித்துவிட்டு, (எடுத்துக்காட்டாக, டையசிபாம் 5-10 மி.கி. அல்லது லோராசிபாம் 1-2 மி.கி.) ஒரு வாரம் கழித்து அவரை வரச் சொல்லுங்கள்.
- ஓரளவுக்கு அவர் நன்றாக இருந்தால், மருந்தை நிறுத்திவிடுங்கள். நான்கு வாரங்களுக்கு மேல் தூக்க மாத்திரையைப் பரிந்துரைக்காதீர்கள். பரிந்துரைச் சீட்டு ஒரு வாரத்துக்கு மட்டுமே அளிக்கப்பட வேண்டும்; இதனால் பாதிக்கப்பட்டவரை ஒவ்வொரு வாரமும் நீங்கள் பரிசீலிக்கலாம்.
- சீரான உறக்கத்தை வரவழைக்க ஆலோசனை வழங்குங்கள் (☞ பெட்டிச்செய்தி 5.6).

நீண்டகாலமாகத் தூக்க மாத்திரைகளைப் பயன்படுத்திவருபவருக்குக் கையேடு உதவப் பிரிவு 6.3ஐப் பார்க்கவும்.

எப்போது மருத்துவரிடம் பரிந்துரைக்க வேண்டும்?

ஒருவருக்கு வலி அல்லது சிரமத்தை ஏற்படுத்தும் உடல்நலப் பிரச்சினை இருந்தால், மருத்துவரிடம் ஆலோசனை பெறுமாறு அறிவுறுத்தலாம்.

பெட்டிச்செய்தி 5.7. உறக்கம் சார்ந்த பிரச்சினை உள்ளவருக்குச் சிகிச்சை அளிக்கும்போது நினைவில் கொள்ள வேண்டியவை

- தூக்கம் சார்ந்த பிரச்சினை என்பது பொதுவாகக் காணப்படுவது. இரண்டு வாரத்துக்கு மேற்பட்டு தொடர்ந்தும் சிரமங்களைத் தருவதாகவும் இருந்தால் மிகைவிழிப்பு என்ற ஒரு உடல்நலப் பிரச்சினை ஆகிறது.
- மனச்சோர்வு, மதுவுக்கு அடிமையாக இருத்தல், அளவுக்கு மீறித் தூக்க மாத்திரைப் பயன்பாடு, வலி மிகுந்த உடல்நலக் கோளாறுகள் போன்றவை மிகை விழிப்பு நிலைக்குக் காரணங்களாக அமையலாம்.
- வாழ்க்கை முறையில் மேற்கொள்ளும் எளிய மாற்றங்களே ஆரோக்கியமான உறக்கத்துக்குச் சிறந்த வழி. அப்படியே தூக்க மாத்திரைகளைப் பரிந்துரைக்க வேண்டியிருந்தாலும் ஒரே சமயத்தில் நான்கு வாரத்துக்கு மேல் பரிந்துரைக்காதீர்கள்.
- வேறு நோயின் விளைவாக மிகைவிழிப்பு நிலை ஏற்பட்டால் (எ.கா: மனச்சோர்வு), அந்த நோய்க்குச் சிகிச்சை அளிக்கவும்.

5.4 எப்போதும் சோர்வாக இருப்பவர்

உடல்நலமில்லாமல் உணர்வதற்குப் பொதுவான காரணங்களில் ஒன்று சோர்வு. சோர்வு ஒருவரிடம் பலவிதங்களில் வெளிப்படலாம். எப்போதுமே சோர்வாக உணர்வது இதில் ஒரு விதம். இந்தச் சோர்வே கடுமையாக இருக்கும்போது, சாதாரண செயல்பாடுகளான உடை உடுத்திக்கொள்வது கூட சிரமமாகிவிடும். 'பலவீனமாக உணர்வது' அல்லது 'உடம்பில் சக்தி இல்லாதது போல உணர்வது' பொதுவாகச் சோர்வு வெளிப்படும் வழிகளாகும். படுத்துத் தூங்க வேண்டும் (ஆனால் உண்மையில் தூக்கம் வராது) அல்லது சும்மா படுத்திருக்க வேண்டும் என்ற வலுவான எண்ணம் சோர்வோடு இணைந்தே இருக்கும்.

5.4.1 ஏன் சிலர் சோர்வாக உணர்கிறார்கள்?

வைரஸ் தொற்று அல்லது மற்ற பொதுவான தொற்றின் விளைவாகப் பலர் சோர்ந்து காணப்படுவார்கள். இது போன்ற நேர்வுகளில், சோர்வு என்பது சில நாட்களுக்கு முன்புதான் பாதிக்கத் தொடங்கியிருக்கும். இரண்டு வாரங்களுக்கும் குறைவாக, ஒருவரிடம் சோர்வு காணப்பட்டால் அது தொற்றின் காரணமாகத்தான் இருக்கும் என்று அதற்குச் சிகிச்சை அளிக்க வேண்டும். இரண்டு வாரங்களுக்கும் மேலாகச் சோர்வு நிலை தொடர்ந்தால், அது 'நாள்பட்ட சோர்வாக' அல்லது 'நாள்பட்ட களைப்பாக' மாறுகிறது. கடுமையான சோர்வுக்கான பொதுக் காரணங்களைப் பெட்டிச்செய்தி 5.8 காட்டுகிறது.

பெட்டிச்செய்தி 5.8. நாள்பட்ட சோர்வுக்கான பொதுக் காரணங்கள்

உடல் நலம் சார்ந்த ஆரோக்கியப் பிரச்சினைகள்
- சுமாரான அல்லது கடுமையான இரத்தச்சோகை
- காசநோய், கல்லீரல் அழற்சி (ஹெப்படைட்டிஸ்) மற்றும் எச்ஐவி/எய்ட்ஸ் போன்றவற்றையும் உள்ளடக்கிய நாள்பட்ட தொற்றுகள்
- நீரிழிவு
- புற்றுநோய்
- மூட்டுவலி, சிறுநீரக நோய்கள் போன்ற நாள்பட்ட நோய்கள்

மனநலம் சார்ந்த ஆரோக்கியப் பிரச்சினைகள்
- மனச்சோர்வு அல்லது பதற்றநோய்
- மது அல்லது போதைப்பொருள் பழக்கம்
- நிம்மதியற்ற/ சீரற்ற உறக்கம்

வாழ்க்கைமுறைப் பிரச்சினைகள்
- கடும் வேலை, குறிப்பாக உடலுழைப்பு
- தேவைக்கும் குறைவான செயல்பாடு – மிகக் குறைவான செயல்பாடுகள் என்பது சோர்வாக உணரவைக்கும்.

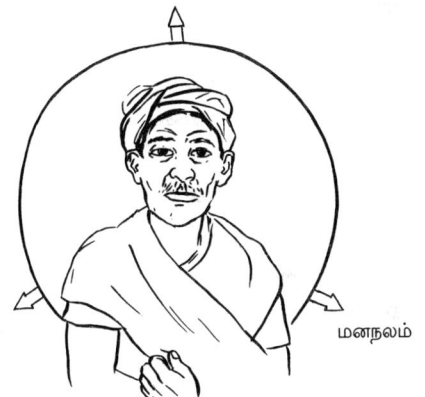

உடல்நலம்

வாழ்க்கை முறை

மனநலம்

5.4.2 மனநோயின் விளைவே சோர்வு என்று எப்போது சந்தேகப்பட வேண்டும்?

இது உறுதியாக உடல்சார்ந்த நோய் அல்ல என்று தீர்மானிப்பதற்கு (☞ பெட்டிச்செய்தி 5.8) முன்பு மனநல நோயாக இருக்கலாம் என்ற முடிவுக்கு வராதீர்கள். எந்தச் சூழலில் இந்தச் சோர்வு மனநோயின் வெளிப்பாடாக இருக்கலாம் என்று சந்தேகப்படலாம்:

- உடல்நல நோய் என்பதற்கான எந்த நோய்க்குறிகள் இல்லாதபோதும் அல்லது உடல் பரிசோதனையின் முடிவில் இயல்புக்கு மாறான கூறுகள் இல்லாதபோதும்;
- தற்கொலைச் சிந்தனை போன்ற மனநோய்க்கான ஆதாரங்கள் இருந்தால்;
- உடல்சார்ந்த நோயினால் ஏற்படும் சோர்வை மீறியதாக – எடுத்துக்காட்டாக, ஒருவர் இரத்தச் சோகையால் பாதிக்கப்பட்டிருக்கலாம்; ஆனால், அவருக்குள்ள கடும் சோர்வு நிலையை இரத்தச்சோகையின் காரணமாகத்தான் என்று வரையறுக்க முடியாதபோது.

5.4.3 சோம்பேறித்தனமும் சோர்வும் ஒன்றா?

சோர்வாக இருப்பவர்கள் எந்த வேலையையும் செய்ய வேண்டும் என்று நினைப்பதில்லை. பெண்களுக்கு இது பெரும் பிரச்சினையாகிவிடும்; இதன் விளைவாகத் தன் கணவனுடன் அல்லது புகுந்த வீட்டினருடன் பிரச்சினை எழலாம். உடல்நலம் சார்ந்த 'எந்த நோயும் அந்தப் பெண்ணுக்கு இல்லை' என்று நலப் பணியாளர் குடும்பத்தாரிடம் சொல்லும்போது, சோர்வாக இருப்பதாக அந்தப் பெண் நடிக்கிறாள் என்று குடும்பத்தினர் நினைக்கக்கூடும். நலப் பணியாளர்கள்கூட அவள் சோம்பேறி என்று எண்ணக்கூடும். சோர்வு என்பது மனநோயின் ஒரு அறிகுறி என்பதை நினைவில் கொள்ளுங்கள். மேலோட்டமாகப் பார்க்கும்போது உடல்நலக் குறைவுக்கான அறிகுறிகள் இல்லாததால், அவர் நோயுற்றவர் போல் நடிக்கிறார் என்பது பொருளல்ல. சோர்வு என்பது எந்த விதத்திலும் சோம்பேறித்தனத்தை ஒத்தது அல்ல.

5.4.4 இந்தப் பிரச்சினையை எப்படி எதிர்கொள்வது?

எப்போதுமே சோர்ந்திருப்பவரிடம் கேட்க வேண்டிய கேள்விகள்

- எப்போதிலிருந்து உங்களுக்கு இப்படிச் சோர்வாக உள்ளது? இரண்டு வாரங்களுக்கு மேற்பட்டு காணப்பட்டால், அது நாள்பட்டதாகிவிடுகிறது.
- வேறு எந்த விதத்திலாவது உடல்நலமற்று உணர்கிறீர்களா? எடுத்துக்காட்டாக, உங்களுக்கு இருமல் உள்ளதா? எடை இழப்பு உள்ளதா? மலத்தில் இரத்தம் கலந்துள்ளதா? கடுமையான உடல்நலக்கோளாறு உள்ளதா என்பதை அறிய இது போன்ற கேள்விகளைக் கேட்கலாம்.
- அண்மைக் காலமாக மனஅழுத்தத்தோடு இருக்கிறீர்களா? எதைப் பற்றியாவது கவலைப் பட்டுக் கொண்டிருக்கிறீர்களா? மனச்சோர்வு அல்லது பதற்ற நோய் இருப்பதற்கான நோய்க்குறிகள் சார்ந்த கேள்விகளைக் கேளுங்கள் (☞ இயல் 2).
- மது அருந்தும் பழக்கம் உங்களுக்கு உண்டா? தூக்க மாத்திரை அல்லது வேறு போதைப் பொருட்கள் பயன்படுத்துவதுண்டா? அப்படியானால் இயல் 6.1, 6.3 ஐப் பார்க்கவும்.
- கடந்த ஒரு வாரத்தில் சராசரியாக தினமும் உங்களுடைய செயல்பாடுகளைப் பற்றிக் கூறுங்கள்.

நேர்காணலின்போது கவனிக்க வேண்டியவை

முறையான உடல் பரிசோதனையைச் செய்யுங்கள்.
குறிப்பாகச் சோதனை செய்ய வேண்டியவை:

- நோயுற்ற தோற்றம்;
- காய்ச்சல்;
- இயல்புக்கு மாறான இதயத்துடிப்பு, இரத்த அழுத்தம்;
- அதீத சுவாச அளவு;
- வெளிறிய தோற்றம் அல்லது வெளுத்த நாக்கு அல்லது கண்கள் அல்லது நகங்கள் போன்று இரத்தச்சோகைக்கான அறிகுறிகள்;
- கைகால்களில் தசை மெலிந்து காணப்படுவது போன்ற, எடை இழப்புக்கான அறிகுறிகள்.

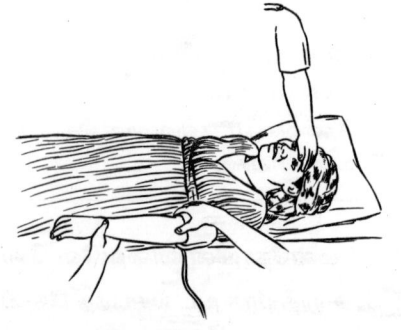

சிறப்புச் சோதனைகளும் ஆய்வுகளும்

கடுமையான உடல்நலக் கோளாறின் வெளிப்பாடாகச் சோர்வு இருக்கலாம் என்பதால், பொதுவான நோய்கள் இருக்கின்றனவா என்பதை அறிய உதவும் விதத்தில் மேற்கொள்ள வேண்டிய பரிசோதனைகள்:

- இரத்தச்சோகையை அறிய இரத்தத்தில் உள்ள ஹீமோகுளோபின் அளவு;
- தொற்றைக் கண்டறிய இரத்தத்தில் வெள்ளையணுக்களின் எண்ணிக்கை;
- நீரிழிவை அறிய சிறுநீரில் உள்ள குளுகோஸின் அளவு.

உடனடியாக என்ன செய்ய வேண்டும்?

- உங்களிடம் சிகிச்சைக்கு வந்தவர்களுக்கு எந்த உடல்நலக் கோளாறும் இல்லை என்பதை உறுதி செய்துகொள்ளுங்கள்.
- சோர்வு என்பது உண்மையிலே உள்ளது என்பதையும் அது ஒரு நோயின் வெளிப்பாடு என்பதையும் பாதிக்கப்பட்டவருக்கும் அவருடைய குடும்பத்தாருக்கும் விளக்கிச் சொல்லுங்கள். இது ஒரு மனநோய் என்பதைக் குறிப்பிட்டுச் சொல்ல வேண்டிய அவசியம் இல்லை; ஏனென்றால் அவருடைய குடும்பத்தார் அளிக்கும் ஆதரவில் ஓர் எதிர்மறை விளைவை ஏற்படுத்தலாம். அதற்குப் பதிலாக, 'நாம் ஒருவிதமான மனஅழுத்தத்துக்கு ஆளாகும்போது இது போல் சோர்வாக இருக்கும்' என்று நீங்கள் குடும்பத்தினரிடம் சொல்லலாம்.
- சோர்வுக்கு என்று குறிப்பாக எந்த மருந்தும் இல்லை என்பதை விளக்குங்கள். அதே சமயம், கடுமையான மனஅழுத்தத்தால் சோர்வு ஏற்பட்டிருந்தால், மனஅழுத்தத்தைக் குறைக்கும் மருந்துகளைப் பரிந்துரைக்கலாம்.
- ஒருவருக்குச் சரியான தூக்கம் இல்லையென்றால், நல்ல உறக்கத்தை எப்படி வரவழைப்பது என்பதற்கான ஆலோசனைகளை வழங்குங்கள் (☞ பெட்டிச்செய்தி 5.6.).
- ஒருவருக்கு மது அல்லது போதைப்பொருள் பழக்கம் இருந்தால், அதற்குரிய ஆலோசனைகளை வழங்கவும் (☞ பிரிவு 6.1,6.2).
- ஒருவர் மனச்சோர்வுடன் அல்லது பதற்றமாகக் காணப்பட்டால், இதை எப்படிக் கையாள்வது என்பதை விளக்கிச் சொல்லுங்கள் (☞ இயல் 3).
- படிப்படியாக அன்றாடச் செயல்பாடுகளில் ஈடுபடுவது என்பது சோர்விலிருந்து வெளிப்பட உதவும். முதலில் அதிக உழைப்பு அல்லது ஈடுபாடு தேவைப்படாத சிறு செயல்பாடுகளைச் செய்யத் தொடங்குவது பயனுள்ளதாக இருக்கும்; அதோடு பொழுதுபோக்காக மேற்கொள்ளும் நடவடிக்கைகளில் ஈடுபடலாம். எடுத்துக்காட்டாக, காலையும் மாலையும் 15 நிமிடங்கள் நடைப்பயிற்சி அல்லது தோட்ட வேலை செய்யத் தொடங்கலாம். இதை ஒருவர் செய்யப் பழகிய பின்னர், அடுத்த கட்டமாகச் சற்று அதிக உழைப்புத் தேவைப்படும் செயல்பாடுகளில் ஈடுபடலாம்.
- நண்பர்களுடனும் உறவினர்களுடனும் தொடர்ந்து தொடர்பு வைத்திருக்குமாறு சோர்வினால் பாதிக்கப்பட்டவரிடம் சொல்லுங்கள். மத நம்பிக்கை உள்ளவர் என்றால், வழிபாட்டுத் தலத்துக்கு தொடர்ச்சியாகப் போகச் சொல்லுங்கள்.
- சுவாசப் பயிற்சியும் பிரச்சினையைக் கையாள உதவும் கலந்தாலோசனையும் உதவியாக இருக்கும் (☞ பிரிவு 3.2.3).
- எந்த வழியும், ஆலோசனையும், கலந்தாலோசனையும் பயன் தராதபோது, நீங்கள் பாதிக்கப்பட்டவருக்கு மனச்சோர்வுநீக்கிகளைத் தந்து பார்க்கலாம்.

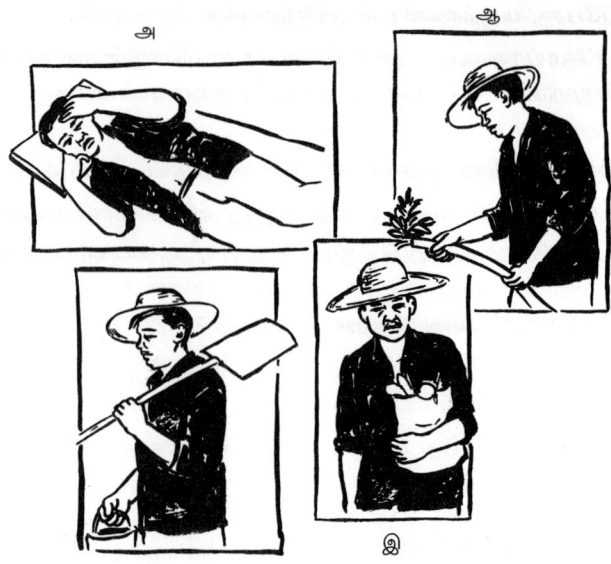

அ. சோர்வினால் கடுமையாகப் பாதிக்கப்பட்டவர், படுக்கையிலிருந்து எழ முடியும் என்று உணரும் போது முதலில் எளிதான, மகிழ்ச்சியளிக்கும் செயல்பாட்டைச் செய்யத் தொடங்கலாம்.

ஆ. தோட்டத்துக்கு நீர் பாய்ச்சலாம்.

இ. இதை அவரால் செய்ய முடியும் என்கிற போது, சற்று அதிக சக்தி தேவைப்படும் செயல்பாடுகளான அங்காடிக்கு அல்லது கடைக்கு நடந்து செல்லலாம்.

ஈ. இதையும் அவரால் செய்ய முடிந்தால், அவர் தன் இயல்பான பணிக்குத் திரும்பலாம்.

டானிக் அல்லது வைட்டமின் மாத்திரைகளை எப்போது பயன்படுத்தலாம்?

சோர்வாக இருப்பவர்கள் பொதுவாகப் பயன்படுத்துவது டானிக் மற்றும் வைட்டமின் மாத்திரைகள். போதுமான அளவு சாப்பிடாததும் அல்லது வைட்டமின் சத்து இல்லாததுமே சோர்வுக்குக் காரணம் என்று அவர்கள் நினைக்கிறார்கள். ஆனால், சோர்வால் பாதிக்கப் பட்டவர்களில் பெரும்பாலோர் டானிக் அல்லது வைட்டமின் மாத்திரைகள் சாப்பிடுவதால் குணமடைந்துவிடுவதில்லை. இரத்தச்சோகை அல்லது சத்துக் குறைபாடு இல்லாதவர்களுக்கு டானிக் அல்லது வைட்டமின் மாத்திரைகள் தருவது எந்தப் பயனுமே அளிக்காது. பசுமையான கீரைகள், மீன் அல்லது பருப்புகள் (இவற்றில் இயற்கையாகவே வைட்டமின்களும் தாதுச் சத்துகளும் உள்ளன) சாப்பிடுவது, நீண்டகால அளவில் டானிக்கைவிடப் பயனுள்ளதாக இருக்கும். சோர்வாக இருப்பவர்களுக்கு டானிக் சிறந்தது என்று எந்த மருந்து நிறுவனமாவது விளம்பரம் செய்தால், அதைக் கண்டு ஏமாந்துவிடாதீர்கள்.

பெட்டிச்செய்தி 5.9. எப்போதுமே சோர்வாக இருப்பவருக்குச் சிகிச்சை அளிக்கும்போது நினைவில் கொள்ள வேண்டியவை

- சோர்வு என்பது எப்போதுமே நோயின் காரணமாக ஏற்படுவது அல்ல. ஒருவர் அளவுக்கு மீறி உழைத்தால், அவருடைய உடல் சோர்வடைந்து விடும்.
- சோர்வுக்கு உடல்சார்ந்த காரணங்களும் மனம்சார்ந்த காரணங்களும் இருக்கலாம். சோர்வுக்குக் காரணம் மனநலப் பிரச்சினையே என்று முடிவு செய்வதற்கு முன்பு உடலியக்கக் காரணங்களால் சோர்வு ஏற்படவில்லை என்பதை உறுதி செய்துகொள்ளுங்கள்.
- இரண்டு வாரங்களுக்கு மேற்பட்டு பாதிக்கும் சோர்வு நிலைக்கு மனச்சோர்வு, பதற்றநோய், மதுப்பழக்கம் போன்ற மனநோய்கள் காரணமாக இருக்கலாம்.
- சோர்வுக்கு என்று குறிப்பாக எந்த மருந்தும் இல்லை; இரத்தச்சோகை அல்லது வைட்டமின் குறைபாடு இருந்தால் தவிர, வைட்டமின் மாத்திரைகளோ டானிக்கோ சோர்வாக உள்ளவருக்கு எந்தப் பயனும் அளிக்காது.
- படிப்படியாகச் செயல்பாடுகளில் ஈடுபடுதல், மனச்சோர்வு நீக்கிகள் எடுத்துக்கொள்ளுதல், பிரச்சினையைச் சமாளிக்கும் தீர்வைப் பெற உதவும் கலந்தாலோசனை போன்றவையே சோர்வாக இருப்பவருக்கு அதிலிருந்து மீள உதவும்.

எப்போது மருத்துவரிடம் பரிந்துரைக்க வேண்டும்?

காசநோய் அல்லது புற்றுநோய் போன்ற கடுமையான கோளாறினால் சோர்வு ஏற்படுகிறது என்று நீங்கள் சந்தேகப்பட்டால், மருத்துவமனைக்குச் செல்லுமாறு ஆலோசனை வழங்குங்கள்.

5.5 பாலியல் பிரச்சினை உள்ளதாகக் கூறுபவர்

பாலியல் நலம் என்பது பால் உறுப்புகள் மற்றும் பாலியல் நடவடிக்கை தொடர்பான ஆரோக்கியம் பற்றியதாகும். பாலுறவு மூலம் பரவும் நோய்கள் தடுப்பு, தேவையற்ற கருவுறுதல், நெருக்கமான உறவுமுறையின் பகுதியாக அமையும் பாலுறவுச் சுகம், பாலுறவு சார்ந்து எடுக்கும் முடிவுகளில் அதிகக் கட்டுப்பாடு போன்றவையும் பாலியல் நலத்தில் அடங்கும். பொதுவான பாலுறவுப் பிரச்சினைகளே இந்தக் கையேட்டில் விவரிக்கப்பட்டுள்ளன. பாலுறுப்புகளில் ஏற்படும் தொற்று பற்றி மேலும் தகவல் அறிய இந்நூலின் இறுதிப்பகுதியில் கொடுக்கப்பட்டுள்ள உசாத்துணை நூல்கள் பட்டியலில் தரப்பட்டிருக்கும், *'டாக்டர் இல்லாத இடத்தில்', 'டாக்டர் இல்லாத இடத்தில் - பெண்களுக்கு'* ஆகிய நூல்களைப் பார்க்கவும்.

மனிதர்களிடையே ஏற்படும் அன்பு நிறைந்த நெருக்கமான உறவின் முக்கியக் கூறாகப் பாலுறவு அமைகிறது. பாலுறவு என்பது நம் வாழ்வின் தனிப்பட்ட விஷயமாகவும் சொந்த விஷயமாகவும் அமைவதால், பொதுவாக இது பற்றி நாம் வேறு யாரோடும் விவாதிப்பதில்லை. இயல்பான பாலுறவு நடத்தை பற்றியும் பாலியல் பிரச்சினைகளின் வகைகள் மற்றும் காரணங்கள் பற்றியும் பெரும்பாலோர் அறியாமலேயே இருக்கின்றனர். ஆணும் பெண்ணும் பாலுறவை மகிழ்ச்சியாக அனுபவிக்கும் திறனில் குறுக்கீடாக அமையும் அடிப்படைப் பிரச்சினைகளே பாலியல் பிரச்சினைகள் என்று அழைக்கப்படுகின்றன.

பெட்டிச்செய்தி 5.10. தாட் நோய்க்குறித் தொகுதி – 'தூக்கத்திலேயே நான் விந்தை வெளியேற்றி விடுவதால் பலவீனமாக உணர்கிறேன்'

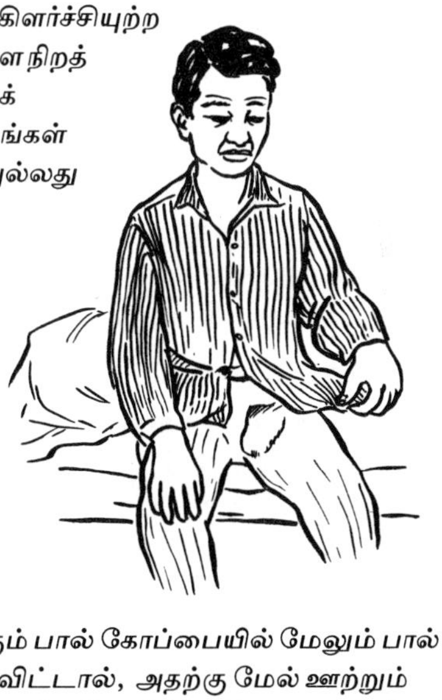

ஆசியாவின் சில பகுதிகளில் வசிக்கும் ஆண்கள் விந்தே (பாலுறவுக் கிளர்ச்சியுற்ற நிலையில் ஆண்குறியிலிருந்து வெளியேறும் குழகுழப்பான வெள்ளை நிறத் திரவம்) உடல் வலிமையின் ஆதாரம் என்ற தவறான நம்பிக்கையைக் கொண்டுள்ளனர். இரவு நேரத்தில் தூக்கத்தில் வெளியேறும் விந்து தங்கள் உள்ளாடையில் படிந்திருப்பதைப் பார்க்கும்போது அல்லது சிறுநீர் அல்லது மலம் கழிக்கும் போது விந்து வெளியேறுவதைப் பார்க்கும்போது இளைஞர்கள் மிகுந்த கவலைக்குள்ளாகின்றனர். சுய இன்பம் அனுபவிக்கும் விருப்பத்தை எண்ணிக் கவலைப்படுகின்றனர். அதை மீறி சுய இன்பம் அனுபவித்தால், அதனால் குற்ற உணர்வு ஏற்பட்டுப் பதற்றம் அடைகின்றனர். பல ஆண்கள் தங்களுக்குச் சோர்வு, வலி, ஆண்மைக்குறை, தற்கொலைச் சிந்தனை தோன்றுவதாகக் குறைசொல்கின்றனர். தங்கள் சிறுநீரில் விந்து வெளியேறுவதே (தெற்கு ஆசியாவில் இதை 'சக்தி' அல்லது 'தாட்' என்று அழைக்கின்றனர்) இதற்குக் காரணம் என்று அவர்கள் வருத்தப்படுகின்றனர். ஆணின் பாலுறவுச் சிந்தனை, செயல்பாடு, இயக்கம், உணர்வு போன்றவை பற்றி அவர்களுக்கு விளக்கிக் கூற நீங்கள் உரிய அவகாசம் எடுத்துக்கொள்ள வேண்டும். நிறைந்திருக்கும் பால் கோப்பையில் மேலும் பால் ஊற்றும் உதாரணத்தை எடுத்துக் கொள்ளலாம். கோப்பை நிறைந்து விட்டால், அதற்கு மேல் ஊற்றும் பால் வழிந்து கொண்டேயிருக்கும். இது போலவே நம் உடலிலிருந்து விந்து வெளியேறுகிறது. சுய இன்பம் அனுபவிப்பது இயற்கையான பாலுறவுச் செயல்பாடு என்பதை விளக்கிச் சொல்வது முக்கியம். ஒருவர் மனஅழுத்தத்துக்கு அல்லது மனச்சோர்வுக்கு உள்ளானால், மனச்சோர்வு நீக்கிகளைக் கொடுங்கள்.

(☞ இயல் 11)

5.5.1 ஆண்களுக்குத் தோன்றும் பாலுறவுப் பிரச்சினைகள்

பொதுவாக இரண்டு வகையான பாலுறவுப் பிரச்சினைகளே ஆண்களிடையே காணப்படுகின்றன:

- **ஆண்மைக்குறை.** ஆண்குறி விறைப்படையாமல் அல்லது பாலுறவின்போது விறைத்த நிலையிலேயே நீடித்து இருக்காமல் போவதே ஆண்மைக்குறை ஆகும்.
- **விரைந்து விந்து வெளியேறும் நிலை.** பாலுறவின்போது இருவருமே உச்சகட்ட இன்பத்தை அனுபவிக்கும் முன்பே ஆணின் விந்து விரைவாக வெளியேறும் நிலை.

பாலுறவுப் பிரச்சினைக்கான பொதுவான காரணங்கள்:

- பாலுறவு பற்றிய பதற்றம், குறிப்பாக முதல்முறை ஓர் ஆண் ஒரு பெண்ணோடு உடலுறவு கொள்ளும்போது;
- ஆண்குறியின் அளவு, மாதவிலக்கின்போது பெண்ணோடு உடலுறவு கொண்டது, சுய இன்பம் அனுபவித்தல் போன்றவை பற்றிய தவறான கருத்துகள்;
- இயல்பான பாலுறவுச் செயல்பாடு பற்றி நிலவும் அறியாமையே ஆசிய ஆண்களிடையே காணப்படும் விந்து வெளியேற்ற விளைவுக்கான காரணம் ஆகும் (☞ பெட்டிச்செய்தி 5.10).
- மனச்சோர்வும் களைப்பும் (மகிழ்ச்சியற்று அல்லது சோர்வாக இருக்கும்போது பாலுறவு இன்பத்தை அனுபவிக்க முடியாது);
- மது அருந்தும் பழக்கம் (மிக அதிகமாகக் குடிப்பது ஓர் ஆணுக்கு ஆண்மைக்குறையை ஏற்படுத்தும்);
- பாலுறவில் ஆர்வமின்மை; தன் துணை கவர்ச்சியாக இல்லாதபோது ஆணுக்குப் பாலுறவில் ஆர்வம் இருக்காது;
- பாலுறுப்புக்குச் செல்லும் இரத்தஓட்டத்தைப் பாதிக்கும், புகைபிடிக்கும் பழக்கம்;
- பாலுறுப்புகளுக்குச் செல்லும் இரத்த ஓட்டத்தையும் நரம்புகளையும் பாதிக்கும், நீரிழிவு;
- மனச்சோர்வுக்கும் இரத்தமிகை அழுத்தத்துக்கும் எடுத்துக்கொள்வது போன்ற சில வகை மருந்துகள்.

5.5.2 பெண்களுக்குத் தோன்றும் பாலுறவுப் பிரச்சினைகள்

பொதுவாகப் பெண்களுக்குத் தோன்றும் பாலுறவுப் பிரச்சினைகள்:

- உடலுறவு கொள்ளும்போது வலி – பெண்ணுறுப்பு ஈரத்தன்மை இல்லாமல் காய்ந்திருந்தால் அல்லது உடலுறவு மனநிலைக்கு வருவதற்கு முன்பே ஆண் உறவு கொள்ள விழைந்தால் அல்லது வற்புறுத்தி ஆண் உறவு கொள்ள விரும்பினால் பெண்களுக்கு வலி ஏற்படும்.
- பாலுறவில் ஆர்வம் இன்மை.

பெண்கள் பாலுறவுப் பிரச்சினைக்கான பொதுக் காரணங்கள்:

- பாலுறவு தொடர்பான முடிவுகள் எடுப்பதில் கட்டுப்பாடு இல்லாமை – பாலுறவு தேவை அல்லது தேவையில்லை என்ற முடிவைத் தேர்ந்தெடுக்கும் உரிமை பெண்களுக்கு இல்லாமை (☞ பெட்டிச்செய்தி 5.11).
- பாலுறுப்பில் தொற்று;
- பாலுறவு கொள்வது குறித்த பதற்றம் அல்லது பயம்;
- குழந்தைப் பருவத்தில் பாலுறவு வன்செயலுக்கு உட்பட்டமை (☞ பிரிவு 8.4) அல்லது உடலுறவு இன்பத்தை அனுபவிக்க இயலாத வகையிலான மகிழ்ச்சியற்ற மனநிலை அல்லது வலி நிறைந்த அனுபவம்.

பெட்டிச்செய்தி 5.11. பாலினமும் பாலியல் பிரச்சினைகளும்

பல நேரங்களில், தன் ஆண் துணையைப் போல் தன் உடலின் மீதும் பாலுறவு வாழ்க்கையின் மீதும் பெண்களுக்குக் கட்டுப்பாடு இருப்பது இல்லை. தான் எப்போது உறவு கொள்ளலாம் என்பதைத் தீர்மானிக்கும் முடிவு பெண்களின் கையில் இல்லை. தன் துணைவன் விரும்பும் நேரத்தில் மட்டுமே அவள் உடலுறவு கொள்ள இயலும்; அதுபோல் தான் விரும்பும் நேரத்தில் உடலுறவு கொள்ளத் துணையை அழைக்கும் அளவுக்கு தைரியம் கிடையாது. இந்தச் சமூக பிரச்சினையை நீங்கள் மருத்துவமனையில் தீர்த்துவிட முடியாது; ஆனால் பிரச்சினையைக் குறைக்க முடியும். எடுத்துக்காட்டாக, உறவு கொள்ள வேண்டும் என்கிற விருப்பமோ தன்னை அதற்கு ஆயத்தப்படுத்திக்கொள்வதோ அவமானம் என்ற எண்ணத்தை ஒரு பெண் மாற்றிக்கொள்ள நீங்கள் விளக்கமளிக்கலாம். தேவையில்லாத கர்ப்பத்தைக் கலைத்துக்கொள்ளும் உரிமையும் தன்னைப் பாதுகாத்துக்கொள்ளும் உரிமையும் ஒரு பெண்ணுக்கு உண்டு என்பதையும் தேவையற்ற கர்ப்பத்தை எவ்வாறு கலைத்துக்கொள்ளலாம் என்பதையும் விளக்க வேண்டும். உடலுறவு கொள்ள வேண்டும் என்று விரும்பினாலும் பெண்ணுறுப்பு காய்ந்திருப்பதால் தயங்கும்போது, உறவை எளிதாக்கிக் கொள்ள வெண்ணெய் அல்லது எண்ணெய் பயன்படுத்தலாம் என்பதைக் கற்றுத்தர வேண்டும். தன் பாலினம் குறித்து கொண்டுள்ள எதிர்மறைச் சிந்தனைகளை ஒரு பெண் மாற்றிக்கொள்ள, நலப் பணியாளர் என்ற முறையில் நீங்கள் உதவலாம். மேலும் விவரம் அறிய, *டாக்டர் இல்லாத இடத்தில் - பெண்களுக்கு* என்னும் நூலின் பிரிவு 10.9ஐப் பார்க்கவும்.

5.5.3 இயல்புக்கு மாறான பாலுறவு நடத்தை

தவறான நேரங்களில் பாலுறவு நடத்தையை வெளிப்படுத்துவது இயல்புக்கு மாறான பாலுறவு நடத்தை எனப்படும்; எடுத்துக்காட்டாக, பொது இடங்களில் அல்லது பயமுறுத்துவது போன்ற முறையில் பாலுறவு நடத்தையை வெளிப்படுத்துவது. இயல்புக்கு மாறான பாலுறவு நடத்தைக்கான எடுத்துக்காட்டுகள் பின்வருபவற்றையும் உள்ளடக்கும்:

- பொது இடத்தில் தன் ஆடையைக் களைவது;
- பொது இடத்தில் தன் பிறப்புறுப்பைக் காட்டுவது;
- பல ஆண்டுகளாக உடலுறவு கொள்ளாத நிலையில் தன் துணையுடன் உறவு கொள்ள முயலும் முதியவர்.

மேற்கூறியவை நிகழும்போது, குடும்பத்தினருக்குப் பெரும் கவலை ஏற்படுகிறது. சிலசமயம், இவ்வாறு செய்பவர் நிந்திக்கப்படுகிறார் அல்லது தாக்கப்படுகிறார். இவ்வாறு இயல்புக்கு மாறான பாலுறவு நடத்தையை வெளிப்படுத்துபவர்களில் பலர் கடுமையான மனநோய்க்கு அல்லது மூளை நோய்க்கு ஆட்பட்டிருப்பார்கள். ஒரு மனநல மருத்துவரிடம் ஆலோசனை பெறுமாறு பரிந்துரை செய்யுங்கள்.

5.5.4 இந்தப் பிரச்சினையை எப்படி எதிர்கொள்வது?

பாலுறவுப் பிரச்சினை உள்ளவரிடம் கேட்க வேண்டிய கேள்விகள்

- *உங்கள் பிரச்சினை என்ன? இந்தப் பிரச்சினை எப்போது தொடங்கியது? இந்தப் பிரச்சினைக்கு இதுவரையில் என்ன செய்தீர்கள்?* வெளிப்படையாகக் கேள்வி கேட்பது என்பது பாதிக்கப் பட்டவர் உங்களோடு தனிப்பட்ட தன் பிரச்சினையை விவாதிப்பதில் வசதியாக உணர்வார். பிரச்சினையின் முழு வரலாற்றையும் அறிந்துகொள்வது மிகவும் முக்கியம்.
- *உங்கள் உறவைப் பற்றி விவரமாகச் சொல்லுங்கள். நீங்கள் உங்கள் துணைவரை எத்தனை ஆண்டுகளாக அறிவீர்கள்? நீங்கள் எந்த அளவுக்கு உங்கள் துணையின் மேல் அன்பு*

மருத்துவ ரீதியாக விளக்க முடியாத நோய்க்குறிகள் **129**

பெட்டிச்செய்தி 5. 12. பாலுறவும் உறவுமுறையும்

பாசத்தையும் அன்பையும் வெளிப்படுத்தும் ஒரு வழியாக உடலுறவு அமையலாம். உடலுறவின் மூலமே ஒரு தம்பதி குழந்தைகள் பெற்று ஒரு குடும்பத்தை உருவாக்க முடியும். உடல் மகிழ்ச்சியையும் மன மகிழ்ச்சியையும் அனுபவிக்கும் ஒரு வழியே உடலுறவு. தம்பதியரில் ஒருவருக்குப் பாலுறவுப் பிரச்சினை இருந்தால், அது மற்றவரையும் பாதிக்கிறது. பாதுகாக்கப்பட வேண்டிய தனிப்பட்ட விஷயமாகவும் ஆரோக்கியம் சார்ந்த விஷயமாக மிக அரிதாகவே விவாதிக்கப்படுவதாலும் பாலுறவுப் பிரச்சினைகள் குறைவாக உள்ளன. இதனால் தம்பதிகளுக்கு இடையில் குற்ற உணர்வும் மகிழ்ச்சியின்மையும் நிலவும். தாங்கள் ஏன் உடலுறவு கொள்வதில்லை என்பதைப் புரிந்துகொள்ளும் முயற்சியில் ஒருவருக்கொருவரையோ அல்லது தங்களையோ குற்றம் சாட்டிக் கொள்வார்கள். சிலசமயம், நீ எனக்கு உண்மையாக இல்லை என்று ஒருவர் மற்றவரைக் குறை கூறுவார். தம்பதிகளுக்கு இடையே எழும் பாலுறவுப் பிரச்சினை அவர்களின் அன்றாட வாழ்வில் பதற்றத்தை ஏற்படுத்தி மனச்சோர்வுக்கும் மதுப்பழக்கத்துக்கும் ஆளாக்கும். கடைசியாக, பாலுறவுப் பிரச்சினைகள் உறவு முறையில் கடும் வருத்தத்தை அல்லது ஏன் மணமுறிவுக்குக் கூட வழிகோலலாம். அதே சமயம், மகிழ்ச்சியற்ற உறவின் விளைவாக இல்லாமல் முடிவாகவே பாலுறவுப் பிரச்சினை அமைந்துவிடும். எனவே, தம்பதிகளுக்கு இடையில் கடும் சண்டை அல்லது கருத்து வேறுபாடு இருந்தால் அவர்களால் திருப்தியான உடலுறவு கொள்ள முடியாது.

வைத்துள்ளீர்கள்? இதற்கு முன் அவரோடு பாலுறவு வைத்துக்கொண்டிருக்கிறீர்களா? எதையெல்லாம் செய்வதில் மகிழ்ச்சியடைவீர்கள்? மகிழ்ச்சியற்ற நிலையில் பாலுறவு இன்பத்தை அனுபவிப்பது கடினம் (☞ பெட்டிச்செய்தி 5.12).

- நீங்கள் சுய இன்பம் அனுபவிப்பது உண்டா? உங்கள் துணைவரைத் தவிர்த்து வேறு யாரோடாவது உடலுறவு வைத்துக்கொண்டுள்ளீர்களா? ஒரு குறிப்பிட்ட நபரிடம் மட்டும் பாலுறவுப் பிரச்சினைகள் இருந்தால், அவர்களுக்கு இடையிலான உறவில்தான் பிரச்சினை இருக்க வேண்டும்.
- அண்மைக் காலமாகப் பதற்றமாக அல்லது கவலையோடு உணர்கிறீர்களா? அன்றாட வாழ்க்கையில் ஆர்வம் இழந்துவிட்டதாக நினைக்கிறீர்களா? பதற்றம் அல்லது மனச்சோர்வு இருக்கிறதா என்பதை அறிய, அது தொடர்பான கேள்விகளைக் கேளுங்கள் (☞ இயல் 2).
- பாலுறுப்பில் தொற்று ஏற்பட்டுள்ளதா?

ஆணிடம் கீழ்க்காணும் கேள்விகளைக் கேளுங்கள்:

- நீங்கள் நீரிழிவு, இரத்தமிகை அழுத்தம் அல்லது வேறு ஏதாவது நோயால் பாதிக்கப்பட்டுள்ளீர்களா?
- மருந்து ஏதாவது எடுத்துக்கொள்கிறீர்களா?
- நீங்கள் மது அருந்துவீர்களா?
- நீங்கள் புகைபிடிப்பீர்களா?
- அதிகாலையில் உங்கள் ஆண்குறி விறைக்கிறதா? எந்த நேரத்திலுமே ஆண்குறி விறைக்காவிட்டால், அவருக்கு மருத்துவ ரீதியாக ஆண்மைக்குறை இருப்பதாக நீங்கள் சந்தேகப்படலாம்.

பெண்ணிடம் கீழ்க்காணும் கேள்விகளைக் கேளுங்கள்:

- உடலுறவில் உங்களுக்கு எந்த அளவுக்குக் கட்டுப்பாடு உள்ளது? எடுத்துக்காட்டாக, சில சமயம் உடலுறவு கொள்ள உங்கள் கணவர் உங்களை வற்புறுத்துவதாக நினைக்கிறீர்களா?

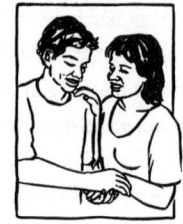

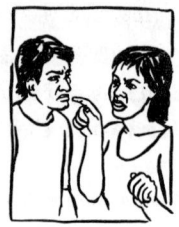

5.5.5 நேர்காணலுக்கான சிறப்பு ஆலோசனைகள்

- முதலில் தனியாக அவரிடம் நேர்காணல் நடத்துங்கள். அவர் ஒப்புக்கொள்ளும் பட்சத்தில், அவருடைய துணைவரை அடுத்ததாக நேர்காணலுக்கு அழைக்கவும்.
- பழக்கமும் நம்பிக்கையும் பெற சற்றுநேரம் எடுத்துக்கொள்ளுங்கள். உடலுறவு பற்றி பேசுவது எளிதல்ல. எக்காரணத்தை முன்னிட்டும் அவசரப்படாதீர்கள்.

உடனடியாக என்ன செய்ய வேண்டும்?

சிறுநீரில் சர்க்கரையின் அளவு, சிறுநீரை நுண்ணுயிர்வளர் சோதனைக்கு உட்படுத்துதல் போன்ற எளிய பரிசோதனைகள் செய்யச் சொல்லி, பாதிக்கப்பட்டவருக்கு நீரிழிவு அல்லது வேறு தொற்றுகள் உள்ளதா என்று அறியவும். ஆண்மைக்குறை என்று அறிந்திருந்தால்:

- இது பொதுவாகக் காணப்படும் பிரச்சினை என்றும் குறுகிய காலத்தில் சரியாகிவிடும் என்றும் விளக்கிக் கூறுங்கள்;
- உறவு கொள்வதற்குமுன் புகைபிடிப்பதை அல்லது மது அருந்துவதையும் தவிர்க்குமாறு ஆலோசனை கூறுங்கள்;
- ஒருவர் பதற்றமாகவோ கவலையோடோ இருந்தால் இந்த உணர்வுகளுக்கும் ஆண்மைக் குறைவுக்கும் தொடர்புண்டு என்று விளக்குங்கள்;
- இரண்டு வார காலத்துக்கு உடலுறவைத் தவிர்க்குமாறு ஆலோசனை வழங்குங்கள்; இந்தக் காலக்கட்டத்தில் உடலுறவு கொள்ளாமலேயே இன்பம் அளிக்கக்கூடிய வகையில் உடலைத் தொடுதல், சமூக நிகழ்வுகளில் ஈடுபடுதல் போன்றவற்றை மேற்கொண்டு பழகச் சொல்லுங்கள்.
- அவருடைய மனைவியைக் கலந்தாலோசனைக்கு உட்படுத்தி, கணவரின் சிகிச்சைக்கு ஒத்துழைக்குமாறு ஊக்கப்படுத்துங்கள்.

ஒருவருக்கு எளிதில் விந்து வெளியேறும் குறைபாடு இருந்தால், இது பொதுவான பிரச்சினை என்றும் பெரும்பாலும் பதற்றத்தின் காரணமாகவே இவ்வாறு நிகழ்கிறது என்றும் விளக்குங்கள்.

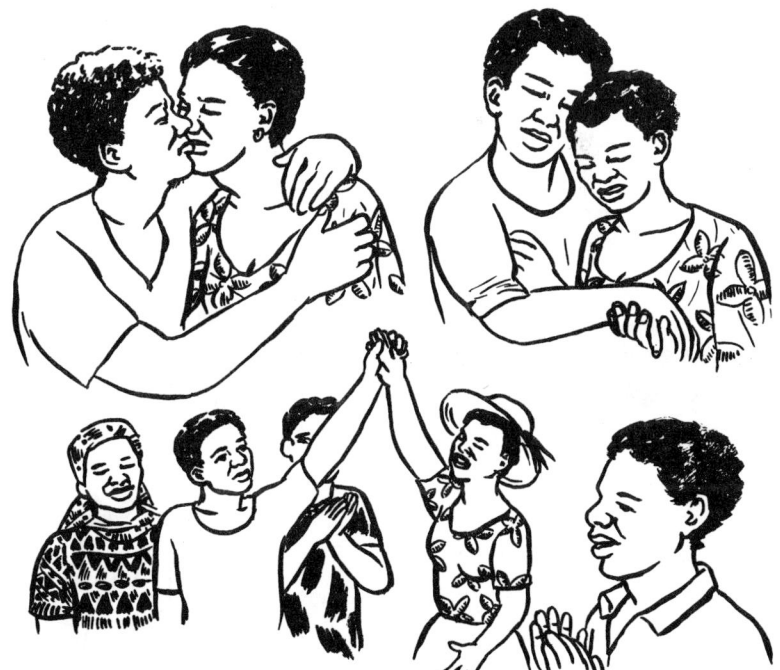

உடலுறவு கொள்வதைத் தவிர உங்கள் காதலியின் நெருக்கத்தை மகிழ்ச்சியாகக் கழிக்க பல்வேறு வழிகள் உள்ளன.

அழுத்திப் பிடித்தல் உத்தி அல்லது நிறுத்தித் தொடர்தல் உத்தியின் மூலம் எளிதில் விந்து வெளியேறுவதைத் தடுக்கலாம். விந்து வெளியேறப் போகிறது என்ற உணர்வை முதலில் இனம்காண வேண்டும். அவ்வாறு உணரும் நேரத்தில் உடனடியாக உடலுறவுச் செயல்பாட்டை நிறுத்திவிட வேண்டும். அந்த உணர்வு மறையும் வரையில் காத்திருக்க வேண்டும். பிறகு உடலுறவைத் தொடர வேண்டும். அழுத்திப் பிடித்தல் உத்தியில், விந்து வெளியேறப் போகிறது என்று உணரும் தருணத்தில், ஆண்குறியின் அடிப்பாகத்தை இறுக்கமாக அழுத்திப் பிடிக்க வேண்டும் (☞ கீழேயுள்ள படம்). இது விந்தை வெளியேற்றும் வேகத்தை மட்டுப்படுத்தி, விந்து வெளியேறுவதைத் தடுக்கிறது. தன்னால் விந்து வெளியேறுவதைக் கட்டுப்படுத்த முடியும் என்ற நம்பிக்கையை இந்த உத்தி அவருக்கு அளிக்கிறது.

உடலுறவின்போது வலியை உணரும் பெண்களுக்கு:

- இது பொதுவான பிரச்சினை என்றும் பதற்றத்தின் காரணமாக அல்லது கிளர்ச்சியுறாத காரணத்தால் வலிக்கிறது என்றும் விளக்குங்கள்;
- அந்த பெண் ஒத்துக்கொள்ளும் பட்சத்தில், அவளுடைய கணவரைக் கலந்தாலோசனைக்கு உட்படுத்தி, உடலுறவுக்குமுன் பெண்ணும் கிளர்ச்சியுற வேண்டும் என்றும், அவ்வாறு கிளர்ச்சியுற்றால் மட்டுமே பெண்ணுறுப்பு ஈரமாக இருக்கும் என்றும், உடலுறவு என்பது இருவரும் விரும்பி உடன்படும் நேரத்தில் மேற்கொள்ள வேண்டிய நிகழ்வு என்றும் விளக்கமாகக் கூறவும்;
- பெண்ணுறுப்பு ஈரமாக இருக்க வெண்ணெய் அல்லது எண்ணெய் பயன்படுத்துமாறு பரிந்துரையுங்கள்.

தம்பதியரில் ஒருவரைவிட மற்றவருக்குக் குறைவான விருப்பம் இருந்தால், உடலுறவில் நாட்டம் இருக்காது. முடிந்தால் இருவரையும் தனித்தனியாகக் கலந்தாலோசனைக்கு உட்படுத்துங்கள். இது மணவாழ்வுப் பிரச்சினையே தவிர உடலுறுப்புகள் தொடர்புடைய உடல்சார்ந்த பிரச்சினை அல்ல என்று இருவரிடமும் உறுதிப்படுத்துங்கள். அவர்களுக்கு இடையே உள்ள மணவாழ்வுப் பிரச்சினை என்ன என்பதை அறிய முயலுங்கள். தம்பதியர் இருவரும் தங்களுடைய பிரச்சினைகளையும் உணர்வுகளையும் மனம்விட்டுப் பேச

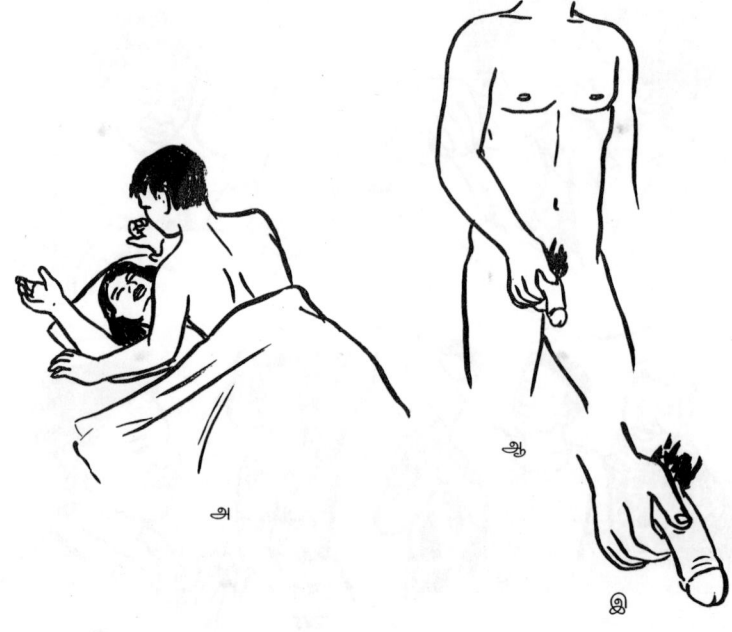

அ. எளிதாக விந்து வெளியேறும் பிரச்சினை ஒருவருக்கு இருந்தால், பெண்ணின் மேலிருந்து உடலுறவு கொள்ளுதல் அவருக்கு நன்மை அளிக்கும்.

ஆ. தனக்கு விந்து வெளியேறப் போகிறது என்று உணரும் பட்சத்தில், அவர் தன் ஆணுறுப்பை வெளியே எடுத்துவிட வேண்டும்; பிறகு

இ. ஆணுறுப்பின் அடிப்பகுதியை இறுக்கி அழுத்திப் பிடித்துக் கொள்ள வேண்டும். விந்தை வெளியேற்றும் உணர்வு குறைந்ததும் மீண்டும் அவர் உடலுறவு கொள்வதைத் தொடரலாம்.

ஊக்குவியுங்கள். இருவரும் மகிழ்ச்சியாக இணைந்து மேற்கொள்ளக்கூடிய நடவடிக்கைகளை இனம்காணுங்கள் (எடுத்துக்காட்டாக, நண்பர்களைச் சந்தித்தல்). இதுபோன்ற நடவடிக்கைகளை அடிக்கடி மேற்கொள்ள வேண்டும் என்று கருத்து கூறுங்கள். (திருமணம் சார்ந்த பிரச்சினைகளுக்கான வழிகாட்டுதலை இயல் 10.7 அளிக்கிறது). பாலுறவு விருப்பம் மிக அதிகமாக உள்ளவருக்கு, சுய இன்பம் அனுபவித்தல் ஒரு வகை வடிகாலாக இருக்கும் என்று ஆலோசனை கூறுங்கள் (☞ பெட்டிச்செய்தி 5.13).

எப்போது மருத்துவரிடம் பரிந்துரைக்க வேண்டும்?

கீழ்க்காணும் காரணங்கள் இருந்தால்:

- பொதுஇடத்தில் ஆடைகளை அவிழ்த்தல் போன்ற, இயல்புக்கு மாறான பாலியல் செயல்பாடு ஒருவரிடம் காணப்பட்டால்;
- ஒருவருக்கு விளக்கமாக எடுத்துச்சொல்லியும் கலந்தாலோசனை செய்தும் அவரிடம் பாலியல் பிரச்சினைகள் நீடித்தால்;
- நீரிழிவு அல்லது பாலுறுப்புத் தொற்று போன்று கடுமையான உடலியக்க நோய் காரணமாகவே பாலுறவுப் பிரச்சினைகள் என்று நீங்கள் சந்தேகப்பட்டால்.

பெட்டிச்செய்தி 5.13. சுய இன்பம்: பாலுறவுக் கிளர்ச்சியை அனுபவிக்க ஓர் ஆரோக்கியமான வழி

எல்லோருக்கும் ஒரு தனிப்பட்ட பாலுறவு வாழ்க்கை உண்டு. எடுத்துக்காட்டாக, மக்களுக்குத் தனிப்பட்ட பாலுறவுக் கற்பனைகள் இருக்கலாம்; தங்கள் பாலுறுப்புகளைக் கிளர்ந்தெழச்செய்து இன்பமுறலாம். சிலர் இதைத் தவறு என்று நினைக்கிறார்கள். சிலர் தாங்கள் சுய இன்பம் அனுபவிக்கும்போது மற்றவர்கள் பார்த்துவிடுவார்களோ என்று பயப்படுகிறார்கள் அல்லது தாங்கள் தவறு செய்வதான ஒரு குற்ற உணர்வில் தவிக்கிறார்கள். இது பதற்றத்தையும் வருத்தத்தையும் ஏற்படுத்தலாம். சுய இன்பம் அனுபவிக்கும் பழக்கம் உள்ளவரின் ஆண்குறி விறைப்படையாமல் போவது ஆண்மைக்குறைவு பிரச்சினையாக மாறலாம். சில சூழல்களில், சுய இன்பம் அனுபவிக்கும் பெண்கள் அதைக் குற்றமாகக் கருதுகிறார்கள். சிலர் இதை பலவீனமாக நினைக்கிறார்கள். சுய இன்பம் அனுபவிப்பது என்பது இருபாலருக்கும் இயல்பான பாலுறவுச் செயல்பாடு. சுய இன்பம் என்பது எந்த உடல்நலக் கேட்டையும் விளைவிக்காத பாதுகாப்பான பாலுறவுச் செயல்பாடு ஆகும்.

பிறகு என்ன செய்யவேண்டும்?

நீங்கள் வழங்கும் ஆலோசனையை எப்படிப் பின்பற்றுகிறார்கள் என்பதை அறிய, ஒரு வாரம் கழித்தும் பிறகு இரண்டு வாரத்துக்கு ஒரு முறையும் பாதிக்கப்பட்டவரை அல்லது சிகிச்சைக்கு வந்த தம்பதியை மறுஆய்வுக்கு உட்படுத்துங்கள். பெரும்பாலும், விளக்கமும் பிரச்சினைகளை மனம்விட்டுப் பகிர்ந்துகொள்வதும் அவர்களை மகிழ்ச்சியான மனநிலைக்கு அழைத்துச் செல்வதோடு அவர்களின் பாலுறவு நலனும் மேம்படுகிறது.

5.5.6 ஓரினப் பாலுறவும் மனநலனும்

ஓரினச்சேர்க்கை என்பது ஆண் ஆணோடும் அல்லது பெண் பெண்ணோடும் பாலுறவு வைத்துக் கொள்ளுதல் ஆகும். இது போன்ற பாலியல் நடத்தை குறித்துக் கடுமையான கருத்துகள் நிலவுகின்றன. சில நாடுகளில் இந்த நடத்தை ஒரு மனநலக் கோளாறாகவோ அல்லது குற்றமாகவோ கருதப்படுகிறது. ஒரு நலப் பணியாளர் என்ற முறையில், மனித உறவுகளில் எப்படிப் பல்வகைமை நிலவுகிறதோ அது போலவே இந்த ஓரினப் பாலுறவையும் கணக்கில் கொள்ள வேண்டும் என்பது மிகவும் முக்கியம். ஓரினச்சேர்க்கை என்பது மனநலப் பிரச்சினை அல்ல. எப்படி எதிர்பாலினரிடையே பிரச்சினைகள் உருவாகிறதோ, அது போலவே ஓரினப் பாலுறவு கொள்ளும் நபர்களிடமும் பிரச்சினைகள் எழுகின்றன. உண்மையாகப்

பார்க்கப்போனால், தாங்கள் விமர்சனத்துக்கு அல்லது கேலிக்கு உள்ளாவோம் என்பதால் ஓரினப் பாலுறவு கொள்பவர்கள் தங்கள் பிரச்சினைகளை நலப் பணியாளர்களிடம் சொல்லமாட்டார்கள். தங்கள் பாலினத்தைச் சேர்ந்தவர்களால் கவரப்படுபவர்கள் பெரும்பாலும் சமூகத்தால் ஒதுக்கிவைக்கப்படுகிறார்கள். எனவே அவர்களும் தனிமை, குற்றஉணர்வு, பயம், மகிழ்ச்சி யின்மை போன்ற உணர்வுகளால் பாதிக்கப்படுகின்றனர். இந்த சூழலைப் புரிந்துகொண்டு, ஓரினப் பாலுறவு வைத்திருக்கும் ஆண்கள் அல்லது பெண்கள் தங்கள் கருத்துகளை உங்களுடன் மனம்விட்டுப் பேசுவதற்கான நம்பிக்கையை அவர்களிடம் ஏற்படுத்தும் பட்சத்தில், அவர்களின் பிரிவை அல்லது தனிமையைச் சமாளிக்க நீங்கள் உதவ முடியும்.

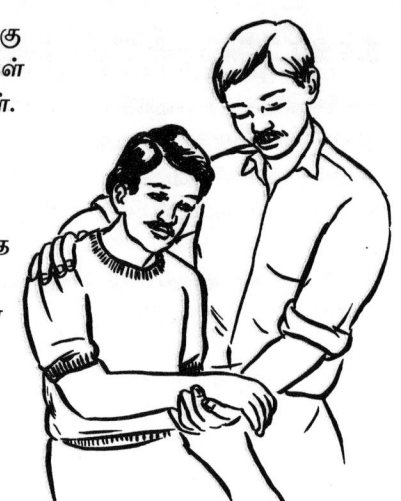

5.5.7 பாலுறவும் மனநலம் குன்றியவர்களும்

மனநலம் குன்றியவர்கள் 'பாலுணர்வு இல்லாதவர்கள்' என்று நாமாகவே நினைத்துக் கொள்கிறோம். சிலர் மனநலம் குன்றியவர்களாக இருப்பதால், அவர்களுக்குப் பாலுணர்வுகளோ ஆசையோ இல்லை என்பது பொருளல்ல. துரதிர்ஷ்டவசமாக, மனநலம் குன்றிய நிலையினால், அவர்களோடு பாலுறவு வைத்துக்கொள்ள விரும்பும் எதிர்பாலினரைச் சந்திப்பது கடினம். மற்றவர்களைப் போல, அவர்கள் தங்கள் உணர்வுகளை வெளிப்படுத்த முடியாது. இந்தக் காரணங்களால், அவர்கள் வருத்தமடைந்து கோபப்பட்டு அதீதப் பாலுறவு நடத்தையை வெளிப்படுத்தலாம். இவர்களைப் போன்றவர்களுக்கும் (அவர்களின் குடும்பத்தாருக்கும்) பாலுறவு நடத்தையை விளக்கும் விதத்திலான கலந்தாலோசனை தேவை. குறிப்பாக, பாலுறவு சுகத்தை அடைய சுயஇன்பம் ஒருவழி என்று நீங்கள் ஆலோசனை கூறலாம். சில சமயங்களில், மனநலம் குன்றியவர்களின் பாலுறவு நடத்தை விபரீதமாகவும் ஆபத்தானதாகவும் மாறிவிடலாம். இவர்களைப் போன்றவர்கள் சிறப்பு மனநல மருத்துவரிடம் சிகிச்சை பெறுமாறு பரிந்துரையுங்கள்.

பெட்டிச்செய்தி 5.14. பாலுறவு சார்ந்த பிரச்சினைகளுக்குச் சிகிச்சை அளிக்கும்போது நினைவில் கொள்ள வேண்டியவை

- மகிழ்ச்சியற்ற உறவின் வெளிப்பாடே பாலுறவுப் பிரச்சினைகள்; இது அவர்கள் உறவில் மேலும் பிரச்சினைகளை உருவாக்கலாம். முடிந்தவரையில், தம்பதிகள் இருவரையும் அழைத்துப் பேசி ஆலோசனை வழங்குங்கள்.
- சில பாலுறவுப் பிரச்சினைகள், நீரிழிவு போன்ற கடுமையான உடலியக்க நோய்களோடு தொடர்புடையவை. கடுமையான மனநோயே அதீதப் பாலுறவு நடத்தைக்குக் காரணமாகிறது.
- மனச்சோர்வு, பதற்றம், மது அருந்தும் பழக்கம் போன்றவை பாலுறவுப் பிரச்சினைகளுக்குக் காரணமாக அமையலாம்.
- உங்களிடம் சிகிச்சைக்கு வருபவர்கள் கூறும் விஷயங்களை மிகவும் இரகசியமாக வைத்துக் கொள்ள வேண்டியது முக்கியம்; தன் துணை இந்தப் பாலுறவுப் பிரச்சினை பற்றி அறியக் கூடாது என்று ஒருவர் நினைத்தால், அவருடைய விருப்பத்துக்கு நீங்கள் மதிப்பளிக்க வேண்டும்.
- பொதுவாக மக்கள் வெகு அரிதாகவே பாலுறவுப் பிரச்சினைகளை நலப் பணியாளரிடமோ மருத்துவரிடமோ கூறுவார்கள்; பெரும்பாலும் உடல்நலம் சரியில்லை (சோர்வுணர்வு) என்ற ரீதியிலேயே தங்கள் நலக்கேட்டை வெளிப்படுத்துவார்கள். 'அண்மைக் காலமாக உங்கள் துணைவரோடு, உங்கள் உறவு எப்படி உள்ளது?' என்ற எளிமையான ஒரு கேள்வியை எல்லோரிடமும் கேட்பது ஒரு நல்ல வழக்கமாக அமையும்.
- பாலுறவுச் செயல்பாடு பற்றிய அறியாமையே பெரும்பாலான பாலுறவுப் பிரச்சினைகளுக்குக் காரணமாக அமைகிறது. பாலுறவுப் பிரச்சினைகளுக்கான சிறந்த சிகிச்சை முறை பாலியல் கல்வியே.

5.6 உடலியக்கச் செயல்பாடுகளில் ஒன்றைத் திடீரென்று இழத்தல்

பேசும் திறன், உடலுறுப்பு ஒன்றை அசைத்தல், நினைவுத்திறன் அல்லது சுயநினைவு போன்ற மூளைச் செயல்பாடு இழத்தல் பற்றி இந்தப் பிரிவு விவரிக்கிறது. மூளைத் தொற்று காரணமாக இருக்கலாமோ, குறிப்பாக மூளையில் காயம் அல்லது மூளைத்தாக்கு என்பதே உங்கள் முதல் சந்தேகமாக இருக்க வேண்டும். இதற்கு உடனடி மருத்துவச் சிகிச்சை அளிக்கப்பட வேண்டும். இருப்பினும், திடீரென்று உடலியக்கச் செயல்பாட்டை இழத்தலுக்கு மனநோயும் காரணமாக இருக்கலாம். இவ்வாறு நிகழும்போது இது 'நிலைமாற்றப் பிறழ்வு' (conversion disorder) என்று அழைக்கப்படுகிறது.

5.6.1 மனநோயின் காரணமாக உடலியக்கக் கோளாறு எவ்வாறு ஏற்பட முடியும்?

கடும் மனஅழுத்தத்துக்கு உள்ளாகியுள்ள ஒருவரை, பொதுவாக ஓர் இளம் பெண்ணை, கற்பனை செய்துகொள்ளுங்கள். இந்த மனஅழுத்தம் தேர்வில் அடைந்த தோல்வி, காதல் தோல்வி, விரும்பாத ஒருவரைத் திருமணம் செய்துகொள்ளுமாறு வற்புறுத்தல் போன்ற ஒன்றோடு தொடர்புபடுத்தப்படலாம். தன் மனஅழுத்தத்துக்கான காரணத்தைக் குடும்பத்தினரிடம் வெளிப்படையாகச் சொல்ல முடியாது என்பது நாம் தெளிவாக அறிந்த விஷயம். அவளுக்குக் கடுமையாக உடல்நிலை சரியில்லை என்றால், அவள் சந்திக்கும் அனைத்துப் பிரச்சினைகளுமே பின்னுக்குத் தள்ளப்படும்.

இதுவே நிலைமாற்றப் பிறழ்வின்போது துல்லியமாக நடக்கிறது. ஒருவரின் மனஅழுத்தம் அப்படியே உடல் நோய்க்குறியாக மாற்றம் அடைகிறது. இது திடீரென்றும் மற்றவர்களின் கவனத்தை எளிதாகக் கவரும் விதத்திலும் தோன்றுகிறது. இது 'ஹிஸ்டீரியா' என்றும் அழைக்கப்படுகிறது. பொதுவாக வெளிப்படும் நிலைமாற்றப் பிறழ்வுக்கான நோய்க்குறிகள்:

- குரலை இழத்தல்;
- பார்வைத் திறனை இழத்தல்;
- நடக்கும் அல்லது கைகளை அசைக்கும் திறனை இழத்தல்;
- வலிப்பு அல்லது இழுப்பு (மேலும் ☞ பிரிவு 4.5).

நிலைமாற்றப் பிறழ்வின் விளைவாக மூளைச் செயல்திறன் திடீரென்று பாதிக்கப்படலாம். எடுத்துக்காட்டாக:

- நினைவுத்திறன் (தன் வாழ்வில் முன்பு நடந்த அனைத்தையும் ஒருவர் மறந்துவிட நேரிடலாம்).
- சுயநினைவுத்திறன் (பாதிக்கப்பட்டவர் குழம்பிய நிலையிலோ அல்லது வேறு சக்தியால் பீடிக்கப்பட்டவர் போலவோ காணப்படுவார்).

5.6.2 கொள்ளை நோய் போல பரவுமா?

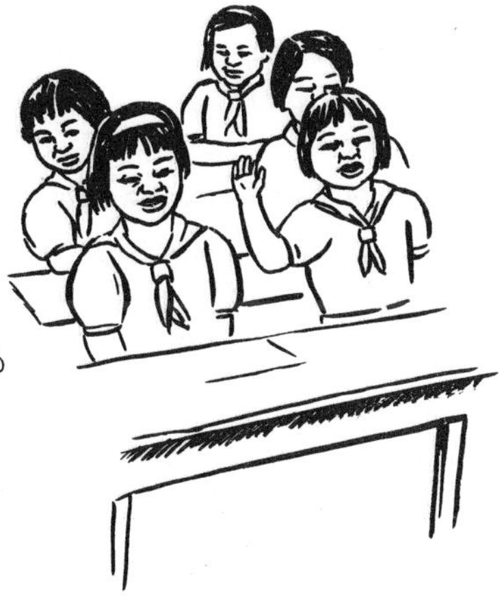

மனநோய்கள் தொற்றுநோய் அல்ல என்ற போதிலும் சில சமயம் ஒன்றாக வசிக்கும் மக்களை நிலைமாற்றப் பிறழ்வு பாதிக்கலாம். இதற்குச் சிறந்த எடுத்துக்காட்டாகப் பள்ளிக் குழந்தைகளை, குறிப்பாகப் பெண்களைக் கூறலாம். ஒரு சிறுமிக்கு நிலைமாற்றப் பிறழ்வு நோய்க்குறிகள் தோன்றினால், இதே நோய்க்குறிகள் வேறு பல சிறுமிகளிடமும் உருவாகும்; இது கொள்ளை நோய் போன்ற பாதிப்பை ஏற்படுத்தும். இந்தக் கோளாறு ஒரு கடுமையான நோய் என்று இளம் குழந்தைகள் உணர்வதே இதற்கு ஒரு காரணமாக இருக்கலாம். பயத்தின் காரணமாகவும் அறியாமையின்

காரணமாகவும், ஏற்கெனவே (சக மாணவருக்கு வந்ததைப் பார்த்துவிட்டு) நோய்க்குறிகளின் தன்மை தெரியும் என்பதால் மனஅழுத்தத்துக்கு உள்ளாகி, இந்த மனஅழுத்தமே அதே நோய்க் குறிகளாக மாற்றமடைகிறது.

5.6.3 உளவியல் காரணம் இருக்கலாம் என்று எப்போது சந்தேகப்படுவது?

நோய்க்குறிகளுக்கு உளவியல் காரணம் இருக்கலாம் என்பதைக் கண்டறிய பல துப்புகள் உள்ளன:

- 40 வயதுக்குக் குறைவாக இருந்தால், மூளைநோய் வருவதற்கான சாத்தியம் மிகவும் குறைவு;
- உடல்நலக்கோளாறு இருப்பதற்கான எந்த அறிகுறியுமே இல்லாதபோது (எடுத்துக் காட்டாக, மூளைத்தாக்கால் பாதிக்கப்பட்டவரின் முகம் ஒரு பக்கம் பக்கவாதத்தால் பாதிக்கப்பட்டிருக்கும்);
- நோய்க்குறிகள் அவ்வவ்போது மாறிக்கொண்டேயிருந்தால்;
- தேர்வு போன்ற, மனஅழுத்தத்துக்குக் காரணமான நிகழ்வுக்கான ஆதாரம் இருந்தால்;
- நோய் வந்தவர் போல் நடித்து, மன அழுத்தத்துக்கான சூழலிலிருந்து (எடுத்துக்காட்டாக, திருமணம் செய்துகொள்வதைத் தவிர்த்தல் போன்றவற்றிலிருந்து) தப்பித்துக்கொள்ள முயல்வதற்கான ஆதாரம் இருந்தால்.

5.6.4 இந்தப் பிரச்சினையை எப்படி எதிர்கொள்வது?

குடும்பத்தினரிடம் அல்லது நண்பர்களிடம் கேட்க வேண்டிய கேள்விகள்

- இது எப்படித் தொடங்கியது? முன்பு நோய் இருந்ததற்கான எந்த அறிகுறியும் இல்லாமல் திடீரென்று தோன்றும் நோய்க்குறி நிலைமாற்றப் பிறழ்வுக்கான நோய்க்குறியாக இருக்கலாம்.
- அவருக்கு அண்மையில் ஏதாவது மனஅழுத்தம் இருந்ததா? தேர்வுகள், பணியிடப் பிரச்சினை, திருமண ஏற்பாடு போன்று குறிப்பாக ஏதாவது இருந்ததா என்று விசாரிக்கவும்.

நிலைமாற்றப் பிறழ்வுக்கான நோய்க்குறிகள் இருக்கலாம் என சந்தேகப்படுபவரிடம் கேட்க வேண்டிய கேள்விகள்

- இந்தப் பிரச்சினை எப்படி ஆரம்பித்தது? வேறு உடல்சார்ந்த நோய்கள் அல்லது காயங்கள் இருக்கிறதா என்று பரிசோதித்து அறியவும்.
- எதைப் பற்றியாவது அண்மையில் அதிகமாகக் கவலைப்பட்டுக்கொண்டிருக்கிறீர்களா? குடும்பத்தில் அல்லது நெருக்கமானவரோடு ஏதாவது பிரச்சினையா என்று கேட்கவும். அவர் ஒரு மாணவராக இருந்தால், பள்ளிப் பிரச்சினைகள் மற்றும் தேர்வு முடிவுகள் பற்றிக் கேட்கவும்.
- மனச்சோர்வு மற்றும் பதற்றத்துக்கான நோய்க்குறிகள் உள்ளனவா என்பதை அறியவும் (☞ இயல் 2).

நேர்காணலின்போது கவனிக்க வேண்டியவை

- மூளையைப் பாதிக்கும் நோய்க்கான அறிகுறிகள் ஏதாவது இருக்கின்றனவா என்பதைக் கண்டறிய முயலவும் (எடுத்துக்காட்டாக, பக்கவாதத்தால் பாதிக்கப்பட்ட கைகால்கள் இருந்தால் தாங்கி நடத்தல் அல்லது மெலிந்த தசைப்பகுதி).
- சிலருக்குக் கடுமையான பாதிப்பு இருந்தாலும், தங்களுக்கு இருக்கும் நிலைமாற்றப் பிறழ்வுக்கான நோய்க்குறிகள் பற்றிக் கவலைப்படாமல் இருப்பார்கள். இவ்வாறு அக்கறை இல்லாமல் இருப்பதே, இந்த நோய்க்குறி ஏதாவது உளவியல் காரணம் இருக்கலாம் என்பதற்கான துப்பை அளிக்கும்.

நேர்காணலுக்கான சிறப்பு ஆலோசனைகள்

- பாதிக்கப்பட்டவரின் சொந்தப் பிரச்சினைகள் அவருடைய கவலைக்குக் காரணமாக இருக்கலாம். குடும்பத்தினரோ மற்றவர்களோ அருகில் இருந்தால், தன் சொந்த விஷயத்தை உங்களோடு பகிர்ந்துகொள்ள அவர் விரும்பாமல் போகலாம்.
- சிலர் ஊமைபோல மாறிவிடுவார்கள். அவர்கள் வாய்திறந்து பேசாததோடு நீங்கள் சொல்வதைக் காதுகொடுத்துக் கேட்பவர் போலவே இருக்கமாட்டார். இதனால் நீங்கள் கோபமடைந்துவிடக்கூடாது. அவர்கள் மனஅழுத்தத்தின் காரணமாக மௌனமாக இருக்கிறார்கள்; உங்கள் பணியை வேலையை உள்நோக்கத்தோடு கடுமையாக்க வேண்டும் என்பது அவர்களின் நோக்கமல்ல.

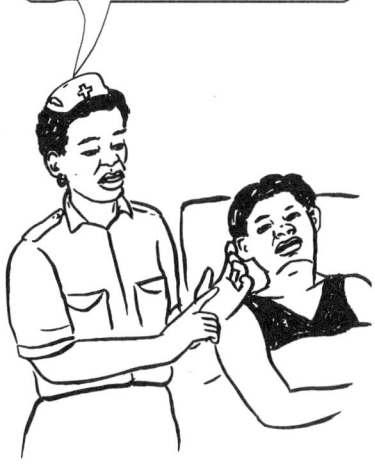

இதோ பாருங்கள், அண்மைக் காலமாக ஏதோ ஒன்றை நினைத்து நீங்கள் கவலைப்பட்டுக்கொண்டிருக்கிறீர்கள் என்பதை என்னால் புரிந்துகொள்ள முடிகிறது. இதைப் பற்றி நீங்கள் என்னிடம் கூறினால், இந்தப் பிரச்சினைக்குத் தீர்வு காண உங்களுக்கு நான் உதவ முடியும். இப்போது போய் என் வேலைகளை முடித்துவிட்டு, ஒரு மணிநேரம் கழித்து வருவேன். அப்போது நாம் பேசலாம் என்று நினைக்கிறேன்.

உடனடியாக என்ன செய்ய வேண்டும்?

- நோய்க்குறிகள் மருத்துவப் பிரச்சினைகளால் ஏற்பட்டதல்ல என்பதை உறுதி செய்துகொள்ளுங்கள்.
- உயிருக்கு ஆபத்தான நோய் எதுவுமில்லை என்பதைக் குடும்பத்தினருக்கு விளக்கிச் சொல்லுங்கள். அதே சமயம், பாதிக்கப்பட்டவர் நோய் வந்தவர் போல் நடிக்கிறார் என்ற எண்ணத்தை ஏற்படுத்திவிடாதீர்கள்.
- சில மணி நேரங்களில் அல்லது நாட்களில் நோய்க்குறிகள் மறைந்துவிடும். இந்த இடைக்காலத்தை நோயாளியுடன் சுமுக உறவை ஏற்படுத்திக்கொள்ளப் பயன்படுத்திக்கொள்ளலாம். நோய்க்குறிகள் குறித்த கவலையை அதிகமாக வெளிக்காட்டிக் கொள்ளாதீர்கள். அவர் சந்திக்கும் மனஅழுத்தத்துக் கான காரணத்தை அறிவதில் முற்படுங்கள்.
- தன்னுடைய கவலைகள் அல்லது மனஅழுத்தத்தைப் பற்றிப் பாதிக்கப்பட்டவர் வெளிப்படையாக நலப் பணியாளரிடம் கூறுவதும் நோய்க்குறிகள் வாழ்க்கைப் பிரச்சினைகளோடு நெருக்கமாகத் தொடர்புடையதை ஒத்துக்கொள்வதும் நோய் விரைவாகக் குணமடைய உதவும்.
- பிரச்சினைகளுக்கான தீர்வைப் பற்றிச் சிந்திக்க அவருக்கு ஊக்கமளியுங்கள் (☞ பிரிவு 3.2.5 தீர்வுக்கான வழிமுறைகளைப் பற்றி விளக்குகிறது).
- தொடர்ந்து மருத்துவமனையில் அனுமதிக்கப்படுவதையும் நீண்ட ஓய்வு எடுத்துக் கொள்வதையும் தவிர்க்கும் முறையில் ஆலோசனை வழங்கவும். இவ்வாறு செய்வது தனக்கு வந்துள்ளது கடுமையான நோய் அல்ல என்பதை உணரவும் நோய்க்குறிகள் தொடராமல் இருக்கவும் உதவும்.
- எந்த மருந்தையும் பரிந்துரைக்காதீர்கள்.
- ஒருவேளை அவர் மனச்சோர்வால் பாதிக்கப்பட்டிருந்தால் மட்டுமே மருந்துகள் அளிக்கவும் (☞ பிரிவு 3).

எப்போது மருத்துவரிடம் பரிந்துரைக்க வேண்டும்?

- ஒரு வாரத்துக்கு மேலாக நோய்க்குறிகள் தொடர்ந்தால்;
- நீரிழிவு அல்லது இரத்த மிகை அழுத்தம் இருந்து, கடும் காய்ச்சல் இருந்தால்;

மருத்துவ ரீதியாக விளக்க முடியாத நோய்க்குறிகள் 137

- நோய்க்குறி வெளிப்பாட்டின் காரணமாகக் காயம்பட்டிருந்தால் அல்லது 24 மணி நேரத்துக்கு அவர் எதுவும் சாப்பிடாமலோ குடிக்காமலோ இருந்தால்.

பிறகு என்ன செய்ய வேண்டும்?

ஒரு வாரத்துக்குப் பிறகும், பாதிக்கப்பட்டவர் எப்படி அப்போது உணர்கிறார் என்பதைப் பொறுத்து, மூன்று மாதம் காலம் வரையில் ஒவ்வொரு மாதமும், உங்களை வந்து பார்க்கச் சொல்லி அவருடைய நிலையைப் பரிசீலிக்கவும். இதன் மூலம் நோயாளியுடன் ஒரு சுமூக நட்பை ஏற்படுத்திக்கொள்ளவும், அவர் தன் வாழ்க்கைப் பிரச்சினைகளை எவ்வாறு சமாளிக்கிறார் என்பதை அறிந்துகொள்ளவும் உதவும்.

பெட்டிச்செய்தி 5.15. நிலைமாற்றப் பிறழ்வால் பாதிக்கப்பட்டவருக்குச் சிகிச்சை அளிக்கும்போது நினைவில் கொள்ள வேண்டியவை

- திடீரென்று வெளிப்படும் உடல் அல்லது மனம் சார்ந்த நோய்க்குறிகளுக்கு உடலியக்கம் சார்ந்த நோய் எதுவும் உள்ளதா என்பதை அறிய முற்படவும். இதுபோல் எதுவும் இல்லையென்றால் மட்டுமே நிலைமாற்றப் பிறழ்வுக் கோளாறு இருக்கலாம் என்ற முடிவுக்கு நீங்கள் வர இயலும்.
- முன்பு 'ஹிஸ்டீரியா' என்று கூறப்பட்டுவந்த கோளாறுக்கான புதிய பெயரே 'நிலைமாற்றப் பிறழ்வு.' குரல் இழத்தல், பக்கவாதம், வலிப்பு, நினைவுத்திறன் இழப்பு அல்லது குழப்பமான நிலை போன்றவையே நிலைமாற்றப் பிறழ்வுக் கோளாறுக்கான பொது நோய்க்குறிகள்.
- மன அழுத்தமே நிலைமாற்றப் பிறழ்வுக் கோளாறுக்கான அடிப்படைக் காரணம்.
- நிலைமாற்றப் பிறழ்வுக் கோளாறின் பாதிப்புக்கு ஆளானவர்களில் பெரும்பாலோர் தாங்களாகவே (எந்தச் சிகிச்சையும் பெறாமலேயே) குணமடைந்து விடுவார்கள். தங்களுக்குள்ள மனஅழுத்தத்தைப் பற்றி அவர்களைப் பேசவைப்பதே, அவர்கள் விரைவில் குணமடைய உதவும்.
- திடீரென்றும் மற்றவர்களின் கவனத்தைக் கவரும் வகையிலும் தோன்றும் நோய்க்குறிகள் காரணமாகக் குடும்பத்தினர் பயந்துபோய்க் கவலைக்குள்ளாகின்றனர். என்ன நடக்கிறது என்பதை அவர்களுக்கு விளக்கிச் சொல்லுங்கள்.

5.7 ஒரே செயலை மீண்டும் மீண்டும் செய்பவர்

ஒரே செயலைத் திரும்பத்திரும்பச் செய்யும் நடத்தைக் கோளாறு சிலரிடம் காணப்படுகிறது. துல்லியமாகக் குறிப்பிடுவதென்றால், பலமுறை கைகழுவுவது அல்லது (ஒரு நாளில்) பலமுறை குளிப்பது. ஒன்றைச் சரியாகச் செய்தோமா என்று, வீட்டின் பூட்டைப் பூட்டிவிட்டுப் பலமுறை இழுத்துப் பார்ப்பதுபோன்று, பல எடுத்துக்காட்டுகளைக் கூறலாம். இந்த நோய்க்குறிகள் 'கட்டாயச் செய்கை' என்றழைக்கப்படுகிறது. சிலருக்கு சில எண்ணங்கள் மீண்டும் மீண்டும் தோன்றிய வண்ணம் இருக்கும். அவற்றுள் பாலுறவு சிந்தனைகள் அல்லது நெருக்கமான உறவினரைக் கொல்லவேண்டும் என்கிற சிந்தனைகள் மனஅழுத்தத்தை ஏற்படுத்தக்கூடியவை. இது 'தீவிர வெறி அல்லது ஆட்டுவிப்பு' என்று அழைக்கப்படுகிறது. பெரும்பாலும் தீவிர வெறிக்கும் கட்டாயச் செய்கைக்கும் ஒரு தொடர்பு உள்ளது. எடுத்துக்காட்டாக, தான் அசுத்தமாக இருப்பதான எண்ணம் ஒருவருக்குத் தொடர்ந்து வரலாம்; குறிப்பாக ஒரு பொருளைத் தொடும்போது. இதுவே தொடர்ந்து கை கழுவச் செய்கிறது. கதவைச் சரியாகப் பூட்டவில்லை என்ற எண்ணம் ஒருவருக்குத் தொடர்ந்து வரலாம். இதுவே சரியாகக் கதவைப் பூட்டினோமா என்று சோதித்துப் பார்க்கச் செய்கிறது. ஒருமுறை அல்லது இரண்டு முறை இது நடந்தால், அது இயல்பானதாகக் கருதப்படுகிறது. ஒரு நாளில் பலமுறை நடந்தால், இது ஒருவருக்கு மனஅழுத்தத்தை ஏற்படுத்தி, அது நோயின் அறிகுறியாக வெளிப்படுகிறது.

தீவிர வெறியும் (obsessions) கட்டாயச் செய்கையும் (compulsions) ஆட்டுவிக்கும் எண்ணப் பிறழ்வு (obsessive-compulsive disorder) என்ற மனநோயின் நோய்க்குறிகளாகும்.

உண்மையில், வெகு சிலரே நலப் பணியாளரிடம் தங்களுக்குள்ள இந்த நோய்க்குறிகள் பற்றிச் சொல்லுவார்கள். இதற்குப் பதிலாக, பலரும் இந்த நோய்க்குறிகளின் காரணமாக வருத்தத்தோடு காணப்படுவர்; அடிக்கடி சோர்வாக அல்லது கவலைக்குள்ளாவதாக அல்லது மனச்சோர்வுடன் இருப்பதாகக் குறைகூறுவார்கள்.

5.7.1 இந்தப் பிரச்சினையை எப்படி எதிர்கொள்வது?

தீவிர வெறி அல்லது கட்டாயச் செய்கைக் கோளாறுக்கு ஆளானவர்களிடம் கேட்க வேண்டிய கேள்விகள்

- மீண்டும் மீண்டும் உங்கள் மனத்தில் எழும் சிந்தனைகள் ஏதாவது உண்டா? எப்படிப்பட்ட எண்ணம் உங்களுக்குத் தோன்றுகிறது? இந்த எண்ணங்கள் உங்களைப் பதற்றத்துக்கு உள்ளாக்குகின்றனவா? இவை தீவிர வெறி தொடர்பாகக் கேட்க வேண்டிய கேள்விகள்.
- ஏதாவது ஒரு செயலை மீண்டும் மீண்டும் செய்வீர்களா? அது எப்படிப்பட்ட செயல்? இவை கட்டாயச் செய்கை தொடர்பாகக் கேட்க வேண்டிய கேள்விகள்.
- நீங்கள் வருத்தமாக அல்லது மனச்சோர்வுடன் உணர்கிறீர்களா? உங்கள் அன்றாட வாழ்வில் ஆர்வம் இழந்துவிட்டதாக நினைக்கிறீர்களா? மனச்சோர்வு உள்ளதா என்பதை அறிய அது தொடர்பான கேள்விகள் கேளுங்கள் (☞ இயல் 2).

உடனடியாக என்ன செய்ய வேண்டும்?

- அவருக்கு உள்ள நோய் என்ன பாதிப்பை ஏற்படுத்துகிறது என்று கேளுங்கள். தனக்குள்ள நோய்க்குறிகளைப் பற்றி நம்பிக்கையோடும் தைரியத்தோடும் பேச, இது ஒரு வாய்ப்பாக அமையும்.
- அவருக்கு இளைப்பாறும் பயற்சியையும் சுவாசப் பயிற்சியையும் கற்றுக்கொடுங்கள் (☞ பிரிவு 3.2.3).
- தீவிர வெறியையும் கட்டாயச் செய்கையையும் எப்படித் தடுப்பது என்பதைக் கற்றுக் கொடுங்கள் (☞ பிரிவு 5.16).

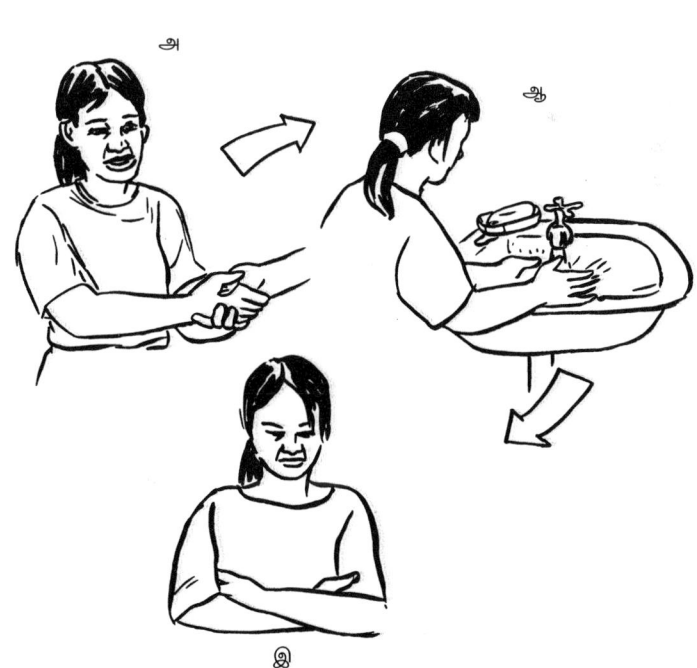

பொதுவாகக் காணப்படும் ஆட்டுவிக்கும் எண்ணப் பிறழ்வு நடத்தையின் வகை

அ. ஒருவரோடு கைகுலுக்குவது போன்று, ஏதாவது ஒன்றைத் தொட்டுவிட்டால் தாங்கள் அசுத்தப்பட்டுவிட்டதாகச் சிலர் நினைக்கிறார்கள்.

ஆ. இந்தச் சிந்தனையே யாராவது ஒருவரைத் தொடும்போதெல்லாம் தங்கள் கைகளைக் கழுவிக் கொள்ளச் செய்கிறது.

இ. இது அறிவுப்பூர்வமானது அல்ல என்பது அவர்களுக்குத் தெரியுமாதலால் அவர்கள் வருத்தமடைவதோடு மன அழுத்தத்துக்கு உள்ளாகிறார்கள்.

பெட்டிச்செய்தி 5.16. தீவிர வெறி அல்லது கட்டாயச் செய்கையின் பாதிப்பிலிருந்து ஒருவர் விடுபட எப்படி உதவலாம்?

சூழலை எதிர்கொள்ளுதலும் மறுவினையைத் தடுத்தலும் (Exposure and response prevention)

ஒருவரைத் தீவிர வெறிச் சிந்தனைக்கு அல்லது சூழலுக்கு உட்படுத்தி, அதே சமயம் இந்த எண்ணங்கள் கட்டாயச் செய்கையாக வெளிப்படுவதைத் தடுப்பது என்ற கொள்கை அடிப்படையில் அமைந்த சிகிச்சை வகை இது. இந்த நோயுள்ளவர் தனக்கு ஏற்படும் சிந்தனையின் விளைவாக உருவாகும் பதற்றத்துக்கு உள்ளாவார்; ஆனால் அதன் விளைவாக எழும் செய்கையைச் செய்ய விடாமல் தடுக்கும் போது, பதற்றத்திலிருந்து விடுபட்டு எண்ணத்தை எப்படிச் சமாளிப்பது என்று கற்றுக்கொள்ளத் தொடங்குவார். நடைமுறையில் இந்தச் சிகிச்சை எப்படிப் பயன்படுகிறது என்பதைக் கை கழுவுதல் போன்ற ஒரு பொதுவான கட்டாயச் செய்கையை முன்னிறுத்திப் பார்ப்போம்.

- எந்தச் சூழலில் கைகழுவ வேண்டும் என்ற எண்ணம் தோன்றுகிறது என்று அவரிடம் கேளுங்கள். எடுத்துக்காட்டாக, வீட்டில் எங்காவது குப்பையை அல்லது அழுக்கைப் பார்த்தால், கைகழுவ வேண்டும் என்று தோன்றுவதாக அவர் கூறலாம்.
- சிகிச்சையை அவருக்கு விளக்குங்கள்; குறிப்பாக அவர் பதற்றத்துக்கு உள்ளாகலாம். இது நாம் எதிர்பார்த்ததுதான் என்றாலும், இது குணமடையும் வழிமுறையில் ஒரு பகுதியே.
- மருத்துவமனையில் எங்கு அழுக்காக இருக்கிறது என்று கண்டுபிடிக்கச் சொல்லவும். அவர் சொல்லும் போது, கைகழுவும் ஆவலை அடக்கச் சொல்லுங்கள். அவர் பதற்றமடைவார் என்றாலும், ஓரளவுக்குப் பதற்றம் குறையும்.
- இதைச் செய்து முடித்ததும், இது போலவே வீட்டிலும் அவர் அடக்கிக்கொள்ள வேண்டும் என்று கூறுங்கள்.
- சிகிச்சை எப்படிப் பலனளித்துள்ளது என்பதை அறிய ஒரு வாரம் கழித்து வந்து உங்களைப் பார்க்கச் சொல்லுங்கள்; அவரால் செய்ய முடியாமல் போனால், காரணம் என்னவென்று கண்டறிந்து மீண்டும் முயற்சி செய்யச் சொல்லுங்கள்.

தீவிர வெறிச் சிந்தனைக்கு மட்டும் சிகிச்சை அளித்தல்

கட்டாயச் செய்கைக்கான தூண்டுதல் எதுவும் இல்லாமல் கவலைக்குள்ளாக்கும் எண்ணங்களைச் சிலர் அனுபவிப்பார்கள். இவர்கள் இந்தச் சிந்தனையிலிருந்து விடுபட அல்லது தவிர்க்க மனதளவில் வேறு ஏதாவது திசை திருப்பும் வழியைக் கையாள்வார்கள். இதற்கான சிகிச்சையும் ஒன்றுதான்: கவலைக் குள்ளாக்கும் அல்லது பயமுறுத்தும் எண்ணங்களை நினைத்துப் பார்க்கச் சொல்லி, வழக்கமான திசை திருப்பும் வழியைக் கையாளாமல் தடுக்கும்போது, இவருடைய நிலையில் கொஞ்சம் கொஞ்சமாக முன்னேற்றம் ஏற்படும். தொடர்ச்சியாக, அதுவும் குறிப்பாக வீட்டில் பயிற்சி செய்வதே, இதற்கான தீர்வாகும்.

பின்பற்ற வேண்டிய படிநிலைகள்

- வேண்டுமென்றே குறிப்பிட்ட காலத்துக்கு, ஒரு நிமிடம் என்று வைத்துக் கொள்வோம், கவலைக்குள்ளாக்கும் விஷயத்தைப் பற்றிச் சிந்திக்க வேண்டும்; பிறகு படிப்படியாக இந்த நேரத்தை அதிகப்படுத்திக்கொண்டே செல்ல வேண்டும்;
- இந்தச் சிந்தனைகளைத் தொடர்ந்து எழுதிக்கொண்டே வரவேண்டும்;
- உங்கள் சிந்தனையைத் திசை திருப்பக் கையாளும் வழியைத் தவிர்க்க வேண்டும்;
- சிந்திப்பதை அப்படியே நிறுத்தவும்.

கடைசியாகக் கூறப்பட்ட, சிந்தனை நிறுத்தும் உத்தியின்படி தன் மனதில் தீவிர வெறியை ஏற்படுத்தும் சிந்தனையை எண்ணியதும், மனத்தை அப்படியே கட்டுப்படுத்தி *நிறுத்து* என்று உறுதியாகச் சொல்வதே இந்தப் பயிற்சியின் பயனாகும். இதற்குப் பதிலாக, ஆர்வமூட்டும் அல்லது ஓய்வளிக்கும் ஒரு மாற்றுச் சிந்தனையை அல்லது காட்சியை அவர் உருவகிக்கிறார். இந்தச் சிகிச்சையைத் தொடங்குவதற்கு முன், அவருக்குத் தோன்றும் தீவிர வெறிச் சிந்தனை அல்லது மாற்றுச் சிந்தனைகளைப் பட்டியலிட்டுக்கொள்ள வேண்டும். மேலே கூறிய சிகிச்சையைப் போல, முதலில் உங்களோடும் பிறகு தனியே குறிப்பிட்ட காலத்துக்கு வீட்டிலும் அவர் இந்தப் பயிற்சியை மேற்கொள்ள வேண்டும்; தீவிர வெறிச் சிந்தனை அவருக்குத் தோன்றுவது நிற்கும்வரையில் இந்தப் பயிற்சியைத் தொடரலாம்.

- மருத்துவச் சிகிச்சையை முயற்சிசெய்து பாருங்கள்:
  - ஆறுவார காலத்துக்குத் தினமும் 20 மி.கி. ஃப்ளுவோக்ஸடின் மாத்திரை கொடுங்கள்; எந்த முன்னேற்றமும் இல்லையென்றால், தினமும் 40 மி.கி. மாத்திரை தரவும். குறைந்தது ஆறு மாத காலத்துக்கு மாத்திரையைத் தொடரச் சொல்லுங்கள்.
  - ஆட்டுவிக்கும் எண்ணப் பிறழ்வுக்குப் பயனுள்ள மருந்தாக விளங்குவது, டிரைசைக்ளிக் மனச்சோர்வு நீக்கியான குளோமிபிரமைன். தினமும் இரவில் 25 மி.கி. மாத்திரை சாப்பிடச் சொல்லி, மூன்று அல்லது நான்கு நாட்களுக்கு ஒருமுறை மருந்தளவை அதிகப்படுத்தி 150 மி.கி. மாத்திரை வரையில் இரவில் சாப்பிடப் பரிந்துரைக்கலாம்.

எப்போது மருத்துவரிடம் பரிந்துரைக்க வேண்டும்?

மேற்குறிப்பிட்ட வழிமுறைகள் பயனுள்ளவையாக இல்லாத நிலையில், மருத்துவரிடம் காட்டுமாறு பரிந்துரைக்கலாம்.

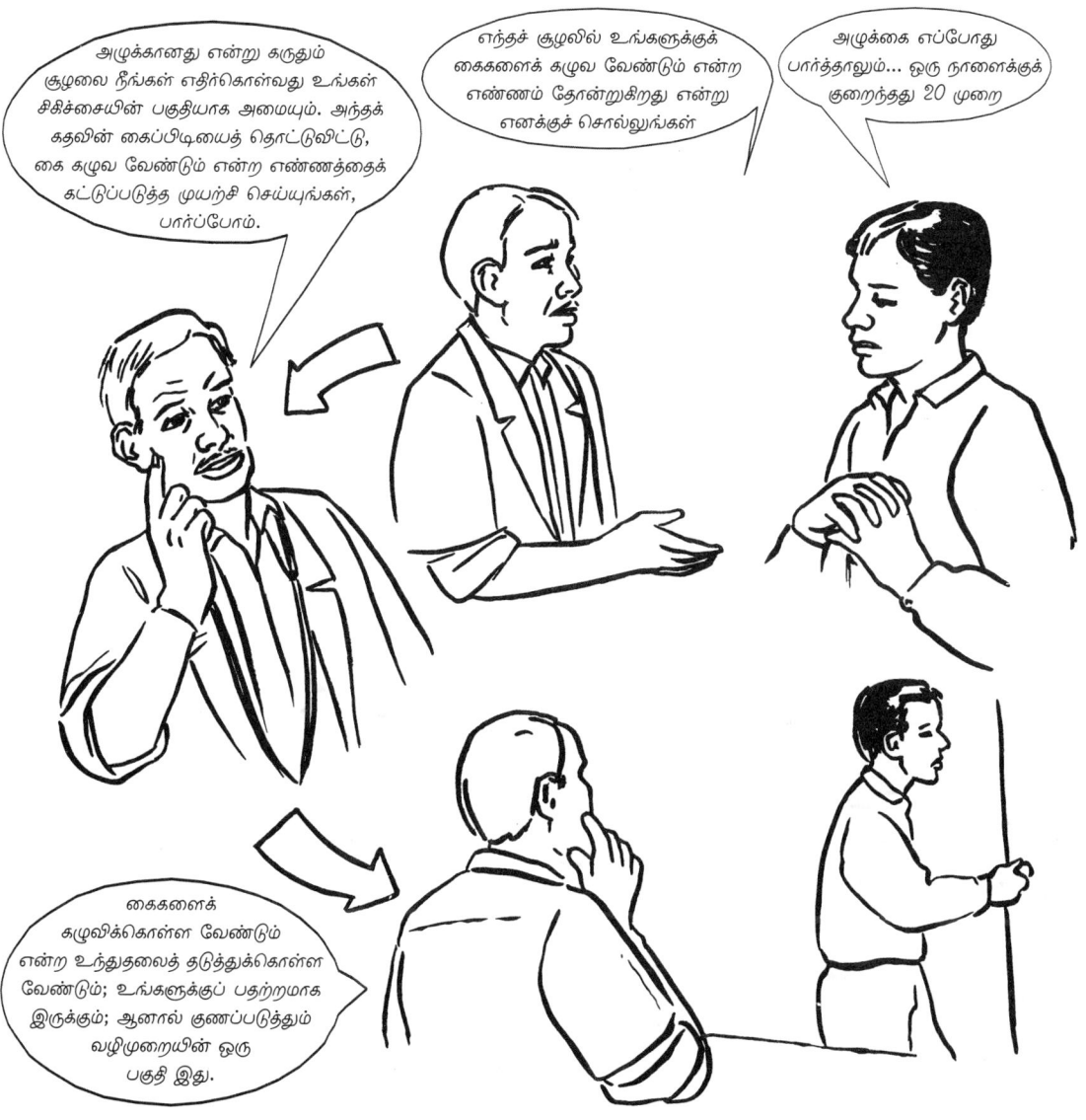

பெட்டிச்செய்தி 5.17. தீவிர வெறி மற்றும் கட்டாயச் செய்கைக்குச் சிகிச்சை அளிக்கும்போது நினைவில் கொள்ள வேண்டியவை

- ஒருவர் தொடர்ந்து ஒன்றைச் செய்வதே கட்டாயச் செய்கை; தொடர்ந்து ஒருவர் ஒன்றைப் பற்றியே சிந்தனை செய்து கொண்டிருப்பது தீவிர வெறி. இது ஆட்டுவிக்கும் எண்ணப் பிறழ்வு நோயின் விளைவாக ஏற்படும்.
- தொடர்ந்தும் அடிக்கடியும் கைகளைக் கழுவிக்கொள்வது அல்லது மீண்டும் மீண்டும் ஒன்றைச் சோதனை செய்வது பொது வகை கட்டாயச் செய்கைகள்.
- ஆட்டுவிக்கும் எண்ணப் பிறழ்வு நோய் பொதுவாகக் காணப்படும் நோய் இல்லையென்றாலும், இது மனஅழுத்தத்தையும் ஊனத்தையும் விளைவிக்கும்.
- எளிதான கலந்தாலோசனை உத்திகள் மற்றும் மனச்சோர்வு நீக்கிகள், ஆட்டுவிக்கும் எண்ணப் பிறழ்வு நோயால் பாதிக்கப்பட்டவர்களுக்கு உதவும்.

இயல் 6

பிரச்சினைகளை உருவாக்கும் பழக்கங்கள்

6.1 மிதமிஞ்சி மது அருந்துபவர்

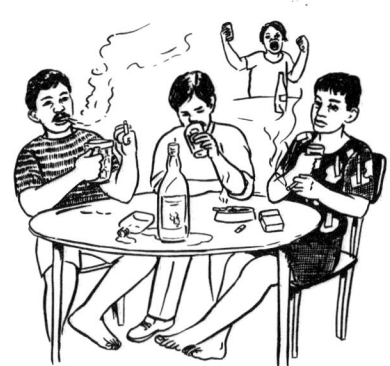

உலகம் முழுதும் பல்வேறு பண்பாடுகளில் மதுபானங்கள் பயன்படுத்தப்பட்டுவருகின்றன. இவற்றில் சில உலகம் முழுவதற்கும் பொதுவானது; எடுத்துக்காட்டாக, பீர், விஸ்கி போன்றவை. மற்றவை உள்ளூர் கலாச்சாரத்துக்கு மட்டுமே உரியவை; சிம்பாவேயில் சிபுக்கு, (இந்தியாவின்) கோவாவில் ஃபெனி போன்றவை மிகவும் பிரபலமானவை. சில இடங்களில் வீட்டிலேயே மது காய்ச்சப்படுகிறது. சட்டவிரோதமாகத் தயாரிக்கப்படும் மதுவில் ஆபத்தான, சிலவேளைகளில் உயிருக்கு ஆபத்துவிளைவிக்கக்கூடிய, வேதிப்பொருள்கள் இருக்கலாம். பெரும்பாலோர் நண்பர்களோடு இணைந்து எப்போதாவது ஒருமுறை குடிப்பார்கள். வேறு சிலர் தொடர்ந்து தினமும் மது அருந்தினாலும், குறைந்த அளவு மட்டுமே மது அருந்துவார்கள். ஆனால் சிலர் மிதமிஞ்சி குடிக்கும் பழக்கத்துக்கு ஆளாகியிருப்பார்கள். அப்படிப்பட்டவர்களைப் பற்றி மட்டும்தான் நீங்கள் கவலைப்பட வேண்டும்.

6.1.1 எவ்வளவு குடித்தால் அது 'மிதமிஞ்சி' குடிப்பதாகும்?

ஒருவரின் ஆரோக்கியத்துக்கு அல்லது சமூகச் சூழலுக்குப் பிரச்சினை ஏற்படும்போது, அவர் மிதமிஞ்சி மது அருந்துகிறார் என்பது பொருள். சிலர் அளவுக்கு அதிகமாக மது அருந்துவார்கள் (☞ பெட்டிச்செய்தி 6.1). இருப்பினும் இயல்பான வாழ்க்கை முறையைக் கடைப்பிடிப்பார்கள். இவர்களைப் பற்றியும் நீங்கள் கவலைப்பட்டாக வேண்டும்; ஏனென்றால், இந்த மதுப்பழக்கம் வெகு விரைவில் அவர்களின் ஆரோக்கியத்தைப் பாதிக்கப்போகிறது. சிலர் மது அருந்துவதால் தங்களுக்கு எந்தப் பாதிப்பும் இல்லை என்று கூறுவார்கள்; அவர்களுக்கு எந்தப் பிரச்சினையும் இல்லை என்பது போன்ற ஒரு தோற்றத்தை உருவாக்குவார்கள். உண்மையில், மதுவின் போதைக்கு உடல் பழக்கப்பட்டுவிட்டால், இது தாங்குதிறன் என்று அழைக்கப்படுகிறது. தாங்குதிறன் என்பதே அவர் மிதமிஞ்சிக் குடிக்கிறார் என்பதன் அறிகுறியாகும்.
மது அருந்துபவரின் உடல்நலம் பாதிக்கப்படும்போது, பிரச்சினை மிக மோசமாக மாறிவிடுகிறது. இதன் காரணமாக, மதுப்பிரச்சினையைத் தொடக்கத்திலேயே கண்டறிவது ஆரோக்கியத்தை மேம்படுத்தவும் கடும் நோயைத் தடுக்கவும் மேற்கொள்ளும் முக்கிய முயற்சியாக அமையும்.

மிதமிஞ்சிக் குடிப்பவர்கள் தினமும் மது அருந்துபவர்களாக இருப்பார்கள். வேறுவகை மதுப்பழக்கம் ஒன்று உண்டு; அது மிகவும் ஆபத்தானது. அதாவது ஒரு நேரத்தில் சில நாட்கள் மட்டும் மிதமிஞ்சிக் குடிப்பது. எடுத்துக்காட்டாக, சிலர் வாரக் கடைசியில் மட்டும் மது அருந்துவார்கள்; ஆனால் மிக அதிகமாகக் குடிப்பார்கள். இதை 'கண்மண் தெரியாமல்' குடிப்பது என்று குறிப்பிடலாம். மது அருந்துவது எந்தச் சூழலில் அனுமதிக்கப்படக் கூடாது அல்லது மிகவும் கவனமாகக் கையாளப்பட வேண்டும் என்பதைப் பெட்டிச்செய்தி 6.2 விளக்குகிறது.

பெட்டிச்செய்தி 6.1. மிதமிஞ்சிக் குடித்தல்: எவ்வளவு குடிப்பது மிதமிஞ்சிக் குடிப்பதாகும்?

இந்த அட்டவணையைப் பயன்படுத்தி, ஒருவர் எவ்வளவு குடிக்கிறார் என்பதை உங்களால் கணக்கிட முடியும்.

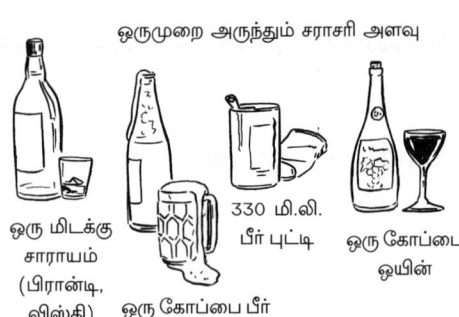

ஒருமுறை அருந்தும் சராசரி அளவு
ஒரு மிடக்கு சாராயம் (பிராண்டி, விஸ்கி)
ஒரு கோப்பை பீர்
330 மி.லி. பீர் புட்டி
ஒரு கோப்பை ஒயின்

- ஒரு நாளைக்கு மூன்று (சராசரி அளவீடு) முறை (அல்லது ஒரு வாரத்துக்கு 21 முறை) குடித்தால், அவர் மிதமிஞ்சிக் குடிக்கிறார் என்பது பொருள்.
- ஒரு பெண் ஒரு நாளைக்கு இரண்டு (சராசரி அளவீடு) முறை (அல்லது ஒரு வாரத்துக்கு 14 முறை) குடித்தால், மிதமிஞ்சிக் குடிக்கிறாள் என்பது பொருள்.
- காலையில் தூங்கி எழுந்ததுமே குடித்தாக வேண்டிய கட்டாயத்தில் ஒருவர் இருந்தால், அவர் அளவுக்கு அதிகமாகக் குடிக்கிறார் என்பது பொருள்.
- மது அருந்துவதால் ஒருவருக்கு ஒன்றுக்கு மேற்பட்ட ஆரோக்கியப் பிரச்சினை அல்லது சமூக சூழலில் பிரச்சினை இருந்தால், அவர் மிதமிஞ்சி மது அருந்துகிறார் என்பது பொருள்.

பெட்டிச்செய்தி 6.2. எங்கு அல்லது எப்போது மது அருந்தலாம், அல்லது எச்சரிக்கையோடு மட்டும் மது அருந்தலாம்

மது முற்றிலும் தடைசெய்யப்பட்ட சூழல்கள்:

- வாகனம் ஓட்டும்போது.
- இயந்திரத்தை அல்லது சாதனத்தை இயக்கும்போது.
- அடுத்தடுத்து வலிப்புக்கு ஆளானவர் (மருந்துகளால் கட்டுப்படுத்த முடியாத அளவுக்கு).
- உடற்பயிற்சி செய்வதற்கு முன்.

மது அருந்தலாம், ஆனால் எச்சரிக்கையோடு கையாள வேண்டிய சூழல்கள்

- ஒருவரின் பண்பாடு அனுமதிக்கும் பட்சத்தில், பெற்றோர்களின் மேற்பார்வையுடன், சிறப்புச்சூழல்களில் சிறுவர்கள் மது அருந்தலாம்.
- கருவுற்ற பெண் அல்லது தாய்ப்பால் தரும் தாய்.
- மனநோய் எதிர்ப்பு மருந்துகள் அல்லது நீரிழிவு, வலிப்பு போன்றவற்றுக்கு மருந்து சாப்பிடும் நிலையில்.
- கல்லீரல், இதயம், சிறுநீரகப் பாதிப்பு அல்லது நீரிழிவு.

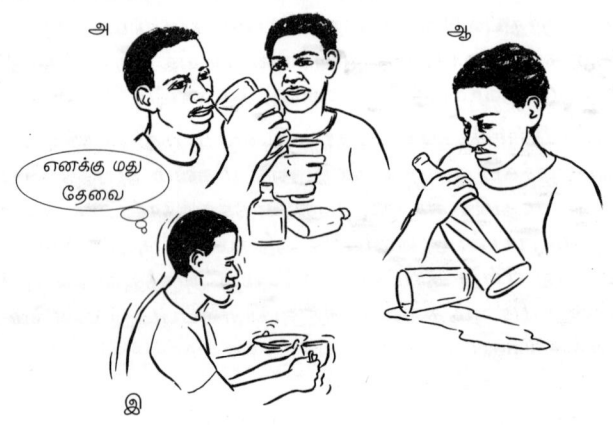

எவ்வாறு போதைப்பழக்கத்துக்கு அடிமையாகிறோம்?

அ. குடிப்பவர்களில் பெரும்பாலோர், நண்பர்களுடன் சேர்ந்து சகஜமாக மது அருந்துகிறார்கள்.

ஆ. சில நேரங்களில் மது அருந்தும் உணர்வு வலிமையடைந்து, ஒருவர் அதிகமாகக் குடிக்கலாம், அதுவும் தனியாக.

இ. இப்படியாக மதுப்பழக்கம் அதிகமாகி, அவர் காலையில் தூங்கி எழுந்ததும் மது அருந்தத் தொடங்கலாம்.

அ
எனக்கு மது தேவை

6.1.2 ஏன் சிலர் அளவுக்கு மீறிக் குடிக்கிறார்கள்?

பெரும்பாலானவர்கள் தங்கள் பதின்பருவத்தில் (☞ பிரிவு 9.6) முயற்சி செய்து பார்ப்போமே என்ற எண்ணத்தில் குடிக்கத் தொடங்குகிறார்கள். எளிதாகக் கிடைப்பதும் மற்றவர்களின் தூண்டுதலுமே குடிக்கத் தொடங்குவதற்கான முக்கியக் காரணங்கள். பதின்பருவ இளைஞர்களில் பலர், மது அருந்திச் சோதனை செய்துபார்க்கும் பட்சத்தில், சிலர் மட்டும் தொடர்ந்து குடிக்கத் தொடங்கிவிடுகிறார்கள். பெரும்பாலோர் சுய உணர்வோடு குடித்து, தங்கள் ஆரோக்கியத்துக்கோ குடும்ப வாழக்கைக்கோ பிரச்சினை எதுவும் இல்லாமல் பார்த்துக் கொள்கிறார்கள். மதுப்பழக்கம் பின்னாளில்கூட தொடங்கலாம்; அதாவது மனஅழுத்தத்தின் காரணமாக நடுத்தர வயதில். தங்கள் கஷ்டங்களை மறக்க மதுவின் உதவியை நாடும்போது, மதுசார்ந்த பிரச்சினைகள் உருவாகலாம். தொடர்ச்சியாக மது அருந்துபவர்களில் சிலர், உடல் ரீதியாக மற்றும் உளவியல் ரீதியாகக் குடித்தே தீர வேண்டும் என்கிற தேவையை வளர்த்துக் கொள்கிறார்கள். இதுவே 'மதுவுக்கு அடிமையாதல்' அல்லது மதுப்பழக்கத்துக்கு உள்ளாதல் என்று அழைக்கப்படுகிறது. மதுவுக்கு அடிமையானவருக்குக் குடிக்க மது கிடைக்காவிட்டால், அவர் உடல்நலமற்றவராக உணர்கிறார். இது 'போதைநிறுத்தப் பின்விளைவு' என்று குறிப்பிடப் படுகிறது. உடனடியாக மது அருந்தினால், இந்தப் பின்விளைவு தற்காலிகமாக நீங்கியது போல உணர்வார்கள்; இது மேலும் மது அருந்தத் தூண்டும். இவ்வாறு மது அருந்தும் பழக்கம் தொடர்ந்து கொண்டே இருக்கும்.

6.1.3 ஒருவர் மிதமிஞ்சிக் குடிப்பதால் அவருக்கும் அவருடைய குடும்பத்துக்கும் என்ன நேர்கிறது?

முதலில், மிதமிஞ்சிய குடி ஒருவருடைய ஆரோக்கியத்தைச் சீரழிக்கிறது. இவ்வாறு அளவுக்கு அதிகமாகக் குடிப்பதால் சில நோய்க்குறிகள் வெளிப்படும்:

- குறுகிய கால நினைவிழப்பு – குடித்த பிறகு என்ன நடந்தது என்பது பற்றிய நினைவே இல்லாத நிலை;
- கடுப்படைதல், நடுக்கம் போன்ற போதைநிறுத்த வெளிப்பாடுகள்; மோசமான நிலையில் குழப்பமும் வலிப்பும் தோன்றுதல் (☞ பிரிவு 4.2, 4.5);
- வாகனம் ஓட்டும்போது, விபத்து;
- வயிற்றில் இரத்தக்கசிவு;
- மஞ்சள் காமாலை, கல்லீரல் நோய்;
- ஆண்மைக் குறைவு (☞ பிரிவு 5.5);
- மனச்சோர்வும் தற்கொலைச் சிந்தனையும் (☞ பிரிவு 4.4);
- உறக்கம் சார்ந்த பிரச்சினைகள் (☞ பிரிவு 4.3);
- பிறழ் நம்பிக்கையும் மாயத்தோற்றமும் (☞ பிரிவு 4.3);
- மூளைப் பாதிப்பு;
- பாதுகாப்பற்ற முறையில் உடலுறவு கொள்வதால் எச்ஐவி/ எய்ட்ஸ் நோய்களும் பாலுறவுத் தொற்றுகளும்;
- வயிற்றில் உள்ள சிசுவுக்குப் பாதிப்பு (கருவுற்ற தாய்மார் அதிகமாக மது அருந்தும்போது);

மேலே குறிப்பிட்ட உடலியக்கம் சார்ந்த பிரச்சினைகளோடு, மது அருந்துவதால் சமூக வாழ்விலும் பல பிரச்சினைகளை எதிர்கொள்ள வேண்டியிருக்கும்:

- பணி செய்யும் திறன் குறைவதோடு, சம்பாதிப்பதில் மதுவுக்கே பெரும்பகுதி செலவழிவதால் குடும்பத்தில் வறுமை;
- வீட்டிலும் சமூகத்திலும் வன்செயலை வெளிப்படுத்துதல் (☞ பிரிவு 7.2);

- வேலை இழப்பு;
- குடும்பத்தைப் புறக்கணித்தல்; இதனால் மணமுறிவு;
- சட்டம் சார்ந்த பிரச்சினைகள்.

6.1.4 மதுப் பிரச்சினை ஒருவரிடம் உள்ளதாக நீங்கள் எப்போது சந்தேகப்பட வேண்டும்?

உடல்நிலை மோசமாகும்வரையில், எந்த உதவியையும் மது அருந்துவோரில் பலர் நாடுவதில்லை. அப்படியே நாடினாலும், அவர்கள் மது அருந்துவது கண்டுபிடிக்கப்படாமல் உள்ளது அல்லது சிகிச்சை அளிக்கப்படாமல் விடப்படுகிறது. ஆரோக்கியம் சார்ந்த பல பிரச்சினைகளுக்கு மதுப்பழக்கம் காரணம் என்பதை முக்கியமாக அறிந்திருக்க வேண்டும். உங்களிடம் ஆலோசனைக்கு ஒருவர் வரும்போது, அவருக்கு மது அருந்தும் பழக்கம் உண்டா என்று சுருக்கமாகக் கேட்க வேண்டும். ஆனால், பின்வரும் நோய்க்குறிகளோடு வருகிறவர்களிடம் கட்டாயம் முக்கியத்துவம் அளித்து மதுப்பழக்கம் குறித்தக் கேள்விகளைக் கேளுங்கள்:

- விளக்கப்படாத விபத்துகள் அல்லது காயங்கள்;
- வயிற்றில் எரிச்சல் அல்லது இரத்த வாந்தி;
- உறவினர்களோடும் நண்பர்களோடும் உறவுச் சிக்கல்கள்;
- தொடர்ந்து அல்லது அடுத்தடுத்து நோயுறுதல் மற்றும் பணிக்குச் செல்லாமை;
- மனச்சோர்வு, பதற்றநோய் போன்ற மனநோய்ப் பிரச்சினைகள்;
- உறக்கம் சார்ந்த பிரச்சினைகள்;
- ஆண்மைக் குறைவு போன்ற பாலுறவுப் பிரச்சினைகள்.

6.1.5 பாலினமும் மதுப்பழக்கமும்

பிரச்சினை உருவாகும் அளவுக்கு மதுப்பழக்கம் இருப்பது, ஆண்களிடம் மட்டுமே. மதுவினால் பிரச்சினைக்கு உள்ளாவது ஆண்கள்தான் என்பதே உண்மை. பெண்களும் மதுப்பழக்கத்துக்கு ஆளாகலாம். பல சமூகங்களில் போதைக்கு அடிமையாகும் பழக்கம் பெண்களிடமும் காணப்படுகிறது. பெண்களிடம் போதைப்பழக்கம் இருந்தால், அது வேறு வகையில் அவர்களைப் பாதிக்கிறது:

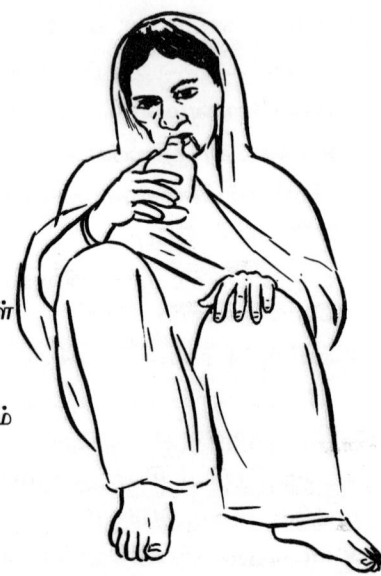

- மதுவின் நச்சுத் தன்மைக்குப் பெண்கள் எளிதில் ஆளாவார்கள்; இதன் காரணமாக, 'பாதுகாப்பான' மது அருந்தும் எல்லை என்பது பெண்களுக்குக் குறைவாகவே உள்ளது (☞ பெட்டிச்செய்தி 6.1).
- கருவுற்ற நிலையில் மது அருந்துவது, கருவில் உள்ள குழந்தைக்குப் பல மோசமான பிரச்சினைகளை உருவாக்கி விடும். எடுத்துக்காட்டாக, மனவளர்ச்சிக் குறைபாடு, பிறவிக் கோளாறுகள் போன்றவை.
- மது அருந்துவது அவமானமாகக் கருதப்படுவதால், பெண்கள் வீட்டிலேயே மது அருந்துகிறார்கள். எக்காரணத்தை முன்னிட்டும் இதைப் பற்றி நலப் பணியாளரிடம் பேச மாட்டார்கள் என்பதால், இந்தப் பிரச்சினைக்கான உதவியும் அவர்களுக்குக் கிடைக்காமல் போகிறது.
- பாலினம் சார்ந்த பல்வேறு மனஅழுத்தங்களுக்குப் பெண்கள் ஆளாக நேர்வதால், அதைச் சமாளிக்க அவர்கள் எளிதாக மதுவை நாடுகிறார்கள்.

- பெண்ணைப் போலவே அவளுடைய கணவனும் மிதமிஞ்சி மது அருந்தும் பழக்கம் உள்ளவராக இருந்தால், உடல் ரீதியாகவும் உணர்வு ரீதியாகவும் அந்தப் பெண் வன்செயலுக்கு ஆளாகக் கூடும்.

6.1.6 இந்தப் பிரச்சினையை எப்படி எதிர்கொள்வது?

குடும்பத்தாரிடமும் நண்பர்களிடமும் கேட்க வேண்டிய கேள்விகள்

- அண்மைக் காலமாகத்தான் அவர் குடிக்கத் தொடங்கியுள்ளாரா?
- அவர் மது அருந்துவது உங்களுக்குக் கவலை அளிக்கிறதா? ஏன்?
- அவர் காலையிலேயே குடிக்கிறாரா?

மேற்கண்ட கேள்விகளுக்கான பதில் 'ஆம்' என்றால், அவருக்கு மதுப்பழக்கம் சார்ந்த பிரச்சினைகள் இருக்கின்றன என்பது பொருள்.

மிதமிஞ்சிக் குடிப்பவரிடம் கேட்க வேண்டிய கேள்விகள்

- மது அருந்தும் வழக்கத்தைப் பற்றிக் கூறுங்கள்.
- அண்மைக் காலமாக, வழக்கத்துக்கும் அதிகமாக மது அருந்துகிறீர்களா?

ஆம் என்றால், இந்த மூன்று கேள்விகளை மேலும் கேளுங்கள்:

- தொடங்கியதிலிருந்து, இனி மது அருந்துவதை நிறுத்த முடியாது என்று கடந்த காலத்தில் எப்போது நினைக்கத் தொடங்கினீர்கள்?
- கடந்த காலத்தில், எத்தனை தடவை காலையிலேயே மது அருந்தாமல் இருக்க முடியாது என்று எண்ணத் தொடங்கினீர்கள்?
- மதுப்பழக்கத்தால், இயல்பாக உங்களிடம் எதிர்பார்க்கப்படுவதைச் செய்யாமல் போனது, கடந்த ஆண்டில் எத்தனை முறை?

மேற்கண்ட கேள்விகளில் ஏதாவது ஒன்றுக்கு 'மாதம் ஒருமுறை' என்ற பதில் உங்களுக்குக் கிடைத்தால், நிச்சயமாக அவரிடம் மதுப்பழக்கம் சார்ந்த பிரச்சினைகள் உள்ளன என்று நீங்கள் சந்தேகப்படுவதோடு, அவருடைய மதுப்பழக்கத்தைப் பற்றி விரிவாக அறிந்துகொள்ளப் பின்வரும் முறையில் கேள்விகள் கேட்கலாம்:

- நீங்கள் எந்த வகை மதுவை அருந்துகிறீர்கள் (எடுத்துக்காட்டாக, விஸ்கி, பீர்)?
- தினமும் எவ்வளவு மது அருந்துவீர்கள்? வாரத்தில் சில நாட்கள் மட்டுமே மது அருந்துவதாக ஒருவர் தெரிவித்தால், வாரத்தில் மொத்தமாக எவ்வளவு நாட்கள், எந்த அளவுக்குக் குடிப்பார் என்று கேளுங்கள்.
- அவருடைய ஆரோக்கியத்தை மதுப்பழக்கம் எவ்வாறு பாதிக்கிறது என்ற கேள்வியைக் கேளுங்கள். தன் உடல்நலம் மதுவால் கெடுகிறது என்ற எண்ணத்தை ஏற்படுத்த இந்தக் கேள்வி உதவும்.
- மது அருந்துவதை நிறுத்த முயற்சி செய்தீர்களா? அப்படி நிறுத்தியபோது என்ன நடந்தது?
- உங்கள் மதுப்பழக்கத்தை நிறுத்த நான் உதவட்டுமா? அவர் மது அருந்துவதை நிறுத்த விரும்புகிறாரா என்பதை அறிந்துகொள்ள, நீங்கள் கடைசியாகக் கேட்கும் இரண்டு கேள்விகள் உதவும்.

நேர்காணலின்போது கவனிக்க வேண்டியவை

- ஆலோசனை கேட்க வந்துள்ளவர் பதற்றமாகவோ பரபரப்பாகவோ பொறுமை இல்லாமலோ காணப்படுகிறாரா என்பதைக் கவனியுங்கள். இவை மது அருந்தாததன் அறிகுறிகளாக இருக்கலாம்.

- மது குடித்திருக்கும் வாசனை வருகிறதா?
- காயம், தழும்பு, சிராய்ப்பு போன்றவை உள்ளனவா?
- மஞ்சள் காமாலை போன்று கல்லீரல் சார்ந்த நோய்கள் உள்ளனவா என்று சோதனை செய்யுங்கள்.
- இயல்பாகவோ அல்லது தடுமாறாமல் நிலையாகவோ இருக்க இயலாமை போன்ற, மூளை நோய்களுக்கான அறிகுறிகள்.

நேர்காணலுக்கான சிறப்பு ஆலோசனைகள்

- ஆலோசனை கேட்க வந்துள்ளவரிடம் தனியாகப் பேசுங்கள். ஆரம்பத்தில் இயல்பான சூழலை உருவாக்கச் சாதாரணமாக உரையாடுங்கள்; அவர் உங்களோடு பகிர்ந்துகொள்ளும் தகவல்கள் இரகசியமாகப் பாதுகாக்கப்படும் என்று விளக்கிக் கூறுங்கள். உங்களை முழுமையாக நம்பலாம் என்று கருதிவிட்டால், தங்கள் குடிப்பழக்கத்தைப் பற்றி உங்களோடு பேசத் தயங்க மாட்டார்கள்.
- மதுப்பழக்கம் பற்றிய தார்மீகமான கண்ணோட்டத்தைக் கொண்டிருக்காதீர்கள். அப்படியே மது அருந்துவது தவறு என்று நீங்கள் கருதினாலும், உங்கள் நோக்கம் மதுப்பழக்கத்துக்கு அடிமையானவருக்கு உதவுவதுதான்.

மதுப்பழக்கம் உள்ளவருக்கு என்ன உதவி செய்வது?

பொதுவாக, மதுப்பழக்கம் உள்ளவரின் உடலியக்கப் பிரச்சினைகளுக்கு மட்டுமே மருத்துவப் பணியாளர்கள் சிகிச்சை அளிப்பார்கள். மதுப்பழக்கத்துக்கும் சிகிச்சை தராத பட்சத்தில், பாதிக்கப்பட்டவர் முழுமையாகக் குணம்பெற வாய்ப்பில்லை. மதுப்பழக்கத்திலிருந்து மீண்டுவருவதற்குமுன் மூன்று நிலைகள் உள்ளன:

- மதுவினால் பிரச்சினை உள்ளது என்று ஒத்துக்கொள்ளுதல்;
- மது அருந்துவதைக் குறைத்தல் அல்லது முழுமையாக நிறுத்துதல்;
- மது அருந்தாத நிலை.

மது அருந்துவதால் பிரச்சினை உள்ளது என்று ஒருவர் ஒத்துக்கொள்வது, அவசியமான முதல் படி ஆகும். பொதுவாகக் குடிகாரர்கள் மருத்துவ நிலையத்துக்கு வருவது என்பது குடும்பத்தினரின் கட்டாயத்தால்தான். எனவே, குடிகாரர்களிடம் கோபம் கொள்ளாமல் இருக்க வேண்டியது முக்கியம். அதற்குப் பதிலாக, வேறு பிரச்சினைகளைப் பற்றி (பணி அல்லது ஆரோக்கியம்) பேசிக்கொண்டே, மதுப்பழக்கத்தால் அவருடைய வாழ்க்கையில் ஏற்படும் பாதிப்புகளைத் தொடர்புபடுத்துங்கள். தனக்குப் பிரச்சினை இருக்கிறது என்று உணராதவருக்கு வலிந்து சிகிச்சை அளிப்பதால், அவர் மதுப்பழக்கத்தைக் கைவிட வாய்ப்பே இல்லை. அதற்குப் பதிலாகப் பாதிக்கப்பட்டவரிடமிருந்தே அவருடைய நடத்தையை மாற்றிக்கொள்வதற்கான காரணங்களைப் பட்டியலிடச் சொல்லலாம்; அதன் மூலம் அவரிடம் ஊக்கத்தை வளர்த்தெடுக்கலாம். எடுத்துக்காட்டாக, 'ஆரோக்கியமாக உணர்தல்', 'வேறு செலவுக்கு அதிகப் பணம் செலவழித்தல்' 'மனைவியுடனான உறவைச் சீர்படுத்துதல்' போன்றவை.

தன்னிடம் பிரச்சினை இருக்கிறது என்று ஒருவர் ஒத்துக்கொள்ளும் பட்சத்தில், அடுத்ததாக முடிவெடுக்க வேண்டிய விஷயம், அவர் மது அருந்துவதை முழுமையாக நிறுத்தப்போகிறாரா அல்லது 'ஆரோக்கிய எல்லை' நிர்ணயிக்கும் அளவுக்கு மது அருந்துவதைக் குறைத்துக்கொள்ளப் போகிறாரா என்பதுதான் (☞ பெட்டிச்செய்தி 6.3). இதற்கு நேரடியான எளிய பதில் கிடையாது. இந்த முடிவெடுப்பதற்குமுன், மதுப்பழக்கம் உள்ளவரின் ஆரோக்கியம், சமூகச் சூழல், எவ்வளவு நாட்களாக மது அருந்திவருகிறார் என்ற முழு விவரம் போன்றவற்றை நீங்கள் கணக்கில் கொள்ள வேண்டும். முழுமையாக மது அருந்துவதில்லை என்ற இலட்சிய முடிவை

எடுப்பதற்குப் பின்வரும் காரணங்கள் இருக்க வேண்டும்:

- அடுத்தடுத்து மஞ்சள் காமாலை நோயால் பாதிக்கப்பட்டமை போன்ற, மதுப்பழக்கத்தால் கடுமையான பாதிப்புக்கு உள்ளாகியிருத்தல்;
- பணியிடம் அல்லது வீட்டில் வன்செயல் வெளிப்படுதல் போன்று, மதுப்பழக்கத்தால் கடுமையான பிரச்சினைகள் உருவாகியிருத்தல்;
- கட்டுப்பாட்டோடு மது அருந்த வேண்டும் என்று பாதிக்கப் பட்டவர் பல முறை முயன்றும், தோல்வியில் முடிந்திருத்தல்.

மது அருந்தாமல் இருக்கத் தீர்மானிப்பது இலட்சியக் குறிக்கோள் என்று கூறலாம்; ஏனென்றால் கண்காணிப்பது எளிது என்பதோடு மீண்டும் மதுவுக்கு அடிமையாகும் வாய்ப்பு தவிர்க்கப்படுகிறது. இலட்சியம் எதுவாக இருந்தாலும், தொடர்புடையவர் அதை ஏற்க வேண்டும். இதனால் அவரே சுயமாகத் தேர்ந்தெடுத்த இலட்சியமாகிறது. தொடர்ந்து வரும் மாதங்களில் அவர் மதுவை மீண்டும் நாடாமல் இருக்கிறாரா என்பது கண்காணிக்கப்பட வேண்டும்.

ஒருவர் மொடாக் குடிகாரராக இருக்கும் பட்சத்தில் (ஆண் களாக இருந்தால் ஒரு நாளைக்கு ஆறு முறையும், பெண்களாக இருந்தால் நான்கு முறையும் குடித்தல்), சட்டென்று குடிப்பதை நிறுத்துவது போதை நிறுத்தப்பின்விளைவுகள் தோன்றக் காரணமாகலாம். இந்த நோய்க்குறிகளை எப்படிச் சமாளிப்பது (☞ பெட்டிச்செய்தி 6.4) என்று ஆலோசனை வழங்குங்கள். ஒருவர் ஒரு நாளைக்குப் பத்து முறை குடிக்கும் பழக்கம் உள்ளவராக இருக்கும் பட்சத்தில், அவரை மருத்துவமனையில் அனுமதித்து போதை நிறுத்தப் பின்விளைவுகளைக் கவனமாகக் கண்காணித்து வருவது நல்லது.

> **பெட்டிச்செய்தி 6.3. கட்டுப் பாட்டோடு மது அருந்துதல்**
>
> ஒருவர்சுயக்கட்டுப்பாட்டோடு மது அருந்த விரும்பினால், தினமும் அருந்தும் மதுவின் அளவைக் கட்டுப்படுத்தச் சில ஆலோசனைகளை நீங்கள் வழங்கலாம்:
>
> - தினமும் எவ்வளவு மது அருந்துகிறீர்கள் என்பதைத் தொடர்ந்து கவனித்து வாருங்கள் (முடிந்தால் ஒரு டைரியில் பதிவு செய்யலாம்).
> - முடிந்தால் வாரத்தில் இரண்டு அல்லது மூன்று நாட்கள் மட்டும் மது அருந்துங்கள்.
> - போதை தராத மற்ற மது பானங்களைக் குடித்தல்.
> - அப்படியே மதுவை அருந்தாமல் – நீர் அல்லது சோடா கலந்து குடித்தல். இதனால் அந்த மதுவை நீண்ட நேரம் குடிக்கலாம்.
> - ஒருமுறை அருந்தும்போது குறைவான அளவு மது மட்டும் (எ.கா: ஒரு மிட்க்கு) குடிக்கவும்.
> - பகலில் மது அருந்தாதீர்கள்.
> - முதல்முறையாகக் குடிப் பதற்கு முன் சாப்பிடுங்கள்.
> - தாகத்தைத் தணித்துக் கொள்ள மது அருந்தாதீர்கள்; நீர் அல்லது வேறு போதை தராத பானத்தைக் குடியுங்கள்.
> - மதுக் கடைகளில் அல்லது மிதமிஞ்சிக் குடிக்கும் நண்பர்களுக்கு இடையில் அதிகநேரம் செலவழிப் பதைத் தவிர்க்கவும்.

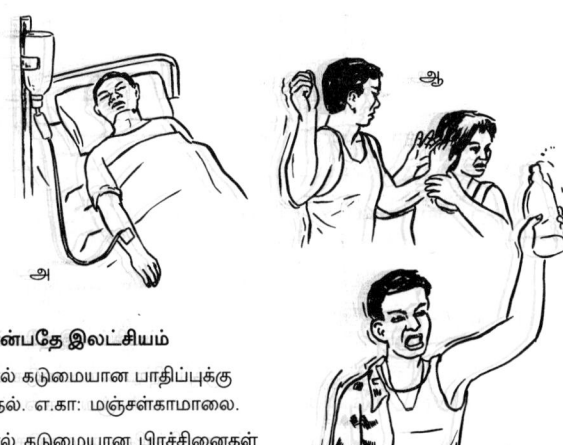

மது அருந்தாமை என்பதே இலட்சியம்

அ. மதுப்பழக்கத்தால் கடுமையான பாதிப்புக்கு உள்ளாகியிருத்தல். எ.கா: மஞ்சள்காமாலை.

ஆ. மதுப்பழக்கத்தால் கடுமையான பிரச்சினைகள் பணியிடத்தில் அல்லது வீட்டில் உருவாகியிருத்தல். எ.கா: வன்செயல்.

இ. கட்டுப்பாட்டோடு மது அருந்த வேண்டும் என்று பல முறை முயன்றும் தோல்வியில் முடிந்திருத்தல்.

பிரச்சினைகளை உருவாக்கும் பழக்கங்கள் **149**

பெட்டிச்செய்தி 6.4. மது அருந்துவதை நிறுத்துவதால் ஏற்படும் போதைநிறுத்தப் பின்விளைவுகளும் சிகிச்சையும்

மதுவுக்கு அடிமையாக உள்ள ஒருவர் மது அருந்துவதைத் திடீரென்று நிறுத்துவதால் ஏற்படும் பாதிப்புகளே போதை நிறுத்தப் பின்விளைவுகள் ஆகும். குடிப்பதை நிறுத்தி 24 மணி நேரத்துக்குள் பாதிப்புகள் பொதுவாகத் தொடங்கும். இது நான்கிலிருந்து பத்து நாட்கள் வரை தொடரும். எந்த அளவுக்கு மது அருந்திக் கொண்டிருந் தாரோ, அந்த அளவுக்குப் பின்விளைவுகள் மோசமாக இருக்கும்.

போதை நிறுத்தப் பின்விளைவுகள் தொடங்கிவிட்டன என்பதை எச்சரிக்கும் நோய்க்குறிகளாகக் கீழ்க்காணும் பாதிப்புகளைக் கூறலாம்:

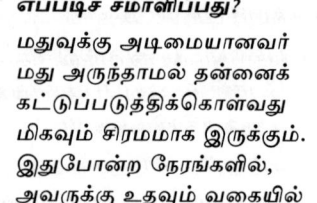

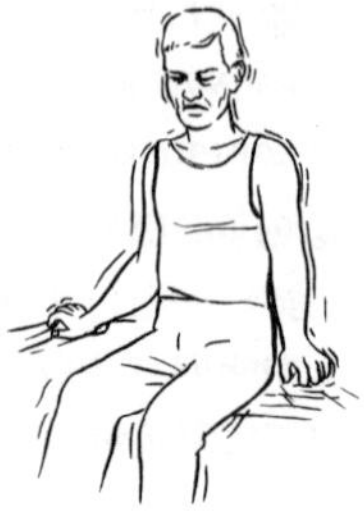

- நடுக்கம்;
- தள்ளாட்டம்;
- தூக்கமின்மை;
- வாந்தியெடுக்கும் உணர்வு;
- பதற்றம்;
- எரிச்சல்;
- காய்ச்சல்;
- அமைதியற்ற நிலை.

நோய்க்குறிகள் மோசமாகிக்கொண்டே போனால், பாதிக்கப்பட்டவர் குழம்பியும் மாயத்தோற்றங்களுக்கு ஆட்பட்டும், ஏன் வலிப்புக்குகூட ஆளாகலாம் (☞ பிரிவு 4.2,4.5).

பொதுச் சுகாதாரச் சூழலில் அளிக்கப்படும் சிகிச்சையில் உள்ளடக்கப்பட வேண்டியவை:

- போதைநிறுத்தப் பின்விளைவுகள் மற்றும் நோய்க்குறிகள் பற்றி விளக்கமாகக் கூறுதல்;
- முழு உடல் பரிசோதனை (பாதிக்கப்பட்டவருக்குக் காய்ச்சல், வலிப்பு, திரவத்தைக் குடிக்க இயலாமை, நீரிழிவு அல்லது உடல்சார்ந்த கோளாறு அல்லது பிரமைபிடித்த நிலை அல்லது குழம்பிய நிலை நீடித்தால் மருத்துவமனையில் அனுமதிக்கவும்.
- தயமின் (ஒரு வகை வைட்டமின்) மருந்து 100 மி.கி. ஊசியைத் தசையில் போடவும்; மேலும் தினமும் தயமின் (50 மி.கி) மாத்திரை, எல்லா வைட்டமின்களும் அடங்கிய மாத்திரை (மல்டி விட்டமின்ஸ்), ஃபோலிக் ஆசிட் (1மி.கி) மாத்திரையை ஒரு வார காலத்துக்குப் பரிந்துரைக்கவும்.
- நான்கு முதல் ஆறு நாட்கள் வரையில் குளோர்டையசிபாக்சைட் மாத்திரைகளைப் பின்வரும் முறையில் சாப்பிடச் சொல்லவும்:
  - முதல்நாள், ஒரு நாளைக்கு 4 முறை 25 மி.கி.;
  - இரண்டாவதுநாள், ஒரு நாளைக்கு 3 முறை 25 மி.கி.;
  - மூன்றாவது நாள், இரண்டுவேளை மட்டும் 25 மி.கி.;
  - நான்கு மற்றும் ஐந்தாவது நாள், இரவில் மட்டும் 25 மி.கி.;
  - ஆறு மற்றும் ஏழாவது நாள், இரவில் மட்டும் 12.5 மி.கி.

மாற்றாக, இதே முறையில் டையசிபாம் மாத்திரையைப் பரிந்துரைக்கலாம். அதாவது 5 மி.கி. ஒரு நாளைக்கு நான்கு வேளை என்ற முறையில் தொடங்கலாம்.

பெட்டிச்செய்தி 6.5. மதுப் பழக்கம் உள்ளவர் மது அருந்தாத நிலையில் ஏற்படும் சிரமங்களை எப்படிச் சமாளிப்பது?

மதுவுக்கு அடிமையானவர் மது அருந்தாமல் தன்னைக் கட்டுப்படுத்திக்கொள்வது மிகவும் சிரமமாக இருக்கும். இதுபோன்ற நேரங்களில், அவருக்கு உதவும் வகையில் பின்வரும் ஆலோசனை களை வழங்கலாம்:

பெரும்பாலும் இரவில் மட்டும் குடிப்பவராக இருந்தால், உங்களைச் சுறுசுறுப்பாக வைத்துக்கொள்ளுங்கள்; குடிக்க அனுமதிக்கப்படாத இடங்களான கோயில் போன்ற வற்றுக்குச் செல்லுங்கள்.

மாலையில் பணி முடிந்ததும் சக ஊழியர்களுடன் மது அருந்தும் பழக்கம் உள்ளவராக இருந்தால், திரைப்படம் பார்க்கச் செல்லுதல் அல்லது விளையாடுதல் போன்ற வித்தியாசமான சமூகச் செயல்பாட்டில் ஈடுபடுங்கள்.

சில நண்பர்களோடு மட்டும் மிதமிஞ்சிக் குடிக்கும் பழக்கம் இருந்தால், அப்படிப்பட்ட நண்பர்களைத் தவிர்த்து விடுங்கள்.

தனியாக இருக்கும்போது மட்டும் குடிப்பவராக இருந்தால், தனித்து நேரத்தைப் போக்குவதைத் தவிருங்கள். எடுத்துக்காட்டாக, குடிப்பழக்கத்தை கைவிட உதவும் ஆதரவுக் குழுவில் உறுப்பினராகச் சேருங்கள் அல்லது குடும்பத்தோடு உங்கள் நேரத்தைச் செலவிடுங்கள்.

மனஅழுத்தம் ஏற்படும்போது மது அருந்துபவராக இருந்தால், மனஅழுத்தத்தைப் போக்க மது அருந்துவதைத் தவிர்த்து விட்டு மனஅழுத்தத்தைச் சமாளிக்கவும். பிரச்சினைக்குத் தீர்வு காணும் வழிமுறைகளை மேற்கொள்ளவும் கற்றுக் கொள்ளுங்கள்.

மதுப்பழக்கத்துக்கு அடிமையாக இருந்தவர், மது அருந்தாமல் தவிர்ப்பது என்பது சிகிச்சையின்போது மிகவும் கடினமான நிலை ஆகும். ஏனென்றால், இந்த நிலையை வாழ்நாள் முழுதும் தொடர வேண்டும். ஒருவரின் மதுப்பழக்கத்தைத் தவிர்க்க, நீங்கள் அவருக்குப் பல விதங்களில் உதவ முடியும். அதற்கான சில ஆலோசனைகள்:

- மது அருந்தாதவர்கள் குழு என்பது உலகளாவிய ஓர் அமைப்பு (Alcoholics Anonymous:AA) ஆகும். இவர்கள் அனைவரும் மதுப்பழக்கத்தைத் தவிர்க்க ஆலோசனை வழங்குபவர்கள். மதுப்பழக்கத்தை நிறுத்த விரும்புகிறவர்கள், இந்தக் குழுவில் சேரலாம். தங்கள் அனுபவங்களைப் பகிர்ந்துகொண்டு, ஆதரவு அளிப்பதை குழுக் கூட்டங்களில் மேற்கொள்கிறார்கள். மருத்துவப் பணியாளர் என்ற முறையில், உள்ளூரில் உள்ள மது அருந்தாதவர்கள் குழு அல்லது இதுபோன்ற வேறு அமைப்புடன் தொடர்புவைத்துக் கொள்ளுங்கள்; உரிய தகவல்களைத் தெரிந்துகொள்ளுங்கள் (☞ இயல் 12).
- மது அருந்தும் பிரச்சினை உள்ளவர்கள், தங்கள் வாழ்க்கையில் ஏற்படும் கடினமான சூழலைச் சமாளிக்க மதுவை ஒரு கருவியாகப் பயன்படுத்துகிறார்கள். ஆரோக்கியமான முறையில் பிரச்சினைகளைச் சமாளிக்கும் உத்திகளைக் கற்றுக்கொடுங்கள் (☞ பிரிவு 3.2.5). சமூக வட்டத்தை விரிவுபடுத்துவது கடினமான சூழலைச் சமாளிக்கவும், ஆதரவைப் பெறவும் உதவும். எடுத்துக்காட்டாக, மதக்குழுக்கள், பணியிட நண்பர்கள் அல்லது அக்கம்பக்கத்தில் உள்ளவர்கள் போன்றோர் இணைந்த சமூக வட்டம். பெரும்பாலான உறவுமுறைச் சிக்கல்கள் மதுப்பழக்கத்தோடு தொடர்புபடுத்தப்படுகின்றன. உறவுகளை எப்படி மேம்படுத்திக் கொள்ளலாம் என்பது குறித்த ஆலோசனை வழங்குங்கள். (☞ பிரிவு 10.7).
- பொழுதுபோக்கவும் ஓய்வாக இருக்கும்போது செய்யும் மாற்றுச் செயல்பாடுகளைப் பரிந்துரையுங்கள். கடினமான ஒரு சூழலை எதிர்கொள்வதற்குப் பதிலாக மது அருந்தும் உணர்வு தோன்றும்போது அதை எப்படிச் சமாளிப்பது என்று அறிவுரை கூறுங்கள் (☞ பெட்டிச்செய்தி 6.5).

எப்போது மருந்துகளைப் பரிந்துரைக்க வேண்டும்?

மதுப்பழக்கத்துக்குச் சிகிச்சை அளிக்கும்போது இரண்டு வகைச் சூழலில் மட்டும் மருந்துகளை அளிக்கலாம். மிகக் குறைவாக வெளிப்படும் போதை நிறுத்தப் பின்விளைவுகளைக் கட்டுப்படுத்த குளோர்டையசிபாக்சைட் அல்லது டையசிபாம் (☞ பெட்டிச்செய்தி 6.4) கொடுக்கலாம். இரண்டாவதாகக் குடிப்பழக்கத்துக்கு அடிமையானவர் மது அருந்தாமல் இருக்க மருந்துகள் அளிக்கலாம்: டைசல்ஃபிராம் மருந்தை மதுப்பழக்கம் உள்ளவர் சாப்பிட்டால், வலுவான எதிர்விளைவுகள் இருக்கும் என்பதால், அதற்குப் பயந்தே மதுப்பழக்கம் உள்ளவர் குடிக்க மாட்டார். இந்த மருந்தை மனநல சிறப்பு மருத்துவர் மட்டுமே பரிந்துரைக்கலாம்.

மருத்துவரைக் கலந்தாலோசிக்குமாறு எப்போது பரிந்துரைக்க வேண்டும்?

- இரத்த வாந்தி, மஞ்சள்காமாலை, கடும்விபத்து போன்ற மருத்துவப் பிரச்சினைகளின்போது;
- கடுமையான போதைநிறுத்தப் பின்விளைவுகள் இருக்கும்போது;
- அறிதிறன் பிறழ்வுகள் போன்ற கடும் மனநோய் இருந்தால்.

6.1.7 மதுப்பழக்கம் உள்ளவரோடு வாழ்தல்

ஒருவருக்கு உள்ள பிரச்சினைக்குரிய மதுப்பழக்கம், குடும்ப உறுப்பினர்கள் அனைவரையும் பாதிக்கிறது. சில குடும்ப உறுப்பினர்கள் தங்களை நொந்துகொள்வார்கள். இந்தக் குடிப்பழக்கத்துக்கு அவர்கள் பொறுப்பில்லை என்று ஆறுதல் கூறுங்கள். ஆண்மைக் குறைவு, கற்பழிப்பு போன்ற பாலுறவுப் பிரச்சினைகள், பணக்கஷ்டம் ஆகியவை உறவில் மன

அழுத்தத்தை உருவாக்கும். மதுவினால் ஏற்படும் உறவுச் சிக்கல்கள் வன்செயலில் முடிகிறது. மதுவுக்கு அடிமை யானவர்களின் குடும்பத்தினரும் மனநலப் பிரச்சினைகளால் பாதிக்கப்படுகின்றனர்; குறிப்பாக மனச்சோர்வு மற்றும் பதற்ற நோயால் அவதிப்படுகின்றனர். சில ஊர்களில் இவர்களுக்கு உதவ ஆதரவுக் குழுக்கள் உள்ளன. மாற்றாக, குடும்ப உறுப்பினர்களை ஒன்றிணைய ஊக்கப்படுத்தி, அவர்கள் மதுவைக் கைவிட்டவருக்கு உதவலாம். உண்மையான தீர்வு என்பது மதுப்பிரச்சினைக்கு மது அருந்துபவரே தீர்வை நாடுவதுதான்.

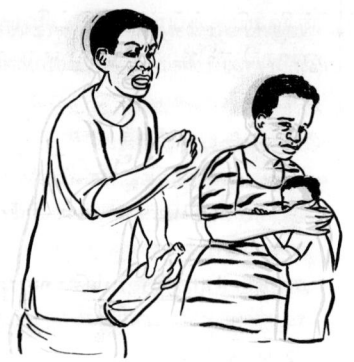

பெட்டிச்செய்தி 6.6. மதுப்பழக்கம் உள்ளவருக்கு ஆலோசனை வழங்கும்போது நினைவில் கொள்ள வேண்டியவை

- உடலுக்கும், மனத்துக்கும், சமூகத்துக்கும் பிரச்சினைகள் எழும் அளவுக்கு ஒருவர் மது அருந்துகிறார் என்றால், அவருக்கு மதுவே பிரச்சினைக்கு உரியதாக உள்ளது.
- காயங்கள், வயிற்றில் இரத்தக்கசிவு, மஞ்சள்காமாலை, பாலுறவு மூலம் பரவும் நோய்களால் தொடரும் தொற்றுகள், குடும்பத்தில் வன்செயல், மனநலமின்மை போன்றவை மதுப் பிரச்சினையோடு தொடர்புடையவை.
- மதுவுக்கு அடிமையானவர்களில் பெரும்பாலோர் உடல்நலப் பிரச்சினைகளுக்கு (வயிற்றுப்புண் போன்றவை) சிகிச்சை பெற நலப் பணியாளர்களிடம் வருகிறார்களே தவிர, குடிப்பழக்கத்தை நிறுத்துவதற்கு அல்ல.
- உங்களிடம் சிகிச்சை பெற வருகிறவர்களிடம் எல்லாம், மதுப்பழக்கம் உண்டா என்று கேளுங்கள்; குறிப்பாக மது அருந்துவதால் உடல்நலம் கெட்டு வருகிறவர்களிடம் விளக்கமாகக் கேளுங்கள்.
- மது அருந்துவதைக் கட்டுப்படுத்த அல்லது கைவிட ஆலோசனை வழங்குதல், போதைநிறுத்தப் பின்விளைவுக்குச் சிகிச்சை, மதுப்பழக்கத்திலிருந்து மீண்டவர்களுக்கான ஆதரவு குழுக்களில் சேருமாறு கூறுதல், குடும்பத்தினரின் ஆதரவை நாடுமாறு செய்தல் ஆகியவை மதுவுக்கு அடிமையானவர்களுக்கான முக்கியச் சிகிச்சைகள் ஆகும்.

6.2 போதைமருந்துக்கு அடிமையானவர்

ஒருவர் எந்த மருத்துவக் காரணமும் இல்லாமல் ஒரு மருந்தைத் தொடர்ந்து எடுத்துக்கொண்டால், அவர் போதைமருந்துக்கு அடிமையானவராகக் கருதப்படுகிறார். இந்தப் பழக்கம் அவருடைய ஆரோக்கியத்தை எதிர்மறையாகப் பாதிக்கும். மது அருந்துவதைப் போலவே, போதை தரக்கூடிய மருந்துகளுக்கு அடிமையாவது, அந்த மருந்தைத் தொடர்ந்து எடுத்துக்கொள்ளும் எண்ணத்தைத் தூண்டுகிறது; அந்த மருந்து அவருக்குக் கெடுதலை ஏற்படுத்தும் என்று அறிந்தும் அதைத் தொடர்ந்து உட்கொள்கிறார். அவர் அந்த மருந்தை நிறுத்த வேண்டும் என்று நினைக்கும் போது, போதை நிறுத்தப் பின்விளைவுகள் தோன்றுகின்றன. போதைப்பழக்கத்துக்கு ஆளாக்கும் பல்வேறு வகை மருந்துகள் உள்ளன. இவற்றில் மது, புகையிலை, தூக்க மாத்திரைகள் பற்றி வேறு இயலில் விவரிக்கப்பட்டுள்ளன. இவை மூன்றையே மிக முக்கியமாகக் குறிப்பிட வேண்டியுள்ளது. ஏனென்றால், பல சமூகங்களில், இவற்றைப் பயன்படுத்துவது சமூக ரீதியாகவும் சட்டப்படியும் அனுமதிக்கப்பட்டுள்ளன. இந்தப் பிரிவில் சட்ட விரோதமான மருந்துகளுக்கு அடிமையாவது பற்றிய பிரச்சினைகள் ஆராயப்பட்டுள்ளன.

6.2.1 மருந்து உட்கொள்ளும் எல்லோருக்கும் பிரச்சினை உண்டாகிறதா?

இல்லை. ஒருவர் ஒரு மருந்தைப் பல்வேறு காரணங்களுக்காகப் பயன்படுத்தலாம்.

- ஒருமுறை அல்லது இரண்டு முறை ஒன்றைப் பயன்படுத்திப் பார்ப்பது. இந்தப் பழக்கம் பொதுவாக இளைஞர்களிடம் காணப்படுகிறது.
- சாதாரணமாகப் பயன்படுத்துவது என்பது பழக்கத்துக்கு ஆளாவதில் ஒரு வகை. இது கஞ்சா போன்ற போதைப்பொருளைப் பொறுத்தவரையில் உண்மை. கஞ்சாவைப் பயன்படுத்துபவர்களில் பெரும்பாலோர், இதை எப்போதாவது ஒரு முறைதான் பயன்படுத்துகிறார்கள். இதனால் அவர்களுடைய தினசரி வாழ்க்கையோ ஆரோக்கியமோ பாதிக்கப்படுவதில்லை.
- சில குறிப்பிட்ட வகை மருந்துகள், பாரம்பரியமாகப் பயன்படுத்தப்பட்டு வருபவை; இவற்றைக் குறிப்பிட்ட நிகழ்வுகளின்போது அல்லது பண்டிகைகளின்போது பயன்படுத்து வார்கள்; இந்தப் பழக்கம் உள்ளூர் பண்பாட்டால் ஏற்றுக்கொள்ளப்பட்டது. (☞ பெட்டிச் செய்தி 6.8)
- ஒரு மருந்துக்கு அடிமையாதல் என்பதே அவ்வளவாகக் காணமுடியாத வகை. ஆனால், இந்த வகைப் பழக்கத்தைப் பற்றித்தான் நாம் மிகவும் கவலைப்பட வேண்டும்.

பெட்டிச்செய்தி 6.7. கஞ்சா: தீமையான போதைப்பொருளா அல்லது மகிழ்ச்சியளிக்கும் போதைமருந்தா?

உலகம் முழுவதும் உள்ள சமூகங்களால் கஞ்சா பயன்படுத்தப்படுகிறது. நீங்கள் எங்கு இருக்கிறீர்கள் என்பதைப் பொறுத்து அதன் பெயர் மாறுபடுகிறது. சிம்பாவே நாட்டில் 'பான்ஜே' என்றும், அமெரிக்காவில் 'கிராஸ்' என்றும் இந்தியாவில் 'சரஸ்' அல்லது 'கஞ்சா' என்றும் அழைக்கப்படுகிறது. இது உலகம் முழுவதும் பொதுவாகப் பயன்படுத்தப்படும் போதைப்பொருள்; பல நாடுகளில் இதைப் பயன்படுத்துவது சட்டவிரோதமான செயல். மிகச் சாதாரணமாகவும் கட்டுப்பாட்டோடும் பெரும்பாலோர் இதைப் பயன்படுத்துவதால், இது ஒரு போதைப்பழக்கம் என்று கூற முடியாது. ஆனால், சிலர் தங்கள் உடல்நலம் கெடும் அளவுக்கு இதைப் பயன்படுத்தலாம். இது இரண்டு வழிகளில் நிகழலாம்:

- கஞ்சாவைப் பொதுவாகப் புகைப்பதால், இது சுவாசப் பாதையையும் நுரையீரலையும் பாதிக்கலாம்;
- கடுமையான மனநலப் பிரச்சினை (அறிதிறன் பிறழ்வுகள்) உள்ளவர்கள், கஞ்சாவைப் புகைப்பதால் மேலும் பாதிப்புக்கு உள்ளாகலாம்.

புகை பிடிப்பதை நிறுத்துவதற்கு ஆலோசனை அளிப்பது போலவே கஞ்சா பிடிப்பதைக் கைவிடுமாறு ஆலோசனை அளியுங்கள்; குறிப்பாக அவர் மனநலப் பிரச்சினையால் பாதிக்கப்பட்டவராக இருந்தால். இருப்பினும், கஞ்சாவுக்கும் மற்ற போதைப்பொருள்களுக்கும் உள்ள வித்தியாசத்தை, ஆலோசனைக்கு வந்துள்ளவரின் நெருங்கிய நண்பனிடம் அல்லது உறவினரிடம் விளக்கமாக எடுத்துக்கூறுங்கள்.

பெட்டிச்செய்தி 6.8. பாரம்பரியப் போதைப்பொருள்கள்

சில நிகழ்ச்சிகள் அல்லது விழாக்களின்போது போதைப்பொருள் பயன்படுத்துவதைப் பெரும்பாலான சமூகங்கள் அனுமதிக்கின்றன. இதற்கு எடுத்துக்காட்டாக, இந்தியாவிலும் ஆப்பிரிக்காவிலும் லத்தீன் அமெரிக்காவிலும் நடக்கும் சில பண்டிகைகளைக் கூறலாம். 'காட்-இலை' போன்ற சில போதைப்பொருள்களைக் கிழக்கு ஆப்பிரிக்க மக்கள் வாயில் போட்டு மெல்லுகிறார்கள்; இதுவே தினசரி வாழ்வின் ஒரு பகுதியாகவும் உள்ளது. இவை அனைத்துமே தாவரங்களிலிருந்து பெறப்படுகின்றன என்பதே, இவை அனைத்துக்கும் உள்ள ஒற்றுமை ஆகும். பெரும்பாலானவை பாரம்பரிய பண்டிகை அல்லது சடங்குகளின் போது மட்டுமே கட்டுப்பாட்டோடு பயன்படுத்தப்படுகின்றன. இவ்வாறு கட்டுப்பாட்டோடு பயன்படுத்துவோருக்கு உடல்நல பாதிப்பு ஏற்படாது; ஆனால் தொடர்ந்து பயன்படுத்துவோரின் ஆரோக்கியம் நிச்சயம் பாதிக்கப்படும்.

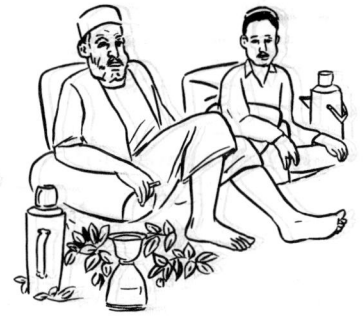

6.2.2 எந்த மருந்துகள் தவறாகப் பயன்படுத்தப்படுகின்றன?

- **மூளைக்குச் சோர்வை ஏற்படுத்தும் மருந்துகள்.** இதில் ஓப்பியம், ஹெராயின் போன்றவை அடங்கும். குறைந்த அளவில் எடுத்துக்கொள்ளும்போது ஓய்வாக இருப்பதைப் போன்ற உணர்வைத் தரும். அதிக அளவில் உட்கொண்டால் மயக்கமாகவோ சுயநினைவின்றியோ இருக்கும். இவற்றின் போதை நிறுத்தப் பின்விளைவுகள் மிகக் கடுமையாக இருக்கும்: இந்த மருந்தைச் சாப்பிட வேண்டும் என்ற தூண்டுதல் மிக அதிகமாக இருக்கும்; காய்ச்சல், அமைதியின்மை, குழப்பம், வாந்தி, வயிற்றுப்போக்கு, பதற்றம், வலிப்பு போன்றவை காணப்படும்.
- **மூளையைத் தூண்டும் மருந்துகள்.** இவற்றில் கொகெய்ன், 'காட்' மற்றும் எக்ஸ்டசி, ஸ்பீட் (ஆம்பிடமைன்ஸ்) போன்ற மாத்திரைகளும் அடங்கும். மிகக் குறைவான அளவில் எடுத்துக் கொண்டால், சாப்பிடுபவர் நீண்ட நேரத்துக்கு உறங்காமலும் விழிப்போடும் இருக்குமாறு செய்யும். அதிக அளவில் உட்கொள்ளும்போது படப்படப்பாகவும், அமைதியின்றியும், பரபரப்பாகவும் பதற்றமாகவும் இருக்கும். இந்த மருந்துகளைப் பயன்படுத்துபவருக்குத் தன் சிந்தனையைக் குவிப்பதில் அல்லது கட்டுப்படுத்துவதில் சிரமம் இருக்கும்; மாயத் தோற்றங்கள் உருவாவதோடு சந்தேகமும் குழப்பமும் அலைக்கழிக்கும். இதன் போதை நிறுத்தப் பின்விளைவுகளாகப் பசியும் சோர்வும் காணப்படும்; ஆனால் மெலிதாகவே இருக்கும்.
- **மாயத்தோற்றத்தை உருவாக்கும் மருந்துகள்.** மனச்சோர்வு நீக்கிகளும் தூண்டுவான்களும் ஒருவரிடம் மாயத்தோற்றத்தை உருவாக்கும். இந்த அனுபவத்தைப் பெறுவதற்காக எல்எஸ்டி ('ஆசிட்') போன்ற மருந்துகள் பயன்படுத்தப்படுகின்றன. எல்எஸ்டி சாப்பிட்டால் சுமார் 12 மணி நேரத்துக்கு, அதன் பாதிப்பு தொடரும். இந்த மருந்தை உட்கொண்டவர்களில் சிலர் அளவுக்கு மீறி உற்சாகமாகவும் குழப்பத்தோடும் சந்தேக உணர்வோடும் காணப்படுவார்கள். இதில் போதை நிறுத்தப் பின்விளைவு நிலை இருக்காது.

சிலர் ஒரே நேரத்தில் பல போதை மருந்துகளை எடுத்துக்கொள்வார்கள். எடுத்துக்காட்டாக, மது அருந்திய நிலையில், புகையிலை, தூக்க மாத்திரைகள், போதை மருந்துகள் போன்றவற்றையும் பயன்படுத்துவார்கள்.

6.2.3 மருந்துகள் எப்படிப் பயன்படுத்தப்படுகின்றன?

மருந்துகளைப் பலவிதமாகப் பயன்படுத்தலாம். பொதுவாகப் பின்பற்றும் முறைகள்:

- புகைபிடித்தல் – கஞ்சா, ஓப்பியம், கொகெய்ன் மற்றும் பாரம்பரியப் போதைப்பொருள்கள்;
- குடித்தல், மெல்லுதல் அல்லது சாப்பிடுதல்-மாத்திரைகள், கஞ்சா மற்றும் பாரம்பரியப் போதைப்பொருள்கள்;
- மூக்கின் வழியாக உறிஞ்சுதல் அல்லது உள்ளிழுத்தல்-கொகெய்ன், ஃகுளு (glue);
- ஊசி மருந்தாக ஏற்றிக்கொள்ளுதல் – ஹெராயின் மற்றும் கொகெய்ன். இதுவே மிக மோசமான, ஆபத்தான, மருந்தை எடுத்துக்கொள்ளும் முறையாகும். ஏனென்றால், இந்த முறையைப் பயன்படுத்தும்போது எச்ஐவி/எய்ட்ஸ் தொற்று ஏற்படும் வாய்ப்புண்டு.

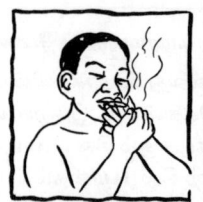

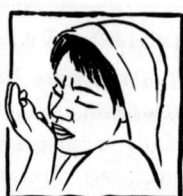

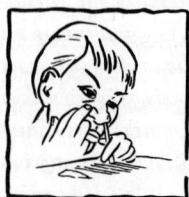

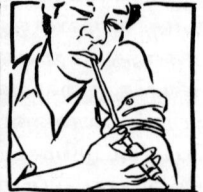

6.2.4 போதைமருந்துப் பழக்கம் ஒருவரை என்ன செய்யும்?

போதை மருந்துப் பழக்கம் என்பது தொடர்புடையவருக்கும் அவருடைய குடும்பத்தாருக்கும்

பெருமளவில் பாதிப்புகளை ஏற்படுத்துகிறது:

- ***மனநலப் பிரச்சினைகள்.*** போதை மருந்துகள் மூளையைப் பாதிப்பதால், மருந்து உட்கொள்பவர்கள் மனச்சோர்வுடனும் பதற்றமாகவும் காணப்படுவார்கள். சிலர் சந்தேகக் கண்ணோடும் குழப்பமாகவும் இருப்பார்கள்.
- ***உடல்நலப் பிரச்சினைகள்.*** போதை மருந்தின் காரணமாகப் பல்வேறு உடல்நலப் பிரச்சினைகள் தோன்றும். எனவே, புகைபிடித்தல் சுவாசப் பாதையையும் நுரையீரல்களையும் பாழ்படுத்தும்; ஊசி மூலம் போதை மருந்தை ஏற்றிக்கொள்வது தொற்றுகளைத் தோற்றுவிக்கும் (☞ பெட்டிச்செய்தி 6.9).
- ***குடும்பப் பிரச்சினைகள்.*** குடும்பத்தில் சண்டைகளுக்கும் பிரச்சினைகளுக்கும் போதைப்பழக்கம் காரணமாகிறது.
- ***விபத்துகள்.*** போதை நிலையில், போதைப்பழக்கம் உள்ளவர்கள் விபத்துக்கு உள்ளாக நேரிடும்.
- ***சமூகப் பிரச்சினைகள்.*** போதைப்பழக்கம் உள்ளவர், போதை மருந்தை உட்கொள்வதில் பெரும் பகுதி நேரத்தைச் செலவழிக்கிறார். இதன் காரணமாகவும் போதையின் காரண மாகவும் அவர்களால் படிக்கவோ பணி செய்யவோ தினசரி வாழ்க்கையில் ஈடுபடவோ இயலாது.
- ***பணப் பிரச்சினைகள்.*** போதைப்பொருள் வாங்கப் பணம் வேண்டும். பொதுவாகப் போதைப்பழக்கம் உள்ளவருக்குக் குறைந்த வருமானமே இருக்கும். இது வறுமைக்குக் காரணமாகிவிடும்.
- ***சட்டப் பிரச்சினைகள்.*** போதைப்பழக்கம் உள்ளவர்களில் சிலர் குற்றச் செயல்களில் ஈடுபடுவார்கள்; ஏனென்றால், சட்டத்துக்கு விரோதமான முறைகளில்தான் போதைப் பொருளைப் பெற முடியும். பெரும்பாலான சமூகங்களில், போதைப்பழக்கமே ஒரு குற்ற மாகும். எனவே, போதைப்பொருள் பயன்படுத்தும்போது பிடிபட்டால், அவர் சிறையில் அடைக்கப்படலாம்.
- **இறப்பு.** அளவுக்கு அதிகமாக எடுத்துக்கொள்ளுதல், கடும்தொற்று, விபத்து போன்ற காரணங்களினால் போதைப்பழக்கம் உள்ளவர் கொல்லப்படலாம்.

பெட்டிச்செய்தி 6.9. போதைப்பழக்கமும் உயிருக்கு ஆபத்து விளைவிக்கும் தொற்றுகளும்

ஹெராயின் போன்ற போதைப்பொருள்கள் சில வேளைகளில் ஊசிமூலமாக உடலில் செலுத்திக்கொள்ளப் படுகின்றன. இவ்வாறு போதை ஊசிபோட்டுக் கொள்பவர்கள், தங்களுடைய ஊசியையும் சிரிஞ்சையும் மற்றவர்களோடு பகிர்ந்துகொள்வதுண்டு; போதை மருந்துப் பழக்கம் உள்ளவர்கள் பாதுகாப்பற்ற உடலுறவு கொள்ளும் சாத்தியமும் உண்டு; இதன் காரணமாக இவர்கள் எச்ஐவி தொற்றுக்கு ஆளாகும் அபாயம் அதிகம். இதே முறையில் தொற்றுக்கு உள்ளாகக்கூடிய மற்றொரு நோய் கல்லீரல் அழற்சி 'பி' (ஹெப்படைட்டிஸ் பி).

இந்தக் கடும் தொற்றுகள் பற்றி மக்களிடம் விழிப்புணர்வு ஏற்படுத்த வேண்டியது உங்கள் கடமை. ஊசியையோ சிரிஞ்சுகளையோ பகிர்ந்துகொள்ளக்கூடாது என்று எச்சரியுங்கள். ஒற்றைப் பயன்பாடு உள்ள சிரிஞ்சுகளை மட்டும் பயன்படுத்தச் சொல்லுங்கள். சுகாதாரமற்ற ஊசிகளால் உருவாகும் உடல் மற்றும் தோல் தொற்றுகளைத் தவிர்க்கலாம். பாதுகாப்பான உடலுறவு பற்றி விளக்கிச் சொல்லுங்கள். ஆலோசனைக்குப் பிறகு எச்ஐவி மற்றும் கல்லீரல் அழற்சி 'பி' (ஹெப்படைட்டிஸ் பி) உள்ளதா என்ற சோதனையை மேற்கொள்ளச் சொல்லுங்கள். எச்ஐவி நோய் இருந்தால் பாதுகாப்பாக உடலுறவு கொள்ளும் முறைகள் பற்றியும் மற்ற பிரச்சினைகள் பற்றியும் (☞ *டாக்டர் இல்லாத இடத்தில்*) ஆலோசனை வழங்குங்கள். இரண்டு தொற்றுமே இல்லாத பட்சத்தில் ஹெப்படைட்டிஸ் பி தடுப்பு ஊசி போட்டுக் கொள்ளப் பரிந்துரையுங்கள். ஊசி மூலம் போதைப்பொருள் ஏற்றிக்கொள்வதைத் தவிர்த்துப் புகைத்தல் அல்லது வேறு முறையில் பயன்படுத்த அறிவுரை கூறுங்கள். போதை மருந்துப் பழக்கத்தைக் கைவிடுவதே இறுதி இலட்சியம் என்ற போதிலும் தொடக்கத்திலேயே சாத்தியப்படாது.

6.2.5 மனிதர்கள் ஏன் போதைப்பொருள்களைப் பயன்படுத்துகிறார்கள்?

பொதுவாகப் போதைப்பழக்கம் இளமையில் தொடங்குகிறது. போதைப் பொருளைப் பழகத் தொடங்குவதற்கான முக்கியக் காரணங்களில் ஒன்று நண்பர்களின் வற்புறுத்தல் (போதை மருந்துப் பழக்கம் உள்ள நண்பர்கள், தாங்கள் பயன்படுத்தும்போது, தங்கள் நண்பர்களையும் பயன்படுத்துமாறு கட்டாயப்படுத்துகிறார்கள்). ஆர்வமும் எளிதாகக் கிடைப்பதும் முக்கியம். உறவுச்சிக்கல்கள், வேலையின்மை போன்ற பிரச்சினைகளைச் சமாளிக்க ஒருவர் போதை மருந்துகளைப் பயன்படுத்தலாம். ஒருவர் போதைப் பொருளைப் பயன்படுத்தப் பழகிவிட்டால், அதன் பிறகு அதற்கு உடல் அடிமையாவதே, இந்தப் பழக்கம் தொடரக் காரணமாகிவிடுகிறது.

போதைப்பொருள் பழக்கத்தின் நச்சுச் சூழல்:

அ. போதைப்பொருள் பயன்படுத்தும் நண்பர்கள் இருக்கும் பட்சத்தில், இந்தப் பழக்கம் பொதுவாகத் தொடங்குகிறது.

ஆ. முதலில் சோதனை செய்து பார்க்கும் விதமாகத் தொடங்கும் போதைப்பழக்கம், அவரை போதையின் உச்சத்துக்குக் கொண்டுசெல்கிறது.

இ. அவர் அந்த அனுபவத்தை மீண்டும் பெறத் தொடர்ந்து போதைப்பொருளை மேலும் மேலும் பயன்படுத்தத் தொடங்குகிறார்.

ஈ. போதைப் பொருளைப் பயன்படுத்தாத நேரத்தில் உடல்நலமற்றவராக உணரக்கூடிய நிலையை அவர் அடைந்துவிடுகிறார்.

உ. எனவே, உடல்நலத்தோடு இருக்க அவர் கட்டாயம் போதைப்பொருளை எடுத்துக்கொண்டாக வேண்டும்.

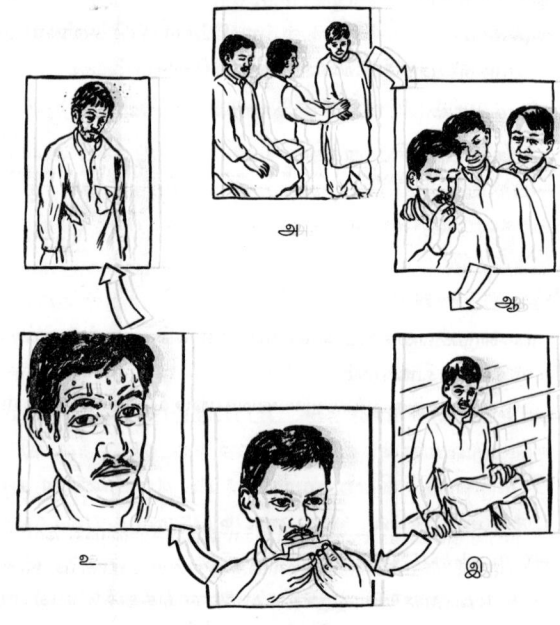

6.2.6 போதைப்பொருள் பழக்கம் உள்ளவர் உங்கள் உதவியை நாடுவது ஏன்?

- போதைப்பொருள் பயன்பாட்டால் ஏற்பட்ட உடல்நலக் கேடுகள் காரணமாக.
- போதைப்பொருள் கிடைக்காமையால் ஏற்பட்ட போதைநிறுத்தப் பின்விளைவுகள் பாதிப்பின் காரணமாக.
- போதைப்பொருள் பழக்கத்தால் அலுத்துப்போய், அதை நிறுத்த உதவி கேட்டு.
- உங்கள் உதவியை நாடுமாறு குடும்பத்தினரோ காவல்துறையினரோ அவர்களிடம் கூறியதன் காரணமாக.

6.2.7 போதைப்பொருள் பழக்கம் இருக்கலாம் என்று எப்போது சந்தேகப்பட வேண்டும்?

- இதுவரை எந்தப் பிரச்சினையுமே இல்லாத, ஓர் இளைஞருக்குப் பள்ளியில் அல்லது கல்லூரியில் புதிதாகப் பிரச்சினைகள் உருவாகும்போது.
- ஒருவர் தன் அன்றாடப் பணிகளை அல்லது கடமைகளைப் புறக்கணிக்கத் தொடங்கும் போது.
- ஒருவர் தன் பழைய நண்பர்களிடமிருந்து விலகிப் போகும்போது.
- ஒருவருக்குத் தொடர்ச்சியாகக் காவல்துறையினரோடு பிரச்சினை உருவானால்.
- ஒருவர் நேர்காணலின்போது குழம்பிய நிலையில் காணப்பட்டால்.

- போதைப்பழக்கம் தொடர்பான உடல் நோய்கள் அல்லது மனநலக் கேடுகள் ஒருவரிடம் காணப்பட்டால்; எடுத்துக்காட்டாகத் தொடர் விபத்துகள், கைகளில் அடிக்கடி ஊசிபோட்டுக் கொள்வதால் தோல் தொற்றுகள் போன்றவை.
- ஒருவரின் நடத்தையில் மாறுதல் ஏற்பட்டுள்ளதாகக் குடும்ப உறுப்பினர் ஒருவர் கவலைப் படும்போது.

6.2.8 இந்தப் பிரச்சினையை எப்படி எதிர்கொள்வது?

குடும்பத்தினரிடம் அல்லது நண்பர்களிடம் கேட்க வேண்டிய கேள்விகள்

- அவருடைய நடவடிக்கைகளிலோ அல்லது நண்பர்களின் நடவடிக்கைகளிலோ மாற்றம் ஏதாவது தெரிகிறதா? அப்படியென்றால், எப்போதிலிருந்து?
- அவர் போதை மருந்துகளைப் பயன்படுத்துவதாகச் சந்தேகப்படுகிறீர்களா? அப்படியென்றால் அதற்குக் காரணம் என்ன?
- அதைப் பற்றி என்ன நினைக்கிறீர்கள்? அவரிடம் அன்போடும் மிகுந்த பாசத்தோடும் நடந்துகொள்வது அவர் போதைப்பழக்கத்தைக் கைவிட உதவும்.

போதைமருந்துகளைப் பயன்படுத்துவோரிடம் கேட்க வேண்டிய கேள்விகள்

- என்ன போதைப்பொருள் பயன்படுத்துகிறீர்கள்? எப்போதெல்லாம் போதை மருந்தைப் பயன்படுத்துவீர்கள்? என்ன வகையான போதை மருந்தை எவ்வளவு, எப்போது பயன்படுத்துகிறார் என்ற விவரத்தை நீங்கள் பெற இந்தக் கேள்விகள் உதவும்.
- எந்த முறையில் போதை மருந்தை உட்கொள்வீர்கள்? ஊசி மூலமாக என்றால்: நண்பர்களுடன் அதே ஊசியைப் பகிர்ந்து கொள்வீர்களா? சரி, அப்படியென்றால் எச்ஐவி சோதனை அல்லது ஹெப்படைட்டிஸ் பி சோதனை செய்துகொண்டிருக்கிறீர்களா?
- நீங்களாகவே போதை மருந்துப் பழக்கத்தைக் கைவிட முயற்சி செய்தீர்களா? என்ன நடந்தது? போதைப்பழக்கத்தைக் கைவிட உண்மையிலேயே முயற்சி செய்தவர்கள், உங்கள் உதவியை மனப்பூர்வமாக ஏற்றுக்கொள்ளத் தயாராக இருப்பார்கள்.
- அந்தப் பழக்கம் எவ்வாறு உங்கள் ஆரோக்கியத்தைப் பாதிக்கிறது? உங்கள் குடும்ப வாழ்க்கையை எவ்வாறு பாதிக்கிறது? உங்கள் பணியை எவ்வாறு பாதிக்கிறது?
- போதை மருந்து பயன்படுத்துவதை நிறுத்த விரும்புகிறீர்களா? இப்போது ஏன் நிறுத்த விரும்புகிறீர்கள்? சுயமாகப் போதைப்பழக்கத்தைக் கைவிட வேண்டும் என்கிற ஊக்குவிப்பு, அவர் போதை மருந்துப் பழக்கத்தைக் கைவிடுவதில் வெற்றி காண்பார் என்பதற்கான அறிகுறி.
- நீங்கள் நம்பக்கூடியவர்கள் யார்? தற்போது உங்களுக்கு ஆதரவளிக்கக் கூடியவர்கள் யார்? போதைப்பழக்கத்தைக் கைவிட, பாதிக்கப் பட்டவருக்கு உதவுவதில் இவர்கள் முக்கியப் பங்காற்றுவார்கள்.

நேர்காணலின்போது கவனிக்கவேண்டியவை

பின்வருவனக் காணப்படுகிறதா என்று பாருங்கள்:

- தன் நலனில் கவனமின்மைக்கான அறிகுறிகள்;
- கைகளில் அடிக்கடி ஊசி போட்டுக்கொள்வதற்கான அடையாளங்கள்;
- போதையில் இருப்பது போன்ற தோற்றம் அல்லது வாய்க்குளறல் அவர் போதை நிலையில் இருக்கிறார் என்பதற்கான அறிகுறி;
- ஹெப்படைட்டிஸ் பி நோயின் அறிகுறியாக மஞ்சள் காமாலை.

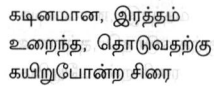

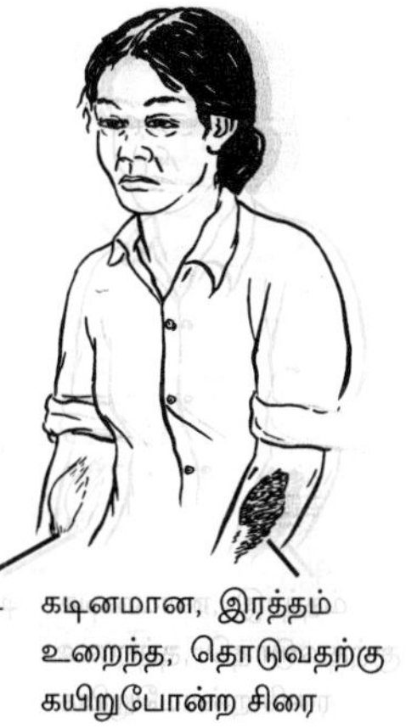

சீழ்க்கட்டி
கடினமான, இரத்தம் உறைந்த, தொடுவதற்கு கயிறுபோன்ற சிரை

பிரச்சினைகளை உருவாக்கும் பழக்கங்கள் 157

நேர்காணலுக்கான சிறப்பு ஆலோசனைகள்

- பாதிக்கப்பட்டவரைத் தனியாக வைத்து நேர்காணலை மேற்கொள்ளுங்கள். போதை மருந்து பயன்படுத்துபவர்களில் பெரும்பாலோர் இரகசியமாகவே போதைப்பொருள்களை எடுத்துக் கொள்வார்கள்; எனவே, தங்களுடைய பழக்கம் குடும்பத்தினருக்குத் தெரியக்கூடாது என்று நினைப்பார்கள். இதன் காரணமாகத் தங்கள் குடும்பத்தினர் முன்னிலையில் எந்தத் தகவலையும் வெளியிட மாட்டார்கள்.
- போதைப்பழக்கத்துக்கு எதிரான கருத்தை நீங்கள் கொண்டிருந்தாலும், அது மருத்துவப் பணியாளர் என்கிற உங்கள் பாத்திரத்துக்கு இடையூறாக அமையக் கூடாது.

உடனடியாக என்ன செய்ய வேண்டும்?

உங்கள் நோயாளியின் உடல்நலமே, உங்களுடைய உடனடி அக்கறையாக இருக்க வேண்டும். போதை மருந்து பயன்படுத்துபவர் மூன்று முக்கியச் சூழல்களில் அவசர மருத்துவச் சிகிச்சை தேவைப்படுபவர்களாக இருப்பார்கள்:

- **உச்சக்கட்ட போதை நிலை.** குறுகிய காலத்தில் மிக அதிக அளவு போதைப்பொருளை உட்கொண்டிருந்தால், அவர் குழம்பிய நிலையில் காணப்படுவார். அவர் சுயநினைவை இழக்கக்கூடும். ஹெராயின் அல்லது ஓப்பியம் பயன்படுத்துவது மிக ஆபத்தானது என்பதால், அது அவர்களின் சுவாசத்தைத் தணிக்கக்கூடும்.
- **கடும் தொற்று அல்லது காயங்கள்.**
- **குழப்பம் அல்லது வலிப்பு போன்ற கடுமையான போதைநிறுத்தப் பின்விளைவுகள்.** பெரும்பாலான போதைநிறுத்தப் பின்விளைவுகள் மெலிதாகவே இருக்கும்; சாதாரண மருந்துகள் அளித்து ஆற்றுப்படுத்துவதன் மூலம் பாதிப்பைக் குறைக்கலாம்.

உங்களிடம் ஆலோசனை கேட்க வந்தவருக்கு உடனடிச் சிகிச்சை அளிக்க வேண்டிய அவசர நிலை இல்லையென்றால், அவரோடு இயல்பான உறவை ஏற்படுத்திக்கொள்ள முயல்வதே, சிகிச்சையின் முதல் குறிக்கோளாக இருக்க வேண்டும்; இதன் மூலம் அவர் உங்களை நம்பத் தொடங்குவார். உடலின் தேவையாக எழும் உந்துதலே, அவர் தொடர்ந்து போதைப்பொருளை எடுத்துக்கொள்வதற்கான காரணம் என்பதை விளக்குங்கள். போதை மருந்து பயன்படுத்துபவரின் அனுமதியுடன், அவருடைய குடும்பத்தாருடன் கலந்தாலோசித்து, அவர்களையும் சிகிச்சை அளிக்கும் திட்டத்தில் ஈடுபடச்செய்யுங்கள். தேவை எழும் பட்சத்தில், எச்ஐவி மற்றும் பலவகைத் தொற்றுகள் பற்றிய ஆபத்தைப் போதைப்பழக்கத்துக்கு ஆளானவருக்கு எடுத்துச் சொல்லுங்கள். (☞ பெட்டிச்செய்தி 6.9.)

போதைப்பழக்கத்தை உடனடியாக நிறுத்த விரும்புகிறவர்கள் என்ன செய்யவேண்டும்?

- போதைப்பழக்கத்தைக் கைவிடக் குறிப்பிட்ட ஒரு தேதியை நிர்ணயுங்கள்.
- போதை நிறுத்தப் பின்விளைவுகளிலிருந்து விடுபட, குறைந்தபட்சம் ஒரு வார கால அவகாசம் போதைப்பழக்கம் உள்ளவருக்குத் தேவைப்படும்.
- பின்விளைவுகளிலிருந்து விடுபடும் கட்டத்தில் உதவக்கூடிய, நெருங்கிய நண்பர்களுக்கும் குடும்ப உறுப்பினர்களுக்கும் விவரத்தைக் கூறுங்கள்.
- போதைநிறுத்தப் பின்விளைவுகளின் பாதிப்பு கடுமையாக இருக்கக்கூடிய சூழலில், பாதிக்கப் பட்டவருக்கு நோய்க்குறிகளின் தன்மை பற்றியும் அதை எப்படிக் கட்டுப்படுத்துவது என்றும் ஆலோசனை கூறுங்கள். தூக்கம் சார்ந்த பிரச்சினைகள் உருவானால் டையசிபாம் மருந்தையும், வயிற்றுப்போக்கு இருந்தால் தசை இறுக்கம் ஏற்படாமல் தடுக்கும் மருந்துகளையும், வலி அல்லது குடைச்சல் இருந்தால் வலிநிவாரணிகளையும் பரிந்துரையுங்கள். போதைநிறுத்தப்

பின்விளைவுகள் எவ்வாறு மோசமாக இருக்கும் என்பதை உங்களால் மதிப்பிட முடியாத பட்சத்தில், மருத்துவமனைக்குச் செல்லவேண்டிய ஏற்பாட்டைச் செய்யுங்கள்.

- சில நாடுகளில், சில வகையான போதை மருந்துகளால் ஏற்படும் போதை நிறுத்தப் பின்விளைவுக்குச் சிகிச்சை அளிக்கக் குறிப்பாகச் சில மருந்துகளைப் பயன்படுத்துகிறார்கள். இதற்குச் சிறந்த எடுத்துக்காட்டுகளாக மெத்தடோன் மற்றும் டெக்ஸ்ட்ரோபுரோபாக்சிபீன் மருந்துகளைக் கூறலாம். ஓப்பியம் மற்றும் ஹெராயின் ஏற்படுத்தும் பின்விளைவுகளுக்கு இந்த மருந்துகள் சிகிச்சையின்போது அளிக்கப்படுகின்றன. ஆனாலும், இந்த மருந்துகள் சிறப்பு மருத்துவமனைகளில் மட்டும் கிடைக்கும். எனவே, இந்த மருத்துவமனைகளில் பாதிக்கப்பட்டவரை அனுமதிக்க நீங்கள் பரிந்துரைப்பது நல்லது.
- ஒருவர் குணமடைந்து வரும்போதே மீண்டும் நோயுறுவது பொதுவாக ஏற்படக்கூடிய நிகழ்வு. ஏனென்றால், நோயாளி வாழ்க்கையின் சிரமங்களை எதிர்கொள்ள முடியாமல் போகிறது. மருந்து எடுத்துக்கொள்வதை நிறுத்தியதும், வாழ்க்கைப் பிரச்சினைகளைச் சமாளிப்பதற்கான வழிமுறைகளை நோயாளியுடன் விவாதியுங்கள். நோயாளி மீண்டும் போதைமருந்துப் பழக்கத்துக்கு உள்ளாகாமல் இருக்கக்கூடிய வெவ்வேறு வழிகளை இனம்காணுங்கள்:
  - போதைமருந்து பழக்கம் உள்ள நண்பர்களைத் தவிர்த்தல்.
  - மீண்டும் பள்ளிக்கு அல்லது பணிக்குத் திரும்புதல்.
  - இளைப்பாறவும் பிரச்சினைகளைத் தீர்க்கும் வழிமுறைகளைக் கண்டறியவும் கற்றல் *(☞ பிரிவு 3.2).*
  - வேறு பொழுதுபோக்குகளில் அல்லது மனம் மகிழ்ச்சியடையும் விஷயங்களில் ஈடுபடுதல்.
  - மிகுதியாக எஞ்சியிருக்கும் பணத்தை எண்ணி மகிழ்தல்.
  - போதை மருந்துப் பழக்கத்தைக் கைவிட்டவர்களுக்காக உருவாக்கப்பட்ட குழுக்களில் இணைந்துகொள்ளுதல். *(☞ இயல் 12)*

போதைமருந்துப் பழக்கத்தைக் கைவிட விரும்பாதவர்களுக்கு என்ன செய்ய வேண்டும்?

- போதைமருந்துப் பழக்கத்தைக் கைவிட உதவும் சமூகச் சூழலைச் சந்திக்கச் சொல்லுங்கள்.
- உட்கொள்ளும் போதைமருந்தின் அளவைக் குறைக்க முயற்சி செய்யச் சொல்லுங்கள்; எ.கா: ½ கிராமுக்குப் பதிலாக ¼ கிராம் ஹெராயின்.
- போதைமருந்து பழக்கத்திலேயே, ஆபத்தானதிலிருந்து சுமாரான பாதிப்பு ஏற்படுத்தும் பழக்கத்துக்கு மாறச் சொல்லுங்கள்; எடுத்துக்காட்டாக, ஊசி மூலம் போதைமருந்து ஏற்றிக் கொள்வதைவிட புகைப்பதன் மூலமாக.
- ஊசி மருந்து மூலம் ஏற்படும் தொற்றைத் தவிர்க்கும் ஆலோசனையை வழங்குங்கள் *(☞ பெட்டிச்செய்தி 6.9).*
- ஒருவரின் உடல்நலத்துக்கும் மனநலத்துக்கும் போதைமருந்துகள் விளைவிக்கும் கடும் தீங்குகளைச் சுட்டிக்காட்டுங்கள்.
- போதைமருந்துப் பழக்கம் உள்ளவர் மீண்டும் உங்களிடம் வந்து பேசுவதற்கான வாய்ப்பை அளியுங்கள்.

மீண்டும் போதைப்பழக்கத்திற்கு ஆளாகுபவரை என்ன செய்யலாம்?

- இது பொதுவான ஒன்றுதான் என்று விளக்கிக் கூறுங்கள். ஏன் அவ்வாறு மீண்டும் நோயுற்றார்கள் என்று கண்டறிந்து எவ்வாறு எதிர்காலத்தில் நோயுறாமல் தடுக்கலாம் என்று ஆலோசனை வழங்குங்கள்.

- போதை மருந்தைக் கைக்கொள்ளாமல், எவ்வளவு குறைந்த காலத்துக்குக் கட்டுப்பாட்டோடு இருந்திருந்தாலும், பாராட்டுங்கள்.
- முதல்முறையாக உங்களிடம் சிகிச்சைக்கு வந்ததைப் போலக் கருதி, மீண்டும் சிகிச்சையைத் தொடங்குங்கள்.

எப்போது மருத்துவரிடம் பரிந்துரைக்க வேண்டும்?

பின்வரும் சூழலில் சிறப்பு மருத்துவரைப் பார்க்குமாறு அறிவுறுத்துங்கள்:

- பெருமளவில், அதாவது ஒரு நாளைக்கு ஒரு கிராமுக்கு மேலாக, ஹெராயின் பயன்படுத்தும் போது;
- நீங்கள் ஆலோசனை வழங்கியும் போதைமருந்து பயன்படுத்துவதை நிறுத்த இயலாத நிலையில்;
- போதைமருந்துப் பழக்கத்தால் கடும் உடல்நலப் பிரச்சினைகளும் மனநலப் பிரச்சினைகளும் தோன்றி பாதிப்பு ஏற்படுத்தியுள்ள சூழலில்;
- போதைமருந்தைத் தொடர்ந்து ஊசி மூலம் ஏற்றிக்கொள்ளும் பழக்கத்தை நிறுத்த இயலாத சூழலில்;
- மெத்தடோன் சிகிச்சை கிடைக்கும் பட்சத்தில், சிகிச்சையை மேற்கொள்ளப் பரிந்துரையுங்கள்.

பிறகு என்ன செய்ய வேண்டும்?

போதைமருந்துப் பழக்கத்தைக் கைவிடுவது கடினம் என்பதாலும், மீள்நோயுறுதல் பொதுவானது என்பதாலும், போதைப்பழக்க ஆலோசனைக்கு உங்களிடம் வந்தவரோடு தொடர்ச்சியாகத் தொடர்பு வைத்திருங்கள். மனஅழுத்தத்தைச் சமாளிக்க வேறு வழிகளை நாடுபவராகவும், புதிய செயல்பாடுகளில் தன்னை ஆழ்த்திக்கொள்பவராகவும் உள்ளவருக்கு மட்டுமே மீண்டும் நோயுறும் வாய்ப்பு குறைவாக இருக்கும். பொதுவாக, குறைந்தபட்சம் ஆறு மாத காலத்துக்கு அவரோடு தொடர்பு வைத்திருங்கள். சில நாடுகளில், போதைமருந்துப் பழக்கம் உள்ளவருக்குச் சிகிச்சை அளிக்கும் பட்சத்தில், நலப் பணியாளர்கள் காவல் துறைக்குத் தகவல் அளிக்க வேண்டிய அவசியம் உள்ளது. இந்தச் சட்டங்களைப் பற்றித் தெரிந்துவைத்துக்கொண்டு, அதற்கேற்றபடி நீங்கள் செயல்பட வேண்டியது அவசியம்.

பெட்டிச்செய்தி 6.10. போதைப்பழக்கத்துக்கு அடிமையானவருக்குச் சிகிச்சை அளிக்கும்போது கவனத்தில் கொள்ளவேண்டியவை

- பொதுவாகப் பயன்படுத்தும் போதைப்பொருளான புகையிலையும் மதுவும் பெரும்பாலான நாடுகளில் சட்டபூர்வமாக அனுமதிக்கப்பட்டவை.
- போதைப்பொருள் பழக்கம் ஆரோக்கியம் சார்ந்த பிரச்சினை என்பதோடு ஒரு சமூகப் பிரச்சினையும் ஆகும். அது எச்ஐவி/ எய்ட்ஸ் போன்ற கடுமையான உடல்நலப் பிரச்சினைகளுக்குக் காரணமாகலாம்; குறிப்பாக ஊசி மூலம் போதைப்பொருளை உட்செலுத்திக்கொள்கிறவர்களுக்கு.
- போதைப்பழக்கத்தை முழுமையாகக் கைவிடுவதே இந்தப் பிரச்சினைக்கான ஒரே தீர்வு.
- ஆலோசனையும் பிரச்சினையின் நன்மைதீமைகளைப் பற்றிய அறிவும் கலந்த கலந்தாலோசனை மட்டும் போதைப்பழக்கத்துக்கு அடிமையானவர்களிடம் ஒரு தாக்கத்தை ஏற்படுத்த முடியும்; இந்தத் தாக்கம் அவர்கள் தங்கள் நடவடிக்கைகளை மாற்றிக்கொள்ள உதவும்.
- போதைப்பழக்கத்திலிருந்து விடுபடுவது எப்படி என்ற அறிவுரை, போதை நிறுத்தப் பின்விளைவுகளுக்கான சிகிச்சை, குடும்பத்தினரோடு கலந்தாலோசித்தல், தொடர்ந்து சிகிச்சை பெற்றுவருபவரைக் கண்காணித்து ஆலோசனை வழங்குதல், போதைப்பழக்கத்திலிருந்து மீண்டவர்களுக்கான ஆதரவுக் குழுவில் சேரச்செய்தல் போன்றவை முக்கியச் சிகிச்சை முறைகள் ஆகும்.

6.3 தூக்க மாத்திரை சாப்பிடும் பழக்கமுள்ளவர்

ஒருவருக்குத் தூக்கம் வர உதவும் மருந்துகளே தூக்க மாத்திரைகள். டையசிபாம், நைட்ரசிபாம், லோராசிபாம், குளோர்டையசிபாக்சைட், அல்ப்ரஸோலாம் போன்றவை பொதுவாகக் கிடைக்கும் தூக்க மாத்திரைகள் (உங்கள் பகுதியில் விற்கப்படும் தூக்க மாத்திரைகளின் வணிகப் பெயர்களை அறிந்துகொள்ள இயல் 11ஐப் பார்க்கவும்). தூக்க மாத்திரைக்கு அடிமையானவர்களைப் பற்றிய விஷயங்களை இந்தப் பிரிவு விளக்குகிறது.

உ

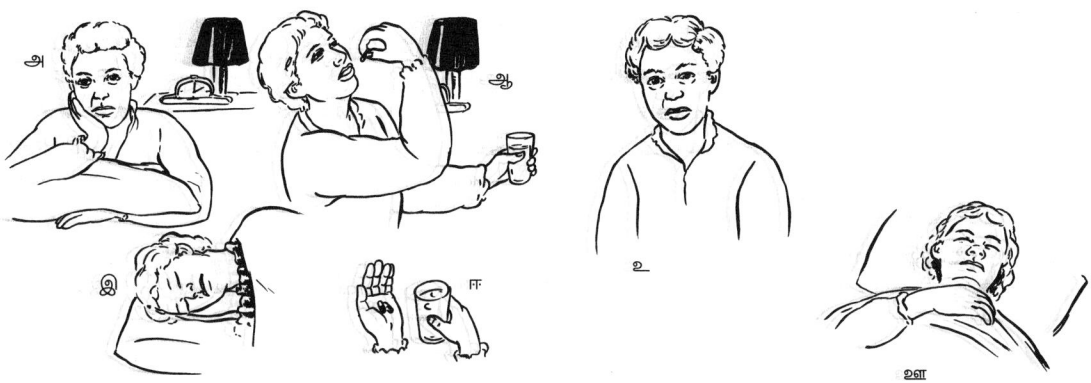

ஒருவர் எவ்வாறு தூக்க மாத்திரைக்கு அடிமையாகிறார்?

அ. தூக்கம் வராமல் தவிப்பவர்

ஆ. தூக்கம் வருவதற்காக மாத்திரை உட்கொள்ளத் தொடங்கலாம்.

இ. சில நாட்களுக்கு, அவருக்கு நன்றாகத் தூக்கம் வரும்; ஆனால் தொடர்ந்து தூக்க மாத்திரை உட்கொள்ள வேண்டும்.

ஈ. மாத்திரை தூக்கம் வரவழைக்கும் சக்தியை இழந்து, மீண்டும் தூக்கம் வராத பிரச்சினை தலைதூக்குகிறது.

உ. தூக்கத்தை வரவழைக்க அதிக மாத்திரைகள் உட்கொள்ள வேண்டியுள்ளது.

ஊ. தூக்க மாத்திரை சாப்பிட்டால் மட்டுமே உறக்கம் வரும்.

6.3.1 ஏன் சிலர் தூக்க மாத்திரைக்கு அடிமையாகிறார்கள்?

உலகில் மிகச் சாதாரணமாகப் பயன்படுத்தும் மருந்து வகைகளில் ஒன்று தூக்க மாத்திரை. உண்மையில் எல்லா வகையான மனநலப் பிரச்சினைகளுக்கும் இவை பயன்படுத்தப்படுகின்றன; குறிப்பாக உறக்கம் சார்ந்த பிரச்சினைகளுக்கும் பதற்றநோய்களுக்கும். ஆனாலும், மது போலவே, தூக்க மாத்திரைக்கும் ஒருவர் அடிமையாகலாம். ஒருமுறை இது நிகழ்ந்துவிட்டால், பின்னர் அவரால் தூக்க மாத்திரை இல்லாமல் உறங்க முடியாது அல்லது அவருக்கு இயல்பாக உறக்கம் வராது. தூக்க மாத்திரையை நிறுத்தினால், போதை நிறுத்தப் பின்விளைவுகள் தோன்றும். இதன் காரணமாகவே அவர் தூக்க மாத்திரை சாப்பிடுவதைத் தொடர்வார்.

6.3.2 தூக்க மாத்திரையைச் சார்ந்திருக்கும் பிரச்சினை இருக்கிறது என்று எப்போது சந்தேகப்பட வேண்டும்?

ஒருவர் தூக்க மாத்திரைக்கு அடிமையானதாகக் கருத வேண்டிய சூழல்:

- மூன்று மாதங்களுக்கும் மேலாக ஒருவர் தூக்க மாத்திரை சாப்பிடும் வழக்கம்;
- தூக்க மாத்திரையை மருந்துச் சீட்டில் கட்டாயமாகப் பரிந்துரைக்க வேண்டும் என்று நலப் பணியாளரிடம் வலியுறுத்தல்;
- பதற்றத்தின் அல்லது உறக்கம் சார்ந்த பிரச்சினைகளின் காரணமாக அதிகத் தூக்க மாத்திரைகள் தேவைப்படும் நிலை.

பிரச்சினைகளை உருவாக்கும் பழக்கங்கள் 161

6.3.3 இந்தப் பிரச்சினையை எப்படி எதிர்கொள்வது?

தூக்க மாத்திரைக்கு அடிமையானவரிடம் கேட்க வேண்டிய கேள்விகள்

- எவ்வளவு நாட்களாகத் தூக்க மாத்திரை போட்டுக்கொள்கிறீர்கள்? தூக்க மாத்திரை பயன படுத்திவரும் காலம் நீளும் அளவுக்குச் சார்ந்திருக்கும் தன்மையும் கூடும்.
- ஒரு நாளைக்கு எத்தனை முறை தூக்க மாத்திரை சாப்பிடுவீர்கள்? பகல் பொழுதிலும் போட்டுக்கொள்கிறார் என்றால், அவர் கட்டாயம் தூக்க மாத்திரைக்கு அடிமையானவர் என்று தீர்மானித்துவிடலாம்.
- ஒரு வேளைக்கு எத்தனை தூக்க மாத்திரை போட்டுக்கொள்வீர்கள்? இந்தக் கேள்விக்குப் பெறும் பதிலின் மூலம், அவர் மொத்தமாக எத்தனை மாத்திரைகள் சாப்பிடுகிறார் என்பதைக் கணக்கிட்டுவிடலாம்.
- நீங்கள் மது அருந்துவீர்களா? தூக்க மாத்திரைக்கு அடிமையானவர்களில் சிலர் மதுவுக்கும் அடிமையானவர்களாக இருப்பார்கள்.

உடனடியாக என்ன செய்ய வேண்டும்?

- தூக்க மாத்திரைகளை நீண்ட காலமாகப் பயன்படுத்தினால், மதுவுக்கு அடிமையாவதைப் போல, அவர் தூக்க மாத்திரையைச் சார்ந்திருக்க வேண்டிய கட்டாயம் எழும் என்று விளக்கிக் கூறுங்கள்.
- அதிகத் தூக்க மாத்திரைகள் வேண்டும் என்று கேட்பதே, அவர் தூக்க மாத்திரைக்கு அடிமையாகியுள்ளார் என்பதை வெளிப்படுத்துகிறது என்று விளக்குங்கள்.
- உங்களிடம் ஆலோசனைக்கு வந்துள்ளவர் புரிந்துகொள்ளும் பட்சத்தில், கொஞ்சம் கொஞ்சமாகச் சார்ந்திருக்கும் பழக்கத்திலிருந்து விடுபட, நீங்கள் ஆலோசனை அல்லது சிகிச்சை அளிக்கலாம். அதாவது, ஒரு குறிப்பிட்ட கால அளவுக்குள், மாத்திரை சாப்பிடும் அளவைச் சிறிது சிறிதாகக் குறைத்துக்கொண்டே வரச் சொல்லலாம். இதனால் போதை நிறுத்தப் பின்விளைவுகளின் தாக்கமும் குறையும். பதற்றம், கவலை, உறக்கம் வராமை போன்றவை தூக்க மாத்திரையை நிறுத்துவதால் ஏற்படும் நோய்க்குறிகள் ஆகும். போதை நிறுத்தப் பின்விளைவுகள் நிச்சயம் உருவாகும் என்று நோயாளியிடம் முன்னரே

பெட்டிச்செய்தி 6.11. தூக்க மாத்திரை போடுவதைத் தவிர்ப்பதற்கான திட்டம்

- ஒருவர் தினமும் எவ்வளவு தூக்க மாத்திரை உட்கொள்கிறார் என்பதைக் கண்டறியுங்கள். மாத்திரையின் அளவு ஒவ்வொரு நாளும் மாற்றம் அடைந்தால், கடைசி மூன்று நாட்கள் உட்கொண்ட மாத்திரையின் சராசரியைக் கணக்கிட்டுக்கொள்ளவும்.
- உடனடியாக மாத்திரையின் அளவை நான்கில் ஒரு மடங்காகக் குறையுங்கள். எ.கா: ஒருவர் தினமும் 4 டையசிபாம் மாத்திரை போட்டுக் கொள்வதாக வைத்துக்கொண்டால், அதை 3ஆகக் குறையுங்கள்.
- இதே அளவு மாத்திரையை அடுத்த மூன்று அல்லது நான்கு தினங்களுக்கு அவர் சாப்பிட வேண்டும். பிறகு, அதில் கால்பங்கைக் குறையுங்கள். (எ.கா: மேலும் ஒரு மாத்திரை).
- முழுமையாக மாத்திரை போடுவதைத் தவிர்க்கும் வரையில், இதே முறையில் மாத்திரையின் அளவைக் கொஞ்சம்கொஞ்சமாகக் குறைத்துக்கொண்டே வரவும்.
- பாதிக்கப்பட்டவரிடம் கடுமையான போதைநிறுத்தப் பின்விளைவுகள் தோன்றினால், கடைசியாக அவர் சாப்பிட்ட தூக்க மாத்திரையின் அளவைத் தொடரச் சொல்லவும். ஒரு வாரம் கழித்து மீண்டும் மாத்திரையைக் குறைக்கத் தொடங்க வேண்டும்.

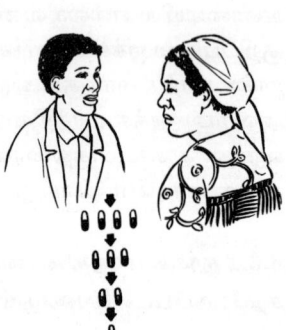

எச்சரியுங்கள். போதைநிறுத்தப் பின்விளைவுத் திட்ட வழிமுறை பெட்டிச்செய்தி 6.11.இல் தரப்பட்டுள்ளது.

- நீங்கள் தராவிட்டாலும், வேறு நலப் பணியாளரிடமிருந்து தூக்க மாத்திரைகளைச் சிலர் பெற்றுவிடுவார்கள். எனவே, முடிந்தால் மற்ற நலப் பணியாளரிடம் விஷயத்தைச் சொல்லி தூக்க மாத்திரை தருவதைத் தவிர்க்கச் சொல்லுங்கள்.

எப்போது மருத்துவரிடம் பரிந்துரைக்க வேண்டும்?

அளவுக்கு அதிகமாகத் தூக்க மாத்திரை போட்டுக்கொள்பவரைக் கட்டாயமாக மருத்துவ வல்லுநரிடம் காட்டுமாறு பரிந்துரையுங்கள். இதைத் தவிர பல வகை போதை மருந்துகளை அல்லது போதைப்பொருள்களைப் பயன்படுத்துபவரும் கட்டாயமாக மருத்துவ வல்லுநரிடம் சிகிச்சை பெற ஆலோசனை அளிப்பது நல்லது.

பெட்டிச்செய்தி 6.12. தூக்க மாத்திரைக்கு அடிமையானவருக்குச் சிகிச்சை அளிக்கும்போது நினைவில் கொள்ள வேண்டியவை

- மனநல மருத்துவத்தில் தூக்க மாத்திரைக்கு அடிமையாகும் பிரச்சினை என்பது பொதுவாகக் காணப்படக்கூடியது.
- மது ஏற்படுத்தும் அதே பாதிப்பை தூக்க மாத்திரையும் மூளையில் ஏற்படுத்துகிறது. இவை இரண்டையும் ஒன்றாக எடுத்துக்கொள்ளும்போது அதன் விளைவு மிக அதிகமாக இருக்கும்.
- தூக்க மாத்திரை பழக்கத்துக்கு அடிமையாவதற்கு முன்பு இருந்த பிரச்சினைகளான உறக்கம் வராமை, பதற்றம் போன்றவை அடிமையானதற்குப் பிறகு மீண்டும் தோன்றும்.
- நான்கு வாரங்களுக்கு மேல், யாருக்குமே தூக்க மாத்திரையைப் பரிந்துரைக்காதீர்கள்.
- இந்தப் பிரச்சினையைப் பற்றி முழுமையாக விளக்குவதும், படிப்படியாகத் தூக்க மாத்திரையின் அளவைக் குறைத்துக்கொண்டே வருவதுமே இதற்கான சிகிச்சை முறையாகும்.

6.4 புகையிலைக்கு அடிமையானவர்

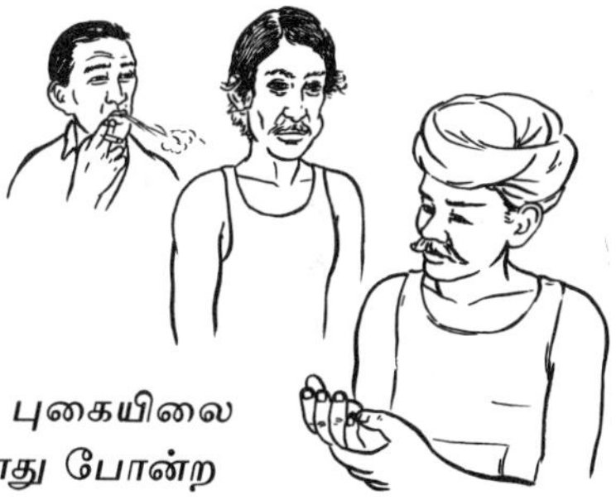

புகையிலைச் செடியின் இலை, பல நூற்றாண்டுகளாக மருந்தாகப் பயன்படுத்தப்பட்டுவந்தது. இலையை வாயில் போட்டு மெல்லலாம் (குட்காவை இந்தியாவில் பயன்படுத்து வதைப் போல) அல்லது (பீடி, சிகரெட், சுருட்டு போன்று) புகைக்கலாம்.

குடிப்பதைப்போல பல்வேறு காரணங்களுக்காக மக்கள் புகைபிடிக்கத் தொடங்குகிறார்கள். நண்பர்களின் வற்புறுத்தல், புகையிலை நிறுவன விளம்பரங்களின் பாதிப்பு, புகைபிடிப்பது நாகரிகமானது போன்ற நம்பிக்கைகளே புகைபிடிக்கத் தொடங்குவதற்கான பொதுக் காரணங்கள். ஒருமுறை புகைபிடிக்கப் பழகிவிட்டால், பிறகு அதற்கு அடிமையாவது எளிது; ஏனென்றால், புகையிலையில் உள்ள 'நிக்கோடின்' ஒரு கடும் போதைப்பொருள் ஆகும். தவிர, சோதனை முயற்சியாகப் புகைபிடிக்கும் பதின் பருவத்தினர் புகையிலைப் பழக்கத்துக்கு அடிமையாவதில்லை.

6.4.1 புகையிலை பயன்படுத்துவது ஏன் ஆபத்தானது?

அகால மரணத்துக்குப் புகையிலை ஒரு முக்கியக் காரணமாக அமைகிறது. உடல்நலத்துக்குக் கடுமையான தீங்கை விளைவிக்கிறது என்பதை அறிந்தும், புகையிலை நிறுவனங்கள், குறிப்பாக வளர்ந்துவரும் நாடுகளில் உள்ள நிறுவனங்கள், தீவிரமாகப் புகையிலைப்

பொருள்களைச் சந்தைப்படுத்துகின்றன. பெண்களையும் இளைஞர்களையும் குறிவைத்தே விளம்பரப்படுத்தப்படுகின்றன; இதனால் பல சமூகங்களில், அவர்களிடையே புகைப்பழக்கம் அதிகரித்துவருவது ஆச்சரியம் அளிக்கும் விஷயமல்ல.

பொதுவாகப் புகையிலைப் பழக்கத்தோடு தொடர்புடைய நோய்கள்:

- சுவாசப் பாதையிலும் நுரையீரலிலும் தோன்றும் புற்றுநோய்;
- மாரடைப்பு, மூளைத்தாக்கு, இரத்த மிகை அழுத்தம்;
- நாள்பட்ட மூச்சுக்குழல் அழற்சி (Chronic bronchitis).

புகைபிடிப்பது என்பது புகைபிடிக்காதவர்களையும் பின்வரும் வழிகளின் மூலம் பாதிக்கும்:

- கருவுற்றிருக்கும் தாய் புகைபிடித்தால், வயிற்றில் உள்ள சிசு பாதிப்புக்கு உள்ளாகும். குழந்தை மிகச் சிறிதாகப் பிறக்கலாம் அல்லது குறிப்பிடப்படும் காலத்துக்கு முன்பே இறக்கலாம்.
- புகைபிடிப்பவர் வெளிவிடும் புகையைச் சுவாசிப்பவருக்கு, புகைபிடிப்பதால் ஏற்படக்கூடிய நோய்கள் உருவாகலாம்.
- புகைபிடிப்பவரின் குடும்பத்தில் உள்ள குழந்தைகள், ஆஸ்துமா போன்ற சுவாசம் தொடர்பான நோய்க்கு ஆளாகும் சாத்தியம் அதிகம்.

6.4.2 புகைபிடிக்கும் பழக்கம் உண்டா என்று எப்போது கேட்கலாம்?

உங்களிடம் ஆலோசனைக்கு அல்லது சிகிச்சைக்கு வரும் அனைவரிடமும் புகையிலை பயன்படுத்தும் பழக்கம் உண்டா என்று நீங்கள் கேட்கலாம். ஏனென்றால், பல ஆண்டுகள் புகைபிடிப்பதால், பெரும்பாலான புகையிலை சார்ந்த நோய்கள் உருவாகின்றன. எனவே, தொடர்ந்து புகைபிடிக்கும் பதின்பருவ வயதினருக்கு, அவர்களின் 40களிலும் அல்லது 50களிலும் நோய்க்குறிகள் வெளிப்படத் தொடங்கும். அதற்குள், பொதுவாகக் காலம்கடந்துவிடும்; நோயைத் தடுப்பது சாத்தியமல்ல. ஒருவருக்குப் புகைபிடிக்கும் பழக்கம் இருக்கலாம் என்று பின்வரும் காரணங்களால் சந்தேகப்படலாம்:

- ஒருவரின் சுவாசக் காற்றில் புகையிலை வாசனை;
- மஞ்சள் கறை படிந்த பற்கள் அல்லது விரல்கள்;
- பாழ்பட்ட பற்கள் அல்லது நிறம் மாறிய நாக்கு;
- ஒருவரின் பையில் சிகரெட் பாக்கெட் காணப்படுதல்;
- சுவாசக் கோளாறு அல்லது மார்பகத்தில் பிரச்சினைகள் என்று ஒருவர் கூறும்போது.

6.4.3 இந்தப் பிரச்சினையை எப்படி எதிர்கொள்வது?

புகையிலை பயன்படுத்தும் பழக்கம் உள்ளவரிடம் கேட்க வேண்டிய கேள்விகள்

- ஒரு நாளைக்கு எத்தனை முறை புகையிலை போடுவீர்கள் அல்லது புகைபிடிப்பீர்கள்? சம்பந்தப்பட்டவர் எந்த அளவுக்குப் புகையிலைக்கு அடிமையாகியுள்ளார் என்பது இதன் மூலம் கணிக்க முடியும்.
- புகையிலைப் பழக்கம் எந்த அளவுக்கு உங்கள் ஆரோக்கியத்தைப் பாதித்துள்ளது? சுவாசக் கோளாறுகள், தொடர் இருமல் போன்ற பிரச்சினைகள் பற்றிக் குறிப்பாகக் கேளுங்கள்.
- மது அருந்தும் பழக்கம் உண்டா? இந்த இரண்டு பிரச்சினைகளும் ஒன்றோடு ஒன்று தொடர்புடையன. மது அருந்தும்போது ஒருவர் புகைக்கலாம்.
- இந்தப் பழக்கத்தை நிறுத்த விரும்புகிறீர்களா? புகைபிடிப்பவர்களில் பெரும்பாலோர் அந்தப் பழக்கத்தை நிறுத்தவே விரும்புவார்கள்; உங்கள் உதவியை அல்லது ஆலோசனையை மனமார வரவேற்பார்கள்.

- உங்கள் குடும்பத்தில் வேறு யாராவது புகையிலை பயன்படுத்துவது உண்டா? வீட்டில் உள்ள மற்றவர் புகையிலை பழக்கம் உள்ளவராக இருக்கும்பட்சத்தில், உங்களிடம் ஆலோசனை கேட்க வந்தவர் பழக்கத்தைக் கைவிடுவது கடினம். குடும்பத்தில் உள்ள அனைவரும், அதாவது புகையிலை பழக்கம் உள்ளவர்கள் அனைவருமே ஒரே நேரத்தில் இந்தப் பழக்கத்தைக் கைவிட முயற்சி செய்ய வேண்டும்.

உடனடியாக என்ன செய்ய வேண்டும்?

புகையிலையைப் பயன்படுத்துவதால் அல்லது புகைப்பதால் ஏற்படும் தீங்குகளைப் பற்றி விளக்கமாக அவருக்கு எடுத்துச் சொல்லுங்கள்.

உடனடியாகப் புகையிலை பழக்கத்தைக் கைவிட விரும்புகிறவர்களுக்கு:

- இந்தத் தேதியிலிருந்து புகையிலையைப் பயன்படுத்த மாட்டேன் என்று ஒரு தேதியை உறுதியாக நிர்ணயிக்கச் சொல்லுங்கள்; அது குறுகிய காலப்பகுதிக்குள் இருக்க வேண்டும்.
- எந்தெந்தச் சூழல்களில் அவர் புகைபிடிக்கிறார் என்பதை இனம்காணுங்கள்; எடுத்துக்காட்டாக, நண்பர்களுடன் அல்லது மது அருந்தும்போது அல்லது சாப்பிட்டவுடன் என்ற வகையில். இந்தச் சூழல்களில் புகைப்பிடிப்பதற்கு மாற்றாக வேறு பழக்கத்தை மேற்கொள்ளச் சொல்லுங்கள்; மதுவகத்தைத் தவிர்த்தல்,புகைபிடிக்கும் பழக்கம் உள்ள நண்பர்களைத் தவிர்த்தல் அல்லது சாப்பிட்டவுடன் ஒரு இனிப்பை வாயில் போட்டு மெல்லுதல்.
- புகையிலைப் பழக்கம் உள்ள அனைவருக்குமே, அதைக் கைவிடுவது கடினமான செயலாக இருந்தாலும், உறுதியாக முடிவெடுத்தால் அதிலிருந்து நிச்சயம் மீள முடியும் என்று சொல்லுங்கள்.

புகையிலைப் பழக்கத்தைக் கைவிட விரும்பாதவர்களும் மீள்நோயுறுபவர்களும்:

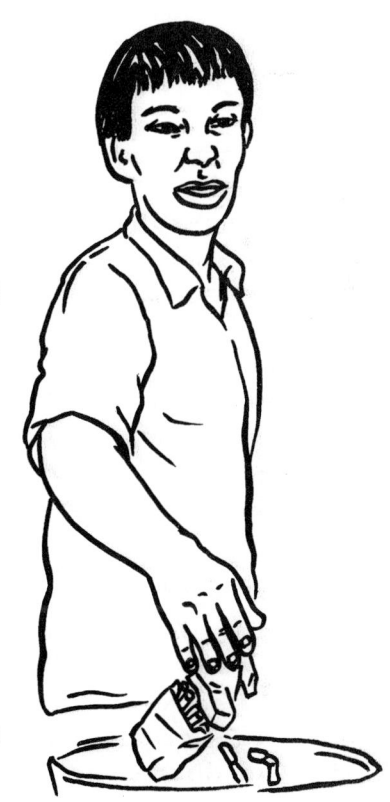

- அவர்களைப் புறக்கணித்து ஒதுக்கிவிடாதீர்கள்.
- அவர்களின் ஆரோக்கியத்தைக் கண்காணிப்பதற்காக மருத்துவமனைக்கு வரச்சொல்லி சிகிச்சை அளியுங்கள். ஒவ்வொரு முறை உங்களிடம் ஆலோசனைக்கு வரும்போதும் புகைப் பழக்கத்தைப் பற்றி விவாதியுங்கள்.
- புகைப்பதைக் குறைக்கச் சொல்லுங்கள். ஒரு நாளைக்கு இரண்டு பாக்கெட் சிகரெட் என்பதை ஒரு பாக்கெட்டாக குறைக்கலாம். இவ்வாறு குறைப்பதால், ஆரோக்கியத்தில் ஏற்படும் முன்னேற்றம், இந்தப் பழக்கத்தைக் கைவிடக்கூடிய ஒரு தூண்டுதலாக அமையலாம்.
- ஒருவர் புகைபிடிப்பதைக் குறைக்க ஒத்துக்கொண்டால், எப்படி அல்லது எப்போதெல்லாம் புகைபிடிப்பதைக் குறைக்கலாம் என்று திட்டமிட உதவுங்கள் (☞ பெட்டிச்செய்தி 6.13.). அவரால் இவ்வாறு குறைக்க முடிந்தால், அவருடைய தன்னம்பிக்கை அதிகரித்து, எதிர்காலத்தில் அவர் புகைபிடிப்பதை முற்றிலுமாகக் கைவிடலாம்.

எப்போது மருத்துவரிடம் பரிந்துரைக்க வேண்டும்?

புகையிலைப் பழக்கத்தால் ஒருவருக்குப் புற்றுநோய் அல்லது இதயநோய்கள் உருவாகியிருக்கலாம் என்று நீங்கள்

பெட்டிச்செய்தி 6.13. புகைபிடித்தலைக் குறைப்பதற்கான வழிகள்

ஒருவர் புகைபிடித்தலைக் குறைப்பதற்கான சில ஆலோசனைகள் பின்வருமாறு:

- ஒரு மணி நேரத்துக்கு ஒரு முறை மட்டுமே புகைக்க முடிவு செய்யுங்கள். பிறகு இதை மேலும் அரை மணிநேரம் கூட்டிக்கொள்ளுங்கள்.
- சிகரெட் கையில் இல்லாமல் பார்த்துக்கொள்ளுங்கள். வீட்டில் இரண்டு பாக்கெட்களுக்கு மேல் வைத்துக்கொள்ளாதீர்கள்.
- ஒரு நேரத்தில் ஒரு பாக்கெட்டுக்கு மேல் சிகரெட் வாங்காதீர்கள்.
- எப்போதுமே தேநீர் அல்லது காப்பி அருந்திய பின் புகைக்கும் பழக்கம் இருந்தால், வேறு பானத்துக்கு மாற்றிப் பாருங்கள்.
- உங்களால் ஒரு நாள் புகைக்காமல் இருக்க முடிந்தால், நிச்சயம் மற்றொரு நாள் புகைபிடிக்காமல் இருக்க முடியும். முயற்சி செய்து பாருங்கள்!
- கடந்த காலத்தில் நீங்கள் விரும்பிய ஒரு விஷயத்துக்குச் செலவழிக்கப் பணம் இல்லாமல் இருந்திருக்கலாம். தற்போது புகைபிடிக்காததால் சேமித்த பணத்தை அதற்குச் செலவழியுங்கள்.
- உடற்பயிற்சி செய்யுங்கள். புகைபிடிக்காமல் செய்யும் உடற்பயிற்சி எவ்வளவு புத்துணர்வைத் தருகிறது என்று பாருங்கள்.
- இதையும் மீறி ஒரு சிகரெட் பிடிக்க நேர்ந்தால் பரவாயில்லை. நீங்கள் முயற்சி செய்தீர்கள், அதில் வெற்றியும் அடைந்தீர்கள் என்பதே நல்லது; மீண்டும் புகைபிடிப்பதைக் கைவிட முயற்சி செய்யுங்கள்.
- சிகரெட் பிடிப்பதை விடப் போவதாக உங்கள் நண்பர்களிடம் சொல்லுங்கள்.

சந்தேகப்படும் பட்சத்தில் மருத்துவ வல்லுநரிடம் காட்டச் சொல்லுங்கள். நாக்கு அல்லது வாயின் நிறம் மாறியிருந்தால், ஒரு மாதத்துக்கும் மேலாகத் தொடரும் இருமல், நெஞ்சுவலி, சுவாசிப்பதில் சிரமம் (நீண்ட காலமாகப் புகைபிடிக்கும் பழக்கம்) போன்ற நோய்க்குறிகள் இருந்தால் உடனடியாக மருத்துவப் பரிசோதனை செய்துகொள்ள வேண்டியது அவசியம்.

பெட்டிச்செய்தி 6.14. புகைபிடிக்கும் பழக்கத்துக்கு அடிமையானவருக்குச் சிகிச்சை அளிக்கும்போது நினைவில் கொள்ள வேண்டிய விஷயங்கள்

- புகையிலை கடுமையான தீங்கை விளைவிக்கக்கூடிய ஒரு போதைப்பொருள். புகையிலைப் பழக்கத்துக்கு அடிமையாக இருப்பவரைப் புறக்கணிக்காதீர்கள்.
- புகைப்பது ஆரோக்கியம் சார்ந்த ஒரு பிரச்சினை என்று புகைபிடிப்பவர்கள் ஒருபோதும் கருதுவதில்லை. உங்களிடம் ஆலோசனைக்கு அல்லது சிகிச்சைக்கு வரும் அனைவரிடமும் புகைபிடிக்கும் பழக்கம் உண்டா என்று கேட்க வேண்டியது அவசியம்.
- புகைபிடிப்பதால் ஏற்படும் தீமைகள் பற்றி விளக்கமாக எடுத்துச்சொல்வது, அவர்கள் அந்தப் பழக்கத்தைக் கைவிட ஒரு தூண்டுதலாக இருக்கும்; அவர்களிடம் பெரும் தாக்கத்தை ஏற்படுத்தும்.

6.5 சூதாடும் பழக்கமுள்ளவர்

வெற்றி அல்லது தோல்வி வாய்ப்பின் அடிப்படையில் அமையும் ஒரு விளையாட்டில் பணம் வைத்துப் பந்தயம் கட்டுவதே சூதாட்டம். பல சமூகங்களில் அல்லது நாடுகளில் சட்ட விரோதமாகக் கருதப்படும்போதும் உலகம் முழுதும் சூதாட்டம் நடக்கிறது. பொதுவான எடுத்துக்காட்டுகளாகக் குதிரைப்பந்தயம், சீட்டு விளையாட்டு, லாட்டரிச் சீட்டு, சூதாட்ட இயந்திரங்கள் போன்றவற்றைக் கூறலாம்.

6.5.1 சூதாட்டம் எப்படி பழக்கமாக மாறுகிறது?

போதைமருந்துப் பழக்கத்துக்கு, சில 'வேதிப்பொருள்' காரணமாவதைப் போல, சூதாட்டத்துக்கு ஒருவர் அடிமையாவதற்கு எந்த விளக்கமும் அளிக்க முடியாது. சூதாட்டம் உற்சாகமளிப்பதாகவும் சாகசமாகவும் கருதப்படுகிறது. வெற்றி பெறுவோம் என்ற எதிர்பார்ப்பே ஒருவர் சூதாட்டத்திற்கு அடிமையாகக் காரணமாகிறது. பெரும்பாலான சூதாடிகள் வெற்றிபெற்று எடுக்கும் பணத்தை விட இழக்கும் பணமே அதிகம்; இழந்ததை மீட்டுவிட வேண்டும் என்ற வெறியே மீண்டும் சூதாடத் தூண்டுகிறது. ஒருவர் சூதாடுவதற்காகப் பணத்தைக் கடன் வாங்கலாம் அல்லது திருடலாம். ஆனால் அவர் மிக மோசமான பொருளாதாரச் சிக்கலைச் சந்திக்கும் வரை வெல்லுதல் அல்லது தோற்றல் என்ற சுழற்சி தொடர்கிறது. இந்தச் சுழற்சிக்குள் ஒருவர் சிக்கிவிட்டால், அது சூதாட்ட நோயாக மாறிவிடுகிறது.

6.5.2 சூதாட்ட நோயும் ஆரோக்கியமும்

சூதாட்ட நோய் ஒருவரின் ஆரோக்கியத்தைப் பல வழிகளில் பாதிக்கலாம்;

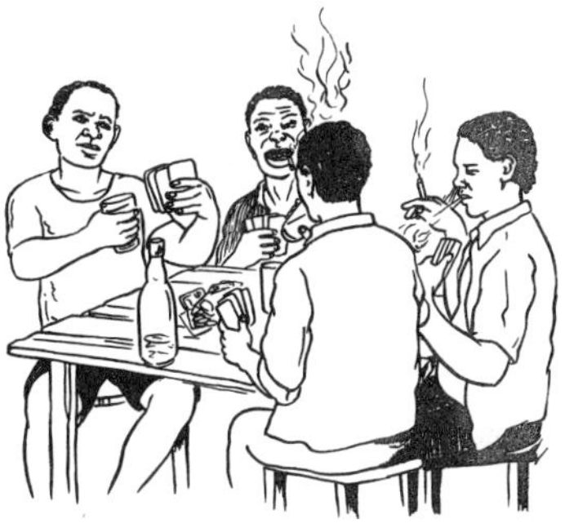

- பெரும்பாலும் சூதாடும் நடவடிக்கை இரவு நேரத்தில் நடைபெறுவதால், சூதாடுபவரின் உறக்கம் கெடுகிறது. கண்ட நேரத்தில் உறங்கச் செல்வதால், அவருடைய வழக்கமான பணி பாதிப்படைகிறது.
- சூதாடுபவர் சூதாட்டத்தைத் தவிர வேறு எதையும் சிந்திக்க இயலாது என்பதால், அவர் எப்போதும் எரிச்சலோடு காணப்படுகிறார்; மனத்தை ஒருமுகப்படுத்த இயலாததால் மனச்சோர்வுக்கு ஆளாகிறார்.
- சூதாடுபவருக்கு எப்போதும் பணப் பிரச்சினை இருந்து கொண்டே இருக்கும்; அவர் பலரிடம் கடன் வாங்கியிருப்பார்.
- சில சூதாடிகள் சூதாடத் தேவைப்படும் பணத்தைப் பெறுவதற்காக திருட்டு அல்லது குற்றச் செயலில் ஈடுபடுவதுண்டு.
- குடும்பக் கடமைகளுக்கும் பொறுப்புகளுக்கும் உரிய நேரத்தைச் செலவிடாததாலும் கவனம் செலுத்தாததாலும் உறவினர்களோடு தகராறு நிலவுவது சூதாடிகளிடையே பொதுவானதாகும்.
- சூதாடுதல், மது அருந்துதல், புகைபிடித்தல் ஆகியவை பெரும்பாலும் ஒன்றாகவே நிகழ்கிறது. எடுத்துக்காட்டாக, சூதாட்டம் ஒரு மதுவகத்தில் நடக்கலாம்.

6.5.3 சூதாட்டம் ஒரு பிரச்சினையாக இருக்கலாம் என்று எப்போது சந்தேகப்பட வேண்டும்?

சூதாட்டம் ஒரு பிரச்சினையாக இருக்கலாம் என்று சந்தேகப்பட வேண்டிய சூழல்கள்:

- ஒருவருக்குக் காவல்துறையோடு தொடர்ந்து பிரச்சினை;
- உங்களுக்கு நன்றாகத் தெரிந்த ஒருவர் திடீரென வறுமையில் வாடத் தொடங்குதல்;
- ஒருவர் பழைய நண்பர்களிடமிருந்து விலகிப்போதல்.

ஒருவருக்குக் குடிப்பழக்கம் இருந்தால், அவருக்குச் சூதாடும் பழக்கம் உண்டா என்று கேளுங்கள்.

6.5.4 இந்தப் பிரச்சினையை எப்படி எதிர்கொள்வது?

சூதாடும் பிரச்சினை இருக்கக்கூடியவரிடம் கேட்க வேண்டிய கேள்விகள்

- அண்மைக் காலமாகச் சூதாட்டத்தில் ஈடுபடுகிறீர்களா? எந்த விதமான சூதாட்டத்தில் உங்களுக்கு நாட்டம் உண்டு?

- சூதாடுவதால் உங்கள் பணிநேரம் பாதிக்கப்பட்டுள்ளதா?
- சூதாட்டம் உங்கள் குடும்ப வாழ்க்கையை எவ்வாறு பாதித்துள்ளது?
- சூதாடுவதைப் பற்றி என்ன நினைக்கிறீர்கள்? அதனால் குற்றஉணர்வு எழுகிறதா?
- சூதாடுவதற்கான பணத்தை எப்படிப் பெறுகிறீர்கள்? நீங்கள் எவ்வளவு கடன் வாங்கியிருக்கிறீர்கள்?
- மது அருந்தும் பழக்கம் உண்டா? அப்படியானால், குடிப்பழக்கத்தினால் உங்களுக்கு என்னென்ன பிரச்சினைகள் உள்ளன (☞ பிரிவு *6.1*).
- சூதாடுவதைக் கைவிட வேண்டும் என்று நினைத்ததுண்டா? இப்போதாவது நிறுத்த விரும்புகிறீர்களா?

உடனடியாக என்ன செய்ய வேண்டும்?

- சூதாடும் பழக்கத்தின் தன்மைகள் பற்றி தொடர்புடையவரோடு விவாதியுங்கள். சூதாடுவதும் ஒரு பிரச்சினை என்பது சூதாடிகளில் பலருக்குத் தெரிவதில்லை. ஒருவர் சூதாட்டத்தைக் கைவிட இந்த விழிப்புணர்வு ஓர் ஊக்கமாக அமையலாம்.
- சூதாடுவதால் ஒருவருடைய வாழ்க்கையில் ஏற்படும் தீமைகளை விவரியுங்கள்.
- வேறு ஏதாவது ஒரு பழக்கத்துக்கு அவர் அடிமையாக இருந்தாலும், அதற்கும் ஆலோசனையோ சிகிச்சையோ அளியுங்கள்.

உடனடியாக ஒருவர் சூதாடும் பழக்கத்தை நிறுத்த விரும்பினால், பின்வருபவற்றைச் செயல்படுத்துங்கள்:

- சூதாடுவதற்குப் பதிலாக அல்லது மாற்றாக அவர் வேறு என்ன நடவடிக்கையில் ஈடுபடலாம் என்பதை இனம்காணுங்கள். அந்தச் செயல்பாடும் அவர் மகிழ்ந்து செய்வதாக அமைய வேண்டும்; அதன் காரணமாகச் சூதாடும் சிந்தனை அவருக்கு எழாமல் இருக்கும்.
- ஒருவர் எந்தச் சூழலில் சூதாட விரும்புகிறார் என்பதை இனம்காணுங்கள். எடுத்துக்காட்டாக, ஒருவர் மதுவகத்தில் குடிக்கச் செல்லும்போது, நண்பர்கள் சூதாட வற்புறுத்தினால், பிறகு அவர் மதுக்கடைக்குச் செல்வதைத் தவிர்க்க வேண்டும். அதுபோலவே, சூதாடும் நண்பர்களைச் சந்திப்பதைத் தவிர்க்க வேண்டும்.
- இந்தச் சிரமமான சூழலில், உண்மையாகவே அவருடைய பிரச்சினையைப் புரிந்துகொண்டு உதவக்கூடிய முக்கியமான உறவினர்களை அல்லது நண்பர்களை அடையாளம் காணுங்கள்.
- சூதாடும் பழக்கத்தினால் இக்கட்டான சூழலில் உள்ளவரின் பிரச்சினைக்குத் தீர்வு காண்பதற்கான வழிமுறைகளைக் கற்றுக்கொடுங்கள் (☞ பிரிவு *3.2*). எடுத்துக்காட்டாக, அவர் சந்திக்கும் முக்கியப் பிரச்சினையாகக் கடன் தொல்லை இருக்கலாம். அவர் யார் யாரிடம் கடன் வாங்கியிருக்கிறார் என்பதைக் கண்டறிந்து, அனைவருக்கும் கொஞ்சம் கொஞ்சமாகவும் படிப்படியாகவும் கடனைத் திருப்பிச் செலுத்தக்கூடிய ஒரு திட்டத்தை வகுத்துக் கொடுங்கள். தன்னுடைய பிரச்சினையைத் தீர்த்துக் கொள்ள முடியும் என்பதே அவருக்கு ஒரு தன்னம்பிக்கையை அளிக்கும். மேலும் கடனை அடைக்க வேண்டும் என்ற உந்துதலே சூதாடுவதைத் தவிர்க்கச் செய்யும்.
- ஒருவர் தன் மனைவியிடம் குடும்பச் செலவுக்காகச் சம்பளத்தின் பெரும் பகுதியை, எடுத்துக்காட்டாக, சம்பள தினத்தன்று, அளிக்கிறார் என்றால் அந்த மாத வருமானம் சூதாட்டத்தில் கரைந்துபோகாது.

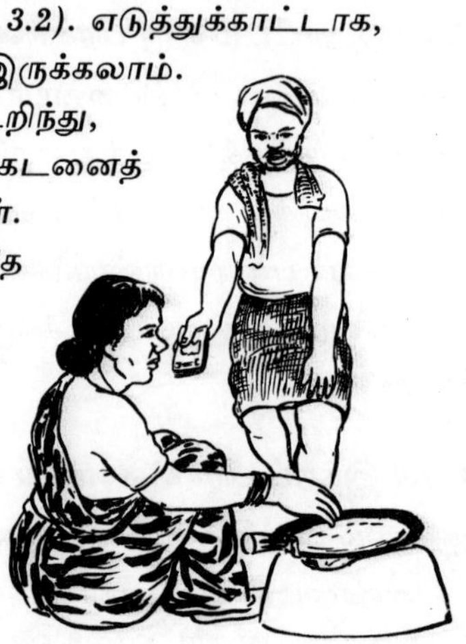

- சில ஊர்களில் சூதாட்டப் பிரச்சினைக்குத் தீர்வு காணும் அல்லது உதவும் நோக்கத்தோடு சிறப்புக் குழுக்கள் உள்ளன. அவ்வாறு உள்ள குழுக்களில் சேருமாறு நீங்கள் பரிந்துரைக்கலாம்.

இவ்வளவு ஆலோசனைகளுக்குப் பிறகும் ஒருவர் மீண்டும் சூதாட்டத்தில் ஈடுபட்டால் அல்லது சூதாட்டத்தை உடனடியாக நிறுத்த விரும்பாவிட்டால்:

- அவரைப் புறக்கணித்துவிடாதீர்கள்.
- மீண்டும் வந்து உங்களைப் பார்க்கச் சொல்லுங்கள்.
- ஒவ்வொரு ஆலோசனை அமர்வின்போதும் அந்தப் பழக்கத்தைக் கைவிடுமாறு சொல்லிக் கொண்டேயிருங்கள்.
- ஒரு வாரத்தில் இவ்வளவு பணம்தான் அதிகபட்சமாகச் சூதாட்டத்தில் பந்தயம் கட்டுவேன் அல்லது இத்தனை மணி நேரம்தான் சூதாடுவேன் என்ற கட்டுப்பாட்டை ஒருவர் ஏற்படுத்திக் கொள்ள ஆலோசனை கூறலாம். இதன் மூலம் அவர் படிப்படியாகச் சூதாடுவதைக் கைவிட நேரலாம்.

சூதாடுபவர்களில் சிலர் மனச்சோர்வு அல்லது பதற்றநோயால் பாதிக்கப்பட்டிருக்கலாம். அவர்களுக்கு மனச்சோர்வுநீக்கிகள் அளிப்பது நன்மை அளிக்கும் (☞ இயல் 11)

பெட்டிச்செய்தி 6.15. சூதாடும் பழக்கத்துக்கு அடிமையானவருக்குச் சிகிச்சை அளிக்கும்போது நினைவில் கொள்ள வேண்டிய விஷயங்கள்

- சூதாட்டமும் சில வேளைகளில் போதையாக மாற நேரலாம். அதோடு ஒருவரின் மனநலத்தையும் சமூக சூழலையும் பாதிக்கலாம்.
- சூதாடுபவர்கள் மிக அரிதாகவே சிகிச்சை பெற விரும்பினாலும், பெரும்பாலானவர்கள் தங்களிடம் இந்தப் பிரச்சினை இருப்பதை அறிந்துள்ளார்கள்.
- சூதாடுபவர்களில் சிலர் மனச்சோர்வுடன் காணப்படுவார்கள்.
- பிரச்சினையின் தன்மை, சூதாட்டத்துக்கு மாற்றான பொழுதுபோக்கு நடவடிக்கையைத் தேர்ந்தெடுத்தல், பிரச்சினைக்குத் தீர்வு காணுதல் ஆகியவையே இதற்கான சிறந்த சிகிச்சை முறைகள்.

பிரச்சினைகளை உருவாக்கும் பழக்கங்கள் **169**

இயல் 7

இழப்பினாலும் வன்செயலாலும் உருவாகும் பிரச்சினைகள்

7.1 உணர்வதிர்ச்சி நிகழ்வினால் பாதிக்கப்பட்டவர்

உயிர் பயத்தை அல்லது கடும் மனஅழுத்தத்தை உருவாக்கும் நிகழ்வே உணர்வதிர்ச்சி நிகழ்வாகும். உணர்வதிர்ச்சி நிகழ்வுகளில் பல வகைகள் உள்ளன:

- **தனிப்பட்ட உணர்வதிர்ச்சி** (Personal trauma). குறிப்பிட்ட ஒருவருக்குக் கடும் பயத்தை அல்லது அதிர்ச்சியை ஏற்படுத்தும் நிகழ்வு; கற்பழிக்கப்படுதல், நேசித்தவரை இழக்க நேரிடுதல், குற்றச்செயலால் பாதிப்புக்கு உள்ளாதல், விபத்துக்கு ஆளாதல் போன்றவற்றை எடுத்துக்காட்டுகளாகக் கூறலாம்.
- **போரும் பயங்கரவாதமும்.** போர் உருவாக்கும் திகிலும் பீதியும் குறிப்பிடத்தக்க அளவுக்கு போர் வீரர்களுக்கும் பொதுமக்களுக்கும் உணர்வதிர்ச்சியை ஏற்படுத்தலாம் (☞ பிரிவு 9.4).
- **பேரழிவுகள்.** விமான விபத்து, தீ விபத்து, நிலஅதிர்வு போன்றவையும் ஒரே சமயத்தில் பெருவாரியான மக்களிடையே உணர்வதிர்ச்சியை ஏற்படுத்தலாம் (☞ பிரிவு 9.5).

குடும்ப வன்செயல், கற்பழிப்பு, நெருக்கமானவரின் இழப்பு போன்றவற்றால் பாதிக்கப் பட்டவருக்கு அளிக்கப்பட வேண்டிய சிகிச்சை பற்றிய தகவல்கள் இந்த இயலின் பிற்பகுதியில் விவரிக்கப்பட்டுள்ளன.

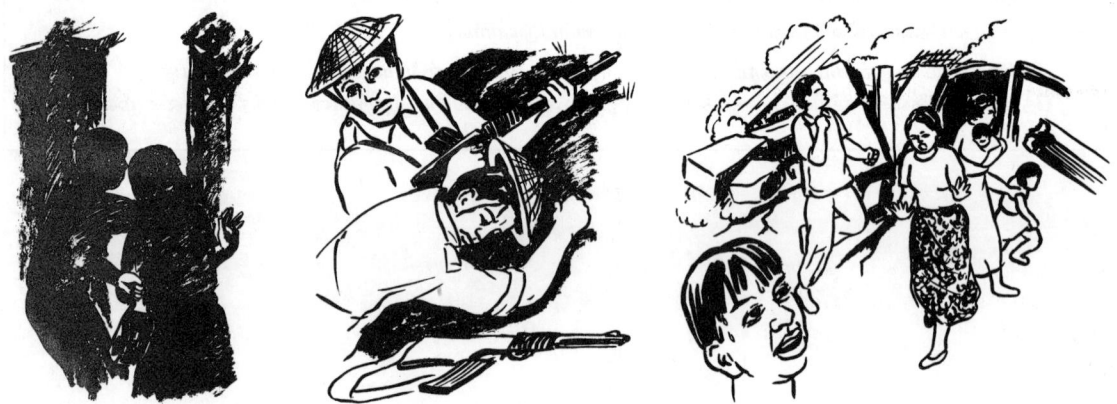

அதிர்ச்சியைத் தொடரும் மனஅழுத்தப் பிறழ்வுக்கு போர், தண்டனை, பேரழிவுகள் போன்றவை காரணமாக இருக்கலாம்.

7.1.1 உணர்வதிர்ச்சி எவ்வாறு ஆரோக்கியத்தைப் பாதிக்கிறது?

விபத்தில் காலை முறித்துக்கொள்ளுதல் அல்லது வெடிவிபத்தில் தீப்புண் படுதல் போன்ற உடல்சார்ந்த காயங்கள் உணர்வதிர்ச்சி நிகழ்வுகளால் ஏற்படலாம். இதுபோன்ற நிகழ்வுகள் ஒருவரின் மனநலத்தில் ஆழமான பாதிப்பை உருவாக்கலாம். உணர்வதிர்ச்சி நிகழ்வுக்கு உள்ளாகாமல், வெறுமனே பார்த்துக்கொண்டிருந்தவர்கூட (தெருவில் நடந்து போய்க் கொண்டிருப்பவர் கடும் விபத்தைக் காண நேரிடுதல்) மனநலப் பாதிப்பை அனுபவிக்க நேரலாம். உணர்வதிர்ச்சி நிகழ்வால் பாதிக்கப்பட்ட பலர் உணர்வுரீதியாகப் பலவகையில் அனுபவிக்க

பெட்டிச்செய்தி 7.1. அதிர்ச்சியைத் தொடரும் மனஅழுத்தப் பிறழ்வு: உடல் காயத்தையும் மீறி உணர்வதிர்ச்சி வெளிப்படுதல்

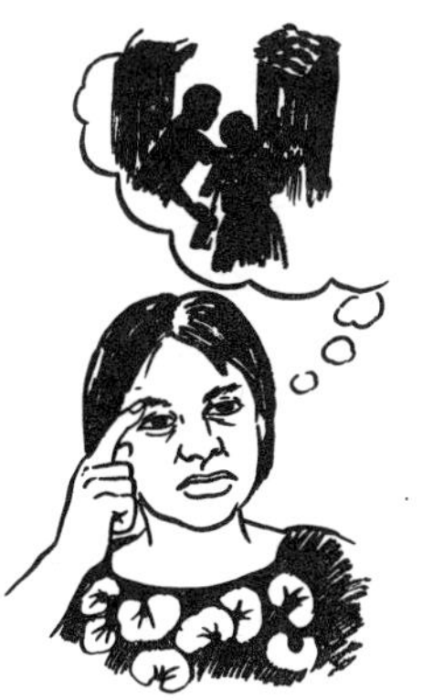

அதிர்ச்சியைத் தொடரும் மனஅழுத்தப் பிறழ்வுக்கு (post-traumatic stress disorder) உள்ளானவரிடம் மூன்று வகையான கோளாறுகள் காணப்படும்:

- **உணர்வதிர்ச்சியை மீண்டும் மீண்டும் அனுபவித்தல்.** பாதிக்கப்பட்டவர் அந்த நிகழ்வு நடந்த காட்சியை மனக்கண்ணில் கொண்டு வருவதன் மூலமும், கெட்ட கனவுகள் மூலமும், (தற்போது அந்த நிகழ்வு மீண்டும் நடப்பது போலவும் உணர்வதால்) பழைய நினைவுகள் மூலமும் உணர்வதிர்ச்சியைத் தொடர்ந்து அனுபவிக்கிறார்.
- **தவிர்த்தல்.** உணர்வதிர்ச்சி ஏற்படுத்திய நிகழ்வை நினைவுபடுத்தும் சூழல்களை அவர் தவிர்க்கிறார்; அந்த நிகழ்வு தொடர்பானவற்றை நினைவுக்குக் கொண்டு வர முயல்கிறார்; இதனால் உணர்வுபூர்வமாக மற்றவர்களிடமிருந்து விலகியிருப்பதாக உணர்கிறார்.

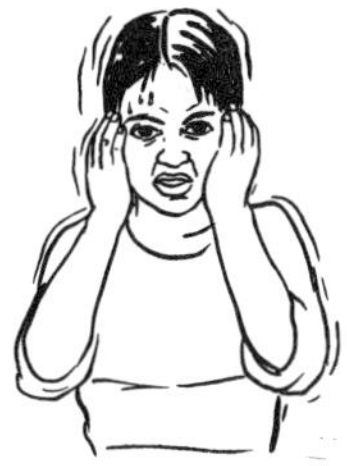

- **மிகை உணர்வுத் தூண்டுதல்.** விழித்திருப்பது போன்ற உணர்வே தொடர்வதால் நிம்மதியான உறக்கம் கெடுகிறது. அவருக்கு எரிச்சல், மனத்தைக் குவிக்க இயலாமை, தூக்கிவாரிப் போடுதல், அச்சம் போன்ற உணர்வுகள் தோன்றுகின்றன. பீதியுணர்வு ஏற்படலாம் (☞ பிரிவு 5.2).

இதைத் தவிர மனச்சோர்வு, அன்றாட வாழ்வில் ஆர்வமின்மை, களைப்பு, சோர்வு, வலி, தற்கொலைச் சிந்தனை போன்றவை மனஅழுத்தப் பிறழ்வுக்கு உள்ளானவர்களிடம் காணப்படும். இயல்பாகப் பணிபுரிய இயலாமை, மற்றவர்களோடு பழக இயலாமை போன்றவையும் தோன்றும். இது குறிப்பாகக் குழந்தைகளிடம், படிப்பு விஷயத்தில் பிரதிபலிக்கும்.

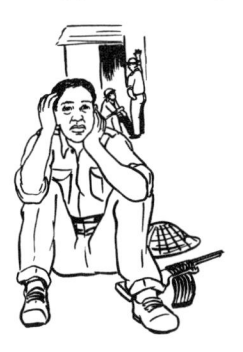

நேரலாம். மரத்துப்போன உணர்வு, குழப்பநிலை, அச்சம், இயல்பான உறக்கமற்ற நிலை, முடிந்துபோன நிகழ்வைப் பற்றிய தொடர் சிந்தனை, எரிச்சல், பயங்கரக் கனவுகள், மனஓர்மை இல்லாமை, கவனம் செலுத்த இயலாமை போன்றவை இதில் அடங்கும். இது உணர்வதிர்ச்சி நிகழ்வின் இயல்பான பாதிப்பு; இது குறுகிய காலம் மட்டுமே (இரண்டிலிருந்து நான்கு வாரங்கள் வரையில்) நீடிக்கும். சிலருக்கு மட்டும், இது பல மாதங்களோ அல்லது ஆண்டுகளோ தொடரலாம். இந்த பாதிப்புகள் அவர்களின் அன்றாட வாழ்வில் குறுக்கிடத் தொடங்கி, புதிய பிரச்சினைகளுக்கு வழிவகுக்கலாம்; எடுத்துக்காட்டாக, மதுப்பழக்கம் அல்லது உறவுச் சிக்கல்கள் போன்றவை. இதுவே அதிர்ச்சியைத் தொடரும் மனஅழுத்தப் பிறழ்வு என்ற மனநோயாகும் (☞ பெட்டிச்செய்தி 7.1) .

7.1.2 வன்செயலுக்கு ஆளானவர்களில் சிலருக்கு மட்டும் ஏன் மனநோய் வருகிறது?

உயிரிழப்பு அல்லது உயிர் பயத்தை ஏற்படுத்தும் அளவுக்கான நிகழ்வுகளே அதிர்ச்சியைத் தொடரும் மனஅழுத்தப் பிறழ்வு உருவாகக் காரணமாகின்றன. இயற்கைப் பேரழிவைவிட மனிதன் உருவாக்கும் பயங்கரவாத வன்செயல்கள் கடுமையான உணர்வதிர்ச்சியை ஏற்படுத்தக் கூடியவை; ஏனென்றால் இவை பொருளற்றவை. பலர் இறந்துபோகக் காரணமாக அமைந்த உணர்வதிர்ச்சி நிகழ்வுகளிலிருந்து தப்பிப் பிழைத்தவர்கள், மற்றவர்களைக் காப்பற்ற இயல வில்லை என்ற குற்ற உணர்வால் பாதிக்கப்படலாம் அல்லது தங்களையே குற்றம் சாட்டிக் கொள்ளலாம். எந்த அளவுக்குச் சமூக ஆதரவும் நெருக்கமும் இல்லாமல் போகிறதோ, அந்த அளவுக்கு அதிர்ச்சியைத் தொடரும் மனஅழுத்தப் பிறழ்வு உருவாகும் சாத்தியமும் அதிகரிக்கும்.

7.1.3 இந்தப் பிரச்சினையை எப்படி எதிர்கொள்வது?

உணர்வதிர்ச்சியால் பாதிக்கப்பட்டவரிடம் கேட்க வேண்டிய கேள்விகள்

- என்ன நடந்தது? உணர்வதிர்ச்சி ஏற்படுத்திய நிகழ்வை விவரிக்குமாறு பாதிக்கப்பட்டவரை ஊக்குவியுங்கள். அது எப்படித் தொடங்கியது? உங்களுக்கு என்ன நடந்தது? உங்களுடன் வேறு யார் இருந்தார்கள்? அதன் பிறகு உடனடியாக நீங்கள் என்ன செய்தீர்கள்? அந்த நிகழ்வைப் பற்றிய தகவல்களை அறிய மேற்குறித்த கேள்விகள் உதவும். அந்த நிகழ்வைப் பற்றி மனம்விட்டுப் பேசுவது பாதிக்கப்பட்டவருக்கு ஆறுதலாக இருக்கும்.
- இப்போது உங்களுக்கு எப்படி இருக்கிறது? உணர்வதிர்ச்சிக்கு ஆளான காலத்தைப் பொறுத்து அவருடைய வெளிப்பாடும் அதற்கேற்றவாறு போல் உணர்வுபூர்வமாக இருக்கும்.
- நீங்கள் உங்கள் உணர்வுகளை யாருடன் பகிர்ந்துகொள்வீர்கள்? ஆதரவு அளிக்கக்கூடியவர்கள் குடும்பத்தில் இருந்தால், பாதிக்கப்பட்டவர் விரைவாக மீண்டுவிடுவார்.

உடனடியாக என்ன செய்ய வேண்டும்?

- மற்றவர்களோடு பகிர்ந்துகொள்வதே உணர்வதிர்ச்சியை வெற்றிகரமாக சமாளிக்கும் வழி ஆகும். என்ன நடந்தது என்று மனம்விட்டுப் பேசுமாறு பாதிக்கப்பட்டவரை ஊக்குவியுங்கள்.
- உணர்வை வெளிப்படுத்துவது சாதாரணமான ஒன்றுதான் என்றும் அது மனநிலை பிறழ்வதற்கான அறிகுறி அல்ல என்றும் நம்பிக்கையூட்டுங்கள்.
- உணர்வதிர்ச்சியிலிருந்து மீண்டுவந்த மற்றவர்களையும் உள்ளடக்கி, தான் நம்பிக்கை வைத்திருக்கும் அனைவரிடமும் மனம்திறந்து பேசுமாறு பாதிக்கப்பட்டவரை ஊக்குவிக்கவும். குழுவாக அமர்ந்து பேசுவது உணர்வுகளை வெளிப்படுத்த உதவும்; குறிப்பாக அதே உணர்வதிர்ச்சி நிறைய பேரைப் பாதித்திருக்கும்போது. எடுத்துக்காட்டாக, போரிலிருந்து தப்பி வந்த அகதிகள் (☞ பிரிவு 9.4).
- உணர்வதிர்ச்சிக்குக் காரணமானதை ஒத்த நிகழ்வை அல்லது உணர்வதிர்ச்சியை நினைவூட்டக் கூடிய நிகழ்வைப் புறக்கணிக்கக் கூடாது என்று பாதிக்கப்பட்டவர்களிடம் கூறுங்கள்.
- குறைந்தபட்சம் சில நாட்களுக்காவது, பாதிக்கப்பட்டவரைத் தனியாக இருக்க அனுமதிக்கக் கூடாது. அக்கறையுள்ள குடும்பத்தினர் அல்லது நண்பர்கள் உடன் இருக்குமாறு பார்த்துக் கொள்ளுங்கள்.
- பேரச்சம், பீதி, தூக்கம் இல்லாமை, கடும் சோர்வு போன்ற நோய்க்குறிகள் காணப்பட்டால், பின்வரும் வழிமுறைகளைப் பின்பற்றவும் (☞ பிரிவுகள் 5.2, 5.3, 5.4).
- ஒருவர் கடுமையாகப் பாதிக்கப்பட்டிருந்து, நிம்மதியற்றுப் பீதியுடன் காணப்பட்டால், நான்கு வாரங்கள் வரை சாப்பிடத் தூக்க மாத்திரைகளைப் பரிந்துரைக்கலாம்.
- உணர்வதிர்ச்சியால் கடுமையாகப் பாதிக்கப்பட்டவருக்குக் குறிப்பிட்ட காலம் வரையில் மனச்சோர்வுநீக்கிகள் தருவது சிலருக்கு உதவியாக இருக்கும் (☞ இயல் 11).

எப்போது மருத்துவரிடம் பரிந்துரைக்க வேண்டும்?

சில பகுதிகளில் உணர்வதிர்ச்சியில் பாதிக்கப்பட்ட மக்களுக்குச் சிகிச்சை அளிக்கச் சிறப்பு முகாம்கள் ஏற்பாடு செய்யப்பட்டிருக்கும். பொதுவாகப் போர் அல்லது உள்நாட்டுக் கலகம் போன்ற சூழலில் இது போன்ற சிறப்பு சிகிச்சை முகாம்கள் அமைக்கப்படும்.

பிறகு என்ன செய்ய வேண்டும்?

தனக்கு மிகுந்த உதவியாக இருக்கிறது என்று பாதிக்கப்பட்டவர் கருதும்வரை அவரோடு தொடர்புகொண்டிருங்கள். துவக்கத்தில் குறைந்தது வாரம் ஒரு முறையாவது, ஒரு மாதம்

காலம் வரையில், அவரோடு தொடர்பு வைத்திருங்கள். அவர் கொஞ்சம்கொஞ்சமாகக் குணமடைந்து வருவதற்கான அறிகுறிகள் தென்பட்டால், அவர் முழுமையாகக் குணமடைந்து விடுவார் என்று உறுதியாக நம்பலாம். அதே சமயத்தில், அவருடைய நோய்க்குறிகள் மோசமடைந்தால், அவரோடு அதிக காலம் தொடர்பு வைத்திருக்கவும். மனச்சோர்வுநீக்கிகள் கொடுத்துப் பாருங்கள் அல்லது மருத்துவரிடம் அனுப்புங்கள்.

பெட்டிச்செய்தி 7.2. உணர்வதிர்ச்சியால் பாதிக்கப்பட்டவர்களுக்குச் சிகிச்சை அளிக்கும்போது நினைவில் கொள்ள வேண்டியவை

- வன்செயல், கற்பழிப்பு, குற்றச்செயலால் பாதிப்பு, போர் அல்லது தீவிரவாதத் தாக்குதல் அல்லது இயற்கைப் பேரழிவு போன்றவற்றால் பாதிக்கப்பட்டவர்களும் உணர்வதிர்ச்சி நிகழ்வுக்கு உள்ளானவர்களாவர்.
- இவர்களில் சிலருக்கு உணர்வதிர்ச்சியைத் தொடரும் மனஅழுத்தப் பிறழ்வு நோய் தோன்றலாம்.
- அதே நிகழ்வை மீண்டும் மனக்கண்ணில் பார்த்துப் பீதியடைதல், அதோடு தொடர்புடைய சூழலை அல்லது இடங்களைத் தவிர்த்தல் போன்றவை மேற்கண்ட நோயால் பாதிக்கப்பட்டவர் அனுபவிப்பார்.
- அந்த நிகழ்வைப் பற்றிப் பேசுவதும் அதன் பாதிப்புகளைக் கேட்டறிவதும் பாதிக்கப்பட்டவர் நோயிலிருந்து மீண்டுவர உதவும். சிலருக்கு மனச்சோர்வு நீக்கிகள் பயனளிக்கும்.

7.2 துணைவனால் அடிக்கப்படும் அல்லது தகாத நடத்தைக்கு உள்ளாகும் பெண்

வீட்டுக்குள் நிகழும் வன்செயல் என்பது குடும்பத்தில் உள்ள ஒருவர் மற்றொருவரின் மீது வன்செயலை வெளிப்படுத்துவது ஆகும். இவ்வாறு பாதிக்கப்படுபவர்களில் பெரும்பாலோர் பெண்கள் என்பதால் தங்கள் துணைவனான ஆணால் அடி உதைக்கு ஆளாகும் பெண்களைப் பற்றிய முக்கியப் பிரச்சினைகளே இந்தப் பிரிவில் விளக்கப்படுகின்றன. இங்கு 'ஆண் துணைவன்' என்ற சொல் கணவனை அல்லது பாலுறவு ரீதியிலோ நெருக்கமான உறவின் காரணமாகவோ பெண்ணோடு தொடர்புகொண்டிருக்கும், ஆனால் திருமணம் செய்துகொள்ளாத ஆணைக் குறிக்கும். 'தகாத நடத்தை' என்று குறிப்பிடுவது உடல்ரீதியாக விளைவிக்கப்படும் துன்பம் மட்டுமல்ல. உணர்வுபூர்வமாகப் பாதிப்பை ஏற்படுத்துவது பொதுவானது மட்டுமல்ல, பெண்களைக் கடுமையாகப் புண்படுத்தும் செயலும் ஆகும் (☞ பெட்டிச்செய்தி 7.3).

7.2.1 பெண்களுக்கு எதிரான வன்செயல் ஏன் ஆரோக்கியப் பிரச்சினை ஆகிறது?

பெண்களுக்கு எதிரான வன்செயல் என்பது பொதுவாகக் காணப்படக்கூடியதே. சில பகுதிகளில் மூன்றில் ஒரு பெண் தன் கணவனால் அடிக்கப்படுகிறாள். சமூகத்தின் எல்லா நிலைகளிலும் வன்செயல் நிகழ்த்தப்படுகிறது. அது பெண்ணின் நலத்தைக் கடுமையாகப் பாதிக்கிறது. மிக மோசமான சூழலில், அது பெண்ணின் சாவுக்கும் காரணமாகலாம். வீட்டுக்குள் அனுபவிக்கும் வன்செயலின் விளைவாக ஏற்படும் பல்வேறு நலக்குறைபாடுகளுக்குப் பெண்கள் உதவி கோருகிறார்கள். இதன் காரணமாகவே சமுதாயத்தில் பெண்களுக்கு எதிரான வன்செயல் என்பது ஒரு முக்கியச் சமூக நலப் பிரச்சினையாக இருக்கிறது.

7.2.2 வீட்டில் வன்செயலுக்கு உள்ளாகும் பெண்கள் நலப்பணியாளரிடம் எப்படிக் காட்டிக் கொள்கிறார்கள்?

தன் கணவனிடம் அடி வாங்கியதாகப் பெண்கள் பெரும்பாலும் புகார் கூறுவதே இல்லை. தங்கள் ஆரோக்கியப் பிரச்சினையாகப் பெண்கள் கூறுவது:

- நேரடியாக வன்செயலுக்கு உள்ளாகும்போது; எடுத்துக்காட்டாகத் தனக்கு ஏற்பட்ட காயம், கன்றியிருத்தல் மற்றும் வேறு பாதிப்புகள்.

- வன்செயலை வெளிப்படுத்தும் ஆணோடு வாழ அச்சம் அல்லது மகிழ்ச்சியின்மை – உடலுக்கு ஏற்படும் பாதிப்போடு ஒப்பிடும்போது வன்செயலால் விளையும் பதற்றநோய் மற்றும் மனச்சோர்வு பெரிய நலப்பிரச்சினையாக நலப் பணியாளர்களுக்குத் தெரிவதில்லை.
- பாலுறவுப் பிரச்சினைகள்; எடுத்துக்காட்டாக, பாலுறவுத் தொற்றுகள் மற்றும் கருச்சிதைவு.

பெட்டிச்செய்தி 7.3. ஆண்கள் பெண்களை எந்தெந்த முறைகளில் கொடுமைப்படுத்துகிறார்கள்?

கேலிசெய்தல், திட்டுதல், நோகடித்தல்

எடுத்துக்காட்டாக, கெட்ட வார்த்தைகளால் திட்டுதல் அல்லது பெண்ணின் உறவினர்களை அல்லது நண்பர்களைப் பற்றி கேவலமாகப் பேசுதல்.

மிரட்டுதல்

எடுத்துக்காட்டாக, கொன்றுவிடுவேன் என்றோ கையை காலை உடைத்து விடுவேன் என்றோ அந்தப் பெண் தன்னை விட்டுப் போனால் தற்கொலை செய்துகொள்வேன் என்றோ மிரட்டுதல்.

உடலுறவு கொள்ளக் கட்டாயப்படுத்துதல்

திருமணம் செய்துகொண்டதாலேயே கணவன் விரும்பும்போதெல்லாம் அவள் உடலுறவு கொள்ள ஒத்துழைக்க வேண்டும் என்று சில கணவன்மார்கள் நினைக்கிறார்கள். இது சரியல்ல.

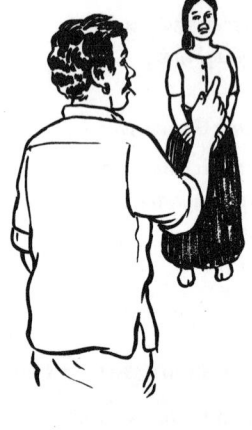

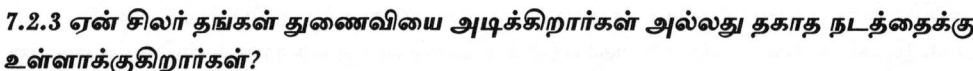

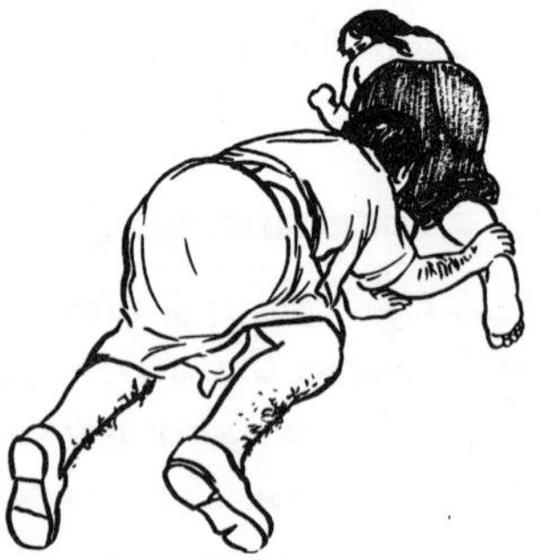

வீட்டுச் செலவைத் தன் கட்டுப்பாட்டில் வைத்திருத்தல்

எடுத்துக்காட்டாக, செலவுக்கான தொகையை, மருத்துவச் செலவுக்கான பணத்தை மனைவியிடம் தர மறுத்தல்; அவள் வேலைக்குப் போக விரும்பினாலும் அனுமதி மறுத்தல்.

தனிமைப்படுத்துதல்

எடுத்துக்காட்டாக, ஒரு பெண் தன் உறவினர்களையோ நண்பர்களையோ பார்க்க அல்லது வெளியே போய்வர அனுமதி மறுத்தல்.

காயப்படுத்தும் வன்செயல்

ஒரு பெண்ணை அடித்தல், உதைத்தல், மிதித்தல், கீழே தள்ளிவிடுதல் போன்றவை காயப்படுத்தும் முறையிலான வன்செயல்கள். சில மோசமான நேர்வுகளில் ஆயுதம் கொண்டு தாக்கவோ கொல்லவோ முயலுதல்.

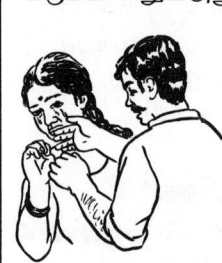

7.2.3 ஏன் சிலர் தங்கள் துணைவியை அடிக்கிறார்கள் அல்லது தகாத நடத்தைக்கு உள்ளாக்குகிறார்கள்?

இந்தக் கேள்விக்கு எளிமையான விடை கிடையாது (☞ பெட்டிச்செய்தி, 7.4.). ஒரு பிரச்சினைக்குத் தீர்வு இதுதான் என்று நம்புவதால் சிலர் தங்கள் மனைவியை அடிக்கிறார்கள். தன் தாயிடம் அவருடைய தந்தை இவ்வாறு நடந்துகொண்டதை அவர் பார்த்திருக்கலாம். பெண்ணை 'உரிய இடத்தில்' வைக்க இதுதான் வழி என்று கணவன் நினைக்கலாம். ஆனால், ஆணாதிக்க மனப்பான்மை மட்டுமே இதற்குக் காரணமல்ல; ஏனென்றால், குறிப்பிடத்தக்க அளவுக்குச் சாதனைபுரிந்த பெண்கள் இருக்கும் சமூகத்திலும் வன்செயல் பொதுவாக நிகழ்கிறது. உண்மையில், வீட்டுக்குள் பெண்ணை அடிக்கும் ஆண், அதேபோல சமூகத்தின் வெளி வட்டாரத்தில் வன்செயலை வெளிப்படுத்துவதில்லை.

174 மருத்துவ ரீதியான பிரச்சினைகள்

வன்செயல் என்பது குடும்பத்தில் பெரும்பாலும் பெண்களின் மேல் வெளிப்பட்டாலும், அது குடும்பத்தில் உள்ள மற்ற உறுப்பினர்களான குழந்தைகள், முதியவர்கள், ஆண்கள் போன்றோரிடமும் காட்டப்படலாம். ஓரினச்சேர்க்கையில் ஈடுபடும் ஆண்கள், தங்கள் சக ஆணிடமும், ஓரினச்சேர்க்கையில் ஈடுபடும் பெண்கள், தங்கள் சக பெண்ணிடமும் வன்செயலை வெளிப்படுத்தலாம். குடும்பத்தில் நெருக்கமாக வசிக்கும்போது, உணர்வுபூர்வமாக நெருக்கமாக உணர்வதே ஒருவர் மற்றவர் மேல் வன்செயலைப் பிரயோகிக்க முக்கியக் காரணமாக அமைகிறது. 'அதிகாரமும் கட்டுப்பாடும்' அடிப்படைப் பிரச்சினையாகிறது.

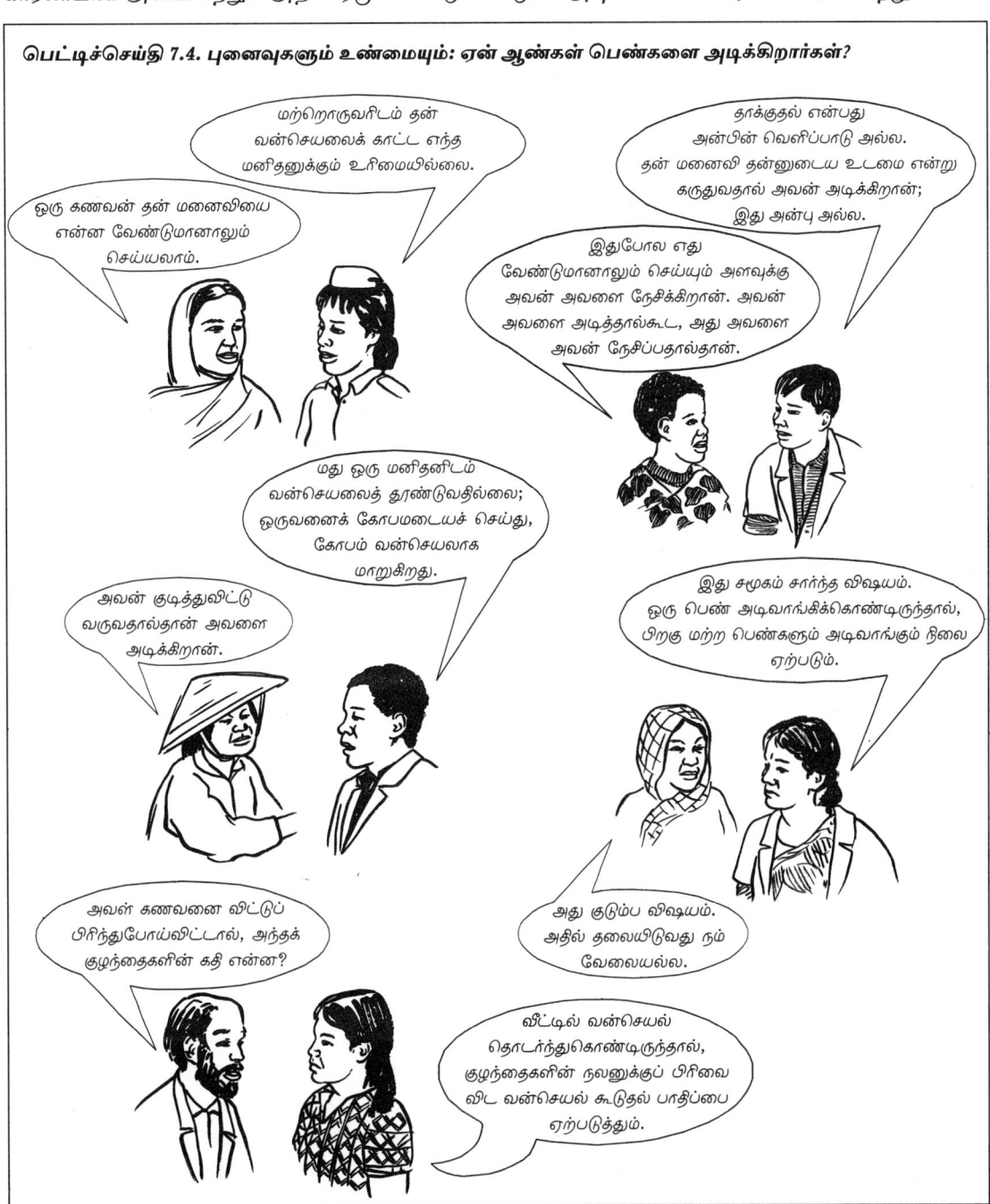

பெட்டிச்செய்தி 7.4. புனைவுகளும் உண்மையும்: ஏன் ஆண்கள் பெண்களை அடிக்கிறார்கள்?

இழப்பினாலும் வன்செயலாலும் உருவாகும் பிரச்சினைகள்

பெட்டிச்செய்தி 7.5. வன்செயலுக்கு ஆளாகியும் பெண்கள் ஏன் கணவனைப் பிரிந்துபோகாமல் குடும்பத்திலேயே இருக்கிறார்கள்?

வன்செயலைக் கையாளும் கணவனை விட்டுப் பிரிந்துபோகாமல் மனைவி குடும்பத்தோடு இருக்கப் பல காரணங்கள் உள்ளன:

- ***கையில் பணம் இல்லை, போக இடமும் இல்லை.*** பொருளாதாரக் காரணங்களால் ஒரு பெண் சிக்கிக் கொண்டுள்ளாள். அவள் வீட்டைவிட்டு வெளியேறினால் தனித்துக் குடும்பம் நடத்தப் பணமும் இல்லை, போக்கிடமும் இல்லை.
- ***அப்பா இல்லாமல் குழந்தைகள் இருக்குமா?*** அவளுக்குக் குழந்தைகள் இருந்தால், அந்தக் குழந்தைகளின் எதிர்காலத்தை எண்ணி அவள் கவலைப்படுகிறாள்.
- ***நான் போய்விட்டால், கணவன் என்ன செய்வான்?*** அவள் கணவனைவிட்டுப் பிரிந்துபோய்விட்டால் அவன் என்ன செய்வான் என்று மனைவி அஞ்சுகிறாள். சில கணவன்மார்கள் அவளைக் கொன்று விடுவேன் என்றோ அல்லது பிரிந்துபோனால் தான் தற்கொலை செய்துகொள்வதாகவோ மிரட்டுவார்கள்.
- ***நான் வெளியேறினால் மற்றவர்கள் தன்னைப் பற்றி என்ன நினைப்பார்கள்?*** சமூகத்தின் ஆதரவு குறைவாகவே கிடைக்கும்; தன்னைக் கணவன் கொடுமைப்படுத்துகிறான் என்று சொன்னால், பெண்ணின் உறவினர்களே அதை ஏற்றுக்கொள்ள மறுக்கிறார்கள்.
- ***சூழலை மாற்றியமைக்க முயல்வேன்.*** இப்படிப்பட்ட வன்செயலுக்கு தான்தான் காரணம் என்று சில பெண்கள் நினைக்கிறார்கள். கணவன் மனம் மகிழும்படியான சூழலை உருவாக்கித் தர வேண்டும் என்று நினைக்கலாம்.
- ***திருமணம் என்றால் இப்படித்தான் இருக்கும்.*** வாழ்க்கையின் ஒரு 'இயல்பான' நிகழ்வாக வன்செயலைச் சில பெண்கள் ஏற்றுக்கொள்ளலாம். தன்னுடைய தாயோ சகோதரியோ இதுபோல வன்செயலுக்கு உள்ளானதைக் கண்கூடாகக் கண்ட பெண்கள் இவ்வாறு கருதலாம்.

அதாவது, ஒருவர் மற்றவர் மீது தன்னால் அதிகாரம் செலுத்த முடியும், அவரைக் கட்டுக்குள் வைத்திருக்க முடியும் என்று உணரும் சூழலில், மற்றவர் மேல் வன்செயலைப் பிரயோகிக்கிறார்.

எனவே வன்செயலைப் பிரயோகிப்பவர் ஒரு அரக்கனோ என்று நீங்கள் நினைத்துவிடக் கூடாது. அவருக்கு உதவி தேவைப்படலாம். கணவன் வன்செயலை வெளிப்படுத்தினாலும், பெரும்பாலான பெண்கள் தன் துணைவனுடனே வசிக்க விரும்புகிறார்கள் (☞ பெட்டிச் செய்தி 7.5.). இதனால், பெண்ணுக்கு உண்மையாக உதவி செய்ய விரும்பினால், வன்செயலை வெளிப்படுத்துபவருக்கும் சிகிச்சை அளிக்கப்பட வேண்டும். நீங்கள் அந்த ஆணை ஓர் அரக்கனாகக் கருதிவிட்டால், பிறகு அவரை அழைத்துக் கலந்தாலோசனை செய்வதோ சிகிச்சை அளிப்பதோ சிரமமாகிவிடும். மேலும், பெண் தொடர்ந்து தன் கணவனுடன் வாழ வேண்டும் என்ற அவளுடைய எண்ணத்தை நீங்கள் புரிந்துகொள்வதும் கடினமாகிவிடும்.

'அவள் சரியான பெண்ணில்லை; ஆண்களை மயக்குபவள். எனவே, அவள் அடி வாங்குவது ஒன்றும் தப்பில்லை' என்று சில பெண்களைப் பற்றிச் சிலர் கூறுவார்கள். காரணம் எதுவாக இருந்தாலும், ஒரு பெண்ணை அடிக்கவோ அல்லது தகாத நடத்தைக்கு உட்படுத்தவோ எந்தவொரு ஆணுக்கும் உரிமையில்லை.

நேர்வு 7.1 நியாஷாவின் கதை: சுழற்சி முறையில் தொடர்ந்த வன்செயல்

17 வயதிலேயே நியாஷா மதன் என்பவனைத் திருமணம் செய்துகொண்டாள். கொஞ்ச நாட்களிலேயே மதன் வீட்டில் சத்தம் போடத் தொடங்கினான். திருமணத்துக்கு முன்பு மதன் நியாஷாவிடம் மிகுந்த அன்போடு நடந்துகொண்டதால், இப்போது ஏன் இப்படிக் கத்துகிறான் என்று கவலைப்பட்டாள். சின்னச்சின்ன விஷயத்துக்கு எல்லாம் மதன் கோபப்பட்டான்: சாப்பாடு சுவையாக இல்லை என்று ஒரு நாள் கத்துவான்; வேறு சில நாள் நிறைய மது அருந்தியதால் பணிபுரியும் இடத்தில் மகிழ்ச்சியாக இல்லை என்று கோபப்படுவான். இதைப் பற்றி நியாஷா தன் அக்காவிடம் கூறினாள்; எல்லாக் குடும்பங்களிலும் கொஞ்சம் கோபப்படுவது சாதாரண

விஷயம் என்று அக்கா ஆறுதல் கூறினாள். ஆனால் மதனின் கோபம் நாளுக்கு நாள் அதிகரித்துக்கொண்டே போனது. ஒருநாள் வழக்கத்தைவிடச் சற்று தாமதமாக நியாஷா கடைத் தெருவிலிருந்து வீட்டுக்கு வந்தாள். மதன் மிகுந்த கோபத்துக்கு உள்ளானான். அவள் நல்ல மனைவி அல்லவென்றும், வேறு ஓர் ஆணுடன் அவளுக்குத் தொடர்பு இருப்பதாகவும் மதன் குற்றம் சாட்டினான். தனக்கு வேறு ஆணோடு தொடர்பு இல்லை என்று கூறிய நியாஷா கணவனிடம் மன்னிப்புக் கேட்டாள். இது மதனை மேலும் கோபப்படுத்தியது. அவன் நியாஷாவின் கன்னத்தில் அறைந்தான். நியாஷா அதிர்ச்சியடைந்தாள். அவள் மதனிடம் அடிவாங்குவது இதுவே முதல் தடவை. அவள் தன் அறைக்கு ஓடி அழுதாள். மதன் அவளிடம் மன்னிப்புக் கேட்டான். ஆனால், அவன் அடிப்பது அடிக்கடி தொடர்ந்தது. அடிவாங்குவது என்பது நியாஷாவுக்குத் தொடர்கதை ஆகியது. இப்படி அடித்துவிட்டு அழுதுகொண்டே நியாஷாவிடம் மன்னிப்புக் கேட்பான். அவனை விட்டுப் போய்விட்டால், தான் தற்கொலை செய்துகொள்வதாக மதன் மிரட்டினான். இப்படிக் குற்றம் சாட்டுவதும் மிரட்டுவதும் தொடர்ந்ததால், நியாஷா நண்பர்களைச் சந்திப்பதையே தவிர்த்தாள்; அவள் தனிமைப்பட்டாள். மதனுடன் தாம்பத்தியத்தை அனுபவிக்க முடியாதது, அவனுக்கு மேலும் கோபத்தை மூட்டியது. ஒருநாள் உடலுறவு கொள்ள நியாஷாவை மதன் அழைத்தபோது, அவள் இணங்க மறுத்தாள். அவன் கொதிப்படைந்து, அவளுக்கு வேறு ஆணோடு தொடர்பு இருப்பதாகக் குற்றம் சாட்டினான். அதையடுத்து, அவளை அடிக்கத் தொடங்கினான். கடைசியாக, நியாஷாவைக் கற்பழித்தான். அடுத்த நாள் காலை நியாஷா விஷமருந்தித் தற்கொலை செய்துகொள்ள முயன்றாள். அப்போது அவள் மருத்துவமனைக்குச் சென்றதால், நலப் பணியாளர், அவள் வன்செயலுக்கு ஆளாகி வந்ததைக் கண்டறிந்தார். இதற்குள் நியாஷா மதனை மணந்து 12 ஆண்டுகள் கடந்துவிட்டன.

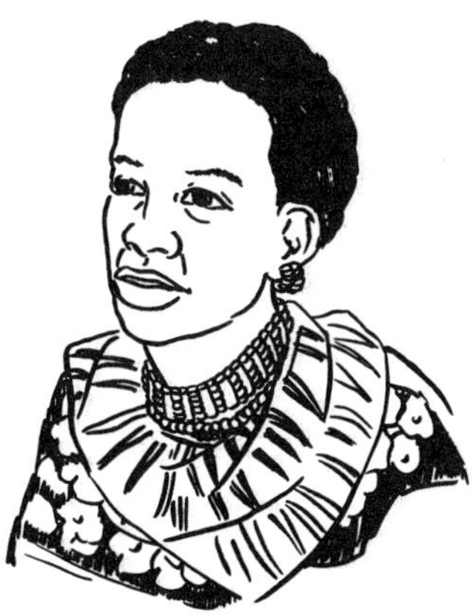

7.2.4 வீட்டுக்குள் நிகழும் வன்செயலை எப்படிக் கண்டுபிடிப்பது?

குடும்பத்தில் கணவனால் வன்செயலுக்கு ஆளாகிறாளா என்பதை ஒரு பெண்ணிடம் கேட்க நலப் பணியாளர்கள் தயங்குகின்றனர்; ஏனென்றால், அது உண்மையாக இருக்கும் பட்சத்தில், இவர்களால் ஒன்றும் செய்ய இயலாது. சிலர் வன்செயல் என்பது நலப்பிரச்சினையல்ல என்று கருதுகின்றனர். உண்மையில், அசுத்தமான குடிதண்ணீர் எப்படி ஒரு ஆரோக்கியப் பிரச்சினையோ அதுபோலத்தான் வன்செயலும். ஒன்றும் தெரியாதது போல் நலப் பணியாளர் காட்டிக்கொள்வது எந்த விதத்திலும் பாதிக்கப்பட்ட பெண்ணுக்கு நலம் பயக்காது. வீட்டுக்குள் வன்செயல் நிகழ்த்தப்படுகிறது என்று நீங்கள் சந்தேகித்தால், அவளிடம் சில எளிமையான கேள்விகள் கேட்பதை ஒரு விதியாக வைத்துக்கொள்ளுங்கள். கீழே குறிப்பிடப்படும் பெண்களிடம், அவர்கள் வன்செயலுக்கு அல்லது கொடுமைக்கு ஆளாகிறார்களா என்பதை விசாரித்து அறிய வேண்டும்.

- நெடுங்காலமாக உடல்நலமின்மை, தூக்கம் இல்லாமை, கடும்சோர்வு போன்றவற்றால் பாதிக்கப்பட்ட பெண்;
- கருவுற்றிருக்கும் பெண்;
- விளக்கப்பட முடியாத காயங்கள் உள்ள பெண்;
- கருச்சிதைவு அல்லது கருக்கலைப்புக்கு ஆளான பெண்;
- தற்கொலை எண்ணம் கொண்டுள்ள அல்லது தற்கொலைக்கு முயன்ற பெண்;
- உடல் அல்லது மன அளவில் குறைபாடுள்ள பெண்;

- உங்களுடன் தனியே விடாமல் அல்லது தனியே விட விரும்பாமல் பெண்ணோடே இருக்கும் ஆண் துணைவன்;
- மகப்பேறியல் தொடர்பான பிரச்சினைகளுடன் வந்துள்ள பெண்.

7.2.5 இந்தப் பிரச்சினையை எப்படி எதிர்கொள்வது?

பெண்ணிடம் கேட்க வேண்டிய கேள்விகள்

- நீங்களும் உங்கள் கணவரும் விவாதத்தில் அல்லது சண்டையில் ஈடுபடுவது உண்டா? எவ்வளவு நாளைக்கு ஒருமுறை? எதைப் பற்றி விவாதம் அல்லது சண்டை வரும்? இது மிகவும் எளிமையான ஒரு கேள்வி. ஏனென்றால், பெரும்பாலான கணவன்மார்கள் அல்லது மனைவிமார்கள் எதிர்த்துக் கேள்வி கேட்பதுண்டு.
- உங்கள் கணவர் உங்களை எப்போதாவது அடித்திருக்கிறாரா? இல்லையென்றால், அடித்து விடுவேன் என்று மிரட்டியது உண்டா? காயப்படுத்திவிடுவேன் அல்லது அடித்துவிடுவேன் என்று கூறுவதே உண்மையில் அடிப்பதைவிடக் கொடுமையானது.
- அடிக்கும் பழக்கம் கணவனிடம் உண்டு என்றால், முதல்முறையாக எப்போது அடித்தார்? அதன் பிறகு, எத்தனை முறை உங்களை இதுவரை அடித்திருக்கிறார்? அண்மைக் காலமாக அடிக்கடி அடிக்கிறாரா? இவ்வாறு தொடர்ந்து அடிப்பது என்பது உடனடியாக நடவடிக்கை எடுக்காவிட்டால் மோசமான விளைவுகளுக்குக் காரணமாகிவிடலாம்.
- நீங்கள் மோசமாகப் பெற்ற காயம் எது? ஏதாவது ஆயுதத்தால் தாக்கியிருக்கிறாரா? உங்களைக் கொல்ல முயன்றிருக்கிறாரா? எலும்பு முறிவு போன்ற கடும் காயங்களுக்கு உட்பட்ட பெண்கள், எதிர்காலத்தில் இதைவிட மோசமான வன்செயலுக்கு ஆளாகலாம்.
- இந்தச் சூழல்கள் எவ்வாறு உங்கள் உணர்வுகளைப் பாதிக்கின்றன? மனச்சோர்வு மற்றும் பதற்றநோய் தொடர்பான கேள்விகளைக் கேளுங்கள் (☞ இயல் 2). குறிப்பாகத் தற்கொலை செய்துகொள்ளும் எண்ணம் வருவதுண்டா என்று கேளுங்கள்.
- வன்செயலை எப்படிச் சமாளிக்கிறீர்கள்? இதைப் பற்றி வேறு யாரிடமாவது பேசியிருக்கிறீர்களா? அப்படியென்றால் யாரிடம்? அந்தப் பெண்ணுக்கு ஆதரவாக உள்ளவர் பற்றியும் வன்செயலைச் சமாளிக்கும் விதங்கள் பற்றியும் கேட்டு அறியவும். மது அல்லது தூக்க மாத்திரைப் பழக்கம் உண்டா என்பதையும் அறிந்துகொள்ளுங்கள்.
- குழந்தைகளும் வன்செயலுக்கு ஆளாவதுண்டா? அப்படியென்றால், அந்தக் குழந்தைகளைச் சந்திக்க ஏற்பாடு செய்து, அவர்களோடு பேசுங்கள்.
- பெண்ணின் சூழலை மாற்ற என்ன செய்யலாம் என்று நீங்கள் நினைக்கிறீர்கள்? கணவனைவிட்டுப் பிரிந்துபோவது என்று அந்தப் பெண் முடிவெடுத்திருந்தால், அதைப் பற்றி அவள் யாரிடம் பேசியிருக்கிறாள் என்று கண்டுபிடியுங்கள். பிரிவதால் அவளுக்கு ஏற்படும் கவலைகள் என்னென்ன? பிரிவுக்குப் பிறகு, அந்தப் பெண் யாரோடு போய் தங்கிக்கொள்வாள்? உங்கள் பகுதியில் பெண்கள் காப்பகம் போன்ற அமைப்பு இல்லாத நிலையில், இது முக்கியமான விஷயமாகிறது.
- உங்கள் கணவன் இங்கு வந்து என்னோடு பேசுவாரா? பெரும்பாலான நிகழ்வுகளில் கணவன்மார்கள் வரத் தயாராக இருப்பதில்லை. ஆனாலும் இப்படி ஒரு கேள்வியைக் கேட்பதில் தவறில்லை.

குடும்பத்தினரிடம் அல்லது நண்பர்களிடம் கேட்க வேண்டிய கேள்விகள்

- அவள் என்ன செய்ய வேண்டும் என்று நீங்கள் நினைக்கிறீர்கள்? இது பெண்ணின் நெருக்க மான உறவினர்களின் கருத்துகளைத் தெரிந்துகொள்ள ஒரு வாய்ப்பாக அமையும்.

- அவள் கணவனைவிட்டுப் பிரிந்துவந்துவிட்டால், உங்களோடு தங்குவதை ஏற்றுக் கொள்கிறீர்களா? வேறு யாரோடு அவள் தங்கிக்கொள்ளலாம்?

நேர்காணலுக்கான சிறப்பு ஆலோசனைகள்

- சிராய்ப்பு, வெட்டு போன்ற காயங்கள் உடலில் உள்ளனவா என்று பாருங்கள்.
- கேள்வி கேட்கப் பயப்படாதீர்கள். தாங்களாகவே வன்செயலைப் பற்றிப் பேச அஞ்சுவதாலோ தயங்குவதாலோ, நீங்கள் வன்செயல் தொடர்பான கேள்விகள் கேட்டால் அவர்களுக்கு நிம்மதியாக இருக்கும். அதே கேள்வியை வெவ்வேறு விதமாகக் கேட்கலாம் (☞ படங்கள்).
- சங்கடத்தை உண்டாக்கக்கூடும் என்பதால், வன்செயல் தொடர்பான கேள்விகளைத் தனியாக இருக்கும்போது கேளுங்கள். அந்தப் பெண்ணைத் தனித்துவிட உறவினர்களோ கணவனோ தயாராக இல்லையென்றால், அவளுக்கு 'உடல் பரிசோதனை' செய்ய வேண்டியிருப்பதால், வெளியே போய்க் காத்திருங்கள் என்று அவர்களிடம் சொல்லுங்கள்.
- யாரோடு அந்தப் பெண் பாதுகாப்பாக உணர்கிறார் என்று நீங்கள் கேட்டுத் தெரிந்துகொள்ளும் வரை உறவினர்கள் உடன் இருக்காமல் பார்த்துக்கொள்வது நல்லது.
- வன்செயலுக்கு ஆளான பெண்களிடம், அதைப் பற்றிக் கேட்டுத் தெரிந்துகொள்ள கொஞ்ச காலம் பிடிக்கும். அந்தப் பெண்ணிடமிருந்து தகவல் பெற்றுவிட அவசரப்படாதீர்கள்.

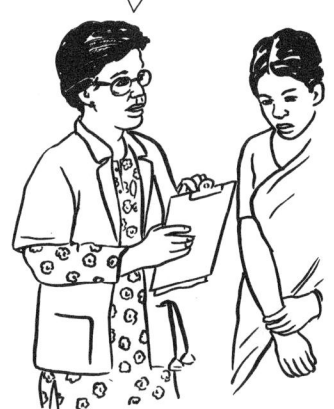

திருமணம் என்பது நம்மில் சிலருக்கு வேதனையான விஷயமாக இருக்கலாம். மகிழ்ச்சியில்லாமல் வாழ்க்கை நடத்தும் பெண்களில் பலர் வீட்டில் வன்செயலுக்கு ஆளாகிறார்கள். உங்களுக்கும் இது போன்று நிகழ்கிறதா?

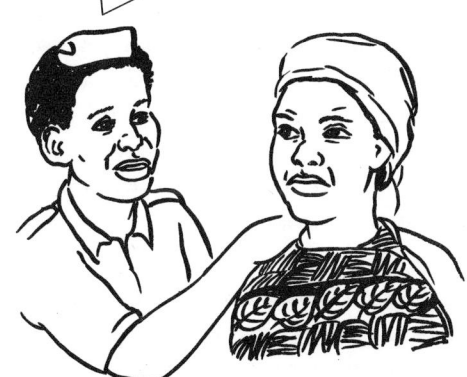

மனஅழுத்தத்துக்கான நோய்க்குறிகள் உங்களிடம் காணப்படுகின்றன. வீட்டில் நீங்களும் உங்கள் கணவரும் அடிக்கடி சண்டைபோட்டுக் கொள்வீர்களா? சண்டையினால் உங்களுக்கு எப்போதாவது காயம் பட்டிருக்கிறதா?

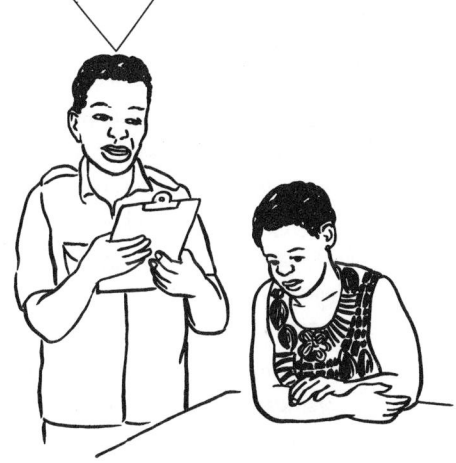

வாழ்க்கையில் உணர்வுபூர்வமாகவோ உடல் ரீதியிலோ பாலுறவு சார்ந்தோ ஏதோ ஒரு கட்டத்தில் எல்லோரும் கொடுமைக்கு உள்ளாகலாம் என்பது உங்களுக்குத் தெரியும். உங்களுக்கு இப்படி ஏதாவது நடந்துள்ளதா?

- யார் சார்பாகவும் பேசாதீர்கள் (அதாவது மனைவி சார்பாகவோ அல்லது கணவன் சார்பாகவோ). அந்தச் சூழலுக்கான தீர்வை எப்படிக் காண்பது என்பதைத் தீர்மானிக்கும் வரை பொறுமையாகப் பேசிப் பதிலைப் பெறுங்கள்.
- தனித்தோ அல்லது கணவனுடனோ வசிக்க எடுத்த முடிவு சரியோ தவறோ, அதைப் பற்றிக் கருத்து கூறாதீர்கள்.
- அல்லல்படும் சூழலிலிருந்து பெண்ணை 'மீட்க' அவசரப்படாதீர்கள்.
- பெண்ணை வன்செயலுக்கு உட்படுத்திய ஆணிடம் கோபப்படாதீர்கள்.

உடனடியாக என்ன செய்ய வேண்டும்?

- பெண்ணின் கடந்தகால வரலாற்றையும் உடல் காயங்களையும் தெளிவாக ஆவணப் படுத்துங்கள். தன் கணவன் என்ன செய்ததாக ஒரு பெண் கூறுகிறாளோ அதை அப்படியே பதிவு செய்யுங்கள். (எடுத்துக்காட்டாக, 'ஆறு தடவை உலோகக் கரண்டியால் என் கணவர் என்னை அடித்தார்'); காயத்தின் விவரத்தையும் அப்படியே பதிவுசெய்யவும் (எடுத்துக் காட்டாக, வலது தோளில் 2×3 செமீ அளவிலான கன்றிய காயம்). காவல்துறையில் புகார் கொடுத்து வழக்குப் பதிவதாக இருந்தால், இந்த ஆவணங்கள் பயன்படும்.
- பல பெண்கள் தாங்களே பல தவறுகளுக்குக் காரணம் என்று எதிர்மறையான சிந்தனை களைக் கொண்டிருப்பார்கள். வன்செயலுக்கு அவள் எந்த விதத்திலும் பொறுப்பல்ல என்று ஆறுதல் கூறுங்கள்.
- பெண்ணிடம் மனச்சோர்வு அல்லது அதிர்ச்சியைத் தொடரும் மனஅழுத்தப் பிறழ்வுக்கான நோய்க்குறிகள் காணப்பட்டால், உரிய சிகிச்சைகளைத் தரவும் (☞ இயல் 5, பிரிவு 7.1). மனச்சோர்வு கடுமையாக இருந்து கலந்தாலோசனையில் குணமாகாவிட்டால், மனச்சோர்வு நீக்கிகள் தரலாம் (☞ இயல் 11).
- ஒரு பெண் தொடர்ந்து கணவனுடன் வசிப்பதா இல்லையா என்ற முடிவை நீங்கள் தீர்மானிக்காவிட்டாலும், வன்செயல் கடுமையாக இருந்து, அதனால் அவள் உயிருக்கு ஆபத்து நேரலாம் என்று நீங்கள் கருதும் பட்சத்தில், உங்களுடைய கவலையை வெளிப்படுத்தலாம்.
- எதிர்காலத்தைத் தீர்மானிக்கும்போது பெண்ணுக்கு நெருக்கமானவர்களையும் கலந்தாலோசியுங்கள். பெண்ணின் மேல் உண்மையான அக்கறை கொண்டுள்ள நண்பர்களாகவோ உறவினர்களோ இருக்கலாம்.
- பெண்ணுக்குச் சட்ட ரீதியான பிரச்சினைகள் இருந்தாலோ அல்லது காவல்துறையில் புகார் அளிக்க அவளாக விரும்பினாலோ, உரிய அதிகாரிகளிடம் அவளை அனுப்பிவையுங்கள். பொறுமையாகவும் பொறுப்பாகவும் காதுகொடுத்துப் பெண்ணின் புகாரைக் காவல்துறை யினர் கேட்க மறுக்கலாம் என்பதால், அவளுடைய உடல்நலப் பிரச்சினைகளை விளக்கமாக எழுதி ஒரு குறிப்பைக் கொடுத்து அனுப்புவது உதவியாக இருக்கும்.
- வன்செயலுக்கு ஆளான பெண்ணுக்கான சட்டங்கள் எந்த விதத்தில் அவளுக்கு உதவும் என்ற தகவல்கள் உங்களுக்குத் தெரிந்தால், பெண்ணிடம் விளக்கிக் கூறலாம். அது பற்றி உங்களுக்கு எதுவும் தெரியாவிட்டால், உங்கள் சக ஊழியரைக் கலந்தாலோசியுங்கள் அல்லது ஆதரவுக் குழுவைச் சந்திக்குமாறு அனுப்பிவையுங்கள் (☞ இயல் 12). எடுத்துக்காட்டாக, இனிமேல் அந்தப் பெண் இருக்கும் இடத்துக்குப் போகக்கூடாது என்றோ அல்லது தனித்திருக்கப்போகும் பெண்ணுக்கு உதவித் தொகை தர வேண்டும் என்றோ சில நீதிபதிகள் கட்டளையிடலாம்.
- கணவன் மீண்டும் வன்செயலைப் பிரயோகித்தால், அந்தப் பெண் என்ன செய்யப்போகிறாள் என்று அவளுடன் விவாதிக்கவும். சூழல் ஆபத்தாக மாறுகிறது என்று உணர்ந்தவுடனேயே அந்த அறையை விட்டு வெளியே போய்விடுவது, உடனடியாக எடுக்கக்கூடிய சிறந்த

நடவடிக்கையாகப் பெண்ணுக்கு அமையும். நீண்டகால அளவில், என்ன நடவடிக்கைகள் எடுக்கப்பட வேண்டும் என்று திட்டம் வகுக்கவும். எடுத்துக்காட்டாக, பெண் தன் பாதுகாப்புக்கு எப்படியெல்லாம் திட்டமிடலாம்:

- ஆதரவு தேடி எங்கு போகலாம் (எடுத்துக்காட்டாகப் பக்கத்து வீட்டுக்குப் போகலாம். ஆபத்து நேரத்தில் ஆதரவு தருவார்களா என்பதைப் பெண் உறுதிசெய்துகொள்ள வேண்டும்);
- வீட்டில் ஆயுதங்கள் ஏதாவது இருந்தால், மறைத்து வைக்கவும்;
- பின்னாளைய தேவைக்குச் சிறிது பணம் சேமித்து வைத்துக்கொள்ளலாம்;
- குடும்ப அட்டை, திருமணச் சான்றிதழ் போன்றவற்றின் பிரதிகளைத் தெரிந்தவர்களிடம் கொடுத்து வைக்கலாம்;
- ஆபத்து நேரத்தில் உதவி தேவைப்படும்போது அதை உணர்த்தும் விதத்தில் சங்கேத வார்த்தைகளைக் குழந்தைகளிடம் அல்லது உறவினர்களிடம் முன்கூட்டியே சொல்லிவைக்கலாம்.

- உங்கள் சமூகத்தில் உள்ள ஆதரவுக் குழுக்கள் பற்றிய தகவல்களைத் தெரிவியுங்கள். (☞ இயல் 12).
- உதவி தேவைப்படும் பெண்களுக்கான தகவல்களை மேலும் அறிய *'மருத்துவர் இல்லாத இடத்தில் - பெண்களுக்கு'* (வெளியீடு: அடையாளம்) நூலைப் பார்க்கவும்.

எப்போது மருத்துவரிடம் பரிந்துரைக்க வேண்டும்?

- பெண்ணின் உயிர் ஆபத்தில் இருந்து, அவளுக்குப் போவதற்கு வேறு இடம் இல்லை என்கிற நிலையில், மருத்துவமனை மட்டுமே அவளுக்குப் பாதுகாப்பான புகலிடமாக இருக்கும்.

பிறகு என்ன செய்ய வேண்டும்?

- திருமணம் தொடர்வது குறித்த கலந்தாலோசனையில் கணவனையும் உள்ளடக்க முயற்சி செய்யவும்.
- குறிப்பிட்ட இடைவெளிக்கு ஒருமுறை அந்தப் பெண்ணைச் சந்திக்கவும். நீங்கள் அந்தப் பெண்ணுக்கு மனச்சோர்வுக்கான சிகிச்சை அளித்துக்கொண்டிருந்தால் குறைந்தபட்சம் வாரம் ஒருமுறையாவது சந்திக்கவும்.
- வன்செயலுக்கு ஆளான பெண்ணின் கணவன் தன்னை மாற்றிக்கொள்ளத் தயாராக இல்லாத நிலையிலும் பாதிக்கப்பட்ட பெண் கணவனைப் பிரிந்துசெல்ல விரும்பாத சூழலிலும் என்ன செய்வது என்பது மிகப் பெரிய பிரச்சினை. கணவனை நல்லவனாக மாற்றும் முயற்சியை கைவிட்டுவிடக் கூடாது (கீழே தரப்பட்டுள்ள அடுத்த பத்தியைப் பார்க்கவும்). சில வேளைகளில், அந்தக் கணவனே வேறு காரணங்களுக்காக உங்களைப் பார்க்க வரலாம். அந்த நேரத்தில் வன்செயல் பிரச்சினையை விவாதத்துக்குக் கொண்டுவாருங்கள். இதற்கிடையில், பெண்ணுக்கு ஆதரவாகப் பின்வரும் நடவடிக்கைகள் எடுப்பது பற்றி யோசிக்கவும்:
  - காவல் நிலையத்தில் புகார் அளியுங்கள். (காவல்துறை சம்பந்தப்பட்டது என்று தெரியவந்தால், சில ஆண்கள் பயந்து பின்வாங்கிவிடுவார்கள்);
  - குடும்ப உறுப்பினர்கள் அனைவருக்கும் விஷயம் பரவலாகத் தெரியவந்தால், உறவினர்கள் பாதிக்கப்பட்ட பெண்ணின் கணவருக்கு நெருக்கடியைத் தரலாம்;
  - மணவிலக்குக்குத் திட்டமிடுங்கள் (பெண்ணின் கவலைகளைக் கேட்டறிந்து, மணவிலக்குக்குப் பிறகு அதிலிருந்து எப்படி வெளிவரலாம் என்று சிந்திக்க உதவுங்கள்);
  - பெண்ணுக்கு உதவி செய்யக்கூடிய ஆதரவுக் குழுவுக்குப் பரிந்துரை செய்யுங்கள்; குழுவின் ஆதரவையும் ஆலோசனையையும் பெண் பெற முடியும்.

பெட்டிச்செய்தி 7.6. கோபத்தைக் கட்டுப்படுத்துதல் (கோபத்தைக் கட்டுப்படுத்த முடியாதவர்களுக்கான ஆலோசனை)

- கோபம் உங்கள் ஆரோக்கியத்தையும் வாழ்க்கையையும் சீரழிக்கிறது. உங்கள் வாழ்க்கை மேம்பட வேண்டுமானால், கோபத்தை எப்படிக் கட்டுப்படுத்துவது என்று கற்றுக்கொள்ளுங்கள்.
- கோபத்தைக் கட்டுப்படுத்த முடியும். 'எனக்குக் கோபம் வரும்போது அதை அடக்க என்னால் முடியவில்லை' என்று கூறுபவர்கள் முழுமையாகக் கோபத்தைக் கட்டுப்படுத்த முயற்சி செய்திருக்க மாட்டார்கள்.
- கோபம் வருவதற்கான முதல் அறிகுறியை இனம்காண்பதே முக்கிய நடவடிக்கை ஆகும். தலை சூடாதல், கோபமூட்டும் எண்ணங்கள் தோன்றுதல், உடல் முழுவதும் இறுகுதல், படபடப்பு போன்றவை கோபம் வருவதற்கான அறிகுறிகள்.
- மேற்குறித்த அறிகுறிகள் ஏதாவது ஒன்று தோன்றினாலும், அந்தச் சூழலைவிட்டு கோபமுற்றவர் விலகிப்போய்விட வேண்டும். எடுத்துக்காட்டாக, மனைவியோடு பேசிக்கொண்டிருக்கும்போது, ஒருவருக்குக் கோபம் வந்துவிட்டால், அவர் அறையைவிட்டு வெளியே போய்விடலாம்.
- மனம் அமைதியாகும் வரை பொறுமையாக இருந்துவிட்டு, பின்னர் தான் என்ன செய்துகொண்டிருந் தாரோ அதைத் தொடரலாம். தான் தன் மனைவியிடம் என்ன சொல்ல விரும்புகிறோம் என்பதைப் பொறுமையாக யோசித்துப் பார்க்கலாம். கோபம் முற்றிலுமாக வடிந்துவிட்ட பிறகு, தன் மனைவியிடம், எப்படிப் பிரச்சினையைத் தவிர்க்கும் விதத்தில் பேசலாம் என்று திட்டமிடலாம்.

கோபத்தைக் கட்டுப்படுத்துதல்

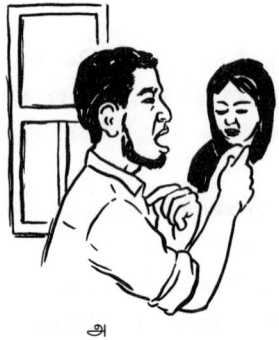

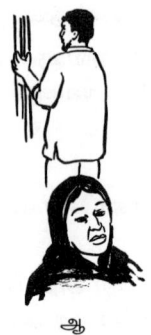

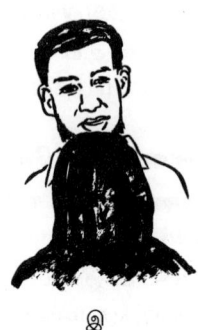

அ

ஆ

இ

அ. கோபம் வருவதை முதலில் இனம்காணுங்கள்.

ஆ. கோபம் உருவாகத் தொடங்கிய இடத்தை அல்லது அறையை விட்டு வெளியேறுங்கள்.

இ. பொறுமையை இழக்காமல் பிரச்சினையைத் தீர்க்கக்கூடிய அமைதியான மனநிலையைப் பெற்றதும் மீண்டும் உள்ளே செல்லுங்கள்.

பெட்டிச்செய்தி 7.7. பெண் கொடுமைக்கு உள்ளானவருக்குச் சிகிச்சை அளிக்கும்போது நினைவில் கொள்ள வேண்டியவை

- பெண்ணுக்கு விளைவிக்கும் கொடுமை உடல் ரீதியானதாகவோ பாலுறவு சார்ந்ததாகவோ உணர்வுபூர்வமானதாகவோ இருக்கலாம். பெரும்பாலான பெண்கள் தங்களின் ஆண் துணைவர்களால் கொடுமைப்படுத்தப்படுகிறார்கள்.
- வன்செயல் என்பது பொதுவாக நிகழக்கூடியது; எனவே ஒரு பெண்ணிடம் விளக்க முடியாத காயங் களோ உடல் ரீதியான நோய்க்குறிகளோ, உறக்கம் இல்லாத பிரச்சினையோ, தற்கொலைச் சிந்தனையோ காணப்பட்டால், அந்தப் பெண் கொடுமைப்படுத்தப்பட்டிருக்கலாம் என்று சந்தேகியுங்கள்.
- தான் மிகுந்த நம்பிக்கை வைத்திருக்கும் உறவினரிடம் அல்லது நண்பரிடம் அந்தப் பெண்ணை மனம் விட்டுப் பேசச் சொல்லுங்கள். அதோடு உள்ளூர் ஆதரவுக் குழுவோடு பேசவும் ஊக்குவியுங்கள்.
- கொடுமைப்படுத்தும் ஆணோடு பேசிப் பாருங்கள்; ஏனென்றால் அவரே பிரச்சினைக்கான முழுமுதல் காரணமாவார்.

7.2.6 வன்செயல் உள்ள ஆண்களோடு கலந்துபேசுதல்

வன்செயல் உள்ள கணவர்கள், இந்தப் பிரச்சினையிலிருந்து வெளிவர எந்த வழியையும் தேடுவதில்லை என்பதே பாதிக்கப்பட்ட பெண்ணுக்கு உதவிசெய்ய இயலாத சிரமத்தை உங்களுக்கு ஏற்படுத்தும். தங்கள் பிரச்சினை வெளியே தெரிய வந்தால் அவமதிப்பு, அவமானம், சட்ட நடவடிக்கைகளைச் சந்தித்தல், சமூகப் புறக்கணிப்பு போன்வற்றுக்கு ஆளாக நேரிடும் என்று கணவன்மார்கள் அச்சப்படலாம். இதுபோன்ற ஆண்களோடு கலந்து பேசுவதற்கான சில ஆலோசனைகள்:

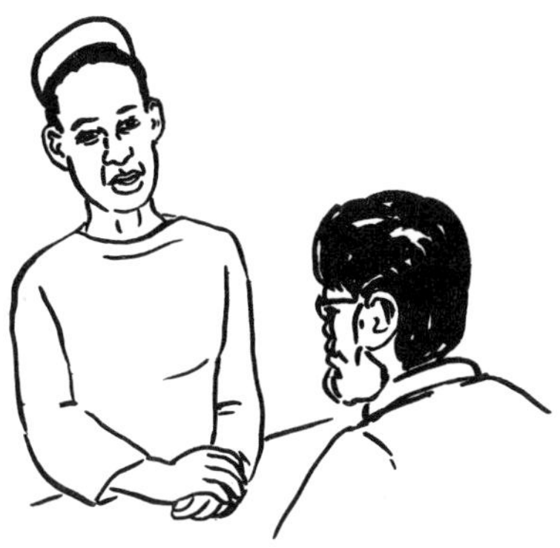

- இந்தச் சூழலில் தம்பதியரில் யாருக்கு ஆதரவாகவும் பேச முயலாதீர்கள்; வன்செயல் உள்ள ஆணுக்கு உதவ முயற்சி செய்யுங்கள்;
- மனநோயின் காரணமாக ஆண் ஆக்ரோஷமாக நடந்துகொள்ளும் சூழலும் எழலாம். குடிப்பழக்கம் உள்ளவர்களும் போதையின் உச்சத்தில் ஆக்ரோஷமாக நடந்துகொள்பவர்களும் இந்த முதல் வகையில் அடங்குவர் (☞ பிரிவு 6.1). தன் மனைவி வேறு ஆணோடு தொடர்பு வைத்திருப்பாளோ என்று சந்தேகப்பட்டு, உண்மையை வரவழைக்க அடிக்க முற்படும் ஆண்கள் இரண்டாவது வகையைச் சேர்ந்தவர்கள். தன் மனைவிக்குக் கள்ளத்தொடர்பு இருக்குமோ என்று இவர்களாகக் கற்பனை செய்துகொள்கிறார்கள் (☞ பிரிவு 4.3).
- கோபத்தை எப்படிக் கட்டுப்படுத்துவது என்றும் சமாளிப்பது என்றும் அளிக்கும் ஆலோசனைகள் வன்செயல் உள்ள ஆண்கள் அனைவருக்கும் பயனளிக்கும். நீங்கள் கோபத்தை எப்படிச் சமாளிப்பது என்ற ஆலோசனையை அளிக்கலாம் (☞ பெட்டிச்செய்தி 7.6).
- வன்செயலைத் தவிர்க்க உதவி செய்வது என்பது குடிப்பழக்கத்திலிருந்து மீண்டவர்களுக்கு ஆதரவுக் குழுக்களை அமைப்பது போன்று இவர்களுக்கும் உதவி செய்தல் ஆகும் (☞ பிரிவு 10.1).
- கணவன் மனைவியோடு அல்லது தனித்த ஒருவரோடு கலந்து பேசும்போது, தெரியவரும் உண்மைகளை மற்றவருக்குத் தெரியாமல் இரகசியம் காப்பது அவசியம். ஒருவர் கூறுவது மற்றவருக்குத் தெரிய வராது என்ற நம்பிக்கையை இருவரிடமும் ஏற்படுத்துவது முக்கியம்.

7.3 கற்பழிப்பு அல்லது பாலுறவு வன்செயலுக்கு உள்ளான பெண்

ஒரு பெண்ணின் அனுமதி இல்லாமல் அவளைக் கட்டாயப்படுத்தி உடலுறவு கொள்வதே கற்பழிப்பு அல்லது வல்லுறவு எனப்படுகிறது. பெரும்பாலான நாடுகளில் பெண்ணுறுப்பில் ஆண்குறியை வலிந்து நுழைத்துக் கொள்ளும் உடலுறவே கற்பழிப்பு என்று குறிப்பிடப்படுகிறது. கற்பழிப்பையும் பாலுறவு சார்ந்த வன்செயலையும் பொதுவாகக் குறிப்பிடப் பயன்படும் சொல்லே பாலுறவுத் தாக்குதல் ஆகும்.

- பெண்ணின் உறுப்புகளைத் தொடுதல் அல்லது தொட்டு இழுத்தல்;
- பாலுறவு நோக்கத்துடனான பேச்சு அல்லது அசைவுகள்;
- உடலுறவு கொள்ளாவிட்டாலும், பாலுறவு நோக்கத்தோடு செயல்படுதல்.

குழந்தைகளுக்கு எதிரான பாலுறவுத் தாக்குதல் குறித்து அறிய, ☞ பிரிவு 8.4.

7.3.1 கற்பழிப்பு ஏன் ஆரோக்கியப் பிரச்சினையாகிறது?

ஒரு பெண் அனுபவிக்கக்கூடிய மிகக் கொடுமையான அனுபவமாகக் கற்பழிப்பு விளங்குகிறது.

சில இடங்களில், கற்பழிப்புக்கு உள்ளாதல் மற்றும் தன் சமூகத்தாராலேயே ஒதுக்கிவைக்கப் படுதல் என்னும் இரட்டை பாதிப்புக்கு அந்தப் பெண் ஆளாகிறாள். உடலுக்குத் தீங்கு விளைவித்தல் மற்றும் மனவேதனைக்கு உள்ளாக்குதல் என்ற இரண்டும் கற்பழிப்பினால் நிகழ்வதால், ஒரு பெண்ணின் ஆரோக்கியம் கடுமையாகப் பாதிக்கப்படுகிறது. கற்பழிப்பின் விளைவாகப் பெண்ணுக்கு ஏற்படும் பாதிப்புகள்:

- தேவையற்ற கருவுறுதல்;
- பாலுறவுத் தொற்றுநோய்கள் (எச்ஐவி/எய்ட்ஸ்);
- சிராய்ப்பு, வெட்டுக்காயம், கீறல்கள், எலும்புமுறிவு போன்ற உடல்நலப் பாதிப்புகள்;
- அதிர்ச்சியைத் தொடரும் மனஅழுத்தப் பிறழ்வுகள், மனச்சோர்வு போன்ற நோய்கள்.

கற்பழிப்பால் ஆரோக்கியத்துக்கு ஏற்படும் பாதிப்புகள்

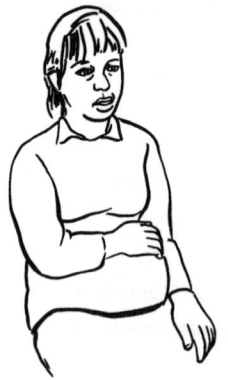

தேவையற்ற கருவுறுதல்.

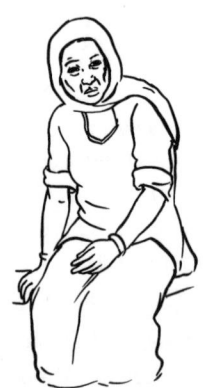

பாலுறவுத் தொற்றுநோய்கள் (எச்ஐவி/எய்ட்ஸ்).

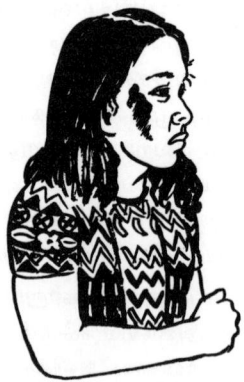

சிராய்ப்பு, வெட்டுக்காயம், கீறல்கள், எலும்புமுறிவு போன்ற உடல்நலப் பாதிப்புகள்.

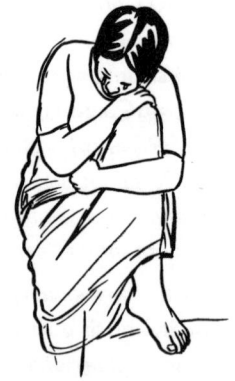

அதிர்ச்சியைத் தொடரும் மனஅழுத்தப் பிறழ்வுகள், மனச்சோர்வு போன்ற பிரச்சினைகள்.

7.3.2 கற்பழிக்கப்பட்ட பெண்களின் வெளிப்பாடுகள் என்ன?

ஒரு பெண் ஒத்துழைப்பு தராமல் – எடுத்துக்காட்டாக, தரையில் படுத்து, கற்பழிக்கப்படும்போது அமைதியாக எதிர்ப்பைக் காட்டாமல் இருத்தல் – ஒரு ஆணால் கற்பழிக்க முடியாது என்று சிலர் விவாதிக்கலாம். உண்மையில், பெரும்பாலான பெண்கள் தங்கள் எதிர்ப்பைக் காட்டுகிறார்கள்; பலர் காமுகர்களிடமிருந்து தப்பி ஓடிவிடுகிறார்கள். ஆனால், காமுகன் தன் உடல் பலத்தால் ஒரு பெண்ணைச் செயலிழக்கச் செய்துவிட முடியும். சில வேளைகளில், காமுகன் தனக்கு மேலும் கடும் பாதிப்புகளை ஏற்படுத்திவிடக்கூடும் என்று பயந்து ஒரு பெண் மேலும் எதிர்ப்பைக் காட்டாமல் விட்டுவிடலாம்.

கற்பழிக்கப்பட்ட பெண் அடுத்தடுத்து உணர்வுரீதியான பாதிப்புகளுக்கு உள்ளாகிறாள்:

- கற்பழிக்கப்பட்ட பெண்ணின் முதல் வெளிப்பாடுகள் அதிர்ச்சியும் கோபமும். அந்தப் பெண் பயத்தாலும் கோபத்தாலும் கண்ணீர் விடலாம்; தனக்கு ஏன் இப்படி ஒரு மோசமான அனுபவம் நிகழ்ந்தது என்பதைப் புரிந்துகொள்ள முடியாமல் தவிக்கலாம்.
- வெகு சில பெண்கள் தங்கள் உணர்வுகளைக் கட்டுப்படுத்திக்கொண்டு அமைதியாகத் தோற்றமளிக்கலாம்; அதனால் இந்தப் பெண்கள் கற்பழிப்பை எளிதாகத் தாங்கிக் கொண்டார்கள் என்பது பொருளல்ல.
- கற்பழிப்புக்கு உள்ளாகி சில நாட்கள் அல்லது வாரங்கள் கழித்த பிறகு, அந்தப் பெண் தன்னையே நொந்துகொண்டு குற்றம்சாட்டிக்கொள்ளலாம்; தான் கொல்லப்படலாம்

அல்லது தனக்குத் தீங்கு நேரலாம் என்று நினைக்கலாம்; தான் அசுத்தப்பட்டுவிட்டதாகக் கருதலாம்; கற்பழிக்கப்பட்ட சிந்தனை மீண்டும் மீண்டும் வரலாம்; கெட்டகனவுகள் கண்டு பயந்து எழலாம்; நிம்மதியான உறக்கம் இல்லாமல் தவிக்கலாம். வலி, வேதனை, பசியின்மை, கடும் சோர்வு போன்ற உடல்நலப் பாதிப்புகள் பொதுவாகக் காணப்படலாம்.

- பின்னர், கற்பழிப்புக்கு உள்ளாக்கப்பட்ட சூழல் மற்றும் அது போன்ற மனிதர்களைக் குறித்த அச்சத்தை உருவாக்கிக்கொள்ளலாம். உடலுறவில் முழுமையாக நாட்டமிழப்பதோடு, உடலுறவு என்ற சிந்தனையே கடும் பீதியை ஏற்படுத்தலாம்; கற்பழிப்புக்கு உள்ளாவது போன்ற பயங்கரக் கனவுகள் தொடரலாம். இது அதிர்ச்சியைத் தொடரும் மன அழுத்தப் பிறழ்வுநோய் போன்ற நிலையே ஆகும் (☞ பிரிவு 7.1).
- முடிவில், பெரும்பாலான பெண்கள் மீண்டெழுந்தாலும், நீண்ட காலத்துக்கு வேதனைகளை அனுபவிக்கத் தவறுவதில்லை. வெகு சிலருக்கு மட்டும், மனச்சோர்வில் கடும் பாதிப்பு ஏற்பட்டு அதற்கான சிகிச்சை தேவைப்படலாம்.

7.3.3 ஒரு பெண்ணை எப்படிப்பட்ட ஆண் கற்பழிக்கிறான்?

பெரும்பாலான சூழல்களில், ஒரு பெண்ணுக்கு நன்கு பரிச்சயமான ஆணே அந்தப் பெண்ணைக் கற்பழிக்கிறான். பல்வேறு விதமான சூழ்நிலைகளில் ஒரு பெண் கற்பழிப்புக்கு உள்ளாகலாம்:

- நெருக்கமான உறவினர், பக்கத்து வீட்டுக்காரர் அல்லது உடன் பணிபுரிபவர் போன்று, அந்தப் பெண்ணுக்கு நன்கு பரிச்சயமானவர்;
- நெருக்கமான ஆண் நண்பரால் (நம்பி வெளியே செல்லும் சூழலில் சந்தர்ப்பத்தைச் சாதகமாக ஆண் பயன்படுத்திக் கொள்ளுதல்);
- தன் கணவனால் (பல சமூகங்களில் உடலுறவு கொள்வது மனைவியின் ஒரு கடமையாகக் கருதப்படுகிறது; ஆனால் அந்தப் பெண்ணுக்கு உடலுறவு் கொள்ள விருப்பம் இல்லாத சூழலில், கணவன் கட்டாயப்படுத்தி உடலுறவு கொள்வது கற்பழிப்பாகக் குறிப்பிடப்படுகிறது);
- காவல்துறையினரால் அல்லது இராணுவ வீரர்களால் (போர்ச் சூழலில் கைப்பற்றப்படும் பெண்கள் அல்லது குற்றம்புரிந்ததாகக் கைதுசெய்யப்படும் பெண்கள் – பாதுகாக்க வேண்டியவர்களே அவர்களைக் கற்பழிப்பது மிகக் கொடுமையான விஷயம்);
- முன்பின் தெரியாத நபரால் (தனித்திருக்கும்போது தன் வீட்டில் அல்லது தெருவில்).

7.3.4 இந்தப் பிரச்சினையை எப்படி எதிர்கொள்வது?

பெண்ணிடம் கேட்க வேண்டிய கேள்விகள்:

- என்ன நடந்தது? என்ன நிகழ்ந்தது என்பதைப் பற்றிய முழு விவரங்களையும் விரிவாகச் சேகரிக்கவும். கற்பழித்தவன் உடலுறவு கொண்டானா?
- இப்போது எப்படி உணர்கிறாய்? தன்னுடைய உணர்வுகள் கட்டுக்குள் இருப்பதாக, அந்தப் பெண் கூறினால், கற்பழிப்பு மோசமான சம்பவம் அல்ல என்று ஆகிவிடாது.
- தங்களுக்குக் கடைசியாக மாதவிடாய் எப்போது ஏற்பட்டது? கருவுறும் பருவச் சூழல் அந்தப் பெண்ணுக்கு இருந்து, அவள் எந்தக் குடும்பக்கட்டுப்பாட்டுச் சாதனங்களையும் பயன்படுத்துவதில்லை என்று அறிய வந்தால், உடனடியாகக் குடும்பக் கட்டுப்பாட்டு

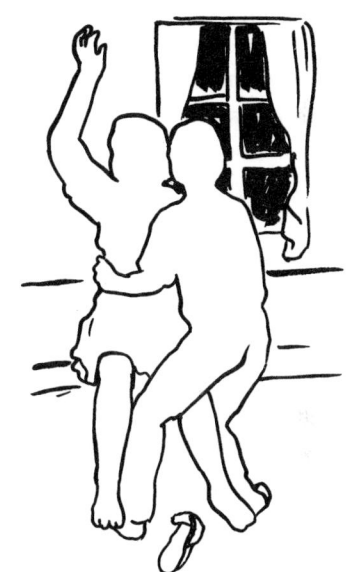

சிகிச்சை செய்துகொள்ள நீங்கள் பரிந்துரைக்கலாம் (☞ டாக்டர் இல்லாத இடத்தில் - பெண்களுக்கு, வெளியீடு: அடையாளம்).

- நீங்கள் இந்தக் கற்பழிப்புச் சம்பவம் பற்றி யாரிடமாவது சொல்லியிருக்கிறீர்களா? அவர்களுடைய எதிர்வினை எப்படி இருந்தது? இந்தச் சிரமமான நேரத்தில், அந்தப் பெண்ணுக்குத் தேவைப்படும் ஆதரவைக் கண்டறிய இரண்டாவது கேள்விக்கான பதில் உதவும்.
- திருமணமான பெண்ணை அவள் கணவனே கற்பழித்துள்ளான் என்ற நிலையில், உங்கள் கேள்வியை இவ்வாறு அமைத்துக் கொள்ளலாம்: 'எப்போது உடலுறவு வைத்துக்கொள்வது என்பது உங்கள் விருப்பத்தின் அடிப்படையில்தான் அமையுமா? உங்களுக்கு விருப்பமில்லாதபோதும், உங்கள் கணவர் உங்களோடு உடலுறவு கொண்டதுண்டா?'

நேர்காணலுக்கான சிறப்பு ஆலோசனைகள்

- கற்பழிப்பு 24 மணி நேரத்துக்குள் நடந்திருந்தால், மகப்பேறு மருத்துவரைக் கொண்டு மருத்துவப் பரிசோதனை மேற்கொள்வது நல்லது. இதற்கு அந்தப் பெண் எதிர்ப்புத் தெரிவிக்கலாம். பெண்ணுறுப்பு, உடலின் மற்ற பாகங்கள் போன்றவற்றில் காயம் ஏற்பட்டுள்ளதா என்பதை மருத்துவர் பரிசோதிப்பார்; மேலும் பெண்ணுறுப்பினுள் படிந்திருக்கும் திரவத்தை எடுத்து, அதில் விந்து உள்ளதா என்று கண்டறிய சோதனைக்கு அனுப்புவார்.
- கற்பழிப்பு என்பது உணர்வு சார்ந்த ஒரு முக்கியப் பிரச்சினை. அதைப் பற்றி விவாதிக்க, உரிய நேரம் எடுத்துக்கொள்ளுங்கள். அந்தப் பெண் தனியாக இருக்கும்போது அதைப் பற்றி விரிவாகப் பேசவும். அவள் சொல்லும் அனைத்தும் இரகசியமாகக் காக்கப்படும் என்ற உறுதியைப் பெண்ணுக்கு அளியுங்கள். அந்த நிகழ்வைப் பற்றிய தேவையற்ற கேள்விகளைக் கேட்காதீர்கள். அவள் சொல்வது பொய் அல்லது அதில் உண்மையில்லை என்ற ரீதியில் பேசாதீர்கள்.

பிறகு என்ன செய்ய வேண்டும்?

- இது அவளுடைய தவறால் நிகழ்ந்தது அல்ல என்று அவளிடம் உறுதியாகக் கூறுங்கள். இதற்கு அவள் எந்த விதத்திலும் பொறுப்பல்ல என்பதை வலியுறுத்திக் கூறுங்கள்.
- முழுக் கதையையும் (அவளுக்கு நேர்ந்த அனைத்தையும்) ஆவணப்படுத்துங்கள். அவளை யார் கற்பழித்தது, கற்பழிக்கப்பட்ட சூழல், உடலில் ஏற்பட்ட காயங்கள் போன்ற தகவல்களையும் பதிவு செய்யுங்கள். உடல் பரிசோதனை மற்றும் மகப்பேறு மருத்துவப் பரிசோதனை முடிவுகள் விவரமாகப் பதிவு செய்யப்பட வேண்டும்.
- அவளுக்கு நேர்ந்த இந்த மோசமான அனுபவத்தை நண்பர் அல்லது உறவினரிடம் பகிர்ந்துகொள்ள ஊக்கமளியுங்கள். ஆனால், அவள் இதை இரகசியமாக வைத்துக்கொள்ள விரும்பினால், அவளுடைய உணர்வுகளுக்கு மதிப்பளியுங்கள்.
- இந்தக் கற்பழிப்பைக் காவல்துறையில் தெரிவிப்பதா என்ற முடிவெடுப்பதில் அவளுக்கு உதவுங்கள். கற்பழிப்பவன் முழுச் சமூகத்துக்கே ஒரு ஆபத்து என்பதால், இந்த நிகழ்வைக் காவல் நிலையத்தில் பதிவுசெய்வதே சிறந்தது. அவளுக்கு நீதி கிடைக்கும் என்ற உணர்வே, அவள் தன்னம்பிக்கை பெற உதவும். கற்பழித்தவன் மீண்டும் இந்தக் கொடுமையைச் செய்யும் ஆபத்தைத் தவிர்க்கிறோம். ஆனாலும், கற்பழித்தவன் அந்தப் பெண்ணின் நெருக்கமான உறவினராக இருக்கும் பட்சத்தில், அவள் புகாரைப் பதிவுசெய்யத் தயங்கலாம்.
- கருவுறும் பருவத்தில் அந்தப் பெண்ணின் மாதவிடாய் சுழற்சி இருந்தால், குடும்பக் கட்டுப்பாட்டுச் சிகிச்சையை உடனடியாக மேற்கொள்ளவும். (☞ டாக்டர் இல்லாத இடத்தில் - பெண்களுக்கு)

- பாலுறவு நோய்த்தொற்று ஏற்படாமல் இருக்க, உரிய சிகிச்சை அளிக்கவும். புரோகெய்ன் பெனிசிலின் (48 இலட்சம் யூனிட்டுகள் தசைவழியில் ஊசி மூலம்) மற்றும் புரோபென்சிட் (1 கிராம் வாய்வழியாக) மருந்துகள் மூலம் எளிய சிகிச்சை அளிக்கலாம். இந்த மருந்து கொனேரியாவுக்கும் (மேகவெட்டை) சிபிலிஸ் (மேகப்புண்) நோய்க்கும் சிகிச்சையாக அமையும். அந்தப் பெண்ணுக்கு பெனிசிலின் ஒவ்வாமை உண்டா என்பதைக் கண்டறிய முன்னோட்டமாகச் சோதனை ஊசி போட்டுப் பரிசோதனை செய்யவும். பெனிசிலின் உடலுக்கு ஒத்துக்கொள்ளாது என்றால் வேறு நோயுயிர்முறி மருந்துகளான எரித்ரோமைசின் அல்லது டெட்ராசைக்கிளின் போன்றவற்றைப் பயன்படுத்தலாம்.
- அந்தப் பெண் மிகுந்த நம்பிக்கை வைத்திருக்கும் ஒருவரோடு சில நாட்கள் தங்கியிருக்குமாறு ஊக்கப்படுத்துங்கள். அவள் சில நாட்கள் தனியாக இல்லாமல் இருப்பது நல்லது.
- அச்சம், கெட்ட கனவுகள், வருத்தம் போன்றவை கற்பழிப்புக்கு உள்ளானதால் ஏற்படும் உளவியல் பாதிப்புகள் என்றும் அவை மனநலம் பிறழ்ந்துபோவதற்கான அறிகுறிகள் அல்ல என்றும் விளக்கிக் கூறுங்கள்.
- தூக்கம் வராமலோ அல்லது மனக்கொதிப்புடனோ அந்தப் பெண் அவதிப்பட்டால், நான்கு வாரங்களுக்கு மிகாமல் (☞ இயல் 11) லோராசிபாம் அல்லது டையசிபாம் தூக்க மாத்திரையைப் பரிந்துரைக்கலாம்.
- பெண்ணை ஆதரவுக் குழுவில் சேர்த்துவிடுவதன் மூலம், அவளுக்கு உள்ள சட்டபூர்வமான உரிமைகளை அந்தக் குழு எடுத்துரைக்கும். மேலும் அவளுடைய கவலைகளையும் வருத்தங்களையும் குழு உறுப்பினர்கள் பகிர்ந்துகொள்ளலாம் (☞ இயல் 12).
- பாதிக்கப்பட்ட பெண் ஒப்புக்கொள்ளும் பட்சத்தில், அவள் குடும்பத்தினரோடு பேசுங்கள். கற்பழிப்புக்கு உள்ளானது தெரியவந்தால், சில பெண்களின் கணவர்கள் அவளை ஒதுக்கி வைத்துவிடலாம். கற்பழிப்பு என்பது ஒரு குற்றம் என்றும் அது எந்தப் பெண்ணுக்கு வேண்டுமானாலும் நேரலாம் என்றும் எடுத்துக்கூறி, கணவனின் மனத்தை மாற்ற முயலவும்.
- உறவினராலோ அல்லது நெருக்கமான நண்பராலோ ஒரு பெண் கற்பழிக்கப்பட்டிருந்தால், அவளுடைய குடும்பத்தாரிடம் இந்த விஷயத்தைக் கூறுமாறு பெண்ணை ஊக்கப்படுத்துங்கள். பெண் பயத்திலிருந்து தெளிந்து வெளியே வரவும் மீண்டும் இதுபோன்று கற்பழிப்பு நிகழாமல் இருக்கவும், கற்பழித்தவனைக் குடும்பத்தாருக்கு அடையாளம் காட்டவேண்டியது அவசியம்.

எப்போது மருத்துவரிடம் பரிந்துரைக்க வேண்டும்?

கடுமையான உடல்காயம் ஏற்பட்டிருந்தாலோ அல்லது மகப்பேறு மருத்துவரின் அறிக்கையைப் பதிவுசெய்ய விரும்பினாலோ அந்தப் பெண்ணை மருத்துவரிடம் பரிந்துரைக்கலாம்.

பிறகு என்ன செய்ய வேண்டும்?

- ஒரு வாரத்துக்குப் பிறகு அந்தப் பெண்ணுக்கு எச்ஐவி சோதனை மேற்கொள்ளவும். சோதனை முடிவில் எச்ஐவி பாதிப்பு இல்லை என்பது உறுதியானால், கற்பழிப்புக்கு முன்பே அந்தப் பெண்ணுக்கு நோய் இல்லை என்பது தெளிவாகும். எச்ஐவி நோய் இருப்பதாகச் சோதனை முடிவுகள் தெரிவித்தால், அவள் தன் கணவனோடு ஆறு மாத காலத்துக்குப் பாதுகாப்பான உடலுறவு வைத்துக்கொள்ள வேண்டும். அதே எச்ஐவி சோதனையை ஆறுமாத காலத்துக்குப் பிறகு மேற்கொள்ளச் செய்து கற்பழிப்பால் அவளுக்கு நோய்த்தொற்று ஏற்படவில்லை என்பதை உறுதிசெய்து கொள்ளுங்கள்.
- பெண்ணுக்கு மனச்சோர்வு அல்லது அதிர்ச்சியைத் தொடரும் மனஅழுத்தப் பிறழ்வுநோய் உள்ளதா என்பதற்கான நோய்க்குறிகளைக் கண்காணித்து வரவும். தொடக்க நிலையில் அதிர்ச்சியிலிருந்து மீண்டபிறகு மேற்குறித்த நோய்க்குறிகள் மெல்ல அந்தப் பெண்ணிடம் தோன்ற ஆரம்பிக்கலாம்.

பெட்டிச்செய்தி 7.8. கற்பழிக்கப்பட்ட பெண்ணுக்குச் சிகிச்சை அளிக்கும்போது நினைவில் கொள்ள வேண்டியவை

- ஒரு பெண் அனுபவிக்கக்கூடிய மிகக் கொடுமையான வன்செயலில் கற்பழிப்பும் ஒன்று. அது அவளுடைய உடல்நலம், பாலுறவு நலம், மனநலம் ஆகியவற்றைப் பாதிக்கக்கூடும்.
- தேவையற்ற கருவுறுதல், எச்ஐவி தொற்றையும் உள்ளடக்கிய பாலுறவுத் தொற்றுநோய்கள், கடும் காயம் போன்றவற்றுக்குக் கற்பழிப்பு காரணமாகலாம். மனச்சோர்வு, தற்கொலைச் சிந்தனை, அதிர்ச்சியைத் தொடரும் மனஅழுத்தப் பிறழ்வுகள் போன்றவை பொதுவாக வெளிப்படக்கூடிய மனநோய்கள்.
- உடல்நலத்துக்குச் சிகிச்சை, கற்பழிப்பை முறையாக ஆவணப்படுத்துதல், கருவுறுதலைத் தடுத்தல், பாலுறவுத் தொற்று நோய்களுக்குச் சிகிச்சை, மனநலப் பாதிப்புகளைப் பற்றிய விவரத்தை விளக்கிக் கூறுதல் ஆகியவற்றின் மூலம் கற்பழிப்புக்கு உள்ளான பெண்ணுக்கு உதவலாம்.
- மருத்துவ ஆவணங்களோடு கற்பழிப்பு பற்றிக் காவல்துறையில் புகார் அளிக்குமாறு அந்தப் பெண்ணை ஊக்கப்படுத்துங்கள். ஒருமுறை தப்பித்துவிடும் காமுகன், மீண்டும் யாரிடமாவது தன் கைவரிசையைக் காட்டலாம்.

7.3.5 ஆண் எந்தச் சூழலில் கற்பழிக்கப்படுகிறான்?

ஆண்களும் கற்பழிப்புக்கோ பாலியல் வன்செயலுக்கோ உள்ளாகலாம். இது குறிப்பாக இளம் பையன்களுக்கு நேர்கிறது; வயதில் பெரியவனாலோ அல்லது உறவினராலோ, நெருக்கமாக வாழும் சூழலில் அல்லது சிறைகளில் நிகழ்கிறது. ஆணுக்கு நேரும் கற்பழிப்பு பெண்ணுக்கு நேர்வதைவிட இரகசியமாக வைத்துக்கொள்ளப்படுகிறது. ஏனென்றால், பெரும்பாலான சூழல்களில் ஆண் உதவியைக் கோருவதில்லை. சிறைச்சாலை, இராணுவ முகாம், பள்ளிகள் அல்லது ஆண்கள் நெருக்கமாக வாழும் சூழல்களில் நீங்கள் பணிபுரிந்தால், இதை அவசியம் மனத்தில் வைத்திருங்கள். (☞ இயல் 9.3). கற்பழிப்புக்கு உள்ளான பெண்களுக்கு உதவுவது போலவே ஆண்களுக்கும் உதவலாம்.

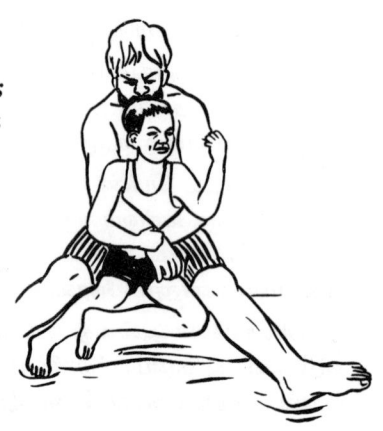

7.4 நெருக்கமானவரை இழத்தல்

தனக்கு மிகவும் நெருக்கமான உறவினரோ நண்பரோ இறந்துபோகும் நிலையில் ஒருவர் அனுபவிக்கும் வேதனையே துயரம். அனைவருமே வாழ்க்கையின் ஏதோ ஒரு காலகட்டத்தில் துயரத்தை அனுபவிக்கிறோம். நாம் மிகவும் நேசிக்கும் ஒருவர் இறந்துவிடும்போது ஏற்படும் இழப்பே மிகக் கடுமையானது. இதன் காரணமாக இழப்பு ஒரு மனநலப் பிரச்சினையாகிறது.

7.4.1 இழப்பின் துயரத்தை ஒருவர் எப்படி வெளிப்படுத்துகிறார்?

நெருக்கமானவரின் இழப்பு என்பது ஒரு காயம் போன்றது. காயத்தைப் போலவே, அது வலிக்கும். இழப்பிலிருந்து மீண்டு வெளியே வரவும் காயம் ஆறவும் காலம் பிடிக்கும். சில காயங்களைப் போல, இழப்பிலிருந்து மீள நீண்டகாலம் ஆகலாம்; இழப்பு மேலும் சிக்கலாகலாம். துயரத்தின் வெவ்வேறு நிலைகள் பெட்டிச்செய்தி 7.9.இல் தரப்பட்டுள்ளன. ஆனால், இழப்பு என்பது ஒரு தனிப்பட்ட சொந்த அனுபவம் என்பதைப் புரிந்துகொள்ள வேண்டும்; துயரத்தைச் சரியான முறையிலோ அல்லது தவறான முறையிலோ அனுபவிப்பது என்ற கேள்விக்கே இடமில்லை. சில சமூகங்களில் துக்கம்

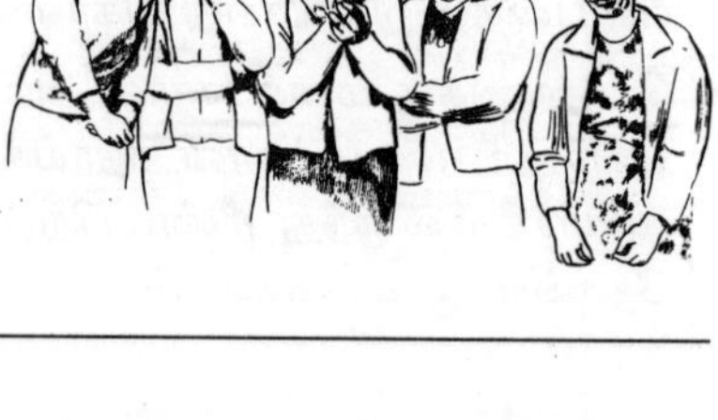

கொண்டாடுவது என்பது ஒரு கூட்டு அனுபவமாக விளங்குகிறது. இதுபோன்ற சூழல்களில், இழப்பின் துயரம் மற்றவர்களோடும் பகிர்ந்து கொள்ளப்படுகிறது.

7.4.2 இழப்பு எப்போது அசாதாரணமாக மாறுகிறது?

சில சமயம், இழப்பு என்பது அதீதமான வெளிப்பாடாக அமைகிறது. அதாவது துயரத்தின் பாதிப்பு நீண்டகாலம் தொடரும்போதோ அல்லது அது அவருடைய ஆரோக்கியத்தைக் கடுமையாகப் பாதிக்கும்போதோ அசாதாரணமாகிவிடுகிறது. அதீத இழப்பின் கூறுகளாகப் பின்வருவனவற்றைக் கூறலாம்:

- ஆறு மாதங்களுக்கு மேலும் துயரப்படுதல் தொடர்ந்தால்;
- மனச்சோர்வோடு அல்லது தற்கொலை செய்துகொள்ளும் மனநிலையில் இழப்புக்கு உள்ளானவர் காணப்பட்டால்;
- மற்றவர்களோடு இயல்பாகப் பழகாமல் சமூகத்திலிருந்து விலகியிருந்தால்;
- இழந்துபோன உறவினரோடு அல்லது நண்பரோடு தொடர்புடையவர்களையும் தொடர்பானவற்றையும் ஒருவர் முற்றிலுமாகத் தவிர்க்கத் தொடங்கினால்.

பின்வரும் சூழல்களில் அதீத துயரம் நீடிக்கும் வாய்ப்புண்டு:

- வருந்தத்தக்க சம்பவத்தில் பலரை ஒட்டுமொத்தமாக இழந்திருந்தால்;
- அவருக்குப் போதுமான சமூக ஆதரவு கிடைக்காதபோது;
- ஒரு குழந்தையாக இருந்து, அதை இழந்திருந்தால்;
- வயதானவர் தன் துணைவரை இழந்திருந்தால்;
- தற்கொலை அல்லது விபத்தின் மூலம் சட்டென்று தனக்கு நெருக்கமானவரை இழந்திருந்தால்;
- இழப்பை நீண்ட கால அளவில் உண்மையல்ல என்று மறுத்தால்.

7.4.3 இந்தப் பிரச்சினையை எப்படி எதிர்கொள்வது?

நெருக்கமானவரைப் பறிகொடுத்தவரிடம் கேட்கவேண்டிய கேள்விகள்

- என்ன நடந்தது? இறந்துபோனவரைப் பற்றிப் பேசுவது பாதிக்கப்பட்டவர் அதிர்ச்சியிலிருந்து மீள உதவும்.
- அடுத்து சில நாட்களுக்கு, நீங்கள் யாரோடு தங்கியிருப்பீர்கள்? உங்களுக்கு உதவி தேவைப் படும் நிலையில், இதை யாரிடம் சொல்வீர்கள்?
- இப்போது எப்படி உணர்கிறீர்கள்? இழப்புக்கு உள்ளானவர் தன் உணர்வுகளையும் சிந்தனை களையும் உங்களோடு பகிர்ந்துகொள்ளட்டும். அதிர்ச்சியும் உண்மையை ஏற்றுக்கொள்ள முடியாத எண்ணமும் அவரிடம் வெளிப்படுவதைக் காணலாம்.

உடனடியாக என்ன செய்ய வேண்டும்?

- இறந்துபோனவர் இன்னும் உயிரோடிருப்பதாகக் கற்பனை செய்தல் அல்லது இறந்து போனவரைத் தேடுதல் போன்ற அனுபவங்கள் இயல்பாகத் தோன்றக்கூடியவை என்றும், அவை 'பைத்தியம்' பிடிப்பதற்கான அறிகுறிகள் அல்ல என்றும் பாதிக்கப்பட்டவருக்கு உறுதி கூறுங்கள். துயரத்தின் பல்வேறு நிலைகளை விளக்கிக்கூறி, அவருக்குத் தோன்றும் எண்ணங்கள் அல்லது உணர்வுகள் குறித்துக் கவலைப்பட வேண்டாம் என்றும் விளக்குங்கள்.
- தன் உணர்வுகளை நண்பர்களோடும் உறவினர்களோடும் பகிர்ந்துகொள்ள அவரை ஊக்கப் படுத்தவும். குறைந்தபட்சம் சில நாட்களுக்காவது, அவர் தனித்து விடப்படக் கூடாது.

பெட்டிச்செய்தி 7.9. துயரத்தின் படிநிலைகள்

வழக்கமாக, இழப்பின் வெளிப்பாட்டை விவரிக்கையில் மூன்று நிலைகளைக் கூறலாம்:

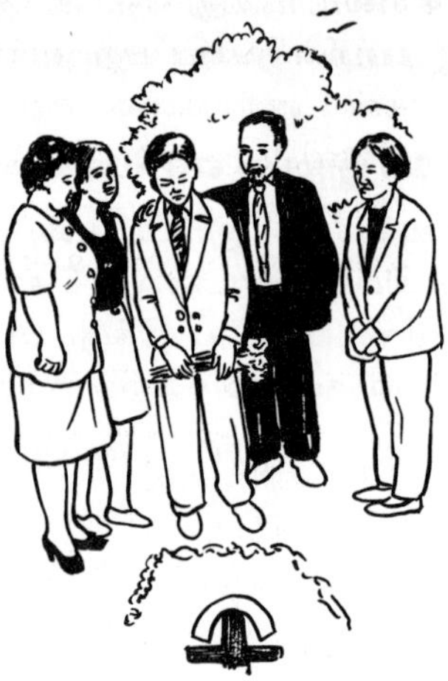

அது உண்மையாக இருக்க முடியாது: மறுக்கும் நிலை. ஒருவரை இழந்து ஓரிரு நாட்களில் இந்த மனநிலை தோன்றுகிறது. அந்தச் செய்தி பொய்யாக இருக்கக்கூடும். தான் நேசித்தவர் இறந்து போயிருக்க முடியாது என்ற உணர்வு தோன்றும். நிச்சயம் இது நிகழ்ந்திருக்க முடியாது. இறப்பு திடீரென்று ஏற்பட்டதாக இருந்தால், இந்த அதிர்ச்சி நிலை உருவாகும். நெருக்கமானவரைப் பறிகொடுத்தவர் மரத்துப்போனது போல் உணர்ச்சியற்று, உண்மையல்லாத, கனவுலகில் சஞ்சரிக்கலாம். இழப்பிலிருந்து விலகி இருக்க வழக்கமாக மேற்கொள்ளும் இறப்போடு தொடர்புடைய சடங்குகளின் செயல்பாடுகள் உதவலாம்.

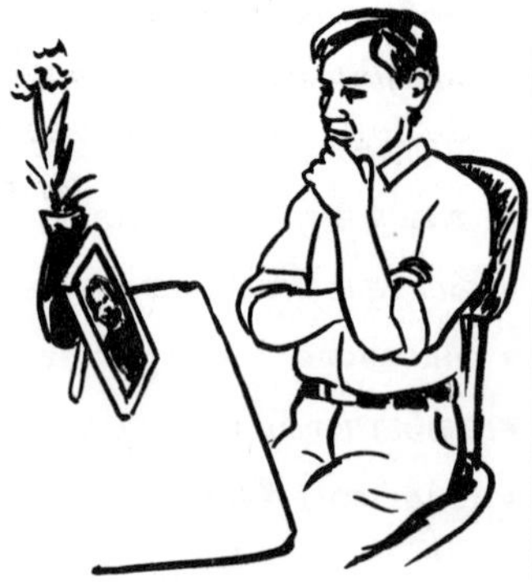

கொடுமையாக உணர்கிறேன்: துயரநிலை. இறப்போடு தொடர்புடைய சடங்குகள் விரைவாக நடந்தேறி, துயரமுற்றவர் வழக்கமான அன்றாட வாழ்வுக்குத் திரும்பும்போது, இந்த நிலை பொதுவாக ஆரம்பிக்கிறது. தான் நேசித்தவர், இப்போது உயிரோடு இல்லை என்பது மீண்டும் கவனத்துக்கு வருகிறது. வருத்தம், மறைந்துபோனவரை தேடுவது போன்ற உணர்வு, அவர் உயிரோடு இருக்கக்கூடும் என்ற கற்பனை போன்றவை பொதுவாகத் துயரத்தில் மூழ்கியிருப்பவருக்குத் தோன்றும் உணர்வுகள். சிலர் தன் பெயரை யாரோ சொல்லி அழைப்பது போல உணரலாம். அல்லது இறந்துபோனவரைப் பற்றிய கனவுகள் காணலாம். இறப்பைத் தடுக்க உரிய நடவடிக்கைகளைத் தான் எடுக்கவில்லை என்று தன்னைத்தானே குற்றம் சாட்டிக் கொள்ளலாம். தான் நேசித்தவர் தன்னை விட்டுப் போய்விட்டாரே என்று கோபப்படலாம். அழுதல், உறக்கம் இல்லாத பிரச்சினைகள், வாழ்வின் அன்றாடச் செயல்பாடுகளில் அல்லது சந்திக்க வருபவர்களோடு பேசுவதில் ஆர்வமின்மை, வாழ்வதுகூட அர்த்தமற்றது என்ற சிந்தனை போன்றவற்றை இந்த நிலையில் இழந்தவர் அனுபவிக்க நேரலாம்.

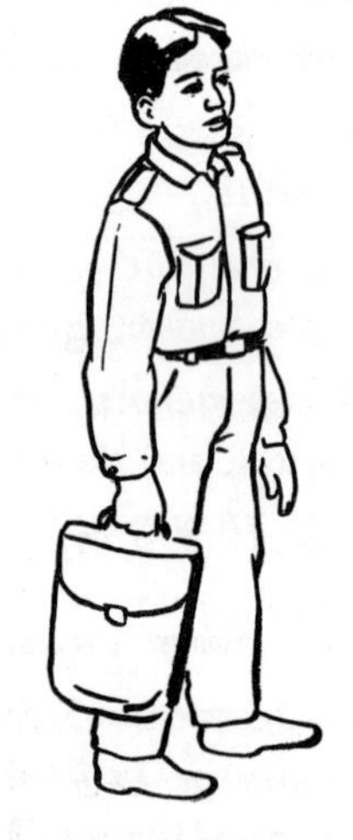

மாறுவதற்கான தருணம் இது: மறுசீரமைப்பு நிலை. துயரமுறுவதன் கடைசி நிலை இது. பெரும்பாலோர் வாழ்வின் ஒரு பகுதியாக இழப்பை ஏற்றுக் கொண்டு தங்கள் வாழ்வைத் தொடரவேண்டிய நேரம் இதுவே. இழப்பைப் புரிந்துகொள்வது என்பது கொஞ்சம் கொஞ்சமாக நிகழக்கூடியது. பறிகொடுத்தவரைப் பற்றிய சிந்தனை அவ்வப்போது எல்லோருக்கும் வந்துபோகும். வாழ்வின் மகிழ்ச்சியான தருணங்களை அனுபவிப்பதில் குறுக்கீடாக இல்லாமல் துயரம் தொடர்வது முக்கிய விஷயமாகும். எதிர்காலத்தைப் பற்றித் திட்டமிடத் தொடங்குவது இழப்புக்கு உள்ளானவர் தெளிந்துவிட்டார் என்பதற்கான உண்மையான அறிகுறி ஆகும். தான் நேசித்தவர் இல்லாத எதிர்காலம், ஆனால் நம்பிக்கை நிறைந்த நிச்சயமான எதிர்காலம்.

- அவருடைய சமூகத்தில் இறப்பு தொடர்பான சடங்குகள் இருந்தால், அவரைப் பங்கெடுத்துக் கொள்ள ஊக்குவியுங்கள். இதுபோன்ற சடங்குகளால், பலர் நமக்கு ஆதரவாக உள்ளனர் என்ற எண்ணத்தை ஏற்படுத்த முடியும். அவர் கடவுள் நம்பிக்கை உள்ளவராக இருந்தால், பிரார்த்தனை அவருடைய துயரத்தைக் குறைக்க உதவும்.

- சில நாட்களுக்குப் பிறகு இழப்பு, துயரம் போன்றவற்றைப் பற்றி விவாதிப்பது அவர் இழப்பிலிருந்து மீண்டுவர உதவும். தன் உணர்வுகளை, எடுத்துக்காட்டாக கோபம் போன்றவை, வெளிப்படுத்த அவர் கூச்சப்படலாம். அதைப் பற்றி பேசுவதன் மூலம், அவர் மனம் திறந்தும் தைரியமாகவும் தன் உணர்வுகளை உங்களோடு பகிர்ந்துகொள்ளலாம் என்று கூறுங்கள்.
- இழப்புக்கு உள்ளானவரிடம், தற்கொலை செய்துகொள்ளும் சிந்தனை தோன்றினால், அதற்குரிய சிகிச்சையை (☞ பிரிவு *4.4*) அளிக்கவும். தற்கொலை செய்துகொண்டதால் தன் நெருக்கமானவரை இழந்தவரை மிகுந்த கவனத்தோடு கண்காணித்து வரவேண்டும். (☞ பிரிவு *7.10*)
- 'கடவுள் செயல்', 'விதி', 'உங்களுக்குத்தான் குழந்தைகள் இருக்கிறதே' போன்ற எளிய ஆறுதல் வார்த்தைகளை அளிக்காதீர்கள். துயரம் என்பது உலகளாவிய மனித உணர்வு; பாதிக்கப்பட்டவர் சொல்வதையெல்லாம் பொறுமையாகக் கேட்டுக்கொண்டு, அவர் தன் துயரத்தை வெளிக்காட்ட அனுமதிப்பதே சிகிச்சையாகவும் அமைந்துவிடுகிறது.
- தூக்கம் வராத பிரச்சினைக்கு, தூக்க மாத்திரைகளை அளிக்கலாம். பகலில் களைப்பை உணராமல் இருக்க, இழப்புக்கு உள்ளானவர் இரவில் நன்றாகத் தூங்க வேண்டியது அவசியம். இறப்பு தொடர்பான சடங்குகளுக்கான ஏற்பாடுகளை அவர் தொடரலாம்; வேலைப்பளுவினால் அவர் களைத்துப்போகாமல் இருக்கலாம்.
- மூன்று முதல் ஆறு வாரங்களுக்குள் வாழ்வின் அன்றாட கடமைகளுக்கும் பணிக்கும் மெல்லத் திரும்ப ஊக்குவியுங்கள். துயரத்திலிருந்து மீளவும் எதிர்காலத்துக்கான வாழ்க்கையைச் சீரமைத்துக்கொள்ளவும் பணியில் ஈடுபடுதலோ அல்லது மற்ற செயல்பாடுகளோ உதவும்.

பெட்டிச்செய்தி 7.10. தற்கொலை மூலம் நெருக்க மானவரை இழந்தவருக்குத் தேவைப்படும் உதவிகள்

தற்கொலை மூலம் நெருக்கமானவரை இழந்து வாடுபவருக்குப் பின்வருப வற்றைப் பற்றி அறிய உதவிகள் தேவைப்படலாம்:

- தற்கொலை பற்றிப் பேசுவதன் மூலம் அறிவுப் பூர்வமான முறையில் இழப்பை ஏற்றுக்கொள்ளச் செய்தல்;
- தற்கொலை நிகழ்ந்ததால் உருவாகியுள்ள குடும்பப் பிரச்சினைகளைச் சமாளித்தல்;
- தற்கொலை பற்றியும் அதன் விளைவுகள் பற்றியும் உண்மையான தகவல்களையும் பெறுதல்;
- கோபம் போன்ற உணர்வை வெளிப்படுத்த, பாதுகாப்பான மற்றும் தனியான இடத்தைத் தேர்ந்தெடுத்தல்;
- நடைமுறை பிரச்சினைகள் பற்றியும் சமூகக் கவலைகள் குறித்த ஆலோசனைகளைப் பெறுதல்;
- தற்கொலை குறித்த மற்றவர்களின் வெளிப்பாடுகளையும் தனிமைப்படுத்தி ஒதுக்கி வைக்கப்படுதலையும் சமாளித்தல்.

இழப்பின் வெளிப்பாடு அதீதமாக இருக்கும்போது என்ன செய்ய வேண்டும்?

- துயரம் அதீதமாக வெளிப்படும் நிலையில், பாதிக்கப் பட்டவரை குறைந்தது வாரம் ஒரு முறை போய்ப் பாருங்கள். கலந்தாலோசனையின்போது, இறந்துபோனவரோடு பாதிக்கப்பட்டவருக்கு உள்ள உறவையும் நெருக்கத்தையும் பற்றி விவாதிக்கலாம் (நேர்மறை மற்றும் எதிர்மறை சிந்தனைகளைப் பற்றியும் விவாதிக்கலாம்). இறந்துபோனவரின் புகைப்படம் அல்லது அவர் பயன்படுத்திய பொருள்களைக் கொண்டுவரச் சொல்லி, அவரோடு பேசிக்கொண்டிருங்கள். இறந்தவரின் நினைவுகளைக் கிளர்ந்தெழுப்புவது பேச்சு தொடர உதவும்.
- பாதிக்கப்பட்டவர் கடுமையான மனச்சோர்வுக்கு உள்ளாகியிருந்தால், மனச்சோர்வுநீக்கிகள் அளிக்கவும் (☞ இயல் *11*).

> **பெட்டிச்செய்தி 7.11. இழப்பினால் பாதிக்கப்பட்டவருக்குச் சிகிச்சை அளிக்கும்போது கவனத்தில் கொள்ள வேண்டியவை**
>
> - தான் நேசித்தவரை இறப்புக்குப் பறிகொடுக்கும்போது இழப்பினால் வாடுவது என்பது ஒரு சராசரி மனிதனின் வெளிப்பாடு.
> - இழப்பினால் வருந்துபவரோடு கலந்தாலோசியுங்கள்; அவருடைய நண்பர்களையும் உறவினர்களையும் ஆதரவு அளிக்குமாறு கோருங்கள்.
> - துயரம் ஆறு மாதங்களுக்கு மேற்பட்டுத் தொடர்ந்தாலோ, அல்லது கடுமையான மனச்சோர்வோ தற்கொலைச் சிந்தனையோ காணப்பட்டாலோ, அது அதீதமான வெளிப்பாடு ஆகும்.
> - ஒருவரிடம் இழப்புக்குப் பிறகு பல மாதங்கள் கழித்தும் மனச்சோர்வோ அல்லது பதற்றநோயோ காணப்படுவதற்கான நோய்க்குறிகள் இருந்தால் மனச்சோர்வு நீக்கிகள் அளிப்பது பயனளிக்கும்.

இயல் 8

குழந்தைப் பருவத்திலும் விடலைப் பருவத்திலும் தோன்றும் பிரச்சினைகள்

8.1 மெல்ல வளர்ச்சியடையும் குழந்தை

பெரும்பாலான குழந்தைகளைப் போல அல்லாமல் மெதுவாக வளர்ச்சியடையும் குழந்தையைப் பற்றி இந்தப் பிரிவு விவரிக்கிறது. குழந்தைகளின் (பெரியவர்களும் கூட) உடல் திறனிலும் மனத் திறனிலும் ஏகப்பட்ட வேறுபாடுகள் உள்ளன. சில குழந்தைகள் மற்ற குழந்தைகளைவிட விளையாட்டில் சிறப்பாகப் பரிமளிக்கின்றன. சில குழந்தைகள் மற்ற குழந்தைகளைவிட நன்றாகப் படிக்கின்றன. சில குழந்தைகள் மற்ற குழந்தைகளைவிடத் தாமதமாகத்தான் நடக்கக் கற்றுக்கொள்கின்றன. வளர்ச்சியின் முக்கியப் படிநிலைகளை எட்டுவதில் ஒரு குழந்தைக்குத்

பெட்டிச்செய்தி 8.1. வளர்ச்சியின் முக்கியப் படிநிலைகள்

பிறப்பிலிருந்து வளர்ந்து பெரியவன் அல்லது பெரியவள் ஆகும் வரையில் பல முக்கியப் படிநிலைகள் உள்ளன. எதிர்பார்த்ததைவிட ஒரு குழந்தை மெதுவாக வளர்ச்சியடைகிறதா என்பதைக் கண்டறிய சில முக்கியப் படிநிலைகள் உள்ளன என்பதை நினைவில் வைத்துக்கொள்ளுங்கள். மனவளர்ச்சிக் குறைபாட்டைக் கண்டுபிடிக்கக் கீழ்க்காணும் படிநிலைகளை ஒரு தோராயமான கையேடாகப் பயன்படுத்திக் கொள்ளலாம்:

படிநிலைகள்	பெரும்பாலான குழந்தைகள் வளர்ச்சியை எட்டும் வயது	வளர்ச்சி இதற்கு மேற்பட்டும் நிகழவில்லை என்றால் மனவளர்ச்சிக் குறைபாடு இருக்கலாம் என்று சந்தேகப்பட வேண்டிய வயது
பெயர்/குரல் கேட்டால் மறுவினை ஆற்றுதல்	1-3 மாதங்கள்	4 ஆவது மாதம்
மற்றவர்களைப் பார்த்துச் சிரித்தல்	1-4 மாதங்கள்	6ஆவது மாதம்
தலை ஆடாமல் நிலையாக இருத்தல்	2-6 மாதங்கள்	6ஆவது மாதம்
ஆதரவு இல்லாமல் தானே உட்கார்தல்	5-10 மாதங்கள்	12ஆவது மாதம்
ஆதரவு இல்லாமல் தானே நிற்றல்	9-14 மாதங்கள்	18ஆவது மாதம்
நன்றாக நடத்தல்	10-20 மாதங்கள்	20 ஆவது மாதம்
2-3 சொற்கள் உள்ள வாக்கியத்தைப் பேசுதல்	16-30 மாதங்கள்	3ஆம் ஆண்டு
தானே சாப்பிடுதல்/அருந்துதல்	2-3 ஆண்டுகள்	4ஆம் ஆண்டு
தன் பெயரை உச்சரித்தல்	2-3 ஆண்டுகள்	4ஆம் ஆண்டு
சிறுநீர், மலம் கழிப்பதில் பயிற்சியடைதல்	3-4 ஆண்டுகள்	4ஆம் ஆண்டு
சிறு ஆபத்துகளைச் சமாளித்தல்	3-4 ஆண்டுகள்	4ஆம் ஆண்டு

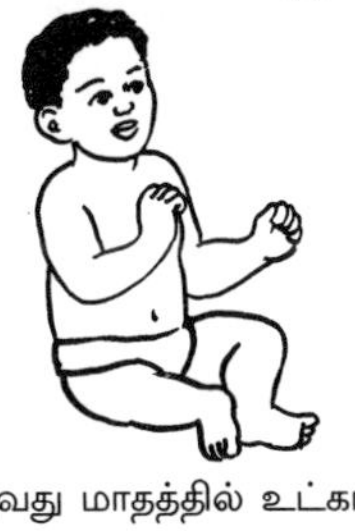

6ஆவது மாதத்தில் உட்காரத் தொடங்குகிறது

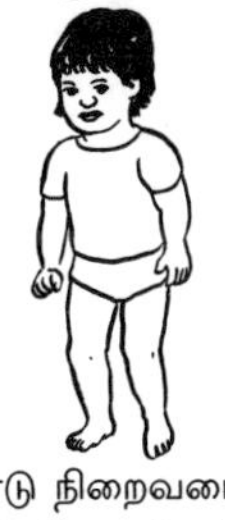

ஓர்ஆண்டு நிறைவடைந்ததும் நிற்கத் தொடங்குகிறது

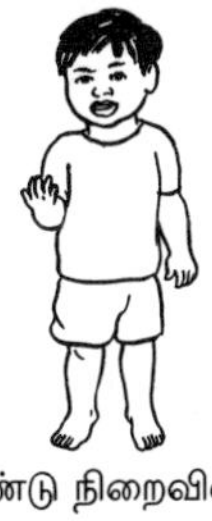

2 ஆண்டு நிறைவில் பேசத் தொடங்குகிறது.

தாமதம் ஏற்பட்டால் (☞ பெட்டிச்செய்தி 8.1), அந்தக் குழந்தைக்கு மனவளர்ச்சிக் குறைபாடு உள்ளது என்று நீங்கள் கவலைப்பட வேண்டும். மனவளர்ச்சிக் குறைபாட்டின் அடிப்படை விஷயங்களைப் பற்றி மட்டுமே இந்தப் பிரிவு விளக்குகிறது. (குறிப்பான சில பிரச்சினைகளைப் பற்றி அறிய, ☞ *உடற்குறைபாடு உள்ள கிராமக் குழந்தைகள்* என்னும் நூல். வெளியீடு: அடையாளம்).

8.1.1 மனவளர்ச்சிக் குறைபாடு என்பது என்ன?

மனவளர்ச்சிக் குறைபாடு என்றால் மூளையின் செயல்பாடுகளில் 'தாமதமான வளர்ச்சி ஏற்பட்டுள்ளது' என்பது பொருள். வேறு விதமாகச் சொல்லப்போனால், ஒரு குழந்தை தன் வயதுக்கு ஏற்ற இயல்பான, எதிர்பார்க்கப்படும் வளர்ச்சியை அடையவில்லை என்பதே ஆகும். மனவளர்ச்சிக் குறைபாடு உள்ள குழந்தைகள் புதிய விஷயங்களைக் கற்றுக்கொள்வதில் சிரமப்படுகின்றன. குழந்தையின் வளர்ச்சியில் எல்லா நிலைகளிலும் இந்தக் குறைபாடு பாதிப்பை ஏற்படுத்தும். அதாவது எப்படி உட்கார்வது, நடப்பது என்பதைக் கற்றுக்கொள்வதி லிருந்து எப்படிப் பேசுவது, சாப்பிடுவது என்பதைக் கற்பது வரையில் பிரச்சினை ஏற்படும். மனவளர்ச்சிக் குறைபாடு என்பது ஒரு நோயல்ல. வாழ்க்கையின் தொடக்கக் கட்டத்திலிருந்து (பொதுவாகப் பிறந்ததிலிருந்து), ஒரு மனிதனின் ஆயுள்காலம் முழுவதுமே தொடரும் ஒரு நிலை. மனவளர்ச்சிக் குறைபாட்டுக்குச் சிகிச்சையோ குணப்படுத்தும் முறையோ கிடையாது. ஆனால், அந்தக் குழந்தையின் வாழ்க்கைத் தரத்தையும் குடும்பத்தின் வாழ்க்கைச் சூழலையும் மேம்படுத்த வழிகள் உள்ளன. மனவளர்ச்சிக் குறைபாடு என்பது மிகக் குறைவாகவோ, மிதமாகவோ அல்லது மிகக் கடுமையாகவோ இருக்கலாம். மனவளர்ச்சிக் குறைபாடு உள்ள பெரும்பான்மை குழந்தைகள் மிகக் குறைவான பாதிப்பு என்ற வகையிலேயே அடங்குகின்றனர். குழந்தையின் வளர்ச்சி வரலாற்றைக் கவனமாக ஆராய்வதன் மூலம் மனவளர்ச்சிக் குறைபாடு எந்த அளவுக்கு உள்ளது என்பதைக் கண்டறிந்துவிடலாம்.

8.1.2 எது மனவளர்ச்சிக் குறைபாட்டை ஏற்படுத்துகிறது?

மூளை சரியாக வளர்ச்சி அடையாததே மனவளர்ச்சிக் குறைபாட்டுக்குக் காரணமாகிறது. மூளையின் வளர்ச்சி பல காரணிகளால் பாதிக்கப்படலாம். மனவளர்ச்சிக் குறைபாட்டுக்கான காரணங்களில் பின்வருபவை அடங்கும்:

- தாய்க்கு ஊட்டச்சத்துக்குறையோ, மது அருந்தும் பழக்கமோ, சிலவகைத் தொற்றுகளால் பாதிப்போ இருந்தால் குழந்தை, பிறப்பதற்கு முன்பே பிரச்சினைகளுக்கு உள்ளாகிறது. எடுத்துக்காட்டாக, உலகின் சில பகுதிகளில் உணவு உப்பில் அயோடின் குறைந்த அளவு காணப்படுகிறது. இதனால் பிறக்கும் குழந்தைக்குத் தைராய்டு சுரப்புக் குறைபாடும் மனவளர்ச்சிக் குறைபாடும் ஏற்படலாம்;
- நீண்ட நேரம் தொடரும் பிரசவம் அல்லது சிசுவின் கழுத்தில் கொடிசுற்றிப் பிறத்தல் போன்று பிரசவத்தின்போது நேரும் பிரச்சினைகள்;
- மூளைத் தொற்று, கடுமையான மற்றும் நீடித்த மஞ்சள் காமாலை, கட்டுப்படுத்த இயலாத வலிப்பு, விபத்து, கடும் ஊட்டச்சத்துக் குறைவு போன்ற குழந்தையின் முதல் ஆண்டில் சந்திக்கும் பிரச்சினைகள்;
- தூண்டுதலின்மை, கொடுமைக்குள்ளாதல், பாசமின்மை போன்று குழந்தையைப் பராமரிப்பதில் உருவாகும் பிரச்சினைகள்;
- டவுன் சின்ட்ரோம் – பிறப்பிலிருந்தே சராசரிக்கும் குறைவான அறிவுக்கூர்மை போன்ற மரபணுக்கோளாறு.

மனவளர்ச்சிக் குறைபாடு உள்ள பெரும்பான்மைக் குழந்தைகளில், அதற்கான சரியான காரணத்தைக் கண்டறிவது கடினம்.

8.1.3 இயல்பாகப் பேசாத குழந்தை

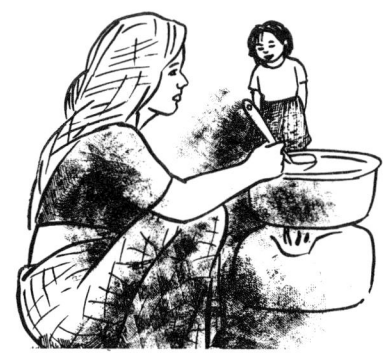

பிரசவத்தின்போது ஏற்படும் பிரச்சினைகளும் பாசமின்மையும் குழந்தையின் மனவளர்ச்சிக் குறைபாட்டுக்குக் காரணமாகலாம்.

அசைவுகள், உட்கார்தல், நிற்றல், மற்ற உடலியக்கச் செயல்பாடுகள் ஆகியவற்றின் வளர்ச்சி சில குழந்தைகளிடம் இயல்பான அளவு காணப்படும். ஆனாலும், குறிப்பாகப் பேசுவதிலும் பேச்சுத்திறனிலும் அந்தக் குழந்தைகளிடம் பிரச்சினைகள் இருக்கும். கேட்கும் திறன் குறித்த பிரச்சினைகள், மொழித்திறன் வளர்ச்சியைப் பெறுவதில் தாமதத்தை ஏற்படுத்தும் என்பதால், எப்போதுமே குழந்தைக்குக் காது நன்றாகக் கேட்கிறதா என்பதைச் சோதித்துப் பாருங்கள். கேட்கும் திறன் சராசரியாக இருந்தும் பேச்சு வரவில்லை என்றால், அதற்குக் காரணம் மனவளர்ச்சிக் குறைபாடாக இருக்கலாம். மிக அரிதாகக் காணப்படும் 'ஒட்டா உணர்வு நிலை' (autism) மனவளர்ச்சிக் குறைபாட்டுக்கான மற்றொரு சாத்தியமாக இருக்கலாம். மற்றவர்களோடு உறவாடுதலையோ அல்லது கருத்துப் பரிமாற்றம் செய்துகொள்வதிலோ சிரமமாக உணரும் ஒரு மனநிலையே 'ஒட்டா உணர்வு நிலை.' ஒட்டுதல் இல்லாத உணர்வை ஆங்கிலத்தில் 'ஆட்டிசம்' என்று குறிப்பிடுகின்றனர். மொழி கற்றலில் சிரமத்தைச் சந்திக்கும் குழந்தையை ஒரு குழந்தை நல மருத்துவரிடம் காட்டுவது நல்லது; ஏனென்றால், சரியாக நோயுறுதி செய்வது கடினமான விஷயம்.

8.1.4 மனவளர்ச்சிக் குறைபாடு ஒரு குழந்தையை எவ்வாறு பாதிக்கிறது?

குழந்தையின் வளர்ச்சியைப் பலவிதங்களில் மனவளர்ச்சிக் குறைபாடு பாதிக்கிறது:

- உடலியக்கச் செயல்பாடுகள்; எடுத்துக்காட்டாக, குழந்தையின் நடக்கும் மற்றும் கைகளைப் பயன்படுத்தும் திறன்;
- தன்னுடைய நலத்தைப் பேணுதல்; எடுத்துக்காட்டாக, தானே சாப்பிடுதல், குளித்தல், கழிவறையைச் சுயமாகப் பயன்படுத்துதல்;
- பேசுதல், மற்றவர்கள் பேசுவதைப் புரிந்துகொள்ளுதல் போன்ற உரையாடல் திறன்;
- மற்ற குழந்தைகளோடு விளையாடுதல் போன்ற சமூகச் செயல்பாடு;
- மனநோய்கள் (☞ பெட்டிச்செய்தி 8.2);
- உடற்குறைபாடுகள் மற்றும் நோய்கள் (எந்த அளவுக்கு மனவளர்ச்சிக் குறைபாடு மோசமாக உள்ளதோ, அந்த அளவுக்கு வலிப்பு, உடற்குறைகள் போன்ற பாதிப்புகள் அதிகரிக்கும்);
- குழந்தையின் மனவளர்ச்சிக் குறைபாட்டால் குடும்பத்தில் ஏற்படும் குற்ற உணர்வு, வருத்தம், கோபம் போன்ற பிரச்சினைகள்.

8.1.5 குழந்தைக்கு மனவளர்ச்சிக் குறைபாடு இருக்கலாம் என்று எப்போது சந்தேகப்படுவது?

குழந்தையிடம் பின்வருபவை காணப்பட்டால் மனவளர்ச்சிக் குறைபாடாக இருக்குமோ என்று சந்தேகப்படுங்கள்:

- முக்கிய வளர்ச்சி நிலைகளை எட்டுவதில் தாமதம் (☞ பெட்டிச்செய்தி 8.1);
- பள்ளிப் பாடங்களைச் செய்வதில் அல்லது மற்ற குழந்தைகளோடு விளையாடுவதில் சிரமங்கள்;
- கட்டளைகளை மேற்கொள்ள முடியாத நிலை.

விடலைப் பருவத்தினரிடம் மனவளர்ச்சிக் குறைபாடு இருக்கலாமோ என்று சந்தேகப்பட வேண்டிய சூழல்கள்:

- மற்ற விடலைப் பருவ நண்பர்களோடு உறவாடுவதில், நட்புகொள்வதில், பழகுவதில் சிரமங்கள்;
- பொருத்தமில்லாத பாலுறவு நடத்தைகளை வெளிப்படுத்துதல்;
- வகுப்பில் உள்ள மற்ற மாணவர்களின் அளவுக்குக் கற்க இயலாமை.

வயது வந்தவரிடம் மனவளர்ச்சிக் குறைபாடு இருக்குமோ என்று ஐயுற வேண்டிய சூழல்கள்:

- தினசரி செயல்பாட்டைச் செய்வதில் சிரமங்கள் (எடுத்துக்காட்டு, சமைத்தல், சுத்தப்படுத்துதல்);
- சமூகத்தோடு ஒத்துப்போவதில் பிரச்சினைகள் (எடுத்துக்காட்டு: நண்பர்களை உருவாக்கிக் கொள்ளுதல், வேலை தேடிக்கொள்ளுதல்).

பொதுவாக இரண்டு வயதுக்கு உட்பட்ட குழந்தையிடமே மிதமானதிலிருந்து மிகக் கடுமையான மனவளர்ச்சிக் குறைபாடு கண்டுபிடிக்கப்படுகிறது. ஒரு விடலையிடமோ அல்லது வயது வந்தவரிடமோ மனவளர்ச்சிக் குறைபாடு இருப்பதாகக் கண்டறியப்பட்டால், அது மிகக் குறைவான பாதிப்பாகவே இருக்கும். இதன் காரணமாகவே அது குழந்தைப் பருவத்திலேயே கண்டுபிடிக்கப் படாமல் தப்பியுள்ளது; வாழ்க்கையின் புதிய பொறுப்புகளைச் சுமக்க வேண்டிய சூழலிலேயே, அந்தக் குறைபாடு அவரிடம் வெளிப்பட்டுள்ளது.

பெட்டிச்செய்தி 8.2. மனவளர்ச்சிக் குறைபாடும் மனநோயும் ஒன்றாகப் பாதிக்கும்போது

மனவளர்ச்சிக் குறைபாடு உள்ள குழந்தைகளுக்கு மனநோய் வருவதற்கான சாத்தியங்கள் அதிகம். குறைந்த அளவில் மனவளர்ச்சிக் குறைபாடு உள்ள குழந்தைகள் மற்ற சராசரிக் குழந்தைகளோடு எல்லைக்குட்பட்ட தங்கள் திறனை ஒப்பிட்டு அதன் விளைவாக உணர்வு சார்ந்த மற்றும் நடத்தை சார்ந்த பிரச்சினைகளை வகுப்பறையில் வெளிப்படுத்தலாம் (மிகை ஊக்கச் செயல்பாடு போன்று – Hyperactivity, ☞ பிரிவு 8.3). இதுபோன்ற குழந்தைகள் வளர்ந்து வரும் நிலையில், நண்பர்களை ஏற்படுத்திக் கொள்ள முடியாதது மனச்சோர்வையும் கோபத்தையும் உருவாக்கும். பாலுறவு சார்ந்த பிரச்சினைகள் எழலாம் (☞ பிரிவு 5.5). கடுமையான மனவளர்ச்சிக் குறைபாடு உள்ள குழந்தைகளுக்குப் பெரும்பாலும் மூளையும் பாதிக்கப்பட்டிருக்கும். இதனால் இந்தக் குழந்தைகள் அறிதிறன் பிறழ்வுகளுக்கு உள்ளாகும் சாத்தியம் உண்டு. மனவளர்ச்சிக் குறைபாடு உள்ள குழந்தையின் நடத்தையில் மாற்றம் தெரிந்தால், மனநோய் இருக்கலாம் என்று சந்தேகியுங்கள்.

8.1.6 இந்தப் பிரச்சினையை எப்படி எதிர்கொள்வது?

பெற்றோரிடம் கேட்கவேண்டிய கேள்விகள்

- உங்கள் குழந்தையின் வளர்ச்சியைக் குறித்து ஏன் கவலைப்படுகிறீர்கள்? குழந்தையின் வளர்ச்சியில் எந்தக் குறைபாடு நலப் பணியாளரைக் கலந்தாலோசிக்க வைத்தது என்பதை அறிந்துகொள்ள முழுக் கதையையும் தெளிவாகக் கேட்டுப் பெறுங்கள்.
- குழந்தைக்கு எந்த வயதில் தலை ஆடாமல் நிலைத்தது? உங்கள் ஆதரவுடன் எந்த வயதில் உட்காரத் தொடங்கியது? ஆதரவோடு எந்த வயதில் நிற்கத் தொடங்கியது? தானாக எப்போது நடக்க ஆரம்பித்தது? தெளிவான இரண்டு சொற்கள் உள்ள வாக்கியத்தைக் குழந்தை எப்போது பேசியது? இவை வளர்ச்சியின் முக்கியப் படிநிலைகளாகும் (☞ பெட்டிச்செய்தி 8.1)
- காது கேட்பதில் உங்கள் குழந்தைக்கு ஏதாவது பிரச்சினை உள்ளதா? காண்பதில் ஏதாவது பிரச்சினை உள்ளதா? மனவளர்ச்சிக் குறைபாடாக இருக்கலாம் என்று முடிவு செய்வதற்கு முன்பு, உணர்திறன் பிரச்சினைகள் எதுவும் இல்லை என்பதை உறுதி செய்து கொள்ளுங்கள்.
- சற்று வயதான குழந்தைகளுக்கு, அதாவது சிறுவர்களுக்கு, தன்னுடைய நலத்தைப் பேணுதல், பள்ளிச் செயல்பாடு, நடத்தை போன்றவற்றைப் பற்றிக் கேள்விகள் கேட்கலாம்.

- வலிப்பு போன்று, உங்கள் குழந்தைக்கு மருத்துவப் பிரச்சினைகள் உள்ளதா?
- பிரச்சினைகளுக்கு எது காரணமாக இருக்கலாம் என்று நீங்கள் கருதுகிறீர்கள்? கெட்ட ஆவிகள் அல்லது ஏதோ சாபத்தின் காரணமாகக் குழந்தையின் வளர்ச்சி தாமதப்படுவதாகச் சில பெற்றோர்கள் நினைக்கலாம்.
- பிறக்கும்போதே குழந்தைக்கு ஏதாவது பிரச்சினை இருந்ததா? நீண்ட பிரசவ வேதனைக்குப் பிறகு குழந்தை பிறந்ததா? பிறந்த முதல் மாதத்தில் அல்லது அதன் பிறகு குழந்தைக்கு ஏதாவது பிரச்சினை இருந்ததா? எடுத்துக்காட்டாக, கடும் காய்ச்சல் அல்லது வலிப்பு. பாரம்பரியமாகக் குடும்பத்தில் கற்றல் குறைபாடு உண்டா? மனவளர்ச்சிக் குறைபாட்டுக்கான காரணங்களைக் கண்டறிய இந்தக் கேள்விகள் உதவும்.

குழந்தையிடம் கேட்க வேண்டிய கேள்விகள்

குழந்தையிடம் கேள்வி கேட்பதற்கோ அல்லது அது பெற்றுள்ள திறன்களைச் சோதித்து அறிவதற்கோ கொஞ்சம் பயிற்சி தேவை. குழந்தையின் வளர்ச்சியையும் திறன்களையும் பற்றிப் பெற்றோர்களிடமிருந்து கவனமாகக் கேட்டு அறிவதே மனவளர்ச்சிக் குறைபாடு இருக்குமோ என்பதைக் கண்டறிய உதவும் முக்கியக் கருவிகள். குழந்தைக்கு ஓரளவு வயதாகி இருந்தால், நீங்களே நேரடியாகக் குழந்தையிடம் அதற்குள்ள கவலைகளைப் பற்றிக் கேட்கலாம் (நண்பர்களோடு உள்ள உறவு, படிப்பு, பள்ளிச் செயல்பாடுகள் போன்றவை). குழந்தைக்கு உள்ள பிரச்சினைகளைப் பற்றி முழு விவரத்தையும் அறிந்துகொள்வது, மனவளர்ச்சிக் குறைபாட்டுக்கான காரணங்கள் இவையே என்று உங்களைச் சிந்திக்க வைக்கும். குழந்தையின் பேச்சுத் திறனை எடைபோட்டு, அந்தக் குழந்தையின் வயதுக்கு ஏற்ற திறனைப் பெற்றுள்ளதா என்றும் நீங்கள் தீர்மானிக்க உதவும்.

நேர்காணலின்போது கவனிக்க வேண்டியவை

- நேர்காணலில் குழந்தை எந்த அளவுக்குக் கவனம் செலுத்துகிறது என்பதையும் ஆர்வத்தோடு பங்குகொள்கிறது என்பதையும் கவனியுங்கள். மனவளர்ச்சிக் குறைபாடு உள்ள குழந்தைகள் நேர்காணலின்போது இயல்பாகச் செயல்பட சிரமப்படும்; அவர்களின் மனம் எங்கோ அலைந்துகொண்டிருக்கும். பகற்கனவு காண்பது போலவோ அல்லது கவனம் செலுத்தாதது போலவோ அந்தக் குழந்தைகள் காணப்படும். சாதாரண கேள்விகளைப் புரிந்துகொள்வது கூட அவர்களுக்குக் கடினமாக இருக்கும்; கேட்கப்படும் கேள்விகளுக்குப் பொருத்தமில்லாத பதில்களை அளிப்பார்கள்.
- சில சமயம் மனவளர்ச்சிக் குறைபாடு உள்ள குழந்தைகளிடம் வினோதமான உடல்தோற்றம் காணப்படும். வழக்கத்துக்கு மாறான சிறிய அல்லது பெரிய தலை, உடற்குறை போன்றவை இதில் அடங்கும். ஆனால், மனவளர்ச்சிக் குறைபாடு உள்ள பெரும்பாலான குழந்தைகள் சாதாரணக் குழந்தைகள் போலவே இருப்பார்கள்.
- சில குழந்தைகளிடம் மரபணுக் கோளாறுகளின் காரணமாக உருவாகிய நோய்க்குறிகள் குறிப்பாகக் காணப்படும். இதன் காரணமாக மனவளர்ச்சிக் குறைபாடு ஏற்படுவதோடு, உடல் அமைப்பிலும் இயல்புக்கு மாறான மாறுபாடுகள் இந்தக் குழந்தைகளிடம் காணப்படும். இதில் மிகச் சாதாரணமாகக் காணப்படக்கூடியதாக 'டவுன்ஸ் நோய்க்குறித் தொகுதியை' (Down's syndrome) கூறலாம். இந்தக் குறைபாடு உள்ள குழந்தையின் கண்கள் நேராக இல்லாமல் சாய்வாகவும் காதுகள் தொங்கியும் கழுத்து குட்டையாகவும் இருக்கும்; குறிப்பாக உள்ளங்கையின் நடுவில் அழுத்தமான ஒரு கோடு காணப்படும்.

நேர்காணலுக்கான சிறப்பு ஆலோசனைகள்

ஒரு குழந்தைக்கு மனவளர்ச்சிக் குறைபாடு இருக்கிறது என்பதாலேயே, தன்னைப் பற்றி

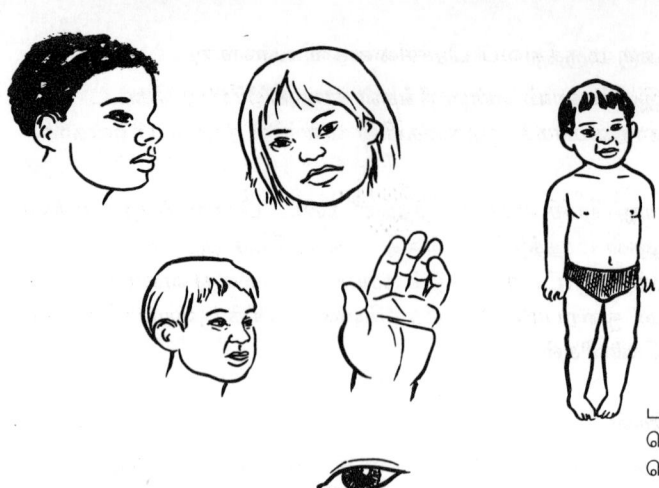

டவுன் நோய்க்குறித்தொகுதியில் சரிந்த கண்களும், தொங்கிய காதும், கழுத்து குறுகியும், உள்ளங்கையில் தெளிவான ஒற்றைரேகையும் காணப்படும்.

மற்றவர்கள் என்ன சொல்கிறார்கள் என்பதைப் புரிந்துகொள்ள அந்தக் குழந்தைக்குத் தெரியாது என்பது பொருள் அல்ல. அந்தக் குழந்தை உங்களோடு அறையில் இல்லை என்பது போன்று நடந்துகொள்ளும் தவறைச் செய்யாதீர்கள். மனவளர்ச்சிக் குறைபாடு எவ்வளவு கடுமையானதாக இருந்தாலும், எல்லாக் குழந்தைகளையும் கௌரவமாகவும் மரியாதையாகவும் நடத்துங்கள்.

என்ன செய்ய வேண்டும்?

முதலாவதாகவும் மிக முக்கியமாகவும் குழந்தைக்கு மனவளர்ச்சிக் குறைபாடு உள்ளது என்பதைச் சந்தேகம் இல்லாமல் நிச்சயமாகத் தீர்மானிக்க வேண்டும். ஒரு குழந்தைக்கு மனவளர்ச்சிக் குறைபாடு உள்ளது என்று முத்திரையிடுவது கடுமையான பாதிப்புகளை ஏற்படுத்தக் கூடும்; ஏனென்றால் அந்தக் குழந்தைக்குக் குணப்படுத்த முடியாத பிரச்சினை உள்ளது என்பது பொருள். ஒரு குடும்பத்தில் கடும் வருத்தத்தையும் கவலையையும் அந்த முத்திரை ஏற்படுத்தக்கூடும் என்பதால், அந்தச் சொல்லைக் கவனமாகப் பயன்படுத்துங்கள். தாங்கள் நோயுறுதி செய்தது சரிதான் என்பதைத் தீர்மானிக்க உதவும் மூன்று பயனுள்ள உத்திகள்:

- தன் வயதை ஒத்த குழந்தை மிக எளிமையாகச் செய்யக்கூடிய வாய்மொழி அல்லது எழுத்துத் தேர்வை, உங்களிடம் வந்துள்ள குழந்தைக்கு நேர்காணலின்போது நடத்துங்கள். எடுத்துக் காட்டாக, மூன்று வயதுக் குழந்தையிடம் அதன் பெயரைச் சொல்லுமாறு கேளுங்கள்.
- பள்ளி செல்லும் குழந்தைகளிடம், பள்ளிச் செயல்பாடுகள் பற்றிய ஆசிரியரின் மதிப்பீட்டு அறிக்கையைக் கேட்டு வாங்கிப் பாருங்கள்.
- அந்தக் குழந்தைக்கு மனவளர்ச்சிக் குறைபாடு உள்ளதா என்பதை உறுதி செய்துகொள்ள குழந்தை நல மருத்துவர் அல்லது மனநல மருத்துவரின் மற்றொரு (இரண்டாவது) கருத்தைக் கேளுங்கள்.

குழந்தைக்கு மனவளர்ச்சிக் குறைபாடு உள்ளது என்பதை உறுதியாக நீங்கள் தீர்மானித்து விட்டால், அதன் பிறகு குறைபாட்டின் தீவிரத்தை நிர்ணயம் செய்யுங்கள். இந்தக் குறைபாட்டையும் மீறி, அந்தக் குழந்தை பெற்றிருக்கும் திறன்களே, அது எதிர்காலத்தில் எந்த அளவுக்கு முன்னேற்றம் அடையும் என்பதைச் சுட்டிக்காட்டும் முக்கியக் கூறுகள் ஆகும். (மேலும் தகவல் அறிய ☞ உடற்குறைபாடு உடைய கிராமத்துக் குழந்தைகள்). மனவளர்ச்சிக் குறைபாடு உள்ள குழந்தையிடம் நடைமுறை சாத்தியத்தோடு எவற்றை எதிர்பார்க்கலாம் என்பது பற்றி அதன் பெற்றோருக்கு எடுத்துச்சொல்வது மிகவும் அவசியம்.

- மிகக் குறைவான மனவளர்ச்சிக் குறைபாட்டால் பாதிக்கப்பட்டுள்ள பெரும்பாலான குழந்தைகள் பள்ளி செல்ல இயலும். இந்தக் குழந்தைகளின் தேவைகளை உணர்ந்து

புரிந்துகொள்ளும் மனப்பக்குவம் உள்ள ஆசிரியர்கள் இருந்தால், இவர்கள் வழக்கமான பள்ளிகளிலேயே படிக்கலாம். மற்றவர்களுக்குச் சிறப்புப் பள்ளிகள் தேவைப்படும். பெரும்பாலான குழந்தைகள் தங்களுடைய தேவைகளைத் தாங்களே நிறைவேற்றிக்கொள்ள இயலும் என்பதோடு ஓரளவுக்குச் சுதந்திரமாகவும் இயங்குவார்கள். வளர்ந்து வயதாகும்போது நண்பர்களை ஏற்படுத்திக்கொள்வதும் வேலை தேடிக்கொள்வதும் இந்தக் குழந்தைகளுக்குச் சிரமமாக இருக்கும். மாற்றமில்லாமல் ஒரே மாதிரியாகச் செய்யும் பணிகள், இவர்களுக்கு ஏற்ற நிறைவான வேலை வாய்ப்புகள் ஆகும்.

- மிதமான மனவளர்ச்சிக் குறைபாடு உள்ள குழந்தைகளைச் சிறப்புப் பள்ளிகளில் சேர்க்க வேண்டும். இது போன்ற குழந்தைகளுக்காகவே பெரிய நகரங்களில் தனிப்பள்ளிகள் உள்ளன. தங்கள் தினசரிக் கடமைகளைச் செய்ய உதவுவதோடு, ஒன்றை எப்படிச் செய்ய வேண்டும் என்று இந்தக் குழந்தைகளுக்கு நாம் செய்து காட்ட வேண்டும். எடுத்துக்காட்டாக, தானே குளிக்கவும் கழிவறையைப் பயன்படுத்தவும் மனவளர்ச்சிக் குறைபாடு உள்ள குழந்தை கற்றுக்கொள்ளும்; ஆனால், நாம் தொடர்ந்து நினைவுபடுத்துவதோடு, அவ்வப்போது சரியாகச் செய்கிறார்களா என்று பார்க்க வேண்டும். சமூகத்தோடு தொடர்புகொள்ள பெரும்பாலான குழந்தைகள் தங்கள் குடும்பத்தைச் சார்ந்திருக்கும். இந்த வகைக் குழந்தை களுக்குப் பொதுவான வேலை வாய்ப்புகள் ஒத்துவராது. சராசரி மனிதர்களைப் போல இவர்களால் வேலை பார்க்க முடியாது. இருப்பினும், பட்டறை போன்ற தொழிலகங்களில் சில வகை வேலைகளைச் செய்வது சாத்தியம். வயது வந்த பருவத்தில் எதிர்பாலினருடன் உறவாடுவது ஒரு பிரச்சினையாகவே இருக்கும்.
- கடுமையான மனவளர்ச்சிக் குறைபாட்டால் பாதிக்கப்பட்டுள்ள குழந்தைகளை அவர்களின் வாழ்நாள் முழுதும் குடும்பத்தினர் பொறுப்பெடுத்துக்கொள்ள வேண்டியிருக்கும். உடல்நலக் குறைகளோடு பல மருத்துவப் பிரச்சினைகளும் இவர்களுக்கு இருக்கும். பல ஆண்டுகள் ஆகும் வரையில், சிறுநீர் அல்லது மலத்தைக் கட்டுப்படுத்துவது இந்தக் குழந்தைகளுக்குச் சிரமமாக இருக்கும். இதுபோன்ற குழந்தைகளால் சிறப்புப் பள்ளிகளிலும் படிக்க இயலாது. அதுபோல வேலை பார்த்தல், அதாவது பணிபுரிதல் என்பது நடைமுறையில் சாத்தியம் அல்ல.

மனவளர்ச்சிக் குறைபாடு உள்ள குழந்தைகளுக்கு, குறிப்பாக ஏதாவது மருத்துவப் பிரச்சினைகள் இருந்தால், எடுத்துக்காட்டாக, தைராய்டு சுரப்பி குறைவாக ஹார்மோனைச் சுரத்தல் அல்லது வலிப்பு அடிக்கடி வருதல், அவர்களைச் சிறப்பு மருத்துவ வல்லுநரிடம் அனுப்பி வையுங்கள். அரிதான அல்லது குறிப்பாகக் காணப்படும் மருத்துவப் பிரச்சினைகளைத் தவிர்த்து, மனவளர்ச்சிக் குறைபாட்டுக்குச் சிகிச்சை அளிக்க வேறு மருந்துகளே கிடையாது. 'மூளைச் செயல்பாட்டுக்கு' உதவும் மருந்துகளையோ டானிக் போன்றவற்றையோ கொடுக்காதீர்கள். இந்த மருந்துகளின் விலை மிக அதிகம் என்பதோடு, இவற்றால் எந்தப் பயனும் இருக்காது.

குழந்தைப் பருவத்திலும் விடலைப் பருவத்திலும் தோன்றும் பிரச்சினைகள் 199

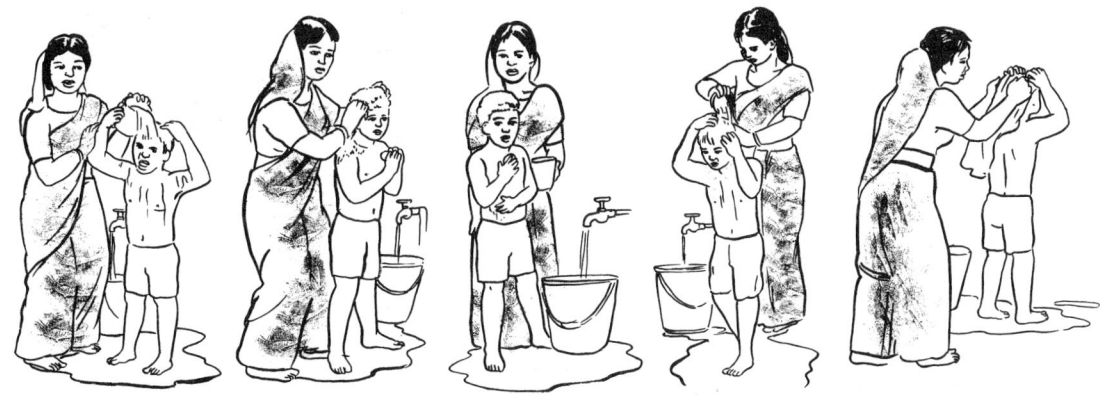

வரையறுக்கப்பட்ட மூளைத்திறன் இந்தக் குழந்தைகளுக்கு இருக்கும் என்பதைக் குடும்பத்தாருக்குத் தெளிவாக எடுத்துக்கூறுங்கள்; இருந்தபோதிலும் இந்தக் குழந்தைகள் தங்கள் வாழ்க்கையில் பல படிநிலைகளை எட்ட முடியும் என்றும் கூறுங்கள். தங்கள் குழந்தை எதையெல்லாம் சாதிக்க வேண்டும் என்று கருதும் பெற்றோர்களின் எதிர்பார்ப்பு நடைமுறைக்கு உட்பட்டதாக இருக்க வேண்டும்; அதே சமயம், அந்தக் குழந்தை அந்தப் படிநிலையை எட்டும் வரையில் பொறுமையாகக் காத்திருக்க வேண்டும். மனவளர்ச்சிக் குறைபாட்டைக் குணப்படுத்த முடியாது என்பதால், தேவையில்லாமல் மருந்துக்குச் செலவழிக்கக் கூறுபவர்களின் தவறான கூற்றை நம்பி, பணத்தை வீணடிக்க வேண்டாம் என்று பெற்றோர்களுக்கு விளக்கிக் கூறுங்கள்.

இயற்கைக் கடன்களைக் கழித்தல், உடை உடுத்திக்கொள்ளுதல், தானே சாப்பிடுதல் போன்ற அன்றாடச் செயல்பாடுகளில் ஒரு குழந்தைக்கு எப்படி உதவி செய்ய வேண்டும் என்று பெற்றோர்களுக்குக் கற்றுக்கொடுங்கள். சில பொதுவான வழிமுறைகள் கீழே கொடுக்கப் பட்டுள்ளன. (மேலும் தகவல் அறிய, ☞ உடற்குறைபாடு உள்ள கிராமக் குழந்தைகள்).

- தங்கள் குழந்தையிடமிருந்து என்ன எதிர்பார்க்கிறோம் என்பதில் வளைந்து கொடுக்கும் பக்குவம் பெற்றிருக்க வேண்டும். அது எதைச் செய்தாலும் அல்லது ஒரு செயல்பாட்டில் ஓரளவுக்கு முன்னேற்றம் காணப்பட்டாலும் ஏற்றுக்கொண்டு திருப்தியடையும் மனப்பக்குவம் வேண்டும்.

- மனவளர்ச்சிக் குறைபாட்டின் தன்மையைப் பொறுத்தும் குழந்தையின் வயதைப் பொறுத்தும், தங்கள் குழந்தை என்னென்ன செயல்பாட்டைக் கற்றுக்கொள்ள வேண்டும் என்பதைப் பெற்றோர்கள் தீர்மானிக்க வேண்டும். எளிமையான செயல்பாடுகள் அல்லது வேலையில் தொடங்கி, குழந்தை அதை வெற்றிகரமாகச் செய்யக் கற்றுக்கொண்ட பிறகு கொஞ்சம் கொஞ்சமாகச் சற்றுச் சிக்கலான செயல்பாட்டுக்குச் செல்ல வேண்டும்.

- ஒரு செயல்பாட்டைப் பல சிறு பகுதிகளாகப் பிரித்துக்கொள்ள வேண்டும். எடுத்துக்காட்டாக, குளிப்பது என்ற செயல்பாட்டை, தண்ணீர்க் குவளையைப் பிடித்துக்கொள்ளுதல், சோப்பைக் கையில் எடுத்தல், சோப்பைத் தானே போட்டுக்கொள்ளுதல், தானே தண்ணீரை உடம்பில் ஊற்றிக்கொள்ளுதல், துவாலையால் துவட்டிக்கொள்ளுதல் போன்ற பல சிறு பகுதிகளாகப் பிரித்துக்கொள்ளலாம். இதன் ஒவ்வொரு பகுதியையும் குழந்தை தனித்தனியாகக் கற்றுக் கொண்ட பிறகு, கடைசியில் அனைத்தையும் ஒன்றாக்கித் தொடர்ந்து செய்யச் சொல்லலாம். குழந்தை செயல்பாட்டின் ஒரு பகுதியைக் கற்றுக்கொள்ள, குறைந்தபட்சம் இரண்டு வாரம் பயிற்சி அளிக்கலாம். குழந்தை முதல் பகுதியைச் செய்யக் கற்றுக்கொண்ட பிறகு, அடுத்த பகுதிக்குப் போகலாம்.

- இதனால் எந்தப் பயனும் இல்லை என்று பெற்றோர்கள் கருதினாலும் குழந்தையைத் தூண்டி விட்டுக் கொண்டும் உற்சாகமூட்டிக்கொண்டும் இருக்க வேண்டும். எடுத்துக்காட்டாக, குழந்தையிடம் பேசிக் கொண்டிருக்கலாம் அல்லது ஏதாவது ஒரு புத்தகத்தைப் படித்துக் காட்டலாம். குழந்தைக்கு ஏற்ற எளிமையான மொழியைப் பயன்படுத்த வேண்டும். குழந்தை பேசத் தொடங்கியதும், பெற்றோர்களும் பேச்சு அல்லது கதை சொல்லும் படிநிலையை மெல்லக் கூட்டிக் கொண்டே போகலாம்.

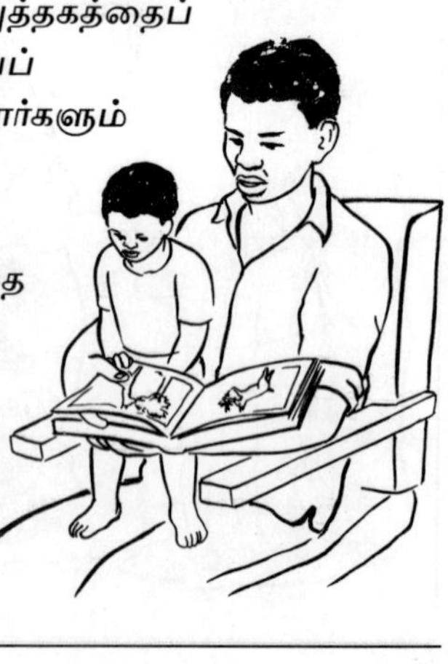

- எவ்வளவு சிறிய செயல்பாடாக இருந்தபோதிலும், குழந்தை அதை வெற்றிகரமாகச் செய்து காட்டும்போது பரிசளித்துப் பாராட்டலாம்.

- குழந்தையோடு நேரத்தைச் செலவழிக்க ஏற்ற செயல்பாடுகளைப் பெற்றோர்கள் கண்டுபிடிக்க வேண்டும்; அதே நேரத்தில் அன்றாடம் செய்ய வேண்டிய வீட்டுக் கடமைகளையும் செய்து முடித்துக் கொள்ள வேண்டும். எடுத்துக்காட்டாக, வீட்டு வேலை களைச் செய்வதில் ஒரு குழந்தை தன் தாய்க்கு உதவலாம்.

- விருந்தினருக்கோ தெரிந்தவர்களுக்கோ முகமன் (வணக்கம் செலுத்துதல்) கூறுதல் அல்லது அவர்களை வழியனுப்பி வைத்தல், தன் பொம்மைகளையும் விளையாட்டுச் சாதனங்களையும் மற்றவர்களோடு பகிர்ந்துகொள்ளுதல், மற்றவர்களின் பொருளைப் பயன்படுத்திக்கொள்ள அனுமதி கேட்டல், எதிர் பாலினரோடு இணக்கமாகப் பழகுதல் போன்ற சமூகச் செயல்பாடுகளைக் கற்றுக்கொள்வது என்பது குழந்தை சுதந்திரமாக வாழ்வதற்கான ஒழுங்குகளைப் பெறும் வழிமுறையாகும். பெற்றோர்கள் குழந்தைக்குக் கட்டளையிடும்போது ஒரே மாதிரியாக மாறாமல் சொல்ல வேண்டும் என்பதோடு தாங்களும் ஒரு முன்மாதிரியாக விளங்க வேண்டும். குழந்தையிடம் தாங்கள் என்ன எதிர்பார்க்கிறார்கள், எப்படிச் செய்ய வேண்டும் என்று எதிர்பார்க்கிறார்கள் என்பதைக் குழந்தைக்குத் தெளிவாக விளக்கிக் கூற வேண்டும்; அதுபோலவே குழந்தை சரியாகச் செய்யும்போது பாராட்டித் தட்டிக்கொடுக்க வேண்டும்.
- பெற்றோர்கள் குழந்தையை அளவுக்கு அதிகமாகவும் பாதுகாக்க முயற்சி செய்யக்கூடாது; அது தானாக என்ன செய்ய விரும்புகிறதோ அதைச் செய்ய அனுமதிக்க வேண்டும். குழந்தை தன்னம்பிக்கை பெறவும் சுயசார்போடு இருக்கவும் இது உதவும்.

குழந்தையின் கல்வித் தேவைகளை எக்காரணத்தை முன்னிட்டும் புறக்கணிக்காதீர்கள். குழந்தைக்கு மனவளர்ச்சிக் குறைபாடு உள்ளது என்பது தெரியவந்ததுமே, மிகச் சாதாரணமாக அதற்குக் கல்வி அளிப்பதைத் தவிர்த்துவிடுகிறார்கள். மற்ற குழந்தைகளுக்கு அளிப்பது போலவே மனவளர்ச்சிக் குறைபாடு உள்ள குழந்தைகளுக்கும் கல்வி அறிவு அளிக்கப்பட வேண்டும் என்பதை அதன் பெற்றோர்களிடம் வலியுறுத்திக் கூறுங்கள். உள்ளூரில் உள்ள சிறப்புப் பள்ளிக்குப் பெற்றோர்களை அனுப்பிவையுங்கள். (☞ இயல் 12).

நிதி உதவி அல்லது சிறப்புப் பள்ளி மூலமாக மனவளர்ச்சிக் குறைபாடு உள்ள குழந்தைகளின் குடும்பங்களுக்கு உதவக்கூடிய வகையில் சிறப்புத் திட்டங்கள் ஏதாவது இருந்தால், அந்தத் தகவல்களைக் குடும்பத்தினருக்கு அளிக்கவும்.

குடும்பத்தினரோடு தொடர்ந்து தொடர்பு வைத்திருங்கள். மனவளர்ச்சிக் குறைபாடு உள்ள குழந்தையைப் பார்த்துக்கொள்வதால் சில குடும்பத்தினர் கடும் மனஅழுத்தத்துக்கு உள்ளாகி

பெட்டிச்செய்தி 8.3. மனவளர்ச்சிக் குறைபாட்டுக்கான சிகிச்சையின்போது கவனத்தில் கொள்ள வேண்டியவை

- பொதுவாக இயல்பான வளர்ச்சியில் தாமதம் ஏற்படுவதற்குக் காரணம் மனவளர்ச்சிக் குறைபாடே. மனவளர்ச்சிக் குறைபாடு என்பது ஒரு நோயல்ல; ஒருவரின் வாழ்நாள் முழுவதும் தொடரக்கூடிய ஒரு உடல்நிலை.
- மனவளர்ச்சிக் குறைபாடுடைய பெரும்பாலான குழந்தைகள் சாதாரண குழந்தைகள் போலவே காணப்படுவார்கள்.
- மனவளர்ச்சிக் குறைபாட்டைக் குணப்படுத்த முடியாது, ஆனால் தடுக்கலாம். ஆரோக்கியமான கர்ப்பம், நலமான பிரசவம், குழந்தை வளர்ப்பில் கவனம் போன்றவை மனவளர்ச்சிக் குறைபாட்டைத் தடுப்பதற்கான வழிமுறைகள் (☞ பிரிவு 10.2).
- தொடக்கத்திலேயே மனவளர்ச்சிக் குறைபாடு உள்ளது என்று கண்டறிவது முக்கியம்; ஏனென்றால் அதைத் தொடர்ந்து பெற்றோருக்கு அளிக்கும் பயிற்சி குழந்தை மேம்பட உதவும்.
- சில நேர்வுகளில், ஒரு குழந்தை விடலைப் பருவத்தை அல்லது குமரப்பருவத்தை அடையும் வரையில் மனவளர்ச்சிக் குறைபாடு இருப்பது கண்டறியப்படாமல் போகலாம். இதுபோன்ற சூழல்களில் மனவளர்ச்சிக் குறைபாடு குறைவாகத்தான் இருக்கும்.
- குழந்தையை எப்படிப் பார்த்துக்கொள்வது, சிறப்புக் கல்வியை எப்படி அளிப்பது போன்ற தகவல்களைப் பெற்றோர்கள் அறிந்துகொள்வது நலம்.
- சிலருக்கு மட்டுமே பாதிப்பை ஏற்படுத்தும் வலிப்பு மற்றும் கடும் மனநோய் போன்றவற்றைக் கட்டுப்படுத்த மருந்துகள் அளிக்கலாமே தவிர, மனவளர்ச்சிக் குறைபாட்டுக்குப் பொதுவாக மருந்துகள் பலனளிக்காது.

இருப்பார்கள்; குறிப்பாக மனவளர்ச்சிக் குறைபாடு கடுமையானதாக இருக்கும்போது. இந்தக் குழந்தையைப் பார்த்துக்கொள்வதே பெற்றோர்களின் மனஅழுத்தத்துக்கும் மனநோய்களுக்கும் காரணமாகிவிடும் (☞ பிரிவு 9.10). உங்கள் பகுதியில் உள்ள ஆதரவுக் குழுக்களில் சேர்ந்துகொள்ளுமாறு பெற்றோருக்கு அறிவுரை கூறுங்கள் (☞ பிரிவு 10.1).

இறுதியாக, மனவளர்ச்சிக் குறைபாடு உள்ள குழந்தை கொடுமைப்படுத்தப்படுவதாகவோ புறக்கணிக்கப்படுவதாகவோ நீங்கள் சந்தேகப்பட்டால், பிரிவு 8.4இல் குறிப்பிட்டுள்ளபடி சூழலைக் கையாளவும்.

எப்போது மருத்துவரிடம் பரிந்துரைக்க வேண்டும்?

தைராய்டு சுரப்பியின் செயல்பாட்டில் பிரச்சினை அல்லது தொடர்ந்து வலிப்பு ஏற்படுதல் போன்றவையே மனவளர்ச்சிக் குறைபாட்டுக் காரணம் என்று நீங்கள் கருதினால், மருத்துவ வல்லுநரைப் பார்க்குமாறு குடும்பத்தினருக்கும் குழந்தைக்கும் பரிந்துரை செய்யுங்கள். தைராய்டு சுரப்புக்கான மருந்துகள் அல்லது வலிநீக்கிகள் அளிப்பதன் மூலம் குழந்தையின் மூளையின் செயல்திறன் மேலும் மோசமாகாமல் தடுக்கலாம்.

உங்கள் பகுதியில் குழந்தைகளுக்கான வழிகாட்டும் மையங்களோ அல்லது மனநல மருத்துவரோ இருந்தால், குழந்தையின் மனவளர்ச்சிக் குறைபாட்டை மேலும் மதிப்பிட அங்கு அனுப்பி வையுங்கள். மனவளர்ச்சிக் குறைபாடு என்ற முத்திரையை அந்தக் குழந்தை தன் வாழ்நாள் முழுதும் சுமக்க வேண்டியிருக்கும். எனவே, இரண்டாவது (மற்றொரு) கருத்தைப் பெறாமல் ஒரு குழந்தைக்கு மனவளர்ச்சிக் குறைபாடு உள்ளது என்ற முடிவுக்கு வந்துவிடாதீர்கள்.

8.2 கற்றலில் குறைபாடு உள்ள குழந்தை

பல்வேறு காரணங்களினால் கல்வி கற்பதில் குழந்தைகளுக்குப் பிரச்சினைகள் ஏற்படுகின்றன. எடுத்துக்காட்டாக, சில குழந்தைகள் வேலை பார்த்துத் தங்கள் பெற்றோர்களுக்கு உதவ வேண்டிய சூழலில் இருக்கலாம். கல்வி கற்கும் பள்ளி மோசமான நிலையில் இருக்கலாம்; இதன் காரணமாகக் கல்வி கற்பதே வீண் என்று அந்தக் குழந்தை நினைக்கலாம். இதைத் தவிர கல்வி கற்றலைக் கடினமாக்கக்கூடிய மனநலப் பிரச்சினைகள் குழந்தைகளுக்கு இருக்கலாம். கல்வி கற்பதற்காகக் குழந்தைகளைப் பள்ளி செல்ல வைப்பது, ஆரோக்கியத்தை மேம்படுத்தும் ஒரு முக்கியப் பகுதியாகும்; ஏனென்றால் கல்வி கற்ற குழந்தைகள் ஆரோக்கியமானவர்களாக வளர்ச்சி அடைகின்றனர்.

8.2.1 குழந்தைகளுக்குக் கற்றலில் சிரமத்தை ஏற்படுத்துவது எது?

கற்றலில் சிரமத்தை ஏற்படுத்தும் பொதுவான பிரச்சினைகள் குடும்பத்தில், பள்ளியில் அல்லது குழந்தையிடம் காணப்படலாம். பெற்றோரின் அரவணைப்பு போதுமானதாக இல்லாததால் அல்லது ஏன் வீட்டுக்குள் வன்செயலின் காரணமாகக் கூட (☞ பிரிவு 8.4) ஒரு குழந்தை கற்க இயலாத பிரச்சினை குடும்பத்தில் உருவாகலாம்; ஏனென்றால், ஒரு குடும்பத்தில் முதல் தலைமுறையாகப் பள்ளி செல்லத் தொடங்கும் குழந்தைக்கு, குடும்பத்தில் உள்ள பெரியவர்கள் யாருக்குமே கல்வி அறிவு இல்லாததே ஒரு பெரிய பிரச்சினையாக இருக்கும். உரிய வசதிகள் இல்லாத வகுப்பறை, ஒரு வகுப்பில் மிகுதியான மாணவர்கள் இருத்தல், கல்வி கற்பிக்கும் முறையான பயிற்சியைப் பெற்றிராத ஆசிரியர்கள், கல்வி கற்பிக்கும் மொழி (பல வளர்ந்த நாடுகளில் ஐரோப்பிய மொழிகளே பயன்படுத்தப்படுகின்றன) வீட்டில் பேசப்படும் மொழியாக இல்லாதது போன்றவை குழந்தைக்குப் பள்ளியில் எழக்கூடிய பிரச்சினைகள் ஆகும்.

குழந்தைக்குப் படிப்பு தொடர்பாக ஏற்படும் பிரச்சினைகளாகப் பின்வருபவற்றைக் கூறலாம்:

- **மனவளர்ச்சிக் குறைபாடு.** இதன் காரணமாகக் கற்றலில் சிரமங்கள் இருக்கும் (☞ பிரிவு 8.1);

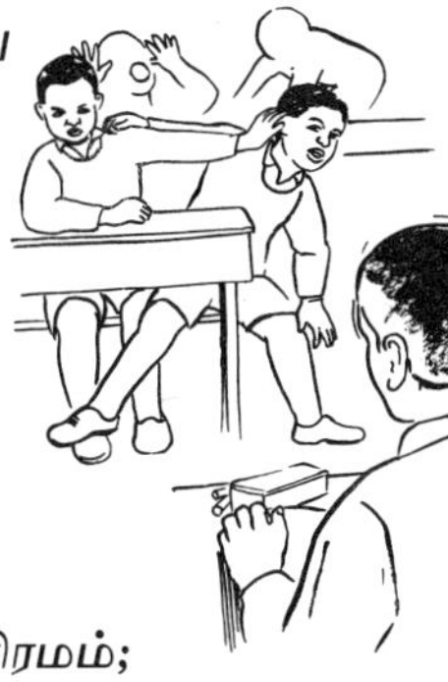

- **மிகை ஊக்கச் செயல்பாடு,** காரணமாகப் படிப்பில் கவனம் செலுத்துவது அல்லது மனத்தைக் குவிப்பது சிரமமாக இருக்கும். (☞ பிரிவு 8.3);
- **மனச்சோர்வு,** காரணமாகக் குழந்தை மகிழ்ச்சியற்றும் ஆர்வம் இல்லாமலும் காணப்படும் (☞ பிரிவு 8.7);
- **நடத்தைக் கோளாறு,** காரணமாகக் குழந்தை முறைகேடாக நடந்து கொண்டு சங்கடத்தில் மாட்டிக்கொள்கிறது (☞ பிரிவு 8.5);
- **கொடுமைக்கு உள்ளாதல்,** காரணமாகக் குழந்தை மகிழ்ச்சியற்றும் கவனம் சிதறிய நிலையிலும் காணப்படும் (☞ பிரிவு 8.4);
- **காது கேட்பதில் (செவிப்புலன்)** அல்லது பார்ப்பதில் (கண் பார்வை) சிரமம்;
- **போதைப்பொருள் பழக்கம்** – குறிப்பாக விடலைப் பருவத்தினரிடம் (☞ பிரிவு 6.2);
- **டிஸ்லெக்சியா** (dyslexia) – குறிப்பாகச் சில கற்றல் குறைபாடுகள் (☞ பிரிவு 8.4).

8.2.2 இந்தப் பிரச்சினையை எப்படி எதிர்கொள்வது?

ஆசிரியர்களிடமும் பெற்றோர்களிடமும் கேட்க வேண்டிய கேள்விகள்

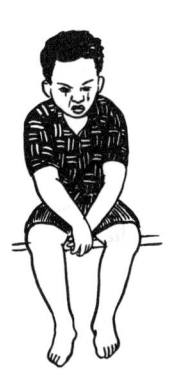

பொதுவாகப் பள்ளியில் குழந்தை சரியாக இல்லாததால் (அது படிப்பாகவோ நடத்தையாகவோ இருக்கலாம்) அந்தக் குழந்தையை உங்களிடம் அழைத்துக் கொண்டு வருகிறார்கள் என்பதால், பள்ளி ஆசிரியரிடமிருந்து தகவல் பெறுவது உங்களுக்குப் பயனுள்ளதாக இருக்கும். நீங்கள் குழந்தைப் பருவத்துக்கு உரிய பொதுவான மனநலப் பிரச்சினைகள் குறித்த கேள்விகளைக் கேட்கலாம்:

- முதலில் மனவளர்ச்சிக் குறைபாடு பற்றிய கேள்விகளைக் கேளுங்கள். குழந்தை பள்ளியில் சேரும் வரையில், மிகக் குறைவாக உள்ள மனவளர்ச்சிக் குறைபாடு கண்டுபிடிக்கப்படாமல் போகலாம். குழந்தையின் வளர்ச்சிப் படிநிலைகளைக் கவனமாகக் கேட்டறிவதன் மூலம் அந்தக் குழந்தைக்கு மனவளர்ச்சிக் குறைபாடு உள்ளதா என்பதைக் கண்டுபிடிக்கலாம்.
- காது கேட்டல், பார்வை ஆகியவற்றில் ஏதாவது பிரச்சினை உள்ளதா என்று கேட்கவும்.
- அடுத்ததாக மிகை ஊக்கச் செயல்பாடு. அளவுக்கு மீறிச் சுறுசுறுப்பாக இருத்தல், கவனம் செலுத்துவதிலும், மனத்தைக் குவிப்பதிலும் சிரமம் போன்றவற்றைப் பற்றிக் கேள்வி கேளுங்கள்.

குழந்தைக்கு மனவளர்ச்சிக் குறைபாடு இல்லை என்று உறுதியாக நீங்கள் முடிவெடுத்தால், பின்வரும் கேள்விகளைக் கேளுங்கள்:

- படிப்பதில் உங்கள் குழந்தைக்கு என்னென்ன பிரச்சினைகள் உள்ளன? பாடத்தைப் படிப்பதிலோ அல்லது எழுத்துக்கூட்டி உச்சரிப்பதிலோ, எழுதுவதிலோ குழந்தைக்குப் பிரச்சினை உள்ளதா? குறிப்பாகக் கணக்குப் போடுவதில் பிரச்சினை உள்ளதா? பெற்றோரோ ஆசிரியரோ இடும் கட்டளைகளைப் புரிந்துகொள்வதில் சிரமம் உள்ளதா? டிஸ்லெக்சியா (கற்றல் குறைபாடு) உள்ள குழந்தைகளிடம் மேற்கண்ட கற்றல் குறைபாடுகள் காணப்படும்.
- வலது பக்கம் எது, இடது பக்கம் எது என்று கூறுவதில் உங்கள் குழந்தைக்குப் பிரச்சினை உள்ளதா? விளையாட்டு போன்ற செயல்பாட்டில் தடுமாற்றமோ அல்லது ஒருங்கிணைப்போ இல்லாமல் உள்ளதா? டிஸ்லெக்சியா குறைபாடு உள்ள பல குழந்தைகளிடம் இந்தப் பிரச்சினைகள் காணப்படும்.

கடைசியாகக் குடும்ப பிரச்சினைகளைப் பற்றிக் கேளுங்கள். வன்செயல், குழந்தையைக் கொடுமைப்படுத்துதல் போன்றவற்றை உள்ளடக்கிய, வீட்டுப் பிரச்சினைகள் உள்ளனவா என்று கேளுங்கள்.

பெட்டிச்செய்தி 8.4. டிஸ்லெக்சியா – கற்றல் குறைபாட்டில் குறிப்பிட்டுச் சொல்லக்கூடியவை என்னென்ன?

கல்வி முறையின் பல்வேறு கூறுகளில், குறிப்பாகச் சில கூறுகளில் மட்டும் சிரமத்தைச் சந்திக்கும் நிலையே குறிப்பிட்டுச் சொல்லக்கூடிய கற்றல் குறைபாடு என்பது ஆகும். எடுத்துக்காட்டாக, படித்தல், எழுத்துக்கூட்டுதல், உச்சரித்தல், எழுதுதல், கணக்குப் போடுதல் போன்றவை. கற்றல் குறைபாட்டில் பொதுவாகக் காணப்படும் வகை 'டிஸ்லெக்சியா' என்று குறிப்பிடப்படுகிறது. இதில் குழந்தை படிக்க, எழுத, எழுத்துக்கூட்டி உச்சரிக்கச் சிரமப்படும். இந்தக் குழந்தைகளும் சராசரி அறிவாற்றலைப் பெற்றுள்ளன. குறைந்த விழிப்புணர்வின் காரணமாக, டிஸ்லெக்சியா குறைபாடு உள்ள பல குழந்தைகள் முட்டாள்களாகவும் கஷ்டப்பட்டுப் படிக்கத் தயாராக இல்லாதவர்களாகவும் ஆசிரியர்களால் கருதப் படுகின்றன. குழந்தைகள் பாடத்தைப் புரிந்துகொள்ள முடியாதவாறு கடினமானதாக டிஸ்லெக்சியா ஆக்குகிறது. குழந்தைகள் மனத்தை ஒருங்கிணைக்க முடியாமல் போவதால், சலிப்பு, வருத்தம், எரிச்சல் போன்ற உணர்வுகளுக்கு ஆளாகி வகுப்பில் மோசமாக நடந்துகொள்கின்றன. இதைத் தொடர்ந்து தேர்வுகளில் தோல்வியடைந்து, நம்பிக்கையையும் இழக்கின்றன.

ஏன் சில குழந்தைகளுக்கு மட்டும் டிஸ்லெக்சியா உள்ளது என்பது நமக்குத் தெரியவில்லை; மூளை தகவல்களை முறைப்படுத்துவதில் ஏதோ பிரச்சினை இருக்கலாம். அதுபோலவே, டிஸ்லெக்சியா என்பது குழந்தைகளிடம் பொதுவாகக் காணப்படக்கூடிய குறைபாடு என்பதும், இது மனவளர்ச்சிக் குறைபாடு போன்றதல்ல என்பதும் நமக்குத் தெரியும். சிறப்புக் கல்வி அளிப்பதன் மூலம், இந்தக் குழந்தைகளும் மற்ற சராசரிக் குழந்தைகள் போலவே நன்றாகப் படிக்கும். டிஸ்லெக்சியா உள்ள குழந்தைகளிடம் காணப்படக் கூடிய பல வகைப் பிரச்சினைகள்:

- பார்த்து எழுதுதல், உச்சரித்தல், எழுதுதல் ஆகியவற்றில் சிரமம்;
- கட்டளைகளைப் புரிந்துகொள்வதில் சிரமம்;
- எண்கள், கணக்குப் போடுவதில் சிரமம்;
- பார்த்துப் படிப்பதில் சிரமம்;
- நடத்தைப் பிரச்சினைகள்.

டிஸ்லெக்சியாவின் நச்சுச் சூழல்

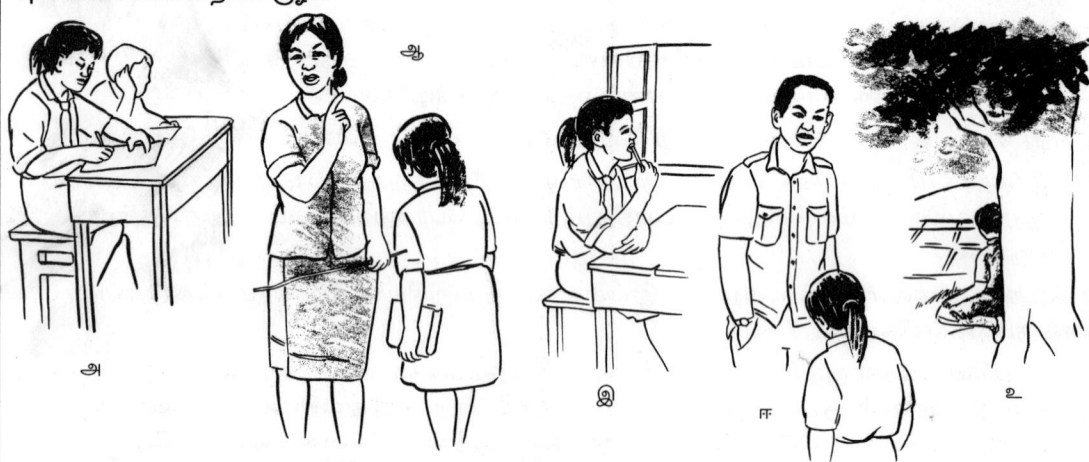

அ. டிஸ்லெக்சியா உள்ள குழந்தைகளுக்குப் படிப்பில் சிரமங்கள் இருக்கும்.
ஆ. இந்தச் சிரமங்கள் வகுப்பு ஆசிரியர்களோடு பிரச்சினைகளை உருவாக்கும்.
இ. இதன் விளைவாக குழந்தைகள் படிப்பில் ஆர்வத்தை இழக்கின்றன.
ஈ. வேறு பிரச்சினைகளுக்கும் இது காரணமாகலாம்.
உ. இறுதியாகப் பள்ளியை விட்டே இடைநிற்கக் காரணமாகின்றது.

குழந்தையிடம் கேட்க வேண்டிய கேள்விகள்

டிஸ்லெக்சியா உள்ளதா என்று அறிய குழந்தையிடம் நேர்காணல் நடத்துவதற்கு அனுபவமும் திறமையும் தேவை. சரியாகச் சொன்னால், மேலும் குழந்தையிடம் சோதனைகள் நடத்த

குழந்தைகளுக்கான சிறப்பு வழிகாட்டும் மருத்துவமனைக்குப் பரிந்துரைக்க வேண்டும். ஏன் இச்சோதனைகளை மேற்கொள்ள வேண்டும் என்று குழந்தையின் பெற்றோருக்கு விளக்குங்கள். இருப்பினும், அருகில் சிறப்பு மருத்துவமனை இல்லாத பட்சத்தில், குழந்தைக்கு டிஸ்லெக்சியா உள்ளதா என்பதைக் கண்டறிய பின்வரும் கேள்விகளைக் குழந்தையிடம் கேட்கலாம்:

- பாடத்தைப் படிப்பதில் உனக்கு ஏன் சிரமங்கள் உள்ளன? குழந்தையின் கருத்தைத் தெரிந்து கொள்வது மிகவும் முக்கியம்; இந்தப் பிரச்சினைகளின் காரணமாகக் குழந்தை மிகுந்த கவலையோடு உள்ளது என்பதை நினைவில் கொள்ளுங்கள்.
- மற்ற பாடங்களைவிடச் சில பாடங்கள் உனக்கு ரொம்பப் பிடித்திருக்கிறதா? எடுத்துக்காட்டாக, கணக்குப் போடுவதில் பிரச்சினை உள்ள குழந்தைகள் கணிதப் பாடத்தை விரும்பாது.
- படிப்பதிலோ அல்லது ஆசிரியர் என்ன சொல்கிறார் என்பதைப் புரிந்துகொள்வதிலோ உனக்குச் சிரமம் உள்ளதா?
- எழுத்துக்கூட்டிப் படிப்பதில் உனக்குச் சிரமம் உள்ளதா?
- கணிதப் பாடம் உனக்குச் சிரமமாக உள்ளதா?
- ஆசிரியர் சொல்வது காதில் விழாத பிரச்சினை உள்ளதா? அல்லது கரும்பலகையில் எழுதியிருப்பதைப் பார்ப்பது சிரமமாக உள்ளதா?
- இந்தப் பிரச்சினைகள் உன் வாழ்க்கையை எந்த வகையில் பாதித்துள்ளது? உன்னுடைய பிரச்சினைகளுக்கு உன் ஆசிரியர்களும், பெற்றோர்களும் எப்படி எதிர்வினை ஆற்றுகிறார்கள்?

நேர்காணலின்போது கவனிக்கவேண்டியவை

குழந்தையின் கேட்டல் திறனையும் பார்வைத் திறனையும் சோதனை செய்யுங்கள். நீங்கள் கேட்கும் கேள்விகளுக்குச் சாதாரண தொனியில் குழந்தை பதில் அளித்தால், அதற்குக் காது நன்றாகக் கேட்கிறது என்பது பொருள். கொஞ்சம் தூரத்தில் உள்ள, எடுத்துக்காட்டாக, மருத்துவமனையின் சுவரில் ஒட்டியிருக்கும் சுவரொட்டியைப் படிக்கச் சொல்வதன் மூலம் பார்வைத் திறனைச் சோதித்தறியலாம்.

டிஸ்லெக்சியா இருப்பதற்கான அறிகுறிகள் மூன்று வகைப்படும்: கல்வி சார்ந்தது, மூளை இயக்கம் சார்ந்தது, மொழி சார்ந்தது.

- **கல்வி சார்ந்த அறிகுறிகள்.** ஏதாவது ஒரு தலைப்பில் (எடுத்துக்காட்டாக, அதன் குடும்பம்) சில வரிகள் எழுதுமாறு குழந்தையிடம் சொல்லுங்கள். அதில் குழந்தை தவறு இல்லாமல், அதாவது எழுத்துப் பிழை இல்லாமல், எழுதியுள்ளதா அல்லது கண்ணாடியில் பிரதிபலிப்பது போல எழுத்தை எழுதியுள்ளதா என்று பாருங்கள். எடுத்துக்காட்டாக, 'b' என்ற ஆங்கில எழுத்தை 'd' போலவும், 'no' என்ற சொல்லை 'on' போலவும் எழுதுகிறதா எனச் சோதிக்கவும். எழுதும்போது ஓரிரு எழுத்துகளைத் தவிர்க்கும் வகையில் அல்லது தவறான எழுத்தை எழுதும் முறையில் குழந்தை தவறு செய்யலாம். கையெழுத்து பொதுவாகக் கிறுக்கியது போல இருக்கும். கணக்கு வாய்ப்பாடுகளைச் சொல்லுமாறு கூறுவதன் மூலம் குழந்தைக்குக் கணக்கிடுவதில் உள்ள பிரச்சினையைச் சோதிக்கலாம். டிஸ்லெக்சியா உள்ள குழந்தைகள் கணக்கு வழிமுறையை ஒழுங்காகப் போட்டுவிட்டு, விடையை மட்டும் தவறாக எழுதுவார்கள்.

Tohn has o funny tay boat Look
how beg it is! He can play with
it.

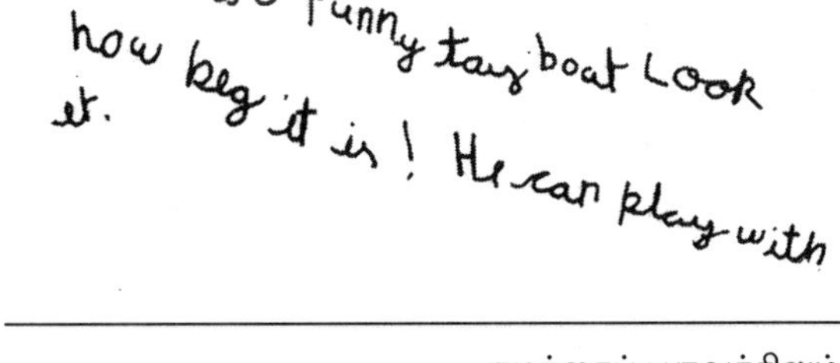

- **மூளை இயக்க அறிகுறிகள்.** குழந்தை பரபரப்பாகவும் மிகை ஊக்கச் செயல்பாட்டுடனும் இருக்கும். வலது கையை அல்லது இடது காதைக் காட்டுமாறு குழந்தையிடம் கூறலாம்; இதிலிருந்து வலது மற்றும் இடதைக் கண்டுபிடிக்கும் திசையறியும் திறன் உள்ளதா என்று

அறியலாம். அந்தக் குழந்தை தன் ஷூ நாடாவைக் கட்டிக் கொள்ளவோ அல்லது சட்டைப் பித்தானைப் போட்டுக்கொள்ளவோ முடியாது.

- **மொழி சார்ந்த அறிகுறிகள்.** கட்டளைகளைப் புரிந்துகொள்ளவோ கடிகாரத்தைப் பார்த்து மணி என்ன என்று சொல்லவோ ஒரு கதையைச் சொல்லவோ குழந்தை சிரமப்படும்.

என்ன செய்ய வேண்டும்?

- தங்கள் குழந்தைக்கு எந்தக் குறையும் இல்லாதபோதும் படிப்பில் மட்டும் ஏன் இப்படி இருக்கிறது என்று பெற்றோர்கள் வெறுத்துப்போகிறார்கள். தங்கள் குழந்தை மனவளர்ச்சிக் குறைபாட்டால் பாதிக்கப்பட்டுள்ளதா என்று அவர்கள் கவலைப்படுகிறார்கள். குழந்தைக்குக் கற்றல் குறைபாடுதான் உள்ளது என்று பெற்றோர்களிடம் உறுதியாகச் சொல்வதோடு குழந்தை சரியாகப் படிக்காததால் குற்றம் சாட்டாதீர்கள் என்றும் சொல்லுங்கள். இந்தப் பிரச்சினையைப் பற்றி எந்தக் கருத்தும் கூறுவதற்கு முன்னால், குழந்தையைச் சோதனைக்கு அனுப்புங்கள். ஒரு குழந்தை படிப்பில் சரியாகக் கவனம் செலுத்த முடியாததற்குப் பல காரணங்கள் இருக்கலாம்; அவற்றில் டிஸ்லெக்சியாவும் ஒன்று என்று விளக்கமளியுங்கள்.
- டிஸ்லெக்சியா (மற்றும் வேறு சில பிரச்சினைகள்) உள்ள குழந்தைகள் நன்றாகக் கல்வி கற்பதற்கு என்றே சிறப்புப் பயிற்சிகள் அடங்கிய மேம்படுத்தப்பட்ட கல்விமுறை உள்ளது. இந்தக் கல்வி முறையின் மூலம் சிறப்புப் பயிற்சி பெறும் குழந்தைகள், தங்கள் பள்ளிக் கல்வியைச் சிறப்பாக முடிப்பதோடு பின்னர் நன்றாக வாழ்க்கையில் முன்னுக்கு வருகிறார்கள். மனவளர்ச்சிக் குறைபாடு உள்ள குழந்தைகளுக்கான சிறப்புப் பள்ளி, டிஸ்லெக்சியா குறைபாடு உள்ள குழந்தைகளுக்குத் தேவையில்லை.
- குழந்தையின் தேவைகள் பற்றி அதன் பள்ளி ஆசிரியரிடம் பேசுங்கள். குழந்தைக்கு மனவளர்ச்சிக் குறைபாடு இல்லை என்பதை விளக்கிக் கூறுங்கள். இதன் காரணமாக ஆசிரியர்கள் சில பாடங்களிலிருந்து குழந்தைக்கு விலக்கு அளிக்கலாம் அல்லது மதிப்பெண் அளிப்பதில் சில வகைகளில் (எடுத்துக்காட்டாக, கையெழுத்து) சலுகை தரலாம். (பள்ளிகளில் மனநல மேம்பாடு பற்றி அறிய ☞ பிரிவு 10.3).
- குழந்தைக்கு மனவளர்ச்சிக் குறைபாடோ அல்லது மிகை ஊக்கச் செயல்பாடோ இருந்தால், ☞ பிரிவு 8.1 அல்லது 8.3.
- குழந்தையோடு கலந்தாலோசனை செய்யுங்கள். குழந்தை பெரும்பாலும் கோபமாகவும் மகிழ்ச்சியற்றும் உணரலாம். படிப்பில் கவனம் செலுத்த இயலாமல் அல்லது படிப்பை நன்றாகத் தொடர முடியாத வகையில் அதற்குச் சில பிரச்சினைகள் இருப்பதாகப் பொறுமையாக விளக்கவும். அந்தக் குழந்தை 'முட்டாள்' அல்ல என்றும், முறையான பயிற்சி அளித்தால், நன்றாகப் படிப்பு வரும் என்றும் உறுதி அளியுங்கள்.

பெட்டிச்செய்தி 8.5. வல்லுநர்களின் உதவி கிடைக்காத நிலையில் என்ன செய்ய வேண்டும்?

- குழந்தைகளோடு அதிக நேரத்தைச் செலவழிக்குமாறு பெற்றோர்களை ஊக்கப்படுத்துங்கள்; வீட்டுப் பாடம், படிப்பு ஆகியவற்றுக்கு உதவலாம். படம் வரைதல், வெவ்வேறு வடிவங்களைப் பார்த்து (எடுத்துக்காட்டாக கடிகாரம், மனிதன்) வரைதல் போன்ற பயிற்சிகள் பயனுள்ளவையாக அமையும்.
- குழந்தை தற்போது படிக்கும் வகுப்பைவிடக் குறைந்த வகுப்புக்கு உரிய பாடங்களைப் படிக்க, எழுத, கணக்குப் போடச் சொல்லி குழந்தையின் திறனைச் சோதனை செய்யுங்கள். இந்த முறையில், எந்த வகுப்பில் குழந்தையைச் சேர்க்கலாம் என்பதைக் கண்டறிய முடியும்.
- அடுத்ததாகக் குழந்தைக்கு எளிதாக உள்ள நிலையில் தேர்ச்சி பெற உதவுங்கள்.
- வழக்கமாகக் கல்வி கற்கும் பள்ளியில் படிக்க வைக்க முடியாது என்றால், தொழிற்பயிற்சி அளிக்கும் பள்ளியில் சேர்த்துவிடவும். இங்கு குழந்தை எதிர்கால வேலை வாய்ப்புக்கான திறன்களைக் கற்றுக் கொள்ள இயலும்.

எப்போது மருத்துவரிடம் பரிந்துரைக்க வேண்டும்?

நீங்கள் உறுதியான நம்பிக்கையோடு நோயுறுதி செய்தால் மட்டுமே, ஒரு குழந்தைக்கு மனவளர்ச்சிக் குறைபாடோ அல்லது டிஸ்லெக்சியாவோ இருப்பதாகக் கூறுங்கள். மிகக் குறைவான மனவளர்ச்சிக் குறைபாடு என்பதன் பாதிப்பு, டிஸ்லெக்சியா போல தோற்றமளிக்கும். இதுபோன்ற குழந்தைகளைக் கல்வி சார்ந்த பிரச்சினையைத் தீர்ப்பதில் சிறப்புப் பயிற்சி பெற்ற கல்வி உளவியலாளரிடமோ குழந்தை நல மருத்துவரிடமோ காட்டுமாறு பரிந்துரையுங்கள். அவர் உங்கள் பகுதியில் அமைந்துள்ள மேம்பட்ட கல்விப் பயிற்சி அளிக்கும் நிலையம் பற்றிய ஆலோசனைகளை வழங்குவார் (☞ இயல் 12). சிறப்புப் பள்ளிகள் உங்கள் பகுதியில் இல்லையென்றால் என்ன செய்வது என்ற ஆலோசனையைப் பெட்டிச்செய்தி 8.5 அளிக்கிறது.

பெட்டிச்செய்தி 8.6. கல்வி கற்பதில் சிரமப்படும் குழந்தைகளுக்குச் சிகிச்சை அளிக்கும்போது நினைவில் கொள்ள வேண்டியவை

- கல்வி கற்பதில் சிரமங்களைச் சந்திக்கும் குழந்தைக்கு மனநலப் பிரச்சினைகள் இருக்கலாம். மனவளர்ச்சிக் குறைபாடு, மிகை ஊக்கச் செயல்பாடு, டிஸ்லெக்சியா, மனச்சோர்வு மற்றும் கொடுமைக்கு உள்ளாதல் போன்றவை கல்வி கற்பதில் சிரமங்களைக் குழந்தைக்கு ஏற்படுத்தலாம்.
- சராசரி அறிவுத்திறன் உள்ள குழந்தைக்கு டிஸ்லெக்சியா குறைபாடு இருந்தால் படிப்பில் பிரச்சினைகள் ஏற்படலாம். ஏனென்றால், டிஸ்லெக்சியா காரணமாகப் படித்தல், எழுதுதல், எழுத்துக்கூட்டி உச்சரித்தல், கணக்குப் போடுதல் ஆகியவற்றில் குழந்தைக்குப் பிரச்சினைகள் இருக்கும்.
- குழந்தைப் பருவத்தில் மோசமாக நடந்துகொள்வதற்கும் மனச்சோர்வுக்கும் டிஸ்லெக்சியா ஒரு முக்கியக் காரணம் ஆகும்.
- டிஸ்லெக்சியாவைக் கண்டுபிடிக்க சிறப்புச் சோதனைகள் தேவைப்படும்.
- டிஸ்லெக்சியா உள்ள குழந்தைகள் சாதாரணப் பள்ளிகளிலேயே படிப்பைத் தொடரலாம். அந்தக் குழந்தைக்குக் கல்வி கற்பிக்கும் ஆசிரியர் டிஸ்லெக்சியா பற்றி அறிந்து வைத்திருக்க வேண்டும்; முடிந்தால், அந்தக் குழந்தைக்கு சிறப்புக் கல்வியை வழங்க வேண்டும்.

8.3 ஓரிடத்தில் நிலையாக உட்காராத குழந்தை

பெரும்பாலான குழந்தைகள், குறிப்பாக ஐந்து வயதுக்கு உட்பட்டவை, நீண்ட நேரத்துக்கு ஓரிடத்தில் உட்கார்ந்திருப்பதைச் சிரமமாகக் கருதுகின்றன. ஓரிடத்தில் நிலையாக உட்கார்ந்திருப்பது என்பது குறிப்பிட்ட வேலையில், எடுத்துக்காட்டாக, புத்தகம் படிப்பது, கவனம் செலுத்தும் திறனைப் பிரதிபலிக்கிறது. குழந்தைகளுக்கு வயதாகிக்கொண்டே வரும் போது, ஒரு வேலையில் கவனத்தைச் செலுத்துவது என்பது அவர்களின் கல்விக்கும் ஒழுங்கு முறைக்கும் ஓர் அவசியத் தேவையாகிறது. ஒன்றில் கவனத்தைச் செலுத்த முடியாவிட்டால், பிறகு வகுப்பறையில் கற்றுத் தருவதைக் குழந்தையால் பின்பற்ற முடியாது. அந்தக் குழந்தை அமைதியற்று பரபரப்பாக ஆடிக்கொண்டே இருக்கும். அதுபோலவே, பெற்றோர்கள் என்ன செய்ய வேண்டும் என்று எதிர்பார்க்கிறார்களோ, அதில் குழந்தை கவனத்தைச் செலுத்தா விட்டால், அது மோசமான நடத்தையை வெளிப்படுத்துகிறது. அமைதியற்றும் பரபரப்பாகவும் இயங்கிக்கொண்டிருக்கும் குழந்தைகள் ஆபத்தான செயல்களில் ஈடுபடலாம். எடுத்துக்காட்டாக, உயரமான இடத்திலிருந்து கீழே குதித்தல். இதுபோன்ற சூழல்களில், குழந்தை 'கவனம் குறைந்த மிகை ஊக்கச் செயல்பாட்டுப் பிறழ்வு' (ADHD) என்ற நோயால் பாதிக்கப்பட்டிருக்கலாம்.

8.3.1 கவனம் குறைந்த மிகை ஊக்கச் செயல்பாட்டுப் பிறழ்வு என்றால் என்ன?

கவனம் குறைந்த மிகை ஊக்கச் செயல்பாட்டுப் பிறழ்வு என்பது ஒரு நோய் ஆகும். இது பையன்களிடம் அதிகமாகக் காணப்படுகிறது. இந்த நோயால் பாதிக்கப்பட்ட குழந்தைகளுக்குப்

பின்வருபவை காணப்படும்:

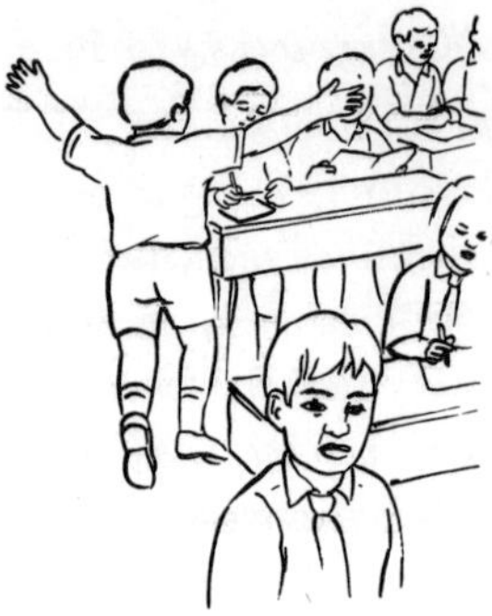

- அமைதியற்று இருத்தல்; எடுத்துக்காட்டாக, வகுப்பில் ஒரு பாடம் நடத்தி முடிக்கும் வரை இருக்கையில் நிலையாக உட்கார்ந்திருக்க இயலாமை;
- கைகால்களை அசைத்துக்கொண்டே இருத்தல், வாய் ஓயாமல் கடகடவென்று பேசுதல், மற்றவர்கள் பேச்சில் குறுக்கிடுதல்;
- ஒன்றில் கவனம் செலுத்துவதிலோ அல்லது மனத்தைக் குவிப்பதிலோ சிரமம்; எடுத்துக்காட்டாக, வீட்டுப்பாடத்தை எழுதி முடிக்க இயலாமை;
- எளிதாகக் கவனம் சிதறுதல், தொடங்கிய வேலையை முடிக்காமல் விடுதல்;
- சிந்திக்காமல் திடீரென ஒரு செயலில் ஈடுபடுதல்;
- விளையாட்டிலோ பேசிக்கொண்டிருக்கும்போதோ தன் முறை வரும்வரைக் காத்திருக்க இயலாமை;

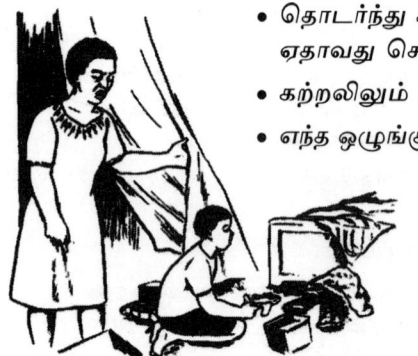

- தொடர்ந்து கண்காணித்துக்கொண்டிருக்க வேண்டிய அளவுக்கு ஏதாவது செய்துவிடுதல்;
- கற்றலிலும் படிப்பிலும் பிரச்சினைகள்;
- எந்த ஒழுங்கும் இல்லாமல் அலங்கோலமாகத் தோற்றமளித்தல்.

மேலே குறிப்பிட்ட நடத்தை மோசமான அளவுக்கு இருக்கும் என்பதால் அது குழந்தையின் வாழ்க்கையைப் பல விதங்களில் பாதிக்கும்:

- வீட்டில் அந்தக் குழந்தையைச் சமாளிப்பது கடினமாக இருக்கும்; சிந்திக்காமல் ஏதாவது ஒன்றைச் செய்துகொண்டே இருப்பதாலும் மனம்போன நடத்தையாலும் பெற்றோர்களை எரிச்சல்படுத்திக் கொண்டே இருக்கும்; பெற்றோர்கள் சொல்வதையும் கேட்காமல் கோபப்படுத்திக் கொண்டேயிருக்கும்.
- பள்ளியில் சரியாகப் படிக்காததாலும், வகுப்பில் அமைதியாகப் பாடம் நடத்துவதைக் கவனிக்காததாலும் ஓரிடத்தில் அமைதியாக உட்காராமலும், வகுப்பெடுக்கும் போது இடையூறு விளைவிப்பதாலும் குழந்தை ஆசிரியர்களுக்கு எரிச்சலூட்டும்.
- விளையாட்டில் தன்னுடைய முறை வரும்வரையில் குழந்தை காத்திருக்கத் தயாராக இல்லாததால் நண்பர்களுக்கு எரிச்சலூட்டும்.

8.3.2 கவனம் குறைந்த மிகை ஊக்கச் செயல்பாட்டுப் பிறழ்வு ஏன் முக்கியப் பிரச்சினையாகக் கருதப்படுகிறது?

கவனம் குறைந்த மிகை ஊக்கச் செயல்பாட்டுப் பிறழ்வால் பாதிக்கப்பட்ட பெரும்பாலான குழந்தைகளுக்கு, இப்படி ஒரு நோய் உள்ளது என்பதோ அந்த நோயால் குழந்தை கஷ்டப்பட்டுக் கொண்டிருக்கிறது என்பதோ இனம் காணப்படாமலேயே போகிறது. அதற்குப் பதிலாகக் குறும்பு செய்யும், பொறுப்பற்ற குழந்தை என்று முத்திரை குத்தப்படுகிறது. இவ்வாறு முத்திரை குத்துவது குழந்தைகளை மேலும் வருத்தத்துக்கும் குற்ற உணர்வுக்கும் ஆளாக்குகிறது. இந்தக் குழந்தைகளுக்கு உரிய சிகிச்சை மறுக்கப்படுவதால், அதன் விளைவு மேலும் மோசமாகிறது. இப்படிப்பட்ட குழந்தைகள் வளர்ந்த பிறகும், தங்கள் வாழ்க்கைச் சூழலுக்கு ஏற்றபடி மாற்றிக் கொள்ள இயலாமல், தொடர்ந்து பிரச்சினைக்கு உள்ளாகின்றனர். சிலருக்கு பதின்பருவ வயதில் நடத்தை சார்ந்த பிரச்சினைகள் உருவாகி, அதன் விளைவாக போதை மருந்து அல்லது மது

பயன்படுத்தத் தொடங்கலாம். பின்னாளில், சிலர் சமூகத்துக்கு எதிரான குற்றச் செயல்களில் இறங்கலாம். குழந்தைக்கு இப்படிப்பட்ட நோய் இருக்கிறது என்று இனம்காண்பது, குழந்தை ஏன் இப்படி நடந்துகொள்கிறது என்பதைப் பெற்றோர்களும் ஆசிரியர்களும் புரிந்துகொள்ள உதவும். என்ன பிரச்சினை என்று தெரிந்துகொள்வது குழந்தைக்கு உரிய சிகிச்சை அளிக்க உதவும்.

8.3.3 இந்தப் பிரச்சினையை எப்படி எதிர்கொள்வது?

குடும்பத்தினரிடம் கேட்க வேண்டிய கேள்விகள்

- என்ன பிரச்சினை? குழந்தையின் நடத்தையால் பல பெற்றோர்கள் நொந்துபோய் விடுகின்றனர். குழந்தை என்னவெல்லாம் செய்கிறது என்று நுணுக்கமாகவும் குறிப்பாகவும் விவரம் கேளுங்கள்.
- கவனம் செலுத்துவதில் குழந்தைக்குப் பிரச்சினை உள்ளதா? எடுத்துக்காட்டாக, நீங்கள் செய்யச் சொன்னதில் கவனம் செலுத்தாமல் இருக்கிறதா? ஓரிடத்தில் நிலையாக உட்கார்ந்திருப்பதில் குழந்தைக்குச் சிரமம் உள்ளதா? எடுத்துக்காட்டாக, சாப்பிட்டு அல்லது படித்து முடிக்கும் வரையில் ஓரிடத்தில் உட்காராமல் இங்குமங்கும் ஓடிக்கொண்டிருக்கிறதா?
- குழந்தையைப் பற்றி பள்ளியிலிருந்து புகார் ஏதாவது வந்ததா? கவனம் குறைந்த மிகை ஊக்கச் செயல்பாட்டுப் பிறழ்வால் பாதிக்கப்பட்ட குழந்தைக்கு, வாழ்க்கையின் எல்லா நிலைகளிலும் பிரச்சினைகள் இருக்கும். பள்ளியில் அல்லது வீட்டில் மட்டும் குழந்தையால் பிரச்சினை ஏற்படுகிறது என்றால், குழந்தை சந்திக்கும் குறிப்பிட்ட சூழலே பிரச்சினைக்குக் காரணம் என்று புரிந்து கொள்ள வேண்டும். எடுத்துக்காட்டாக, கற்றல் குறைபாடு என்பது பள்ளியில் ஆசிரியர் சொல்வதைப் புரிந்துகொள்ள முடியாமல் செய்கிறது. அதுவே குழந்தையைப் பள்ளியில் கவனமற்று இருக்கச் செய்கிறது.
- இந்தப் பிரச்சினை எப்போதிலிருந்து குழந்தைக்கு இருக்கிறது? இது உங்கள் கவனத்துக்கு எப்போது வந்தது?
- இந்தப் பிரச்சினையைக் குறைக்க அல்லது தீர்க்க, நீங்கள் என்ன நடவடிக்கை மேற்கொண்டீர்கள்? குடும்பத்தில் வன்செயல் நிகழ்கிறதா என்று கேட்டு அறியுங்கள். இப்படி நடந்துகொள்ளக் கூடாது என்று கண்டிக்கும் முறையில், மிகை ஊக்கச் செயல்பாட்டால் பாதிக்கப்பட்ட குழந்தைகள் பெற்றோர்களிடம் அடிவாங்கும்.

குழந்தையிடம் கேட்க வேண்டிய கேள்விகள்

- வீட்டிலோ அல்லது பள்ளியிலோ உனக்குப் பிரச்சினைகள் உள்ளதா? பிரச்சினையைப் பற்றிய தன் கருத்தை குழந்தை கூறட்டும்.
- ஆசிரியர் சொல்வதைப் புரிந்துகொள்வதில் உனக்குச் சிரமம் உள்ளதா? எடுத்துக்காட்டாக, ஆசிரியர் சொல்வதில் கவனம் செலுத்துவதிலோ அல்லது படிப்பில் மனத்தைக் ஒருமுகப்படுத்துவதிலோ உனக்குச் சிரமம் உள்ளதா? கொஞ்ச நேரம்கூட தொடர்ந்து ஓரிடத்தில் இருப்பது உனக்குக் கஷ்டமாக இருக்கிறதா? எடுத்துக்காட்டாக, ஒரு வகுப்பு நடந்து முடியும் வரையில் இருக்கையில் அமர்ந்திருப்பது உனக்குச் சிரமமாக உள்ளதா?
- வீட்டில் உனக்கு என்ன பிரச்சினை? வீட்டில் ஏதாவது ஒன்றில் கவனம் செலுத்துவதில் உனக்குப் பிரச்சினை இருக்கிறதா? எ.கா: சாப்பிட்டு முடித்தல் அல்லது தொலைக்காட்சி பார்த்தல்.
- மற்றவர்களின் மேல் உனக்குக் கோபம் வருகிறதா? மகிழ்ச்சியில்லாமல் இருக்கிறாயா?
- பெற்றோர்கள் உன்னிடம் கோபப்படுவதுண்டா? அப்படியென்றால், அதற்குக் காரணம் என்ன? அப்படி அவர்கள் கோபப்படும்போது என்ன செய்வார்கள்?

குழந்தைப் பருவத்திலும் விடலைப் பருவத்திலும் தோன்றும் பிரச்சினைகள் 209

பெட்டிச்செய்தி 8.7. மிகை ஊக்கச் செயல்பாடு உள்ள குழந்தையை நிர்வகித்தல்: பெற்றோர்களுக்கான ஆலோசனைகள்

கீழ்க்காணுபவற்றைப் பின்பற்றுமாறு பெற்றோர்களுக்கு ஆலோசனை வழங்க வேண்டும்:

- அமைதியாக இருக்கவும் வீடு மற்றும் பள்ளியில் உன்னிப்பாகக் கவனம் செலுத்தவும் குழந்தைக்கு முடிந்த அளவு உதவி செய்யுங்கள்.
- தண்டனை தருவதைத் தவிர்க்கவும்; குழந்தை வேண்டுமென்றே இப்படி நடந்து கொள்வதில்லை.
- குழந்தை மோசமாக நடந்துகொள்ளும்போது, திட்டவோ அடிக்கவோ கூடாது. தவறான வகையில் நீங்கள் கவனம் செலுத்தினால், குழந்தையின் நடத்தை மேலும் மோசமாகும். அதற்குப் பதிலாக, 'காலக் காத்திருப்பு' (☞ பெட்டிச்செய்தி 8.12) முறையைப் பின்பற்றவும் அல்லது குழந்தையின் செய்கையைக் கண்டுகொள்ளாதீர்கள் அல்லது அறையை விட்டு வெளியே சென்றுவிடவும் (☞ பிரிவு 8.5).
- குழந்தை சரியான முறையில் நடந்துகொள்ளும்போது பாராட்டுங்கள் அல்லது பரிசளியுங்கள்.
- ஒரே நேரத்தில் பல கட்டளைகளை இடாதீர்கள்; ஏனென்றால், குழந்தை நீங்கள் எதிர்பார்ப்பது போல் நடந்துகொள்ளாது. எடுத்துக்காட்டாக, 'குளித்துவிட்டு உன் பாடங்களைப் படித்துமுடி' என்று சொல்லாதீர்கள். அதற்கு மாற்றாக, இரண்டு கட்டளைகளாகப் பிரித்துக்கொள்ளுங்கள். குழந்தை முதல் கட்டளையை நிறைவேற்றியதும் பாராட்டிவிட்டு, இரண்டாவது கட்டளையை மேற்கொள்ளச் சொல்லுங்கள்.

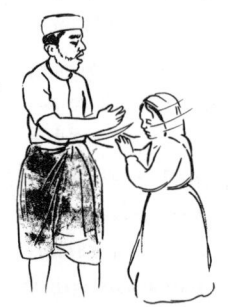

குழந்தையை அடிக்காதீர்கள்.

- குழந்தையை அதிகமாகத் தூண்டாதீர்கள். எடுத்துக்காட்டாக, ஒரு சமயத்தில் விளையாட ஒரு பொம்மையை மட்டும் கொடுங்கள்.
- குழந்தை பெருமைப்படக்கூடிய சாதனைகளை ஒரு கோப்பில் தொகுத்து வையுங்கள்: குழந்தை வரைந்த ஓவியங்கள், திறனைப் பறைசாற்றும் சான்றிதழ்கள் மற்றும் நினைவுப் பரிசுகள் ஆகியவை.
- குழந்தை என்ன செய்ய வேண்டும் என்பதைத் தெளிவாக வரையறுக்கவும். எடுத்துக்காட்டாக, சாப்பிடத் தொடங்கும் குழந்தையிடம், 'இப்போது நல்ல பையனாக நடந்துகொள்ள வேண்டும்' என்று கூறுவதற்குப் பதிலாக, 'மேசையைவிட்டு எழுந்திருப்பதற்குமுன் உணவைச் சாப்பிட்டு முடிக்க வேண்டும், சரியா!' என்று கூற வேண்டும்.
- குழந்தையிடம் மிகையாகக் காணப்படும் சக்தியைப் பயனுள்ள வழியில் செலவழிக்க விளையாட்டு அல்லது உடற்பயிற்சியில் ஈடுபடுத்தலாம்.
- குழந்தைக்கான தினசரிக் கடமைகளை நிறுவுங்கள். குழந்தை தீர்மானிக்கட்டும் என்று விட்டுவிடாதீர்கள். ஒருநாளில் என்னென்ன, எப்போது செய்ய வேண்டும் என்று குழந்தை தெரிந்துகொள்ளும் வகையில், சுவற்றில் ஓர் அட்டவணையை எழுதி ஒட்டுங்கள்.

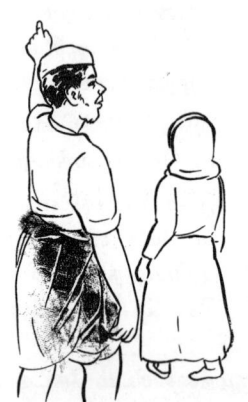

அதற்குப் பதிலாக, வீட்டின் வேறு பகுதிக்குக் குழந்தையை அனுப்புங்கள். அங்கு 5-10 நிமிடங்கள் குழந்தை தனியாக இருக்கட்டும்.

- குழந்தையின் உணர்வுகளுக்கும் எண்ணங்களுக்கும் மதிப்பளியுங்கள்; குழந்தை சொல்வதைக் காதுகொடுத்துக் கேளுங்கள். கவனம் குறைந்த மிகை ஊக்கச் செயல்பாட்டுப் பிறழ்வால் பாதிக்கப்பட்ட குழந்தைகளை யாரும் புரிந்துகொள்வதில்லை; தவறாகப் புரிந்துகொள்வதால் குழந்தை மகிழ்ச்சியற்றுக் காணப்படுகிறது. ஏன் பிரச்சினை இருக்கிறது என்பது உங்களுக்குத் தெரியும் என்பதைக் குழந்தைக்கு உணர்த்துங்கள்; அது தன் வாழ்க்கையில் கட்டுப்பாட்டைக் கொண்டுவரவே நீங்கள் அதற்கு உதவ விரும்புகிறீர்கள் என்றும் புரிய வையுங்கள்.
- சந்தை, திருமண விழா போன்ற கூட்டம் நிறைந்த இடங்களுக்குக் குழந்தையை அழைத்துச் செல்லாதீர்கள். அப்படியே அழைத்துச் சென்றாலும், கட்டுப்படுத்த முடியாவிட்டால் வீட்டுக்குத் திரும்பி விடலாம் என்ற எண்ணத்தோடு செல்லுங்கள்.
- திட்டமிட்டுச் செயல்படுங்கள்; இதன் காரணமாகக் குழந்தையின் நடத்தையால் அதிர்ச்சியடையவோ கலக்கமடையவோ தேவை ஏற்படாது.

பெட்டிச்செய்தி 8.8. மிகை ஊக்கச் செயல்பாடு உள்ள மாணவரை நிர்வகித்தல்: ஆசிரியர்களுக்கான ஆலோசனைகள்

கீழ்க்காணுபவற்றைப் பின்பற்றுமாறு ஆசிரியர்களுக்கு ஆலோசனை வழங்க வேண்டும்:

- மிகை ஊக்கச் செயல்பாடு பாதிப்பு உள்ள மாணவனைத் தன் மேசைக்கு அருகில் ஆசிரியர் உட்கார வைத்துக்கொள்வதன் மூலம் அதிக கவனம் செலுத்த முடியும். அதுபோலவே, முன் வரிசையில் உட்கார வைப்பதால், அதிகமாகக் கவனம் சிதற வாய்ப்பு இல்லை; மற்ற மாணவர்கள் பின் வரிசையில் அமர்ந்திருப்பார்கள்.

- இந்த மாணவனைச் சுற்றி பொறுப்பும் நற்குணங்களும் நிறைந்த மாணவர்களை உட்கார வையுங்கள். எடுத்துக்காட்டாக முன்மாதிரியாக இருக்கும் மாணவனை, இந்த மாணவனுக்கு நண்பனாக இருக்க ஊக்குவியுங்கள்.
- கவனம் சிதற மாணவனுக்கு வாய்ப்பு அளிக்காதீர்கள். எடுத்துக்காட்டாக, கதவுக்கு அல்லது ஜன்னலுக்கு அருகே உட்கார வைக்காதீர்கள்.
- கட்டளையிடும்போது மாணவனைப் பார்த்துச் சொல்லுங்கள். அந்த மாணவன் சரியாகப் புரிந்து கொண்டானா என்பதை அறிந்துகொள்ள, அவனைத் திருப்பிச் சொல்லுமாறு கூறுங்கள்.
- கட்டளைகள் தெளிவாகவும் சுருக்கமாகவும் இருக்க வேண்டும். தினசரி செய்ய வேண்டியவற்றை தினமும் மாற்றிக்கொண்டிருக்காதீர்கள்.
- சிக்கலான கட்டளைகளை எளிதாக்கிக் கூறுங்கள். ஒரே நேரத்தில் நிறைய கட்டளைகளை இடாதீர்கள். ஒரு வேலையைச் சிறுசிறு வேலைகளாகப் பிரித்துச் செய்யச் சொல்லவும். ஒரு வேலைக்கும் மற்றொன்றுக்கும் நடுவே போதுமான ஓய்வு தரவும்.
- உங்கள் கட்டளையை மாணவன் சரியாகப் புரிந்துகொண்டானா என்பதை உறுதி செய்து கொள்ளுங்கள். உங்களுக்குத் திருப்தி இல்லாவிட்டால், பொறுமையாக மீண்டும் ஒருமுறை கூறுங்கள். சத்தம் போடுவதால் பயன் ஒன்றும் இருக்காது.
- தேவையென்றால் மற்றவர்களின் உதவியைப் பெற்றுக்கொள்ளலாம் என்று மாணவனுக்கு உறுதிப்படுத்துங்கள்.
- வீட்டுப்பாடக் குறிப்புப் புத்தகம் ஒன்றை மாணவன் வைத்திருக்குமாறு பார்த்துக்கொள்ளுங்கள். அதில் வீட்டுப்பாடங்கள் என்னென்ன செய்ய வேண்டும் என்ற குறிப்பு எழுதப்பட்டுள்ளதா என்பதை மாணவன் பள்ளியை விட்டுக் கிளம்புவதற்குமுன் பரிசோதித்துக்கொள்ளுங்கள். இது ஆசிரியர்களுக்கும் பெற்றோர்களுக்கும் இடையில் தகவல் பரிமாறிக்கொள்வதை மேம்படுத்தும்.
- மாதாந்திர அல்லது ஆண்டுத் தேர்வு நடக்கும்போது, மற்ற மாணவர்களுக்கு அளிப்பதைவிட அதிகமான நேரம் இந்த மாணவனுக்கு அளிக்கப்படவேண்டும். எடுத்துக்காட்டாக, இவனுடைய விடைத்தாளைக் கடைசியாக ஆசிரியர் வாங்கிக்கொள்ளலாம்.
- எந்தவொரு வேலையைச் செய்யச் சொன்னாலும், இடையிடையே ஆசிரியர் கண்காணிப்பது நல்லது.
- மாணவனை எக்காரணத்தை முன்னிட்டும் அவமானப்படுத்தாதீர்கள். அதற்குப் பதிலாக, வகுப்பறையில் கடைப்பிடிக்க வேண்டிய விதிகளை அவன் மீறிவிட்டதாகப் பொறுமையாகக் கூறுங்கள். நிர்ணயிக்கப் பட்ட ஓர் ஒழுங்கு விதியை மாணவனுக்கு அனுசரியுங்கள். (எடுத்துக்காட்டாக, வகுப்பை விட்டு வெளியே போய் ஐந்து நிமிடம் நிற்க வேண்டும்.)
- வெற்றிகரமாகச் செய்து முடிக்கும் ஒவ்வொரு பணியையும் பாராட்டிப் பரிசளியுங்கள். அதுபோலவே, அச்செயலைச் செய்ய எடுக்கும் முயற்சியைப் பாராட்டுவதும் வென்றதைப் பாராட்டுவதற்குச் சமமானது.

பள்ளிகளில் எப்படி மனநலத்தை மேம்படுத்தலாம் என்பதை பிரிவு 10.3 விளக்குகிறது.

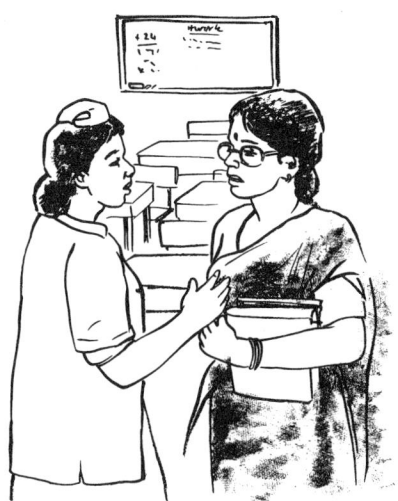

நேர்காணலின்போது கவனிக்கவேண்டியவை

கவனம் குறைந்த மிகை ஊக்கச் செயல்பாட்டுப் பிறழ்வால் பாதிக்கப்பட்ட குழந்தை அமைதியற்றும், படபடப்பாகவும், பரபரப்பாகவும், தொடர்ந்து ஓரிடத்தில் உட்காராமல் இருக்கையிலிருந்து எழுந்து அறையில் நடக்க முயற்சிப்பதாகவும் இருக்கும். மற்றவர்கள் பேசும்போது குறுக்கிட்டு தான் பேசத் தொடங்கும்; பேச்சின் இடையில் அடிக்கடி குறுக்கிடும்.

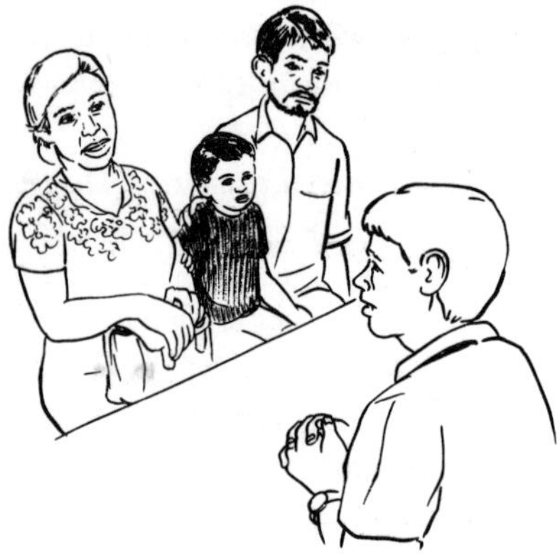

பிறகு என்ன செய்ய வேண்டும்?

- குழந்தை அங்கு இருக்கும்போதே, குடும்பத்தினரிடம் குழந்தைக்குள்ள பிரச்சினை என்ன என்பதை விளக்கிக் கூறுங்கள். குழந்தைக்கு ஆரோக்கியம் சார்ந்த பிரச்சினை உள்ளது என்பதைப் பெற்றோர்களும் குழந்தையும் எளிமையாகப் புரிந்துகொள்வது அவர்களுக்கு நம்பிக்கை அளிப்பதாக இருக்கும்.
- குழந்தையை வீட்டில் எப்படிச் சமாளிப்பது என்பது குறித்த ஆலோசனை பெற்றோருக்குத் தேவைப்படும் (☞ பெட்டிச்செய்தி 8.7).
- குழந்தைக்கு உள்ள பிரச்சினையை விளக்கி, அதன் ஆசிரியருக்கு ஒரு குறிப்பை எழுதி அனுப்புங்கள். குழந்தையை வகுப்பில் எப்படி நிர்வகிப்பது என்பது குறித்து ஆசிரியரோடு நீங்கள் விவாதிக்கலாம் (☞ பெட்டிச்செய்தி 8.8).
- மிதைல் பெனிடேட் என்ற பெயருள்ள மருந்தை அளிப்பது சில குழந்தைகளுக்குப் பயன் அளிக்கலாம். இந்த மருந்தைக் குழந்தைநல மருத்துவர் அல்லது மனநல மருத்துவர் மட்டுமே பரிந்துரைக்கலாம்.
- மயக்கத்துக்கு உள்ளாக்கும் மருந்து எதுவும் குழந்தைக்குத் தரக்கூடாது. ஏனென்றால், அது குழந்தைக்கு அரைத்தூக்க நிலையை ஏற்படுத்தி மனத்தை ஒருமுகப்படுத்தும் தன்மையை மோசமாக்கிவிடும்.

எப்போது மருத்துவரிடம் பரிந்துரைக்க வேண்டும்?

கவனம் குறைந்த மிகை ஊக்கச் செயல்பாட்டுப் பிறழ்வுக்குச் சிகிச்சை அளிப்பது மிகவும் கடினம். குழந்தைநல மருத்துவமனை அல்லது மனநலச் சேவை மையம் அருகில் இருந்தால், பாதிக்கப் பட்ட அனைத்துக் குழந்தைகளையும் அங்கு அனுப்பி மருத்துவரிடம் காட்டச் சொல்லுங்கள்.

பெட்டிச்செய்தி 8.9. அமைதியற்ற குழந்தைக்குச் சிகிச்சை அளிக்கும்போது நினைவில் கொள்ள வேண்டியவை

- பல குழந்தைகள் அமைதியற்ற நடத்தையைக் கொண்டிருக்கும்; எப்போதும் ஓய்வில்லாமல் பரபரப்பாக இயங்கிக்கொண்டிருக்கும்; மனத்தைக் குவிக்கும் திறன் மிகக் குறைவாக இருக்கும் – குறிப்பாக அவர்கள் தளர்நடை போடும் குழந்தைகளாக இருக்கும் பருவத்தில். இந்தப் பரபரப்பான நடத்தை அளவுக்கு மிஞ்சிப்போகும்போது, அது வீடு, பள்ளி மற்றும் நண்பர்களுக்கு இடையில் பிரச்சினைகளை உருவாக்கு கிறது. இதுவே கவனம் குறைந்த மிகை ஊக்கச் செயல்பாட்டுப் பிறழ்வு என்று அழைக்கப்படுகிறது.
- பெற்றோர்களுக்கும் ஆசிரியர்களுக்கும் ஆலோசனைகள் அளிப்பதன் மூலமும் அவர்கள் குழந்தையின் நடத்தையை எப்படி எதிர்கொள்வது என்று கற்றுக்கொள்வதன் மூலமும் மட்டுமே கவனம் குறைந்த மிகை ஊக்கச் செயல்பாட்டுப் பிறழ்வுக்குச் சிகிச்சை அளிக்க முடியும்.
- உங்கள் ஊரில் உரிய வசதி இருந்தால், குழந்தையை ஒரு குழந்தைநல மருத்துவரிடம் காட்டலாம்.

8.4 கொடுமைக்கு உள்ளான குழந்தை

ஒரு குழந்தையின் ஆரோக்கியத்துக்கோ வளர்ச்சிக்கோ ஊறு விளைவிக்கும் எந்தவொரு செயலையும் குழந்தைகள் மீதான கொடுமை எனலாம். ஒரு குழந்தையைப் பல்வேறு வழிகளில் கொடுமைக்கு உள்ளாக்கலாம்.

- **உணர்வு ரீதியான கொடுமை.** குழந்தைக்கு இழைக்கப்படும் கொடுமையில், இதுவே பொதுவாக நிகழ்வது; ஆனால் வெளியே தெரியவராது. தேவையான உணவு அல்லது அன்பும் ஆதரவும் அல்லது மருந்து தராமல் குழந்தை புறக்கணிக்கப்படுகிறது. சில வேளைகளில், ஒரு குழந்தை மட்டும் கொடுமைப்படுத்தப்படும்; மற்ற குழந்தைகளுக்கு அனைத்தும் கிடைக்கும். அவர்கள் வேறு விதமாக நடத்தப்படுவார்கள். குழந்தையிடம் சத்தம்போடுதல், குழந்தையைக் கேலி செய்தல் அல்லது கெட்ட வார்த்தை சொல்லித் திட்டுதல் போன்றவை குழந்தையின் உணர்வுகளுக்கு விளைவிக்கும் தீங்கு ஆகும்.
- **உடல் ரீதியான கொடுமை.** பல பெற்றோர்கள் குழந்தைகளைக் கண்டிக்க அல்லது வழிக்குக் கொண்டுவர எப்போதாவது ஒருமுறை அறைவது உண்டு. அதே சமயம், உடல் ரீதியாகத் தரப்படும் தண்டனை என்பது கடுமையானதாகவும் அடிக்கடி நிகழக்கூடியதாகவும் இருக்கும் போது, அது குழந்தையின் உணர்வுகளைக் காயப்படுத்தும். எலும்புமுறிவு அல்லது கடும் காயம் ஏற்படும் அளவுக்குக்கூட சில குழந்தைகள் பெற்றோர்களிடம் அடி வாங்குவது உண்டு.
- **பாலியல் கொடுமை.** குழந்தைக்கு இழைக்கப்படும் கொடுமையில் இதுவே மிக மோசமானது. இங்கு, வயதுவந்த ஒருவர் தன் பாலியல் சுகத்துக்காக ஒரு குழந்தைக்குக் கொடுமை விளைவிக்கிறார். கொடுமை விளைவிப்பவர் குழந்தையின் பிறப்புறுப்புகளைத் தொடுவார் அல்லது தன்னுடைய பிறப்புறுப்பைக் குழந்தையைத் தொடச்செய்வார் அல்லது குழந்தையோடு உடலுறவுகொள்ள முயற்சி செய்வார்.

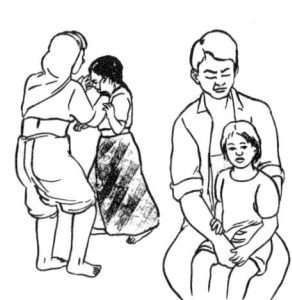

8.4.1 குழந்தைகள் ஏன் கொடுமைப்படுத்தப்படுகிறார்கள்?

குழந்தைகளில் ஆண் குழந்தைகளும் பெண் குழந்தைகளும் கொடுமைப்படுத்தப்படுகிறார்கள். தந்தை, சகோதரன், மாமா, ஆண் உறவினர்கள், குடும்ப நண்பர்கள், வீட்டு வேலைக்காரர், குழந்தையைப் பார்த்துக்கொள்ள நியமிக்கப்பட்டவர், பக்கத்து வீட்டுக்காரர் போன்று ஒரு குழந்தைக்கு மிக நன்றாகத் தெரிந்தவர்களே, அந்தக் குழந்தையைக் கொடுமைக்கு உள்ளாக்கு கிறார்கள். தனக்குக் குழந்தையோடு உள்ள நெருக்கமான உறவைச் சாதகமாக்கிக்கொண்டு, வயது வந்தவர் குழந்தையைத் தன் கட்டுப்பாட்டுக்குள் கொண்டு வருகிறார். வேறு வகையில் வன்செயல்கள் நிகழும் ஒரு குடும்பத்தில்தான் (தாயைக் கொடுமைப்படுத்தும் தந்தை), குழந்தைக் கொடுமையும் நிகழ்கிறது. இவ்வாறு கொடுமை இழைப்பவர்களில் பலர், தங்கள் குழந்தைப்பருவத்தில் இதுபோன்ற கொடுமைக்கு உள்ளானவர்களே.

மிக அரிதாகவே, முன்பின் பழக்கமில்லாத ஒருவரால் குழந்தை கொடுமைக்கு உள்ளாகிறது. சில சூழல்களில், பாதுகாப்பு அல்லது வலிமையற்ற குழந்தைகள், எடுத்துக்காட்டாகத் தெருவோரத்தில் வசிக்கும் குழந்தைகள், வயது வந்தவர்களால் பாலியல் ரீதியாகக் கொடுமைக்கு ஆளாகிறார்கள். (☞ பிரிவு. 9.7). முன்பெல்லாம் சமூகங்களே குழந்தைகளைப் பாதுகாத்து வந்தன; இது சிதைந்துபோகும் அளவுக்கு உலகின் சில பகுதிகளில் சுற்றுலாத் தொழிலும் நகர வளர்ச்சியும் பெருகிவருகின்றன; இது கவலை அளிப்பதாக உள்ளது. குழந்தையைக் கொடுமைப் படுத்துபவர்களில் பெரும்பாலோர் ஆண்கள். இவர்களில் பலர் பக்குமற்றவர்களாகவும், தனித்து இருப்பவர்களாகவும், தனிமைப்படுத்தப்பட்டவர்களாகவும், மதுப்பழக்கம் உள்ளவர்களாகவும் இருக்கின்றனர்; ஆனால், இவர்களில் பெரும்பாலோர் வித்தியாசமானவர்களாகவோ அல்லது வித்தியாசமாக நடந்துகொள்பவர்களாகவோ தோற்றமளிக்கமாட்டார்கள்.

8.4.2 கொடுமைப்படுத்தப்படுவதால் குழந்தைகள் எவ்வாறு பாதிக்கப்படுகிறார்கள்?

கொடுமையின் வகையையும் தன்மையையும் பொருத்து பாதிப்பு மாறுபடுகிறது. எடுத்துக்காட்டாக, எப்போதுமே அன்பாகவும் பாசமாகவும் இருக்கும் தந்தை எப்போதாவது ஒரு முறை குழந்தையை அடித்தால் அல்லது அறைந்தால், அது குழந்தையிடம் பெரும் பாதிப்பை ஏற்படுத்தாது. அதே சமயத்தில், தொடர்ந்து உடலுக்கு விளைவிக்கும் கொடுமை கடுமையான பிரச்சினைகளுக்குக் காரணமாகிவிடும்.

- **உடல்நலம்.** கன்றிப்போதல், வீங்குதல், வெட்டு, எலும்புமுறிவு, சிகரெட்டால் சுட்ட புண் போன்றவையும் மோசமான சூழலில் மரணமும் உண்டாகும்.
- **பாலியல் நலம்.** பாலுறுப்புகளில் காயம், கருவுறுதல், பாலுறவுத் தொற்று போன்றவை ஏற்படலாம்.
- **மனநலம்.** கொடுமைக்கு உள்ளான குழந்தைகளிடம் அச்சம், ஆக்ரோஷம், குறைவான அளவில் மனத்தை ஒருமுகப்படுத்தும் தன்மை, மனச்சோர்வு மற்றும் சமூகத்துக்கு எதிரான குற்ற நடத்தை வெளிப்படும்.
- **பள்ளிச் செயல்பாடு.** கொடுமைக்கு உள்ளான குழந்தைகளின் பள்ளிச் செயல்பாடு மோசமாகிக் கொண்டே வரும். படிப்பில் ஆர்வமின்மை, குறைவான மதிப்பெண்கள் பெறுதல் போன்றவை நிகழும்.

8.4.3 குழந்தை கொடுமைக்கு உள்ளாகிறது என்று எப்போது சந்தேகப்படுவது?

உடல்ரீதியான கொடுமை

ஒரு குழந்தையிடம் பின்வரும் அறிகுறிகள் தென்பட்டால், அது உடல் ரீதியான கொடுமைக்கு உள்ளாகியிருக்கிறது என்று தெரிந்துகொள்ளலாம்:

- பயத்தோடு தோற்றமளித்தல்;
- மற்ற குழந்தைகளிடமிருந்து ஒதுங்கியிருத்தலும் சேர்ந்து விளையாட விரும்பாததும்;
- ஆக்ரோஷமாக இருத்தல் அல்லது மற்ற குழந்தைகளிடம் வம்பு வளர்த்தல், சண்டைக்குப் போதல், அடாவடித்தனமாக நடந்துகொள்ளுதல்;
- பள்ளியிலிருந்து அல்லது வீட்டைவிட்டு ஓடிவிடுதல்;
- பொய் சொல்லுதல் அல்லது திருடுதல்;
- படிப்பில் மோசமாக இருத்தல்.

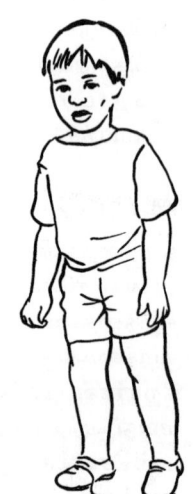

பாலியல்ரீதியான கொடுமை

ஒரு குழந்தையிடம் பின்வரும் அறிகுறிகள் தென்பட்டால், அது பாலியல் ரீதியான கொடுமைக்கு உள்ளாகியிருக்கிறது என்று அறிந்துகொள்ளலாம்:

- ஒதுங்கியிருப்பதோடு வருத்தமாகக் காட்சியளித்தல்;
- எல்லோருக்கும் எதிரில் தன் பிறப்புறுப்பைத் தொடுதல் அல்லது பிறப்புறுப்போடு விளையாடிக்கொண்டிருத்தல் போன்ற பாலியல் சார்ந்த விளையாட்டு அல்லது நடத்தையை வெளிப்படுத்துதல்;
- நீங்கள் எதிர்பார்ப்பதைவிட பாலுறவு பற்றி அதிகமாகத் தெரிந்து வைத்திருத்தல்;
- சிறுநீரைக் கட்டுப்படுத்திக்கொள்ளும் பக்குவம் வந்த பிறகும் படுக்கையை நனைத்தல் அல்லது அழுக்காக்குதல்;

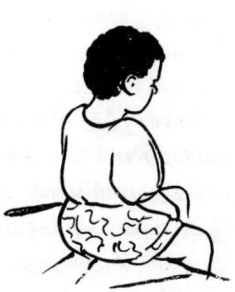

- படிப்பில் மோசமாக இருத்தல்;
- வழக்கத்துக்கு அல்லது இயல்புக்கு மாறாக, பெரியவர்களிடம் அளவுக்கு அதிகமாக நட்போடு இருத்தல்;
- தற்கொலைக்கு முயற்சி செய்தல்;
- எந்தத் தெளிவான காரணமும் இல்லாமல், குடும்பத்தில் உள்ள பெரியவர்களைக் கண்டு பயப்படுதல்;
- மற்றவர்களை நம்பாதது;
- மது அல்லது போதைப்பொருள் பயன்படுத்தத் தொடங்குதல்;
- தொடர்ந்து சிறுநீர்த் தொற்றுக்கு ஆளாதல், சிறுநீர்க் கழிக்கும்போது வலி இருத்தல் அல்லது பிறப்புறுப்புகளில் தொற்றோ அழற்சியோ காணப்படுதல்.

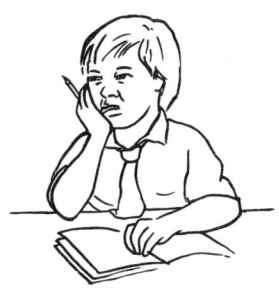

உணர்வுரீதியான கொடுமை

ஒரு குழந்தையிடம் பின்வரும் அறிகுறிகள் காணப்பட்டால், அது உணர்வு ரீதியான கொடுமைக்கு உள்ளாகியிருப்பதாக அறிந்துகொள்ளலாம்:

- முறையான அல்லது இயல்பான வளர்ச்சியை எட்டாமல் இருத்தல் (☞ பிரிவு 8.1);
- எந்த மருத்துவக் காரணமும் இல்லாமல் உடல் எடை இழத்தல்;
- அடிக்கடி நோய்வாய்ப்படுதல்;
- ஒரு குழந்தை தன் வயதுக்கு ஏற்றபடி பேசும் அளவுக்கான மொழி வளர்ச்சி இல்லாமை;
- தன் வயதை ஒத்த குழந்தைகள் போல் செயல்படாமல் அமைதியாக இருத்தல்;
- உணவு உண்பதில் பிரச்சினை; வேளாவேளைக்கோ சரியான அளவிலோ சாப்பிடாமல் இருத்தல்;
- சிறு குழந்தை போன்று நடந்துகொள்ளுதல் (எ.கா: ஆறு வயதுள்ள குழந்தை மூன்று வயது குழந்தை போன்ற நடத்தையை வெளிப்படுத்துதல்);
- தன்னைத்தானே காயப்படுத்திக்கொள்ளுதல்;
- வீட்டை விட்டு ஓடிவிடுதல்;
- படிப்பில் மோசமாக இருத்தல்;
- சக்தியே இல்லாததுபோல் சோர்வாகத் தோற்றமளித்தல்; மிகக் குறைவாக அழுதல்.

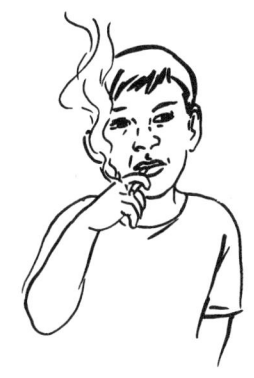

மேலே குறிப்பிடப்பட்டுள்ள அறிகுறிகள் வெவ்வேறு விதமான கொடுமைக்கு உள்ளாகும் குழந்தைகளிடம் வெளிப்படுவது. இருப்பினும், ஒரு வகைக்குள்ள அறிகுறி மற்றொரு வகைக்கும் கூடுதலாக வெளிப்படலாம். எடுத்துக்காட்டாக, பாலியல் கொடுமைக்கு உள்ளான குழந்தை வீட்டை விட்டு ஓடிவிடலாம்; உடல் ரீதியான கொடுமைக்கு ஆளான குழந்தை படுக்கையை நனைக்கலாம்.

8.4.4 இந்தப் பிரச்சினையை எப்படி எதிர்கொள்வது?

குடும்பத்தினரிடம் அல்லது நண்பர்களிடம் கேட்கவேண்டிய கேள்விகள்

தங்களுக்குத் தெரிந்த ஒரு குழந்தை கொடுமைக்கு உள்ளாகிவருகிறது என்று பெரியவர்களில் சிலர் வெளிப்படையாகக் கூறுவார்கள். குழந்தை கொடுமைக்கு உள்ளாகிறது என்று நீங்கள் சந்தேகப் பட்டால், பெரியவர்களிடம் வெளிப்படையாகவும் நேரடியாகவும் பின்வரும் கேள்விகளைக்

கேட்க வேண்டியது அவசியம்:

- இந்தக் குழந்தை யாரோ ஒருவரால் கொடுமைப்படுத்தப்படுகிறது என்று நீங்கள் சந்தேகப் படுகிறீர்களா அல்லது கருதுகிறீர்களா? அப்படி ஒரு சாத்தியம் இருந்தால், மூன்று வகையான கொடுமைகள் பற்றிக் குறிப்பாகக் கேளுங்கள்: பாலுறவுசார்ந்த வன்செயல் அல்லது உடல் சார்ந்த வன்செயலைப் போல் 'கடுமையானது' அல்ல என்பதால் உணர்வு சார்ந்த வன்செயல் பற்றிக் கேள்வி கேட்பதைத் தவிர்த்துவிடாதீர்கள்.
- யார் குழந்தையைக் கொடுமைப்படுத்துவதாக நீங்கள் நினைக்கிறீர்கள்? அது எப்போது தொடங்கியது?
- குழந்தைக்கு உடல் ரீதியான காயங்கள் ஏற்பட்டனவா? காயங்கள் எந்த அளவுக்கு மோசமானவை? இதற்கு என்ன நடவடிக்கை எடுக்கப்பட்டது?
- குழந்தைக்கு பாலுறவு ரீதியான வன்செயல் நிகழ்ந்ததா? அது எந்த அளவுக்குக் கடுமையானது? இதற்கு என்ன நடவடிக்கை எடுக்கப்பட்டது?
- இந்தத் தகவலை வேறு யாரிடமாவது நீங்கள் பகிர்ந்துகொண்டீர்களா? அப்படியென்றால் யாருடன்?
- இவ்வாறு நடப்பது தனக்குக் கவலை அளிப்பதாகவும் அது பற்றிய அக்கறை உங்களுக்கு உண்டு என்றும் கொடுமைப்படுத்துபவரிடம் கூறியுள்ளீர்களா? அப்படியென்றால், அவருடைய எதிர்வினை எப்படி இருந்தது?
- குழந்தையின் பாதுகாவலர் யார்? கொடுமைப்படுத்துபவரே அதன் பாதுகாவலராக இருந்தால், அவரைத் தவிர குழந்தையைப் பொறுப்பெடுத்துக்கொள்ள யார் இருக்கிறார்கள் என்று கேளுங்கள்.

குழந்தையிடம் கேட்க வேண்டிய கேள்விகள்

- சில சமயம் வளர்ந்தவர்களே குழந்தையைக் காயப்படுத்தலாம். பெரியவர்கள் யாராவது உன்னை அண்மையில் காயப்படுத்தினார்களா?
- அப்படியென்றால், அது யார்? குழந்தை பதில் சொல்லப் பயந்தால், குழந்தையைக் கட்டாயப்படுத்தாதீர்கள். அடுத்த கேள்வியைக் கேளுங்கள்.
- உன்னை அவர் எப்படிக் காயப்படுத்தினார்? எத்தனை நாளைக்கு ஒருமுறை அல்லது ஒரு நாளில் எத்தனை முறை?
- இதைப்பற்றி நீ என்ன நினைக்கிறாய்?
- இதைப்பற்றி நீ யாரிடமாவது சொல்லியிருக்கிறாயா? அது யார்? அதற்கு அவர்கள் என்ன பதில் சொன்னார்கள்?

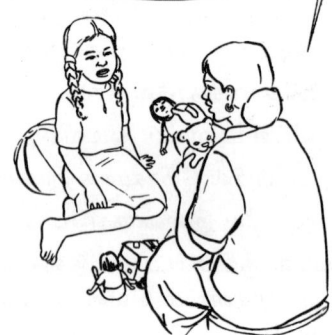

சிலவேளைகளில் பெரியவர்கள் குழந்தைகளைக் காயப்படுத்தலாம்; தகாத நடத்தைக்கு உள்ளாக்கலாம். சமீபத்தில் பெரியவர்கள் யாராவது உன்னைக் காயப்படுத்தினார்களா?

நேர்காணலுக்கான சிறப்பு ஆலோசனைகள்

- குழந்தைகளுக்கு நிகழ்ந்த கொடுமைகளைப் பற்றி அவர்களிடம் நேர்காணல் நடத்துவது சிரமமான விஷயம். அனுபவமுள்ள ஒரு நலப் பணியாளரைக் குழந்தையிடம் பேசச் சொல்வதே உத்தமம். சாத்தியம் என்றால், கொடுமைக்கு உள்ளான குழந்தையிடம் ஒரு குழந்தைநல வல்லுநரையோ அல்லது கொடுமைக்கு உள்ளான குழந்தையோடு சிகிச்சையளித்த அனுபவம் உள்ள நலப் பணியாளரையோ நேர்காணல் நடத்தச் சொல்லுங்கள்.
- குழந்தையிடம் ஓர் இணக்கமான உறவை ஏற்படுத்திக்கொள்ளாத வரை, கொடுமைக்கு உள்ளானதைப் பற்றி எந்தக் கேள்வியும் கேட்காதீர்கள். குழந்தையிடம் ஒரு நட்பை உருவாக்கிக்கொள்ள சற்று நேரம் தேவைப்படும் என்றாலும், உங்கள் நேரத்தைச்

செலவிடுங்கள். குழந்தைகளிடம் பொம்மைகளைக் கொடுத்து விளையாடச் சொல்வது, அவர்கள் இளைப்பாற உதவும்.

- குழந்தையிடம் பொறுமையாகவும் அமைதியாகவும் பேசுங்கள். தான் விரும்பும் எந்தக் கேள்வியை வேண்டுமானாலும் குழந்தை உங்களிடம் கேட்கலாம் என்பதைக் குழந்தைக்குத் தெளிவுபடுத்துங்கள்.
- தாய் அல்லது நிச்சயமாகக் குழந்தையைக் கொடுமைப்படுத்தியவர் அல்ல என்று நீங்கள் நம்பும் வயது வந்தவர் அருகில் இருக்கும்போது, குழந்தையிடம் நேர்காணலை நடத்துங்கள்.
- யார் மீதும் குற்றச்சாட்டையோ மிரட்டலையோ முன்வைக்காதீர்கள். குழந்தை அதைக் கேட்டு பயந்துவிட நேரலாம். வயதுவந்தவர்கள் உங்கள் நோக்கத்தைச் சந்தேகப்படலாம்.

நேர்காணலின்போது கவனிக்க வேண்டியவை

கொடுமைக்கு உள்ளான குழந்தையை உடல் பரிசோதனைக்கு உட்படுத்தும்போது கவனமாக இருக்க வேண்டும். அதன் மென்மையான மனம் புண்படாதவண்ணம் நடந்துகொள்ள வேண்டும். குழந்தையின் அந்தரங்கத்துக்கு மதிப்பு அளிக்க வேண்டும். நீங்கள் என்ன செய்கிறீர்கள், எதற்காகச் செய்கிறீர்கள் என்பதை விளக்கிச் சொல்லுங்கள். அந்தக் குழந்தையின் நம்பிக்கையைப் பெற்ற, குடும்ப உறுப்பினர் ஒருவரை உடன் வைத்துக்கொள்ளுங்கள். நீங்கள் அறியவரும் அனைத்தையும் ஆவணப்படுத்துங்கள். இது காவல்துறைப் புலனாய்வுக்குத் தேவையாக இருக்கலாம். நீங்கள் முழுமையாக மேற்கொள்ளும் உடல் பரிசோதனையில் பின்வருபவையும் உள்ளடக்கப்பட வேண்டும்:

- குழந்தையின் உடல் எடையும் உயரமும் (குழந்தை அதன் வயதுக்கு ஒத்த வளர்ச்சியை எட்டவில்லை என்பதற்கான அறிகுறிகள்);
- உடல் காயம் ஏதாவது உள்ளதா என்ற பரிசோதனை;
- பாலுறுப்புகளில் காயம் அல்லது அழற்சி உள்ளதா – எப்போதும் ஆசனவாய்ப் பகுதியைப் பரிசோதியுங்கள், குறிப்பாகப் பையன்களுக்கு.

உடனடியாக என்ன செய்ய வேண்டும்?

- குழந்தையின் ஆரோக்கியத்துக்கும் பாதுகாப்புக்கும் நீங்கள் முன்னுரிமை அளிக்க வேண்டும். குழந்தையின் உயிருக்கு ஆபத்து என்று நீங்கள் சந்தேகப்பட்டால், உடனடியாக ஒரு பாதுகாப்பான இடத்துக்குக் குழந்தையை அனுப்பி வையுங்கள். இது குடும்ப உறுப்பினர் ஒருவர், அருகிலுள்ள மருத்துவமனை அல்லது குழந்தையின் நலனுக்குப் பாடுபடும் அமைப்பாக இருக்கலாம்.
- குழந்தையைக் கொடுமைக்கு உள்ளாக்குவது ஒரு கடுமையான குற்றம் என்றும், காவல்துறையில் புகார் அளிக்கும் பட்சத்தில் கொடுமைப்படுத்துபவர் காவல் துறை நடவடிக்கைக்கு உள்ளாவார் என்றும் குழந்தையின் நலனில் அக்கறையுள்ள குடும்ப உறுப்பினரிடம் கூறுங்கள். நேர்காணலின்போது கூறப்பட்ட அனைத்தையும் எழுதி வையுங்கள். காவல்துறையில் புகார் அளிப்பது (எ.கா: கொடுமைப்படுத்துபவர் குடும்பத்துக்கான வருமானத்தை ஈட்டித் தருபவராக இருந்து, அவர் சிறைக்குச் சென்று விட்டால், குடும்பம் எப்படி நடக்கும்?) பிரச்சினையை

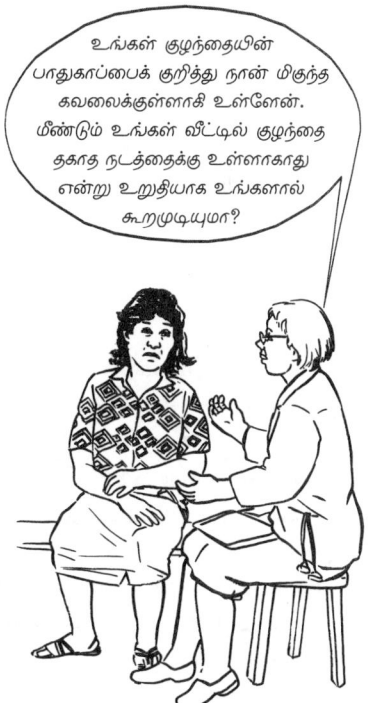

பெட்டிச்செய்தி 8.10. கொடுமைக்கு உள்ளான குழந்தைக்கு உதவுதல்

குழந்தை தன்னைப் பற்றி ஆக்கபூர்வமாக உணர உதவுங்கள்

- நடத்தப்பட்ட கொடுமைக்குக் குழந்தை எந்த விதத்திலும் பொறுப்பல்ல என்று உறுதியாகக் கூறுங்கள்.
- குழந்தையின் நடத்தைக்கும் உணர்வுகளுக்கும் நம்பிக்கையூட்டும் கருத்துகளைத் தெரிவியுங்கள்.
- நண்பர்களுடன் விளையாடுவது போன்று, குழந்தை விரும்புவதைச் செய்யுமாறு ஆலோசனை கூறவும்.

நம்பிக்கை வைக்க குழந்தைக்கு உதவுங்கள்

- குழந்தை நம்பிக்கையோடு பேசக்கூடிய நபராக இருங்கள்.
- குழந்தையோடு தனித்து இருக்க நேரத்தை ஒதுக்குங்கள்.
- அன்பும் பாசமும் காட்டுங்கள்; ஆனால், யாரையும் தொட அனுமதிக்கக்கூடாது என்பதைக் குழந்தைக்கு நினைவூட்டுங்கள்.

உணர்வுகளை அடையாளம் காணவும் வெளிப்படுத்தவும் உதவுங்கள்

- உணர்வுகளையும் உணர்ச்சிகளையும் சுட்டக்கூடிய விதத்தில் அமைந்த விளையாட்டுகளைக் குழந்தையோடு விளையாடுங்கள்.
- உணர்ச்சிகளைச் சுட்டும் விதத்தில் உள்ள புத்தங்களைக் குழந்தைக்குப் படித்துக் காட்டவும்.
- குழந்தை எந்த விதமான உணர்ச்சிக்கு ஆட்பட்டுள்ளது, ஏன் என்பதைப் பற்றிப் பேசுங்கள்.
- கோபத்தை எப்படிக் கையாள்வது என்பதற்கான வழிகளைக் குழந்தைக்குக் கற்றுக் கொடுங்கள்; எ.கா: கோபம் அடங்கும் வரை பொம்மைகளோடு விளையாடுதல்.

பாதுகாப்பாக இருக்கத் திட்டமிட குழந்தைக்கு உதவுங்கள்

- உள்ளூர்க் காவல் நிலையத் தொலைபேசி எண் இருந்தால், குழந்தை எளிதாகக் கண்டுபிடிக்கக்கூடிய இடத்தில் எழுதி வைக்கவும்.
- குழந்தை எளிதாக உதவியை நாடக்கூடிய, நண்பரை அல்லது பக்கத்து வீட்டுக்காரரைத் தேர்ந்தெடுங்கள்.
- வயதுவந்த ஆட்கள் நெருங்கினால், 'தொடாதே' என்று சொல்லக் குழந்தைக்குக் கற்றுக்கொடுங்கள்.

குழந்தைகளைக் குணப்படுத்த உதவும் கருத்து அல்லது செய்தி அல்லது அறிவுரை

- உன்மேல் எனக்கு மிகுந்த அக்கறை உண்டு.
- நான் உன்னை மதிக்கிறேன்.
- நீ அன்புக்குரிய குழந்தை.
- உன்னிடம் நிறைய திறமைகள் உள்ளன.
- நீ என்னிடம் சொன்ன வரையில் நல்லது; மீண்டும் இதுபோல் உனக்கு நிகழாதவாறு நாம் பார்த்துக் கொள்வோம்.
- பெரும்பாலான வயதுவந்த நபர்கள் குழந்தைகளுக்கு எந்தத் தீங்கும் செய்ய மாட்டார்கள்.
- யாராவது உன்னைத் தொடும் விதம் உனக்குப் பிடிக்கவில்லையென்றால், 'தொடாதே' என்று தைரியமாக நீ சொல்லலாம்.

மோசமாக்கும் என்றால் அதைப் பற்றி யோசியுங்கள். குழந்தையை உறவினர் வீட்டில் பாதுகாப்பாக வைத்திருப்பது ஒரு தற்காலிகமான தீர்வுதான். சில நாடுகளில் குழந்தை கொடுமைக்கு உள்ளானால் அதைக் காவல்துறையினரிடம் தெரிவிக்க வேண்டும் என்று சட்டம் உள்ளது. இது போன்ற சூழலில், நீங்கள் காவல்துறையினரிடம் புகார் அளித்து சட்டப்படியான நடவடிக்கை எடுக்கப்பட்டாக வேண்டும்.

- குழந்தையோடு மருத்துவமனைக்கு வந்துள்ள குடும்ப உறுப்பினர்களிடம் பேசுங்கள். ஏன் உங்கள் குழந்தை கொடுமைப்படுத்துவதாக நீங்கள் சந்தேகப்படுகிறீர்கள் என்று விளக்கமாகக் கூறுங்கள். தங்களுடைய நடவடிக்கைகள் குழந்தையின் ஆரோக்கியத்தைப் பாதிக்கும் என்பதைப் பல பெற்றோர்கள் உணர்வதில்லை. குழந்தையை அடிப்பதால் அல்லது அதன் உணர்வுக்கு மதிப்பளிக்காமல் அல்லது குழந்தையிடம் பாசமாக

நடந்துகொள்ளாமல்போவதால் ஏற்படும் ஆபத்துகளை விளக்கிச் சொல்வதன் மூலம் பெற்றோர்கள் தங்களின் நடவடிக்கைகளை மாற்றிக்கொள்ளலாம்; பெற்றோர்களிடம் ஒரு மாற்றம் ஏற்படலாம். ஒரு குழந்தை வீட்டில் கொடுமைக்கு உள்ளாகும்போது, அதாவது பெற்றோர்கள் அதை அடிப்பதால், அது மேலும் மோசமாக நடந்துகொண்டு, அதன் விளைவாக இன்னும் அதிக அடி அல்லது உதைக்கு ஆளாகிறது; இதன் விளைவாக வன்செயல் சுழற்சியாக நிகழ்ந்துகொண்டேயிருக்கிறது.

- குழந்தை பாலுறவு சார்ந்த கொடுமைக்கு உட்படுத்தப்படுவதாக நீங்கள் சந்தேகப்பட்டால், அந்தக் குழந்தையின் குடும்பம் அதை எளிதாக ஒத்துக்கொள்ளாது; குறிப்பாகக் கொடுமைப் படுத்துபவர் குடும்பத்துக்கு மிகவும் நெருக்கமானவராக இருக்கும் பட்சத்தில். யாரையும் குற்றம் சொல்லாதீர்கள். அதற்குப் பதிலாக, குடும்பத்தினரின் முன்னிலையில் உங்கள் கவலையை வெளிப்படையாக வெளிப்படுத்துங்கள்; அதோடு இதுபோலவே கொடுமை தொடர்ந்தால் குழந்தையின் ஆரோக்கியம் கடுமையாகப் பாதிக்கப்படும் என்றும் வலியுறுத்துங்கள்.
- தன்னை எப்படிப் பாதுகாத்துக்கொள்ள வேண்டும் என்று குழந்தைக்குக் கற்றுக்கொடுங்கள். கொடுமைக்கு உள்ளாவது, அந்தக் குழந்தையின் தவறல்ல என்றும் எனவே அதைப் பற்றி வெளியே சொன்னதற்காக அந்தக் குழந்தை குற்ற உணர்வோடு வருந்த வேண்டியதில்லை என்றும் விளக்கிக் கூறுங்கள் (☞ பெட்டிச்செய்தி 8.10). இது போன்று மீண்டும் நிகழாமல் பார்த்துக்கொள்வது முக்கியம். கொடுமை மீண்டும் தொடராதவாறு பாதுகாத்துக்கொள்ள பின்வரும் ஆலோசனைகளைக் குழந்தைக்குக் கூறுங்கள்:
  - தன்னைத் தொடக்கூடாது என்று உறுதியாகக் கொடுமைப் படுத்துபவரிடம் கூறவும்.
  - கொடுமைப்படுத்துபவரிடமிருந்து விலகி, உங்களைப் பாதுகாக்கக்கூடிய பெரியவரிடம் ஓடுங்கள்.

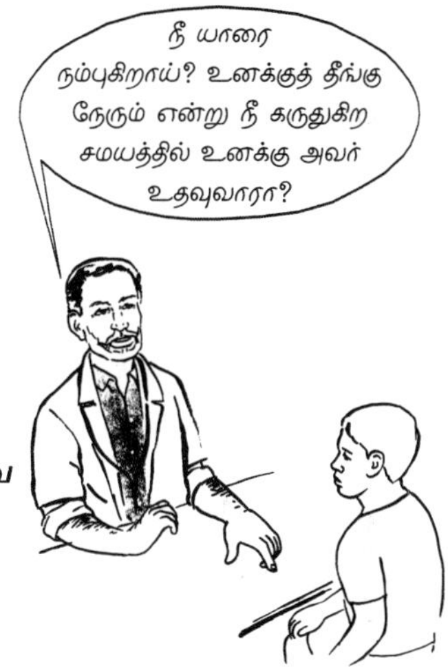

- சமூக ஆதரவுக் குழுக்களோடு குடும்பம் தொடர்புவைத்துக் கொள்ளும் விதத்தில் ஏற்பாடு செய்யுங்கள். குழந்தைகளுக்கான ஆதரவுக் குழுக்கள், குடும்ப வன்செயலுக்கு எதிரான குழுக்கள், சட்ட உதவி வழங்கும் அமைப்புகள், குழந்தை பாதுகாப்புக் குழுக்கள், காவல்துறையினர் சிறப்பு மருத்துவர்கள் போன்றவை ஆதரவுக் குழுக்களில் அடங்கும் (☞ இயல் 12).

எப்போது மருத்துவரிடம் பரிந்துரைக்க வேண்டும்?

குழந்தை கொடுமைப்படுத்தப்படுவது தொடர்ந்தாலோ குழந்தைக்கு ஏற்பட்ட கொடுமை கடுமையானதாக இருந்தாலோ குழந்தைநல மருத்துவக் குழுவினரிடம் காட்டுவதற்குப் பரிந்துரைப்பதோடு காவல்நிலையத்திலும் தகவல் அளியுங்கள்.

பிறகு என்ன செய்ய வேண்டும்?

குறைந்தது ஆறுமாத காலத்துக்கு, குறிப்பிட்ட இடைவெளியில், தொடர்ச்சியாகக் குழந்தையோடும் குழந்தையின் குடும்பத்தோடும் தொடர்பு வைத்திருங்கள். இந்தப் பிரச்சினை வெளிப்படையாக விவாதிக்கப்பட்டாலேயே, கொடுமைப்படுத்துவது நின்றுவிடும். அப்படியும் கொடுமைப்படுத்துவது தொடர்ந்தால், அதைத் தடுப்பதற்கு உரிய நடவடிக்கைகளை எடுக்குமாறு குடும்பத்தினரை ஊக்குவியுங்கள். ஒவ்வொரு சந்திப்பின்போதும் குழந்தையிடம் பேசுங்கள்; பெரும்பாலான குழந்தைகள் உணர்வதிர்ச்சியிலிருந்து மீண்டுவிடும் நிலையில், சில குழந்தைகளுக்கு மட்டும் மனநோய்கள் உண்டாகும். இந்தக் குழந்தைகளுக்குப் பயிற்சி பெற்ற குழந்தைநலப் பணியாளர் அல்லது கலந்தாலோசனை வழங்குபவரின் உதவி தேவைப்படும்.

பெட்டிச்செய்தி 8.11. கொடுமைக்கு உள்ளாகும் குழந்தைக்குச் சிகிச்சை அளிக்கும்போது நினைவில் கொள்ள வேண்டியவை

- உண்மையில் குழந்தைகள் வெளியே சொல்வதைவிட அதிகமாகவே குழந்தைகள் கொடுமைக்கு உள்ளாகின்றன. பெரியவர்களிடம் இதைச் சொல்வதற்குப் பெரும்பாலான குழந்தைகள் அஞ்சுவது அல்லது கூச்சப்படுவதே இதற்குக் காரணம்.
- தந்தை, மாமா, சகோதரன், வேலையாள், குடும்ப நண்பர் போன்று குழந்தைக்கு மிக நன்றாகத் தெரிந்தவர்களே குழந்தையைக் கொடுமைக்கு உள்ளாக்குகின்றனர்.
- சிறுமிகளைப் போல சிறுவர்களும் கொடுமைப்படுத்தப்படலாம்.
- கொடுமைக்கு உள்ளாவது என்பது உடல்ரீதியானதாகவோ, உணர்வு ரீதியானதாகவோ அல்லது பாலியல் ரீதியானதாகவோ இருக்கலாம். இந்த மூன்று வகைக் கொடுமைகளும் குழந்தையின் உடல்நலத்தையும் மனநலத்தையும் பாதிக்கலாம்.
- விஷயம் வெளியே தெரிந்துவிட்டது என்பது அவர்களுக்கு தெரிந்தால், பெரும்பாலான கொடுமையாளர்கள் தங்கள் நடவடிக்கையை நிறுத்திவிடுவார்கள். குழந்தை கொடுமைக்கு உள்ளாகிறது என்று நீங்கள் சந்தேகப்பட்டால், உடனடியாகப் பெற்றோர்களிடம் இந்த விஷயத்தைத் தெரிவிப்பது முக்கியம்.
- தான் கொடுமைப்படுத்தப்படுவதாக ஒரு குழந்தை கூறினால், அந்தக் கூற்றைச் சந்தேகப்படாதீர்கள். அதற்கு முக்கியத்துவம் அளித்து உரிய நடவடிக்கை எடுங்கள்.

8.5 'மோசமாக' நடந்துகொள்ளும் குழந்தை

ஏதோ ஒரு சமயத்தில், பெரும்பாலான குழந்தைகள் ஒழுங்கீனமாக நடந்துகொள்ளும் அல்லது குடும்ப விதிகளைப் பின்பற்ற மறுக்கும். பல குழந்தைகள், குறிப்பாக நான்கு வயதுக்கு உட்பட்ட குழந்தைகள், தாங்கள் விரும்புவது கிடைக்காவிட்டால் கோபமடைந்து அழுது பிடிவாதம் செய்யும். பெரும்பாலான குழந்தைகள் இந்தக் கட்டத்தைத் தாண்டி வெளியே வந்துவிடுவார்கள். இதுவே இயல்பான குழந்தைப் பருவத்தின் வளர்ச்சி நிலை என்பதையும் குழந்தையிடம் காட்டும் அன்பும் ஒழுங்குமுறையும் நடத்தையைக் கட்டுக்குள் கொண்டுவந்து விடும் என்பதையும் பெற்றோர்கள் இனம்கண்டு கொள்கின்றனர். பெற்றோர்களில் சிலர், கவலைப்பட்டு உதவியை அல்லது ஆலோசனையை நாடலாம். எனவே, குழந்தையின் தவறான நடத்தை எப்போது ஆரோக்கியம் சார்ந்த பிரச்சினையாக மாறுகிறது என்பதைத் தெரிந்துகொள்வது பயனுள்ளதாக அமையும்.

குழந்தைகள் பல்வேறு விதங்களில் மோசமாக நடந்துகொள்ளலாம்:

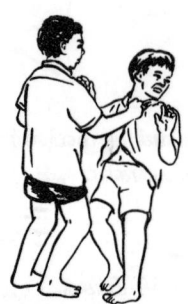

சண்டை போடுதல்

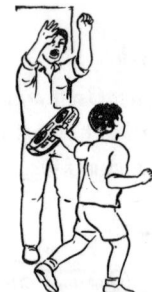

குற்றச்செயலில் ஈடுபடுதல்

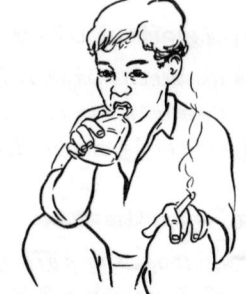

போதைமருந்து பயன்படுத்துதல்

8.5.1 மோசமான நடத்தை எப்போது ஆரோக்கியப் பிரச்சினையாகிறது?

குழந்தையின் மோசமான நடத்தை பின்வரும் சூழலில் ஆரோக்கியப் பிரச்சினையாகிறது:

- நீண்ட காலத்துக்குத் தொடர்ந்தால் (அதாவது ஆறு மாதத்துக்கும் மேலாக);

- பொய் சொல்வது போன்று, குடும்பத்தின் அல்லது சமூகத்தின் விதிகளைத் தொடர்ந்தும் கடுமையாகவும் மீறும்போது;
- அடித்தல் அல்லது கெட்ட வார்த்தைகளைப் பயன்படுத்தித் திட்டுதல் போன்று, மற்றவர்களிடம் ஆக்ரோஷத்தை வெளிப்படுத்துதல்;
- திருடுவது போன்று, குற்றச் செயல்களில் ஈடுபடும் நடத்தை;
- பள்ளிக்குச் செல்லாமை அல்லது படிப்பில் குறைவான கவனம்.

குழந்தையின் தவறான நடத்தை மிகவும் மோசமாகும்போது, அது 'நடத்தைப் பிறழ்வு' என்று குறிப்பிடப்படுகிறது.

8.5.2 ஏன் குழந்தைகள் மோசமாக நடந்துகொள்கின்றன?

குழந்தை 'மோசம்' என்பதையே முக்கியக் காரணமாகப் பல பெற்றோர்கள் நினைக்கின்றனர். இது உண்மையே அல்ல. ஒழுக்கம் என்றால் என்ன என்று பெற்றோர்கள் கற்றுத் தருவதே குழந்தையின் நடத்தைக்கான முக்கியப் பிரச்சினையாக அமைகிறது. நடத்தை சார்ந்த பிரச்சினைகளுக்குக் காரணமாகக் குறிப்பிட்டுக் கூறக்கூடிய பல சூழல்கள் உள்ளன. இந்தச் சூழல்களே குழந்தையின் நடத்தைக்குக் காரணமாகின்றன.

- ஒரு குடும்பத்தில் வன்செயலைக் காணும்போது, பெரியவர்கள் இப்படித்தான் தங்கள் கோபத்தையும் மகிழ்ச்சியின்மையையும் எதிர்கொள்கிறார்கள் என்று குழந்தை கற்றுக் கொள்கிறது. அதைப் போலவே குழந்தையும் செய்கிறது.
- குழந்தைக்கு ஒழுக்கத்தைக் கற்றுத் தரும்போது நிலையான அல்லது முரண்பாடற்ற வழிமுறையைப் பெற்றோர்கள் சீராகப் பின்பற்றாதபோது, தன்னுடைய நடத்தையில் எது சரி அல்லது தவறு என்று குழந்தையால் தீர்மானிக்க முடிவதில்லை.
- குழந்தைக்கு உரிய கவனத்தை அளிக்காமல் புறக்கணிக்கும்போது, பெற்றோர்களின் கவனத்தைக் கவர ஒரே வழி மோசமாக நடந்துகொள்வதுதான் என்று நினைக்கிறது.
- குழந்தை போதைப்பழக்கத்துக்கு உள்ளாகும்போது, போதைப்பொருள்களை வாங்குவதற்காகப் பணத்தைத் திருடலாம்.

சில சமயம், மிகை ஊக்கச் செயல்பாடு (☞ பிரிவு 8.3) அல்லது டிஸ்லெக்சியா (☞ பிரிவு 8.2) போன்ற மனநலப் பிரச்சினைகளின் காரணமாகவும், நடத்தை சார்ந்த கோளாறுகள் குழந்தைகளிடம் உருவாகலாம்.

நேர்வு 8.1 கட்டுப்படுத்த முடியாத அளவுக்கு ராசா எப்படி மாறிப்போனான்?

குடும்பத்தில் இருந்த எட்டுக் குழந்தைகளில் ராசா ஆறாவது குழந்தை. அவர்களுடைய ஊரிலிருந்து வெகுதூரத்தில் அவனுடைய தந்தை வேலை பார்த்தார். ஆண்டுக்கு ஒருமுறை ஒருமாதம் தங்குவது போல் அவனுடைய தந்தை கிராமத்துக்கு வருவார். அப்படியே வீட்டில் இருந்தாலும் எப்போதும் களைப்பாகவும் மகிழ்ச்சியற்றும் இருப்பார். நிறைய மது அருந்துவதோடு அவனுடைய தாயிடம் சண்டை போடுவார். அடிக்கடி தன் தந்தை தாயை அடிப்பதை ராசா பார்த்திருக்கிறான். வீட்டில் இருக்கும்போது அவனுடைய தந்தை கண்டிப்போடு நடந்துகொள்வார். அவர் மீண்டும் வேலைக்குச் சென்றுவிட்டால், குழந்தைகள் மனத்துக்குள் மகிழ்ச்சி அடைவார்கள். கடினமான வீட்டு வேலைகள் அனைத்தையும் செய்துகொண்டு, பக்கத்திலிருந்த தேநீர்க் கடையிலும் வேலை பார்த்து வந்த அவனுடைய தாய்க்குக் குழந்தைகளைக் கண்டித்து வளர்க்க நேரமில்லை. ராசாவுக்கு ஒன்பது வயது நடக்கும்போதே, அவன் வகுப்புகளுக்கு ஒழுங்காகச் செல்வதில்லை. ஒழுங்காகப் பள்ளிக்

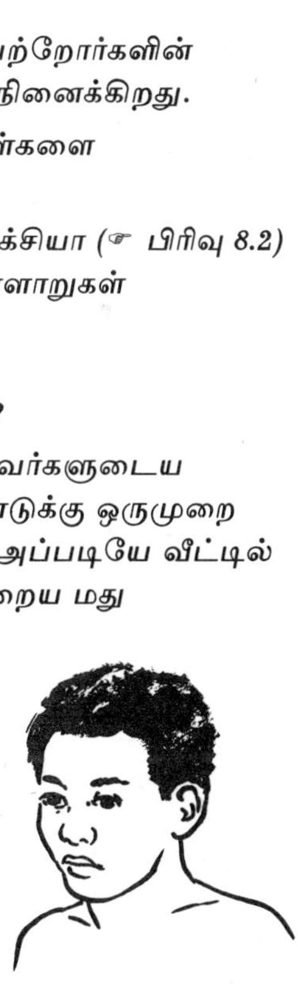

கூடத்திற்கு வராவிட்டால், பள்ளியை விட்டு ராசாவை அனுப்பிவிடுவோம் என்று ஆசிரியர் தாயை எச்சரித்தார். இதனால் ராசாவின் தாய் அவனைக் கடுமையாக அடித்துவிட்டாள். இப்படிக் குறும்பு செய்தால், ராசாவின் தந்தை அவளைத்தான் குறைசொல்வார் என்று அவனுடைய தாய் பயந்தாள்; இதையே அழுதுகொண்டு அவள் சொல்வாள். ராசா ஆண்டுத் தேர்வில் தோல்வி அடைந்தான். அவனுடைய தந்தை கிராமத்துக்கு வந்தபோது நிலைமை மோசமாகியது. ஒருநாள் இரவு ராசா வீட்டைவிட்டு ஓடி, நண்பனோடு சில நாட்களைக் கழித்தான். வீட்டின் நினைவு அவனுக்கு வந்துகொண்டே இருந்ததால், அவன் வீட்டுக்குத் திரும்பி வந்தான். மீண்டும் அவனுக்கு வீட்டில் அடி கிடைத்தது. அதன் பிறகு அவன் அடிக்கடி வீட்டை விட்டு வெளியே சென்றதோடு, வகுப்புகளுக்கும் தொடர்ந்து மட்டம் போட்டான். சிகரெட் பிடித்துக் கொண்டு நண்பர்களோடு உல்லாசமாகப் பொழுதைப் போக்கினான்; நண்பர்களோடு சேர்ந்து கடைகளில் திருடவும் தொடங்கினான். ஒருநாள், அவனுடைய ஊர் வழியாகச் சென்ற ஒரு வியாபாரியிடமிருந்து வாங்கிய ஹெராயின் போதைப் பொருளைப் புகைக்கலாம் என்று நண்பன் ஒருவன் சொன்ன ஆலோசனையை ராசா ஏற்றுக்கொண்டான். அதன் பிறகு ராசா போதைப் பொருளுக்கு அடிமையாகிவிட்டான்; ஒரு நாள்கூட அவனால் ஹெராயின் இல்லாமல் இருக்க முடியாது. கடைசியாக, ஒருநாள் அவன் காவல்துறையினரிடம் பிடிபடும் வரையில், போதைப்பழக்கத்துக்காக அவன் திருடிக்கொண்டிருந்தான். கிராமத்திலிருந்து வெகுதூரத்தில் நகரத்தில் அமைந்திருந்த சிறுவர்களுக்கான சிறைச்சாலைக்கு ராசா அனுப்பப் படும்போது அவனுக்கு வயது 16.

8.5.3 இந்தப் பிரச்சினையை எப்படி எதிர்கொள்வது?

குடும்பத்தினரிடம் அல்லது நண்பர்களிடம் கேட்கவேண்டிய கேள்விகள்

- பிரச்சினை என்ன? எங்கு, எப்போது, யாரோடு குழந்தை மோசமாக நடந்துகொண்டது? குழந்தை மோசமாக நடந்துகொள்கிறது என்று பொதுவாக ஒரு பெற்றோர் சொல்லலாம். அதற்கு என்ன பொருள் என்று கண்டறியுங்கள்.

- எப்போது இது உங்களுடைய கவனத்துக்கு வந்தது? அது எந்த விதத்தில் குடும்பத்தைப் பாதிக்கிறது? அது எந்த வகையில் குழந்தையின் படிப்பைப் பாதிக்கிறது? பிரச்சினை எவ்வளவு நீண்ட காலமாகத் தொடர்ந்து வருகிறதோ, அந்த அளவுக்குப் பிரச்சினையும் மோசமானதாக இருக்கும்.

- குழந்தை இப்படி நடந்துகொள்வதற்குக் காரணம் என்னவென்று நீங்கள் நினைக்கிறீர்கள்? இப்படிக் குழந்தை நடந்துகொள்ளும்போது நீங்கள் என்ன செய்வீர்கள்? குழந்தையை ஒழுங்குபடுத்த பெற்றோர்கள் என்ன வழியைக் கையாள்கிறார்கள் என்பதைத் தெரிந்து கொள்ளுங்கள். பெற்றோர்களில் தாயைத் தனியாகவும் தந்தையைத் தனியாகவும் வைத்து இதே கேள்வியைக் கேளுங்கள். குழந்தையை ஒழுங்குபடுத்த இருவரும் வெவ்வேறு வழிகளைப் பின்பற்றுவதையும் அவர்களின் மனப்போக்கு வெவ்வேறாக இருப்பதையும் நீங்கள் அறிந்துகொள்ள நேரலாம்.

- குழந்தையை நீங்கள் அடிப்பது உண்டா? எப்போதெல்லாம் அடிப்பீர்கள்? எதைக்கொண்டு அடிப்பீர்கள்? குழந்தையை ஒழுங்குபடுத்த வன்செயலைக் கையாள்வது என்பது பிரச்சினையை மேலும் மோசமாக்கும்.

- இந்தச் சூழலை மாற்ற நீங்கள் என்ன செய்யலாம் என்று நினைக்கிறீர்கள்? இந்தச் சூழலை மாற்ற குழந்தை என்ன செய்ய வேண்டும் அல்லது எப்படி நடந்துகொள்ள வேண்டும் என்று எதிர்பார்க்கிறீர்கள்?

குழந்தையிடம் கேட்க வேண்டிய கேள்விகள்

- உன் நடத்தையில் ஏதாவது பிரச்சினை இருப்பதாக நீ நினைக்கிறாயா? பிரச்சினை என்ன?

தன்னைப் பற்றிப் பெற்றோர்கள் குறைசொன்னதைக் குழந்தை காதில் வாங்கியிருக்கும். எதிர்வினை ஆற்ற குழந்தைக்கும் ஒரு வாய்ப்பு கொடுங்கள்.

- பெற்றோர் நடந்துகொள்வது உனக்கு மனவருத்தத்தை அளிக்கிறதா? ஏன்? குழந்தையின் கண்ணோட்டத்தில் அதன் கஷ்டங்களைப் புரிந்துகொள்வது பிரச்சினைக்கான தீர்வைக் காண உதவும்.
- மற்ற குழந்தைகளோடும் நீ சண்டை போடுவது உண்டா? பள்ளியில் உன்னால் ஏதாவது பிரச்சினை உண்டாகுமா?
- இந்தச் சூழலை மாற்ற நீ என்ன செய்ய விரும்புகிறாய்? இந்தச் சூழல் மாற, உன் பெற்றோர் என்ன செய்ய வேண்டும் என்று நீ எதிர்பார்க்கிறாய்?

வீட்டில் அமைதியை நிலைநாட்ட, எந்த அளவுக்குப் பெற்றோர்களும் குழந்தைகளும் தயாராக இருக்கிறார்கள் என்பதை அறிந்துகொள்ள பெற்றோர்களிடமும் குழந்தைகளிடமும் கேட்கப்படும் கேள்விகள் உதவும்.

நேர்காணலுக்கான சிறப்பு ஆலோசனைகள்

பெரும்பாலான குழந்தைகளின் நடத்தை சார்ந்த பிரச்சினைகள் குடும்பச் சூழலுடன் தொடர்புடையவை. குழந்தையையும் குடும்ப உறுப்பினர்களையும் ஒன்றாக அமரவைத்து நேர்காணலை நடத்துங்கள். ஒருவர் சொல்வதற்கு மற்றொருவர் எப்படித் தன்னை வெளிப்படுத்திக்கொள்கிறார் என்பதைக் கூர்ந்து கவனியுங்கள். குழந்தைக்கும் பெற்றோருக்கும் இடையில் கோபம் நிலவுவதை நீங்கள் காணலாம். பெற்றோரில் ஒருவர் பேசும்போது, அதைக் கேட்டுக்கொண்டிருக்கும் குழந்தையின் முகத்தில் என்ன மாறுதல் நிகழ்கிறது என்பதை வைத்தே குழந்தை தன்னைப் பற்றிக் கூறுவது குறித்து எப்படி உணர்கிறது என்பதை நீங்கள் அறிந்துகொள்ளலாம். குழந்தை முரட்டுத்தனமாக எதிர்க்கும் முறையிலோ அல்லது வருத்தமாகவோ இருக்கலாம். பெற்றோர்களின் கூற்று போன்று குழந்தை கூறுவதும் மிகுந்த முக்கியத்துவம் என்பது போல எப்போதும் குழந்தையிடம் உரையாடுங்கள்.

என்ன செய்ய வேண்டும்?

- (குழந்தையை வைத்துக்கொண்டே) நடத்தை சார்ந்த பிரச்சினைகள் என்பது பொதுவாகக் குழந்தைகளிடம் காணப்படக்கூடியது என்றும் குழந்தை 'மோசமாக' இருந்தால் மட்டுமே வெளிப்பட வேண்டியது அவசியம் இல்லை என்றும் குடும்பத்தினரிடம் உறுதியாக நம்பிக்கையூட்டும் விதத்தில் கூறுங்கள்.
- குழந்தைகளை ஒழுங்குபடுத்துவதற்கான விதிகளை விளக்கிக் கூறுவதே சிகிச்சையின் முக்கியப் பகுதி ஆகும் (☞ பெட்டிச்செய்தி 8.12). குழந்தை நல்ல முறையில் நடந்து கொண்டால் அதைப் பாராட்டிப் புகழ வேண்டும் அல்லது பரிசளிக்க வேண்டும். அதேசமயத்தில் மோசமான நடத்தையை ஒழுங்குபடுத்த வேண்டும். எது ஒழுக்கம் என்று பெற்றோர்கள் கருதுகிறார்களோ அது தெளிவானதாகவும் தொடர்ந்து பின்பற்றக்கூடியதாகவும் இருக்க வேண்டும்; அதோடு பெற்றோர்களும் அதே ஒழுக்க முறைகளைக் கடைப்பிடிக்க வேண்டும். 'காலக் காத்திருப்பு' (☞ பெட்டிச்செய்தி 8.12), சலுகைகளை மறுத்தலும் குழந்தைகளை ஒழுங்குபடுத்துவதற்கான சிறந்த வழிகள் ஆகும்; வன்செயலைக் கையாளுதலும் திட்டுதலும் எந்தப் பயனையும் அளிக்காது. குழந்தை மோசமாக நடந்து கொண்ட மறுகணமே ஒழுங்குபடுத்துவதை மேற்கொள்ள வேண்டும்.
- குழந்தைகளிடம் ஒழுக்கத்தைக் கொண்டுவர பொறுமையும் காலமும் தேவை. உடனடியாக அற்புதங்கள் நடந்துவிடும் என்று எதிர்பார்க்காதீர்கள். கணவன் மனைவி இடையே பிரச்சினை

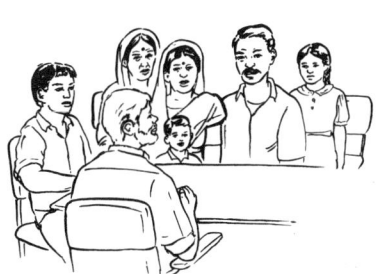

போன்று மற்ற குடும்பப் பிரச்சினைகள் இருந்தால், குழந்தைகளிடம் ஒழுக்கத்தைக் கொண்டுவருவது மிகவும் கடினம். வேறு பிரச்சினைகள் இருந்தால் அதையும் சரிப்படுத்த வேண்டியிருக்கும் (☞ பிரிவு *10.7*).

- பெற்றோரின் அனுமதியுடன் குடும்பத்தில் உள்ள பெரியவர்களுடன் அல்லது குடும்ப நண்பர்களுடன் பிரச்சினையைப் பகிர்ந்துகொள்ளுங்கள். குழந்தையின் பள்ளி ஆசிரியர்கள் அக்கறை காட்டுபவர்களாக இருந்தால், குழந்தை ஏன் ஒழுங்கற்று நடந்துகொள்கிறது என்று அவர்களோடு கலந்து பேசுங்கள்.
- குழந்தையை 'அமைதிப்படுத்த' வேண்டிய தேவை எழுந்தாலும், எந்த மருந்துகளையும் கொடுக்காதீர்கள்.
- குழந்தைக்குக் கற்றல் குறைபாடு அல்லது கவனத்தைக் குவிப்பதில் பிரச்சினை இருந்தால், அதற்கு டிஸ்லெக்சியா அல்லது மிகை ஊக்கச் செயல்பாடு இருக்கலாமா என்று சிந்தியுங்கள் (☞ பிரிவுகள் *8.2, 8.3*).

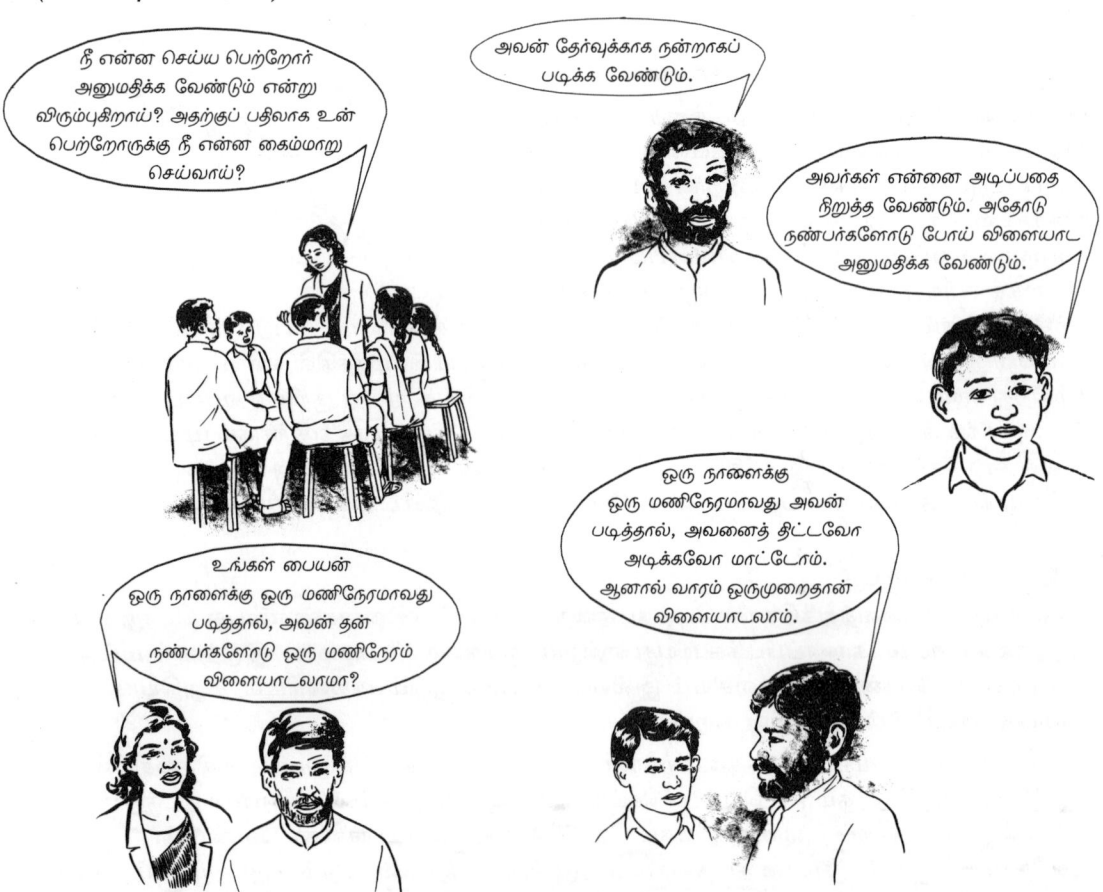

நடத்தை ஒப்பந்தத்துக்கான உடன்பாட்டை எவ்வாறு எட்ட முடியும்? நீ என்னவெல்லாம் செய்ய உன் பெற்றோர் அனுமதிக்க வேண்டும் என்பதையும் அதற்குப் பதிலாக நீ அவர்களுக்கு என்ன செய்வாய் என்பதையும் கூறுமாறு மகனிடம் நலப் பணியாளர் கேட்கிறார். அவர்களைப் பார்த்துக் கற்றுக்கொள்வதன் அடிப்படையிலேயே அவனுடைய நடத்தையும் இருக்கும் என்பதைப் பெற்றோர் முக்கியமாக அறிந்துகொள்ள வேண்டும் என்று குடும்பத்தினரிடம் நலப் பணியாளர் சொல்கிறார். எனவே, பெற்றோர் அவனை அடித்தாலோ அல்லது திட்டினாலோ, கோபமாக இருக்கும்போது இப்படித்தான் நடந்துகொள்ள வேண்டும் என்று அவன் பெற்றோரிடமிருந்து கற்றுக்கொள்கிறான். பெற்றோரும் மகனும் ஒப்பந்தத்தின்படி நடந்துகொண்டார்களா என்பதை அறிய இரண்டு வாரங்கள் கழித்துக் குடும்பத்தினர் வந்து தன்னைச் சந்திக்க வேண்டும் என்று கூறுவதோடு நலப் பணியாளர் பேச்சை முடித்துக்கொள்வார்.

- இரண்டு வாரத்துக்கு ஒருமுறை குடும்பத்தாரைச் சந்தியுங்கள். ஒவ்வொரு சந்திப்பிலும் குழந்தையின் நடத்தையை மறுஆய்வு செய்யுங்கள். எந்தவித முன்னேற்றமும் காணப்படா விட்டால், காரணம் என்னவாக இருக்கும் என்று கண்டறியுங்கள். பெரும்பாலும், குழந்தையும் பெற்றோரும் செய்துகொண்ட ஒப்பந்தம் நிறைவேற்றப்படவில்லை என்பதே காரணம்.

எப்போது மருத்துவரிடம் பரிந்துரைக்க வேண்டும்?

பின்வருமாறு இருந்தால் மனநல அல்லது குழந்தைநல மருத்துவரிடம் பரிந்துரைக்கவும்:

- மற்றவர்களுக்கு அல்லது தனக்கு (போதைப்பழக்கம் போன்று) கேடு விளைவிக்கும் சாத்தியம் குழந்தையிடம் காணப்பட்டால்;
- கடும் வன்செயல் அல்லது திட்டுதல் போன்று, குழந்தையின் குடும்பத்தில் கடுமையான பிரச்சினைகள் நிலவிவந்தால்.

பெட்டிச்செய்தி 8.12. ஒழுக்கத்தைக் குழந்தைகளுக்குக் கற்பித்தல்: பயனுள்ளவையும் பயனற்றவையும்

நலப் பணியாளர் என்கிற முறையில், குழந்தைகளை எப்படி ஒழுங்குபடுத்துவது என்பது குறித்த ஆலோசனைகளைப் பெற்றோர்களுக்கு நீங்கள் கூறும் நிலையில் இருக்க வேண்டும். அதே சமயம், நீங்களும் ஒரு பெற்றோர் என்கிற முறையில் உங்கள் கடமையை ஆற்ற, இந்த ஆலோசனைகள் உதவும். கீழே தரப்பட்டுள்ள கருத்துகள் பெரும்பாலான பெற்றோர்களால் ஏற்றுக்கொள்ளப்படும் – குறிப்பாக, இந்தக் கருத்துகள் எப்படிக் குழந்தையின் நடத்தையை மேம்படுத்த உதவும் என்று நீங்கள் விளக்கிக் கூறும் பட்சத்தில்.

- **நல்ல நடத்தையைப் பாராட்டுங்கள்.** நீங்கள் எதைப் பாராட்டுகிறீர்கள், எப்படி உணர்கிறீர்கள் என்பதைத் தெளிவாகக் குழந்தையிடம் கூறுங்கள். எடுத்துக்காட்டாக, 'ஒரு பக்கம் முழுதும் வீட்டுப்பாடம் செய்து விட்டாய். இதைப் பார்க்க எனக்கு மகிழ்ச்சியாக இருக்கிறது' என்று சொல்லுங்கள். 'என்னால் முடியும்; எனக்குத் திறமை இருக்கிறது' என்று எண்ணி குழந்தை தன்னைத் தானே பாராட்டிக்கொள்ள உதவும்.
- **ஒரே மாதிரியாக நடந்துகொள்ளுங்கள்.** நீங்கள் உருவாக்கிய விதிகளைப் பின்பற்றுங்கள். மோசமான நடத்தையை ஒரு நேரத்தில் அனுமதித்துவிட்டு, மற்றொரு சமயத்தில் குழந்தையைக் கட்டுப்படுத்த முயலாதீர்கள். குழந்தையின் நடத்தை உங்களுக்குப் பிடிக்கவில்லை என்றால், ஏன் உங்களுக்குப் பிடிக்கவில்லை என்பதைத் தெளிவாகக் குழந்தையிடம் எடுத்துக்கூறுங்கள். குழந்தை ஒழுங்காக நடந்துகொள்ளாத ஒவ்வொரு முறையும் உங்கள் விதி பொருந்தும் என்பதையும் உறுதியாகக் கூறுங்கள்.
- **பெரியவர்கள் அனைவரும் குழந்தையை ஒரே மாதிரி நடத்த வேண்டும்.** பெற்றோரில் அம்மா ஒரு விதமாகவும் அப்பா ஒரு விதமாகவும் குழந்தையின் நடத்தையை விமர்சித்தால், அப்போதுதான் பெரிய பிரச்சினையே உருவாகிறது. தான் ஒழுங்காக நடக்காதபோதும், ஒருவர் கண்டித்தாலும் மற்றொருவர் தனக்கு ஆதரவாக இருப்பார் என்று குழந்தை எண்ணிவிடும். குழந்தையை ஒழுங்கு படுத்துவதில் இருவருமே ஒரே அளவுகோலைக் கடைப்பிடிக்க வேண்டும்.
- **தெளிவாக இருங்கள்.** குழந்தையின் மேல் ஏன் கோபப்படுகிறீர்கள், எதற்காகக் குழந்தையை ஒழுங்கு படுத்த விரும்புகிறீர்கள் என்பதை விளக்கிக் கூறுங்கள். தெளிவான கட்டளையை விதியுங்கள். ஒரு சமயத்தில் ஒரு கட்டளையை மட்டும் இடுங்கள். எதைச் செய்ய வேண்டும் என்று கூறுவதைத் தவிர்த்து விட்டு, எதைச் செய்யக்கூடாது என்று கூறாதீர்கள். எடுத்துக்காட்டாக, '10 மணிக்கு முன்னால் வீட்டுக்கு வந்துவிடு' என்று கூறுங்கள்; 'வீட்டுக்குத் தாமதமாக வராதே' என்று கூறாதீர்கள்.
- **அமைதியாக இருங்கள்.** கோபப்படாதீர்கள். பெற்றோர்களே கோபமாக நடந்துகொண்டால், தனக்கு உருவாகும் கோபத்தை வெளிக்காட்ட வேறு வழி தெரியாமல், குழந்தையும் பெற்றோரைப் போலவே நடந்துகொள்ளும்.
- **'காலக் காத்திருப்பு' முறையைப் பயன்படுத்துங்கள்.** குழந்தை மோசமாக நடந்துகொண்டதற்காக, குறிப்பிட்ட நேரம் (ஐந்து நிமிடம் என்று வைத்துக்கொள்வோம்) வேறு அறையில் போய் தனியாக இருக்கச் சொல்வதே 'காலக் காத்திருப்பு' முறை ஆகும். அந்த நேரம் கழிந்ததும் அல்லது குழந்தை அமைதியடைந்ததும் திரும்பி வெளியே வரச் சொல்லுங்கள். அப்படி வெளியே வந்ததும், குழந்தை

ஏன் அப்படி நடந்துகொண்டது, அதைப் பற்றி அது என்ன நினைக்கிறது என்று குழந்தையிடம் கேட்க வேண்டும். காலக் காத்திருப்புக்கு இணையாக, 'காலச் செலவழிப்பு' இருக்க வேண்டும். அதாவது, தினமும் குறிப்பிட்ட நேரம் குழந்தையோடு விளையாட வேண்டும் அல்லது பேசிக்கொண்டிருக்க வேண்டும்.

- **உரிமையைத் தடுத்தல்.** எடுத்துக்காட்டாக, குழந்தை ஒழுங்காக நடந்துகொள்ளாவிட்டால், இன்று தொலைக்காட்சி பார்க்க முடியாது என்று அதனிடம் சொல்லலாம்.
- **குறுகியகாலப் பரிசு தருதல்.** 'இதற்கு -அது பரிசு' என்கிற முறையில் குழந்தையிடம் கூறலாம். அதாவது, 'நீ ஒழுங்காகச் சாப்பிட்டு முடித்துவிட்டு, பிறகு உன் நண்பர்களோடு வெளியே போகலாம்' என்று கூறலாம்.
- **குழந்தையின் உணர்வுகள், நம்பிக்கைகள், பயம் பற்றிப் பேச நேரம் ஒதுக்குங்கள்;** அதுபோலவே, உங்கள் உணர்வுகளையும் குழந்தையோடு பகிர்ந்துகொள்ளுங்கள். அன்புக்கும் நம்பிக்கைக்கும் உரிய நண்பனாக உங்கள் குழந்தையை நடத்துங்கள்.
- **எந்தச் சூழலிலும் வன்செயலைப் பயன்படுத்தாதீர்கள்.** மிக மோசமான ஒரு சூழலில் கூட, குழந்தையை அறைவது என்பது, நீண்ட கால அளவில் ஒரு பிரச்சினையை தீர்க்க உதவாது.
- **குழந்தையோடு ஒப்பந்தம் செய்துகொள்ளுங்கள்.** குழந்தை இப்படித்தான் நல்ல முறையில் நடந்துகொள்ள வேண்டும் என்றும், அப்படி நடந்துகொண்டால் இன்னது பரிசாக அளிக்கப்படும் என்றும் பெற்றோரும் குழந்தையும் உருவாக்கிக்கொள்ளும் 'ஒப்பந்தம்' பயனுள்ளதாக அமையும். அதே சமயம், குழந்தை மோசமாக நடந்துகொண்டால், என்ன நடவடிக்கை எடுக்கப்படும் என்பதும் தெளிவாக்கப்பட்டுவிடும். இந்த முறையில், ஒப்பந்தத்தை யார் முறையாகப் பின்பற்றுகிறார்கள், யார் பின்பற்றவில்லை என்பது தெரிந்துவிடும்.
- குழந்தையிடம் அன்பு காட்டுவதும் குழந்தைக்கு மதிப்பு அளிப்பதும், அந்தக் குழந்தை ஒழுங்காக நடந்துகொள்வதற்கான திறவுகோல் ஆகும்.

பெட்டிச்செய்தி 8.13. மோசமான நடத்தை உள்ள குழந்தைக்குச் சிகிச்சை அளிக்கும்போது நினைவில் கொள்ள வேண்டியவை

- ஏதோ ஒரு சமயத்தில் எல்லாக் குழந்தைகளுமே மோசமாக நடந்துகொள்ளும்; குறிப்பாக அந்தக் குழந்தை நான்கு வயதுக்கு உட்பட்டதாக இருந்தால். இது சாதாரணமாக நடக்கக்கூடியது.
- நான்கு வயதுக்கு மேற்பட்ட குழந்தைகளிடம் மோசமான நடத்தை காணப்பட்டு, அதுவும் பல மாதங்களுக்குத் தொடர்ந்து காணப்பட்டால், அது நடத்தைக் கோளாறு என்றழைக்கப்படுகிறது. பொய் சொல்லுதல், திருடுதல், தன்னைவிட வயது குறைந்த குழந்தைகளை அடித்துத் துன்புறுத்துதல், சண்டை போடுதல், பள்ளிக்கு ஒழுங்காகச் செல்லாமல் இருத்தல், குடும்பத்தின் அல்லது பள்ளியின் விதிமுறைகளை மீறுதல் போன்ற வகையில் நடந்துகொள்வதே நடத்தைக் கோளாறுக்கான அறிகுறிகள்.
- குடும்பத்தில் காணப்படும் வன்செயலும் குழந்தைகளை ஒழுங்குபடுத்தப் பெற்றோர் இருவரும் ஒரே மாதிரியாக நடந்துகொள்ளாததுமே நடத்தைக் கோளாறுக்கான பொதுக் காரணங்கள் ஆகும். மிகை ஊக்கச் செயல்பாட்டையும் டிஸ்லெக்சியாவையும் மற்ற காரணங்களாகக் கூறலாம்.
- ஒழுங்காக நடந்துகொள்வதற்கான எளிய விதிகளைக் கற்றுத் தருதலும் பெற்றோரையும் குழந்தையையும் கலந்துரையாட ஊக்குவிப்பதுமே நடத்தைக் கோளாறைக் குணப்படுத்தும் எளிய வழிமுறைகள் ஆகும். இதை மருந்து தந்து குணப்படுத்த முடியாது.

8.6 படுக்கையில் சிறுநீர்க் கழித்துவிடும் குழந்தை

படுக்கையில் தூங்கிக்கொண்டிருக்கும்போதே சிறுநீர் கழித்துவிடுவதே சுருக்கமாகப் 'படுக்கையை நனைத்தல்' என்று குறிப்பிடப்படுகிறது. சிறுநீர்ப் பையைக் கட்டுப்படுத்தும் திறனைக் கற்றுக்கொள்ளும் வரையில் எல்லாக் குழந்தைகளுமே படுக்கையை நனைக்கும். பகல் நேரத்தில் போட்டுக்கொண்டிருக்கும் உடையிலேயே சிறுநீர் கழித்துவிடுவது ஒரு பிரச்சினையாக மாறுகிறது. மூன்று வயதுக்குப் பிறகும் இதைக் குழந்தை தொடர்ந்து செய்தால்,

இது பிரச்சினையாகிறது. அதுபோலவே, ஐந்து வயதுக்குப் பிறகு ஒரு குழந்தை படுக்கையிலேயே சிறுநீர்க் கழித்து விடுவதும் பிரச்சினையாக உருவாகிறது. மனவளர்ச்சிக் குறைபாடு உள்ள குழந்தைகள், சிறுநீரைக் கட்டுப்படுத்துவதைக் கற்றுக்கொள்ள நீண்ட காலம் பிடிக்கும்.

8.6.1 ஏன் குழந்தைகள் படுக்கையிலேயே சிறுநீர்க் கழித்துவிடுகிறார்கள்?

குழந்தையின் மூளை வளர்ச்சிநிலையில் சிறுநீரைக் கட்டுப்படுத்தும் செயல்பாடு என்பது தாமதப்படுவதால் இவ்வாறு நிகழ்கிறது; இதுவே பொதுவான காரணமாகும். இதனால் அது மனவளர்ச்சிக் குறைபாடு உள்ள குழந்தை என்பது பொருளல்ல. சில குழந்தைகள் மற்ற குழந்தைகள் போல அல்லாமல், சிறுநீரைக் கட்டுப்படுத்துவதைத் தாமதமாகக் கற்றுக்கொள்கின்றன. வேறு சில குழந்தைகள் கற்றுக்கொண்ட பிறகும் படுக்கையில் சிறுநீர்க் கழிப்பதை வழக்கமாகக் கொண்டிருக்கும். ஏதோ ஒன்றைக் குறித்து குழந்தை மனம் கலங்குவதால் இது நிகழ்கிறது. எடுத்துக்காட்டாக, குடும்பத்தில் பெற்றோருக்கு இடையில் சண்டை, புதிதாக ஒரு குழந்தை பிறத்தல் போன்றவற்றைக் குறிப்பிடலாம். இதைத் தவிர, சிறுநீர்த் தொற்று, குழந்தை கொடுமைக்கு உள்ளாதல், நீரிழிவு, சிறுநீர்ப் பாதையில் கோளாறு, நரம்பியல் பிரச்சினைகள் போன்றவையும் காரணங்களாக அமையலாம்.

8.6.2 பகலில் நனைத்துக்கொள்ளுதல் (என்யூரெஸிஸ்) என்றால் என்ன?

சில குழந்தைகள் பகலிலேயே ஆடையை நனைத்துக்கொள்ளும்; அதாவது ஆடையிலேயே சிறுநீர்க் கழித்துவிடும். ஆரம்பப் பள்ளிக்குச் செல்லத் தொடங்கிய பின்னரும் குழந்தை இவ்வாறு செய்தால், அவமானத்தாலும் குற்ற உணர்வாலும் மேலும் சில பிரச்சினைகள் உருவாகலாம். பள்ளியில் உள்ள கழிவறையைப் பயன்படுத்த விரும்பாமை, சிறுநீர்க் குழாயில் தொற்று (குறிப்பாகப் பெண் குழந்தைகளுக்கு), பள்ளி சார்ந்த பிரச்சினை போன்றவை, இவ்வாறு குழந்தை ஆடையிலேயே சிறுநீர்க் கழிப்பதற்கான பொதுக் காரணங்கள்.

8.6.3 இந்தப் பிரச்சினையை எப்படி எதிர்கொள்வது?

குடும்பத்தாரிடம் அல்லது நண்பர்களிடம் கேட்க வேண்டிய கேள்விகள்

- குழந்தையின் வயது என்ன? படுக்கையில் சிறுநீர்க் கழிப்பது வழக்கத்துக்கு மாறானதா என்பதைத் தெரிந்துகொள்ள இந்த கேள்விக்கான பதில் முக்கியமாக உதவும்.
- பகலிலும் குழந்தை இவ்வாறு செய்கிறதா?
- குழந்தை சிறுநீரைக் கட்டுப்படுத்திக்கொள்ள கற்றுக்கொண்டதா? அவ்வாறு இல்லையென்றால், குழந்தையின் வளர்ச்சி நிலையில் தாமதமாகிறது என்பது பொருள்.
- குழந்தை சிறுநீரைக் கட்டுப்படுத்தக் கற்றுக்கொண்டது என்றால், எப்போதிலிருந்து அது படுக்கையை நனைப்பதைக் கவனித்தீர்கள்? அந்தக் காலகட்டத்தில் குடும்பத்தில் குறிப்பிடத் தகுந்த நிகழ்வு ஏதாவது நடந்ததா? எடுத்துக்காட்டாக, குடும்பப் பிரச்சினை அல்லது புதிய குழந்தையின் வரவு போன்றவை.
- குழந்தை படுக்கையில் சிறுநீர்க் கழித்துவிடுவது பற்றி நீங்கள் என்ன நினைக்கிறீர்கள்? இது பற்றி குழந்தையிடம் என்ன சொன்னீர்கள்? குழந்தையிடம் கோபப்படும் பெற்றோர், இந்தப் பிரச்சினையை மேலும் மோசமாக்கிவிடக் கூடும்.
- இதுவரை இந்தப் பிரச்சினையை எப்படிக் கையாண்டுவந்தீர்கள்?

குழந்தைகளிடம் கேட்க வேண்டிய கேள்விகள்

- தற்போது சூழல் எப்படி உள்ளது? வீட்டில் எப்படிப்பட்ட சூழல் நிலவுகிறது? பள்ளிக்கூடச் சூழல் உனக்குப் பிடித்திருக்கிறதா? முதலில் பொதுவான கேள்விகளைக் குழந்தையிடம்

கேளுங்கள். இதன் மூலம் குழந்தை சௌகரியமாக உணரப் போதுமான அவகாசம் அளியுங்கள்.

- அண்மைக் காலமாக எதைப் பற்றியாவது கவலைப்பட்டுக்கொண்டிருக்கிறாயா? குழந்தை தானாக ஒரு பிரச்சினையைக் கொண்டு வருகிறதா என்று பொறுத்திருந்து பாருங்கள்.
- படுக்கையை நனைக்கும் பழக்கம் பல குழந்தைகளிடம் காணப்படுகிறது. அண்மைக் காலமாக உனக்கு இந்தப் பிரச்சினை உள்ளதா? தொடக்கத்தில் இது ஒரு பொதுவான பிரச்சினை என்றும் உங்களுக்கு இந்தப் பிரச்சினையைப் பற்றி நன்றாகத் தெரியும் என்றும் கூறிவிட்டதால், பிறகு குழந்தையிடம் நேரடியாகக் கேட்கலாம்.
- எப்போதிலிருந்து இவ்வாறு நடக்கிறது? இப்படி ஏன் நடக்கிறது என்று நீங்கள் உணர்கிறீர்கள்? குழந்தையின் மனக்கலக்கத்துக்கான காரணம் குழந்தையின் கண்ணோட்டத்தில் வெளிப்படலாம்.
- சிறுநீர்க் கழிக்கும்போது எரிச்சலோ வலியோ சிரமமோ உள்ளதா? சிறுநீர்த் தொற்று குழந்தைக்கு உள்ளதா என்பதைக் கண்டறிய இந்தக் கேள்வி உதவும்.
- வீட்டிலும் பள்ளியிலும் இந்தப் பிரச்சினை எவ்வாறு உன்னைப் பாதிக்கிறது?
- அண்மையில் யாராவது உன்னை அடித்தார்களா அல்லது கொடுமைப்படுத்தினார்களா? எடுத்துக்காட்டாக, தொடக்கூடாது என்று நீ நினைக்கிற இடத்தை அவர்கள் தொட்டார்களா? குழந்தை கொடுமைப்படுத்தப்பட்டிருக்கலாம் என்று நீங்கள் சந்தேகித்தால், இது போன்ற கேள்விகளைக் கேட்கலாம்.

நேர்காணலுக்கான சிறப்பு ஆலோசனை

படுக்கையை நனைப்பது பற்றிக் குழந்தையிடம் பேசுவது அதற்குக் கடும் கூச்சத்தை ஏற்படுத்தும். உங்களிடம் இந்தப் பிரச்சினைக்காகக் குழந்தையை அழைத்து வரும்போதே, தான் 'தவறு' செய்கிறோம் என்பது அந்தக் குழந்தைக்குத் தெரியும். எனவே, குழந்தை அவமானமாகவும் வருத்தமாகவும் உணரலாம். குழந்தையின் உணர்வுகளுக்கு மதிப்பளியுங்கள். மிக அரிதாகப் படுக்கையை நனைக்கும் நோய்க்குக் காரணமாகும் விதத்தில் முதுகுத் தண்டு உள்ளதா என்று குழந்தையின் கீழ்முதுகுப் பகுதியைப் பரிசோதியுங்கள் அல்லது நடக்கச் சொல்லிப் பாருங்கள். எல்லோர் முன்னிலையிலும் வைத்துக் கேள்வி கேட்காமல், குழந்தையைத் தனியாக வைத்து அல்லது குழந்தையை நன்றாகப் புரிந்துகொண்ட வயதுவந்த உறவினர் ஒருவர் முன்னிலையில் பேசுங்கள். குழந்தைக்கு நீரிழிவு அல்லது சிறுநீர்த் தொற்று உள்ளதா என்பதை அறிய சிறுநீர்ப் பரிசோதனையும், நுண்ணுயிர்வளர் சோதனையும் மேற்கொள்ளச் சொல்லுங்கள்.

பிறகு என்ன செய்ய வேண்டும்?

குழந்தை படுகையில் சிறுநீர்க் கழித்துவிடுவதை நினைத்துப் பல குடும்பங்கள் கவலைக்குள்ளாகி விடும். இது ஒரு சாதாரண பிரச்சினை என்றும் இது மனவளர்ச்சிக் குறைபாட்டுக்கான நோய்க்குறி அல்ல என்றும், இதற்குச் சிகிச்சை அளித்துக் குணப்படுத்திவிடலாம் என்றும் பெற்றோருக்கு நம்பிக்கை அளியுங்கள். பெற்றோர்கள் குழந்தைகளைக் குறைசொல்லிக் குற்றம் கூறக்கூடாது. இது தவறான நடத்தையின் விளைவாக நிகழ்வது அல்ல.

குழந்தைக்குச் சிறுநீர்த் தொற்று இருந்தால் நோயுயிர்முறி மருந்துகள் அளித்து, நிறைய தண்ணீர் குடிக்குமாறு அறிவுரை கூறுங்கள். குழந்தைக்கு உள்ளது சிறுநீர்த் தொற்றுதான் என்று உறுதிசெய்துகொண்ட பிறகு மருந்தைப் பரிந்துரை செய்யுங்கள். தொற்று இல்லாமல் மருந்து அளிப்பது பிரச்சினையை மேலும் சிக்கலாக்கிவிடும்.

குழந்தை இரவில் படுக்கையை நனைத்தால், பெற்றோர்கள் பின்வருவனவற்றைப் பின்பற்றலாம்:

- படுக்கைக்குச் செல்வதற்குமுன் குழந்தை கழிவறையில் சிறுநீர் கழிக்கிறதா என்பதை உறுதி செய்துகொள்ளுங்கள்.

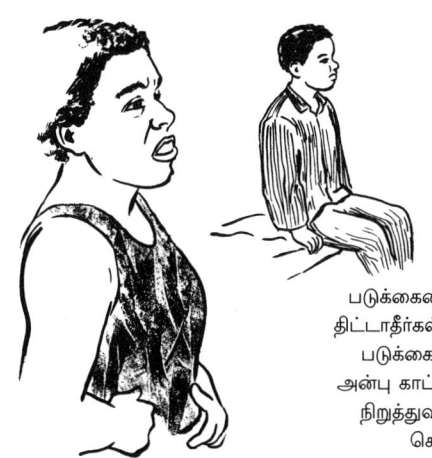

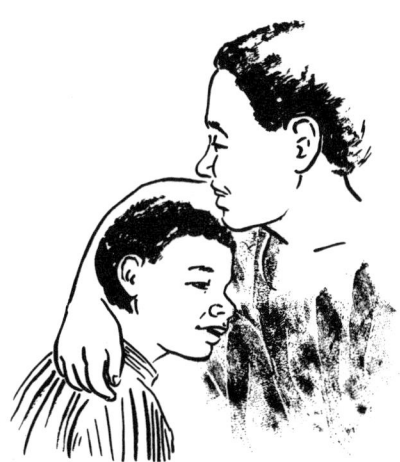

படுக்கையை நனைக்கும் குழந்தையைத் திட்டாதீர்கள். எந்தக் குழந்தையும் விரும்பி படுக்கையில் சிறுநீர்க் கழிப்பதில்லை; அன்பு காட்டுவதே அந்தப் பிரச்சினையை நிறுத்துவதற்கு நீங்கள் குழந்தைக்குச் செய்யும் முக்கிய உதவி.

- இரவில் குழந்தை படுக்கையில் சிறுநீர்க் கழிக்காத நாட்களில், குழந்தையைப் புகழ்ந்து பாராட்டுங்கள். அதே சமயம் குழந்தை படுக்கையில் சிறுநீர்க் கழித்துவிடும் நாட்களில் கோபப்படாதீர்கள். மிகவும் சாதாரணமாகக் குழந்தை தன்னால் முடிந்த அளவுக்கு முயற்சி செய்தது தனக்கு மகிழ்ச்சி அளிக்கிறது என்றும் அடுத்த நாள் இரவு எல்லாம் சரியாகிவிடும் என்றும் குழந்தையிடம் கூறுங்கள். இதற்கு நட்சத்திரக் குறியீட்டு அட்டவணையைப் பயன்படுத்துங்கள் (அடுத்தப் பக்கத்தில் உள்ள படத்தைப் பார்க்கவும்).
- இதையும் மீறி குழந்தை படுக்கையை நனைத்தால், பாதி ராத்திரியில் குழந்தையை எழுப்பிக் கழிவறையில் சிறுநீர்க் கழிக்கச் செய்யவும்.
- பகல் பொழுதில் சிறுநீரை அடக்கி வைத்துக்கொள்ள ஊக்குவியுங்கள்; ஒருமுறை சிறுநீர்க் கழிப்பதற்கும் அடுத்த முறை சிறுநீர்க் கழிப்பதற்குமிடையே உள்ள நேரத்தை நீட்டிக்க முயற்சி செய்யச் சொல்லுங்கள்.
- சிறுநீர்க் கழிப்பதைக் கட்டுப்படுத்தும் பயிற்சி ஒன்றைக் குழந்தைக்குக் கற்றுத் தரலாம். சிறுநீர்க் கழித்துக்கொண்டிருக்கும்போதே இறுதியாக சிறுநீரை வெளியேற்றுவதற்குச் சற்று முன்னால், சிறுநீரைக் கழிக்காமல் அடக்கிக்கொள்ளலாம்; சிறிது நேரம் கழித்து முழுமையாக வெளியேற்றலாம். இவ்வாறு நிறுத்தியும் வெளியேற்றவும் முயற்சி செய்வது, சிறுநீரைக் கட்டுப்படுத்தும் திறனைக் குழந்தையிடம் மேம்படச் செய்யும்.
- சில இடங்களில் சிறப்புப் பயன்பாட்டுக்கான அலாரம் கிடைக்கிறது. இதை படுக்கை விரிப்பில் பொருத்திவிடலாம். படுக்கை நனைந்தால், இந்த அலாரம் உரக்க ஒலியெழுப்பும். முழுமையாகச் சிறுநீர்க் கழிப்பதற்குள், இந்த ஓசை குழந்தையை எழுப்பிவிடும். பெற்றோர் குழந்தையைக் கழிவறைக்கு அழைத்துச் செல்லலாம்.
- மேலே கூறப்பட்ட ஆலோசனைகள் எதுவும் பலனளிக்காத நிலையில், குழந்தை படுக்கப் போவதற்கு இரண்டு மணிநேரத்துக்கு முன்னால் இமிபிரமைன் (☞ இயல் 11) மாத்திரை 25-50 மி.கி. கொடுத்துப்பார்க்கலாம். பல குழந்தைகளுக்கு இந்த மருந்து பயனளிக்கும்; ஆனால், மாத்திரையை நிறுத்தியவுடன் மீண்டும் பிரச்சினை தலைதூக்கும். எனவே, குழந்தை தானாகச் சிறுநீரைக் கட்டுப்படுத்திக் கொள்ளக் கற்றுக் கொள்ள உதவுவதே, குழந்தையிடம் தன்னம்பிக்கையை வளர்க்கும். மேலே கூறப்பட்ட ஆலோசனைகளைப் பின்பற்றுவதுடன் மாத்திரையும் அளிக்கலாம். இந்த மாத்திரையை ஆறுமாத காலம் வரையில் குழந்தைக்குத் தரலாம்.
- குடும்பத்தில் கவலைகளோ பிரச்சினைகளோ மனஅழுத்தம் தரக்கூடிய விஷயங்களோ இருந்தால், அவற்றைச் சரிசெய்ய முயலவும்.

குழந்தைப் பருவத்திலும் விடலைப் பருவத்திலும் தோன்றும் பிரச்சினைகள் **229**

பகல் நேரத்தில் ஆடையை நனைத்துக்கொள்ளும் குழந்தைகளின் பெற்றோர்கள் பின்வருபவற்றைப் பின்பற்றலாம்:

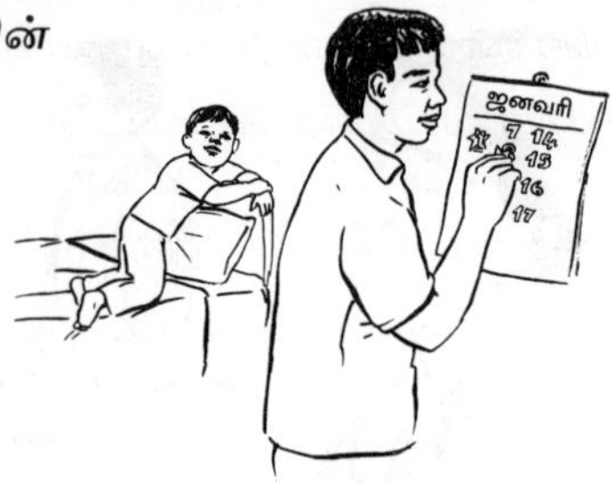

- ஆடையை நனைத்துக்கொள்ளாத நாட்களில் எல்லாம் குழந்தையைப் புகழ்ந்தோ பாராட்டியோ பரிசளியுங்கள். குழந்தைகளுக்கு எளிதாகப் பரிசளிக்கும் ஒரு வழி நட்சத்திரக் குறியீட்டு அட்டவணையைப் பயன்படுத்துதல். குழந்தையின் படுக்கை அறையில் ஒட்டப்படும் தாள்தான் இது. ஒவ்வொரு நாளும் பகலிலோ அல்லது இரவிலோ குழந்தை ஆடையை அல்லது படுக்கையை நனைக்காத நாட்களில் ஒரு நட்சத்திரக் குறியீட்டைக் குழந்தை பெறுகிறது; இது அட்டவணையில் குறிக்கப்படுகிறது. முன்பு குழந்தையோடு செய்து கொண்ட ஒப்பந்தத்தின்படி, குறிப்பிட்ட எண்ணிக்கையிலான நட்சத்திரங்கள் சேர்ந்ததும், குழந்தையின் பெற்றோர் அதற்குப் பரிசு அளிக்கலாம் (அது பொம்மையாகவோ அல்லது சிறப்பான உணவு வகையாகவோ இருக்கலாம்).
- குழந்தையைத் தொடர்ந்து, அதாவது இரண்டு மணிநேரத்துக்கு ஒருமுறை என்று வைத்துக் கொள்வோம், கழிவறைக்குச் சென்று சிறுநீர்க் கழிக்கச் சொல்லுங்கள். இவ்வாறு, எப்போதுமே குழந்தையின் சிறுநீர்ப்பை காலியாகவே இருக்கும். இப்படிப் பகல் பொழுதில் குழந்தை சிறுநீரைக் கட்டுப்படுத்தக் கற்றுக்கொண்டுவிட்டால், படிப்படியாகக் கழிவறைக்குச் செல்லும் நேர இடைவெளியை அதிகப்படுத்துங்கள். குழந்தை பள்ளியில் இருக்கும் வேளைகளில், வகுப்பு ஆசிரியரை இந்தத் திட்டத்தில் ஈடுபடுத்திக்கொள்ளலாம்.

இந்தப் பிரச்சினை முழுமையாகத் தீரும் வரையில் குழந்தையையும் அதன் பெற்றோரையும் மறுஆய்வு செய்துகொண்டே இருங்கள்.

எப்போது மருத்துவரிடம் பரிந்துரைக்க வேண்டும்?

கீழ்க்காணும் சூழலில் குழந்தைநல மருத்துவரைக் கலந்தாலோசிக்குமாறு கூறுங்கள்:

- நீரிழிவு அல்லது நரம்பியல் கோளாறு போன்ற உடல்ரீதியான மருத்துவப் பிரச்சினை இருந்தால்;
- குடும்பத்தில் கடும் பிரச்சினை இருந்தால்; குறிப்பாகக் குழந்தை கொடுமைக்கு உள்ளாவதாக நீங்கள் சந்தேகப்பட்டால்;

பெட்டிச்செய்தி 8.14. படுக்கையை நனைக்கும் குழந்தைக்குச் சிகிச்சை அளிக்கும்போது நினைவில் கொள்ளவேண்டியவை

- குழந்தை ஒருமுறை படுக்கையில் சிறுநீர்க் கழித்துவிட்டால், அது கவலைப்பட வேண்டிய விஷயம் அல்ல. சிறுநீரைக் கட்டுப்படுத்திக்கொள்ளக் கற்றுக்கொள்ளும் வயதைத் தாண்டியும் (பொதுவாக ஐந்து வயது), ஒரு குழந்தை தொடர்ந்து படுக்கையில் சிறுநீர்க் கழித்துவிடும் பழக்கம் இருந்தால், அது கவலைப்பட வேண்டிய விஷயம் ஆகும்.
- மனவளர்ச்சிக் குறைபாடு உடைய குழந்தைகள், சிறுநீரைக் கட்டுப்படுத்துவதைக் கற்றுக்கொள்ள நீண்டகாலம் ஆகலாம். அதே சமயம், ஒரு குழந்தை படுக்கையை நனைத்துவிடுகிறது என்பதாலேயே, அதற்கு மனவளர்ச்சிக் குறைபாடு உள்ளது என்பது உண்மையல்ல.
- பொதுவாக உடல் வளர்ச்சியில் தாமதம் ஏற்பட்டாலோ அல்லது சிறுநீர்க் குழாய்த் தொற்று இருந்தாலோ குழந்தைகள் படுக்கையில் சிறுநீர்க் கழித்துவிடலாம். இந்த இரண்டு நேர்விலும், பிரச்சினை ஒன்றும் கிடையாது. இந்தக் குழந்தைகள் குணமடைந்துவிடும்.
- சிறுநீரை எப்படிக் கட்டுப்படுத்திக்கொள்வது என்றும் முறையான இடைவெளி கொண்ட காலத்தில் சிறுநீர்க் கழிக்கப் பழக வேண்டும் என்றும் கூறும் எளிய ஆலோசனைகள் குழந்தைகள் இந்தப் பிரச்சினையிலிருந்து மீள உதவும்.

• நீங்கள் ஆலோசனை வழங்கியும் பிரச்சினை தொடர்ந்தால்;
• பத்து வயதுக்கு மேற்பட்டும், குழந்தைக்குப் படுக்கையை நனைக்கும் பிரச்சினை இருந்தால்.

8.6.4 உடையிலேயே மலம் கழித்து விடுதல்

சில குழந்தைகள் அணிந்திருக்கும் உடையில் அல்லது படுக்கையில் மலம் கழித்துவிடும். நான்கு வயதுக்கு மேற்பட்ட குழந்தை இவ்வாறு செய்தால், இது வழக்கத்துக்கு எதிரானது அல்லது மாறானது. சில குழந்தைகளுக்கு எப்போது மலம் கழிக்க வேண்டும் என்பது தெரியும், ஆனால் கழிவறைக்கு வெளியிலேயே போய்விடுவார்கள். இவ்வாறு குழந்தை செய்வதற்கு இரண்டு முக்கியக் காரணங்கள் உள்ளன: சில குழந்தைகள் இரண்டு காரணங்களாலும் அவதிப்படும். முதல் காரணம் குழந்தைக்கு உள்ள கடும் மலச்சிக்கல். இரண்டாவது காரணம் கழிவறையை எப்படிச் சரியாகப் பயன்படுத்துவது என்பதைக் குழந்தை கற்றுக்கொள்ளாதது. பெற்றோருடன் குழந்தை ஒத்துழைக்கத் தயாராக இல்லாமல் மறுப்பதன் எதிரொலியே இது. குழந்தையின் உணவில் போதுவான அளவுக்கு நீர்ச்சத்து, பழங்கள், காய்கறிகள், நார்ச்சத்து இருக்குமாறு பெற்றோர்கள் பார்த்துக்கொள்ள வேண்டும். மலம் கழிக்கும்போது வலிக்கும் அளவுக்குக் குழந்தையின் மலம் கெட்டிப்பட்டிருந்தால் மலமிளக்கியைக் கொடுக்கலாம். தினமும் குறிப்பிட்ட நேரத்தில் குழந்தை மலம் கழிப்பதை வழக்கமாக ஏற்படுத்துங்கள்; குழந்தை கழிவறையில் மலம் கழிக்கும் ஒவ்வொரு முறையும் பாராட்டுங்கள்.

8.7 சோகமாக இருக்கும் அல்லது அடிக்கடி வலி இருப்பதாகக் கூறும் விடலை

விடலைப்பருவம் என்பது 10 வயதுக்கும் 19 வயதுக்கும் இடைப்பட்ட பகுதியைக் குறிக்கிறது; அதாவது குழந்தைப் பருவத்துக்கும் காளைப்பருவத்துக்கும் இடையிலான ஆண்டுகள். பல காரணங்களினால் இது ஓர் உன்னதமான காலம் ஆகும்.

• விடலைப் பருவத்தில்தான் ஆளுமைக் கூறுகள் பக்குவமடைகின்றன. தங்களைப் பற்றியும், தங்களின் விருப்புவெறுப்புகள் பற்றியும் தங்களுடைய பலம், பலவீனங்கள் பற்றியும் விடலைகள் இந்தப் பருவத்தில்தான் தெளிவாக அறிந்துகொள்கிறார்கள்.
• உடல் ரீதியாக அவர்களின் கட்டமைப்பு முழுமையாக மாற்றமடைந்து, பாலியல் ரீதியாக முழுமையாகப் பக்குவப்படுகிறார்கள். அதாவது இவர்கள் மற்றவர்களால் பாலியல் அடிப்படையில் கவரப்படுகிறார்கள் என்பது பொருள். அதே சமயம், தங்களின் மேல் மற்றவர்களுக்கு உள்ள கவர்ச்சியைக் குறித்து இவர்கள் உணர்ந்திருக்கிறார்கள்.
• இந்தக் காலகட்டத்தில்தான் கல்வி குறித்தும் பணி குறித்தும் முக்கியமான முடிவுகள் எடுக்கப்படுகின்றன.

இதுபோன்ற பெரிய மாற்றங்கள் நடந்துவரும் வேளையில், விடலைகளில் சிலர் கடும் மனஅழுத்தத்துக்கு உள்ளாவதில் வியப்பு ஒன்றும் இல்லை.

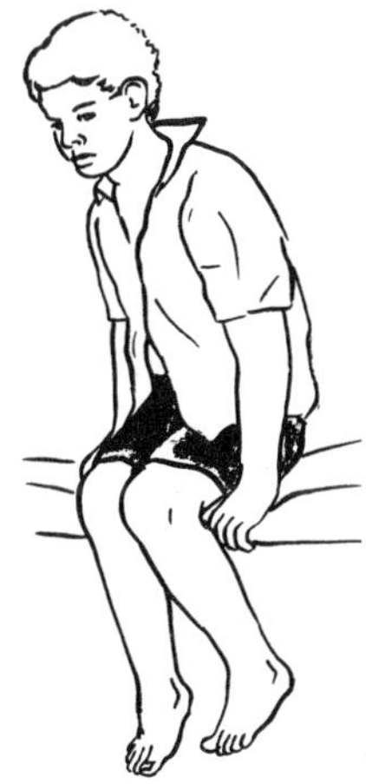

8.7.1 ஏன் சில விடலைப் பருவத்தினர் சோகமாக உணர்கிறார்கள்?

விடலைப் பருவத்தினர் பல்வேறு காரணங்களால் சோகமாக உணரலாம்:

• அவர்களுடைய குடும்பத்தினரின் வாழ்க்கை மகிழ்ச்சியற்றதாக இருப்பதால், எடுத்துக்காட்டாக, குடும்பத்தில் வன்செயல், கொடுமைப் படுத்துதல், தொடர்ந்து பெற்றோர் சண்டை போட்டுக் கொள்ளுதல் போன்றவை;
• அவர்களுடைய பள்ளிச் செயல்பாட்டின் காரணமாக நொந்து போயிருப்பதால் பள்ளித்தேர்வில் தொடர்ந்து தோல்வியடைதல் அல்லது எதிர்பார்த்த அளவுக்கு நன்றாகப் படிக்காமல் இருத்தல்;

- தங்கள் நேசிக்கும் ஒருவருடன் இருக்க இயலாமை – பெற்றோரிடமோ காதலரிடமோ நொறுங்கிப்போன நேசம்; காதல் தோல்வி;
- அவர்கள் உடல்ரீதியான வலி அல்லது நோயால் துன்பப்படுதல்;
- வன்செயலுக்கு அல்லது கொடுமைப்படுத்துதலுக்கு உள்ளாதல்;
- அவர்கள் கடுமையான மனச்சோர்வு அல்லது மனநோயால் அவதியுறுதல்;
- மது அல்லது போதைப்பொருள் பழக்கத்துக்கு உள்ளாகியிருத்தல்.

8.7.2 விடலைப் பருவத்தினரிடம் மனச்சோர்வு

விடலைப் பருவத்தினரிடம் மனச்சோர்வு காணப்படுவது ஒரு பொதுவான பிரச்சினையாகும். அது பெரும்பாலும் உடல்ரீதியான நோய்க்குறிகளுடன், பள்ளிச்செயல்பாடு தொடர்பான வற்றைச் செய்வதில் தொடர்ந்து சிரமத்தை ஏற்படுத்துவதாகவும் காணப்படும். விடலைப் பருவத்தினரிடம் காணப்படும் மனச்சோர்வுக்கான பொதுத் தன்மைகள்:

- தலைவலி, மற்ற வலிகள்;
- கூர்ந்து கவனம் செலுத்துவதில் சிரமம்;
- தூக்கமின்மை;
- பசியிழந்த நிலை;
- குடும்பத்தினரையும் நண்பர்களையும் விட்டு ஒதுங்கியிருத்தல்;
- தன்னைப் பற்றி மோசமாக உணர்தல்; எடுத்துக்காட்டாக, தான் மற்றவர்களைப் போல கவர்ச்சியாகவோ புத்திசாலியாகவோ இல்லை என்ற உணர்வு;
- நிலையாக இல்லாமல் மாறிக்கொண்டே இருக்கும் மனநிலையுடனும் எரிச்சலூட்டும் தன்மையுடனும் இருப்பதோடு குடும்பத்தினரிடமும் நண்பர்களிடமும் சண்டை போடுதல்;
- வாழ்க்கையைப் பொருளற்றதாக உணர்தல்;
- தற்கொலைச் சிந்தனைகள்;
- எரிச்சல்;

மனச்சோர்வு என்பது விடலைகளைப் பல்வேறு விதங்களில் பாதிக்கலாம்:

- பள்ளி அல்லது கல்லூரியில் மோசமான செயல்பாடு; படிப்பில் கவனமின்மை;
- நண்பர்களுடனும் குடும்பத்தினரிடமும் பழகுவதில் மோசமாக நடந்துகொள்ளுதல்;
- தன்னைத்தானே காயப்படுத்திக்கொள்ளும் (தற்கொலை) முயற்சிகூட மேற்கொள்ளலாம், வருத்திக்கொள்ளும் சாத்தியம் மிகுதியாக இருத்தல்;
- மது அல்லது போதைப்பழக்கத்துக்கு அடிமையாதல்.

நேர்வு 8.2

12 வயது நிறைந்திருந்த லிசா, வகுப்பிலேயே புத்திசாலியான மாணவிகளில் ஒருத்தியாக விளங்கினாள். ஆனால், அண்மைக் காலமாக தன் தோழிகளுடன் நெருக்கமாக இல்லாமல் விலகியே இருந்தாள். முன்பெல்லாம் உணவு இடைவெளியின்போது தோழிகளுடன் விளையாடிக் கொண்டிருப்பாள். இப்போது வகுப்பறையில் தனித்து அமர்ந்திருக்கத் தொடங்கினாள். அவளுடைய தோழிகள் அவளையும் விளையாட்டில் சேர்த்துக்கொள்ள முயன்றபோதும், லிசா இணங்கவில்லை; அவள் காதலில் விழுந்துவிட்டதாக தோழிகள் கேலி செய்துவிட்டுப் போனார்கள். இதற்குப் பிறகு லிசா மேலும் தோழிகளை விட்டு விலகியிருந்தாள். இறுதியாக, அவள் முரட்டுத்தனமாக நடந்து கொள்வதாக நினைத்து ஒதுங்கிக்கொண்டார்கள். லிசா தன் பாடங்களில் பாதிக்கும் மேல் தோல்வியடையத் தொடங்கியதும், வகுப்பு ஆசிரியர்

கவலையடைந்தார். படிப்பில் மோசமாக இருப்பதால், இதைப் பற்றிப் பேச விரும்பி பெற்றோரை அழைத்து வருமாறு லிசாவிடம் வகுப்பு ஆசிரியர் கூறினார். இந்த அழைப்புக்கு லிசாவின் தந்தை வரவில்லை. அதற்குப் பதிலாக, லிசாவின் தாய் மட்டும் பள்ளிக்கு வந்து ஆசிரியர் கூறுவதை அமைதியாகக் கேட்டுக் கொண்டிருந்தாள். ஏன் படிப்பில் கவனக்குறைவாக இருக்கிறாள் என்பது தனக்குப் புரியவில்லை என்று லிசாவின் தாய் கூறினாள். லிசாவிடம் குறும்புத் தனம் அதிகமாகிவிட்டதால், அவள் முயன்று படிப்பதில்லை என்றும் கூறினாள். ஆனால், லிசாவின் தாய் ஒரு முகப்பட்ட சிந்தனையோடு இல்லையென்பதையும் மகிழ்ச்சியற்று இருப்பதையும் ஆசிரியர் கவனித்தார். வீட்டில் ஏதாவது பிரச்சினையா என்று தலைமையாசிரியர் கேட்டார். இதைக் கேட்டதும், லிசாவின் தாய் உணர்ச்சிகளைக் கட்டுப்படுத்த முடியாமல் அழத் தொடங்கினாள். லிசாவின் தந்தை சில மாதங்களுக்கு முன்பு அவர்களை விட்டுப் பிரிந்து போய்விட்டார். குடும்பத்தை நடத்துவதற்கான பணமும் அனுப்புவதில்லை. வீட்டில் நிலவும் கஷ்டத்தைப் பார்த்தே லிசா மனச்சோர்வு அடைந்திருக்கிறாள். அதன் பிறகு ஆசிரியர் லிசாவோடும் அவளுடைய தாயோடும் தனித் தனியாகப் பேசினார்; அவர்களின் உணர்வுகளை ஆசிரியர் புரிந்து கொண்டார். நீ எப்போது வேண்டுமானாலும் வந்து என்னோடு பேசலாம் என்று ஆசிரியர் லிசாவிடம் கூறினார். பின்னர், லிசாவின் தோழிகளிடம் பேசி, அவளிடம் அன்போடும் அனுதாபத்தோடும் நடந்துகொளுமாறு ஆசிரியர் கூறினார். அவளுடைய வீட்டு நிலைமைகளை விசாரித்து அறிந்துகொள்ளவும் படிப்பில் கவனம் செலுத்தவும் ஒவ்வொரு வாரமும் குறைந்த பட்சமாக 15 நிமிடங்கள் லிசாவிடம் ஆசிரியர் பேசினார். கொஞ்சம் கொஞ்சமாக, தோழிகளின் உதவியாலும் ஆசிரியரின் பரிவான அறிவுரைகளாலும் லிசா மீண்டெழுந்து நன்றாகப் படிக்கத் தொடங்கினாள்.

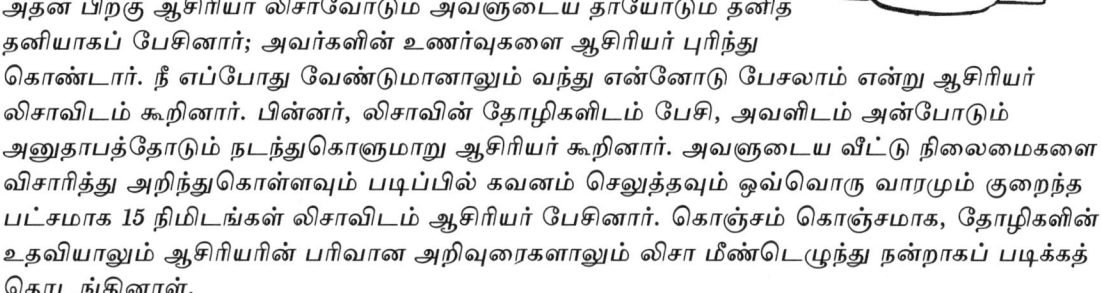

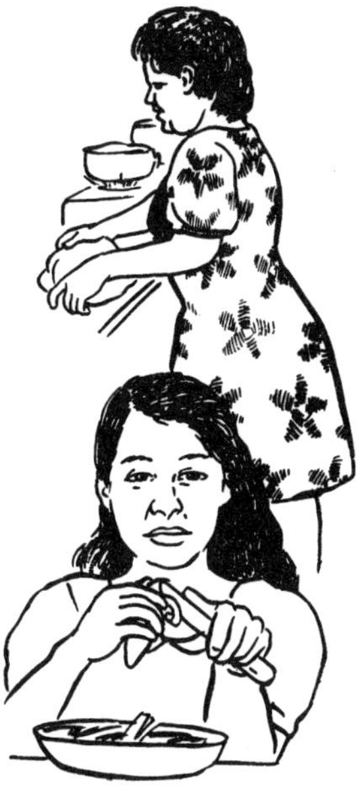

நேர்வு 8.3

16 வயதான தாமஸ், பள்ளித் தேர்வின் இறுதியாண்டில் படித்துக் கொண்டிருந்தான். இந்த ஆண்டு அவனுக்கும் அவன் குடும்பத்தாருக்கும் முக்கிய ஆண்டு ஆகும். தனியார் பள்ளியில் சேர்த்து, அவன் படிப்புக்காகப் பெற்றோர் நிறைய செலவழித்தனர். அவன் மருத்துவக் கல்லூரியில் சேர்ந்து, ஒரு மருத்துவராக ஆவான் என்று அவன் பெற்றோர் நம்பிக்கொண்டிருந்தனர். ஆனால், தாமஸ் எப்போதுமே சராசரியாகப் படிக்கும் மாணவன். அவனுக்கு அறிவியல் பாடங்களில் ஆர்வம் கிடையாது. ஆனால், தேர்வுக்காகக் கடினமாகப் படித்துக்கொண்டிருந்தான். அவனுக்கு அடிக்கடி தலைவலி வந்ததோடு களைப்பாகவும் உணர்ந்தான். அவனுக்குக் கண் வலிப்பதாகவும் பாடப் புத்தகங்களைப் படிப்பது சிரமமாக இருக்கிறது என்றும் தாமஸ் தன் பெற்றோரிடம் கூறினான். அவனுக்குக் கண் மருத்துவரிடம் பரிசோதனை செய்தபோது, கண்கள் எந்தக் குறையும் இன்றி நன்றாக இருந்தன. அவனுக்குத் தலைவலி மேலும் அதிகரித்து, தூக்கமும் கெடத் தொடங்கியது. தேர்வுகளில் மோசமான மதிப்பெண்களைப் பெற்றான். இதனால் அவனுடைய பெற்றோர் கோபமும் கலக்கமும் அடைந்தனர். அவன் ஏன் நன்கு படிக்க மாட்டேன் என்கிறான்? உடனடியாகத் தனியாக டியூஷனுக்கு ஏற்பாடு செய்தனர். தாமஸ் மேலும் சோர்வடைந்து படிப்பில் அவனால் கவனம் செலுத்த இயலவில்லை. இந்த நிலையில் அவனுடைய பெற்றோர் கவலையடையத் தொடங்கினர். அவனை

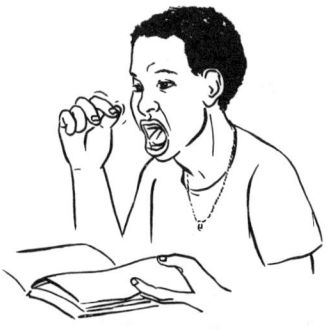

நலப்பணியாளரிடம் அழைத்துச் சென்றனர். தேர்வில் நன்றாக மதிப்பெண்கள் பெற வேண்டும் என்ற நெருக்கடியின் காரணமாக அவனுக்கு மனஅழுத்தம் ஏற்பட்டுள்ளது என்று நலப்பணியாளர் கூறினார். அவனுக்குள்ள மனஅழுத்தம் பற்றியும் எதிர்காலத்தில் அவன் எந்த விதமான பணியை மேற்கொள்ள விரும்புகிறான் என்பது பற்றியும் அவனிடம் பணியாளர் பேசினார். மருத்துவத் துறையில் அவன் சேர விரும்பவில்லை என்றும் வேறு துறையைத் தேர்ந்தெடுக்க விரும்புவதாகவும் தாமஸ் கூறினான். நலப் பணியாளர் அவனுடைய மனஅழுத்தம், விருப்பம் ஆகியவற்றைக் குறித்து தாமஸின் பெற்றோரிடம் எடுத்துரைத்தார். பெற்றோரும் மாற்றுத் துறையைத் தேர்ந்தெடுப்பது பற்றி தாமஸிடம் பேசினர். தாமஸ் ஒரு புத்திசாலியான மாணவன் என்பதால், அவன் விரும்பும் துறையைத் தேர்ந்தெடுத்தால், அதில் அவனால் சிறப்பாகப் பணியாற்ற முடியும்; அதோடு அவனுக்கு உள்ள நெருக்கடியும் குறையும். அதன் பிறகு தன் பெற்றோருடன் பாசமாக நடந்துகொள்ளத் தொடங்கியதுடன் அவனும் நலம் பெறத் தொடங்கினான்.

8.7.3 இந்தப் பிரச்சினையை எப்படி எதிர்கொள்வது?

பெற்றோரிடம் கேட்க வேண்டிய கேள்விகள்

- அண்மைக் காலமாக அவனுடைய விடலைப்பருவ நடத்தையில் ஏதாவது மாற்றத்தைக் கவனித்தீர்களா? உங்கள் கவனத்துக்கு வந்த விஷயம் எது?
- இது ஏன் நடக்கிறது என்று நீங்கள் நினைக்கிறீர்கள்? பிரச்சினையின் காரணத்தைக் கண்டறிவதற்கான தடயத்தைப் பெற்றோரின் கருத்து வெளிப்படுத்தலாம். எடுத்துக்காட்டாக, தன் மகனோ மகளோ நன்றாகப் படிப்பதில்லை என்று ஒரு பெற்றோர் கூறினால், தேர்வுக்குப் படிக்க வேண்டும் என்ற மனஅழுத்தம் ஒரு காரணமாக இருக்கலாம்.
- மாற்றத்தை ஏற்படுத்தும் விதத்தில் நீங்கள் ஏதாவது செய்தீர்களா? இந்தச் சூழல் மாற வேண்டுமானால், உங்கள் குழந்தை என்ன செய்ய வேண்டும் என்று எதிர்பார்க்கிறீர்கள்?

விடலைப் பருவத்தினரிடம் கேட்க வேண்டிய கேள்விகள்

- அண்மைக் காலமாக உங்கள் ஆரோக்கியம் எவ்வாறு உள்ளது? குறிப்பாக உறக்கம், கவனத்தைக் குவித்தல், உணர்வுகள் பற்றிக் கேளுங்கள்.
- அண்மைக் காலமாக எதைப் பற்றியாவது கவலைப்பட்டுக்கொண்டிருக்கிறீர்களா? எடுத்துக்காட்டாக, வீட்டுப் பிரச்சினை அல்லது படிப்புப் பிரச்சினை அல்லது நண்பர்களால் பிரச்சினை போன்றவை.
- உங்கள் கவலைகளையோ வருத்தங்களையோ வேறு யாருடனாவது பகிர்ந்து கொண்டீர்களா? யாரோடு? அவர்கள் அளித்த ஆலோசனை என்ன? அந்த விடலைக்கு சமூகத்தில் உள்ள ஆதரவு என்ன என்று கண்டறியுங்கள்.
- உங்கள் வாழ்வை முடித்துக்கொள்ள வேண்டும் என்று என்றாவது உணர்ந்திருக்கிறீர்களா? அப்படியென்றால் எப்போதிலிருந்து என்றும் எத்தனை நாட்களுக்கு ஒருமுறை என்றும் கேளுங்கள். குறித்த காலத்தில் தோன்றும் எண்ணங்களாகவும் மனச்சோர்வு அடைந்த நிலையில் உருவாகும் எண்ணங்களாகவும் இருந்தால், அந்தப் பிரச்சினைக்கு உடனடியாக முக்கியத்துவம் அளிக்க வேண்டும்.
- அண்மையில் உங்களை யாராவது காயப்படுத்தினார்களா? எடுத்துக்காட்டாக, உன்னை யாராவது அடித்தார்களா அல்லது பாலுறவு ரீதியாக உன்னைத் தொல்லைப்படுத்த முயன்றார்களா?
- நீங்கள் போதைப்பொருள் அல்லது மது உட்கொள்வதுண்டா? அப்படியானால், எந்த அளவு?

என்ன செய்ய வேண்டும்?

- விடலை தன் உணர்வுகளைக் கொட்டும்போது, அவர் எதை நினைத்துக் கவலைப்படுகிறார்

என்பதைக் கவனியுங்கள்; அவசரப்படாதீர்கள். உங்களுக்கு அந்தச் சமயத்தில் போதிய அவகாசம் இல்லையென்றால், உங்களுக்கு நேரம் எப்போது இருக்குமோ அப்போது வரச் சொல்லுங்கள்.

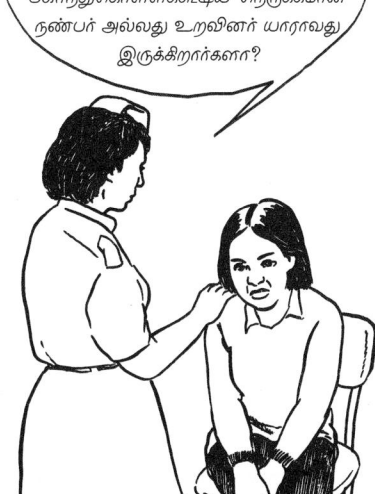

உனக்கு நெருக்கமானவரிடம் உன்னுடைய பிரச்சினைகளைப் பற்றிப் பேசுவது உனக்கு நன்மை அளிக்கும். உன்னுடைய பிரச்சினைகளைப் பகிர்ந்துகொள்ளக்கூடிய நெருக்கமான நண்பர் அல்லது உறவினர் யாராவது இருக்கிறார்களா?

- விடலை தன் உணர்வுகளையும் மனஅழுத்தத்தை உள்ளாக்கும் சூழலையும் தொடர்புபடுத்த உதவுங்கள். பொதுவாக, இந்தத் தொடர்பைப் புரிந்துகொள்ள உதவுவது, அதனால் ஏற்படும் அச்சமூட்டும் அறிகுறிகளின் பாதிப்பைக் குறைக்க உதவும்.

- விடலையின் பெற்றோரிடம் (முடிந்தால், ஆசிரியரிடம்) உங்களால் பேச முடியும் என்றும் விடலையின் கவலை களை அவர்களிடம் எடுத்துக்கூற முடியும் என்றும் சொல்லுங்கள். பொதுவாக, பெற்றோரிடம் தங்கள் உணர்வுகளை விடலை பகிர்ந்துகொண்டிருக்க மாட்டார்; இதுவே பிரச்சினையை மேலும் மோசமாக்கியிருக்கும். இதன் காரணமாக விடலை எப்போதும் பெற்றோரிடம் சிடுசிடுப்பாக நடந்துகொண்டிருப்பார். இதன் விளைவாக, பெற்றோர் மேலும் விடலையின் மேல் அதிருப்தியை வெளிப்படுத்தியிருப்பார்கள். பெற்றோரின் இந்தச் செய்கை விடலையை மேலும் வருத்தத்துக்கு உள்ளாக்கும். குடும்பத்தாரிடம் பிரச்சினையைப் பற்றி வெளிப்படையாகப் பேசுவது தீர்வு காண உதவும்.

- நடைமுறைச் சாத்தியமான ஆலோசனைகளை வழங்குங்கள். எடுத்துக்காட்டாக, குறிப்பிட்ட பாடம் புரியாததன் காரணமாக விடலைக்கு மனஅழுத்தம் ஏற்பட்டிருந்தால், இதை விளக்கி விடலையின் ஆசிரியருக்கு ஒரு குறிப்பு அனுப்புங்கள். பள்ளிநேரம் முடிந்த பிறகு ஆசிரியர் விடலைக்கு அந்தப் பாடத்தை விளக்கிக் கூறி சந்தேகங்களைப் போக்கலாம்.

பெட்டிச்செய்தி 8.15. மனஅழுத்தத்தைச் சமாளித்தல்: விடலைகளுக்கான ஆலோசனைகள்

மனஅழுத்தத்தைச் சமாளிக்க மக்கள் வெவ்வேறு வழிகளைக் கடைப்பிடிக்கிறார்கள். சிலர் தங்கள் ஆரோக்கியத்துக்குத் தீங்கு ஏற்படாத வகையில் மனஅழுத்தத்தைச் சமாளிக்கிறார்கள். எப்படி நீங்களும் அதையே பின்பற்றலாம் என்பதற்குச் சில குறிப்புகள் கீழே தரப்பட்டுள்ளன:

- உங்களுக்கு மனஅழுத்தத்தை ஏற்படுத்தும் சூழல்களை அல்லது நிகழ்வுகளை அடையாளம் காணுங்கள்.
- இந்தச் சூழல்களை உங்களைவிட நன்றாகச் சமாளிக்கக்கூடிய நண்பர்கள் என்று நீங்கள் கருதுபவர்கள் எப்படி எதிர்கொள்வார்கள் என்று கற்பனை செய்து பாருங்கள்.
- இந்தச் சூழல்களை மனஅழுத்தம் இல்லாமல் சமாளிக்கக்கூடிய வழிகள் அனைத்தையும் பட்டியலிடுங்கள்.
- மேற்குறித்த ஒவ்வொன்றையும் நீங்கள் செய்வதாகக் கற்பனை செய்துகொள்ளுங்கள்.
- ஒரு சூழலை உண்மையில் சந்திப்பதற்குமுன், அதுபோலவே ஒத்திகை செய்து பாருங்கள்.
- நண்பர்கள், குடும்பத்தினர் அல்லது ஆசிரியர்கள் போன்றோருடன் உங்கள் மனஅழுத்தத்தைப் பகிர்ந்து கொள்ளுங்கள்.
- கலந்துரையாடல் நடத்தி சிகிச்சை அளிக்கும் நலப் பணியாளரைச் சந்தித்து ஆலோசனை கேட்கக் கூச்சப்படாதீர்கள்.

விடலைகளின் மனநலத்தை மேம்படுத்த உதவும் கூடுதல் தகவல்களைப் பிரிவு 9.6 வழங்குகிறது.

- விடலைக்கு இளைப்பாறும் பயிற்சியைக் கற்றுக் கொடுங்கள் (☞ பிரிவு 3.2.3). இந்தப் பயிற்சியின் காரணமாக மனத்தைக் குவிக்கவும் கவனம் செலுத்தவும் இயலும். சோர்வு (☞ பிரிவு 5.4), உறக்கம் சார்ந்த பிரச்சினைகள் (☞ பிரிவு 5.3) போன்றவற்றுக்கு, இந்தக் கையேட்டில் கொடுக்கப்பட்டுள்ள ஆலோசனைகளைப் பின்பற்றவும்.
- தான் சந்திக்கும் மனஅழுத்தத்துக்கு ஈடுகொடுக்கப் பிரச்சினைக்குத் தீர்வு காணும் உத்தியைக் கடைப்பிடிக்கக் கற்றுக்கொடுங்கள் (☞ பெட்டிச்செய்தி 8.15, பிரிவு 3.2.5).
- மது அருந்துவதை அல்லது புகையிலை, போதைப்பொருள் போன்றவற்றைப் பயன்படுத்து வதைத் தவிர்க்கச் சொல்லுங்கள்.
- விடலை முழுமையாகக் குணமடையும்வரை தொடர்ந்து உங்களை வந்து பார்க்கச் சொல்லுங்கள். எதிர்காலத்தைக் குறித்த நம்பிக்கைகளை வெளிப்படுத்துதல், தன் உணர்வுகளை மற்றவர்களோடு பகிர்ந்துகொள்ளுதல், பள்ளிப் படிப்பில் முன்னேற்றம் போன்ற அறிகுறிகளை வைத்து விடலையின் நிலையில் முன்னேற்றம் ஏற்பட்டிருப்பதை மதிப்பிடலாம்.
- மேலே கூறிய ஆலோசனைகள் எதுவுமே பலனளிக்காத நிலையில், மனச்சோர்வு நீக்கிகளைக் கொடுங்கள் (☞ இயல்11).

எப்போது மருத்துவரிடம் பரிந்துரைக்க வேண்டும்?

- உங்கள் முயற்சிக்கு எந்தப் பலனும் இல்லாதபோது;
- போதைப்பழக்கம், வன்செயல் அல்லது மனநோய் போன்ற கடுமையான பிரச்சினைகள் விடலையிடம் காணப்படும்போது.

பெட்டிச்செய்தி 8.16. சோகமாக இருக்கும் விடலைக்குச் சிகிச்சை அளிக்கும்போது நினைவில் கொள்ள வேண்டியவை

- விடலைகளிடம் காணப்படும் தெளிவாக வரையறுத்துக் கூற முடியாத உடல் ரீதியான கோளாறுகள் பொதுவாக மனஅழுத்தத்தோடும் மனச்சோர்வுடனும் தொடர்புடையவை.
- மனச்சோர்வு விடலைகளிடம் பொதுவாகக் காணப்படும் ஓர் ஆரோக்கியப் பிரச்சினை.
- குடும்பத்தாரோடும் ஆசிரியர்களோடும் கலந்துபேசுதல் விடலைகளுக்கு உதவும் முக்கிய வழிகள்; ஏனென்றால் குடும்பத்தில் அல்லது பள்ளியில் உருவாகும் மனஅழுத்தமே மனச்சோர்வுக்கு வழிவகுக்கிறது.
- மனச்சோர்வால் பாதிக்கப்பட்ட விடலைகளில் பெரும்பாலோர் அதிலிருந்து மீண்டு குணமடைந்து விடுவார்கள். அவர்களுடைய கவலைகளையும் உணர்வுகளையும் பற்றிப் பேசுதலும் அவர்கள் கூறுவதைக் காதுகொடுத்துக் கேட்பதும் சிகிச்சைக்கு மிகவும் உதவும் ஓரே வழியாகும்.

பகுதி 3

மனநலத்தை ஒருங்கிணைத்தல்

இந்தக் கையேட்டின் முந்தைய பகுதிகள் மனப்பிறழ்வு வகைகளையும் அதற்கான சிகிச்சைகளையும் விளக்கின. பகுதி 3 இந்தக் கையேட்டைப் படிப்பவர்களைக் குறிப்பிட்ட பணிச்சூழலுக்கு அழைத்துச் செல்கிறது. நீங்கள் ஓர் ஆரம்ப சுகாதார நிலையத்தில் பணி புரியலாம்; அங்கு பெண்கள்நலப் பிரச்சினை அல்லது கைதிகள்நலப் பிரச்சினை அல்லது பதின்பருவத்தினரின் நலப்பிரச்சினையில் குறிப்பாகக் கவனம் செலுத்த நேரலாம். நலப் பணியாளராக இருப்பதால் போர் அல்லது இயற்கைப் பேரழிவு போன்ற அவசரக் காலத்தில் பணிபுரிய உங்களுக்கு அவசர அழைப்பு வரலாம். உடலும் மனமும் நெருங்கிய இயைபோடு ஒருங்கிணைந்து செயல்புரிகின்றன. ஏதோ ஒரு காரணத்தால், ஒன்று பாதிக்கப்பட்டாலும், மற்றொன்றும் வேதனையுறும் நிலைக்கு உள்ளாகிறது. இதனால், மனநலமும் பொது சுகாதார நலத்தின் பிரிக்க முடியாத ஓர் அங்கமாக விளங்குகிறது. உடல்நலத்துக்கு எப்படிச் சிகிச்சை அளிக்கிறீர்களோ அதுபோலவே ஒருவரின் மனநலத்துக்கும் சிகிச்சை அளிக்க வேண்டும் என்பது இயற்கையாகவே உங்களின் அன்றாடக் கடமைகளில் ஒன்றாக இருக்க வேண்டும்.

மாறுபட்ட பல்வேறு சூழல்களில் மனநலம் எப்படி முக்கிய பிரச்சினையாக விளங்குகிறது என்பதை இயல் 9 விளக்குகிறது. இதில் நீங்களே சந்திக்க வேண்டியதாக இருக்கும் பல வகைச் சூழல்களில் மனநலப் பிரச்சினைகள் எவ்வாறு முக்கியத்துவம் பெறுகின்றன என்பதை ஆராய்கிறது. அன்றாடக் கடமைகளின் பகுதியாக அமையும் பல்வேறு செயல்பாடுகளோடு மனநலப் பிரச்சினைகளையும் எப்படி ஒருங்கிணைத்துக்கொள்ளலாம் என்பதையும் இந்த இயல் விளக்குகிறது. இந்தப் பிரச்சினைகளில் கூடுதல் கவனம் செலுத்துவது உங்களுக்கு மனநிறைவு அளிக்கக்கூடியதாகவும் உங்களிடம் சிகிச்சை பெறுபவருக்கு அதிக திருப்தி அளிப்பதாகவும் அமையும்.

மருத்துவச் சேவையை மேம்படுத்துவதில் பொதுநலப் பணியாளர்கள் ஒரு முக்கிய பங்கை ஆற்றுகிறார்கள். மனநலம் சார்ந்த விஷயங்கள் எப்படி மேம்படுத்தப்படலாம் என்பதையும் சமூகத்தில் எவ்வாறு பரிந்துரைக்கப்படலாம் என்பதையும் இயல் 10 விவாதிக்கிறது. தனிமனிதர்களும் சமூகமும் தங்களிடம் உள்ள ஆதாரங்களையும் மருத்துவச் சேவையைப் பெற உதவும் மற்ற காரணிகளையும் கட்டுப்படுத்தும் அதிகாரத்தை வளர்த்துக்கொள்ளும் ஒரு வழியாக மருத்துவச் சேவை மேம்பாடு கருதப்படுகிறது. மனநலம் குறித்து நேர்மறையான சிந்தனைகளை வளர்த்தெடுப்பதும் மனநோயாளிகளின் உரிமைகளையும் தேவைகளையும் பரிந்துரைப்பதும் சமூகத்தின் ஒட்டுமொத்த வளர்ச்சியை உறுதி செய்யும் முக்கிய வழிகள் ஆகும். மனநலத்தை மேம்படுத்தும் நடவடிக்கைகளின் பகுதியாக, வலிமையோ எதிர்க்கும் சக்தியோ இல்லாத பெண்களும் ஏழைகளும் பயன்பெறும் முக்கிய குழுக்களாகக் கருத்தில் கொள்ளப்படுகிறார்கள்.

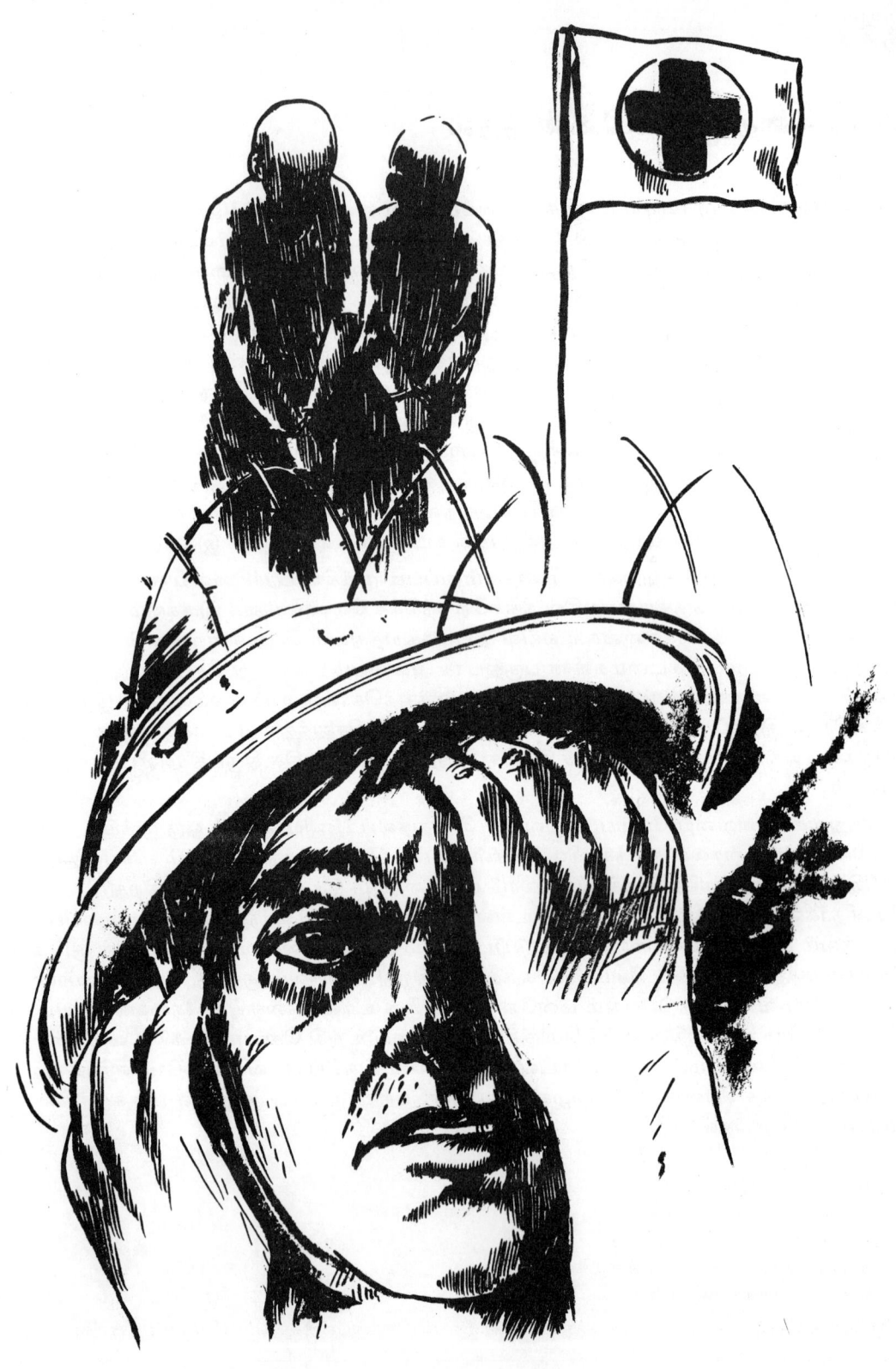

இயல் 9

மற்ற சூழல்களில் மனநலம்

9.1 ஆரம்ப சுகாதாரமும் பொதுச் சுகாதாரப் பராமரிப்பும்

நம் மருத்துவ அமைப்பில், நலமில்லாமல் இருக்கும்போது ஒருவர் முதலில் செல்லும் இடமாக ஆரம்ப சுகாதார அமைப்பே விளங்குகிறது. சில ஊர்களில், அரசின் ஆரம்ப சுகாதார நிலையமே மருத்துவ சேவையை வழங்கும் முக்கிய இடமாக விளங்குகிறது; வேறுசில ஊர்களில், தனிப்பட்ட மருத்துவர்களும் தனியார் மருத்துவமனைகளும் மருத்துவ சேவையை அளிக்கின்றனர். பல இடங்களில், அரசின் ஆரம்ப சுகாதார நிலையமும் தனியார் மருத்துவமனைகளும் இணைந்து மருத்துவச் சேவையை வழங்குகின்றன.

பொதுச் சுகாதாரப் பராமரிப்பு என்பது வளர்ந்தவர்களுக்கு ஏற்படக் கூடிய பொதுவான ஆரோக்கியப் பிரச்சினைகளையும் கோளாறுகளையும் குறிக்கும். ஆரம்ப சுகாதார நிலையம் அல்லது பொதுச் சுகாதாரச் சூழலில் காணப்படக்கூடிய மனநலப் பிரச்சினைகளைப் பற்றி, இந்தக் கையேடு முழுமையாக விளக்கினாலும், இந்தப் பிரிவு வேறு பல பரவலான மருத்துவப் பிரச்சினைகள் பற்றிய ஒரு சுருக்கத்தை அளிக்கிறது.

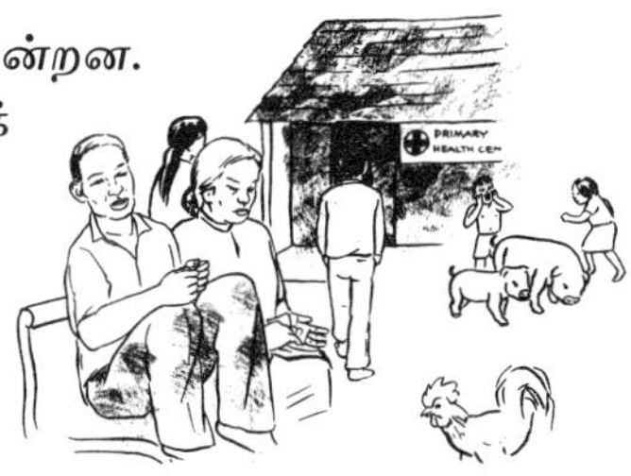

9.1.1 ஆரம்ப சுகாதார அமைப்பில் மனநலக் கோளாறுகள்

எந்த ஒரு மனநலக் கோளாறையும் (பிறழ்வையும்) ஆரம்ப சுகாதாரப் பராமரிப்பு அமைப்பில் பார்க்கலாம். இருந்தபோதிலும், இங்கு இரண்டு வகை மனநலக் கோளாறுகளே பொதுவாகக் காணப்படுகின்றன. அவை மனச்சோர்வு மற்றும் பதற்றநோயும், மதுவுக்கு அடிமையான நிலையும் (☞ பிரிவு 5, பிரிவு 6). ஒருவரிடம் காணப்படக்கூடிய கோளாறுகளை வைத்தோ,

பெட்டிச்செய்தி 9.1. மருத்துவ ரீதியாக விளக்க முடியாத நோய்க்குறிகள்: மனப்பிறழ்வை இனம்காண உதவும் குறிப்புகள்

கீழ்க்காணும் ஏதோ ஒன்று இருந்தால் மனச்சோர்வு அல்லது பதற்றநோய் இருக்கலாம் என்று சந்தேகப்படுங்கள்:

- உடல்நலக் கோளாறு என்று நிர்ணயிக்க முடியாத உடல்ரீதியான நோய்க்குறிகள்;
- உடலின் வெவ்வேறு பகுதிகளில் தோன்றும் வலி, சோர்வு, கிறுகிறுப்பு, தூக்கம் சார்ந்த பிரச்சினைகள், படபடப்பு, விரல் நுனியில் மரத்துப்போன உணர்வு போன்ற பல்வகை நோய்க்குறிகள்;
- மூன்று மாதங்களுக்கும் மேலாக நோயுற்ற நிலை;
- வன்செயலை வெளிப்படுத்துவது போன்று, வீட்டிலும் பிரச்சினை செய்தல்.

நோயுறுதி செய்துகொள்ள அவருடைய உணர்வுகள் பற்றியும் மனநிலை பற்றியும் கேட்டறியவும் (☞ இயல் 2).

கீழ்க்காணும் ஏதோ ஒன்று இருந்தால் ஒருவர் மதுவுக்கு அடிமையாக இருக்கலாம் என்று சந்தேகப்படுங்கள்:

- மஞ்சள் காமாலை;
- வாந்தியெடுக்கும்போது இரத்தம் கலந்திருத்தல்;
- அடிக்கடி வயிற்றுக் கோளாறு;
- காயங்களும் விபத்துக்கு உள்ளாகியிருத்தலும்;
- துக்கம் சார்ந்த பிரச்சினைகள்.

நோயுறுதி செய்துகொள்ள மது அருந்தும் பழக்கம் உண்டா என்பதைக் கேட்டறியவும் (☞ பிரிவு 6.1)

ஒருவர் தனக்கு உள்ள பிரச்சினைகள் என்று கூறுவதை வைத்தோ அவருக்குள்ள மனநலப் பிரச்சினையைக் கண்டுபிடிக்க இயலுவதில்லை. உண்மையில், ஒருவர் கூறும் உடல்ரீதியான நோய்க்குறிகளுக்கு, எந்த விளக்கமும் மருத்துவ ரீதியாக அளிக்க முடியாது. இதுபோன்ற நேர்வுகளில் அடியோட்டமாக மறைந்திருக்கும் மனநலப் பிரச்சினைகளைக் கண்டுபிடிக்க உதவும் வழிகாட்டும் நெறிமுறைகளைப் பெட்டிச்செய்தி 9.1 விளக்குகிறது.

9.1.2 ஆரம்ப மனநல மருத்துவமனை

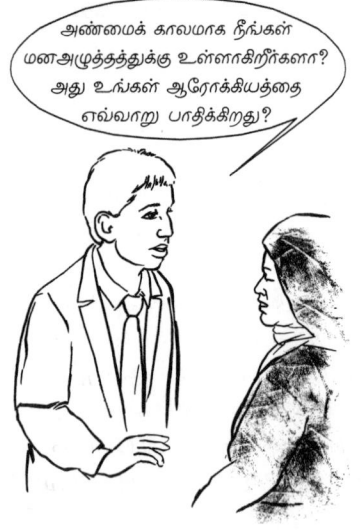

நாம் எப்படி நம் உடல்சார்ந்த பிரச்சினைகளுக்குத் தீர்வு காண்கிறோம் என்பதை ஓர் ஒப்பீடாக எடுத்துக்கொண்டால், பெரும்பாலான மனநலப் பிரச்சினைகள் மேல் பகுதியில் உருவாகும் சுவாசக்குழாய்த் தொற்று போன்றவையாகும் – இந்த நோய்க்கான சிறப்பான சிகிச்சையை ஓர் ஆரம்ப சுகாதார நலப் பணியாளரே அளித்துவிடுவார். அதேசமயம், நிமோனியா போன்ற சிலவகைக் கடுமையான சுவாசக் கோளாறுகளுக்கு, சிறப்பு மருத்துவ வல்லுநரே சிகிச்சை அளிக்க முடியும். இதுபோலவே, ஆரம்ப மனநல மருத்துவமனைக்கு வரும் நோயாளிகளுக்குக் காணப்படும் பெரும்பாலான மனநோய் களுக்கு மருத்துவ வல்லுநரைப் போல ஆரம்ப சுகாதார நலப் பணியாளரே சிகிச்சை அளிக்கலாம். ஆரம்ப மனநல மருத்துவ மனையில் சிகிச்சை எடுத்துக்கொள்வதில் உள்ள சாதகங்கள் என்னவென்றால், சிகிச்சைக்கான செலவு மிகக் குறைவு என்பதோடு பெரும்பாலோரால் ஏற்கக்கூடியதாகவும் உள்ளது.

மனநலக் குறைவு உள்ளதாக உங்களிடம் வரும் அனைவரிடமும் வழக்கமாக நீங்கள் சில கேள்விகளைக் கேட்க வேண்டும். நீங்கள் நோயாளியிடம் கேட்கும் கீழ்க்காணும் சாதாரணக் கேள்விகளுக்கான பதில், நோயாளியின் மனநலம் பற்றிய குறிப்பை வழங்கலாம்:

- அண்மைக்காலமாக நீங்கள் எப்படி உணர்கிறீர்கள்? நான் உங்கள் உடல்நலத்தைப் பற்றி மட்டும் கேட்கவில்லை; உங்கள் உணர்வுகளும் மனநிலையும் எப்படி உள்ளன என்றும் கேட்கிறேன்.
- அண்மைக் காலமாக மனஅழுத்தத்துக்கு உள்ளாகிறீர்களா? அப்படியென்றால், காரணம் என்ன? இது எப்படி உங்கள் உடல்நலத்தைப் பாதிக்கிறது?

பெரும்பாலோர் தங்களுக்கு எந்தப் பிரச்சினையும் இல்லை என்று கூறிவிடுவார்கள்; இந்தக் கேள்வியை அவர்களிடம் கேட்க உங்களுக்கு இரண்டு நிமிடம்கூட ஆகியிருக்காது. தங்களுக்குப் பிரச்சினை இருப்பதாகக் கூறும் சிலரிடம், அவர்களுக்கு மனநோய் உள்ளதா என்பதை அறிய, நீங்கள் விளக்கமாக மேலும் கேள்விகள் கேட்கலாம். நிச்சயமாக, விளக்கமாகக் கேள்வி கேட்கக் கூடுதல் நேரம் பிடிக்கலாம்; ஆனால் அவர் நலம் பெற நீங்கள் உதவுகிறீர்கள். மனநோயைக் கண்டறிய உதவும் நோய்க்குறிகள் பற்றித் தெளிவாக அறிந்துவைத்திருப்பதே, ஆரம்ப மனநல மருத்துவமனையில் நீங்கள் சிறப்பாகச் சிகிச்சை அளிக்க உதவும் திறனாகும் (☞ பிரிவு 3.2.5). மனநலப் பிரச்சினைக்காகச் சிறப்பு மனநல மருத்துவரைக் காணுமாறு எப்போது நீங்கள் ஒருவரிடம் பரிந்துரைக்க வேண்டும் என்பதற்காக ஆலோசனைகளைப் பிரிவு 3.4 அளிக்கிறது.

முக்கியமாக மனநலமும் உடல்நலமும் வெவ்வேறு செயல்பாட்டுப் பகுதியைச் சேர்ந்தவை என்று நீங்கள் கருதிவிடக்கூடாது. உண்மையில், மனநலக் கோளாறுகளும் உடல்நலப் பிரச்சினைகளும் ஒன்றாகவே தோன்றுகின்றன. ஒருவருக்குக் காசநோய் இருக்கிறது என்பதால், மதுவுக்கு அடிமையானதால் உருவாகும் பிரச்சினைகளால் அவர் பாதிக்கப்பட்டிருக்கமாட்டார் என்பது பொருளல்ல. அதுபோலவே, ஒருவர் மனப்பிறழ்வால் பாதிக்கப்பட்டிருக்கிறார்

என்பதாலேயே, அவருக்கு மலேரியாக் காய்ச்சல் வராது என்பதல்ல. ஒருவருக்குக் குறிப்பிட்ட நோய்க்குறி உள்ளது என்றால், அவர் எந்த நோய்க்குறிகளுக்கு உரிய நோயால் பாதிக்கப் பட்டிருக்கிறார் என்பதை நினைவில் கொள்ள வேண்டும்.

ஆரம்ப சுகாதார நிலையத்தில் நீங்கள் சாதாரணமாக எதிர்கொள்ளக்கூடிய ஒரு சூழலை நேர்வு 9.1 விவரிக்கிறது.

நேர்வு 9.1

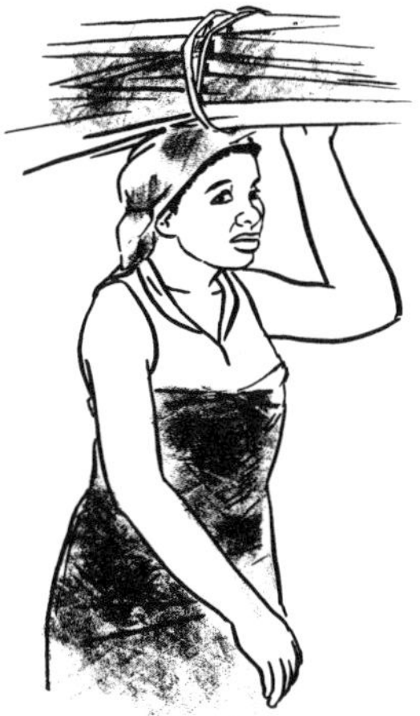

30 வயது நிறைந்த மேரி திருமணமான பெண்; அவள் திருத்தூதர் தேவாலயத்துக்கு வழிபாட்டுக்குச் செல்வாள். கடந்த ஓராண்டு காலமாக கிறுகிறுப்பும் தலைவலியும் தொடர்ந்து இருப்பதாக மேரி கூறிவந்தாள்; ஆனால் உடல்ரீதியாக அவளுக்கு எந்தக் கோளாறும் இல்லை. அவளிடம் விசாரித்தபோது, தான் அளவுக்கு மீறிச் சிந்திப்பதாகவும், தூக்கம் சரியாக இல்லையென்றும், தற்கொலைச் சிந்தனை தோன்றுவதாகவும் கூறினாள். வீட்டு வேலை எதுவும் செய்ய முடியாத அளவுக்குச் சோர்வாக இருப்பதாகவும் மேரி கூறினாள். கணவனுடனான உறவு மோசமான நிலையில் இருந்தது. அவளுக்குக் குழந்தை இல்லாததால், மேரியின் கணவன் அவள் மேல் கடும் கோபத்துடன் இருந்தான்; இத்தனைக்கும் அவர்களுக்குத் திருமணமாகி இரண்டு ஆண்டுகளே ஆகியிருந்தன. இரண்டாவது திருமணம் செய்துகொள்ளப்போவதாக அவளுடைய கணவன் மிரட்டிக்கொண்டிருந்தான். மூன்று மாதத்துக்கு முன்பு அவள் பார்த்துக்கொண்டிருந்த வேலையும் போய்விட்டது; வேறு வேலை கிடைக்காது என்று எண்ணி மேரி கவலையுற்றாள். தான் தனிமையில் இருப்பதைப் போல் உணர்வதாகவும் அவள் கூறினாள்.

நலப் பணியாளர் பின்வருவனவற்றைக் கூறி மேரியைத் தேற்றினார்:

- சாகடித்துவிடக்கூடிய அல்லது தீர்க்க முடியாத நோயால் அவள் பாதிக்கப்படவில்லை என்று மேரிக்கு உறுதி கூறினார்;
- வேலையை இழந்ததாலும் மணப் பிரச்சினையாலும் அவள் அளவுக்கு அதிகமாகச் சிந்திப்பதாகவும், இதன் காரணமாக அவளுக்குச் சரியான தூக்கம் இல்லாமல் சோர்வு ஏற்படுவதாகவும் விளக்கினார்;
- பிரச்சினையை இனம்கண்டு உரிய நடவடிக்கை எடுத்தல் (பிரச்சினைக்குத் தீர்வு காணுதல்):
  - மனச்சோர்வு என்பதால், மனச்சோர்வுநீக்கிகளைப் பரிந்துரைத்து சிகிச்சை அளித்தார்;
  - குழந்தைப்பேறு இல்லாமைக்காக, மேரியையும் அவள் கணவனையும் மகப்பேறு மருத்துவமனைக்குச் செல்லுமாறு பரிந்துரைத்தார்;
  - வேலை இல்லாத பிரச்சினைக்கு, மனச்சோர்விலிருந்து முழுமையாகக் குணமடையும் வரையில் வேலை தேடுவதை நிறுத்திவைக்குமாறு கூறினார்;
  - தனிமையாக இருக்கும் உணர்வைப் போக்க, தேவாலயத்துக்கு அடிக்கடி செல்லுமாறும் பாதிரியாரிடம் பேசுமாறும் ஆலோசனை கூறினார்.

வாரம் ஒரு முறை மருத்துவமனைக்கு வருமாறு மேரியிடம் நலப் பணியாளர் கூறினார். மூன்று வாரங்களுக்குப் பிறகு மேரி ஓரளவுக்குக் குணமடைந்தாள்; குழந்தை பெற்றுக்கொள்ளத் தேவையான வாய்ப்பை மேம்படுத்திக்கொள்ளக்கூடிய ஆலோசனைகளை மேரியும் அவள் கணவனும் மகப்பேறு மருத்துவமனையில் பெற்றார்கள். ஓரளவுக்கு நன்றாகக் குணமடைந்ததும் உள்ளூர் ஹோட்டலில் சமைக்கும் பணி மேரிக்குக் கிடைத்தது. அதன் பிறகு ஆறுமாத காலத்துக்கு, மாதம் ஒருமுறை, மேரி நலப் பணியாளரைச் சந்தித்து சிகிச்சை பெற்றாள்; இதற்குப் பிறகு மேரிக்குச் சிகிச்சையோ மருந்துகளோ தேவைப்படவில்லை.

9.1.3 மருத்துவச் சேவை முறையை மேம்படுத்துதல்

ஆரம்ப சுகாதார நிலையம் அளிக்கும் மருத்துவச் சேவை முறையை மேம்படுத்தும் முக்கியப் பங்கை ஆற்றக்கூடிய நிலையில் சில நலப் பணியாளர்கள் இருக்கலாம். எடுத்துக்காட்டாக, ஒரு நலப் பணியாளர் மாவட்ட மருத்துவக் குழுவில் உறுப்பினராக இருக்கும் பட்சத்தில், பல்வேறு கொள்கை முடிவுகள் குறித்து அவருடைய கருத்து கேட்கப்படலாம். அடிப்படை மனநலச் சேவையை மேம்படுத்தக் குறிப்பாகக் கீழ்க்காணும் வழிமுறைகள் பின்பற்றப்படலாம்:

- பொதுவாகக் காணப்படும் மனநோய்களுக்கான நோய்க்குறிகளைக் கண்டறியவும் சிகிச்சை அளிக்கவும் நலப் பணியாளர்களுக்குப் பயிற்சி அளித்தல்;
- மருத்துவமனையில் இருக்க வேண்டிய அத்தியாவசிய மருந்துகளின் பட்டியலில் குறைந்த பட்சமாக ஒரு மனச்சோர்வுநீக்கி, ஒரு மனநோய் எதிர்ப்பு மருந்து, ஒரு வலிப்பு நீக்கி ஆகியவற்றை உள்ளடக்கலாம் (☞ இயல் 11);
- கடும் மனப்பிறழ்வால் பாதிக்கப்பட்டவர்களுக்குத் தொடர்ந்து ஆலோசனை வழங்குதல் (மருத்துவமனையில் நோயாளிகளின் கூட்டம் குறைவாக இருக்கும் நேரத்தில், இவர்களுக்குச் சிகிச்சை அளிக்க நேரம் ஒதுக்கலாம்);
- மருத்துவச் சேவைப் பிரிவில் சமூகப் பணியாளர்கள் மற்றும் உளவியலாளர்களின் எண்ணிக்கையை அதிகப்படுத்தலாம்; மருத்துவரைவிடக் குறைவான ஊதியம் பெறுபவர்கள் என்பதாலும் மனநலச் சிகிச்சை அளிப்பதில் முக்கியப் பங்கு வகிப்பவர்கள் என்பதாலும் இவர்களைக் கூடுதலாக நியமிக்கலாம்;
- நோயாளியைப் பற்றிய குறிப்புகள் இடம்பெறும் பதிவேட்டில் வெவ்வேறு வகை மனப்பிறழ்வுகளால் பாதிக்கப்பட்டவர்களின் எண்ணிக்கையையும் நோய் வகையையும் குறிப்பிடுவதன் மூலம் ஒரு கண்காணிப்பு முறையை ஏற்படுத்தலாம் (☞ பிரிவு 1.3).

9.2 இனப்பெருக்க மண்டல ஆரோக்கியம்

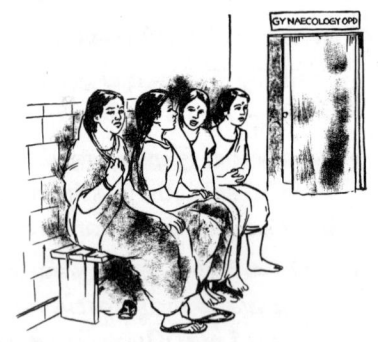

இனப்பெருக்க மண்டல ஆரோக்கியம் என்பது உடல்நலம், மனநலம் மற்றும் இனப்பெருக்கத்தோடு தொடர்புடைய சமூகநலம் ஆகிய அனைத்திலும் அக்கறை செலுத்துவது. நடைமுறையில், பல்வேறு பிரிவுகள் உள்ளடக்கப் படுகின்றன; அதாவது மகப்பேறியல், குடும்ப வன்செயல், விடலைப்பருவ ஆரோக்கியம், தாய்நலம், எச்ஐவி/எய்ட்ஸ் ஆகியவை இதில் அடங்கும். இந்த ஒவ்வொரு பிரிவோடும் தொடர்புடைய பல முக்கியமான மனநலப் பிரச்சினைகள் உள்ளன. இவற்றில் பல இந்தக் கையேட்டின் வேறு பகுதிகளில் (எடுத்துக்காட்டு ☞ குடும்ப வன்செயல் பிரிவு 7.2, எச்ஐவி/எய்ட்ஸ் 9.8) விளக்கப்பட்டுள்ளன. பாலினமும் மனநலமும் என்கிற விரிவான பிரச்சினை பிரிவு 10.9இல் விவாதிக்கப்படுகிறது. மகப்பேறியல், தாய்நலம் ஆகியவற்றோடு தொடர்புடைய முக்கிய மனநலப் பிரச்சினைகளுக்கு, இந்தப் பகுதியில் கவனம் செலுத்தப்பட்டுள்ளது.

9.2.1 மகப்பேறியல் நலமும் மனநலமும்

மனநலக் கண்ணோட்டத்தில் மூன்று முக்கிய வகை மகப்பேறியல் பிரச்சினைகள் உள்ளன:

- **மகப்பேறு பிரச்சினைகள்.** இந்த வகைப் பிரச்சினைகள் பெண்களிடம் பொதுவாகக் காணப்படக்கூடியவை; குறிப்பாக யோனிக் கசிவு மற்றும் அடிவயிற்றில் வலி. இதுபோன்ற பிரச்சினைகளினால் அவதிப்படும் பெண்கள், சோர்வு மற்றும் பலவீனம், மனச்சோர்வு மற்றும் பதற்றநோய் ஆகியவற்றாலும் வேதனையுறுகின்றனர்.

- **மாதவிடாய்ப் பிரச்சினைகள்.** மாதவிடாய் தொடங்குவதற்குச் சில நாட்களுக்கு முன்பு சில பெண்கள் நலமில்லாததைப் போல் உணர்வார்கள். இது 'மாதவிடாய் முன்நோய்க்குறித் தொகுதி' என்று அழைக்கப்படுகிறது. இந்த நோய்க்குறிகள் உள்ள பெண்கள், தங்களுக்கு எரிச்சல், மனச்சோர்வு, கவனமின்மை, களைப்பு போன்ற பாதிப்புகள் இருப்பதாகக் கூறுவார்கள். மாதவிடாய் முற்றுப்பெறும் நிலையில் (மெனோபாஸ்), அதாவது மாதவிடாய் முற்றிலுமாக நிற்கப்போவதற்கு முந்தைய நிலையில், சிலபெண்கள் தலைவலி, அழுகை, எரிச்சல், பதற்றம், தூக்கம் சார்ந்த பிரச்சினைகள், சோர்வு, பாலுறவில் நாட்டமின்மை போன்ற பிரச்சினைகள் இருப்பதாகக் கூறுகின்றனர்.
- **இனப்பெருக்க மண்டல உறுப்புகளின் அறுவைச்சிகிச்சைக்குப் பிறகு.** குடும்பக் கட்டுப்பாடு அறுவைச் சிகிச்சை (எ.கா: சினைக்குழாயில் முடிச்சிடுதல்), கருப்பை அறுவைச் சிகிச்சை (எ.கா: கருப்பையை அகற்றிவிடுதல்), மார்பக அறுவைச் சிசிக்சை (எ.கா: மார்பகப் புற்று நோய்க்காக மார்பகத்தை நீக்குதல்) போன்றவற்றைச் செய்துகொள்ளும் பெண்களுக்கு மனநலப் பிரச்சினைகள் உருவாகலாம். பாலுணர்வுக்கும் பெண் என்பதற்கான அடையாள மாகவும் திகழும் இனப்பெருக்கத்துக்கு உதவும் உறுப்புகளை அறுவைச்சிகிச்சையினால் இழப்பது என்பது ஒரு பெண்ணுக்குக் கடுமையான மனஉளைச்சலை உருவாக்குகிறது.

நடைமுறையில், மகப்பேறியல் பிரச்சினைகளோடு வரும் பெண்களிடம், அவர்களுக்கு மனச்சோர்வு அல்லது பதற்றம் உள்ளதா என்று நீங்கள் கேட்கலாம். தேவைப்படும் பட்சத்தில் கலந்தாலோசனையும் மனச்சோர்வுநீக்கிகளையும் பயன்படுத்திக்கொள்ளலாம்.

9.2.2 தாய்நலமும் மனநலமும்

ஒரு பெண்ணின் வாழ்வில் தாய்மை என்பது மிகுந்த மகிழ்ச்சி அளிக்கக்கூடிய காலமாகவும் மனநிறைவு அளிக்கும் காலப்பகுதியாகவும் விளங்குகிறது. அதே சமயம், ஒரு பெண்ணின் உடலில், உறவுகளில், பணியில் மிகுந்த மாற்றத்தை ஏற்படுத்தக்கூடிய காலமாகவும் அமைகிறது. எடுத்துக்காட்டாக, மற்ற குழந்தைகளுடனும் கணவனோடும் உள்ள உறவுகள் பாதிக்கப்படும். புதிய குழந்தையின் வரவால் பணிச்சுமை குறிப்பிடத் தகுந்த அளவுக்கு அதிகரிக்கிறது. இந்த மாற்றங்கள் பெண்ணின் உணர்வுகளைப் பாதிக்கலாம்.

தாய்நலம் சார்ந்த இரண்டு முக்கியச் சூழல்களில் மனநலப் பிரச்சினைகள் மிகுந்த முக்கியத்துவம் பெறுகின்றன.

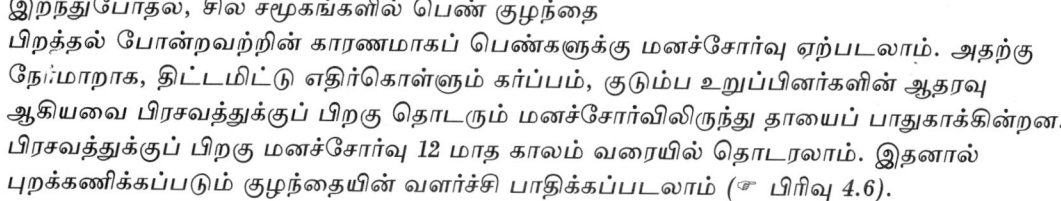

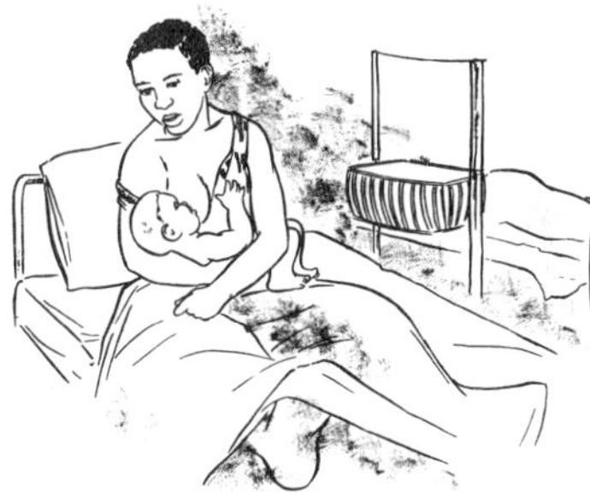

- **குழந்தைப்பேறுக்குப் பிறகான மனச்சோர்வு.** பிரசவத்துக்குப் பிறகு, உடனடியாகத் தொடரும் காலத்தில், பெண்கள் மனச்சோர்வால் பாதிக்கப்படும் சாத்தியம் அதிகம் உண்டு. மகிழ்ச்சியற்ற மணவாழ்க்கை, குடும்ப வன்செயல், குழந்தைக்குத் தாய்ப்பால் தருவதால் உருவாகும் பிரச்சினைகள், பிறந்த குழந்தை நோயுறுதல் அல்லது இறந்துபோதல், சில சமூகங்களில் பெண் குழந்தை பிறத்தல் போன்றவற்றின் காரணமாகப் பெண்களுக்கு மனச்சோர்வு ஏற்படலாம். அதற்கு நேர்மாறாக, திட்டமிட்டு எதிர்கொள்ளும் கர்ப்பம், குடும்ப உறுப்பினர்களின் ஆதரவு ஆகியவை பிரசவத்துக்குப் பிறகு தொடரும் மனச்சோர்விலிருந்து தாயைப் பாதுகாக்கின்றன. பிரசவத்துக்குப் பிறகு மனச்சோர்வு 12 மாத காலம் வரையில் தொடரலாம். இதனால் புறக்கணிக்கப்படும் குழந்தையின் வளர்ச்சி பாதிக்கப்படலாம் (☞ பிரிவு 4.6).
- **கருச்சிதைவும் கர்ப்ப இழப்பும்.** கருச்சிதைவால் அல்லது குறைப்பிரசவத்தால் கர்ப்பத்தை இழத்தல் என்பது ஒரு பெண்ணுக்கு மனச்சோர்வை ஏற்படுத்தலாம். கருச்சிதைவு ஏற்பட்டதை எண்ணி ஒரு பெண் குற்ற உணர்வால் வருந்தலாம். தன் உடல் கருவுறவோ பிரசவிக்கவோ ஏற்றதல்ல என்ற உணர்வினால் ஒரு பெண் தன் சுயமதிப்பை இழக்கலாம்.

இழப்பு, வருத்தம், வெறுமை, கோபம், தன்னம்பிக்கை இழத்தல், குற்ற உணர்வு, பொறாமை போன்ற உணர்வுகளை ஒரு பெண் கர்ப்ப இழப்புக்குப் பிறகு அனுபவிக்க நேரலாம்.

மகப்பேறு மருத்துவமனையில், பிரசவம் பார்க்கும் செவிலியர்கள், தாதிகள், கருவுற்றிருக்கும் பெண்களின் நலன்களைப் பேணும் சிறப்புப் பயிற்சி பெற்ற செவிலியர்கள் போன்றோர் கர்ப்ப இழப்பு, பிரசவத்தோடு தொடர்புடைய மனச்சோர்வைத் தடுப்பதில் முக்கியப் பங்காற்றலாம். மனச்சோர்வினால் பாதிக்கப்படும் சாத்தியம் உள்ள பெண்களுக்குக் கலந்தாலோசனையை மேற்கொள்ளலாம். எடுத்துக்காட்டாக, குறைப்பிரசவம், பிரசவத்தின்போது குழந்தையை இழந்தவர்கள், மகிழ்ச்சியற்ற மணவாழ்வினால் பாதிக்கப்பட்ட பெண்கள், இந்தச் சூழல்களில் குடும்பத்தின் ஆதரவு இல்லாதவர்கள் போன்றோர். கலந்தாலோசனையின் நோக்கம் இருமுகப் பட்டது:

- தாய்ப்பால் ஊட்டுதல், குழந்தைநலம் பேணுதல், போதுமான அளவு ஓய்வெடுத்துக் கொள்ளுதல், (தாய்) சத்தான உணவுகளைச் சாப்பிடுதல், தன் உணர்வுகளை நெருக்கமான உறவினர்களோடு பகிர்ந்துகொள்ளுதல் போன்ற விஷயங்களில் தாய்க்கு ஆலோசனை கூறுவதன் மூலம் கர்ப்ப இழப்பில் சிசுவை இழந்த அல்லது புதிதாகப் பிறந்த சிசுவைப் பேண வேண்டிய தாய்மார்களுக்கு மனஆறுதலும் தைரியமும் கிடைக்கும். இந்தச் சூழலை எதிர்கொள்ளும் சக்தியைக் கலந்தாலோசனை அளிக்கும்.

- பெற்றோரின் கடமையைப் பகிர்ந்துகொள்வது என்பது இருவருடைய பொறுப்பு என்று எடுத்துக்கூறுவது அவசியம். குறிப்பாகக் குழந்தையைப் பார்த்துக்கொள்வது பெண்ணின் கடமை என்றும், இது ஆண்களின் வேலையல்ல என்றும் கருதும் சமூகங்களில் இந்த ஆலோசனை மிகுந்த முக்கியத்துவம் பெறுகிறது. குழந்தையைப் பார்த்துக்கொள்வது பெற்றோர் பகிர்ந்துகொள்ள வேண்டிய கடமை மட்டுமல்ல, அது ஒரு மகிழ்ச்சியான அனுபவமும்கூட என்ற கருத்து தந்தைக்குப் போதிக்கப்பட வேண்டும்.

கலந்தாலோசனை குடும்பத்தின் மற்ற உறுப்பினர்களுக்கும் அளிக்கப்படலாம்; குறிப்பாகக் கூட்டுக் குடும்பமாக வசிப்பவர்களுக்கு. தாயின் சுமையைக் குறைக்குமாறு குடும்பத்தில் உள்ள மூத்தவர்களுக்கும் ஊக்கமளிக்க வேண்டும். சமூகத்தில் பெண் குழந்தை வரவேற்கத்தக்கதல்ல என்ற மனப்பான்மையுடையவர்களுக்கு அந்தக் கருத்து தவறு என எடுத்துரைக்கப்பட வேண்டும். இறுதியாக, கணவன்-மனைவி இருவரும் கலந்து பிரசவம் குறித்து விவாதித்துத் திட்டமிட அவர்களை ஊக்கப்படுத்த வேண்டும். திட்டமிட்டு மேற்கொள்ளும் கர்ப்பம் மற்றும் பிரசவம் தாயின் உடல்நலத்தையும் மனநலத்தையும் மேலும் சிறப்பாகப் பேண உதவும்.

9.3 கைதிகளின் ஆரோக்கியம்

9.3.1 மனநோய்களும் குற்றச் செயலும்

சில வகை மனநோய்கள் பாதிக்கப்பட்டவரின் நடத்தையில் தாக்கத்தை விளைவிக்கும். அதாவது சட்டத்தை மீறிய அல்லது சட்டத்துக்குப் புறம்பான செயல்களில் ஈடுபடும் அளவுக்குத் தாக்கம் ஏற்படும். பின்வருபவை அதற்கான மாதிரியாகக் கூறக்கூடிய எடுத்துக்காட்டுகள்:

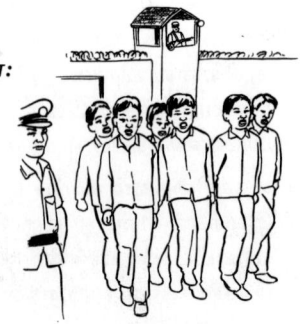

- கடுமையான மனப்பிறழ்வினால் பாதிக்கப்பட்டவர்களிடம் வன்செயலை வெளிப்படுத்தக்கூடிய நடத்தை காணப்படலாம். எடுத்துக்காட்டாக, அறிதிறன் பிறழ்ந்த நிலையில் (psychotic phase) பொது இடங்களில் திரிந்துகொண்டிருக்கலாம் அல்லது யாரை யாவது பார்த்து சத்தம் போடலாம். மிக அரிதாகவே, மனநோய் உள்ளவர் பிறரை மிரட்டுவார் அல்லது தாக்குதலில் ஈடுபடுவார்.

- மது அருந்துபவர்கள் அல்லது போதைப்பொருளுக்கு அடிமையானவர்களோடு திருட்டுக் குற்றம் தொடர்புடையதாக உள்ளது. இதற்கான காரணத்தைக் கூறுவது மிக எளிது: தங்கள் போதைப்பழக்கத்துக்குப் பணம் தேவைப்படுவதால் திருடுகிறார்கள். விடலைப் பருவத்தினரிடம், திருடுவது என்பது நடத்தைப் பிறழ்வின் விளைவாகத் தோன்றும்.
- ஆபத்தான முறையில் வாகனங்களை ஓட்டிச்செல்லுதல் என்பது மிதமிஞ்சிக் குடித்தல், கடுமையான மனப்பிறழ்வு ஆகியவற்றோடு தொடர்புடையதாக அமைகிறது.

மனநோயும் குற்றச் செயலும் என்ற கண்ணோட்டத்தில் பிரச்சினையை அணுகி, 'குற்றம் புரிபவர்களில் பெரும்பான்மையினர் மனநோயால் பாதிக்கப்பட்டுள்ளார்களா?' என்ற கேள்வியை எழுப்பினோம் என்றால் 'இல்லை' என்பதே பதிலாகும். எனவே, கடும் வன்செயலை வெளிப்படுத்துபவர் அல்லது சட்டத்துக்குப் புறம்பான செயல்களில் ஈடுபடக்கூடியவர் என்ற கண்ணோட்டத்தில் நீங்கள் மனநோய் உள்ளவரை நடத்தக்கூடாது என்பதே மிகவும் முக்கியமான விஷயம் ஆகும். மனநோய் உள்ளவர்களில் பெரும்பான்மையினர் வன்செயல் அல்லது ஆக்ரோஷமான நடத்தை உள்ளவர்கள் அல்லர்.

9.3.2 கைதிகளின் மனநலம்

இரண்டு காரணங்களுக்காகக் கைதிகளின் மனநலம் முக்கியத்துவம் பெறுகிறது:

- மனநலக் கோளாறு உள்ளவர்களில் சிலர் குற்றச்செயல்களில் ஈடுபட்டுச் சிறையில் அடைக்கப்படுகின்றனர்.
- சிறையில் இருப்பதே மனஅழுத்தத்தைத் தரும் ஓர் அனுபவம். தனிமை, சுதந்திரமின்மை, பதற்றம் ஆகியவை சிலருக்கு மனநோயை ஏற்படுத்தலாம். போதைப் பொருளுக்கு அடிமையாதல், வன்செயல் போன்றவை சிறையில் நிகழ வாய்ப்புண்டு. இதன் காரணமாக, சிறையில் இருப்பது மனநலக் கோளாறுகள் உருவாகக் காரணமாகின்றன.

சிறையில் பொதுவாகக் காணப்படும் மனநலக் கோளாறுகளின் வகைகள்:

- அறிதிறன் பிறழ்வுகள் *(சைக்கோடிக் டிஸ்ஸாடர்)*, குறிப்பாக விநோதமாக நடந்துகொள்பவர்களிடம். அதாவது கற்பனையாகத் தன்னிடமோ அல்லது கற்பனையில் உருவான நபர்களிடமோ பேசிக்கொண்டிருத்தல்; அதோடு அமைதியின்றியும் ஆக்ரோஷமாகவும் காணப்படுதல்.
- மது அல்லது போதைப்பழக்கம் உள்ளவர்கள், சிறையில் அடைக்கப்பட்டவுடன், போதை நிறுத்தப் பின்விளைவுகள் தோன்றுதல். ஏனென்றால், வெளியில் கிடைப்பது போல மதுவோ போதைப்பொருள்களோ சிறையில் கிடைக்காது.
- சிறையில் அடைக்கப்படுவதால் தோன்றும் மனச்சோர்வும் பதற்றநோயும் (மிக அதிக பாதுகாப்பு உள்ள சிறைகளில்கூட கைதிகள் தற்கொலை செய்துகொள்ளும் நிகழ்வுகள் உண்டு).

9.3.3 கைதிகளின் மனநலத்தில் கவனம் செலுத்துதல்

பொதுவாகச் சிறை என்பதே ஒரு கடுமையான இடம்; அங்கு ஒழுக்கமும் வழக்கமான நடைமுறையும் அன்றாட நியதிகள். சிறை என்பது தண்டனை பெற்றவர்கள் செல்லும் இடம் தானே. இங்கு ஒருவரிடம் இரக்கத்தோடு நடந்துகொள்வது சிரமம். எடுத்துக்காட்டாக, அவர் மற்றொருவரைக் கடுமையாகக் காயப்படுத்தியிருக்கலாம். ஆனால், நலப் பணியாளர்கள் மிகக் கவனமான தெளிவுடன், ஒருவர் குற்றம்புரிந்தவர் அல்லது குற்றம்புரியாதவர் என்றோ அல்லது அவர் நல்லவர் அல்லது கெட்டவர் என்றோ முடிவுக்கு வரக் கூடாது. இந்தச் சூழலில் பயனுள்ள திறனாக விளங்கக்கூடியது ஒத்துணர்வாற்றல் (empathy); அதாவது நம்மை மற்றொருவரின் சூழலில் ஆழ்த்திக்கொண்டு, அவரைப் போலவே உணர முயற்சி செய்தல். வாழ்க்கையில்

அவர்களுக்கு வேறு தீர்வே இல்லை என்கிற நிலையில் – எடுத்துக்காட்டாக, அவர்கள் வறுமையின் எல்லைக்குத் தள்ளப்பட்டிருக்கலாம் – பலர் குற்றம் புரிந்துள்ளதை நீங்கள் அறிய வரலாம். இதனால், குற்றம் செய்வது சரி என்று நியாயப்படுத்த முடியாது; ஆனால் கைதி என்பவர் எதிர்க்க இயலாத ஒரு மனிதப் பிறவி என்பதை நீங்கள் புரிந்துகொள்ள உதவும்.

கைதிகளின் மனநலத்தை மேம்படுத்த நீங்கள் கீழ்க்காணும் வழிகளில் உதவலாம்;

- **தனிப்பட்ட கலந்தாலோசனை.** இதன் முக்கியக் கூறுகள்:
  - காதுகொடுத்துக் கேளுங்கள்: கைதி தன்னுடைய உணர்வுகளை உங்களோடு பகிர்ந்து கொள்ள அனுமதியுங்கள். இந்த வாய்ப்பைப் பயன்படுத்திக்கொண்டு, அவருக்கு உளநோய் ஏதாவது உள்ளதா என்று ஆராயுங்கள்.
  - நடைமுறைத் தேவைகள் பற்றி விவாதியுங்கள்: எடுத்துக்காட்டாக, ஒரு கைதி தன் குடும்பத்தினரைச் சந்திக்கத் தவிக்கலாம்; இதுவே அவரை மகிழ்ச்சியில்லாத நிலைக்குத் தள்ளியிருக்கலாம். அவரோடு குடும்பத்தினரைச் சந்திக்க வைப்பது அவர் மனநலத்தில் அற்புதங்களை விளைவிக்கும்.
  - தீர்வுகாணும் திறன்கள்: (☞ பிரிவு 3.2.5).
- **ஒத்த வயதினரின் ஆதரவு.** எந்தக் கைதிகள் நம்பிக்கையானவர்கள், இரக்கமுள்ளவர்கள், உதவும் குணமுடையவர்கள் என்பதைச் சிறைக்கான நலப் பணியாளர்கள் தெரிந்துகொள்வது நல்லது. சிறையில் வேறு கைதிக்கு உதவி தேவைப்படும் சமயத்தில் இப்படிப்பட்டவர்களை ஆறுதல் அளிப்பவர்களாகவும் நண்பர்களாகவும் உதவக் கோரலாம்.
- **குழுக்கள்.** பொதுப் பிரச்சினைகளை விவாதித்து அறிந்துகொள்ள உதவும் முறையில், கைதிகளை ஒன்றுதிரட்டிக் கூட்டம் நடத்துமாறு சிறை அதிகாரிகளுக்கு ஆலோசனை அளியுங்கள். (☞ பிரிவு 10.1)
- **குறிப்பான மனநோய்களுக்குச் சிகிச்சை அளித்தல்.** மனநோய்க்கான நோய்க்குறிகளில் பின்வருபவையும் அடங்கும்:
  - மதுப்பழக்கம் அல்லது போதைப்பழக்கத்தினால் உருவாகும் போதை நிறுத்தப் பின்விளைவுகள் (☞ இயல் 6);
  - வன்செயல் நிறைந்த அல்லது ஆக்ரோஷமான அல்லது குழம்பிய நடத்தை (☞ பிரிவு 4.1, 4.2);
  - தற்கொலை நடத்தை அல்லது சிந்தனைகள் (☞ பிரிவு 4.4).

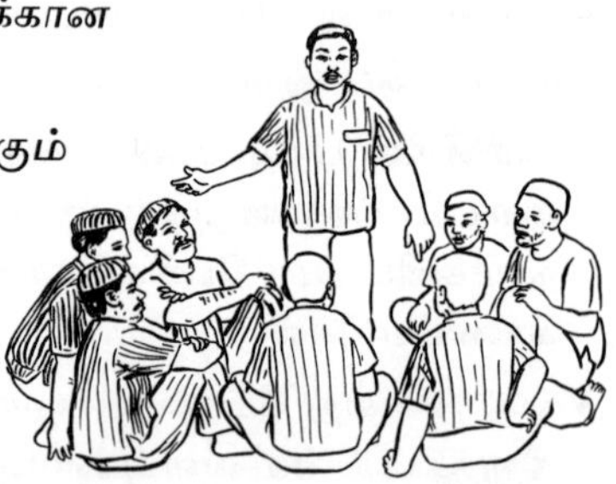

9.3.4 சிறைச்சாலை அமைப்பை மேம்படுத்துதல்

கைதிகளோடு பணிபுரிவது பொதுவாகக் கடினமான செயல்; ஏனென்றால் சிறைக்குள் இருப்பவர்களின் உணர்வுபூர்வமான தேவைகளை நிறைவேற்ற இயலாத அளவுக்கு, இரக்க மற்றதாகச் சிறைச்சாலை அமைப்பு முறை இருக்கும். சிறையில் பணிபுரிவது மனஅழுத்தத்தை உருவாக்கக்கூடிய ஒரு பணியாகும். கண்காணிப்பு அதிகாரி, சிறைவார்டர்கள், காவலாளிகள் ஆகியோருக்கு உணர்வு சார்ந்த பிரச்சினைகள் ஏற்படும். சிறைக் கைதிகளின் வாழ்க்கைத் தரத்தை மேம்படுத்துவதில் நீங்கள் ஒரு முக்கியப் பங்காற்ற முடியும்; இதை அடுத்து சிறைக்குள் பணிபுரிபவர்களின் அல்லது வசிப்பவர்களின் மனநலம் மேம்படும். வெளிப்படையாகச் சிறைக்குள் நிலவும் பிரச்சினைகள் பற்றி சிறைப் பணியாளர்களும் மனம்விட்டுப் பேசுவது சந்தேகங்களைக் களைய உதவும். தொடர்ச்சியாக நடத்தப்படும் குழுக் கூட்டங்கள் மற்றும் கைதிகளின் உரிமைகள் அல்லது மனநலப் பிரச்சினைகளில் ஆர்வமுள்ள அரசுசாரா அமைப்புகளை ஈடுபடுத்தி நடத்தும் கூட்டங்கள் கைதிகளுக்கும் பயனுள்ளதாக அமையும். கைதிகளும் சிறைச்சாலைப் பணியாளர்களும் மனஅழுத்தத்தைச் சமாளிக்க உதவும் விதத்தில் அவர்களுக்குத் தியானம் அல்லது இளைப்பாறும் பயிற்சி அளிக்கலாம் (☞ பிரிவு 3.2.3).

இதே பயிற்சிகள் இவர்கள் தங்கள் திறன்களைப் பகிர்ந்துகொள்ளவும் நம்பிக்கையூட்டும் மனநிலையை வளர்த்துக்கொள்ளவும் உதவும்.

9.4 அகதிகள்

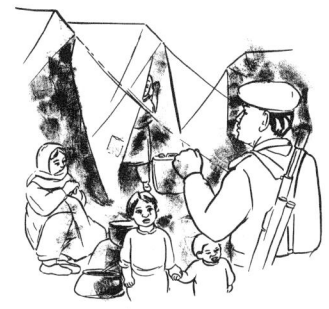

போர், கொடுமை அல்லது பஞ்சத்திலிருந்து தப்பிக்க முயலும் போது, ஆயிரக்கணக்கான மக்கள் தங்கள் இருப்பிடங்களை விட்டு இடம்மாற வேண்டியுள்ளது. நாம் அவர்களை அகதிகள் என்று அழைக்கிறோம்; தங்கள் உயிரைக் காப்பாற்றிக் கொள்ள வீட்டை விட்டுக் வெளியேறக் கட்டாயப்படுத்தப்பட்டவர்கள். உலகின் பல பகுதிகளிலும் வருந்தத்தக்க முறையில் போரும் பயங்கரவாதமும், கலவரமும் கிளர்ச்சியும் நிலவுகின்றன. தொழில்நுட்பம் வளர்ச்சி அடைவதற்கு ஏற்றாற்போல், கொலைக் கருவிகளும் ஆயுதச் சந்தையும் கொடூரமாகவும் வன்மையாகவும் வளர்ந்துவிடுகிறது. பொதுவாக, பொதுமக்களே, அதிலும் குறிப்பாகப் பெண்களும் குழந்தைகளுமே கடுமையான பாதிப்புகளுக்கு உள்ளாகிறார்கள். இருப்பினும் அகதிகள் ஓரளவுக்கு அதிர்ஷ்டம் செய்தவர்கள். தன் இருப்பிடத்தைவிட்டு வெளியேறாதவர்கள் நவீனப்போரின் கொடுமைகளையும் ஆக்கிரமிப்பாளர்களின் மனிதத் தன்மையற்ற நடத்தையையும் எதிர்கொள்ள வேண்டியுள்ளது. பெண்கள் கற்பழிக்கப்படுகிறார்கள்; ஆண்கள் கொலை செய்யப்படுகிறார்கள்; கிராமங்களும் சமூகங்களும் முற்றிலுமாக அழிக்கப்படுகின்றன. மனிதத் தன்மையற்ற நிலை, முழுமையாக நம்பிக்கை இழத்தல், மக்கள் காயப்படுவதைக் காணும் அகோரம் போன்றவையே போர் உருவாக்கும் மனநலக் கேடுகள்.

9.4.1 முதலில் அடிப்படைத் தேவைகளை நிறைவுசெய்தல்

அகதிகளின் மனநலத்தையும் போர் பிராந்தியத்தில் வசிப்பவர்களின் மனநலத்தையும் பேணும் மிக முக்கிய நடவடிக்கை பாதுகாப்பு அளித்தலும் உணவு, நீர் போன்ற அடிப்படைத் தேவைகளை நிறைவுசெய்தலும் ஆகும். காலம் செல்லச்செல்ல மக்கள் சராசரி வாழ்வுக்குத் திரும்ப வேண்டியது அவசியம். பொறுப்புகளை ஒப்படைத்தல், ஒவ்வொருவருக்கும் தனிப்பட்ட பணியை அளித்தல் மூலம் மறுவாழ்வுப் பணியை அகதிகளே மேற்கொள்வார்கள். இது நாம் பிறரைச் சார்ந்திருக்கிறோம் அல்லது உதவியற்றிருக்கிறோம் என்ற உணர்வை அகதிகளிடையே மாற்ற உதவும்.

9.4.2 அகதிகளின் மனநலம்

அகதிகளின் மனநலம் பாதிக்கப்படுவதற்குப் பல காரணங்கள் உள்ளன:

- **துயரமும் துக்கமும்.** வாழ்ந்த வீடு, வருமானம் போன்றவற்றையும் உள்ளடக்கி, சொந்த உடைமைகள் அனைத்தையும் இழப்பது அகதிகளுக்கு – குறிப்பாக ஏழை மக்களுக்குப் பேரிடியாக அமைகிறது; மூடத்தனமான நிகழ்வுகளின் தாக்கத்தால் துயரம் மேலும் மோசமாகிறது.
- **பயங்கரமான வன்செயலுக்கு ஆளாதல்.** பெரும்பாலான அகதிகள் கொடுமையான நிகழ்வுகளைக் கண்ணுற்றிருப்பார்கள் அல்லது அனுபவித்திருப்பார்கள்.
- **உடல்ரீதியான காயமும் உடல்நலமின்மையும்.** இதன் விளைவாக மனநலம் பாதிப்புக்கு உள்ளாகும்.
- **சமூக வலையமைப்பு இல்லாத சூழலில் வாழ நேர்தல்.** அளவுக்கு மீறிக் கூட்டமாகவும் மோசமான கழிவறைகளுடன்

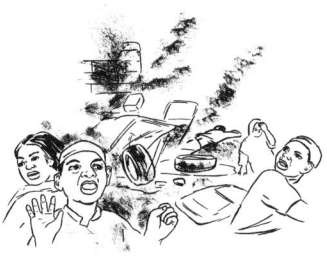

பெரும்பாலான அகதிகள் முகாம் வருத்தமளிக்கும் இடமாகவே உள்ளது. வெவ்வேறு சமூகத்தைச் சேர்ந்த மக்கள் ஒன்றாக வசிக்க நேரிடும்.

பெரும்பாலான அகதிகள் மனஅழுத்தத்தைச் சமாளிக்கக் கற்றுக்கொண்டிருப்பார்கள். மற்றவர்களின் ஆதரவைப் பெறும் வழிகளை அறிந்துகொண்டு, தங்களைச் சுறுசுறுப்பாக வைத்துக்கொள்வார்கள். எனினும், சிலரிடம் மனநிம்மதியற்ற நிலைக்கான நோய்க்குறிகள் இருக்க வாய்ப்புண்டு என்பதை நீங்கள் அறிந்து வைத்திருக்க வேண்டும். பொதுவாகக் காணப்படும் மனப்பிறழ்வுகளாக மனச்சோர்வையும் அதிர்ச்சியைத் தொடரும் மனஅழுத்தப் பிறழ்வையும் கூறலாம் (☞ பிரிவு 7.1). தூக்கம் சார்ந்த பிரச்சினைகள், பயங்கரமான கனவுகள், பயந்து போயிருத்தல், சோர்வு, அன்றாடச் செயல்பாடுகளில் ஆர்வம் இழந்த நிலை, தற்கொலை செய்து கொள்ளும் உணர்வு போன்றவை இருப்பதாக அகதிகள் கூறுவார்கள். மிக அரிதாக, சிலர் விவேகமற்ற முறையில் பேசிக்கொண்டிருப்பதோடு விநோதமாகவும் நடந்து கொள்வார்கள்; கவலையோடு காணப்படுவார்கள். இவர்களை மருத்துவமனையில் வைத்துச் சிகிச்சை அளிக்க வேண்டும்.

9.4.3 போரில் ஈடுபடுத்தப்பட்ட சிறுவர்கள்

குழந்தைக்குக் கடும் மனஅழுத்தத்தை ஏற்படுத்தக்கூடிய காரணியாக போரின் பாதிப்பு அமையலாம். பொதுவாகக் குழந்தைகளே போரில் கடுமையாகப் பாதிக்கப்படுகிறார்கள். போரில் தங்கள் பெற்றோரையும் குடும்பத்தையும் இழப்பதோடு மட்டுமல்லாமல், போர் வீரர்களாகவும் குழந்தைகள் பயன்படுத்தப்படுகிறார்கள். சாவையும் கடும் காயங்களையும் சந்திப்பதோடு குழந்தைகள் மற்றவர் மேல் வன்செயலைச் செலுத்துகிறார்கள். இதுபோன்ற நிகழ்வுகள் அவர்களை வளர்ந்து வரும்போது வன்செயல் குணமுள்ளவர்களாக ஆக்குகிறது.

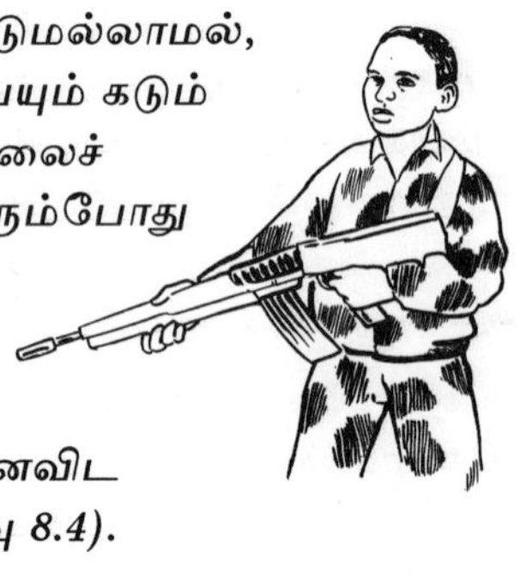

வன்செயலைச் சந்திக்க நேரும்போது, சில குழந்தைகள் தங்களை உள்ளுக்குள் சுருக்கிக்கொள்வார்கள்; பயங்கரக் கனவுகள், தலைவலி, உடம்புவலி இருப்பதாகக் கூறுவார்கள். இதுபோன்ற சூழலில் தன்னைவிட வயது குறைந்த குழந்தையைப் போல நடந்து கொள்வார்கள் (☞ பிரிவு 8.4).

9.4.4 அகதிகள் முகாமில் மனநல மேம்பாடு

அகதிகள் முகாமில் மனநலத்தை மேம்படுத்த நலப் பணியாளர் நிறைய செய்யலாம்:

- **பொறுப்புகளை ஒப்படைத்தல்.** அகதியாக இருப்பதில் உள்ள மிகக் கொடுமையான அனுபவம், தனித்துச் செயல்படவோ தானாக ஒன்றைச் செய்யவோ இயலாத நிலை. பொறுப்பாகவும், தங்களுடைய தேவையைத் தாங்களே பார்த்துக்கொள்ளும் நிலையிலும், தான் சார்ந்த விஷயத்தில் தானே முடிவெடுக்கும் வகையிலும் வாழ்ந்துவிட்டு எல்லாவற்றுக்கும் நல்வாழ்வுப் பணியாளர்களை முற்றிலுமாகச் சார்ந்திருக்க வேண்டிய சூழலில் அகதிகள் இருக்கின்றனர்; அவர்களுடைய சூழ்நிலை அவர்களுடைய கட்டுப்பாட்டில் இல்லை. ஒவ்வொருவருக்கும் ஒவ்வொரு பணியைக் குறிப்பாக அளித்தல் என்பது பொறுப்புகளை அவர்களின் வசமே ஒப்படைக்கிறீர்கள். ஒவ்வொருவரின் திறமையையும் கண்டறிந்து அதற்கேற்ற பணியை அவரிடம் ஒப்படைக்க வேண்டும்.
- **குழுச்செயல்பாட்டை ஏற்பாடு செய்தல்.** உணவு தயாரிப்பிலிருந்து நோயாளிகளைக் கவனித்துக்கொள்வதுவரை பல்வேறு குழு நடவடிக்கைகளில் அகதிகள் ஈடுபடலாம். முகாமில் பொதுவாக நிலவும் பிரச்சினைகளைக் கண்டறிந்து அதைத் தீர்க்க ஆதரவுக் குழுக்கள் உதவலாம் (☞ பிரிவு 10.1). பள்ளிக்குச் செல்வது, குழுவாக இணைந்து விளையாடுவது போன்ற செயல்பாடுகளின் மூலம் சராசரி வாழ்க்கைச் சூழலை மீட்டெடுக்கும் ஒரு வாய்ப்பைக் குழந்தைகளுக்கு அளிக்கலாம்.

- **தனிப்பட்ட ஒருவருக்குக் கலந்தாலோசனை.** சில அகதிகளுக்குக் குறிப்பிட்டுச் சொல்லக் கூடிய சில உதவிகள் தேவைப்படலாம். எடுத்துக்காட்டாக, போரில் தன் அனைத்துக் குழந்தைகளையும் இழந்த அல்லது மூர்க்கமாகக் கற்பழிக்கப்பட்ட பெண். கலந்தாலோசனை என்பது மக்களின் அனுபவங்களைப் பொறுமையாகக் காதுகொடுத்துக்கேட்டல், தொடர்ந்து அவர்களைச் சந்தித்தல், நடைமுறைக்கு உகந்த எளிமையான தீர்வுகளை அளித்தல், முடிந்த உதவிசெய்தல், பிரச்சினைக்குத் தீர்வு காண உதவுதல் போன்ற செயல்பாடுகள் ஆகும் (☞ பிரிவு 3.2.5).
- **மருந்து அளித்தல்.** சில சமயம் ஒருவர் கடும் மனச்சோர்வோடு காணப்படலாம். இதுபோன்ற சூழலில் அவருக்கு மனச்சோர்வு நீக்கிகளை அளிப்பது பயனளிக்கும். வேறொரு சமயத்தில் மற்றொருவர் அமைதியற்றுக் கவலையோடு நடந்துகொள்ளலாம். குறுகிய காலத்துக்கு உரிய தூக்க மாத்திரைகள் அல்லது மனஅமைதி தரும் மருந்துகள் அளித்து அவரை அமைதிகொள்ளச் செய்யலாம் (☞ இயல் 11).

9.5 பேரழிவு

உயிருக்கு ஆபத்து விளைவிக்கக்கூடிய சூழ்நிலையால் மக்கள் பெருந்திரளாகப் பாதிக்கப்படும் நிகழ்வே பேரழிவு (*டிஸ்ஸாஸ்டர்*) என்று அழைக்கப்படுகிறது. இந்தப் பேரழிவுகள் மனிதனால் உருவாக்கப் பட்டதாக இருக்கலாம். எடுத்துக்காட்டாக, கட்டடம் இடிந்துவிழுதல், போர் போன்றவை. நில அதிர்வு, நிலச்சரிவு, சுனாமி போன்றவை இயற்கையாக நிகழும் பேரழிவுகள். வளர்ந்து வரும் நாடுகளில் உள்ள சமூகங்களையே இந்தப் பேரழிவுகள் பெருமளவில் பாதிக்கின்றன. ஏனென்றால் பொதுவாக இந்தச் சமூகங்களிடையே குறைந்த சேமிப்பும் ஆதாரமும் இருப்பதால், பேரழிவுக்குப் பிறகு இவர்கள் ஆரம்பத்திலிருந்தே வாழ்க்கையை மீண்டும் தொடங்க வேண்டியுள்ளது. மேலும், பேரழிவைச் சமாளிக்க எந்தத் திட்டமிட்ட ஏற்பாடும் பல வளர்ந்து வரும் நாடுகளில் கிடையாது. இதன் விளைவாக, ஒரு பேரழிவு தாக்கும்போது, ஏழைகளே கடுமையாகப் பாதிக்கப்படுகின்றனர்.

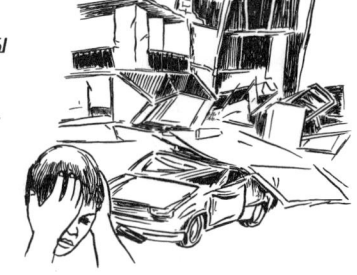

பாதிக்கப்பட்டவர்களின் அடிப்படைத் தேவைகளைப் பூர்த்தி செய்வதே பேரழிவு மீட்புப் பணியின் முக்கியக் கூறு ஆகும். இதில் உணவு, குடி தண்ணீர், இருப்பிடம், காயமுற்றவர்களுக்கு அவசரச் சிகிச்சை ஆகியவை அடங்கும்.

9.5.1 பேரழிவும் மனநலமும்

பேரழிவோடு தொடர்புடைய கீழ்க்காணும் சில அனுபவங்களை நினைத்துப் பாருங்கள்:

- உங்கள் உயிருக்கு ஆபத்து ஏற்பட்டுள்ளது;
- உங்களுக்கு நெருக்கமான குடும்ப உறுப்பினர்களுக்குக் காயம் ஏற்பட்டுள்ளது அல்லது உறுப்பினர்கள் இறந்துபோயுள்ளனர்;
- உங்கள் வீடு அழிக்கப்பட்டுவிட்டது (நீங்களும் உங்கள் குடும்ப உறுப்பினர்களும் வீடிழந்த நிலையில் உள்ளீர்கள்);
- குடி தண்ணீரும் உணவும் போதிய அளவு கிடைக்காததால் உங்கள் உடல்நலம் பாதிக்கப் பட்டுள்ளது.

இது போன்ற அனுபவங்கள் மனநலத்தில் கடுமையான பாதிப்பை ஏற்படுத்தும். பேரழிவுச் சூழலுக்கு ஆளானவர்களில் பெரும்பாலோர் மனநலப் பிரச்சினைகளால் அவதிப்படுகின்றனர். இதில் பொதுவாகத் தோன்றும் மனநலப் பிரச்சினைகளாக மனச்சோர்வு, பதற்றநோய், அதிர்ச்சியைத் தொடரும் மனஅழுத்தப் பிறழ்வு ஆகியவற்றைக் கூறலாம். நம்பிக்கை இழந்த

உணர்வு, அச்சம், தற்கொலைச் சிந்தனை, வாழ்வில் ஆர்வமின்மை ஆகியவற்றை மனஅழுத்தத்தின் தொடக்க நோய்க்குறிகளாகக் கொள்ளலாம்.

9.5.2 பேரழிவு மீட்புப் பணியோடு மனநலத்தை ஒருங்கிணைத்தல்

ஆரோக்கியத்துக்கான ஒரு முழுமையான அணுகுமுறையை வேண்டுவதாக பேரழிவின் பாதிப்புகள் உள்ளன. அடிப்படைத் தேவைகளைப் பூர்த்தி செய்வதன் மூலம் மனநல மேம்பாட்டுக்கான தாக்கத்தை மீட்புப் பணியாளர் முக்கியமாகச் செய்கிறார். பாதிக்கப்பட்டவர்கள் சூழலை சிறப்பாக எதிர்கொள்ள அல்லது மீண்டுவர கலந்தாலோசனை உதவும். பேரழிவு பாதிப்புக்கு உள்ளானவருக்கான கலந்தாலோசனையில் அடக்கப்பட வேண்டியவை:

- குடும்பத்தின் மற்ற உறுப்பினர்கள் எங்கு உள்ளனர் என்று தேடிக் கண்டறிதல். பேரழிவின் காரணமாகக் குடும்பத்தினர் பிரிந்துபோயிருப்பார்கள் என்பதால், அவர்களை ஒன்றாகச் சேர்ப்பது மிக முக்கியமான பணியாகும்.

- அவர்களின் தேவை என்ன என்பதைக் கேட்டறிதல்; நடைமுறையில் பயனளிக்கும் உதவி – எடுத்துக்காட்டாக, வீட்டை எப்படி மறுபடியும் கட்டுவது என்ற தகவல் மிகுந்த பயனுள்ளதாக அமையும்.

- பேரழிவு தொடர்பாகப் பாதிக்கப்பட்டவரின் நினைவில் இருப்பவை என்னென்ன? இந்தக் கொடும் அனுபவத்தைப் பற்றி விவாதிப்பதும் பேசுவதும் விஷயங்களைப் பகிர்ந்து கொள்வதும் பாதிக்கப்பட்டவரின் தனிமையையும் வெறுமையையும் குறைக்க உதவும்.

- பிரச்சினைக்கான தீர்வு காணுதல் – பேரழிவால் பாதிக்கப்பட்டவர் தான் சந்திக்க வேண்டியுள்ள பிரச்சினைகளை எண்ணித் திகைப்பில் மூழ்கியிருக்கலாம்; முக்கியப் பிரச்சினையைத் தேர்ந்தெடுத்து அதை எப்படிச் சமாளிப்பது (☞ பிரிவு 3.2.5) என்பதைக் கற்றுத் தருவது அவர்களுக்கு மிகுந்த பயனுள்ள அனுபவமாக அமையும்;

- மனச்சோர்வு போன்ற மனநலக் கோளாறுகளுக்குச் சிகிச்சை அளித்தல்.

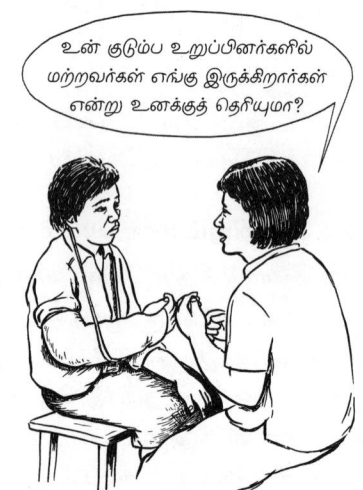

உன் குடும்ப உறுப்பினர்களில் மற்றவர்கள் எங்கு இருக்கிறார்கள் என்று உனக்குத் தெரியுமா?

பேரழிவால் பாதிக்கப்பட்ட பகுதியில் பணிபுரிய பல்வேறு குழுக்களும் அமைப்புகளும் ஒன்றாக வருகின்றன. அந்தக் குழுக்கள் அல்லது அமைப்புகள் என்னென்ன வசதிகள் செய்து தருகின்றன என்பதை நீங்கள் அறிந்துவைத்திருக்க வேண்டியது அவசியம். மனநலச் சிகிச்சை அளிக்க என்றே குறிப்பாக ஒரு மருத்துவக் குழு இயங்குகிறது என்று உங்கள் கவனத்துக்குத் தெரிய வந்தால், மனச்சோர்வினால் பாதிக்கப்பட்டுள்ளவர்களையோ அல்லது தற்கொலை சிந்தனை உள்ளவர்களையோ அந்தக் குழுவிடம் அனுப்பிவைக்கலாம். இறுதியாக, பேரழிவுப் பாதிப்புக்கு உள்ளானவர்களோடு (வன்செயல் மற்றும் போரினால் பாதிக்கப்பட்டவர்களோடும்) பணிபுரிவது என்பது மனஅழுத்தம் தரக்கூடியது என்பதை நினைவில் கொள்ளுங்கள். உங்கள் மனநலத்திலும் கவனம் செலுத்துங்கள் (☞ பிரிவு 9.11).

9.6 விடலைகளின் ஆரோக்கியம்

9.6.1 வளர்தல் என்பது மகிழ்ச்சியானதாக இருக்க வேண்டும்

விடலைப் பருவம் என்பது ஒருவரின் வாழ்வில் சிறப்பான காலகட்டமாகும். இந்தப் பருவத்தில் தான் குழந்தைகள் தங்களை வளர்ந்தவர்களாகவும் தம்மைத்தாமே உன்னதமான மற்றும் தனித்துவமிக்கவர்களாகக் கருதத் தொடங்குகிறார்கள். இந்தப் பருவத்தில் குழந்தைகள்

தங்களுக்கு நிறைய நண்பர்கள் தேவை என்று நினைக்கிறார்கள். முக்கியத் தேர்வுகளைச் சந்திக்க வேண்டும் என்பதால் குழந்தைகள் நிறைய பாடங்களைப் படிக்க வேண்டியிருக்கும். குறிப்பாக எதிர்பாலினரால் பாலின ரீதியாகக் கவரக்கூடிய வாய்ப்பு முதன்முதலாகத் தொடங்குகிறது என்பதால் விடலைப் பருவம் கிளர்ச்சியூட்டும் பருவமாகவும் அமைகிறது. விடலைப் பருவம் என்பது 11 அல்லது 12 வயதில் தொடங்கி 19 அல்லது 20 வயது வரையில் தொடர்கிறது.

விடலைகளின் ஆரோக்கியம் என்பது ஒரு முக்கியப் பிரச்சினையாகும். நல்ல ஆரோக்கியத்தை இளைஞர்களுக்கு உறுதிப்படுத்த நம்மால் இயலுமென்றால், பிறகு நம் சமூகத்தின் எதிர்காலம் பாதுகாப்பாக இருக்கும். இந்தப் பருவத்தில் குழந்தைகளின் உடலிலும் வாழ்விலும் ஏகப்பட்ட மாற்றங்கள் நிகழ்கின்றன; அதோடு மனஅழுத்தமும் சிரமங்களும் தோன்றுவதற்கான சாத்தியங்களும் அதிகம். இளைஞர்களின் நலத்தில் நாம் அக்கறை காட்ட வேண்டிய முக்கியக் காரணம் விடலைப்பருவத்தில்தான் குழந்தைகள் பாலுறவு ரீதியான பக்குவத்தை எட்டுகிறார்கள். பாலியல் கல்வி பற்றியும் நல்லறிவு பற்றியும் விடலைப் பருவத்தினரிடம் வளர்த்தெடுப்பது என்பது எச்ஐவி/எய்ட்ஸ் மற்றும் பாலுறவின் மூலம் தொற்றும் நோய்கள் அவர்களுக்குப் பரவாமல் தடுக்கும் முக்கிய வழியாக அமையும்.

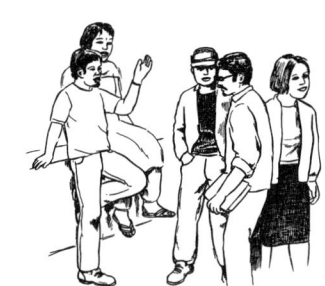

9.6.2 மனநலப் பிரச்சினைகள்

விடலைகளோடு தொடர்புடையதாக மூன்று முக்கிய மனநலப் பிரச்சினைகள் இருக்கின்றன:

- **மனச்சோர்வு அடைதல்.** குடும்பத்தில் பெற்றோர் இடையே சண்டை, படிப்பில் சிரமம், நண்பர்களோடான உறவில் பிரச்சினை போன்றவையே விடலைகள் மனச்சோர்வு அடைய பொதுவான காரணங்கள் ஆகும் (☞ பிரிவு 8.7).
- **போதைப்பொருள் மற்றும் மதுப்பழக்கம்.** இளைஞர்களில் பலர் புகைத்தல், மது அருந்துதல், கஞ்சா போன்ற (ஹசீஷ், மார்ஜுவானா) போதைப்பொருள்களைப் பயன்படுத்த முயற்சி செய்து பார்க்கின்றனர். சோதனை செய்து பார்த்தல் என்பது பழக்கமாக மாறிவிடுவதுதான் இதில் உள்ள ஆபத்தாகும் (☞ இயல் 10.5).
- **மனச்சிதைவுக்கு உள்ளாதல்.** மேலே கூறிய இரண்டு பிரச்சினைகளைவிட இது மிகக் குறைவாகவே தோன்றுகிறது. மனச்சிதைவு என்ற கடுமையான மனப்பிறழ்வு விடலைப்

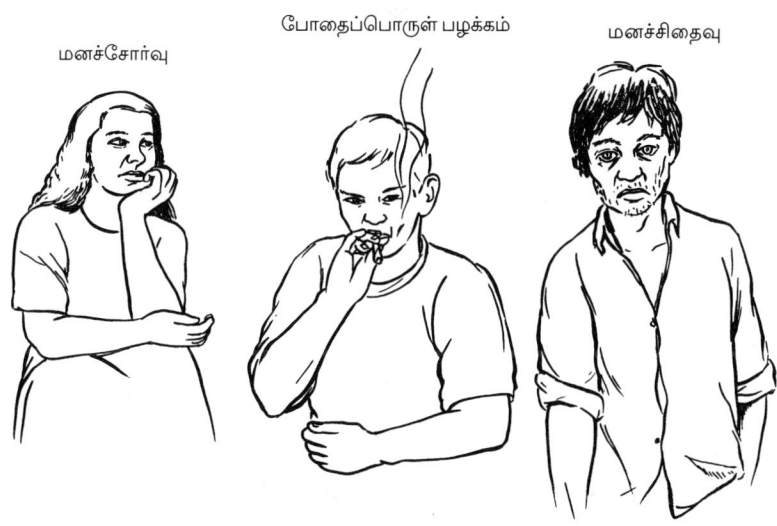

விடலைப் பருவத்தினர் எதிர்கொள்ளும் முக்கிய மனநலப் பிரச்சினைகள்

பருவத்தில், குறிப்பாகப் பையன்களிடம் உருவாகிறது என்பதை நாம் முக்கியமாக மனத்தில் கொள்ள வேண்டும். தங்கள் மகன் நண்பர்களிடமிருந்தும் குடும்பத்தினரிடமிருந்தும் விலகிப் போய்கொண்டிருக்கிறான், விநோதமாக நடந்துகொள்கிறான், ஏதேதோ விநோதமாகப் பேசுகிறான் என்று பெற்றோர்கள் உங்களிடம் சொன்னால், மனச்சிதைவாக இருக்குமோ என்று சந்தேகப்படுங்கள்.

9.6.3 கல்வியோடு மனநலத்தை ஒருங்கிணைத்தல்

பாலுறவு நடத்தை தொடர்பான முடிவுகளை அறிவுபூர்வமாக எப்படி எடுப்பது என்பதைக் கற்பிக்கும் வகையில் விடலைகளுக்குப் பாலியல் கல்வி பல பள்ளிகளில் அளிக்கப்படுகிறது. இதில் மனநலத்தை உள்ளடக்குவது, அந்தத் திட்டங்களை மேலும் பயனுள்ளதாக ஆக்கும். இது போன்ற செயல்பாடுகளில் உள்ளடக்க வேண்டிய பிரச்சினைகள்:

- **நேர்மறையாகச் சிந்தித்தல்.** சுயமதிப்பு என்பது ஒருவர் எப்படி தன்னை மதிப்பீடு செய்து கொள்கிறார் என்பது ஆகும். தன்னைப் பற்றி நல்ல விதமாக மதிப்பிட்டால், அவருடைய சுயமதிப்பு உயர்வாக இருக்கிறது என்பது பொருள். தன்னைப் பற்றி உயர்வாகக் கருதும் போது, அவர்கள் சவால்களைத் துணிவோடு எதிர்கொள்வார், தன்னம்பிக்கை அதிகமாக இருக்கும். நட்பைப் போற்றி ரசிப்பார். ஒருவர் தன்னுடைய பலங்களையும் பலவீனங்களையும் இனம் கண்டறிந்து அவற்றை ஏற்றுக்கொள்ளக் கற்பதே சுயமதிப்பை மேம்படுத்திக் கொள்வதற்கான சிறந்த வழியாகும். சாத்தியமாகக்கூடிய இலக்குகளை நிர்ணயித்துக் கொள்ளுதல், தன்னைச் சுற்றி இருப்பவர்களின் மேல் நம்பிக்கை வைத்து நட்பை வளர்த்துக் கொள்ளக் கற்றல், எவ்வளவு சிறியதாக இருந்தாலும் தங்கள் சாதனைகளைக் குறித்துப் பெருமிதப்படுதல் போன்றவற்றின் முக்கியத்துவத்தை விடலைகள் புரிந்துகொள்ள வேண்டும். விடலைகளிடம் சுயமதிப்பு தாழ்வாக இருக்கப் பொதுவாக அமையும் காரணங்களில் ஒன்று உடல் தோற்றம். இதற்குக் காரணம் குறிப்பிட்ட தோற்றமே அழகானது என்று நவநாகரிகச் சந்தையினர் ஒரு பிரமையை ஏற்படுத்துவதுதான். முழுமையான மனிதர்களின் பெருமைகளை எடுத்துச் சொல்லுதல், தங்கள் தோற்றத்தின் மூலம் அல்லாமல் சமுதாயத்துக்குப் பயனுள்ள முறையில் பங்களிப்புச் செய்தவர்களை எடுத்துக் கூறுதல் ஆகியவற்றின் மூலம் மேற்குறித்த தவறான எண்ணத்தை மாற்றுங்கள்.
- **முடியாது என்று சொல்ல கற்றுக்கொள்ளுதல்.** பாலியல் கல்வியைப் பரப்புவதில் இந்தச் செய்தி முக்கியப் பங்கு வகித்தாலும், இளைஞர்கள் புகையிலை, மது, போதைப்பொருள் போன்றவற்றைப் பயன்படுத்தும் ஆவலை எப்படி எதிர்கொள்வது என்பதற்கும் இது பொருந்தும் (☞ பிரிவு 10.5).
- **நண்பர்களோடு பேசுதல்.** பகிர்ந்துகொள்வதே மனஅழுத்தத்தைச் சமாளிப்பதற்கான சிறந்த வழியாகும். சில சமயங்களில் பேசுவதற்கு நண்பர்கள் யாரும் இல்லை என்பதே பிரச்சினை. இதற்குத் தீர்வு காண சிறந்த வழி கலந்தாலோசனை மேற்கொள்வது. இந்தக் கலந்தாய்வில் பிரச்சினைக்கான தீர்வு காணும் உத்தியைப் பயன்படுத்தி புதிய நண்பர்களை உருவாக்கிக் கொள்ளும் வழிகள் கண்டறியப்படும் (☞ பிரிவு 3.2.5).
- **எதிர்காலத்தைத் திட்டமிடுதல்.** முன்னோக்கித் திட்டமிடுதல், குறிப்பாகப் பள்ளியின் மிக முக்கியமான ஆண்டுகளில், தேர்வுக்குப் படிப்பதால் மனஅழுத்தம் உருவாகாமல் இருப்பதை உறுதிசெய்கிறது. முன்னோக்கித் திட்டமிட கால அட்டவணையைப் பயன்படுத்துவது ஓர் எளிய வழி.

9.6.4 பள்ளி அளவிலான கலந்தாலோசனை

பள்ளி சார்ந்த கலந்தாலோசனை என்பது விடலைப் பருவத்தினரின் பிரச்சினைகளுக்கு வழிகாட்டும் ஒரு நடைமுறையாக அமைகிறது. இதில் ஒரு விடலைக்கு இருக்கும் பிரச்சினையும் மற்றொரு

விடலைக்கு இருக்கும் பிரச்சினையும் வெவ்வேறாக இருக்கும். நீங்கள் பின்பற்ற வேண்டியதாக இருக்கும் பொதுக் கொள்கைகளில் சில கீழே கொடுக்கப்பட்டுள்ளன:

- **காதுகொடுத்துக் கேளுங்கள்.** இளைஞரின் கவலைகளையும் பிரச்சினைகளையும் காது கொடுத்துப் பொறுமையாகக் கேட்க சற்று நேரம் ஒதுக்குங்கள்.
- **கேள்வி கேளுங்கள்.** விடலையின் மனநிலை, உணர்வுகள், தற்கொலைச் சிந்தனை, மது அல்லது போதைப்பொருள் பழக்கம் பற்றிக் குறிப்பாகக் கேளுங்கள்.
- **பிரச்சினைக்கான தீர்வு காணுதல்.** விடலையின் பெரும்பாலான மனநலப் பிரச்சினைகள் அவர்கள் வாழ்வில் சந்திக்கும் உண்மையான பிரச்சினைகள் என்பதை நினைவில் கொள்ளுங்கள்.
- **குடும்பத்தினரைப் பங்குபெறச் செய்யுங்கள்.** ஒருவரோடு ஒருவர் மனம்விட்டுப் பேச வேண்டியதன் அவசியத்தை விடலைகளுக்கும் அவர்களின் பெற்றோர்களுக்கும் கற்றுக் கொடுங்கள்; ஒருவர் மற்றவரிடம் என்ன எதிர்பார்க்கிறார் என்பதில் விட்டுக்கொடுத்தல், சமாதானப்படுத்துதல் ஆகியவற்றின் அவசியத்தை இருவருக்கும் எடுத்துக் கூறுங்கள். குடும்பத்துக்குள் உருவாகும் பிரச்சினையைத் தீர்க்க இவை முக்கியமாக உதவும் (☞ பிரிவு 8.5, நடத்தைச் சார்ந்த ஒப்பந்தத்துக்கான எடுத்துக்காட்டை அறிய).

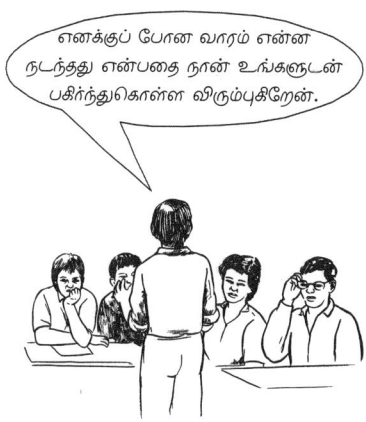

எனக்குப் போன வாரம் என்ன நடந்தது என்பதை நான் உங்களுடன் பகிர்ந்துகொள்ள விரும்புகிறேன்.

- **நடைமுறைச் சாத்தியமான உதவியை அளியுங்கள்.** எடுத்துக்காட்டாக, ஒரு விடலைக்கு கணக்குப் பாடம் கஷ்டமாக இருக்கிறது என்பதையோ அல்லது அந்த விடலையிடம் உடன் பயிலும் மாணவர்கள் அடாவடித்தனமாக நடந்துகொண்டு அச்சுறுத்துகிறார்கள் என்பதையோ நீங்கள் அறியவந்தால் அந்தப் பிரச்சினையைப் பள்ளி நிர்வாகிகளின் கவனத்துக்குக் கொண்டுசெல்லும் உதவியை நீங்கள் செய்யலாம்.
- **ஒத்த வயதுக் குழுக்கள்.** ஒத்த வயதில் உள்ள விடலைகள் வழக்கமாக ஒன்றுகூடி தங்கள் பிரச்சினைகள் பற்றியும் படிப்பு, மனஅழுத்தம், நட்பு போன்றவை பற்றியும் விவாதிக்கலாம்; ஒத்த பிரச்சினைகளைப் பகிர்ந்துகொள்ளலாம் (☞ பிரிவு 10.1).

9.7 வீடற்றோரும் தெருவோரச் சிறுவர்களும்

பல நகரங்களில் ஆண்களும் பெண்களும் குழந்தைகளும் தெருவில் உறங்குகிறார்கள்; அவர்களுக்கு வசிப்பிடம் இல்லை. மக்களுக்கு வீடில்லாததற்கான முக்கியக் காரணம் வறுமை. ஏழை மக்கள் வேலை தேடியும் நல்ல எதிர்காலத்துக்காகவும் கிராமங்களில் உள்ள தங்கள் வீட்டை விட்டுவிட்டு நகரங்களுக்குக் குடிபெயர்கிறார்கள். மக்கள்தொகை மிகுந்த, பரபரப்பான சாலைகள் நிறைந்த, விலையுயர்ந்த வீடுகள் உள்ள விநோதமான உலகத்தில் தங்களைத் தொலைத்துக்கொள்கிறார்கள். இந்த மக்களுக்குக் கிடைக்கக்கூடிய ஒரே வேலை, திறன் எதுவும் தேவைப்படாத கூலித் தொழில்தான். இங்கு பாதுகாப்பான ஒரு வசிப்பிடத்தைக் கண்டறியும் வாய்ப்பும் குறைவாகவே உள்ளது.

9.7.1 வீடற்ற நிலையும் மனநலமும்

வீடு இல்லாத நிலை என்பது மிகக் கடுமையான வருத்தத்தை அளிக்கும் அனுபவமாக விளங்கலாம். வீடற்ற நிலையோடு தொடர்புடைய வழக்கமான மனஅழுத்தக் காரணிகளாகப் பாதுகாப்பின்மை, மோசமான தட்பவெப்பநிலையிலிருந்து பாதுகாப்பு இல்லாமை,

ஊட்டச்சத்துக்குறை ஆகியவற்றை உள்ளடக்கலாம். பல நகரங்களில் காணப்படுவது போல, பெரும் சொத்துக்கும் வளத்துக்கும் இடையில் வீடற்ற நிலை என்பது, ஒருவருக்குக் கோபத்தையும் வருத்தத்தையும் ஏற்படுத்தலாம். இதன் விளைவாக வீடற்றவர் மனநலப் பிரச்சினைகளினால் பாதிக்கப்படலாம். எடுத்துக்காட்டாக, இதனால் உருவாகக்கூடிய மனநலப் பிரச்சினைகளாக மனச்சோர்வையும் போதைப்பழக்கத்துக்கு அடிமையாவதையும் (புகையிலை, மது, போதைப் பசை நுகர்தல் போன்றவை) குறிப்பிடலாம்.

பெரும்பாலும் வீடற்ற நிலையே மனநலப் பிரச்சினைகளுக்கான காரணமாக அமையலாம். இதுவே பெரியவர்களிடையே கடும் மனநலக் கோளாறுகளுக்குக் காரணமாகிறது. குறிப்பாக மனச்சிதைவு உள்ளவர்கள், எந்தவிதத் திட்டமும் இல்லாமல் மருத்துவமனையிலிருந்து வெளியே செல்ல அனுமதிக்கப்படுகிறார்கள் அல்லது குடும்பத்தினரால் கைவிடப்படுகிறார்கள். நோயின் காரணமாக அன்றாடப் பிரச்சினைகளைச் சமாளிப்பதே சிரமமாக உள்ள நிலையில் வீடற்ற நிலை என்பது மனஅழுத்தத்தை மேலும் மோசமாக்குகிறது. இவர்கள் கடைசியாகச் சிறையையே அடைகிறார்கள்; ஏனென்றால் சந்தேகத்துக்கு இடமான முறையில் சாலைகளில் திரிந்துகொண்டிருப்பதால் சமூகத்துக்கு அச்சுறுத்தலாக இருப்பதாகக் கருதி இவர்களைக் காவல்துறையினர் சிறையில் அடைக்கிறார்கள்.

அடிப்படைத் தேவைகள், குறிப்பாக உணவும், இருப்பிடமும், வீடற்ற மக்களின் மனநலத்தில் ஒரு விளைவை ஏற்படுத்துகின்றன. இதுபோன்ற மக்களிடம் மதுப்பழக்கமும் கடும் மனப்பிறழ்வும் இருக்கின்றனவா என்பதைக் கண்டறிய நீங்கள் முயல வேண்டும். இதற்குச் சிகிச்சை அளிப்பதே அதிசயக்கத்தக்க அளவுக்கு அவர்களின் நலத்தில் ஒரு மாற்றத்தை ஏற்படுத்தும். வீடற்றவர்களோடு நம்பிக்கை ஏற்படுத்தக்கூடிய ஒரு நல்லுறவை நீங்கள் ஏற்படுத்திக்கொள்ளும் பட்சத்தில், ஒருவருக்குத் தனியாக மேற்கொள்ளும் கலந்தாலோசனை பயனளிக்கும். அவர்கள் பெரும்பான்மை நேரத்தைக் கழிக்கும் இடத்துக்கு நீங்கள் தொடர்ச்சியாகச் சென்று பார்ப்பதையும் நலவாழ்வு தொடர்பாக நீங்கள் காட்டும் அக்கறையையும் பொறுத்து மாற்றம் ஏற்படும். கலந்தாலோசனையின் முக்கியக் கூறு பிரச்சினைக்கான தீர்வு காணுதல் (☞ பிரிவு 3.2.5); பாதுகாப்பான வேலையின்மை, மோசமான உடல்நலம், வசிப்பிடம் இல்லாமை போன்ற பிரச்சினைகளுக்குத் தீர்வுகள் காண்பது அவர்களின் மனநலத்தில் முன்னேற்றம் ஏற்பட வழிவகுக்கும்.

9.7.2 தெருவோரச் சிறுவர்கள்

தங்கள் குடும்பத்தில் நிலவும் வறுமையின் காரணமாகவே நகரங்களில் உள்ள தெருக்களில் சிறுவர்கள் (சிறுவன், சிறுமி) வசிக்கிறார்கள். வன்செயலும் கொடுமையும் (சிலசமயம் திட்டுவதுகூட) சிறுவர்கள் வீட்டை விட்டு ஓடக் காரணமாகின்றன. எப்படி இருந்தாலும், தெருவோர வாழ்க்கை மிகக் கொடுமையானது. தினக்கூலிகளாக, வேலைக்காரர்களாக, பாலியல் தொழிலாளியாகக் குழந்தைகள் வேலை செய்ய வேண்டியுள்ளது; அதுவும் ஆபத்தான சூழல்களில். இந்தச் சிறுவர்கள் குற்றச்செயல் புரியும் குழுக்களில் தங்களை இணைத்துக் கொண்டு குற்றம்புரிந்து சிறைக்குச் செல்வதில் வாழ்க்கை முடிகிறது.

மோசமான சுகாதாரம், ஊட்டச்சத்துக்குறை போன்றவற்றின் காரணமாகத் தெருவோரச் சிறுவர்கள் பலவிதமான உடல்நலப் பிரச்சினைகளால் பாதிக்கப்படுகிறார்கள். தோல் தொற்று, வயிற்றுப்போக்கு முதலியவற்றுக்கு உள்ளாகிறார்கள். இந்த நோய்களுக்குச் சிகிச்சை அளிக்கப்படாமல் போகிறது; ஏனென்றால் இவர்களை மருத்துவமனைக்கு அழைத்துச் செல்ல யாருமில்லை. தெருவில் வசிக்கும் குழந்தைகள் தங்கள் குழந்தைப் பருவத்தின் இரண்டு முக்கியமான பகுதிகளை அனுபவிக்கத் தவறுகிறார்கள் – பாதுகாப்பான சூழலிலும் அன்பான குடும்பத்திலும் வளர்தல் மற்றும் பள்ளிக்குச் சென்று கல்வியறிவைப் பெறுதல்.

தெருவோரச் சிறுவர்கள் மனநலப் பிரச்சினைகளால் பாதிக்கப்படக்கூடிய சாத்தியம் மிக அதிகம்; ஏனென்றால் வீட்டில் ஏற்பட்ட மனஅழுத்தமே அவர்கள் தங்கள் வீட்டை விட்டு

வெளியேறத் தூண்டியது. அப்படி ஓடிவந்த சிறுவர்கள் தெருக்களில் வசிப்பதன் மூலம் மேலும் மனஅழுத்தத்துக்கு உள்ளாகிறார்கள். தங்கள் வீட்டில் போதிய உணவு கிடைக்காததாலோ அல்லது உணர்வுபூர்வமான வளர்ச்சிக்கு உரிய கவனம் பெறாததாலோ சில சிறுவர்கள் வீட்டை விட்டு ஓடிவந்து தெருவோரங்களில் வசிக்கிறார்கள். தங்கள் வீட்டில் வன்செயலுக்கும் தகாத நடத்தைக்கும் உள்ளாகியிருக்கலாம் (☞ பிரிவு 8.4). ஒருவர் குழந்தைப் பருவத்தில் சந்திக்கும் மகிழ்ச்சியற்ற அனுபவங்கள் வாழ்நாளின் பின்னாளில் அவர் மனநலத்தைப் பாதிக்கலாம். சில குழந்தைகள் எப்போதும் தனித்தும், தனிமையை விரும்புவதாகவும், குற்றச் செயல்களில் ஈடுபடுவதாகவும் இருக்கும். மற்ற குழந்தைகள் மகிழ்ச்சியற்றும், மோசமாகவும், தற்கொலைச் சிந்தனையோடும் இருக்கும்.

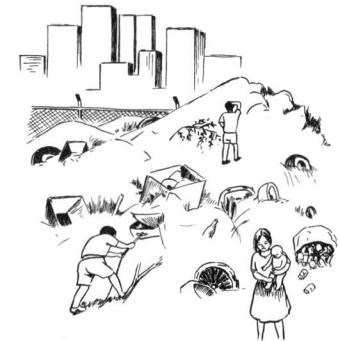

எல்லாச் சிறுவர்களும் விரும்பக்கூடிய ஆரோக்கியமான உணர்வு சார்ந்த வளர்ச்சியைத் தெருவோரச் சிறுவர்களுக்கு அளிப்பதே அவர்களுக்குச் செய்யக்கூடிய மிக முக்கியமான உதவியாகும்: அதாவது அன்பும் கவனமும். கல்வி கற்க வாய்ப்பு அளிப்பதே இதைச் செய்ய சிறந்த வழியாகும். தாங்கள் இழந்த குழந்தைப் பருவத்தை மீட்டெடுக்க உதவும் வகையில் ஒருநாளில் ஒன்று அல்லது இரண்டு மணிநேரம் மரபுசாரா பள்ளிகளின் மூலம் இந்தத் தெருவோரச் சிறுவர்களுக்குக் கல்வி கற்பிக்கலாம். போதைப்பொருள் பழக்கம் உள்ள தெருவோரச் சிறுவர்களுக்குச் சிறப்புச் சிகிச்சை அளிக்கப்பட வேண்டும். தெருவோரச் சிறுவர்களோடு நீங்கள் பணியாற்றும்போது சில முக்கியப் பிரச்சினைகள் குறித்து கவனமாக இருக்க வேண்டும்; அந்தப் பிரச்சினைகள் குறித்த விஷயங்களை அறிந்துவைத்திருக்க வேண்டியது அவசியம். சில சிறுவர்கள், நீங்கள் அவர்களிடம் செலுத்தும் கவனம் குறித்து ஆத்திரப்பட்டு உங்கள் உதவியை ஏற்றுக்கொள்ள மறுக்கலாம். அவர்களிடம் பழக விரும்பும் பெரியவர்கள் (adults) குறித்து சந்தேகப்படலாம். சிறுவர்கள் எந்த விதமான உதவியை எதிர்பார்க்கிறார்களோ அதைச் செய்து அவர்களின் நம்பிக்கையைப் பெறுங்கள். அவர்களுடன் நம்பிக்கை மிகுந்த ஒரு வலுவான உறவை நிறுவிக்கொள்ள முயற்சி செய்யுங்கள். இதற்கு எதிர்மாறான ஒரு பிரச்சினைகூட உருவாகலாம்: சில தெருவோரச் சிறுவர்கள் உங்களோடு மிகவும் நெருக்கமாகி, உங்களைத் தங்களின் பெற்றோர் போலக் கருதத் தொடங்கி விடலாம். ஆரோக்கியமற்ற சார்ந்திருக்கும் தன்மையை நீங்கள் ஊக்குவிக்கக்கூடாது.

குழந்தையிடம் தொடர்பு கொள்ளும்போது பாலுறவுச் சாயல் கொண்ட செயல்களைத் தவிர்த்துவிட வேண்டும். குழந்தை கவர்ச்சியாக உணரக்கூடிய எந்த ஒரு விஷயத்தையும் அல்லது பாலுறவு ரீதியான அணுகுமுறை குழந்தையிடம் காணப்பட்டால் அவற்றையும் தவிர்ப்பதே இந்தப் பிரச்சினையை எதிர்கொள்ளக்கூடிய சிறந்தவழி. பாலுறவு ஈடுபாட்டுக்கான ஆபத்து இருப்பதால் நெருக்கமான உறவைத் தவிர்க்க வேண்டிய தேவை ஏற்படுகிறது என்று குழந்தையிடம் விளக்கிக் கூறலாம். அப்படி ஒரு சூழல் உருவானால், குழந்தையைக் கவனித்துக் கொள்ளும் பொறுப்பை உங்கள் சகப்பணியாளரிடம் ஒப்படைக்கலாம்; அதே சமயம் அவ்வாறு செய்வதையும் நமக்கு நம்பிக்கைத் துரோகம் செய்துவிட்டார்களோ என்று குழந்தை நினைக்காதவண்ணம் பொறுப்பை மாற்றிவிட வேண்டும். குழந்தை கடந்த காலத்தில் தவறான நடத்தைக்கும் புறக்கணிப்புக்கும் ஆளாகி பாதிக்கப்பட்டிருக்கலாம் என்பதை நினைவில் கொள்ளுங்கள்.

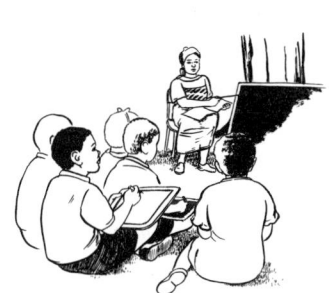

9.8 எச்ஐவி / எய்ட்ஸ்

எய்ட்ஸ் நோய் எச்ஐவி கிருமிகள், மனிதனின் நோய் எதிர்ப்புசக்தி மண்டலத்தைக் குலைக்கும் வைரஸ் நுண்ணுயிரிகளால் உருவாகின்றன; உடலில் தொற்றுகளோ புற்றுநோயோ தோன்றும் போது, அவை ஏற்படாமல் பாதுகாக்கும் பொறுப்புடைய இரத்த அணுக்களை இந்தக் கிருமிகள் அழிக்கின்றன. எய்ட்ஸ் நோயைக் குணப்படுத்தும் சிகிச்சை முறை எதுவும் தற்போது கண்டுபிடிக்கப்படாததால், இறுதியாக இந்த நோய் பாதிக்கப்பட்டவரைக் கொன்றுவிடுகிறது. ஆனால் நோய் உடலில் முற்ற பல ஆண்டுகள் ஆகலாம். உலகின் சில பகுதிகளில் சாவுக்கான முக்கியக் காரணியாக எய்ட்ஸ் நோய் விளங்குகிறது. வளர்ந்துவரும் நாடுகளில் எய்ட்ஸ், கொள்ளை நோய் போல் பரவியுள்ளது. தங்கள் உடல்நலத்தைப் பேணிப் பாதுகாக்கத் தேவையான மருந்துகளும் சிகிச்சையும் கிடைக்காத காரணத்தால் மக்கள் மிக விரைவாக இறந்துபோகிறார்கள்.

9.8.1 ஏன் மனநலம் பாதிக்கப்படுகிறது?

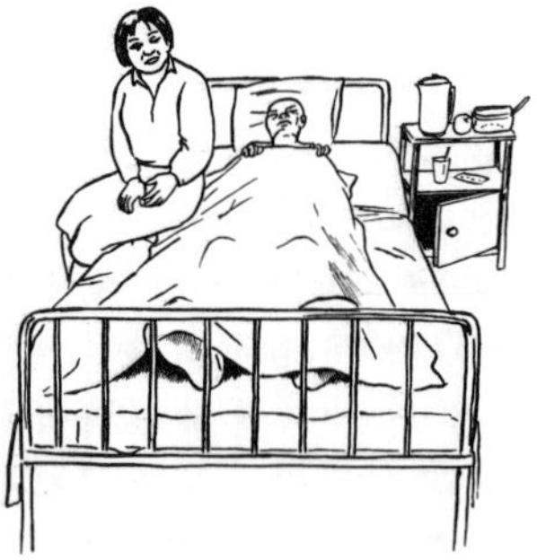

எய்ட்ஸ் நோய் மனநலத்தைப் பல விதங்களில் பாதிக்கலாம்.

- **வலி.** எய்ட்ஸ் நோயோடு தொடர்புடைய பல நோய்கள் கடுமையான வலியை ஏற்படுத்தலாம். அதன் விளைவாக, ஒருவர் நொந்துபோக நேரலாம்.
- **செயலாற்ற இயலாமை.** சோர்வாகவும் பலவீனமாகவும் உணருபவர் பணியிடத்திலோ அல்லது வீட்டிலோ தனக்குரிய கடமைகளைச் செய்ய இயலாததால் உதவியற்றும் கோபமாகவும் உணர்கிறார்.
- **சாவு பயம்.** எய்ட்ஸ் நோயால் பாதிக்கப்பட்டவர் இறப்பை எண்ணி அஞ்சலாம். அவர் தன் குடும்பத்தின் எதிர்காலம் குறித்துக் கவலைப்படலாம்; குறிப்பாக, எய்ட்ஸ் தொற்றுக்கு ஆளான தன் வாழ்க்கைத் துணையை எண்ணி வருந்தலாம்.
- **செலவு.** எச்ஐவி தொற்றுக்கான மருந்துகள் மிகவும் விலை அதிகம்; பெரும்பாலான குடும்பங்களால் இவ்வளவு பணம் செலவழிக்க முடியாது. ஆனால் செலவு செய்தே ஆக வேண்டும் என்ற சூழலில் பணக் கஷ்டத்தைச் சந்திக்க வேண்டியிருக்கும்.
- **குடும்பத்தில் உள்ளவர்கள் கோபமும் வெறுப்பும் கொள்ளுதல்.** குடும்பத்தின் நலனுக்குப் பங்களிக்க முடியாமல் (வருமானம் ஈட்டித் தராமல்), அதற்குப் பதிலாகத் தொடர்ந்து குடும்பத்தினரின் ஆதரவையும் உதவியையும் நாட வேண்டிய நிலையில் உள்ளவரை, அந்தக் குடும்பத்தினர் ஒரு சுமையாகவே கருதுவார்கள். தன் கணவன் தனக்கு உண்மையாக இல்லாமல், தனக்கும் கொடிய நோயைத் தொற்றச்செய்துவிட்டானே என்று மனைவி கோபம் கொள்ளலாம்.
- **தீண்டாமையும் புறக்கணிப்பும்.** எச்ஐவி தொற்று குறித்து ஒரு தவறான எண்ணம் மக்களிடையே நிலவுகிறது; பாதிக்கப்பட்டவர்கள் ஒதுக்கிவைக்கப்பட்டுப் புறக்கணிக்கப்படுகிறார்கள்.
- **நேரடி மூளை பாதிப்பு.** எச்ஐவி அல்லது மூப்புமறதி போன்ற வேறு நோய்களால் மூளை பாதிக்கப்படலாம். இதன் விளைவாகப் பாதிக்கப்பட்டவருக்கு வலிப்பும் கடுமையான மனநலக் கோளாறுகளும் ஏற்படலாம்.

9.8.2 எச்ஐவி நோய் உள்ளவரின் ஆரோக்கியத்தோடு மனநலத்தை ஒருங்கிணைத்தல்

மனநலம் இரண்டு வெவ்வேறு காலகட்டத்தில் பாதிக்கப்படலாம்: தங்களுக்கு எய்ட்ஸ் இருக்கிறது என்ற செய்தி முதன்முதலாகத் தெரியவரும்போது; பின்னர் எய்ட்ஸ் நோயின் வேதனைகளை அனுபவிக்கத் தொடங்கி, அந்த நோயினால் சாகப்போகிறோம் என்ற கண்கூடான உண்மையை எதிர்கொள்ளும்போது.

முதல் நேர்வில், பெரும்பாலோர் அதிர்ந்துபோய் அந்தச் செய்தியை நம்ப முடியாமல் திகைப்பார்கள். 'இது உண்மையாக இருக்க முடியாது' என்பது போன்ற எண்ணங்கள் தோன்றும். மக்கள் வருத்தமாகவும் கோபமாகவும் உணர்வார்கள். நோயுறுதி செய்யப்பட்ட சில வாரங்களுக்குப் பிறகு அவர்கள் மனச்சோர்வினால் பாதிக்கப்படுவார்கள். நோயைப் பற்றி அறிய வந்ததும் ஏற்படும் அதிர்ச்சியை, தகவலை மற்றவர்களோடு கவனமாகப் பகிர்ந்துகொள்வதன் மூலம் குறைத்துக்கொள்ள முடியும். நோயின் பிந்தைய நிலைகளில், நோயாளியின் மனநலத்தை மேம்படுத்த உதவும் முறையில் மற்ற சிகிச்சைகளோடு கலந்தாலோசனையும் இணைத்துக் கொள்ளப்பட வேண்டும். எடுத்துக்காட்டாக,

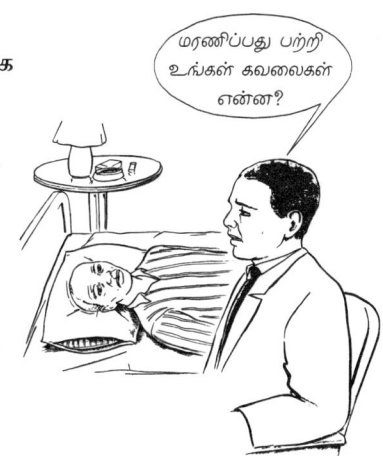

- சிறந்த வலி நிவாரணிகளை அளித்தல்;
- தொற்றுக்கு அல்லது மற்ற உடல்நலப் பிரச்சினைகளுக்குச் சிகிச்சை தருதல்;
- நடமாட்டத்தையும் வீட்டுச் செயல்பாடுகளையும் மேம்படுத்திக்கொள்ளும் வகையில் பயனுள்ள குறிப்புகள் அளித்தல்;
- நோயாளியின் குடும்பத்தினருக்கும் பொறுப்பேற்றுக் கவனித்துக்கொள்பவருக்கும் கலந்தாய்வு நடத்துவதோடு ஆதரவாக இருத்தல் (☞ பிரிவு 9.10);
- தரமான நல்ல மருத்துவச் சிகிச்சை கிடைப்பதை உறுதிசெய்துகொள்ளுதல்.

பெட்டிச்செய்தி 9.2. குணப்படுத்த முடியாத நோயால் வருந்துபவரைக் கவனித்துக்கொள்ளுதல்

புற்றுநோய் அல்லது எய்ட்ஸ் போன்ற குணப்படுத்த முடியாத நோயினால் வருந்துபவரின் வலி, மரணபயம், தான் நேசிப்பவரைப் பிரிந்துசெல்ல வேண்டுமே என்கிற வருத்தம் போன்ற பல காரணங்களால் மனநலப் பிரச்சினைகளினாலும் பாதிக்கப்படுவார். அவருடைய மனநலத்தை மேம்படுத்த கீழ்க்காணும் வழிகளில் நீங்கள் உதவ முடியும்:

- தொடர்ந்து அவரைச் சென்று பார்ப்பதன் மூலம் ஒரு நல்ல உறவை ஏற்படுத்திக்கொள்ளுதல்;
- இறப்பு அவருக்கு என்னென்ன பாதிப்புகளை ஏற்படுத்தும் என்பது பற்றி அவரோடு பேசுதல் (அவருடைய கவலைகள் என்ன, அவற்றை எப்படித் தீர்க்க முடியும்?);
- அவருடைய கவலைகளையும் அக்கறைகளையும் பகிர்ந்துகொள்ளும் முறையில் குடும்பத்தினரை ஈடுபடுத்துதல், குறிப்பாக நெருக்கமான உறவினர்களை (நீண்ட காலமாகத் தீர்க்கப்படாமல் இருக்கும் குடும்பப் பிரச்சினைகளுக்குத் தீர்வு காண முயலலாம்);
- முடிக்கப்படாமல் இருக்கும் சொத்து, பணம் அல்லது சட்டபூர்வமான விஷயங்கள் போன்றவற்றை ஒரு தீர்வுக்குள் கொண்டுவருமாறு நோயாளிக்கு அறிவுரை கூறலாம் – பாகம் பிரித்துத் தருதல், உயில் எழுதுதல், பங்கிடுதல் போன்ற விஷயங்கள்.
- நோயின் தன்மையை நோயாளி முழுமையாகப் புரிந்துகொண்டுள்ளார் என்பதையும் அவருக்கு மிகச் சிறந்த சிகிச்சை அளிக்கப்படுகிறது, குறிப்பாக வலியைக் குறைக்க என்பதையும் உறுதி செய்து கொள்ளுதல்;
- மனச்சோர்வோ அல்லது வேறு மனநலக் கோளாறோ இருந்தால், மனச்சோர்வு நீக்கிகளோ அல்லது வேறு மருந்துகளோ அளித்தல்;
- நோய்வாய்ப்பட்டுள்ளது ஒரு குழந்தையாக இருந்தால், குழந்தையின் கடைசி ஆசையைக் குடும்பத்தினர் நிறைவேற்றி வைக்க முயற்சி செய்தல்;
- நோயாளியைப் பொறுப்பேற்றுக் கவனித்துக்கொள்பவரின் நலத்தைப் பேணுதல் (☞ பிரிவு 9.10).

எச்ஐவி உள்ளதாக உறுதிசெய்யப்பட்டவர்களில் சிலருக்கு மனப்பிறழ்வுக்கும் மருத்துவச் சிகிச்சை தேவைப்படலாம். மனச்சோர்வு எய்ட்ஸ் நோயின் விளைவாக உருவாவதில்லை என்றபோதிலும், வேதனையை மேலும் அதிகப்படுத்திவிடும். மனச்சோர்வுநீக்கிகள் தருவது ஓரளவுக்கு நிம்மதி அளிக்கும் என்பதோடு நோயைத் தாங்கிக்கொள்ளும் சக்தியையும் அளிக்கிறது (☞ இயல் 11).

எய்ட்ஸ் நோய் உள்ளவர்களுக்கு அறிதிறன் பிறழ்வுகளும் இருப்பதற்குக் காரணம் மூளையில் ஏற்படும் தொற்று. அறிதிறன் பிறழ்வுகள் நோய்க்குறிக்குச் சிகிச்சையாகச் சக்திவாய்ந்த தூக்க மாத்திரை (☞ பிரிவு 4.3) அளிப்பது என்பது தொற்றுக்கு அளிக்கும் சிகிச்சையோடு இணைத்துக் கொள்ளப்பட வேண்டும். முறையாகச் செய்வதென்றால் இந்தப் பிரச்சினைகளுக்கான சிகிச்சை ஒரு சிறப்பு மருத்துவமனையில் அளிக்கப்பட வேண்டும்.

9.9 முதியோர் நலம்

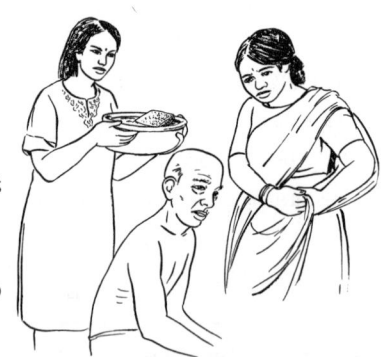

பெரும்பாலான நாடுகளில் (மருத்துவத் துறையில் ஏற்பட்டுள்ள முன்னேற்றங்களின் காரணமாக) உடல்நலம் மேம்படுவதால் மக்களும் நீண்டகாலம் வாழ்கின்றனர். சில நாடுகளில், குடிமக்களின் சராசரி ஆயுள் 60 ஆண்டுகளைத் தாண்டியுள்ளது. இதன் பொருள் என்னவென்றால், பகிர்ந்துகொள்ளவும் கற்றுக் கொள்ளவும் அனுபவிக்கவும் பங்களிக்கவும் நீண்ட ஆயுள் பெற்றிருத்தல் என்பதாகும். இருப்பினும், மக்கள் முதுமை அடைவதைப் போலவே, அவர்களுடைய உடலும் மனமும் சில ஆரோக்கியப் பிரச்சினைகளுக்கு எளிதாக உள்ளாக நேர்கிறது. சமூக வாழ்க்கை மாறுகிறது. மக்கள் தாங்கள் பார்த்துவரும் பணியிலிருந்து ஓய்வுபெற்று விடுகின்றனர். ஓய்வு பெறுவதால் வழக்கமாகப் பெற்றுவந்த வருமானம் குறைகிறது. அவர்களுடைய அன்றாடச் செயல்பாடுகள் மாற்றமடைகின்றன. அவர்களுடைய குழந்தைகள் வளர்ந்து பெரியவர்களாகி வீட்டைவிட்டுச் சென்றுவிடுகின்றனர். அதாவது அவர்கள் தங்களுடைய குடும்ப வாழ்க்கையைத் தொடங்குகின்றனர். பெரும்பலான முதியவர்களுக்கு முதுமைப்பருவம் ஆக்கபூர்வமானதாகவும் மனநிறைவு அளிப்பதாகவும் அமையும் காலகட்டமாகும். அது பேரக் குழந்தைகளோடு இருந்து மகிழ வேண்டிய காலம். புத்தகங்கள் படிக்கவோ அல்லது பணிக் காலத்தில் செய்ய முடியாமல் இருந்த விஷயங்களைச் செய்யவோ பயன்படுத்திக்கொள்ளும் காலம். நண்பர்களோடு பொழுதைக் கழிக்க உரிய காலம் முதுமைப்பருவம் ஆகும்.

9.9.1 முதியோர் சந்திக்கும் மனநலப் பிரச்சினைகள்

சில சூழல்களில், எப்படியிருந்தாலும், முதியோர் மனநலப் பிரச்சினைகளின் பாதிப்புகளுக்கு ஆளாவார்கள். இந்தப் பிரச்சினைகள் ஏற்பட பல காரணங்கள் உண்டு:

- **தனிமை.** பல இடங்களில் கூட்டுக்குடும்ப முறை உடைந்து தனிக்குடித்தனத்துக்கு வழிவிட வேண்டிய கட்டாயம் எழுந்துள்ளது. தாங்கள் பெற்ற குழந்தைகளின் ஆதரவு எதுவும் இல்லாமல் மேலும்மேலும் முதியோர் தனித்து வாழ வேண்டியதாக உள்ளது. தனியாக வாழ்வது கொடுமையானது; குறிப்பாக முதியோர் தன் துணையை இழந்த பிறகு (☞ பிரிவு 7.4).
- **உடல்நலம்.** முதியோரில் சிலருக்கு ஊனமுறும் அளவுக்கு அல்லது தன்னிச்சையாகச் செயல்பட முடியாத அளவுக்கு உடல்நலப் பிரச்சினைகள் தோன்றுகின்றன. மூட்டழற்சி, முடக்குவாதம், இதய நோய், நுரையீரல் நோய் போன்றவற்றை எடுத்துக்காட்டுகளாகக் கூறலாம். ஒருவரின் செயல்பாட்டை முடக்கிவிடுவதோடு யாரையாவது சார்ந்திருக்க வேண்டிய இக்கட்டான சூழலை இந்த நோய்கள் உருவாக்கிவிடுகின்றன.

- **மூளை நோய்கள்.** சில வகை மூளை நோய்கள், குறிப்பாக மூப்புமறதி (☞ பிரிவு 4.7) மற்றும் மூளைத்தாக்கு, முதியோரிடம் பரவலாகக் காணப்படுகின்றன. இந்த நோய்கள் மூளையைப் பாதிப்பதன் மூலம் மனநோய்கள் தோன்றலாம்.
- **பொருளாதாரச் சிக்கல்.** பொதுவாக முதியோர் பணிபுரிவதில்லை. அவர்கள் தங்களுக்குக் கிடைக்கும் ஓய்வூதியத்தையும் தங்களின் சேமிப்பையும் நம்பியிருக்க வேண்டியுள்ளது. இவை விலைவாசி ஏறிவரும் நிலையில், போதுமானதாக இருப்பதில்லை.

இளம் வயதினருக்குத் தோன்றும் அனைத்து வகை மனநலப் பிரச்சினைகளும் முதியோருக்கும் வரலாம். இருப்பினும், குறிப்பாக பின்வரும் மூன்று வகை பிரச்சினைகள் பற்றி நீங்கள் அறிந்து வைத்திருக்க வேண்டியது அவசியம்:

- முதியோரிடம், பொதுவாகக் காணப்படும் மனநலப் பிரச்சினை, மனச்சோர்வு (☞ பிரிவு 4.4).
- மூளை நோயான மூப்புமறதி, நினைவு சார்ந்த பிரச்சினைகளோடு வழக்கமாகத் தொடங்கு கிறது. இருந்தபோதிலும், நடத்தை சார்ந்த பிரச்சினைகள் வெளிவரும்போதுதான், மூப்பு மறதி பொதுவாகக் கவனத்துக்கு வருகிறது (☞ பிரிவு 4.7).
- மருத்துவப் பிரச்சினைகளாலும் உட்கொள்ளும் மருந்துகளின் காரணமாகவும் மிகைக் குழப்ப நிலை அல்லது குழம்பிய நிலை பொதுவாக உண்டாகிறது (☞ பிரிவு 4.2).

9.9.2 முதியோர் நலனில் அக்கறை காட்டுதல்

பெரும்பாலான முதியவர்கள் ஆரோக்கியமான வாழ்க்கை வாழ்வதோடு நல்ல மனநலத்தையும் பெற்றிருக்கிறார்கள். முதியவர் ஒருவர் பிறரோடு இயல்பாகப் பழகாமல் தனித்தும் ஒதுங்கியும் இருக்கிறார் என்றால், அவருக்கு மனச்சோர்வோ மூப்புமறதியோ இல்லை என்பதை உறுதி செய்துகொள்ளுங்கள். முதியோருடன் தொடர்ச்சியாகத் தொடர்புகொண்டிருப்பது என்பது அவருக்கு ஆதரவு அளிக்கவும் மனநலப் பிரச்சினைகள் ஏதாவது தோன்றினால் அதை உடனடியாகக் கண்டறியும் வாய்ப்பைப் பெறவும் உதவும். முதியோருக்கு எந்த மருந்து கொடுப்பதாக இருந்தாலும், வளர்ந்தவர்களுக்கு வழக்கமாக அளிக்கும் மருந்தில் பாதிஅளவே பரிந்துரைக்க வேண்டும். அதிக அளவில் அளிக்கப்படும் மருந்து குழப்பத்தைத் தோற்றுவிக்கலாம் (☞ பிரிவு 4.2). இக்கையேட்டின் இயல் 12இல் கொடுக்கப்பட்டுள்ள ஆதார அமைப்புகளின் பகுதியை அவ்வப்போது புதுப்பித்துக் கொள்ளுங்கள்; அதாவது உங்கள் அருகில் அல்லது உள்ளூரில் உள்ள முதியோர் சேவை அமைப்புகள் ஆகியவற்றைப் பற்றிய தகவல்களைக் குறித்து வைத்துக் கொள்ளுங்கள். முதியோர் ஒருவருக்குப் புகலிடம் அளிக்க வேண்டும் அல்லது அவருடைய தனிமையைப் போக்க வேண்டும் என்று நீங்கள் கருதுகிற பட்சத்தில் மேற்கண்ட தகவல்கள் உங்களுக்கு மிகுந்த பயனுள்ளதாக விளங்கும்.

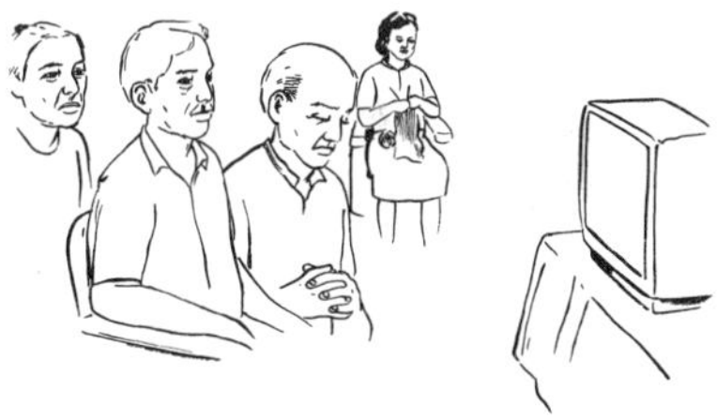

9.10 நோயாளியைப் பராமரிப்பவரின் நலத்தைப் பேணுதல்

தீராத நாள்பட்ட நோயால் அல்லது உயிர்க்கொல்லி நோயால் அவதிப்படும் நோயாளியைப் பராமரிக்கும் பணியைச் செய்பவரின் மனநலத் தேவைகளைப் பற்றி இந்தப் பகுதி விளக்குகிறது. பராமரிக்கும் பணியைச் செய்பவரில் பெரும்பாலோர் பெண்கள்: மனைவி, பெண், தாய், மருமகள். பொறுப்பேற்றுக் கவனித்துக்கொள்ளுதல் என்பதோடு இணைந்ததே மனஅழுத்தம்; இந்த மனஅழுத்தம் பொறுப்பேற்றுப் பணிவிடை செய்பவரின் ஆரோக்கியத்தைப் பாதிக்கலாம். நோயாளி ஒரு வீட்டில் இருக்கிறார் என்பதாலேயே பராமரிப்பவரின் ஆரோக்கியம் சார்ந்த பிரச்சினைகள் கவனத்துக்கு வராமலேயே போகலாம்.

9.10.1 பராமரித்தலால் உருவாகும் மனஅழுத்தம்

நோயாளியைக் கவனித்துக்கொள்வது என்பது பல வகையிலும் பராமரிப்பவருக்குப் பாதிப்புகளை விளைவிக்கலாம்:

- **உடலுழைப்புச் சுமை.** மலம்சிறுநீர்க் கழித்தல், குளித்தல், உணவு உண்ணுதல், உடைமாற்றிக் கொள்ளுதல் போன்று நோயாளி தன் அடிப்படைத் தேவைகளைக் கூட நிறைவேற்றிக் கொள்ள முடியாத சூழலில், பராமரிப்பவர் அனைத்துக்கும் உடனிருந்து உதவுவதால் கடும் களைப்பு ஏற்படுகிறது.
- **உணர்வுச் சுமை.** தான் மிகுதியாக நேசிக்கும் ஒருவர் வேதனைப்படுவதைப் பொறுப்பேற்றுப் பராமரிக்கும் எவருமே தாங்கிக்கொள்ள முடியாது. குறிப்பாக, நோய் முற்றத் தொடங்கிய நிலையில்.
- **மனநலக் கோளாறு வெளிப்படுத்தும் நோய்க்குறிகளைச் சமாளிப்பதில் உள்ள சிரமம்.** மனநலமில்லாமல் இருப்பவரைப் பராமரிப்பது என்பது ஒரு கடினமான பணி. பராமரிப்பவர் பல கடினமான சவால்களைச் சந்திக்க வேண்டியிருக்கும். மூன்று வகை நோய்க்குறிகள் மிகுந்த மனஅழுத்தம் விளைவிப்பவை. அறிதிறன் பிறழ்வாலும் மூப்புமறதியாலும் அவதிப் படுபவரிடம் ஆக்ரோஷமான மற்றும் மூர்க்கமான நடத்தையைக் காணலாம். தன் அன்றாடக் கடமைகளைச் செய்ய உதவுபவரையே நோயாளி தாக்கலாம் அல்லது மோசமாகத் திட்டலாம். மூப்புமறதி காரணமாக நோயாளி நினைவுத்திறனை இழந்துவிடுவது பராமரிப்பவருக்கு மிகுந்த வேதனையை ஏற்படுத்தும். 40 ஆண்டு காலம் ஒன்றாக வாழ்க்கை நடத்திய துணைக்கு உங்களை அடையாளம் தெரிவதில்லை என்பது மனவேதனையை அளிக்கும். மூன்றாவது நோய்க்குறி தற்கொலைக்கு முயற்சிசெய்தல் அல்லது தற்கொலை செய்துகொள்ளப் போவதாக மிரட்டுதல்.
- **பராமரிப்பவரைத் தாக்கும் நோய்.** நோயாளியைப் பராமரித்துவருபவரே நோயினால் பாதிக்கப்படலாம். எய்ட்ஸ் நோயாளியைப் பராமரிக்கும் பொறுப்பில் உள்ள துணைவிக்கே எச்ஐவி தொற்று இருக்கலாம். நோயுற்று இருப்பவர்களில் பலர் முதியவர்கள் என்பதால் அவர்களைப் பராமரிக்கும் துணையும் வயது முதிர்ந்தே இருப்பார்கள்.
- **செலவு.** நோய் முற்றிக்கொண்டே வரும்போது செலவுகளும் உயர்ந்துகொண்டேபோகின்றன. உணவு போன்ற, மற்ற வீட்டுத் தேவைகளுக்காகச் செலவழிக்கப் போதுமான பணம் இருக்காது.
- **மற்ற செயல்பாட்டு முடக்கம்.** பராமரிக்கும் பொறுப்பை ஏற்றுக்கொண்டுள்ளவர், தன் சொந்த ஆர்வங்களையும் விருப்பங்களையும் ஒதுக்கிவைக்க வேண்டியிருக்கும்; இன்னும் சொல்லப் போனால் பார்த்துவரும் வேலையைக்கூட விட்டுவிட நேரலாம்.
- **சமூகத் தொடர்புகளை இழத்தல்.** ஒருவர் நோயுற்ற நிலையில், அவருடைய வீட்டுச் சூழல் மாறிப்போகிறது. விருந்தினர்களோ உறவினர்களோ நண்பர்களோ வீட்டுக்கு வருகை தருவதும் குறைந்துபோகும்.
- **துயரம்.** தொடர்ந்து நோயுற்றிருந்தவர் இறந்துபோகும் சூழலில், பராமரிந்து வந்தவர் கடும் துக்கத்தாலும் துயரத்தாலும் பாதிக்கப்படுகிறார்.

9.10.2 நோயாளியைப் பராமரிப்பவரின் மனநலம்

நோயாளியைப் பராமரிப்பவர் வேதனை நிறைந்த எல்லா வகையான உணர்வுகளையும் அனுபவிக்க நேரலாம்:

- தன் வாழ்க்கையை மிகுந்த சிரமத்துக்கு உள்ளாக்கியுள்ள நோயாளியின் மேல் கோபம்;
- நோயாளியைப் பற்றிய எதிர்மறைச் சிந்தனைகள் மனத்தில் எழுவதால் குற்ற உணர்வு;
- தான் மிகவும் நேசிப்பவர் நோயினால் துன்பப்படுவதைக் கண்டு வருத்தம்;

- நோயாளியிடமிருந்து தனக்கு நோய் தொற்றிவிடுமோ என்கிற அச்சம்;
- நோயாளியின் மற்றும் குடும்பத்தின் எதிர்காலம் குறித்து நம்பிக்கையின்மை;
- என்ன செய்தாலும், நோய் குணமடையாததால் ஏற்படும் வெறுப்பு.

இத்தகைய உணர்வுகள் பொதுவாக நோயாளியைப் பராமரித்துவரும் அனைவருக்கும் தோன்றும்; அதுவும் குறிப்பாகப் பொறுப்பேற்றுக் கவனித்துவரும் ஆரம்ப நாட்களில். ஆனால், நீண்டகால அளவில் பராமரிப்பவர்கள் அனைவருமே அத்தகைய சூழலுக்கு மிக அற்புதமாக இயைந்து செல்கிறார்கள். நோயாளியை நேசித்தல், நடைமுறை ரீதியான உதவிகளை மற்றவர்களிடமிருந்து பெற்றுக்கொள்ளுதல், தன் உணர்வுகளைப் பற்றி நண்பர்களிடமும் குடும்பத்தினரிடம் பேசுதல், சொந்த மகிழ்ச்சிக்கான நேரத்தைத் தேர்ந்தெடுத்துக்கொள்ளுதல் போன்ற வழிகளில் பராமரிப்பவர்கள் சூழலோடு ஒத்துப்போகிறார்கள். இருந்தபோதிலும் சிலரால் சூழலுக்கு இயைந்து செல்ல முடிவதில்லை. காலப்போக்கில் இவர்களின் எதிர்மறைச் சிந்தனைகள் மேலும் மோசமாகி, இவர்கள் மனச்சோர்வுடனும் பதற்றமாகவும் உணரத் தொடங்குவார்கள் (☞ பிரிவு *4.4*).

9.10.3 நோயாளியைப் பராமரிப்பவரின் மனநலத்தை மேம்படுத்துதல்

நோயாளியைப் பராமரித்துவருபவரில் மனநலம் பாதிக்கும் ஆபத்து யாருக்கு உண்டு என்பதையும் நீங்கள் அளிக்கும் ஆதரவினால் யார் பயனடைவார் என்பதையும் இனம்காண்பதே முதல் படி ஆகும். பராமரிப்பவர்களில் வயதுமுதிர்ந்த, தனித்திருக்கும் அல்லது உடல்நலப் பிரச்சினைகளை அனுபவித்துவருபவர்களே பெரும்பாலும் மனஅழுத்தத்தால் பாதிக்கப்படக்கூடியவர்கள். இத்தகையவர்கள் மனச்சோர்வுக்கு உள்ளாவதற்குள் அவர்களுடைய மனநலத்தை மேம்படுத்த நீங்கள் நடவடிக்கை எடுக்க வேண்டும். நோயாளியைச் சந்திக்கச் செல்லும்போதெல்லாம், உடனிருந்து பராமரிப்பவரின் ஆரோக்கியத்தைப் பற்றி விசாரிக்கச் சில நிமிடங்கள் எடுத்துக் கொள்ளலாம். ஆனால் அவ்வாறு விசாரிக்கும்போது, நோயாளியை விட்டுச் சற்று தள்ளி, பராமரிப்பவர் மட்டும் தனியாக இருக்கும்போது விசாரிக்க வேண்டும். தாங்கள் கவனித்துக் கொள்ளும் நோயாளியின் முன்னிலையில், தங்கள் எதிர்மறை உணர்வுகளைப் பராமரிப்பவர் வெளிக்காட்டிக்கொள்ள மாட்டார். நோயாளியோடும் அவரைப் பொறுப்பாகப் பராமரித்துக் கொள்பவரோடும் தொடர்ந்து தொடர்புவைத்துக்கொள்வதே மனநலத்தை மேம்படுத்தும் சிறந்த வழியாகும்.

9.10.4 துயரப்பட்டுக்கொண்டிருக்கும் பராமரிப்பாளருக்கும் உதவுதல்

பராமரிப்பவர் கடும் துயரத்தில் இருக்கும்போது அவருக்கு உதவ வேண்டும் என்றால், அதற்குப் பொறுமையும் ஒத்துணர்வாற்றலும் வேண்டும். அதாவது பராமரிப்பவரின் சூழலில், நீங்கள் இருப்பதாகக் கற்பனை செய்துகொண்டு, அவருடைய உணர்வுகள் எப்படி இருக்கும் என்று நினைத்துப் பார்க்க வேண்டும்.

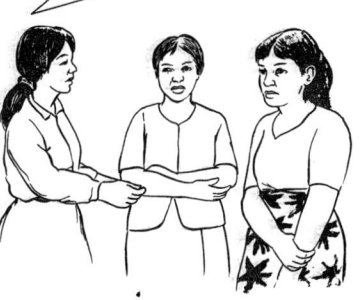

நோயுற்றிருக்கும் உங்கள் தாயைப் பார்த்துக்கொள்ளும் பணியை, வேறு யாரோடாவது பகிர்ந்துகொள்வதற்கான வழிகளைக் கண்டுபிடிப்பது உங்களுக்கு உதவியாக இருக்கும் என்று நம்புகிறேன்.

- பராமரிப்பவரின் அனுபவங்களைப் பொறுமையாகக் காதுகொடுத்துக் கேளுங்கள். பெரும்பாலோர் துயரமுற்ற நிலையில் இருந்தாலும், வெளித்தோற்றத்துக்கு மனஉறுதி வாய்ந்தவர் போல் காட்டிக்கொள்வார்கள். வருத்தத்துக்கான காரணத்தைக் கேளுங்கள்.
- துயரமுற்ற நிலைக்குக் கலந்தாலோசனை மேற்கொள்ளுங்கள். பெரும்பாலும் நோயாளி எதிர்கொள்ளப் போகும் மரணமே பராமரிப்பவரின் மனத்தைக் கடுமையாகப் பாதித்திருக்கும்.

நோயாளி இனி பிழைக்க மாட்டார் என்பதைப் பராமரிப்பவர் புரிந்துகொள்ளும் வகையில் நயமாக எடுத்துக்கூறுவதும் துயரமுற்ற நிலைக்குக் கலந்தாலோசனை மேற்கொள்வதும் (☞ பிரிவு 7.4) முக்கியப் பணிகளாகும்.

- மனச்சோர்வு நீக்கிகள் அளித்தும் (☞ இயல் 11) பிரச்சினைக்குத் தீர்வு காணும் வழிமுறைகளைப் பயன்படுத்தியும் (☞ இயல் 3.2) மனச்சோர்வுக்குச் சிகிச்சை அளிக்க வேண்டும்.
- உள்ளூரில் உள்ள ஆதரவுக் குழுக்கள் (☞ பிரிவு 10.1) பற்றித் தகவல்கள் அளிப்பதோடு, அவரைப் போன்று வருத்தமுற்றிருப்பவர்களோடு தொடர்புகொள்ளச் செய்யலாம்.
- குடும்பத்தில் உள்ள மற்ற உறுப்பினர்களையும் ஈடுபடுத்துங்கள். பராமரிப்பவர் மனஅழுத்தத்துக்கு உள்ளாகியிருப்பதை எடுத்துக்கூறி உங்கள் அக்கறையை குடும்ப உறுப்பினர்களோடு பகிர்ந்து கொண்டு ஆறுதல் அளிக்கலாம் என்பதற்கான உங்கள் ஆலோசனைகளைக் கூறுங்கள்.
- செயல்பாட்டு ரீதியாக நடைமுறைப்படுத்தக்கூடிய ஆலோசனைகளைப் பராமரிப்பவருக்கு அளிப்பது பயனுள்ளதாக இருக்கும். பொதுவாக நோயாளிக்கு உணவு அளிப்பது, குளியல், மலம்சிறுநீர்க் கழிக்கச் செய்வது போன்றவற்றோடு மற்ற அன்றாடச் செயல்களைச் செய்யவே பராமரிப்பவர்கள் போராட வேண்டியிருக்கும். இந்தச் செயல்பாடுகளை எப்படி எளிதாகச் செய்யலாம் என்பது குறித்து அளிக்கும் எளிமையான குறிப்புகளும் ஆலோசனை களும் பராமரிப்பவருக்குப் பெரும் உதவியாக இருக்கும் (☞ பிரிவு 4.7).

9.11 நலப் பணியாளர்களின் மனநலம்

நலப் பணியாளர்களுக்கு எப்படிச் சளிபிடிக்குமோ அல்லது நோய்த்தொற்று ஏற்படுமோ, அதுபோலவே மனநலப் பிரச்சினைகளாலும் அவர்கள் பாதிக்கப்படலாம். இதற்குப் பல காரணங்கள் உள்ளன. முதல் காரணம், மற்ற சாதாரண மனிதர்களைப் போலவே, கவலைகளும் அக்கறைகளும் நிறைந்த மனிதர்கள்தானே நலப் பணியாளர்களும். இதைத் தவிர்த்து, தங்களின் பெரும்பாலான நேரத்தை நோயாளிகளுக்குச் சேவை செய்யச் செலவழிப்பதால், நலப் பணியாளர்கள் தங்கள் சொந்த பிரச்சினைகளை அல்லது உணர்வுகளைப் புறக்கணிக்க நேரலாம்.

நலப் பணியாளர் செய்யும் பணியோ அல்லது சூழலோ அவருக்கு மனஅழுத்தத்தைக் குறிப்பாக ஏற்படுத்தலாம். இதுபோன்ற சூழல்களுக்கான சில எடுத்துக்காட்டுகள்:

- நலப் பணியாளரும் பாதிக்கப்பட்டவராக இருக்கும் பட்சத்தில் – எடுத்துக்காட்டாக, இயற்கைப் பேரழிவு அல்லது போர்ச் சூழலில் பாதிக்கப்பட்டவராக இருந்தபோதும், தன் நலத்தைப் புறந்தள்ளிவிட்டு பாதிப்புக்கு உள்ளான மற்றவர்களுக்குச் சேவை செய்ய வேண்டிய கட்டாயம் எழலாம்;
- கடும் நோயாளிகளுக்குச் சிகிச்சை அளித்துவரும் பட்சத்தில் – எடுத்துக்காட்டாக, மெல்ல மரணத்தை நெருங்கிக் கொண்டிருக்கும் அல்லது பலர் நோயாளிகளாக இருக்கும் நிலையில் (எடுத்துக்காட்டாக, எச்ஐவி/ எய்ட்ஸ் நோய் பாதிக்கப்பட்டவர்கள்) – ஒவ்வொரு நோயாளி இறந்துபோகும்போதும் நலப் பணியாளர் வருத்தப்படுவார்.
- அதிர்ச்சி தரக்கூடிய சூழலில் பணிபுரிய வேண்டிய கட்டாயம் எழும்போது – வன்செயலால் பாதிக்கப்பட்டவர் அல்லது வன்செயலை நிகழ்த்தியவருக்குச் சிகிச்சை அளிக்க நேரிடும் போது (கற்பழிக்கப்பட்ட பெண்ணுக்கு மருத்துவமனையில் அல்லது குற்றவாளிக்குச் சிறையில்) தன் உணர்வுகளை வெளிக்காட்ட நேரலாம்.

உங்கள் மனநலம் நன்றாக இல்லையென்றால், அது உங்களை மட்டும் பாதிக்காமல், சிறப்பாகப் பணிபுரியும் திறனையும் பாதிக்கும். எனவே, உங்கள் மனநலம் குறித்து நீங்கள் கவனமாக இருக்க வேண்டியது முக்கியம்; ஏதாவது மனநலப் பிரச்சினைகள் உங்களுக்கு இருந்தால்,

அதற்கான உதவியை நாடுங்கள். மனஅழுத்தம் இருப்பதாக ஒத்துக்கொள்வது பலவீனத்தின் அறிகுறி என்றோ ஈடுபாடு இல்லாமை என்றோ நீங்களே கருதலாம். இது உண்மையல்ல.

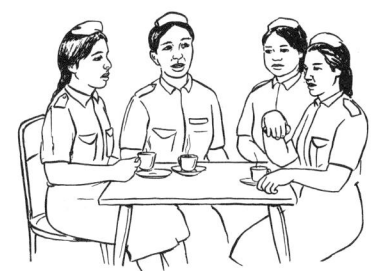

வேறு ஒரு நலப் பணியாளர் உங்களிடம் உதவிகேட்டு அணுகினால், சாதாரண நோயாளி கூறுவதைக் கேட்டுக் கொண்டு எப்படி இரகசியம் காப்பீர்களோ, அது போலவே இவர் விஷயத்திலும் நடந்துகொள்ள வேண்டும் என்பது முக்கியம்.

9.11.1 உங்களைப் பராமரித்துக்கொள்ளுதல்

மனஅழுத்தம் நிறைந்த சூழலில் பணிபுரியும்போது, எப்படி உங்கள் நலனையும் பார்த்துக் கொள்வது என்று திட்டமிடுவது பயனுள்ளதாக அமையும். பின்னர் மனநலப் பிரச்சினைகள் வராமல் தடுக்கும் ஒரு காப்பாக இந்த நடவடிக்கையைக் கொள்ளலாம். உங்கள் மனநலத்தைப் பராமரிக்க நீங்கள் மேற்கொள்ளும் பின்வரும் செயல்பாடுகளை, எந்தவொரு மனநலப் பணியாளரும் பின்பற்றலாம்:

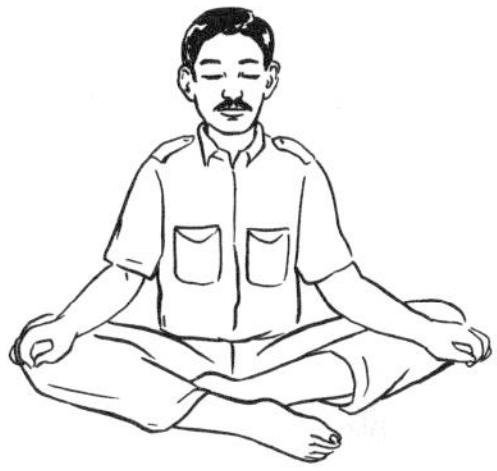

- **இளைப்பாறுதலும் தியானமும்.** தினமும் இளைப்பாறும் பயிற்சிகளைச் செய்வது மனஅழுத்தத்தைச் சிறப்பாக நிர்வகிக்க உதவும் (☞ பிரிவு 3.2.3). இது யோகாசனம், பிரார்த்தனை போன்ற தியானப் பயிற்சியை ஒத்தது.

- **படைப்பு அல்லது பொழுதுபோக்குச் செயல்பாடு.** தங்களுக்கு ஆர்வமுள்ள அல்லது தாங்கள் பொழுதுபோக்காகக் கருதக்கூடிய, ஆனால் பணியோடு தொடர்பில்லாத, செயல்பாடுகளில் தினமும் கொஞ்ச நேரம் செலவிட நேரம் ஒதுக்கிக்கொள்ளுங்கள். குடும்பத்தினரோடு அல்லது நண்பர்களோடு மகிழ்ச்சியாக நேரத்தைச் செலவிடுதல், புத்தகம் படித்தல், தோட்டம் போடுதல், தையல் வேலை அல்லது நடைப்பயிற்சி போன்ற எளிய மகிழ்ச்சி தரக்கூடிய செயல்பாடுகளில் ஈடுபடலாம். படைப்புச் செயல்பாடு என்பது கவிதை, கதை எழுதுதல் அல்லது ஓவியம் வரைதல் போன்றவற்றை உள்ளடக்கும்.

- **சுற்றுப்புறத்தை மேம்படுத்துதல்.** உங்கள் சுற்றுப்புறம் அசுத்தமாக இருந்தால், அது உங்கள் மனநலத்தைப் பாதிக்கும் சாத்தியம் உண்டு. பணியிடத்தைத் தூய்மையாக வைத்துக் கொள்ளுதல், உடைந்த ஜன்னல்கள் அல்லது நாற்காலிகள் போன்றவற்றைச் சரிசெய்தல், அறையின் சுவர்களில் வண்ண ஓவியங்களை அல்லது சுவரொட்டிகளை ஒட்டுதல், சத்தத்தைக் குறைத்தல், இயற்கை ஒளி அறைகளின் உள்ளே வருமாறு பார்த்துக்கொள்ளுதல் போன்ற செயல்பாடுகள் உங்கள் பணிச்சூழலை மட்டுமல்லாமல் மனநலத்தையும் மேம்படுத்த உதவும். உங்கள் பணியிடத்தைப் பகிர்ந்துகொள்ளும் மற்ற பணியாளர்களோடு இணைந்து மேற்கண்டவற்றைச் செய்வதன் மூலம் இதைச் சாத்தியமாக்கலாம்.

- **பகிர்ந்துகொள்ளுதலும் உறவாடுதலும்.** மற்றவர்களோடு உங்கள் விஷயங்களைப் பகிர்ந்து கொள்ளும் அல்லது உறவாடும் செயல்களுக்கு ஈடு இணையே கிடையாது. இது உங்கள் மனநலத்தை மேம்படுத்தும். அன்றைய நாளில் செய்த பணிகளைப் பற்றி துணைவரோடு அல்லது நண்பர்களோடு பேச நேரம் ஒதுக்குங்கள். அது போலவே உங்களோடு உடன் பணியாற்றும் ஊழியர்களின் அனுபவங்களையும் பொறுமையாகக் காதுகொடுத்துக் கேளுங்கள்; இவ்வாறு பொறுமையாகக் கேட்பது, அவர்களுடைய சிரமமான தருணங்களில் ஆதரவு அளிப்பதாக அமைவதோடு, நீங்கள் பலவற்றைக் கற்றுக்கொள்ள உதவியாக இருக்கும்.

- **ஆதரவுக் குழுக்களை அமைத்தல்.** ஆதரவுக் குழு என்பது பொதுவான ஒரு விஷயத்தைப் பகிர்ந்துகொள்ளக்கூடியவர்களின் தொகுப்பு ஆகும். எடுத்துக்காட்டாக, நலப் பணியாளர்களின்

ஆதரவுக் குழு. இந்தக் குழு உங்களுக்கும் உங்கள் சக பணியாளர்களுக்கும் பலவிதங்களில் பயனுள்ளதாக விளங்கும். அனைவரும் பகிர்ந்துகொள்ளக்கூடிய அல்லது பிரச்சினைக்குத் தீர்வு தேவைப்படும் விஷயங்களை விவாதிக்கத் தொடர்ந்து, அதாவது வாரம் ஒருமுறையாவது, குழு ஒன்றுகூட வேண்டும் (☞ பிரிவு 10.1 ஆதரவுக் குழுக்கள் பற்றி தகவல்களைப் பெற).

9.11.2 எப்போது மருத்துவ வல்லுநரின் உதவியை நாட வேண்டும்?

மருத்துவ வல்லுநரின் உதவியைக் கட்டாயமாக நாட வேண்டிய சூழல்கள் இரண்டு உள்ளன:

- **தற்கொலைச் சிந்தனை.** ஏதோ ஒரு நேரத்தில், நம்பிக்கை இழந்த அல்லது நம் வாழ்க்கையை முடித்துக்கொள்ளலாம் என்று எண்ணுகிற உணர்வுகளை நாம் அனுபவிக்க நேர்கிறது. இதுபோன்ற உணர்வுகளைப் பற்றி, அது எவ்வளவு சங்கடமானதாக இருந்தாலும், நீங்கள் மிகுந்த நம்பிக்கை வைத்திருக்கும் ஒருவரிடம் மனம்விட்டுப் பேசுவது பயனுள்ளதாக அமையும். உங்கள் வாழ்க்கையை எப்படி முடித்துக்கொள்ளலாம் என்று திட்டமிட்டுக் கொண்டிருந்தாலும் அல்லது எப்போதுமே தற்கொலைச் சிந்தனை மனத்தை ஆக்கிரமித்துக் கொண்டிருந்தாலும், நீங்கள் கட்டாயமாக மற்றொரு மருத்துவப் பணியாளரின் உதவியை நாட வேண்டும்.

- **மது அல்லது போதைப்பொருள் பிரச்சினை.** ஒன்றுக்கு அடிமையாகும் பழக்கத்தை வளர்த்துக் கொள்ளும் ஆபத்து நலப் பணியாளர்களுக்கு மிக அதிகம்; குறிப்பாகத் தூக்க மாத்திரை (☞ பிரிவு 6.3). ஏனென்றால் மருத்துவப் பணியாளர்களுக்குத் தூக்க மாத்திரைகள் எளிதாகக் கிடைக்கும். மது அல்லது போதைப்பொருளுக்கு அடிமையாகி விட்டோம் என்ற உணர்வு உங்களுக்குத் தோன்றினாலோ அல்லது நெருங்கிய உறவினர்களோ நண்பர்களோ உங்கள் பழக்கத்தைப் பற்றிக் கவலைப்பட்டு உங்களிடம் பேசினாலோ நீங்கள் மருத்துவ வல்லுநரின் உதவியை உடனடியாக நாட வேண்டும்.

உங்கள் சொந்த ஆரோக்கியம் சார்ந்த விஷயங்களை இயல்பாகப் பகிர்ந்துகொள்ளக் கூடியவராகவும் உங்களுக்கு மேல் பணிபுரியும் மூத்த மருத்துவப் பணியாளராகவும் இருப்பவரிடமிருந்து உதவியோ ஆலோசனையோ கேட்டுப்பெறுங்கள்.

இயல் 10

மனநலத்தைப் பரப்புதலும் ஆதரித்தலும்

10.1 மனநல ஆதரவுக் குழுக்கள்

பொது ஆர்வம் உள்ள விஷயங்களைப் பற்றி விவாதிக்கவும் தங்களுக்குள் பகிர்ந்துகொள்ளவும் தொடர்ச்சியாகக் கூடும் மக்களின் கூட்டமே ஆதரவுக் குழுக்கள் என்று அழைக்கப்படுகிறது. ஆதரவுக் குழுக்களின் உறுப்பினர்கள், ஏதோ ஒரு தன்மையில் ஒத்தவர்களாக இருக்கின்றனர். மனநலத்தோடு தொடர்புடையதாக இரண்டு வகை ஆதரவுக் குழுக்கள் விளங்குகின்றன:

- ஒரேவித மனநலப் பிரச்சினையால் பாதிக்கப்பட்டவர்களின் குழு – சிறந்த எடுத்துக்காட்டாக, ஆல்கஹாலிக்ஸ் அனானிமஸ் (ஏஏ) அமைப்பைக் கூறலாம். இவ்வமைப்பில் மதுப்பழக்கம் உள்ளவர்கள் தொடர்ச்சியாகச் சந்தித்துத் தங்கள் பிரச்சினை பற்றிப் பேசுவார்கள்.
- குறிப்பிட்ட வகை மனநலப் பிரச்சினையால் பாதிக்கப் பட்டவர்களைப் பொறுப்பாகக் கவனித்துக் கொள்பவர்களின் குழு – எடுத்துக்காட்டாக மூப்புமறதி, மனப் பிறழ்வுகள், மனவளர்ச்சிக் குறைபாடு போன்றவற்றால் பாதிக்கப் பட்டவர்களைக் கவனித்துக்கொள்ளும் குடும்ப உறுப்பினர் களின் குழு.

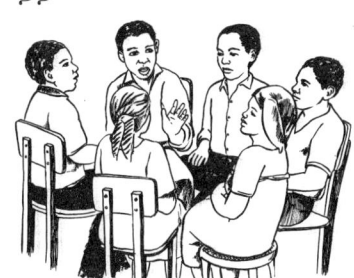

10.1.1 ஆதரவுக் குழுக்கள் எப்படிச் செயல்படுகின்றன?

தங்களைப் போலவே அனுபவம் உள்ளவர்களோடு, தங்கள் உணர்வுகளையும் பிரச்சினை களையும் கருத்துகளையும் பகிர்ந்துகொள்ள ஆதரவுக் குழு உறுப்பினர்களுக்கு ஒரு வாய்ப்பை அளிக்கிறது. பெட்டிச்செய்தி 10.1 அவர்களைப் பற்றிய சில பொதுக் கேள்விகளுக்குப் பதில் அளிக்கிறது. பின்வருவனவற்றை வழங்குவதன் மூலம் ஆதரவுக் குழு பயனுள்ளதாகச் செயல்படுகிறது:

- **செயல்படுத்த உதவும் குறிப்புகள் –** எடுத்துக்காட்டாக, மனவளர்ச்சிக் குன்றிய குழந்தையின் தாயார், அந்தக் குழந்தை செய்யும் விஷமங்களை எப்படிச் சமாளிக்கிறார் அல்லது குடிப் பழக்கம் உள்ளவர், மதுக்கடையைத் தாண்டிப்போகும்போது, மது அருந்த வேண்டும் என்ற உந்துதலை எப்படிக் கட்டுப்படுத்திக்கொள்கிறார் போன்றவை;
- **தகவல்கள் –** எடுத்துக்காட்டாக, மனச்சிதைவு நோயால் பாதிக்கப்பட்ட நோயாளியின் சகோதரர், அண்மையில் செய்தித்தாள்களில் படித்த புதிய சிகிச்சை பற்றியோ அல்லது மூப்புமறதியால் பாதிக்கப்பட்ட ஒருவரின் பெண், புதிதாகத் தொடங்கப்பட்டுள்ள பகல்பொழுதில் மட்டும் முதியோரைக் கவனித்துக்கொள்ளும் முதியோர் சேவை இல்லம் பற்றியோ தனக்குத் தெரிந்த தகவலை மற்ற உறுப்பினர்களோடு பகிர்ந்துகொள்ளலாம்;
- **ஒருவருக்கு ஒருவர் உதவிக்கொள்ள ஒரு வாய்ப்பு** – எடுத்துக்காட்டாக, மனவளர்ச்சிக் குறைபாட்டால் கடுமையாகப் பாதிக்கப்பட்ட இரண்டு குழந்தைகளின் பெற்றோர்கள், வாரம் ஒருமுறை ஒருவரின் குழந்தையைப் பார்த்துக்கொள்ள மற்றவர் ஒத்துக்கொள்ளும் பட்சத்தில், இரண்டு பெற்றோர்களுக்குமே மற்ற வேலைகளைப் பார்க்க ஒரு நாள் ஓய்வு கிடைக்கும் அல்லது மனச்சிதைவு நோயால் தனிமையாக உணரும் இருவர் சேர்ந்து திரைப்படத்துக்குப் போகலாம்;
- 'நான் மட்டும்' இந்த நோயால் வருந்தவில்லை என்கிற உணர்வு;

- வெளியே மனம்விட்டுச் சொல்ல முடியாத அளவுக்கு மனநோய் ஏற்படுத்தும் வருத்தங்களையும் துன்பங்களையும் வேதனைகளையும் அதைப் புரிந்துகொள்ளக் கூடியவர்களோடு பகிர்ந்து கொள்ள ஓர் இடம்.

இறுதியாக, ஒருவருக்கொருவர் ஆதரவு வழங்கிக்கொள்ள ஆதரவுக் குழுக்கள் இயங்குகின்றன. அதாவது குழுவில் உள்ள ஒவ்வொரு உறுப்பினருக்கும் ஆதரவு தருவதோடு, மற்ற உறுப்பினர்கள் அளிக்கும் ஆதரவையும் பெற்றுக்கொள்கிறார்கள். மருத்துவமனையில் நோயாளியாக இருக்கும் உணர்வைவிட தானே அதிகாரத்தை எடுத்துக்கொள்ளும் உணர்வு இது.

பெட்டிச்செய்தி 10.1. ஆதரவுக் குழுக்களைப் பற்றிய சில பொதுக் கேள்விகள்

எத்தனை உறுப்பினர்கள் பங்கு பெறலாம்?

இத்தனை உறுப்பினர்கள் என்று துல்லியமாகக் கூற முடியாது. பெரும்பாலான குழுக்கள் குறைந்த உறுப்பினர்களுடனேயே தொடங்கப்படுகின்றன. குழு பெரிதாக வளர்ந்தால், அந்தக் குழுவால் பலருக்கு உதவி கிடைக்கிறது. தாங்கள் வசிக்கும் பகுதி அல்லது வயது அடிப்படையில் சிறுசிறு குழுக்கள் உருவாக்கப்படலாம்.

குழு எங்கு கூடுவது?

போதுமான இடமும் மற்றவர்களின் தொந்தரவும் இல்லாத இடத்தில் கூடலாம். இலட்சிய நோக்கில் கூறினால், ஒவ்வொரு முறையும் கூடும் இடம் ஒன்றாகவே இருக்க வேண்டும். சில குழுக்கள் மட்டும் ஒவ்வொரு முறை சந்திப்பதும் உறுப்பினர் ஒருவரின் வீட்டில் என்று மாற்றிமாற்றி ஏற்பாடு செய்து கொள்ளலாம்.

எத்தனை நாளைக்கு ஒருமுறை குழு கூட வேண்டும்?

அதைக் குழுவே முடிவு செய்துகொள்ள வேண்டும். எளிதில் ஞாபகம் வைத்துக்கொள்ளும் வகையில், எடுத்துக்காட்டாக, மாதத்தின் முதல் சனிக்கிழமை என்று வைத்துக்கொள்ளலாம்.

எவ்வளவு செலவாகும்?

குழுவில் உறுப்பினராக இருப்பதற்கு எந்தக் கட்டணமும் கிடையாது. (தேநீர், பிஸ்கெட் வழங்குவது போன்று) விருந்தோம்பல் செலவுதான் ஆகும்; அதையும் உறுப்பினர்களே பகிர்ந்துகொள்ளலாம்.

எவ்வளவு காலத்துக்குக் குழு நீடிக்கும்?

எவ்வளவு காலத்துக்குத் தேவை என்று உறுப்பினர்கள் கருதும் வரையில் குழு நீடிக்கலாம். வெற்றிகரமாக இயங்கும் குழுக்களுக்குக் கால எல்லை கிடையாது. எடுத்துக்காட்டாக, ஆல்கஹாலிக்ஸ் அனானிமஸ் அமைப்புக் குழக்கள் காலவரையற்று எப்போதும் செயல்பட்டுக்கொண்டிருக்கிறது. காலப்போக்கில் உறுப்பினர்கள் மாறுவார்களே தவிர குழு இயங்கிக்கொண்டே இருக்கும். குழுக் கூட்டத்துக்கு வருவதைச் சிலர் நிறுத்திக்கொள்ளலாம்; அதே சமயம் புதிய உறுப்பினர்கள் சேர்ந்துகொண்டிருப்பார்கள்.

10.1.2 ஆதரவுக் குழுவை நிறுவுதல்

ஆதரவுக் குழுவை உருவாக்குவது எளிதான செயலல்ல. முக்கியமாக, ஒன்றில் ஆர்வமுள்ள, அதைச் செயல்படுத்தும் ஆத்மார்த்தமான முனைப்பு உள்ள மக்களின் குழுவே முதல் தேவை ஆகும். ஆதரவுக் குழுவை அமைப்பதில் எல்லோருக்கும் ஆர்வம் இருப்பதில்லை. சிலர் தங்கள் சொந்த உணர்வுகளை மற்றவர்களுடன் பகிர்ந்துகொள்ளத் தயாராக இருப்பதில்லை. தங்களைப் போலவே பிரச்சினை உள்ள மற்றவர்களைத் தொடர்ந்து சந்திப்பதால் ஏற்படும் பயனை உணர்வ தில்லை. உங்கள் சமூகத்தில் ஆதரவுக் குழுக்களை நிறுவுவதில் மூன்று முக்கியப் பாத்திரங்களை நீங்கள் வகிக்க முடியும்.

- **பொதுப் பிரச்சினை உள்ள இருவரை, ஒருவருக்கொருவர் அறிமுகப்படுத்துங்கள்.** மனநலப் பிரச்சினைகளைச் சந்திக்கும் பல குடும்பங்கள் கூச்சப்பட்டுக்கொண்டு, வெளியே தெரியாமல்

மறைத்து வைத்துக்கொள்கின்றனர். பொதுப் பிரச்சினைகள் உள்ள பல குடும்பங்களை உங்களுக்குத் தெரிந்திருக்கும்; எடுத்துக்காட்டாக, மனவளர்ச்சிக் குறைபாடு உள்ள குழந்தை. ஒரு குடும்பத்தை மற்றொரு குடும்பத்துக்கு நீங்கள் அறிமுகப்படுத்தலாம்; இதன் மூலம் ஒரு சிறு குழு அமைய உதவலாம். வெளியார் எவரிடமும் பிரச்சினையைப் பகிர்ந்துகொள்வதற்கு முன்பு, ஒவ்வொரு குடும்பத்தோடும் பிரச்சினையை விவாதிக்க வேண்டியது மிகவும் முக்கியம்.குழுவுக்கான உறுப்பினர்களைத் திரட்ட மற்றொரு வழி, ஒரு பொது இடத்தில் உருவாக்கப்படவிருக்கும் ஆதரவுக் குழு பற்றிய தகவலை ஒட்டிவைப்பது; எடுத்துக்காட்டாக, சுகாதார மையத்தில் ஒரு சுவரொட்டி. ஒரு கூட்டத்தைக் கூட்டி, ஆதரவுக் குழுவில் உறுப்பினராகத் தகுதியுள்ளவர்கள் யார் என்று வெளிப்படையாக எடுத்துச்சொல்லலாம்.

- **கூட்டம் நடத்த இடம் தந்து உதவுங்கள்.** உண்மையாகச் சொல்லப்போனால், உறுப்பினர்கள் கூட்டம் நடத்த ஏற்ற இடம் அவர்களுடைய வீடுகள்தான். ஆனால், இது எப்போதுமே சாத்தியப்படாது. இது போன்ற சூழல்களில், வேலை நேரத்துக்குப் பிறகு, மருத்துவமனையில் ஓர் இடத்தை ஒதுக்கித் தரலாம். பாதுகாப்பான இடத்தில் உறுப்பினர்கள் கூடமுடியும் என்பதோடு, அவர்கள் விரும்பினால் ஆதரவுக் குழு கலந்தாலோசனைக் கூட்டத்தில் பங்கு பெறச் செய்து உங்களின் ஆலோசனைகளைப் பெறலாம்.
- **குழு இயங்கத் துணைபுரிதல்.** சுய உதவிக் குழுக்கள் என்ற கருத்து பலருக்குப் பரிச்சயமாக இருக்காது. சில கூட்டங்களில் கலந்துகொண்டு, சிறப்பாகப் பங்காற்றுவதன் மூலம் குழுவை எப்படி நடத்திச் செல்வது என்ற வழிமுறைகளைச் சொல்லித் தரலாம்.

10.1.3 முதல் கூட்டம்

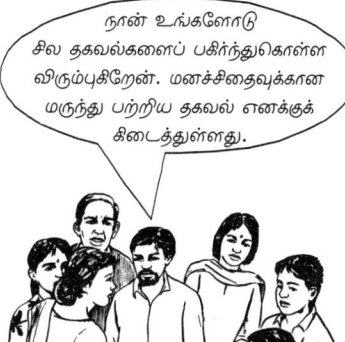

குழுவின் செயல்பாடுகளை நிர்ணயிப்பதில் முதல் கூட்டம் முக்கியத்துவம் பெறுகிறது. எந்த விதமான நடவடிக்கைகளில் குழு ஈடுபடும்? எத்தனை நாளைக்கு ஒருமுறை குழு கூடும்? (☞ பெட்டிச்செய்தி 10.1). அடுத்த முக்கியப் பிரச்சினை குழுத் தலைவரைத் தேர்ந்தெடுத்தல். அப்படித் தேர்ந்தெடுக்கப்படும் தலைவர் குழு உறுப்பினர்களை ஊக்குவித்து உற்சாகமாகப் பங்கேற்கச் செய்பவராக இருக்க வேண்டும். பொதுவாகக் குழு நிறுவுவதில் முக்கியப் பங்கு வகித்தவரே குழுத் தலைவராக ஆகிறார். முதலில் நடக்கும் சில கூட்டங்களுக்கு, நீங்கள் தலைவராகச் செயல்படலாம். குழுவின் உறுப்பினர்களே குழுவைத் திறம்பட நிர்வகிக்கத் தொடங்கியவுடன், உறுப்பினர்களே சேர்ந்து குழுவின் தலைவரைத் தேர்ந்தெடுத்துக்கொள்ளலாம். தலைமைப் பொறுப்பு என்பது காலப்போக்கில் மாறிக்கொண்டேயிருக்கும்.

10.1.4 குழுத் தலைவரின் பங்கு

குழுத் தலைவர் கூட்டங்களைப் பின்வரும் முறையில் இயக்கலாம்:

- உறுப்பினர்கள் அனைவரையும் வரவேற்றல் (உறுப்பினர்கள் ஒவ்வொருவரும் தங்களை அறிமுகம் செய்துகொள்ளச் செய்வதோடு குழு எவற்றையெல்லாம் சாதிக்க வேண்டும் என்று விரும்புவதையும் சொல்லுமாறு கூறலாம்);
- குழு உறுப்பினர்களுக்குப் பயனளிக்கும் தகவல்களைக் கூட்டத்தில் பகிர்ந்துகொள்ளலாம்;
- தங்கள் பிரச்சினைகளை அல்லது கவலைகளை அல்லது முக்கியமான தகவல்களைப் பகிர்ந்துகொள்ளுமாறு கேட்கலாம் (உறுப்பினர்கள் தங்களின் சொந்த அனுபவங்களை,

தெரிந்த தகவல்களை, ஆதரவை வெளிப்படுத்தலாம்: உறுப்பினர்களுக்குள் நடைபெறும் விவாதமே கூட்டத்தின் முக்கியச் செயல்பாடு ஆகும்);

- கூட்டத்தின் முடிவில், சாராம்சத்தைத் தொகுத்துக் கூறி, குழு விவாதம் அறிவுப்பூர்வமான முடிவுக்கு வருவதை உறுதிசெய்யலாம். அதோடு அடுத்த கூட்டம் எந்த நாளில் எத்தனை மணிக்கு என்பதையும் உறுப்பினர்களின் ஒப்புதலோடு இறுதி செய்துகொள்ளலாம்.

10.1.5 குழுவின் அடிப்படை விதிகள்

ஒவ்வொரு குழுவிலும் சில அடிப்படை விதிகள் பின்பற்றப்படும்:

- கூட்டத்தில் நடப்பது இரகசியமாக வைத்துக்கொள்ளப்பட வேண்டும்.
- ஒவ்வொருவரும் மற்றவர் சொல்வதைக் கேட்கத் தயாராக இருக்க வேண்டும்; அதோடு தங்களுக்கு உகந்ததாக இருக்கும்போது, தங்களின் சொந்த அனுபவங்களை மற்றவர்களோடு பகிர்ந்துகொள்ள வேண்டும்.
- யாருமே மற்றவரின் கருத்துகளை மதிப்பிடுவதோ அல்லது விமர்சிப்பதோ கூடாது.
- குழுவின் ஒவ்வொரு உறுப்பினரும் மற்றவரின் சூழலை மதிக்க வேண்டும். ஒருவருக்கு சரியாக அல்லது ஏற்புடையதாக இருப்பது மற்றவருக்குச் சரியாகவோ ஏற்புடையதாகவோ இருக்காது.

10.1.6 குழு தொடர்ந்து செயல்படச் செய்தல்

குழுவின் செயல்பாடுகள் எப்படி நடந்துகொண்டிருக்கின்றன என்பதைக் குழு உறுப்பினர்கள் தொடர்ந்து ஆய்வு செய்ய வேண்டும். நீங்கள் அவ்வப்போது குழுக் கூட்டங்களில் கலந்து கொண்டு தகவல்கள் அளிப்பதோடு குழுவை எப்படி நடத்திச் செல்ல வேண்டும் என்பதற்கான ஆலோசனைகளையும் வழங்கலாம். கூட்டம் நடத்த வசதியான இடம் இல்லாமை, கூட்டத்தில் கலந்துகொள்ள உரிய நேரம் கிடைக்காமை, விவாதங்கள் பயனளிப்பவையாக இல்லாதது, கூட்டத்தில் தான் மட்டும் ஒதுக்கப்படுகிறோமோ என்ற எண்ணம் ஆகியவை கூட்டம் தொடர்ந்து செயல்படத் தடையாக அமையும் விஷயங்கள் ஆகும். குழு திறம்படச் செயல்படுவதற்குத் தீர்வுகளை வழங்க வேண்டுமானால், குழுவில் உள்ள பிரச்சினைகள் என்ன என்பதை இனம் காண்பது முக்கியம்.

10.2 மனவளர்ச்சிக் குறைபாட்டைத் தடுத்தல்

மனவளர்ச்சிக் குறைபாடு என்பது பாதிப்புக்கு உள்ளான குழந்தையின் வாழ்நாள் முழுவதும் தொடரும் ஒரு நிலை ஆகும். மனவளர்ச்சிக் குறைபாட்டை நம்மால் தடுக்க முடியுமென்றால், நாம் குழந்தைக்கு முழுமையான ஆரோக்கியத்தையும் சிறப்பாக வாழ்வதற்கான வாய்ப்பையும் வழங்க முடியும். மனவளர்ச்சிக் குறைபாட்டைத் தடுக்க உங்களால் இயன்றதைச் செய்யலாம். குழந்தைப் பேறுக்கு முன்பும் பின்பும் தாயைச் சிறப்பாகக் கவனித்துக் கொள்வதும், பிரசவத்துக்குப் பிறகு குழந்தையைச் சிறப்பாகப் பார்த்துக் கொள்வதுமே, மனவளர்ச்சிக் குறைபாடு ஏற்படாமல் தடுக்க எடுக்கும் மிக முக்கியமான முதல் நடவடிக்கை.

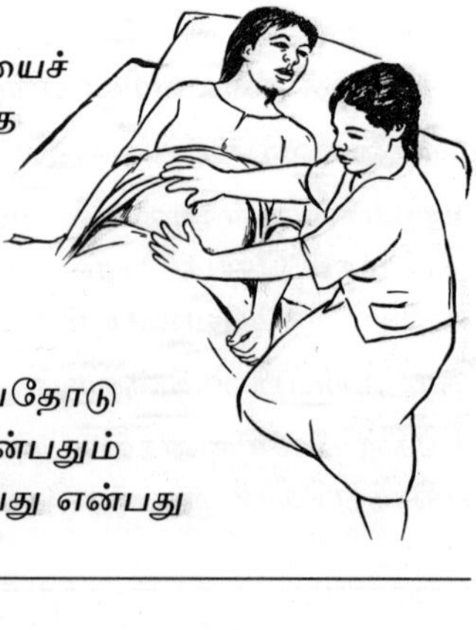

10.2.1 குழந்தை பிறப்பதற்கு முன்னால்

தாய் கருவுற்றிருக்கும்போது சிறப்பாகக் கவனித்துக்கொண்டு வருவதோடு எப்போது மகப்பேறு மருத்துவரிடம் காட்டுமாறு பரிந்துரைப்பது என்பதும் முக்கியமான விஷயம் ஆகும். தாயைப் பேணிக் கவனித்துக்கொள்வது என்பது

பின்வருவனவற்றை உள்ளடக்கும்:

- தேவையான அளவுக்கு உணவும் போதுமான ஓய்வும் கருவுற்ற தாய்க்குக் கிடைக்கின்றனவா என்பதை உறுதி செய்துகொள்ளுங்கள்.
- கருவுற்ற நிலையை, அதாவது கர்ப்பத்தைத் தொடர்ந்து கண்காணித்து வரவும். குழந்தை சரியாக அல்லது போதுமான அளவுக்கு வளர்ச்சி பெறவில்லை என்றால் (எடுத்துக்காட்டாக, எதிர்பார்த்த அளவுக்கு எடை அதிகரிக்காமை அல்லது தாயின் வயிறு பெரிதாக ஆகாதது), உடனடியாக மகப்பேறு மருத்துவருக்குப் பரிந்துரைக்கவும்.
- பெண்ணுக்குக் குறைந்தபட்சம் 18 வயது நிறையும்வரை கர்ப்பத்தைத் தவிர்க்குமாறு விடலைப் பருவத்துப் பெண்களுக்கு ஆலோசனை வழங்குங்கள்.
- கருவுற்றிருக்கும் தாய் கடுமையாக நோய்வாய்ப்பட்டிருந்தால், குறிப்பாக முதல் மூன்று மாதங்களில், மகப்பேறு மருத்துவரைப் பார்க்குமாறு கூறுங்கள்.
- தாய்க்கு 40 வயதுக்கு மேல் இருந்தால், மனவளர்ச்சிக் குறைபாடு உருவாகக்கூடிய ஆபத்து இருப்பதை எடுத்துக்கூறுங்கள் (வயதான பெண்கள் கருவுறும்போது இந்தச் சாத்தியம் அதிகரிக்கிறது). இதைக் குறித்துக் கருவுற்றிருக்கும் தாய் கவலைப்பட்டால் மகப்பேறு மருத்துவரைக் கலந்தாலோசிக்கச் சொல்லுங்கள்.
- தாய்க்கு மது அருந்தும் பழக்கம் இருந்தால், மதுவினால் ஏற்படும் தீமைகளை விளக்கிக் கூறுங்கள். கருவுற்ற நிலையில் மிதமிஞ்சிக் குடிப்பது மனவளர்ச்சிக் குறைபாட்டுக்குக் காரணமாகலாம்.
- தாய்க்கு இரத்த மிகை அழுத்தப் பிரச்சினை அல்லது வலிப்பு நோய் ஏற்பட்டால், உடனடியாகச் சிகிச்சை அளியுங்கள். அரைமயக்க நிலையில் அல்லது குழப்பமான நிலையில் அல்லது யோனியில் இரத்தப்போக்கு இருந்தால், உடனடியாகச் சிறப்பு மருத்துவரைக் கலந்தாலோசிக்குமாறு கூறுங்கள்.
- மிக அவசியமாக இருந்தால் தவிர கருவுற்றிருக்கும் தாய்க்கு மருந்துகள் அளிக்காதீர்கள். எக்ஸ்-ரே படம் எடுக்காதீர்கள். அதுபோலவே கருவுற்ற தாய்மார்கள் நச்சுத் தன்மை நிறைந்த பொருள்கள் இருக்கும் இடத்தில் பணிபுரியக் கூடாது.
- கனமான சுமைகளைத் தூக்கிச் செல்வதோ வழுக்கக்கூடிய தரையில் நடப்பது போன்ற செயல்களையோ தாய்மார்கள் தவிர்க்க வேண்டும்.
- தாய்மார்கள் தட்டம்மை மற்றும் தசைவிறைப்பு ஜன்னி வராமல் தடுப்பூசி போட்டுக்கொள்ள வேண்டும். கர்ப்பிணிகள் ஜெர்மன் மணல்வாரி அம்மை, பொன்னுக்குவீங்கி அல்லது அம்மை நோய் உள்ளவர்களுக்கு அருகில் போகாமல் பார்த்துக்கொள்ள வேண்டும்.
- குடும்பத்தில் பரம்பரையாக மனவளர்ச்சிக் குறைபாடு உள்ள குழந்தைகள் பிறப்பது தொடர்ந்து நிகழ்வதாக இருந்தால், தாயைக் கலந்தாலோசனைக்குப் பரிந்துரை செய்யுங்கள். சில குடும்பங்களில் பாரம்பரியக் குறைபாடுகள் தொடர்ந்து வந்தாலும், சிறப்பாகச் செய்யும் சோதனைகளின் மூலம் அவற்றைக் கண்டுபிடித்துவிடலாம். பெற்றோரில் தாயும் தந்தையும் நெருங்கிய உறவுக்குள்ளேயே திருமணம் செய்துகொண்டிருந்தாலும், மனவளர்ச்சிக் குறைபாடு உள்ள குழந்தை பிறப்பதற்கான சாத்தியம் அதிகம்.

10.2.2 குழந்தை பிறப்பின்போது கவனத்தில் கொள்ளவேண்டியவை

பிரசவம் என்பது ஒரு முக்கியமான காலகட்டம். இந்த நேரத்தில் மூளை பாதிக்கப்படாமல் தடுக்க வேண்டும். மூளை பாதிக்கப்பட்டால், அது மனவளர்ச்சிக் குறைபாட்டுக்கு வழிவகுத்து விடும்.

- நிறைமாதத்துக்கு முன்பு பிரசவமாவதைத் (குறைப் பிரசவத்தைத்) தவிர்க்கவும். உரிய காலத்துக்கு முன்பே தாய்க்கு இடுப்புவலி உண்டானால், படுக்கையில் ஓய்வெடுக்கச் சொல்வதோடு, மகப்பேறு மருத்துவரிடம் காட்டுமாறு ஆலோசனை கூறவும்.

- கருவுற்றிருக்கும் தாயின் நலனை சிறப்பாகப் பேணுங்கள். நீண்டநேர பிரசவத்தையும் வெகு விரைவாகப் பிரசவிக்கச் செய்வதும் மனவளர்ச்சிக் குறைபாட்டுடன் குழந்தை பிறக்கப் பொதுவான காரணங்கள். எடுத்துக்காட்டாக, இயல்பாகக் குழந்தை வெளியே வருவதற்கு முன்பே, முழுப் பலத்துடன் சிசுவை வெளியே தள்ளுமாறு அறிவுறுத்துதல் (☞ 'டாக்டர் இல்லாத இடத்தில்', 'டாக்டர் இல்லாத இடத்தில் - பெண்களுக்கு' ஆகிய நூல்கள்).
- திறமையான மகப்பேறு மருத்துவர்கள் அல்லது செவிலியர்கள் மட்டுமே பிரசவம் பார்க்க வேண்டும்.
- பிரசவத்தின்போது ஏற்படக்கூடிய எல்லாவித அவசரக்கால நடவடிக்கைகள், தர வேண்டிய சிகிச்சைகள் பற்றி அறிந்து வைத்திருங்கள். குழந்தை நீல நிறத்துடன் பிறந்தால் அல்லது பிறந்தவுடன் சுவாசிக்கத் தொடங்காவிட்டால் அல்லது கொடி சுற்றிப் பிறந்தால் என்ன செய்ய வேண்டும் என்று தெரிந்து வைத்திருங்கள். குழந்தை பிறந்தவுடன் அழாமல் இருந்தால், உடனடியாகப் பிராணவாயு அளித்து மருத்துவரின் உதவியை நாடவும்.

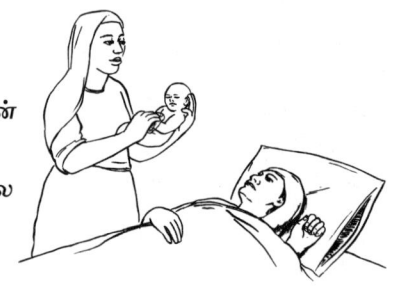

- தாயின் கருப்பையில் குழந்தை மாறுபட்ட நிலையில் (தலை மாறி புட்டப் பிரசவம்) இருந்தால் இயல்பாகக் குழந்தை வெளியே வருவது கடினம் என்பதால் உடனடியாக மருத்துவரின் உதவியை நாடவும்.

10.2.3 குழந்தை பிறந்த பிறகு

ஆரோக்கியமாகப் பிறந்த குழந்தை, மூளைத் தொற்றுக்கு உள்ளானாலோ அல்லது உரிய உணவு மூளைக்குக் கிடைக்காமலோ காயம் காரணமாகவோ மூளை பாதிக்கப்பட்டால், மனவளர்ச்சிக் குறைபாட்டால் பாதிக்கப்படும். இவை அனைத்தையுமே நம்மால் தடுக்க முடியும்.

- எல்லாக் குழந்தைகளுக்கும் தாய்ப்பால் கிடைப்பதை உறுதிசெய்து கொள்ளுங்கள். முதல் 6 மாதங்களுக்குத் தாய்ப்பால் மட்டுமே குழந்தைக்குத் தரப்பட வேண்டும். இதனால் சிசுவுக்குப் போதுமான ஊட்டச்சத்துகள் கிடைப்பதுடன் தொற்றுகளும் தவிர்க்கப்படுகின்றன.
- காசநோய், டிப்தீரியா, போலியோ, தசைவிறைப்பு ஜன்னி, கக்குவான் இருமல், தட்டம்மை, ஆகியவை வராமல் இருக்க குழந்தைக்குத் தடுப்பூசி போடவும்.
- ஊட்டச்சத்து பற்றிக் குடும்பத்தினருக்கு விளக்கிக் கூறுங்கள். சரியாக வளர்ச்சியடையாத குழந்தைகளை உடனடியாகக் குழந்தைநல மருத்துவரிடமோ அல்லது பொது மருத்துவரிடமோ காட்டுங்கள். 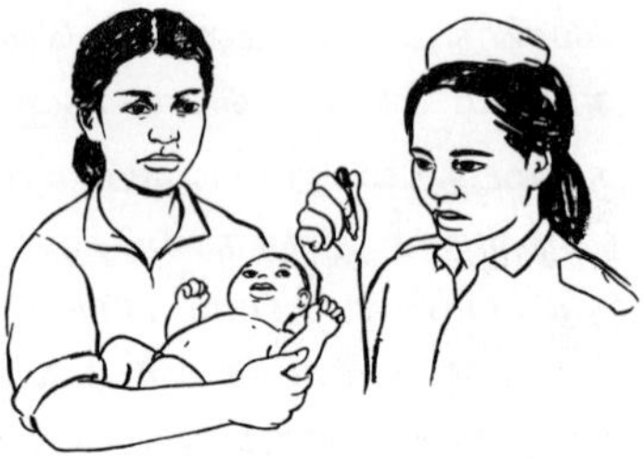
- குழந்தைக்குக் கடுமையான காய்ச்சல் இருந்தால், உடனடியாகப் பாரசிடமால் மருந்து கொடுப்பதோடு, நெற்றியில் ஈரத் துணியைப் போட்டு ஒற்றி எடுங்கள்.
- குழந்தைக்கு அடுத்தடுத்து வலிப்பு வந்தால், வலிப்புநீக்கி மருந்து அளிக்கவும். உடனடியாகக் குழந்தைநல மருத்துவரிடம் காட்டுமாறு பரிந்துரைக்கவும்.
- வயதுக்கு ஏற்ற வளர்ச்சி அடையாவிட்டால், வீங்கியது போன்ற கண்கள் அல்லது மஞ்சள்காமாலை இருந்தால், மூச்சுவிடுவதில் அல்லது உணவு உட்கொள்வதில் சிரமம் காணப்பட்டால், உடனடியாகக் குழந்தைநல மருத்துவரிடம் காட்டச் சொல்லுங்கள்.
- குழந்தையோடு விளையாடுதல், பொறுப்பாகக் குழந்தையோடு நேரத்தைச் செலவழித்தல், குழந்தையைப் புறக்கணிக்காமை, திட்டாமல் அல்லது அடிக்காமல் இருத்தல், குடும்பக் கட்டுப்பாடு முறைகளால் அளவாகக் குடும்ப எண்ணிக்கையை வைத்துக்கொள்ளுதல்

விபத்துகள் அல்லது அறியாமல் விஷம் உண்டுவிடுதல் ஆகியவற்றைத் தவிர்க்கும் விதத்தில் இல்லத்தைப் பாதுகாப்பாக வைத்துக்கொள்ளுதல் போன்ற பெற்றோர் சார்ந்த பிரச்சினைகள் குறித்து ஆலோசனை அளித்தல்.

10.2.4 அதிக ஆபத்துள்ள குழந்தையின் நலனில் முன்பாகவே அக்கறை செலுத்துதல்

குழந்தைகளின் இயல்பான வளர்ச்சி தாமதப்படும் வகையில், சில நிலைகள் காணப்படலாம்; எடுத்துக்காட்டாக, குறைப்பிரசவத்தில் பிறத்தல், பிறந்த குழந்தையின் எடை சராசரி எடையை விடக் குறைவாக இருத்தல், வலிப்பு, மஞ்சள்காமாலை, மூளைச்சவ்வு அழற்சி, பிறக்கும்போது போதுமான பிராணவாயு கிடைக்காமை, மரபணுப் பிரச்சினைகள் (எ.கா: டவுன்சின்ட்ரோம்) போன்றவை. இந்தக் குழந்தைகளின் நலனில் முன்பாகவே தலையிடுதல் மிகவும் அவசியம்.

மூளை நன்றாக வளர்ச்சி அடையச் செயல்பாடுகள், உடற்பயிற்சி, மனக்கிளர்ச்சி ஆகியவை தேவை. தன் உடலையும் மனத்தையும் பயன்படுத்தத் தாமதமாகக் கற்றுக்கொள்ளும் குழந்தைக்கு உதவி தேவைப்படுகிறது. உடனடியாகத் தலையிட்டு நடவடிக்கை எடுக்கும் திட்டத்தின் மூலம் குழந்தையோடு அல்லது குழந்தை அதன் குடும்பம் ஆகியோரோடு இணைந்து செயல்படுவதால் தாமதமான வளர்ச்சியைத் தடுக்க முடியும் அல்லது குறைக்க முடியும். குறித்த காலத்துக்கு முன்பாகவே தலையிடுவதன் நோக்கங்கள்:

- குழந்தையின் வளர்ச்சியை மேம்படுத்துதல்;
- முடிந்த அளவுக்குக் குழந்தை தன்னிச்சையாக இயங்க உதவுதல்;
- குறைபாட்டின் பாதிப்பை முடிந்த அளவுக்குக் குறைக்க முயலுதல்;
- குழந்தையிடம் உள்ள குறைபாட்டைப் பற்றிப் பெற்றோருக்கு எடுத்துக்கூறி, அந்தக் குறைபாட்டை நிர்வகிக்கத் தேவையான திறன்களைப் பெற்றோருக்குக் கற்றுத்தருதல்;
- குழந்தையிடம் உள்ள குறைபாட்டைப் பெற்றோர் ஏற்றுக்கொள்ள உதவுவதுடன் அதற்கேற்பக் குடும்பச் செயல்பாட்டுக்கு உதவுதல்;

குறித்த காலத்துக்கு முன்பாகவே தலையிட்டு நடவடிக்கை எடுக்கும் திட்டத்தைச் செயல் படுத்தச் சில கோட்பாடுகள் உள்ளன:

- குழந்தைகள் எதையெல்லாம் செய்ய முடியும், எதைச் செய்ய முடியாது என்பதைக் கூர்ந்து கவனித்துக் குழந்தை எந்த வளர்ச்சிக் கட்டத்தில் உள்ளது என்பதைத் தீர்மானிக்கவும்;
- ஒரு சராசரிக் குழந்தை வளர்ச்சி பெறும் வரிசையிலேயே இந்தக் குழந்தை புதிதாக என்ன திறனைக் கற்றுக் கொள்ளலாம் என்பதன் அடிப்படையில் அடுத்து என்ன நடவடிக்கை எடுப்பது என்று முடிவு செய்யுங்கள்;
- ஒவ்வொரு திறனையும் பல சிறு கூறுகளாகப் பிரித்துக் கொள்ளவும்;
- பெற்றோர் குழந்தைக்குக் கற்றுத்தர என்ன நடவடிக்கையை மேற்கொள்ள வேண்டும் என்று தீர்மானியுங்கள்;

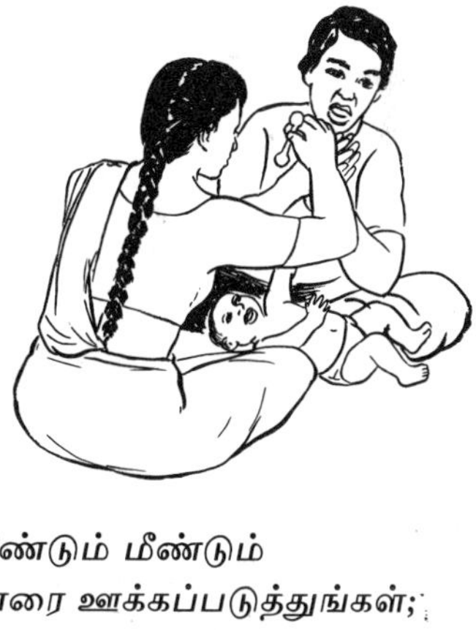

- விளையாட்டு அல்லது ஆவலைத் தூண்டும் செயல்பாட்டை மீண்டும் மீண்டும் நிகழ்த்துவதன் மூலம் தினமும் பயிற்சி அளிக்குமாறு பெற்றோரை ஊக்கப்படுத்துங்கள்;

ஆவலைத் தூண்டும் செயல்பாட்டுக்கு உரிய பலன் கிடைக்கப் பெற்றோர்கள் என்ன செய்ய வேண்டும் என்பதற்கான சில பொதுவான வழிகாட்டும் நெறிமுறைகள்:

- அளவுக்கு மீறிக் குழந்தையைப் பாராட்டுங்கள் அல்லது புகழுங்கள்;
- நீங்கள் என்ன செய்கிறீர்களோ, அதைப் பற்றிக் குழந்தையோடு நிறைய பேசுங்கள்;

- உங்கள் கையால் குழந்தையின் கை அல்லது கால் அசைவுகளை நெறிப்படுத்துங்கள். கொஞ்சம் கொஞ்சமாகத் தாங்கிக்கொண்டிருப்பதை அல்லது ஆதரவை விலக்கிக்கொள்வதன் மூலம் குழந்தை அந்தச் செயல்பாட்டைத் தானே பூர்த்திசெய்யும்;
- குழந்தை தன் உடலைப் பற்றிய விழிப்புணர்வைப் பெற முகம் பார்க்கும் கண்ணாடியைப் பயன்படுத்துங்கள்;
- நீங்கள் என்ன செய்கிறீர்களோ, அதை அப்படியே செய்ய ஊக்கப்படுத்துங்கள்;
- புதிதுபுதிதாக ஒரு செயல்பாட்டை அல்லது நடவடிக்கையை அல்லது விளையாட்டை அறிமுகப்படுத்துவதன் மூலம் கற்றுக்கொள்வதை வேடிக்கையான ஒரு விஷயமாக ஆக்குங்கள்;
- இது போன்ற செயல்பாட்டில், மற்ற குழந்தைகளையும் ஈடுபடுத்துங்கள்; ஏனென்றால் அவர்கள் சிறந்த ஆசிரியர்களாக விளங்குவார்கள்.

பெற்றோர்களின் தலையீடு என்பது தங்கள் வீட்டிலேயே, உள்ளூரில் கிடைக்கும் பொம்மைகளையும் கருவிகளையும் வைத்துக்கொண்டு குழந்தையின் அன்றாடச் செயல்பாடுகளோடு மேற்கொள்ளப்படலாம். ஆவலைத் தூண்டும் பயிற்சிகளைத் தொடங்கும்போது, எந்த அளவுக்குக் குழந்தையின் இளம் வயதில் தொடங்குகிறோமோ, அந்த அளவுக்குக் குழந்தை வளர்ச்சி எல்லைகளை எளிதாக எட்டும் சாத்தியம் மிக அதிகம். குறித்த காலத்துக்கு முன்பாகவே தலையிடும் பல அருமையான திட்டங்கள் தயாராகக் கிடைக்கின்றன (மேலும் தகவல் அறிய, ☞ *ஊனமுற்ற கிராமக் குழந்தைகள்*).

10.3 பள்ளிகளில் மனநலத்தைப் பரப்புதல்

பள்ளிக்கூடம் குழந்தைகளுக்குப் பல வாய்ப்புகளை அளிக்கிறது. கல்வி கற்பதோடு, எப்படி நண்பர்களை உருவாக்கிக்கொள்வது, விளையாடுவது, குழுச் செயல்பாட்டில் ஈடுபடுவது போன்றவற்றைக் கற்றுக்கொள்வதற்கான வாய்ப்பையும் பள்ளி அளிக்கிறது; அதோடு சிறப்பாகப் படிக்கும் அல்லது செயல்படும் மாணவர்களுக்குப் பரிசும் கிடைக்கிறது. பெரும்பாலான குழந்தைகள் பள்ளி வாழ்க்கையை வெற்றிகரமாகச் சமாளிக்கிறார்கள். இருப்பினும், சில மாணவர்கள் தொடக்கத்திலிருந்தே போராடுகிறார்கள்; அதே சமயம் தொடக்கத்தில் நன்றாக ஈடுகொடுத்து இயங்கியவர்கள் பின்னாளில் தோல்வியடையத் தொடங்குகிறார்கள். ஒரு பள்ளி மனநல மேம்பாட்டுத் திட்டம் என்பது இரண்டு முக்கிய விஷயங்கள் செய்வதைக் குறிக்கோளாகக் கொண்டது:

- பள்ளி வாழ்க்கையைச் சமாளிக்கச் சிரமப்படும் குழந்தைகளை இனம்கண்டு அவர்களுக்கு உதவுவது; அது படிப்பு ஆகட்டும் அல்லது பள்ளிச் சமூகச் செயல்பாடு ஆகட்டும்;
- குழந்தைகள் கற்கவும் வளர்ச்சியடையவும் பாதுகாப்பான, ஆதரவான சூழலை ஒட்டுமொத்தப் பள்ளிச்சூழல் அளிப்பதை உறுதிசெய்துகொள்வது.

ஆரம்பப் பள்ளி மற்றும் நடுநிலைப்பள்ளி மாணவர்களுக்கான மனநலத்தைப் பற்றி இந்தப் பிரிவு குறிப்பாக விளக்குகிறது (விடலைக்கு, ☞ பிரிவு 9.6).

சில நலப் பணியாளர்கள் தொடர்ந்து பள்ளி மாணவர்களுக்கான ஆரோக்கிய திட்டத்தைச் செயல்படுத்துகின்றனர். இது போன்ற திட்டங்களின் எல்லைகளை விரிவுபடுத்துவதே பள்ளியில் மனநலத்தைப் பரப்பும் எளிதான வழியாகும். பள்ளி ஆசிரியர்களோடு இணைந்து செயலாற்றுவது என்பது மிகவும் முக்கியம்; ஏனென்றால் தலையீட்டை ஆசிரியரே செயல்படுத்த முடியும். அதோடு குழந்தைக்கு ஏதோ பிரச்சினை இருக்கிறது அல்லது குழந்தை குறிப்பிட்ட பிரச்சினையை எதிர்கொள்ள நேரலாம் என்பதை முதலில் கவனிப்பவர் பெரும்பாலும் வகுப்பு ஆசிரியராகத்தான் இருப்பார்.

10.3.1 பள்ளி மனநலத்தை மேம்படுத்துதல்

பள்ளிக்குள் மனநலத்தைப் பற்றிப் பரப்ப வேண்டுமானால் நீங்கள் பள்ளிக்குத் தொடர்ச்சியாகச் செல்ல வேண்டும். குறிப்பாக மாதம் ஒருமுறையாவது, குறிப்பிட்ட ஒரு நாளில் பள்ளியில் இருக்க வேண்டும். அப்போதுதான் ஆசிரியர்கள் தாங்கள் கவலைப்படும் மாணவர்களை உங்களிடம் மதிப்பிட அனுப்ப முடியும். ஏதாவது பிரச்சினை இருந்தால், முதலில் கண்ணையும் காதையும் பரிசோதனை செய்து பார்க்குமாறு குழந்தைகளிடம் விழிப்புணர்வை ஏற்படுத்துங்கள். வகுப்பறை நடவடிக்கை மற்றும் படிப்பு சார்ந்த பிரச்சினைகளே பொதுவாகப் பள்ளிகளில் காணப்படும் பிரச்சினைகள் ஆகும். எந்தக் குழந்தைக்காவது பிரச்சினை இருக்கிறதா என்று வகுப்பு ஆசிரியரை நீங்கள் கேட்கலாம். அப்படிப் பிரச்சினை இருப்பதாக அறியவந்தால் பிரிவு 8.2 மற்றும் 8.5இல் தரப் பட்டிருக்கும் வழிகாட்டும் நெறிமுறைகளைப் பின்பற்றுங்கள். அனைத்துப் பள்ளி மாணவர்களிடையேயும் மனநலத்தைப் பரப்ப உகந்த சூழலை உருவாக்க விரும்பும்போது, இரண்டு முக்கியப் பிரச்சினைகள் முக்கியத்துவம் பெறுகின்றன; அவை அடாவடித்தனமான நடத்தை மற்றும் சுயமதிப்பு.

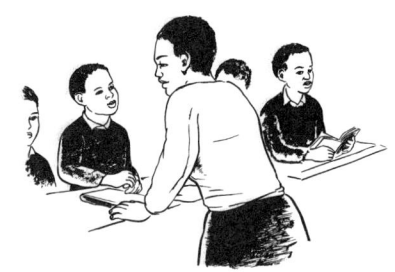

அடாவடித்தனமான நடத்தை (புல்லிங்)

மற்ற மாணவர்கள் அச்சுறுத்தும் விதத்திலோ, மிரட்டும் விதத்திலோ, தன் வலிமையை அல்லது அதிகாரத் தோரணையைப் பயன்படுத்திக் கீழ்ப்பணியவைக்கவோ நடந்துகொள்வதே 'அடாவடித்தனமான நடத்தை' (Bulling) என்று குறிப்பிடப் படுகிறது. அது சாதாரணமாக நக்கல் செய்வதிலிருந்து உடலுக்குக் காயம் ஏற்படுத்தும் வரையில் போகலாம். பெரும்பாலும், இதில் மூத்த மாணவர்களே குற்றவாளிகளாகவும், இளைய மாணவர்கள் பாதிக்கப்படுபவர்களாகவும் இருக்கிறார்கள். ஏதாவது குறைபாடு உள்ள மாணவன், எடுத்துக்காட்டாக, திக்குவாய், அச்சுறுத்தலுக்கு ஆளாகிறான். இவ்வாறு அடாவடித்தனமான நடவடிக்கைக்கு உள்ளாகும் குழந்தைகள் அமைதியாகவும், தன்னம்பிக்கை இழந்தும், வெகுசில நண்பர்களைக் கொண்டவர்களாகவும் இருக்கிறார்கள். சில குழந்தைகள் வெறுத்துப்போய் தங்கள் உயிரைப் போக்கிக்கொள்ள முயற்சிசெய்கிறார்கள். இவ்வாறு அடாவடித்தனமான நடத்தை உள்ள பள்ளிகளில் வேறு பிரச்சினைகளும் இருக்கும். அடாவடித்தனத்துக்கு எதிராக நடவடிக்கை எடுப்பது தனிப்பட்ட குழந்தைகளுக்கு மட்டுமின்றி ஒட்டுமொத்த பள்ளிக்கே நன்மை செய்வதாகும். அடாவடித்தனத்தைச் சமாளிக்கும் முக்கிய உத்தி, இந்தப் பிரச்சினைக்கு உறுதியான நடவடிக்கை எடுக்கும் கொள்கை வகுப்பது. யாராவது ஒரு மாணவன் அச்சுறுத்தப்பட்டால், அதைப் பள்ளி நிர்வாகத்திடம் கூறுவதை ஊக்குவிக்க வேண்டும்; மேலும் தொடர்ந்து எச்சரிக்கை செய்தும் அடாவடித்தனமாக நடந்துகொள்ளும் மாணவனுக்கு எதிராகக் கடும் நடவடிக்கை உறுதியாக எடுக்கப்பட வேண்டும். எந்த ஒரு குழந்தையும் தான் மிரட்டப்படுவதாகக் கூறினால், அந்தக் குழந்தை கூறுவதைக் கவனமாகக் கேட்டு உரிய நடவடிக்கை எடுங்கள். அந்தக் குழந்தை 'பலவீனமானது; வலிமையற்றது' என்று கூறிவிட்டுப் புறக்கணிப்பது மிகவும் தவறு. இவ்வாறு அடாவடித்தனமான நடவடிக்கையில் ஈடுபடும் மாணவனும் மகிழ்ச்சியில்லாதவனாக இருக்கலாம். கடுமையான நடவடிக்கை எடுப்பதற்கு முன்பு, அந்த மாணவனை அழைத்து கலந்தாலோசனை மேற்கொள்ளுங்கள்.

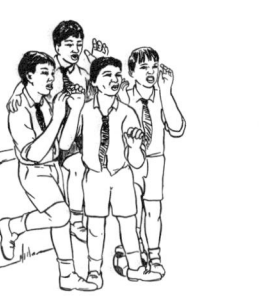

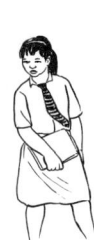

சுயமதிப்பை வளர்த்தல்

சுயமதிப்பை (Self-esteem) வளர்க்க உதவும் செயல்பாடுகளிலிருந்து எல்லாக் குழந்தைகளும்

பயனடைய முடியும் (☞ பெட்டிச்செய்தி 10.2) தங்கள் வகுப்பறையில் சுயமதிப்பை வளர்க்கும் நடவடிக்கைகளை உள்ளடக்க ஆசிரியர்கள் ஊக்குவிக்கப்பட வேண்டும். குழந்தைகளின் மனநலத்துக்கு இதுபோன்ற செயல்பாடுகளினால் பெறக்கூடிய நன்மைகள் குறித்து ஆசிரியர்களுக்குத் தெரிவிப்பதன் மூலம் நீங்கள் முக்கியப் பங்காற்ற முடியும். இதன் விளைவாக, மாணவர்களின் கல்வித்திறன் மேம்படுவதோடு வகுப்பறையில் உருவாகும் நடவடிக்கை சார்ந்த பிரச்சினைகளும் சண்டை சச்சரவுகளும் குறையும். தகாத நடத்தையால் பாதிக்கப்பட்ட அல்லது பள்ளியை விட்டு நின்றுவிட்ட குழந்தைகளும் இந்தச் செயல்பாடுகளால் பயனடைவர்.

பெட்டிச்செய்தி 10.2. குழந்தைகளிடம் சுயமதிப்பை வளர்த்தல்: 'நம்மைப் பற்றி நாமே சிறப்பாக உணர்வோம்'

பாதுகாப்பு உணர்வை வளர்த்தல்

குழந்தைகள் பாதுகாப்பாகவும் தங்களிடமிருந்து பெற்றோர்களும் ஆசிரியர்களும் என்ன எதிர்பார்க்கிறார்கள் என்பதையும் உணர வேண்டும். இதை வளர்த்தெடுக்க:

- தெளிவான வகுப்பறைச் சட்டதிட்டங்களையும் எல்லைகளையும் வகுக்கவும் – வகுப்பில் ஆசிரியரிடம் பேச விரும்புவதன் அடையாளமாகக் கையை உயர்த்துதல், எல்லோருக்கும் பேச வாய்ப்பளித்தல், பணிவாக இருக்க வேண்டியதன் அவசியம், வகுப்புக்கு எல்லோரும் வர வேண்டும், மாணவர்கள் அனைவருக்கும் ஆசிரியரின் ஆதரவு உண்டு போன்றவை இந்த விதிகளில் அடங்கும்;
- விதிகளைப் பற்றி விளக்கிக் கூறி அதனால் ஏற்படும் பயன்களைக் கூறுங்கள்;
- வகுப்பறையில் அந்த விதிகளை வெளிப்படையாக்கி அதைப் பின்பற்றுவதை வழக்கமாக்குங்கள்;
- வகுப்பறையில் மாணவர்கள் யாரும் மற்ற மாணவர்களிடம் அடாவடித்தனமாகவோ அல்லது மிரட்டும் விதமாகவோ அல்லது அச்சுறுத்தும் விதமாகவோ நடந்துகொள்ளாமல் இருப்பதை உறுதி செய்து கொள்ளுங்கள்.

அடையாள உணர்வை வளர்த்தல்

இதன் பொருள் என்னவென்றால் ஒரு மாணவன் தன்னுடைய பலங்களையும் பலவீனங்களையும் அறிந்துகொண்டு தனித்தன்மையைப் போற்றுதல். குழந்தையின் சுய அடையாளத்தை வளர்த்தெடுக்க:

- தன்னைப் பற்றிப் பெருமையாக உணரும் (படம், ஓவியம் மற்றும் அறிக்கை உருவாக்குதல்) செயல்பாடுகளைச் செய்ய ஊக்குவிப்பதன் மூலம் குழந்தைகள் தங்களைப் பற்றி மேலும் அறிந்துகொள்ள உதவுதல்;
- குடும்பத்தின் மற்ற உறுப்பினர்களையும் ஈடுபடுத்தும் விதத்தில் வீட்டுப்பாடம் அளியுங்கள்.

தானும் குழுவின் ஓர் அங்கம் என்ற உணர்வை ஏற்படுத்துதல்

தாங்கள் பெரிய குழுவின் ஓர் அங்கம் என்று குழந்தைகள் உணர வேண்டியது முக்கியம்.

- குழு நடவடிக்கையில் ஈடுபட அனுமதியுங்கள். இதன் மூலம் ஒருவருக்கொருவர் உதவிக்கொள்ளும் வாய்ப்பு ஏற்படும்; பாடம் சார்ந்த பணிகளை இணைந்து செய்வார்கள்;
- சமூகத்தால் ஏற்றுக்கொள்ளப்பட்ட நடத்தைக்கும் எல்லைக்கும் உட்பட்டு பிரச்சினைகளை எப்படி எதிர்கொள்வது என்பதைப் பற்றி விவாதியுங்கள்.
- வெவ்வேறு சமூகப் பின்னணியிலிருந்து வரும் மாணவர்களை ஏற்றுக்கொள்ளும் சகிப்புத் தன்மையை வளர்க்க உதவுங்கள்.
- ஒவ்வொரு மாணவனின் பலம் என்ன என்பதைப் பற்றித் தொடர்ந்து சுட்டிக்காட்டுங்கள்.

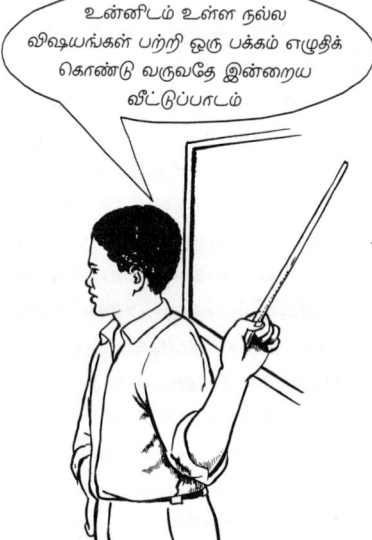

உன்னிடம் உள்ள நல்ல விஷயங்கள் பற்றி ஒரு பக்கம் எழுதிக் கொண்டு வருவதே இன்றைய வீட்டுப்பாடம்

குறிக்கோளை உருவாக்கிக்கொள்ளும் உணர்வை வளர்த்தல்

குழந்தைகளுக்கு வரையறுக்கப்பட்ட தெளிவான குறிக்கோள்கள் தேவை. அதைச் சாதிக்கும் விதத்தில் அவர்களின் படிப்பும் மற்ற செயல்பாடுகளும் இருக்க வேண்டும். இதை வளர்த்தெடுக்க:

- ஒவ்வொரு குழந்தையிடமிருந்தும் நியாயமாக இன்னதை எதிர்பார்ப்பதாகக் கூறுங்கள்;
- ஒவ்வொரு குழந்தையும் தினசரி மற்றும் வார இலக்குகளை அவர்களாகவே வரையறுத்துக்கொள்ள உதவுவதோடு அதைச் செயல்படுத்துகிறார்களா என்பதைக் கண்காணித்து வர வேண்டும்;
- இந்த இலக்குகளில் ஒரு பகுதியை வெற்றிகரமாக நிறைவேற்றினால்கூட, அதைப் புகழ்ந்து பாராட்டுங்கள்;
- குழந்தைகளின் கைவேலைப்பாடுகள் அனைத்தையும் எல்லோரும் பார்க்கும் விதத்தில் காட்சிப் படுத்தவும்;
- பயனளிக்கும் விதத்திலும் திறமையாகவும் பாராட்டுங்கள். மாணவன் நீங்கள் விரும்பும் ஒன்றைச் செய்யும்போது தெளிவாகப் பாராட்டுங்கள்; எடுத்துக்காட்டாக, 'ராமு, உன்னுடைய வேலையை அமைதியாகப் பார்த்துக்கொண்டிருக்கிறாய்' என்று கூறுவது 'நல்ல வேலை செய்கிறாய்' என்று கூறுவதைவிட விளக்கமாக உள்ளது;
- ஆக்கப்பூர்வமாக ஆலோசனை அளியுங்கள் – எதைச் செய்யவில்லை என்று கூறுவதைவிட எதையெல்லாம் செய்யலாம் என்று எடுத்துக்கூறுங்கள்.

10.3.2 குழந்தை பள்ளியிலிருந்து இடைநிற்கும்போது

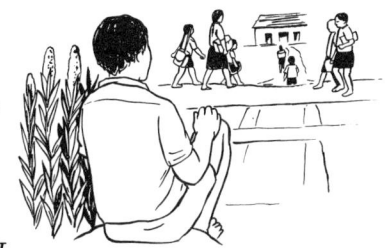

பல இடங்களிலும் குழந்தைகள் பள்ளியிலிருந்து இடைநிற்பது ஒரு பெரும் பிரச்சினையாக இருக்கிறது. ஆனால், அதற்குப் பல காரணங்கள் உள்ளன. வறுமை, பள்ளியில் உரிய வசதிகள் இல்லாதது, வீட்டுக்கு அருகே பள்ளி இல்லாதது போன்றவை சில காரணங்கள் ஆகும். பள்ளிக் கல்வியை நிறைவு செய்யாது குழந்தை வளரும்போது அதன் உடல்நலத்திலும் மனநலத்திலும் பல எதிர்மறை பாதிப்புகளை ஏற்படுத்துகிறது. எனவே, குழந்தைகள் பள்ளிக் கல்வியைத் தொடர உரிய முயற்சிகள் செய்வது மனநலத்தைப் பரப்பும் முக்கிய நடவடிக்கை ஆகும். குழந்தைகள் பள்ளியிலிருந்து இடைநிற்பதைத் தவிர்க்கப் பள்ளி நிர்வாகத்துக்கும் நலப் பணியாளர்களுக்கும் சமூகப் பணியாளர்களுக்கும் இடையில் ஓர் ஒத்துழைப்பு தேவை. நடைமுறைக் கண்ணோட்டத்தில் சொல்லப்போனால், மேற்குறிப்பிட்டவர்களை உள்ளடக்கிய ஒரு கண்காணிப்புக் குழு உருவாக்கப்பட வேண்டும். இதில் இடைநிற்க விரும்பும் குழந்தைகளின் உடல் மற்றும் மனநலப் பிரச்சினைகளை இனம்கண்டு அவற்றைச் சரிசெய்வதே குழுவில் உள்ள நலப் பணியாளரின் பங்காகும். பின்வரும் நடவடிக்கைகளில் சிலவற்றை எடுப்பதன் மூலம் இடைநிற்றலைக் குறைக்க முடியும்:

- இடைநின்ற குழந்தையைப் பற்றிய தகவலைக் கண்காணிப்புக் குழுவுக்குத் தெரிவிக்கும் எச்சரிக்கை முறையை உருவாக்கலாம்.
- குழந்தை ஏன் பள்ளியைவிட்டு இடையில் நிற்கிறது என்பதற்கான காரணத்தைக் கண்டறிய வேண்டும். இதற்காக நீங்கள் குழந்தையின் வீட்டுக்குப் போக வேண்டியிருக்கும். அந்தக் குழந்தையின் வீட்டுக்குப் போய், குழந்தையிடமும் அதன் பெற்றோரிடமும் பேச வேண்டும். பெற்றோரின் உரிய வழிகாட்டுதல் இல்லாமை, குழந்தையின் கல்வியில் பெற்றோருக்கு ஆர்வமின்மை – குறிப்பாகப் பெண் குழந்தைகள் கல்வி கற்பதில் – போன்றவை குழந்தை இடைநிற்கக் காரணமாகும் குடும்பப் பிரச்சினைகள். குழந்தையின் நடத்தை, கற்றல் குறைபாடு போன்றவற்றைப் பற்றிய தகவலை ஆசிரியர் அளிக்க வேண்டும். சில மனநலப் பிரச்சினைகள், குறிப்பாகக் கற்றல் குறைபாடு (☞ பிரிவு 8.2), மிகை ஊக்கச் செயல்பாடு

(☞ பிரிவு 8.3) வன்செயலுக்கு ஆளாகும் குழந்தை (☞ பிரிவு 8.4) போன்ற காரணங்களால் குழந்தை படிக்க முடியாமல் சிரமப்பட்டுப் பள்ளியைவிட்டு நின்றுவிடுகிறது.

- குழந்தை மீண்டும் பள்ளிக்குச் செல்லத் தேவையான தலையீட்டை, அதாவது உரிய நடவடிக்கைகளை நீங்கள் மேற்கொள்ள வேண்டும். இவை பின்வருவனவற்றை உள்ளடக்கும்:

    - குழந்தையின் கல்வி பற்றிய விழிப்புணர்வைப் பெற்றோரிடம் ஏற்படுத்துதல்;
    - பெற்றோர்களுக்கும் ஆசிரியர்களுக்கும் இடையில் நிகழும் தகவல் பரிமாற்றத்தை மேம்படுத்துதல்;
    - கற்றல் குறைபாடு உள்ள குழந்தையின் கற்கும் திறன் குறித்த மதிப்பீட்டை ஆசிரியர்களிடம் அளித்தல்;
    - மாணவர்களுக்குத் தண்டனை அளித்தல், மாணவனின் அடாவடித்தனமான நடவடிக்கை, வேறு பிரச்சினைகள் போன்றவை ஒரு மாணவன் இடைநிற்கக் காரணமா என்று வகுப்பு ஆசிரியரிடம் கலந்தாலோசித்தல்;
    - பள்ளியைவிட்டு இடைநிற்க உணர்ச்சிபூர்வமான காரணங்கள் ஒரு மாணவனுக்கு இருந்தால், மாணவனை அழைத்துக் கலந்தாலோசனை நடத்துதல்; ஒவ்வொரு மாணவனுக்கும் கலந்தாய்வு தனித்தனியாக நடத்தப்படுதல்.

- இடைநின்ற குழந்தைகள் பற்றிக் கண்காணிப்புக் குழுவுக்குத் தகவல் அளித்தது போலவே, தொடர்ந்து என்ன நடவடிக்கை மேற்கொள்ளப்பட்டது என்ற மதிப்பீடும் நடத்தப்பட வேண்டும். இடைநின்ற மாணவன் மீண்டும் பள்ளிக்கு வரத்தொடங்கிவிட்டான் என்பதையும் அவனுடைய பிரச்சினை ஏற்புடைய விதத்தில் தீர்க்கப்பட்டுவிட்டது என்பதையும் உறுதிசெய்துகொள்வது தொடர்ந்து எடுக்கப்படும் நடவடிக்கையின் ஒரு பகுதியாகும்.

பள்ளியில் ஏதோ சில மாணவர்களுக்குப் போதைப்பொருள் மற்றும் மதுப்பழக்கம் இருந்தால் அதை எப்படித் தடுப்பது என்ற ஆலோசனைக்கு ☞ பிரிவு 10.5.3.

10.4 தொடக்கத்திலேயே மனநோயை இனம்காணுதல்

10.4.1 புதிய மனநோயைத் தொடக்கத்திலேயே கண்டுபிடித்தல்

பொதுவாக மனநலக்கோளாறு உள்ளவரை உங்களிடம் அழைத்து வருவதற்குமுன் குறிப்பிடத் தகுந்த காலம் கழிந்துவிடுகிறது. இவ்வாறு தாமதமாக அழைத்துவருவதற்கு மூன்று முக்கியக் காரணங்கள் உள்ளன:

- பல மனநோய்கள் மெதுவாகவே தொடங்குகின்றன. எடுத்துக்காட்டாக, மனச்சோர்வு மற்றும் மனச்சிதைவு வளர்ச்சியடைய சில வாரங்கள் ஆகின்றன. எனவே, சட்டென்று ஆரோக்கியம் மோசமடைந்துவிடாது.
- மனநோயை நினைத்து தர்மசங்கடமாக உணர்வதால், மனநோய் பாதிப்பு உள்ளவரை மற்றவர்களிடமிருந்து மறைத்து வைக்கிறார்கள்.
- மனநோய் என்பது சாபம் அல்லது பில்லிசூனியத்தின் விளைவாக வருவது என்று சில குடும்பங்கள் கருதுவதால் மனநோயால் பாதிக்கப்பட்டவரைப் பூசாரிகள், மந்திரவாதிகள் போன்றவர்களிடம் அழைத்துக்கொண்டு போகிறார்கள்.

உடல்நலப் பிரச்சினையைக் கையாள்வது போலவே, எவ்வளவு விரைவாக மனநோயை இனம்கண்டு சிகிச்சை அளிக்கிறீர்களோ அவ்வளவு விரைவாக நோய் குணமடையும். உங்களிடம் சிகிச்சைக்கு வரும் அனைத்து வகை நோயாளிகளிடமும் மனநோயின் ஆரம்பநிலை தென்படுகிறதா என்று கவனமாக ஆராய வேண்டும். அதே நேரத்தில், மனநோய்க்கான நோய்க் குறிகள் பற்றிய விழிப்புணர்வைச் சமூகத் தலைவர்களிடம் ஏற்படுத்த வேண்டும்; இதன் மூலம்,

மனநோய் இருந்தும் யாரெல்லாம் சிகிச்சைக்கு வரவில்லை என்பதை நீங்கள் அடையாளம் காண முடியும்.

மனநோயைத் தொடக்கத்திலேயே அடையாளம் காணப்பதற்கான வாய்ப்புகள் பல்வேறு சூழல்களின்போது வெளிப்படும். எடுத்துக்காட்டாக, உடல்நலமில்லாமல் மருத்துவமனைக்கு உங்களைக் காண வரும் ஒருவரிடம், ‘வீட்டில் நிலைமை எப்படி இருக்கிறது? வீட்டில் எல்லாரும் நலமா?’ என்று நீங்கள் கேட்கலாம். பெரும்பாலோர் அறியாமையால் அல்லது சங்கடமாக உணர்வதால் மனம்விட்டு எந்தத் தகவலையும் தாமாகவே உங்களிடம் சொல்ல மாட்டார்கள் என்பதை நினைவில் கொள்ளுங்கள்; இதனால் நீங்கள் மேற்குறித்தவாறு கேள்வி கேட்பது அவசியமாகிறது.

மனநோயின் ஆரம்ப நிலையிலேயே தென்படும் நோய்க்குறிகள் சில உள்ளன:

- தனக்குத்தானே பேசிக்கொள்ளுதல் அல்லது காரணமே இல்லாமல் சிரித்தல் போன்று, வழக்கத்துக்கு மாறான அல்லது விநோதமான நடத்தை;
- யாருடனும் சேராமல் ஒதுங்கி இருத்தல்; அன்றாட நடவடிக்கைகளில் ஆர்வம் இழந்து காணப்படுதல்;
- மனநிலையில் திடீரென்று தோன்றும் மாற்றம்; இதனால் ஒருவர் செயற்கையாக மகிழ்ச்சியாகவும் உற்சாகமாகவும் இருத்தல் அல்லது தகுதிக்கு மீறி அளவுக்கு அதிகமாகச் செலவழித்தல்;
- தன்னைப் பேய் அல்லது ஆவி பிடித்திருப்பதாகக் கூறுதல்;
- தன்னைத் தானே கொன்றுகொள்ளப்போவதாக மிரட்டுதல்;
- பள்ளிப் படிப்பில் மோசமாகக் காணப்படும் குழந்தை;
- அளவுக்கு அதிகமாக மேலும் மேலும் மது அருந்துபவர்.

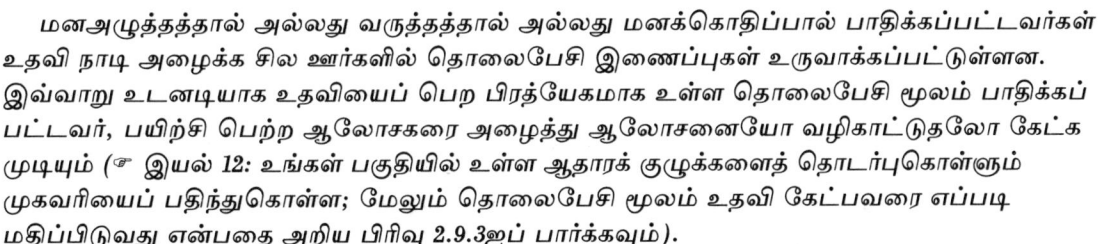

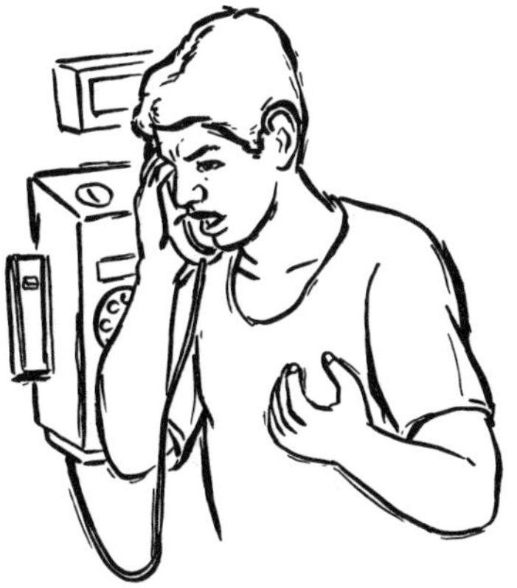

மனஅழுத்தத்தால் அல்லது வருத்தத்தால் அல்லது மனக்கொதிப்பால் பாதிக்கப்பட்டவர்கள் உதவி நாடி அழைக்க சில ஊர்களில் தொலைபேசி இணைப்புகள் உருவாக்கப்பட்டுள்ளன. இவ்வாறு உடனடியாக உதவியைப் பெற பிரத்யேகமாக உள்ள தொலைபேசி மூலம் பாதிக்கப் பட்டவர், பயிற்சி பெற்ற ஆலோசகரை அழைத்து ஆலோசனையோ வழிகாட்டுதலோ கேட்க முடியும் (☞ இயல் 12: உங்கள் பகுதியில் உள்ள ஆதாரக் குழுக்களைத் தொடர்புகொள்ளும் முகவரியைப் பதிந்துகொள்ள; மேலும் தொலைபேசி மூலம் உதவி கேட்பவரை எப்படி மதிப்பிடுவது என்பதை அறிய பிரிவு 2.9.3ஐப் பார்க்கவும்).

10.4.2 மீள்நோய்த் தடுப்பு (ரீலாப்ஸ் பிரிவென்சன்)

துரதிர்ஷ்டவசமாக, மனநோயால் பாதிக்கப்பட்ட பலர் தாங்கள் தொடர்ந்து சாப்பிடவேண்டிய மருந்துகளைக் குறிப்பிட்ட காலத்துக்கு முன்பாக நிறுத்திவிடுகிறார்கள்; இதனால் நோய் மறுதலித்து விடுகிறது. மனநோயால் பாதிக்கப்பட்டவர்கள் சிகிச்சையைத் தொடர்கிறார்களா என்பதை உறுதிசெய்துகொள்ள வேண்டும். சிகிச்சையை மேற்கொள்வதால் ஏற்படும் பயன்கள், மருந்து முழுமையாகப் பலனளிக்க ஆகும் காலம், மருந்தினால் ஏற்படும் பக்கவிளைவுகள், பக்கவிளைவுகளின் பாதிப்பை எப்படிக் குறைக்கலாம் ஆகியவற்றைப் பற்றி நோயாளிக்கும் அவர் குடும்பத்தினருக்கும் எடுத்துச் சொல்லுங்கள். கடுமையான மனநோயினால் பாதிக்கப்பட்டுள்ள ஒருவர் உங்களைக் காண மருத்துவமனைக்கு வரவில்லை என்றால், அவருடைய வீட்டுக்கு நீங்கள் சென்று நோயாளியின் நிலையை மதிப்பிடுங்கள். இவ்வாறு செய்வதால் நோய் மீண்டும் தாக்காமல் அல்லது மேலும் மோசமடையாமல் தவிர்க்கலாம். ஒருவர் தனக்கு இனி மருந்து தேவையில்லை என்று பிடிவாதமாக மறுத்தால், அவ்வப்போது அவருடைய வீட்டுக்குச் சென்று நோய் மறுதலித்துள்ளதற்கான நோய்க்குறிகள் தென்படுகின்றனவா என்று கண்டறியலாம்.

10.5 மதுப்பழக்கத்தையும் புகையிலைப்பழக்கத்தையும் தடுத்தல்

உலகில் தடுக்கக்கூடிய இறப்புகளுக்கும் ஊனங்களுக்கும் முக்கியக் காரணமாக விளங்கக் கூடியவற்றில் மதுப்பழக்கமும் புகையிலைப் பழக்கமும் அடங்குகின்றன. மதுவை ஒருபுறமும் போதைப்பொருள் மற்றும் புகையிலையை மறுபுறமும் வேறுபடுத்திப் பார்க்க வேண்டியது அவசியமாகிறது. புத்திசாலித்தனமாகவும் அளவாகவும் அருந்தினால் மது ஆரோக்கியத்துக்குக் கேடு விளைவிக்காது; அதே நேரத்தில், நீங்கள் எவ்வளவு குறைவாகப் பயன்படுத்தினாலும் புகையிலையும் போதைப்பொருள்களும் ஆபத்தானவை. எனவே, மதுப்பழக்கத்தைத் தடுக்கும் உத்தியின் பகுதியாக, எப்படிப் புத்திசாலித்தனமாகக் குடிப்பது என்பதை (முறையான பாலுறவு நடத்தை என்பது போல) மக்களுக்கு அறிவுறுத்தினால் போதும். அதே வேளையில், புகையிலை மற்றும் போதைப்பொருள் பழக்கத்தைக் கைவிட 'முழுமையாகத் தவிருங்கள்' என்பதே உத்தியாக இருக்க வேண்டும். 'எனக்கு வேண்டாம் என்று சொல்லுங்கள்' என்பதே இந்தப் பொருள்களுக்கான தாரக மந்திரமாக இருக்க வேண்டும்.

10.5.1 மருத்துவமனையில் தடுத்தல்

எல்லோரிடமும் இரண்டு கேள்விகள் கேட்பதே மிக எளிமையான உத்தியாகும்:

- நீங்கள் மது அருந்துவீர்களா? அப்படியானால், எவ்வளவு குடிக்கிறீர்கள் என்ற அக்கறை உங்களுக்கு உண்டா?
- புகைபிடிக்கும் பழக்கமோ அல்லது புகையிலைப் பயன்படுத்தும் பழக்கமோ உங்களுக்கு உண்டா?

நீங்கள் கேள்வி கேட்டவர், என்ன பதில் சொல்கிறார் என்பதைப் பொறுத்து மதுவுக்கோ புகையிலைக்கோ அடிமையாக இருக்கும் ஆபத்துகள் பற்றி எடுத்துக்கூறுங்கள். மது அருந்துவதைக் குறைக்க அல்லது நிறுத்தவும் புகையிலையை முற்றிலுமாகக் கைவிடவும் சொல்லுங்கள். இதைவிட போதைப்பழக்கத்தைத் தடுக்க சிறந்த உத்தி எதுவும் கிடையாது (மேலும் விவரம் அறிய, ☞ இயல் 6).

10.5.2 சமூகத்தில் தடுப்பு நடவடிக்கைகளை மேற்கொள்ளுதல்

மது மற்றும் புகையிலைக் குறித்து உங்கள் நாட்டில் நிலவும் சட்டங்கள் பற்றி நீங்கள் நன்றாக அறிந்துவைத்திருக்க வேண்டியது அவசியம். எடுத்துக்காட்டாகச் சில நாடுகளில் குறிப்பிட்ட நேரத்துக்கு மேல் மதுக்கடைகளைத் திறந்துவைக்கக் கூடாது என்றும், புகையிலை மற்றும் மதுவைக் குழந்தைகள் வாங்க அனுமதிக்கக்கூடாது என்றும் சட்டங்கள் உள்ளன. இந்தச் சட்டத்தை யாராவது மீறுவதாக நீங்கள் அறிந்தால், சமூகத் தலைவர்களையோ அல்லது காவல் துறையினரையோ நீங்கள் அணுகலாம்; சட்டப்படி நடவடிக்கை எடுக்க அவர்களைக் கோரலாம். குடித்துவிட்டு வாகனம் ஓட்டக் கூடாது என்றும் போதை தலைக்கேறியிருப்பவரிடம் மரியாதையாக 'இதற்குமேல் உங்களுக்கு மது வழங்க முடியாது' என்றும் வலியுறுத்துமாறு மதுக்கடை உரிமையாளரிடம் நீங்கள் கூறலாம்.

மது அருந்தும் பழக்கமுள்ளவர்களுக்கு அல்லது மதுவைக் கைவிட நினைப்பவர்களுக்கு உதவும் ஆதரவுக் குழுக்களை அல்லது சுயஉதவிக் குழுக்களை உருவாக்க ஊக்குவிப்பது மதுப்பிரச்சினையால் பாதிக்கப்பட்ட மக்களுக்கு உதவியாக இருக்கும். மருத்துவமனைகள், பள்ளிகள் போன்ற இடங்களைப் புகைபிடிக்க அனுமதிக்கப்படாத பகுதிகளாக அறிவிப்பது புகைபிடிக்கும் பழக்கத்தையும் புகையினால் ஏற்படும் ஆபத்துகளையும் குறைக்க உதவும்.

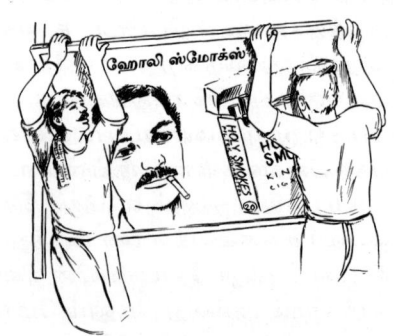

பல நாடுகளில் புகையிலை விளம்பரங்கள் தடை செய்யப்பட்டுள்ளன

10.5.3 பள்ளிகளிலும் கல்லூரிகளிலும் தடுப்பு நடவடிக்கைகளை மேற்கொள்ளுதல்

பலரும் தங்களின் விடலைப் பருவத்தில்தான் முதன்முதலாகப் புகைபிடிக்க அல்லது மது அருந்த முயற்சி செய்து பார்க்கிறார்கள். புகைபிடிப்பதை அல்லது மது அருந்துவதை எப்படித் தவிர்ப்பது என்பது குறித்த விழிப்புணர்வை இளம் வயதினரிடம் ஏற்படுத்த வேண்டிய முக்கிய காலகட்டம் இதுவே. இவை பள்ளிகளிலும் கல்லூரிகளிலும் நீங்கள் பயன்படுத்திக்கொள்ளக் கூடிய சில கருத்துகள் அல்லது செய்திகள்:

- மது அருந்துவதோ புகைபிடிப்பதோ 'குளிர்ச்சி தரும்' விஷயமல்ல. புகையிலை நாற்றமோ மது நாற்றமோ 'கவர்ச்சியானது' என்று நீங்கள் நினைக்கிறீர்களா?
- திருட்டுக்குப் போன்றே, 18 வயதுக்கு முற்பட்டு (சில நாடுகளில் 21 வயது) புகைபிடிப்பதோ மது அருந்துவதோ சட்டப்படி குற்றம்.
- அழகானவர்களும் விளையாட்டு வீரர்களும் புகைபிடிப்பது அல்லது மது அருந்துவதுபோல விளம்பரங்களில் காட்டி பொய்யை விற்பனை செய்கிறார்கள்.
- போதைப்பொருளோ மதுவோ இல்லாமல் நீங்கள் விருந்து நடத்தலாம்; மகிழ்ச்சியாக இருக்கலாம். மகிழ்ச்சியாக நேரத்தைக் கழிப்பது என்பது நட்பையும் நண்பர்களின் வேடிக்கைகளையும் அனுபவித்து மகிழ்வது என்பதே தவிர போதைப்பொருளை எடுத்துக்கொள்வது அல்ல.
- உங்களுக்குத் தெரிந்தவர்களில் யாருக்காவது புகைபிடிக்கும் பழக்கமோ மது அருந்தும் பழக்கமோ இருந்தால், ஒரு நண்பன் என்கிற முறையில் இந்தப் பழக்கத்தைக் கைவிட ஆலோசனை கூறுங்கள்.
- உங்களிடம் இருக்கும் பணத்தை எல்லாம் புகையிலையோ மதுவோ வாங்கச் செலவழித்துவிடுகிறீர்கள்; இந்தப் பழக்கத்தை நிறுத்தினால், அப்படி மிச்சமாகும் பணத்தைக் கொண்டு என்னவெல்லாம் செய்யலாம் என்று கற்பனை செய்து பாருங்கள்.
- நீங்கள் நீங்களாக இருக்க உங்களுக்கு ஏன் ஒரு போதைப் பொருள் தேவைப்படுகிறது? இதை நிறுத்துங்கள், நீங்கள் உண்மையிலேயே நீங்களாகவே இருப்பீர்கள்.

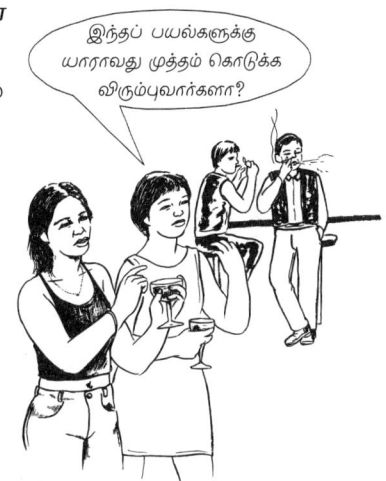

இந்தப் பயல்களுக்கு
யாராவது முத்தம் கொடுக்க
விரும்புவார்களா?

10.6 மனநோய் உள்ளவரின் உரிமைகளுக்குக் குரல்கொடுத்தல்

தீண்டாமை என்பதற்கான நேர்பொருள் நியாயமற்ற முறையில் ஒருவரை ஒதுக்கிவைத்தல் அல்லது தள்ளிவைத்தல். சில சமூகங்களில், மனநோயால் பாதிக்கப்பட்டவர்களுக்கு இதுவே நிகழ்கிறது; அவர்களைத் தனித்து வித்தியாசமானவர்களாக முத்திரையிடுதல். இன்று மனநோய் உள்ளவர்கள் சமூகத்தால் புறக்கணிக்கப்படுகிறார்கள் அல்லது முத்திரையிட்டு தனித்து விடப் படுகிறார்கள். இந்தச் சமூகம், தொழுநோயிலிருந்து எய்ட்ஸ் நோய் உள்ளவர்கள் வரையில், தீண்டத்தகாதவர்களாக ஒதுக்கிவைத்துள்ளது என்பதை நினைவில் கொள்ள வேண்டும். இந்த நோய்களுக்கு எதிரான தீண்டாமையை எப்படி நலப் பணியாளர்கள் எதிர்த்து வந்துள்ளனரோ, அதுபோலவே மனநோயாளிகளுக்கு எதிரான பாரபட்ச போக்கையும் எதிர்த்துப் போராட வேண்டும்.

இப்படிப்பட்ட பாரபட்சமான நடத்தையைப் புரிந்து கொள்வதே, அதை எதிர்க்க உறுதுணையாக இருக்கும். ஆனாலும், மனநோயால் பாதிக்கப்பட்டவர் சில நேரங்களில் வித்தியாசமாகத்தான் நடந்துகொள்கிறார்: மனச்சோர்வு நோயால் பாதிக்கப்பட்டவர் தனக்குள் சுருங்கிக்கொள்வார்; அறிதிறன் பிறழ்வினால் பாதிக்கப்பட்டவர் ஆக்ரோஷமாக

நடந்துகொள்வார். ஆனால், இவ்வாறு பாரபட்சப்படுத்திப் பார்ப்பதற்குக் காரணம் நம்முடைய அறியாமையே. மனநோயைப் பற்றிய உண்மைகள் தெரியாதவர்களே மனநோயைக் கண்டு அஞ்சுகிறார்கள். மனநோயைப் பற்றிய சில பொதுக் கேள்விகள் பெட்டிச்செய்தி 10.3இல் தரப்பட்டுள்ளன.

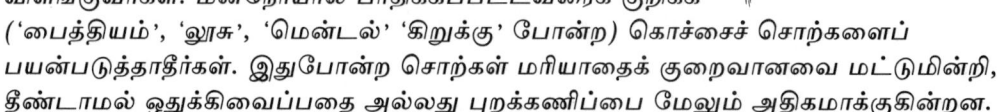

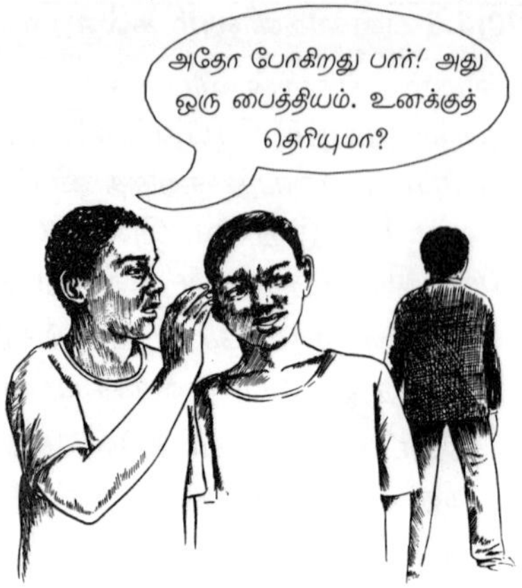

தீண்டாமையை எதிர்க்க வேண்டுமானால், உங்கள் மனத்தில் மனநோய் பற்றிய உண்மைகளைப் பற்றித் தெளிவாக அறிந்திருக்க வேண்டியது அவசியம். நட்புக்கரம் நீட்டுதல், ஆதரவு அளித்தல், புரிந்துகொள்ளுதல் ஆகியவற்றின் மூலம் சமூகத்தில் நீங்கள் மற்றவர்களுக்கு முன்மாதிரியாக விளங்குவீர்கள். மனநோயால் பாதிக்கப்பட்டவரைக் குறிக்க ('பைத்தியம்', 'லூசு', 'மென்டல்' 'கிறுக்கு' போன்ற) கொச்சைச் சொற்களைப் பயன்படுத்தாதீர்கள். இதுபோன்ற சொற்கள் மரியாதைக் குறைவானவை மட்டுமின்றி, தீண்டாமல் ஒதுக்கிவைப்பதை அல்லது புறக்கணிப்பை மேலும் அதிகமாக்குகின்றன.

பின்வருவனவற்றைச் செய்வதன்மூலம், சமூகத்தின் பல்வேறு நிலைகளில் நிலவும் தீண்டாமையை அல்லது புறக்கணிப்பை எதிர்த்துப் போராட முடியும்:

- மருத்துவமனை, பள்ளிக்கூடம் போன்ற பொது இடங்களில் சுவரொட்டிகள் (☞ பெட்டிச் செய்தி 10.4), அட்டவணைகள், தகவல் குறிப்புகள் போன்றவற்றை ஒட்டி வையுங்கள்.
- சமூகத்தில் முக்கியமானவர்களாகக் கருதப்படும் ஊர்த்தலைவர், நலப் பணியாளர்கள், காவல் துறையினர், உயர் பணியில் இருக்கும் அதிகாரிகள், சமூகத் தலைவர்கள் போன்றோருக்கு மனநலப் பிரச்சினைகள் குறித்து விளக்கி, அவர்களுக்குப் புரியவையுங்கள்.
- மனநோயிலிருந்து மீண்டவர்களுக்கு உரிய வேலை வாய்ப்புகள் அளிக்குமாறு முதலாளிகளை ஊக்குவியுங்கள்.
- பொது இடத்தில் முறையற்று நடந்துகொள்கிறார் என்று ஒருவர் புகார் அளித்தால், அவரை உடனடியாகச் சிறையில் அடைக்காமல் மருத்துவமனைக்கு அனுப்புமாறு காவல்துறை அதிகாரிகளை ஊக்கப்படுத்துங்கள்.
- குடும்பத்தின் மற்ற உறுப்பினர்கள் போலவே மனநோயால் பாதிக்கப்பட்டவரையும் வீட்டு வேலைகள், நிகழ்ச்சிகள் ஆகியவற்றில் ஈடுபட அனுமதிக்குமாறு உறவினர்களை ஊக்கப் படுத்துங்கள். அதோடு அவருக்கு உரிய மருத்துவச் சிகிச்சை அளிக்கப்பட்டு வருவதையும் உறுதிசெய்து கொள்ளுங்கள்.
- உடல்நலத்தால் பாதிக்கப்பட்ட நோயாளி தனக்கு இன்ன பிரச்சினை இருக்கிறது என்று கூறினால், அதைக் கவனமாகக் கேட்டு சிகிச்சை அளிப்பதைப் போலவே, மனநோயாளிகளின் குறைகளையும் பொறுமையாகக் கேட்டு உரிய சிகிச்சை வழங்குமாறு மருத்துவர்களை ஊக்குவியுங்கள்.

10.6.1 மனித உரிமைகளும் மனநோய்களும்

கடந்த காலத்தில், மனநோயாளிகளை அறையில் பூட்டிவைத்தும் சங்கிலியால் சுவரோடு கட்டியும் கொடுமைப்படுத்தினார்கள்; எந்தக் கௌரவமோ பரிவோ மரியாதையோ காட்டப்பட வேண்டாதவர்களாக நடத்தப்பட்டனர். இப்படிப்பட்டக் கொடுமையான காட்சிகளை இன்று அரிதாகக் காண நேர்ந்தாலும் மனநோயாளிகளின் மனித உரிமைகள், இன்றும் உலகின் பல

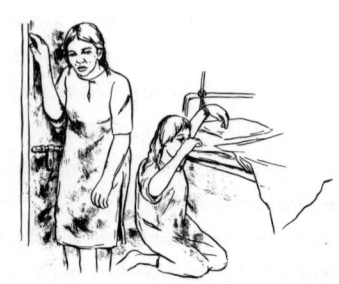

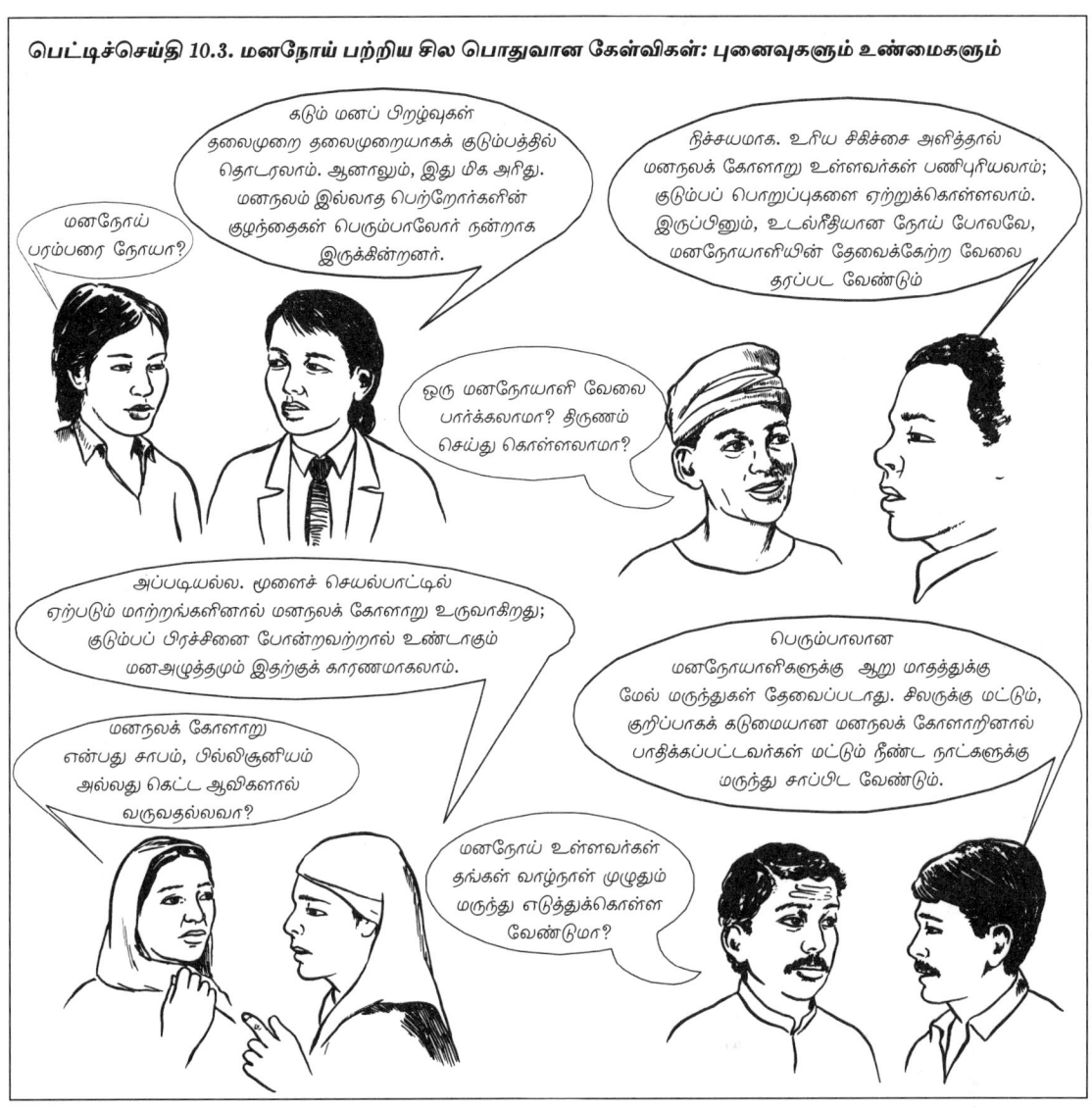

பெட்டிச்செய்தி 10.3. மனநோய் பற்றிய சில பொதுவான கேள்விகள்: புனைவுகளும் உண்மைகளும்

பகுதிகளில் புறக்கணிக்கப்படுகின்றன. மனநோயாளிகள் பலருக்கும் சுதந்திரமும் உரிய சிகிச்சையும் மறுக்கப்படுகின்றன. பலரும் மருத்துவமனைகளில் அல்லது சிறைகளில் அடைத்து வைக்கப்படுகிறார்கள்; அங்கு அவர்கள் கொடுமையான முறையில் நடத்தப்படுகிறார்கள். குறிப்பாக, மனநோயின் முக்கியக் கட்டத்தில் அவசியமாகத் தேவைப்படும் மனநோய்க்கானச் சிகிச்சை அவர்களுக்கு மறுக்கப்படுகிறது. பல மனநோயாளிகளின் உறவினர்கள், அவர்களைக் கைவிட்டுவிட்டதால், இவர்கள் மனநல மருத்துவமனைகளிலே தங்கள் காலத்தைக் கழிக்கின்றனர். பல மனநல மருத்துவமனைகளில் போதுமான ஊழியர்கள் இல்லாத காரணத்தால், அது சிறைச்சாலை போலவே நிர்வகிக்கப்படுகிறது; அவர்களின் நோக்கம் மனநோயாளிகளைக் குணப்படுத்தி மறுவாழ்வு அளிப்பதல்ல; அவர்களைச் சமூகத்திலிருந்து பிரித்துப் பூட்டி வைப்பதே. கடுமையாக அடித்தல், கட்டி வைத்திருத்தல், மயக்க மருந்து அளிக்காமலேயே நோயாளிக்கு மின்னதிர்வுச் சிகிச்சை அளித்தல் போன்ற கொடுமையான நடவடிக்கைகள் இன்றும் பல மனநல மருத்துவமனைகளில் மேற்கொள்ளப்படுகின்றன. தங்கள் வீடுகளில்கூட மனநோயாளிகளின் மனித உரிமைகள் மீறப்படுகின்றன.

பெட்டிச்செய்தி 10.4. ஒதுக்கிவைக்கப்படுவதை எதிர்த்துப் போராட சில சுலோகங்கள்

மனநோய் என்பது பொதுவானது.

யார் வேண்டுமானாலும் மனநோயால் பாதிக்கப்படலாம்.

மருந்துகள், கலந்தாலோசனை, குடும்பத்தின் ஆதரவு ஆகியவற்றால் மனநோய்க்குச் சிகிச்சை அளிக்க முடியும்.

மனச்சோர்வு என்பது சோம்பேறித்தனமல்ல; அதுவும் குணப்படுத்தப்படக்கூடிய ஒரு மனநோய்.

மூளையில் ஏற்படும் பாதிப்பும் மனஅழுத்தமும் மனநோய்க்கான முக்கியக் காரணங்கள்.

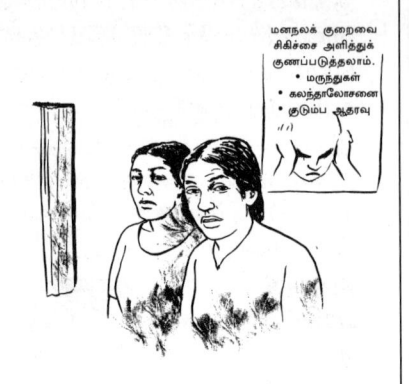

மனித உரிமை மீறலை இனம்காண்பதே நலப் பணியாளர்களின் முக்கியக் கடமையாகும். மனநல மருத்துவமனைகளிலும் குடும்பத்திலும் உள்ளவர்களுக்கு மனநோய் பற்றி விளக்கமாகவும் புரியும் விதத்திலும் எடுத்துச்சொல்ல வேண்டியது உங்கள் முக்கியக் குறிக்கோளாக இருக்க வேண்டும் (மனநோய் உள்ளவர்கள் ஒதுக்கிவைக்கப்படுவதை எதிர்த்துப் போராட உதவும் வகையில் பெட்டிச்செய்தி 10.4இல் சில சுலோகங்கள் தரப்பட்டுள்ளன). நீங்கள் பொறுமையாக எடுத்துச்சொல்லியும் அவர்கள் புரிந்துகொள்ளாத பட்சத்தில், அரசு சாரா அமைப்புகள், காவல் துறையினர், வழக்கறிஞர்கள் போன்றோருக்குத் தகவல் தந்து, மனித உரிமை மீறலுக்கான கடும் நடவடிக்கையை எடுங்கள்.

10.7 சிக்கலில் உள்ள உறவுகள்

அன்பும் ஆதரவும் கொண்ட உறவை அனுபவித்து வருபவர்கள் பொதுவாக மகிழ்ச்சியோடும் நல்ல மனநலத்தோடும் இருப்பார்கள். நம் வாழ்க்கையின் மிக முக்கியமான உறவுகளாக துணைவர் (கணவன்/மனைவி) அல்லது பெற்றோர்கள், சகோதர சகோதரிகள், உறவினர்கள், நண்பர்கள் ஆகியோரைக் கூறலாம். நம்மில் பெரும்பாலோருக்கு இந்த உறவுகள் மகிழ்ச்சியையும் இனிமையையும் அளிக்கின்றன. நாம் கவலைப்படும்போது, அவர்கள் ஆதரவையும் நம்பிக்கையையும் அளிக்கின்றனர். அதே நேரத்தில், உறவுகள் மகிழ்ச்சியற்றதாகவும் போகலாம். அவர்களுக்கு ஒரு பிரச்சினை என்றால், நமக்கு வருத்தமும் கோபமும் வருகிறது. இதன் காரணமாக உறவினர் ஒருவருக்குச் சிக்கல் ஏற்படும்போது அவருக்கு ஆதரவாக இருந்து உதவுவது அவரின் மனநலத்தை மேம்படுத்தும். வயிற்றுப்போக்கு ஏற்படுகிறது என்றால், உடனே தண்ணீரைக் காய்ச்சிக் குடி என்று ஆலோசனை சொல்வோம் அல்லவா. அதுபோலவே, உறவுகளுக்குள் ஏற்படும் சிக்கலைத் தீர்த்துக் கொள்வது என்பது அவருக்கு மனநலப் பிரச்சினைகள் வராமல் தடுக்க உதவும்.

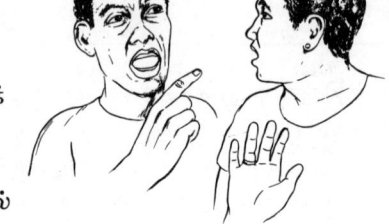

10.7.1 உறவுகள் ஏன் முறிகின்றன?

சில சமயங்களில் நீண்ட காலத்துக்கு உறவில் மகிழ்ச்சியின்மை நிலவுகிறது. சில சமயம் குழந்தையின் இறப்பு அல்லது வேலையை இழத்தல் போன்ற நிகழ்வுகளால், உறவு கடும் சிக்கலுக்கு உள்ளாகிறது. இவ்வாறு உறவில் பிரச்சினைகள் முளைக்கப் பல பொதுக் காரணங்கள் உள்ளன:

- **வாழ்க்கையின் முக்கிய நிகழ்வுகள்.** மகிழ்ச்சி நிறைந்த மற்றும் வருத்தமான நிகழ்வுகள் உறவில் சிக்கலை ஏற்படுத்தலாம். எடுத்துக்காட்டாக, ஒரு குடும்பத்தில் குழந்தையின் வரவு

குடும்பத்துக்கும் பெற்றோர்களுக்கும் மகிழ்ச்சியையும் குதூகலத்தையும் கொண்டு வரலாம். அதே நேரத்தில், தாயும் தந்தையும் ஒருவருக்கொருவர் காட்டும் அன்பு குறையத் தொடங்கலாம். ஒரு குழந்தை பிறக்கிறது என்றால், அதோடு வேலையும் கடுமையாகக் கூடுகிறது; தனக்குப் போதுமான ஆதரவு கிடைக்கவில்லை, தானே குழந்தையை முழுமையாக இரவுபகலாகப் பார்த்துக்கொள்ள வேண்டியிருக்கிறது என்ற வருத்தம் அந்தத் தாய்க்கு ஏற்படலாம். அதற்கு நேர்மாறாக, மனைவியோடு மகிழ்ச்சியாக இருக்கப் போதுமான நேரம் கிடைப்பதில்லை என்று தந்தை நினைக்கலாம். வேலையை இழத்தல் போன்ற மகிழ்ச்சியற்ற நிகழ்வுகள், மக்களிடம் கடும் மனஅழுத்தத்தை உருவாக்கலாம்; இதன் விளைவாக மற்றவர் களோடு கொண்டுள்ள உறவில் சிக்கல் எழலாம். வேலையை இழந்தவரின் சுயமதிப்பு பாதிப்புக்கு உள்ளாகிறது. அது வருத்தத்தையும் எரிச்சலையும் மேலும் தூண்டுகிறது. முழுக் குடும்பத்தையும் தானே பொறுப்பேற்று நடத்த வேண்டியுள்ளதே என்று வேலை இழந்தவரின் மனைவி வருந்தலாம்.

- **பணப் பிரச்சினைகள்.** பணப் பற்றாக்குறை என்பது ஒரு குடும்பம் நடத்த நினைக்கும் பல விஷயங்களைச் செய்ய முடியாமல் ஆக்குகிறது. யார் எவ்வளவு பணம் செலவழிக்கிறார்கள் அல்லது யார் பணம் சம்பாதிக்கிறார்கள் போன்ற விஷயங்கள் வருத்தத்தை உருவாக்கி, குடும்ப உறுப்பினர்களுக்குள் விவாதத்தையும் சிக்கலையும் உருவாக்கலாம்.
- **வன்செயல்.** வன்செயலைச் சமாளிப்பது என்பது கடினம். உறவில் ஏற்படும் வன்செயலுக்குப் பெரும்பாலும் ஆளாவது, அதாவது வன்செயலால் பாதிக்கப்படுவது, மனைவிமார்களே. பெற்றோர்களால் குழந்தைகளும், தங்கள் பிள்ளை அல்லது பெண்களால் வயதானவர்களும் மோசமான வசவுக்கு அல்லது நடத்தைக்கு ஆளாகலாம். மிரட்டுதல், திட்டுதல் போன்ற உணர்வுபூர்வமான வன்செயல் உறவைக் காயப்படுத்தலாம்; இது உடல்ரீதியாக ஏற்படுத்தும் வன்செயலுக்கு, அதாவது காயத்துக்குச் சமமானது. உடலுறவுக்குக் கட்டாயப்படுத்துதல் போன்ற பாலுறவு ரீதியான வன்செயல், உறவில் மிகக் கடுமையான பாதிப்பை ஏற்படுத்தி விடும் (☞ பிரிவு *7.2,7.3*).
- **மனைவியைத் தவிர்த்து வேறொருவரைக் காதலித்தல்.** திருமணம் என்பது ஆயுள் முழுதும் தொடரும் ஓர் உறவு; துரதிர்ஷ்டவசமாக, இது எல்லோர் வாழ்விலும் நிகழ்வதில்லை. திருமணத்திற்கு அப்பாற்பட்டு வேறொருவருடன் காதல் உண்டாகுமானால், இது மகிழ்ச்சியற்ற ஒரு திருமண உறவின் விளைவாக ஏற்படுகிறது; மேலும் இது திருமண உறவை மகிழ்ச்சியற்றதாக ஆக்கிவிடுகிறது.
- **பாலுறவுச் சிரமங்கள்.** இது திருமண உறவில் முக்கியமான மற்றும் உணர்வு சார்ந்த விஷயம். இரண்டு பேருமே பாலுறவில் திருப்தி அடைகிற பட்சத்தில் திருமண உறவு மகிழ்ச்சி நிறைந்ததாக விளங்குகிறது. பாலுறவில் திருப்தியடைதல் என்பது பாலுறவுச் செயல்பாடு அதிகமாக நிகழ்கிறது என்பதல்ல; எப்போதெல்லாம் பாலுறவு கொள்கிறார்களோ அப்போது இருவருமே மகிழ்ச்சியை அனுபவிக்கிறார்கள் என்பது பொருள். தம்பதியரில் ஒருவர் மட்டும் பாலுறவு கொள்ளும் விழைவைப் பெறும்போதோ அல்லது பாலுறவில் முழுமையாகத் திருப்தியடையாதபோதோ பிரச்சினை எழுகிறது. பாலுறவுப் பிரச்சினைகளில் உள்ள முக்கியச் சிக்கல் என்னவென்றால், இந்தத் தனிப்பட்ட விஷயத்தை வேறு யாருடனும் விவாதிக்கப் பெரும்பாலோர் சங்கடப்படுவார்கள்
- **உடல் மற்றும் மனநலமின்மையும் நோய்களும்.** உடல் மற்றும் மனம், இரண்டும் நலமற்றதாக உணரும்போதோ அல்லது நோயுறும்போதோ, குறிப்பாக நீண்ட கால அளவில் பாதிப்பு இருக்கும்போது, இவை திருமண உறவைப் பாதிக்கலாம். நோயால் பாதிக்கப்படுதல் என்பது நோயுற்றவர் தன் பணியை அல்லது கடமையைச் செய்ய முடியாது என்பதோடு உறவை திருப்திபடுத்தும் பொதுவான செயல்பாடுகளில் பங்குபெற இயலாது. அதோடு நோயுற்றவரைக் கவனித்துக்கொள்வது என்பது எரிச்சலையும் கோபத்தையும் ஊட்டும்.

- **மதுப்பழக்கம்.** மது அருந்தும் பழக்கம் உள்ளவர் திட்டியோ அடித்தோ ஆக்ரோஷமாக நடந்துகொள்ளலாம் – குறிப்பாகக் குடித்திருக்கும் நிலையில். மதுப்பழக்கம் என்பது பொதுவாகப் பணப் பிரச்சினைகளுக்கும் பாலுறவுச் சிக்கல்களுக்கும் காரணமாகிவிடும்.

10.7.2 உறவைப் புதுப்பித்துக்கொள்ள எப்படி உதவலாம்?

உறவைப் புதுப்பித்துக்கொள்ள உதவுவதில் நீங்கள் முக்கியப் பங்காற்ற முடியும். மகிழ்ச்சியற்ற உறவு என்பது ஆரோக்கியம் சார்ந்த பிரச்சினைகளுக்கு வழிவகுக்கலாம் அல்லது ஆரோக்கியத்தை மேலும் மோசமாக்கலாம் என்பதை நினைவில் கொள்வது முக்கியம். திருமண உறவு இக்கட்டான நிலையில் உள்ளது என்பதை இனம்காண்பது, உறவைப் புதுப்பித்துக்கொள்ள உதவும் முதல் படியாகும். ஒரு சிறு சமூகத்தில், குறிப்பிட்ட குடும்பத்தில் உள்ள பிரச்சினைகள் பற்றி மற்றவர்கள் பேசும் வம்புகளைக் காதில் வாங்கினாலேயே, எங்கு பிரச்சினை உள்ளது என்பது உங்களுக்குப் புரிந்துவிடும். இருந்தாலும், உங்களிடம் வருபவர்களிடம், அவர்களின் குடும்ப வாழ்க்கை அல்லது திருமண உறவு எப்படி இருக்கிறது என்று அவ்வப் போது கேட்க வேண்டும். பிரச்சினைகளுக்கு உள்ளாகும் சாத்தியம் உள்ளவர்களாகப் பின்வருபவர்களைக் கூறலாம்:

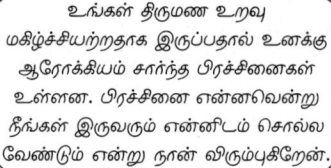

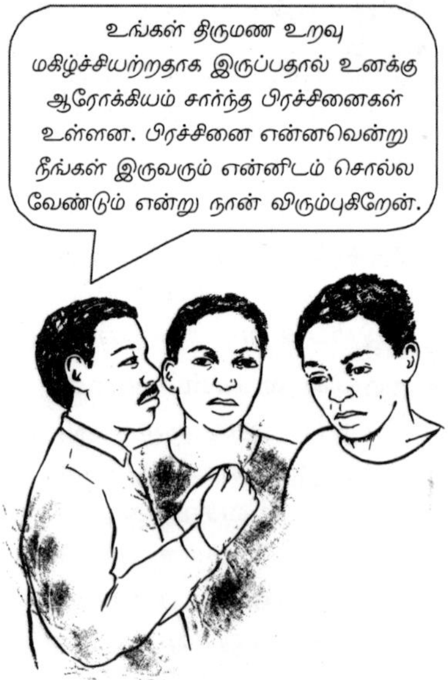

உங்கள் திருமண உறவு மகிழ்ச்சியற்றதாக இருப்பதால் உனக்கு ஆரோக்கியம் சார்ந்த பிரச்சினைகள் உள்ளன. பிரச்சினை என்னவென்று நீங்கள் இருவரும் என்னிடம் சொல்ல வேண்டும் என்று நான் விரும்புகிறேன்.

- மனநலப் பிரச்சினை மற்றும் குடிப்பழக்கம் உள்ளவர்கள்;
- விளக்க முடியாத காயங்கள் அல்லது விபத்துக்கு உள்ளானவர்கள்;
- நீண்ட நாட்களாக உடல்நலம் இல்லாதவர் இருக்கும் குடும்பத்தைச் சேர்ந்தவர்;
- வேலை இழப்பு அல்லது குழந்தையின் வரவு போன்ற முக்கிய நிகழ்வுகளைக் குடும்பத்தில் சந்தித்தவர்.

உறவைப் புதுப்பிக்க நீங்கள் உதவும்போது மூன்று முக்கிய நிலைகள் உள்ளன:

- பிரச்சினையைப் புரிந்துகொள்ளுதல்;
- அடிப்படை விதிகளை நிர்ணயித்தல்;
- இருவருக்கு இடையிலான பேச்சுவார்த்தையை மேம்படுத்துதல்.

பிரச்சினையைப் புரிந்துகொள்ளுதல்

இருவரையும் ஒன்றாக வைத்துக்கொண்டு, அவர்களின் பிரச்சினை என்ன என்று கேளுங்கள். இது சாத்தியம் இல்லையென்றால், இருவரிடமும் தனித்தனியாகப் பேசுங்கள்; அவர்களின் உறவு மேலும் மோசமடையாமல் இருக்க வேண்டும் என்றால், அவர்கள் இருவரும் இணைந்து வந்து உங்களைப் பார்க்க வேண்டும் என்பதைத் தெளிவுபடுத்துங்கள். பெரும்பாலும், தம்பதியர் இருவரில், என்ன பிரச்சினை மற்றவரைப் பாதிக்கிறது என்று வெளிப்படையாக விவாதிப்பது, உறவை எப்படி மேம்படுத்தலாம் என்ற ஆலோசனைக்கு வழிவகுக்கும். உணர்வுகளைப் பரிமாறிக்கொள்வது என்பதே நம்பிக்கையையும் எதிர்பார்ப்பையும் நல்லெண்ணத்தையும் வளர்க்க உதவும். நீங்கள் பிரச்சினைக்குத் தீர்வு ஏற்படக்கூடிய ஆலோசனைகளை வழங்கலாம். எடுத்துக்காட்டாக, தம்பதியரில் ஒருவருக்கு நலமின்மை அல்லது நோய் இருந்தாலோ, வேலை இல்லாமல் இருந்தாலோ உடனடியாகச் செயல்படுத்த வேண்டியவற்றை ஆலோசனையாக வழங்கலாம்.

அடிப்படை விதிகளை நிர்ணயித்தல்

தம்பதியரில் ஒருவர் மற்றவரைத் திட்டுவதோ அடிப்பதோ கூடாது என்பதே அடிப்படை விதியாக இருக்க வேண்டும். இதை அடுத்து, தங்கள் துணைவர் பின்பற்ற வேண்டியதாக நினைக்கும் வேறு சில விதிகளைப் பரிந்துரைக்கலாம். உங்களுடன் விவாதித்து, தங்கள் உறவைப் புதுப்பித்துக் கொள்ள உதவும் சில விதிகளைப் பின்பற்ற அல்லது விதிகளின்படி நடக்க இருவரும் ஒப்புக் கொள்ள வேண்டும். எடுத்துக்காட்டாக, கணவன் மது அருந்தும் பழக்கத்தைக் குறைத்துக் கொள்ள வேண்டும்; வாரத்துக்கு ஒருமுறை மட்டும் குடிக்கலாம் என்று மனைவி கூறலாம். அதற்குப் பதிலாக, தன் நண்பர்களைப் பற்றிக் குறைகூறக் கூடாது என்று கணவன் கோரிக்கையை முன் வைக்கலாம். தம்பதியின் உறவில் முன்னேற்றம் உள்ளதா என்பதை அறிய, மேற்குறித்த விதிகள் பின்பற்றப்படுகின்றனவா என்று கண்காணிக்க வேண்டும். எல்லாமே எதிர்பார்த்தபடி நன்றாக நடந்தால், கொஞ்சம்கொஞ்சமாக அன்றாட வாழ்வின் ஒரு பகுதியாக நிர்ணயிக்கப்பட்ட விதிகள் அமைந்துவிடும்.

பேச்சு வார்த்தையை மேம்படுத்துதல்

இதுவே உறவுகளைப் புதுப்பிப்பதற்கான சிறந்த வழி. தம்பதிகள் மனம்விட்டுப் பேசித் தங்கள் பிரச்சினைகளைப் பகிர்ந்துகொண்டால், அவர்கள் ஒருவரையொருவர் நம்பத் தொடங்கிப் பிரச்சினைக்குத் தீர்வுகாண முன்வருவார்கள். இருவரும் இணைந்து சிறிது நேரம் சேர்ந்து செலவழிக்க, தினமும் அரை மணிநேரம் என்று வைத்துக்கொள்வோம். அன்றைய பொழுது எப்படிப் போனது அல்லது அன்றைய தினம் என்னென்ன செய்தார்கள் என்பது பற்றிப் பேசுமாறு ஆலோசனை வழங்கலாம். இதன்மூலம் இருவருக்குமிடையிலான பேச்சுவார்த்தை மேம்படும். தம்பதிகளுக்குள் இணக்கமான சூழலைப் பெறலாம். இருவருக்குமிடையில் தகவல் பரிமாற்றம் மேம்படச் சில எளிய வழிகள்:

- அன்றைய தினம் எது அவர்களை மகிழ்ச்சியுற வைத்தது, எது வருந்தச் செய்தது என்பது பற்றிப் பேசலாம்;
- அன்றைய செயல்பாடுகளைப் பகிர்ந்துகொள்ளலாம்; எடுத்துக்காட்டாக, அன்று செய்த வீட்டு வேலைகள், குழந்தைகளைப் பார்த்துக்கொண்டது போன்றவை. இது அவர்களுக்குள் உணர்வுபூர்வமான பிணைப்பை வலுப்படுத்தும்;
- இருவரும் நம்பிக்கை வைத்திருக்கும் மூன்றாவது ஆள் ஒருவரின் முன்னிலையில் தங்கள் பிரச்சினைகளைப் பேசலாம்; அவர் குடும்ப உறுப்பினர் அல்லது நண்பராக இருக்கலாம்.

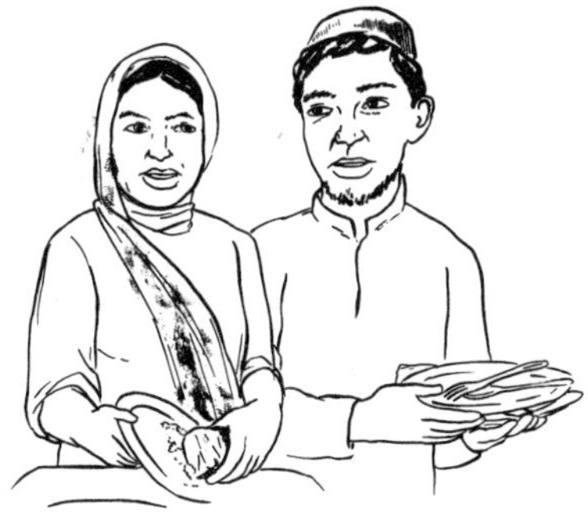

- இருவரும் மகிழ்ச்சியாக இருந்த காலத்தில் பகிர்ந்துகொண்ட செயல்பாடுகளைத் தற்போது தொடரக் கொஞ்ச நேரம் ஒதுக்கலாம்;
- தம்பதிகளின் நம்பிக்கையை முழுமையாகப் பெற்ற பிறகு, அவர்களுக்கு இடையில் பாலுறவுப் பிரச்சினை ஏதாவது இருக்கிறதா என்று நீங்கள் ஆராயலாம் (☞ பிரிவு 5.5).

10.7.3 பிரிந்துவிடுவது பற்றி எப்போது தீர்மானிக்க வேண்டும்?

சில சமயம் திருமண உறவு மகிழ்ச்சியற்று மிக மோசமான நிலையை எட்டியிருக்கும்; இந்தச் சூழலில் இருவரும் பிரிந்து வாழ்வதே சிறந்த தீர்வாக இருக்கும். இந்த மகிழ்ச்சியற்ற உறவு ஒட்டுமொத்தக் குடும்பத்துக்கும் நிம்மதியற்ற சூழலை ஏற்படுத்தும்; இந்தச் சூழ்நிலையில் சேர்ந்திருப்பதைவிடப் பிரிந்துவிடுவது மேல். பிரிந்துவிடுவதே நல்லது என்று தீர்மானிக்கும்

நிலையில் உள்ள சூழல்களில் பின்வருபவை அடங்கும்:

- வன்செயல் தொடர்ந்து ஒரு பிரச்சினையாக இருத்தல் அல்லது நாளுக்கு நாள் மோசமான நிலையை எட்டுதல்;
- தம்பதியரில் ஒருவருக்குத் திருமணத்துக்கு அப்பாற்பட்டு ஒருவருடன் தொடர்பு இருந்து, அதை அவர் மாற்றிக்கொள்ளத் தயாராக இல்லாத நிலையில்;
- இருவரும் இணைந்து பிரிந்துவிட தீர்மானிக்கும்போது;
- எவ்வளவு சமாதானம் செய்தும் உறவு மகிழ்ச்சியற்றதாகவே இருக்கும்போது.

தம்பதியரில் இருவருமே உறுதியாகப் பிரிந்துவிடத் தீர்மானிக்கும்போது, அவர்கள் எவ்வாறு பிரிவது (எடுத்துக்காட்டாக, பிரிந்த பின் குழந்தைகள் யாரிடம் இருக்கும், அவர்களுக்கான செலவுகளை யார் அல்லது எப்படிச் செய்வது போன்றவை), செலவு பிடிக்கக்கூடியதும் வருத்தமானதும் சட்டரீதியான சண்டைகளைத் தவிர்த்தல் போன்ற விஷயங்களில் அவர்களுக்குச் சரியான ஆலோசனைகளை வழங்கலாம். விவாகரத்துக்குப் பிறகு, இருவருக்குமே கலந்தாலோசனை மேற்கொள்வதன் மூலம், நீங்கள் ஒரு முக்கியப் பங்காற்ற முடியும்; குறிப்பாகத் தனியாக விடப்பட்டவருக்கோ அல்லது புதிய வாழ்க்கையை ஏற்றுக்கொள்ளப்போகிறவருக்கோ ஆலோசனைகள் வழங்கி அவருடைய எதிர்கால வாழ்க்கை மகிழ்ச்சியானதாக இருக்கும் என்ற நம்பிக்கையை விதைக்கலாம்.

10.8 வறுமையும் மனநலமும்

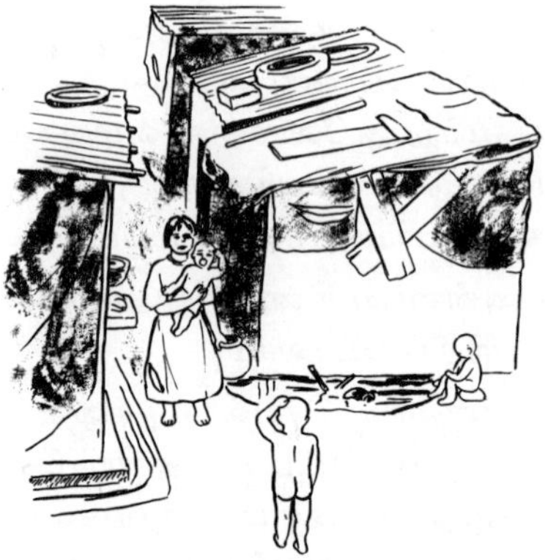

வறுமை மோசமான மனநலத்தோடு தொடர்புபடுத்தப்படுகிறது. இதில் வியப்படைய ஒன்றுமில்லை; ஏனென்றால், பல மன அழுத்தங்கள் வறுமையோடு தொடர்புடையவை, வறுமையால் உருவாகுபவை. வறுமையுற்ற சூழலில் வசிப்பவருக்கு மனநலக் கோளாறுகள் உருவாவதற்கான காரணங்கள் வருமாறு:

- **நகரத்துக்குக் குடியேறுதலும் கிராமச் சமூகத்துடனான தொடர்பு அற்றுப்போதலும்.** நகரத்துக்குக் குடியேறுபவர்களில் பெரும்பாலான ஏழைகள் குடிசைப் பகுதிகளில் வசிக்கின்றனர்; இங்கு வெகுசில சமூக வலைப்பின்னல்களே உள்ளன. கிராமத்திலேயே விடப்படுபவர்களில், குறிப்பாகப் பெண்கள், குழந்தைகள், வயதானவர்கள் ஆகியோர் வீட்டுக்கு முறையாகச் சம்பாதிப்பவரை இழந்துவிடுகின்றனர் என்பதோடு தனிமையிலும் வாடுகின்றனர்.
- **பொருளாதார அழுத்தங்கள்.** ஏழைகளுக்கு வருவாய்க்கான ஆதாரம் குறைவாக இருப்பதால், அதிக அளவில் ஏழ்மையோடு தொடர்புடைய உடல்ரீதியான சிரமங்களுக்கு ஆளாகின்றனர். இதனால் தூய்மையான தண்ணீர், உணவு, வங்கிக் கடன் ஆகியவை கிடைக்காமல் போகின்றன அல்லது மிகக் குறைவாகவே கிடைக்கின்றன.
- **அருவருப்பூட்டும் சுகாதாரமற்ற வாழ்நிலை.** இது போன்ற சுற்றுச்சூழலில் வசிப்பது மனஅழுத்தத்துக்கும் மகிழ்ச்சியின்மைக்கும் வழிவகுக்கிறது.
- **கல்வி, வேலைவாய்ப்பு கிடைக்காமை.** சிறந்த கல்வியோ தரமான கல்வியோ ஏழைகளுக்குக் கிடைப்பதில்லை; இதன் விளைவாக நல்ல வேலையும் கிடைப்பதில்லை. கல்வி கற்பதற்கான வாய்ப்பு மிகக் குறைவாக இருக்கும் நிலையில் வறுமையை விட்டு வெளியே வருவதற்கு உதவும் திறனும் முடக்கப்பட்டு விடுகிறது; இதைத் தொடர்ந்து எதிர்காலத்தைக் குறித்த நம்பிக்கையை ஏழைகள் இழந்துவிடுகிறார்கள்; மனம் தளர்ந்து மேலும் வறுமையில் வாடுகிறார்கள்.

- **சுகாதாரச் சேவையைப் பெறும் வழியின்மை.** சிறந்த மருத்துவச் சேவையைப் பெறுவதற்கான சாத்தியங்கள் ஏழைகளுக்குக் குறைவாக உள்ளன. இதனால், மனநோய்களால் பாதிக்கப்பட்ட ஏழைகளுக்குச் சரியான சிகிச்சை கிடைப்பதில்லை.
- **உடல்நலப் பாதிப்பு ஏற்படுத்தும் கடும் சுமை.** ஏழைகள் கடுமையான உடல்நலக் கேட்டுக்கு ஆளாகிறார்கள்; இதற்கு அவர்கள் வசிக்கும் சூழல், போதுமான ஊட்டச்சத்து இல்லாமை, சுகாதாரமான குடிதண்ணீர் கிடைக்காமை, சிகிச்சைக்குப் பணம் செலவழிக்க இயலாமை போன்றவையே காரணங்கள். பொதுவாக உடல்ரீதியான நோய்களால் வருந்துபவர்களே மனநோய்களுக்கும் ஆளாகிறார்கள்.

மனநோய் ஒருவரின் பொருளாதாரச் சூழலைப் பல்வேறு வகைகளில் மோசமாகப் பாதிக்கலாம்:

- ஒருவரின் பணித் திறனை மனநலக் கோளாறு பாதிக்கலாம் (வீட்டிலும் பாதிக்கலாம்).
- மனநோய்க்கு முறையற்ற வகைகளில் சிகிச்சை எடுத்துக்கொள்வதால், பலரும் பல்வேறு வகைச் சிகிச்சைகளையும் அடுத்தடுத்து அல்லது ஒரே நேரத்தில் மேற்கொள்கிறார்கள்; இதன் விளைவாக, சிகிச்சைக்கு மேலும் அதிகப் பணம் செலவழிக்க நேரிடுகிறது.
- இதைத் தவிர மதுப்பழக்கம் அல்லது போதைப்பழக்கத்துக்கு அடிமையாக இருப்பது மேலும் செலவைக் கூட்டுகிறது. இதனால் அந்த ஏழையின் குடும்பம் மேலும் வறுமைக்குத் தள்ளப்படுகிறது.
- மனநோய்களோடு ஒட்டியுள்ள தீண்டாமை அல்லது புறக்கணிப்பு என்பது மனநோய் உள்ளவருக்கான வேலை வாய்ப்புகளைச் சுருக்கிவிடுகிறது.
- போதைப்பொருள் பழக்கம், கற்றல் குறைபாடுகள், மனச்சிதைவு போன்ற மனநலக் கோளாறுகள் படித்துக்கொண்டிருப்பவரின் திறனைப் பாதித்துக் கல்வியை முழுமையாக முடிக்க முடியாமல் செய்துவிடுகிறது. இதனால் எதிர்காலத்துக்கான பொருளாதார வாய்ப்பும் சுருக்கப்பட்டுவிடுகிறது.

இந்த வகைகளில் வறுமையில் வாடும் மக்கள் மனநலக் கோளாறுகளினால் பாதிக்கப்படும் வாய்ப்பு அதிகமாக உள்ளது. மனநலக்கோளாறுகள் வறுமையை மேலும் மோசமாக்குகிறது. உலகம் முழுதும், குறிப்பாக ஏழை நாடுகளில், உலகமயமாக்கலும் பொருளாதாரச் சீர்திருத்தங்களும் நம் அனைவரின் வாழ்விலும் பெரும் மாற்றங்களை ஏற்படுத்திவிடுகின்றன. இந்தக் கொள்கைகள் மக்களுக்கான சுகாதார நலத் திட்டங்களில் பல்வேறு வகையான தாக்கத்தை ஏற்படுத்துகின்றன. அதோடு அரசுகள் தாங்கள் வழங்கும் மானியங்களைத் திரும்பப் பெற்றுக் கொள்வதால் மருத்துவச் செலவு அதிகரித்துக்கொண்டேபோகிறது. அரசு மருத்துவமனைகள் மக்களிடம் சேவைக் கட்டணம் வசூலிப்பது என்பது இனி அரசு சுகாதாரச் சேவையை இலவசமாக வழங்காது என்பது பொருள். மேலும் தனியார் மருத்துவச் சேவை அதிகச் செலவு பிடிக்கக்கூடியதாக மாறிவருகிறது. மருந்துகளின் விலை அதிகரித்துவிட்டது. மருந்து உற்பத்தி மற்றும் விற்பனை முறைகளில் புதிய பன்னாட்டுச் சட்டங்கள் ஏற்படுத்தியுள்ள கட்டுப்பாடுகள் புதிய மருந்துகளின் விலையை மேலும் அதிகமாக்கிவிட்டன. சுகாதாரத் துறைகளில் ஏற்பட்டுள்ள பொருளாதாரச் சீர்திருத்தங்கள் எல்லா சமூகங்களிடையேயும் ஒரு சமத்துவமற்ற நிலையை உருவாக்கியிருப்பதே மிகப் பெரிய ஆபத்து ஆகும். ஒவ்வொரு சமூகத்திலும் உள்ள வெகுசில பணக்காரர்கள் மேலும் பணக்காரர்களாகிக்கொண்டிருக்கிறார்கள்; ஏழைகள் மேலும் ஏழைகளாகிக்கொண்டிருக்கிறார்கள். இந்தச் சமத்துவமின்மை எதிர்கால சமூகத்தின் ஒருமைப் பாட்டுக்கும் வசதியற்ற கோடிக்கணக்கான மக்களின் ஆரோக்கியத்துக்கும் பயங்கரமான சவாலாக விளங்குகிறது.

10.8.1 ஏழைகளிடம் மனநலத்தைப் பரப்புதல்

வறுமை ஏற்படுத்தும் பிரச்சினைகளினால் வாடிக்கொண்டிருக்கும் மக்கள், மனநலப் பிரச்சினைகளை ஒரு பொருட்டாகக் கருதாமல் ஒதுக்கித்தள்ளலாம். சிலர் மனச்சோர்வும் மற்ற

மனநலப் பிரச்சினைகளும் 'பொருள்முதல்வாதத்தோடும்', 'அளவு மிஞ்சியதோடும்'. தொடர்புடையதாகவும் அதன் விளைவாக உருவாவதாகவும் நினைத்துக்கொள்கிறார்கள்; மேலும் மனநலப் பிரச்சினைகள் ஏழைகளுக்குச் சுகமானவை என்றோ வறுமையால் இயற்கையாக ஏற்படுபவை என்றோ கருதுகிறார்கள். இந்த நம்பிக்கைகள் தவறானவை. மனநலப் பிரச்சினைகள் ஏழைகளிடம் மட்டும் பொதுவாகக் காணப்படுபவை அல்ல; ஆனால், இந்த மனநலப் பிரச்சினைகள் ஏழைகளின் ஆரோக்கியத்திலும் பணிபுரியும் திறனிலும் பெரும் தாக்கத்தை ஏற்படுத்துகின்றன. மனநோய்கள் வறுமையால் இயற்கையாக உருவாவது அல்ல; உண்மையாகச் சொல்லப்போனால், பெரும்பாலான ஏழைகள் நல்ல மனநலத்தோடு இருக்கிறார்கள். எனவே, மனநலப் பிரச்சினைகளை வறுமையோடு தொடர்புபடுத்துவது சரியல்ல. எப்படி வறுமையோடு மிக நெருங்கிய தொடர்புடைய காசநோய்க்கு நோய் எதிர்முறி மருந்து அளிப்பீர்களோ அதுபோலவே வறுமையோடு தொடர்புடைய மனச்சோர்வு மற்றும் பிற மனநலப் பிரச்சினைகளுக்கும் சிகிச்சை அளிக்க வேண்டும். ஏழைகளிடையே மனநலத்தைப் பரப்பக் கீழ்க்காணும் முன்னெடுப்புகளில், அதாவது மேம்படுத்தும் நடவடிக்கைகளில், கவனம் செலுத்த வேண்டும்:

- **சமூகத்தின் அடிப்படைச் சேவைகளை அளித்தல்.** தூய்மையாக உள்ள சமூகத்தில் வசிக்கும் எந்த ஒரு தனிமனிதரும் நல்ல ஆரோக்கியத்தோடு காணப்படுவார். எடுத்துக்காட்டாக, வயிற்றுப் போக்கைத் தவிர்க்க நலப் பணிகளை உங்கள் சமூகத்தில் மேற்கொள்வதை நீங்கள் சிறப்பாகச் செய்தால், இந்தச் செயல்பாடு மனநலத்தை மேம்படுத்தவும் உதவும்.
- **சமூகத் தொடர்பு அமைப்பையும் ஒற்றுமையையும் மேம்படுத்துதல்.** உங்கள் அளவிலேயே, நீங்கள் சமூகத் தொடர்பைக் கட்டமைக்க முன் வரலாம். எடுத்துக்காட்டாக, தனியாகவும் மகிழ்ச்சியற்றும் இருக்கும் ஒரு முதியவர் பற்றி உங்களுக்குத் தெரிய வரலாம். அருகிலேயே தாயும், இரண்டு குழந்தைகளும் உள்ள குடும்பம் ஒன்று வசித்துவருகிறது; அந்தத் தாய்க்கு வேலையும் பார்த்துக்கொண்டு குழந்தைகளையும் கவனித்துக்கொள்வது சிரமமாக உள்ளது. இந்த இருவரையும் அழைத்து ஒருவருக்கொருவர் ஆதரவாக இருக்க ஆலோசனை தரலாம். எடுத்துக்காட்டாக, பகல் பொழுதில் முதியவர் குழந்தைகளைப் பார்த்துக்கொள்ளலாம்; அதற்குப் பதிலாக அந்தத் தாய் முதியவருக்கு உணவு அளிப்பதோடு நட்புப் பாராட்டலாம்.
- **வன்செயலின் வீச்சைக் குறைத்தல்.** மிகுந்த சமத்துவமின்மை நிலவும் சூழலிலும் மதம், இனம் போன்றவற்றால் பிரிந்து கிடக்கும் சமூகத்திலும் குற்றமும் வன்செயலும் பொதுவாகக் காணப்படும். இது போன்ற சூழல்களில் சமூகத் தலைவர்களோடும் கொள்கை வகுப்பவர் களோடும் நெருக்கமாக இணைந்து சமூகத்தில் ஒருமைப்பாடும் ஒற்றுமையும் உருவாகப் பாடுபட வேண்டும். இதற்குப் பின்வரும் நடவடிக்கைகள் அவசியம்:
  - மக்களிடையே பிளவுகளை ஏற்படுத்தும் அனைத்து அரசியல் நடவடிக்கைகளையும் புறக்கணித்தல்;
  - சமூகத்தின் அனைத்துத் தரப்பு மக்களையும் சமமாக நடத்துமாறு காவல் துறை, மருத்துவமனைகள், சட்ட அமைப்புகள் ஆகியவற்றிடம் பரிந்து பேசுதல்;
  - வன்செயலைத் தவிர்க்க உறுதியாக இருக்கும் அரசியல்வாதிகளை அடையாளம் கண்டு தேர்தலில் நிறுத்துதல்;
  - குடும்பத்தில் நிலவும் வன்செயல் குறித்துக் காவல்துறையினர் புரிந்துகொண்டு அதற்குரிய நடவடிக்கை எடுக்குமாறு கூறுதல்.
- **சமூகத்துக்கான பொருளாதார வாய்ப்புகளை மேம்படுத்துதல்.** நீங்கள் நேரடியாகப் புதிய வேலைகளை அல்லது பொருளாதார வசதிகளை மேம்படுத்தும் வாய்ப்பை உருவாக்க முடியாது. இருப்பினும், செய்தித்தாள் போன்றவற்றில் வரும் வேலைவாய்ப்பு விளம்பரங்கள், நலத் திட்டங்கள் போன்றவற்றைப் பற்றிய தகவல்களை அறிந்துவைத்திருப்பதன் மூலம்

அந்தத் தகவல்களைத் தேவையானவர்களுக்கு வழங்கலாம். எடுத்துக்காட்டாக, வங்கிகள் அல்லது சுயஉதவிக் குழுக்கள் அளிக்கும் தனியார் கடன் திட்டம் மூலம் ஏழைகள் பட்டிருக்கும் கடனை அடைக்க உதவலாம். சுயஉதவிக் குழுவில் உறுப்பினராக ஏழை மக்களுக்கு ஆலோசனை வழங்கலாம். நீங்கள் நலப் பணியாளராக இருப்பதால், உங்கள் ஆலோசனை களைக் காதுகொடுத்துக் கவனமாகக் கேட்பார்கள்.

- **சுகாதார நிலையத்தில் பயனளிக்கும் சேவையை வழங்குதல்.** பொதுவான மனநலப் பிரச்சினை களைக் கண்டுபிடிப்பதிலும் அவற்றுக்குச் சிகிச்சை அளிப்பதிலும் திறமையுள்ளவர்களாக விளங்குங்கள். மனநலக் கோளாறுகள் வறுமையின் விளைவாக இயற்கையாக ஏற்படுபவை என்று புறக்கணிக்காதீர்கள். அதற்குப் பதிலாக, மனநோய்க்கு உரிய சிகிச்சை அளிப்பது ஏழைகள் தங்களின் பிரச்சினைகளுக்குத் தீர்வு காண்பதற்கான மனவலிமையையும் ஊக்க உணர்வையும் பெற உதவும்.

10.9 பாலினமும் மனநலமும்

ஒரு சமூகத்தில் ஆண்கள் மற்றும் பெண்களின் நிலை, பங்கு, உரிமைகள், அதிகாரங்கள் ஆகியவை எவ்வாறு வெவ்வேறு விதமாக வழக்கில் உள்ளன என்பதை விவரிக்கவே பாலின சமத்துவமின்மை என்ற சொல் பயன்படுத்தப்படுகிறது. எளிமையாகச் சொல்லப்போனால் பெண்கள் ஆண்களுக்கு நிகராகச் சமூகத்தில் மதிக்கப்படுவதில்லை; ஆண்களுக்கு உள்ள அனைத்து உரிமைகளும் அதிகாரங்களும் பெண்களுக்குத் தரப்படுவதில்லை. இந்தக் கையேட்டின் வேறு சில பகுதிகளில் பெண்களின் பலவீன நிலை பற்றியும் அதன் விளைவாக பெண்களுக்கு இழைக்கப்படும் அநீதிகள் குறித்தும் நீங்கள் படித்திருப்பீர்கள். நம் சமூகத்தில் குடும்ப வன்செயலுக்கும் கற்பழிப்புக்கும் பெண்களே ஆளாகிறார்கள் என்பதே உண்மை. பாலின சமத்துவமின்மை என்பது ஒரு ஆணுக்கும் பெண்ணுக்குமான சொந்த மற்றும் தனிப்பட்ட உறவைப் பாதிக்கின்றன. மருத்துவ அமைப்பும் சமூகமும் பாலின சமத்துவமின்மையின் பாதிப்பால் பெண்களின் மனநலப் பிரச்சினைகளைக் கையாள்வதில் எவ்வாறு பாரபட்சம் காட்டுகின்றன என்பதை இந்தப் பிரிவு விவரிக்கிறது.

10.9.1 பாலின சமத்துவமின்மையும் மனநலமும்

பெண்களையும் பெண்களின் மனநலத்தையும் நாம் நினைக்கும்போது மூன்று முக்கிய பிரச்சினைகளைக் கருத்தில் கொள்ள வேண்டும்:

- ***ஆண்களைவிடப் பெண்கள் அதிக அளவில் மனநலப் பிரச்சினைகளுக்கு ஆளாவார்களா?*** இது மனநலக் கோளாறின் தன்மையைப் பொறுத்தது. பெண்கள் அதிக அளவுக்கு மனச் சோர்வுக்கும் பதற்றநோய்க்கும் ஆளாவார்கள். இருப்பினும் கடுமையான மனப்பிறழ்வுகள் என்பன இருபாலருக்கும் பொதுவாக ஏற்படக்கூடியவை. மது அல்லது போதைப்பொருளுக்கு அடிமையாதல் போன்ற பிரச்சினைகளில், ஆண்களே அதிக அளவில் பாதிப்புக்கு உள்ளாகின்றனர்.

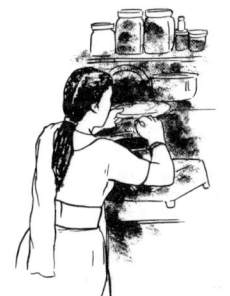

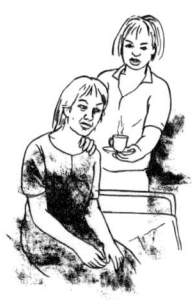

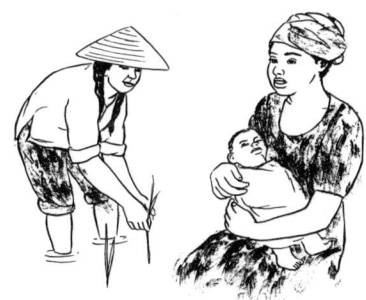

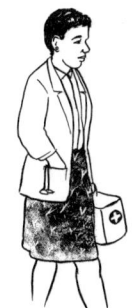

- ***பெண்கள் ஏன் மனநலப் பிரச்சினைகளுக்கு ஆளாகின்றனர்?*** வாழ்க்கையில் ஏற்படும் மன அழுத்தங்கள் ஒரு மனிதனை மனச்சோர்வுக்கு ஆளாக்குகின்றன. பாலின சமத்துவமின்மை என்பது குறிப்பிடத்தக்க அளவுக்குப் பெண்களின் வாழ்வில் மனஅழுத்தத்தை உருவாக்குகிறது. இவ்வகையில், ஓர் ஆணைப் போலவே ஒரு பெண் கடுமையாக உழைத்தாலும், பொருளாதார ரீதியாகக் குறைவான ஊதியத்தையே பெறுகிறாள். அவளுக்குப் பணிக்கு இடையில் 'ஓய்வு நேரமோ' அல்லது ஓய்வோ அளிக்கப்படுவதில்லை. காரணம் அவளுடைய உழைப்பு உரிய வகையில் மதிக்கப்படுவதில்லை. மேலும், பணிபுரியும் பெண்ணாக இருந்தாலும், குழந்தைகளைப் பெற்றுத்தர வேண்டும் என்ற நெருக்கடிக்கு வீட்டில் ஆளாகிறாள்.
- ***மனநலப் பாதிப்புக்கு ஆளாகும் பெண்களுக்கு என்ன நடக்கிறது?*** ஆண்கள் நலமில்லாமல் இருந்தால் என்ன வகையான கவனிப்பும் சிகிச்சையும் அவர்களுக்கு கிடைக்கிறதோ, அது பெண்களுக்குக் கிடைப்பதில்லை. பெண்கள் கூறும் ஆரோக்கியம் சார்ந்த பிரச்சினைகள், உறவினர்களாலோ மருத்துவப் பணியாளர்களாலோ பொருட்டாக எடுத்துக்கொள்ளப் படுவதில்லை. மனச்சோர்வுக்கு ஆளான பெண்களுக்கு உரிய சிகிச்சை பெரும்பாலும் அளிக்கப்படுவதில்லை; முறையான சிகிச்சைக்குப் பதிலாக தூக்க மாத்திரைகளும் வைட்டமின் மாத்திரைகளும் அளிக்கப்படுகின்றன. பெரும்பாலும் மனவளர்ச்சிக் குன்றிய பெண்கள் சிறப்புப் பள்ளிகளுக்கு அனுப்பப்படுவதில்லை. அதே சமயம், மனநோய் உள்ள ஆணுக்குத் திருமணம் செய்துவைக்கப்படுகிறது; மனநோய் உள்ள பெண் தனித்து விடப் படுகிறாள்; அவளுக்குத் திருமணம் செய்து வைக்காமலேயே காலம் கழிந்துவிடுகிறது. மனநலம் குன்றிய பெண்ணின் சிறு செயல்பாடு பெண்களின் குணத்துக்கு எதிரானதாகக் கருதப்பட்டுக் கடுமையான கண்டனத்துக்கு உள்ளாகிறது; எடுத்துக்காட்டாக, உணவுத் தயாரிப்பில் கவனமின்மை அல்லது குழந்தைகளைப் புறக்கணித்தல். பெண்களுக்கு மனநோய் இருந்தால் அது குடும்பத்தின் கௌரவத்துக்கு இழுக்காகக் கருதப்படுகிறது. மனநோய் உள்ள பெண்களுக்குச் சமூக ஆதரவும் கிடைப்பதில்லை. திருமணமானப் பெண்ணுக்கு மனநோய் இருந்தால், அவள் பிறந்த வீட்டுக்குத் திருப்பி அனுப்பப்படுகிறாள்; அதன் பிறகு விவாகரத்து பெற்ற அல்லது தனித்துவிடப்பட்ட பெண்ணாக காலம் கழிக்கிறாள்.

10.9.2 பெண்களுக்கான மனநலத்தின் அவசியத்தைப் பரப்புதல்

பெண்களின் வாழ்வில் தாக்கத்தை ஏற்படுத்தக்கூடிய முக்கிய முடிவுகளை எடுக்கும் அதிகாரங்களைப் பெண்களுக்கு அளித்தல், பாலின சமத்துவத்தின் தேவையை ஆண்களுக்குப் புரியவைத்தல் போன்ற செயல்பாடுகள் பாலின சமத்துவத்தை ஊக்குவிப்பதற்கான முக்கிய வழிகள்; பாலின சமத்துவத்தை உண்மையாக்குவதன் மூலமே பெண்களின் மனநலத்தை மேம்படுத்த இயலும். இந்தப் பணியைச் செய்ய, நீங்கள் ஓர் ஆர்வலராக இருக்க வேண்டும் என்பதோடு பெண்களின் உரிமைக்காகப் பாடுபட வேண்டும். பல இடங்களில், பெண்களின் உரிமைகளுக்கு அங்கீகாரம் பெற பல பெண்ணியக் குழுக்கள் பாடுபட்டு வருகின்றன. இதுபோன்ற குழுக்களின் நடவடிக்கைகளில் பங்குபெறுவது பெண்களின் நலத்தை மேம்படுத்த நலப் பணியாளர் என்ற முறையில் நீங்கள் அளிக்கும் முக்கியப் பங்களிப்பாக அமையும்.

பெண்கள் அதிக அளவில் மனச்சோர்வுக்கு ஆளாகிறார்கள் என்று கூறுவதன் மூலம், உண்மையான சமூகப் பிரச்சினைகள் ஆரோக்கியம் சார்ந்த பிரச்சினைகளாகப் பார்க்கப்படும் என்று சிலர் வாதம் செய்யலாம். இவ்வாறாக, ஒரு கணவனால் மனைவி தாக்கப்பட்டு அவள் மனச்சோர்வுக்கு உள்ளானால், உண்மையான பிரச்சினை என்பது வீட்டில் நிகழ்த்தப்பட்ட வன்செயல். அதுவே மனச்சோர்வுக்கான நேரடிக் காரணம். இது உண்மை என்ற போதிலும், நாம் பெண்ணின் தற்போதைய ஆரோக்கியம் குறித்தும் கவலைப்பட வேண்டும். எனவே, ஆக்ரோஷமான கணவனால் மனைவியின் கை உடைக்கப்பட்டால், முதலில் நாம் முறிந்த கைக்குச் சிகிச்சை அளிக்க வேண்டும். அதுபோலவே, அந்தப் பெண்ணின் மனச்சோர்வுக்குச்

சிகிச்சை அளிப்பது என்பது அவளுடைய கவனம், உறக்கம், சுயமதிப்பு குறித்த உணர்வு, சக்தி ஆகியவற்றின் தன்மையை மேம்படுத்த உதவும். இதன் விளைவாக, மனச்சோர்வுக்குக் காரணமாகும் வீட்டுப் பிரச்சினைகளுக்குத் தீர்வு கண்டறிய அந்தப் பெண்ணுக்கு உதவும்.

பெண்களின் நலத்தில் பாலின சமத்துவமின்மை எந்த அளவுக்குச் சக்திவாய்ந்த ஒரு எதிர்மறைப் பங்கை ஆற்றிவந்திருக்கிறது என்பதை நீங்கள் தொடர்ந்து நினைவில் கொள்ள வேண்டும். பெண்களின் மனநலத்தில் இந்தச் சமத்துவமின்மை ஏற்படுத்திவந்த பாதிப்பைக் குறைக்க நீங்கள் பல வழிகளில் உதவ முடியும்:

- உங்களிடம் சிகிச்சைக்கு ஒரு பெண் வரும்போது, குறிப்பாகச் சிறுசிறு நலப் பிரச்சினை களுக்காக, அவளுடைய வீட்டுச் சூழலையும் வேறு விதமான மனஅழுத்தங்களையும் கண்டறியச் சிறிது நேரம் ஒதுக்குங்கள். பெண்கள் தங்களின் மன உணர்வுகளையும் பிரச்சினைகளையும் பற்றி உங்களிடம் மனம்விட்டுப் பேச ஒரு வாய்ப்பு அளியுங்கள்.
- நீங்கள் இயல்பாக உணர்ந்தால் (அந்தப் பெண்ணின் அனுமதியையும் பெற்றிருந்தால்) அவளுடைய கணவனிடம் அல்லது மற்ற குடும்ப உறுப்பினர்களிடம் பொறுமையாகப் பேசி, அந்தப் பெண் படும் கஷ்டங்களையும், அவை எவ்வாறு அவளின் ஆரோக்கியத்தைப் பாதிக்கிறது என்பதையும் எடுத்துச் சொல்லுங்கள். உறவை மேம்படுத்திக்கொள்ள, குறிப்பாகச் சில ஆலோசனைகளை வழங்கலாம் (☞ பிரிவு 10.7).
- பாலின சமத்துவமின்மை பற்றியும் அதன் பாதிப்புகள் பற்றியும் உங்கள் சக பணியாளர் களுக்குப் புரியவையுங்கள். உங்கள் சுகாதார நிலையத்தில் அல்லது மருத்துவமனையில் ஆண்களுக்கும் பெண்களுக்கும் சமமான முறையில் எந்தப் பாரபட்சமும் இன்றி சிகிச்சை அளிக்கப்படுவதை உறுதி செய்துகொள்ளுங்கள்.
- ஒரு குறிப்பிட்ட பெண் கடுமையான மனநலக் கோளாறினால் பாதிக்கப்பட்டிருக்கிறாள் என்பதை நீங்கள் அறியவந்தால், அவளுடைய சிகிச்சையில் சிறப்புக் கவனம் செலுத்துங்கள்; தொடர்ந்து உங்களை வந்து அவள் பார்ப்பதை உறுதி செய்துகொள்ளுங்கள். மருத்துவ மனைக்கு அவள் வராவிட்டால் அல்லது அழைத்து வரப்படாவிட்டால், அவள் வீட்டுக்குச் சென்று அவளைப் பாருங்கள். அவளுடைய மனநோய் பற்றி அவளுடைய குடும்பத்தினர் கொண்டிருக்கும் சந்தேகங்களைத் தெளிவுபடுத்துங்கள்.
- கடும் மனஅழுத்தத்துக்கு உள்ளாகும் வீட்டுச் சூழலில் ஒரு பெண் குடியிருக்கிறாள் என்பது உங்களுக்குத் தெரியவந்தால், அந்த மனஅழுத்தம் எவ்வாறு அவள் நலத்தைப் பாதிக்கிறது என்று கேட்க முயற்சி செய்யுங்கள். அவள் மனநலப் பிரச்சினைகளால் பாதிக்கப்பட்டிருப்பதை நீங்கள் கண்டறிந்தால், கலந்தாலோசனை மேற்கொண்டு பிரச்சினைக்குத் தீர்வுகாணும் நெறிமுறைகள் மூலம் சிகிச்சை அளியுங்கள் (☞ பிரிவு 3.2).
- உங்கள் சமூகத்தில் பெண்ணியக் குழுக்கள் சிறப்பாகச் செயல்பட்டு வந்தால், அவர்கள் நடத்தும் கூட்டங்களில் கலந்துகொண்டு, பெண்கள் கவனம் செலுத்தவேண்டிய மனநலப் பிரச்சினைகள் பற்றி விவாதியுங்கள் (☞ இயல் 12).
- மனநலப் பிரச்சினை உள்ள பெண்களுக்கான ஆதரவுக் குழுக்கள் அல்லது சுயஉதவிக் குழுக்கள் அமைக்க உதவுங்கள் (☞ பிரிவு 10.1).

பகுதி 4

இந்தக் கையேட்டை உங்கள் பகுதிக்கு ஏற்ற வகையில் மாற்றி அமைத்துக்கொள்ளுதல்

இந்தக் கையேட்டின் முற்பகுதிகள் பொது மருத்துவப் பணியாளரின் கண்ணோட்டத்தில் மனநலப் பிரச்சினைகளுக்கு மருத்துவ ரீதியான அணுகுமுறையை விவரித்தது. நீங்கள் அவ்வப்போது இந்தக் கையேட்டின் நான்காவது பகுதியைப் பார்க்குமாறு குறிப்புகள் இதற்கு முன்னர் தரப்பட்டிருந்தன. வாசகர்கள் தாங்கள் பணிபுரியும் பகுதி சார்ந்த முக்கியத் தகவல்களைப் பதிவு செய்துகொள்ள பகுதி 4 வசதியளிக்கிறது. இதில் இரண்டு இயல்கள் உள்ளடக்கப்பட்டுள்ளன.

உடனடிக் கையேடாக உதவும் வகையில் மனநலப் பிரச்சினைகளுக்கான வெவ்வேறு மருந்துகள், உள்ளூரில் கிடைக்கும் மருந்துகளின் வணிகப் பெயர்கள், விலை ஆகியவற்றைக் குறித்துக்கொள்ள உரிய இடத்தை இயல் 11 அளிக்கிறது.

மனநலம் பாதிக்கப்பட்டவர்களுக்கு உதவக்கூடிய வகையில் உங்கள் பகுதியில் இருக்கும் ஆதாரங்கள் பற்றிய தகவல்களை எப்படிப் பதிவுசெய்துகொள்ளலாம் என்பதற்கான ஆலோசனைகளை இயல் 12 பரிந்துரைக்கிறது.

குறிப்பிட்ட மனநோய், நோய்க்குறிகள் போன்றவற்றுக்கு உங்கள் மொழியில் பயன்படுத்தும் சொற்களையும் பொருள்களையும் குறித்துக்கொள்ள, உரிய இடம் கலைச்சொற்கள் பட்டியலை அடுத்து விடப்பட்டுள்ளது.

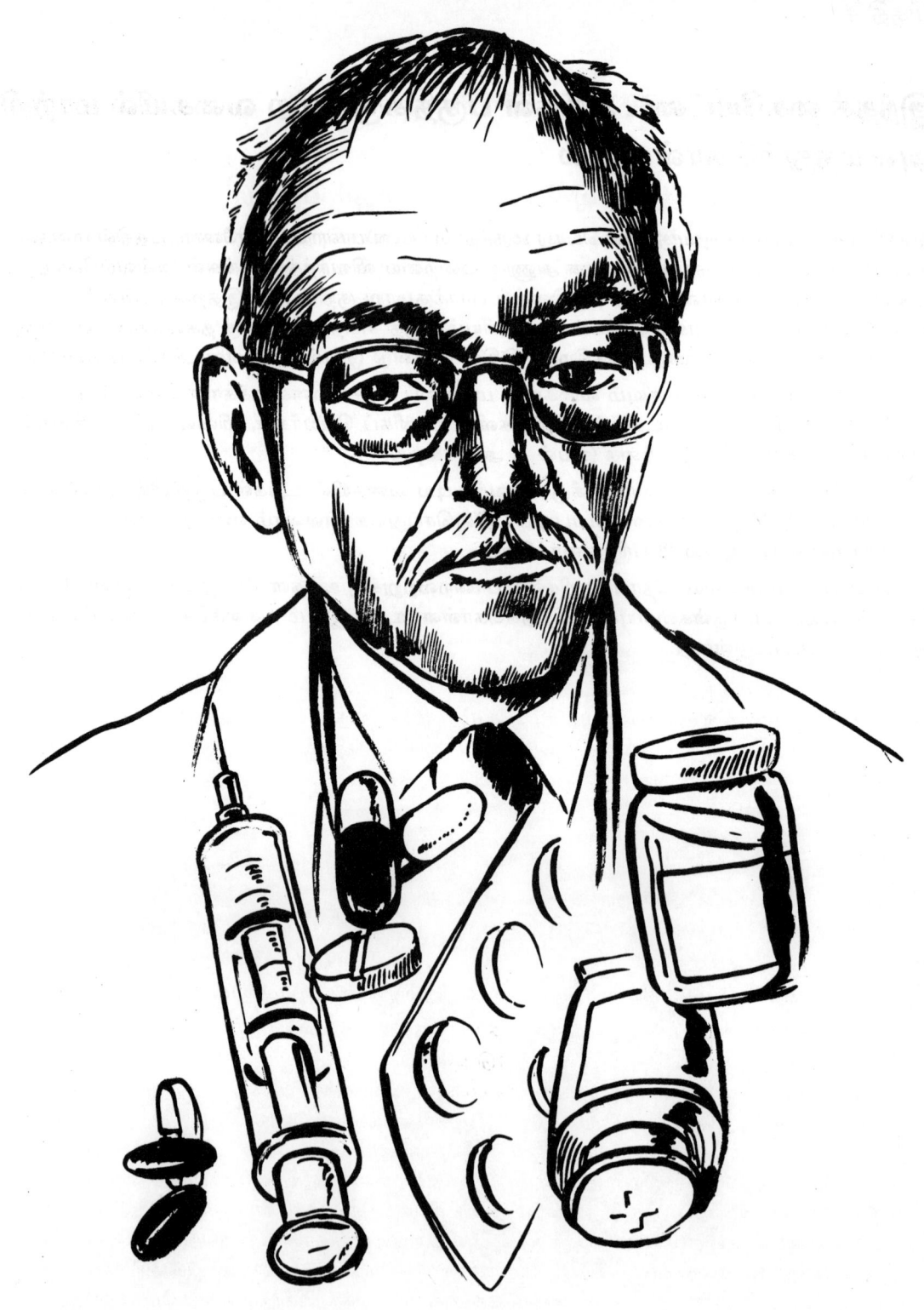

இயல் 11

மனநோய்களுக்கான மருந்துகள்

11.1 சரியான மருந்தைத் தேர்வு செய்தல்: செலவும் பயனும்

உலகம் முழுதும் மருத்துவச் செலவு உயர்ந்துகொண்டே வருகிறது. குறிப்பாக வளர்ந்துவரும் நாடுகளில், எந்த மருந்தைப் பரிந்துரைப்பது என்று தேர்வு செய்வது கடினமாகிக்கொண்டே வருகிறது என்பதே முதல் வாக்கியத்தின் பொருள். பல புதிய மருந்துகள் பன்னாட்டுக் காப்புரிமைச் சட்டத்தின்கீழ் கட்டுப்பாட்டை விதிக்கின்றன. அதாவது குறிப்பிட்ட காலம் வரையில் குறிப்பிட்ட மருந்தை ஒரு நிறுவனம் மட்டுமே உற்பத்தி செய்ய (விற்க) அனுமதி வழங்குகிறது. இந்த மருந்துகள் பெரும்பாலும் பழைய மருந்துகளைவிட விலை அதிகமாகவே உள்ளன. விலைகுறைந்த, பழைய மருந்தைப் பரிந்துரைப்பதா அல்லது விலை உயர்ந்த புதிய மருந்தைப் பரிந்துரைப்பதா என்று நீங்கள் தீர்மானிப்பதற்குமுன், கீழ்க்காணும் விஷயங்களைக் கணக்கில் எடுத்துக்கொள்ளுங்கள்:

- மருந்தின் விலை;
- மருந்தின் பயன் (அதாவது எந்த அளவுக்குப் பயனளிக்கும்);
- பக்கவிளைவுகள்;
- குடும்பத்தின் வருமானம்.

இவ்வாறு புதிய மருந்து, மனநலக் கோளாறின் நோய்க்குறிகளைக் குறைப்பதில் பழைய மருந்தைவிட எந்த விதத்திலும் சிறப்பாக இல்லாதது என்பது குறைந்த பக்கவிளைவுகளை ஏற்படுத்தலாம். இது சிலருக்கு மிகவும் முக்கியமானதாக இருக்கலாம். எடுத்துக்காட்டாக, மனநோய்க்கான புதிய மருந்துகளைவிடப் பழைய மருந்துகள் அதிக விறைப்புத் தன்மையையும் அமைதியற்ற நிலையையும் உருவாக்கும் குணம் படைத்தவை. பழைய மருந்தை எடுத்துக் கொள்ளும் ஒருவர் அமைதியற்றுக் காணப்படுவதால் பணிபுரிய இயலாது; எனவே பணம் சம்பாதிக்கவும் முடியாது. அதற்கு நேர்மாறாக, புதிய மருந்தைச் சாப்பிடும் ஒருவர் அந்த மருந்துக்காக அதிகப் பணம் செலவழிக்கலாம்; ஏனென்றால், அவரால் பணிபுரிய இயலும் என்பதால், சிகிச்சைக்காக அதிகமாகச் செலவழிக்கும் சக்தியைப் பெறுகிறார். அதே சமயம், பழைய மருந்தைச் சாப்பிடுவதால் பணிபுரியவும் முடியாது, அதிகமாகச் செலவழிக்கவும் முடியாது.

ஒரு மருந்தைத் தேர்வு செய்யும்போது, கீழ்க்காணும் சூழல்கள் எழலாம்:

- விலைகுறைந்த பழைய மருந்து பயனுள்ளதாக இருக்கிறது அல்லது புதிய மருந்து போலவே சக்தி வாய்ந்ததாக விளங்குகிறது என்பதோடு பக்கவிளைவில் இரண்டுக்கும் எந்த மாற்றமும் இல்லை. அப்படியானால் விலை குறைந்த பழைய மருந்தைப் பரிந்துரைக்கவும். எடுத்துக் காட்டாக, மனநோய் எதிர்ப்பு மருந்துகளில், டிரைசைக்கிளிக் வகை மனச்சோர்வுநீக்கிகள் இரண்டை எடுத்துக்கொள்வோம். அதாவது அமிட்ரிப்டிலின் மற்றும் நோர்ட்ரிப்டிலின் மருந்தில் எதைத் தேர்ந்தெடுப்பது? இரண்டுமே எதிர்பார்த்த பயனை அளிப்பவை என்பதோடு ஒரே பக்கவிளைவையே ஏற்படுத்தும்; ஆனால் அமிட்ரிப்டிலின் மருந்தின் விலை நோர்ட்ரிப்டிலின் விலையைவிடக் குறைவு. எனவே, நீங்கள் அமிட்ரிப்டிலின்தான் தேர்ந்தெடுக்க வேண்டும். புதிதாக வந்துள்ள மனநோய் எதிர்ப்பு மருந்துகளில் பெரும்பாலானவை பக்கவிளைவு அளவிலும் பயன் அளவிலும் சில ஆண்டுகளுக்குமுன் வந்த மருந்துகளைப் போன்றதே.

எனவே புதிதாக வந்துள்ள மனநோய் எதிர்ப்பு மருந்துகளைப் பரிந்துரைக்காதீர்கள்.

- விலை அதிமாகவும், புதிதாகவும் வந்துள்ள மருந்தைப் போன்றதே விலைகுறைவான பழைய மருந்துகள்; ஆனால் பக்கவிளைவைப் பொருத்த அளவில் பழைய மருந்து அதிக பக்கவிளைவை ஏற்படுத்தக்கூடிய சாத்தியம் அதிகம். இதற்கு நல்ல எடுத்துக்காட்டாக, பழைய மனச்சோர்வு நீக்கியான அமிட்ரிப்டிலின் மருந்தையும் புதிய மனச்சோர்வு நீக்கியான ஃபுளூவோக்ஸடின் மருந்தையும் எடுத்துக்கொள்ளலாம். இரண்டுமே நல்ல மருந்துகள் என்றாலும் அமிட்ரிப்டிலின் மருந்து ஏற்படுத்தக்கூடிய பக்கவிளைவுகள் அதிகம். பழைய மருந்தைப் பயன்படுத்திவருபவர்கள் இந்தப் பக்கவிளைவின் காரணமாக சிகிச்சையையே நிறுத்திவிடுவார்கள். மற்றொரு எடுத்துக்காட்டாக, பழைய மனநோய் எதிர்ப்பு மருந்தான ஹாலோபெரிடால், புதிய மனநோய் எதிர்ப்பு மருந்தான ரிஸ்பெரிடோன் ஆகியவற்றை எடுத்துக்கொள்வோம். தேர்வு செய்ய உங்களுக்குமுன் இரண்டு மருந்துகள் உள்ளன. புதிய மருந்தை வாங்கக்கூடிய வசதி உள்ளவர்கள் புதியதை வாங்கிக்கொள்ளலாம். இரண்டு மருந்துகளின் நன்மை தீமைகளை எடுத்துக்கூறி விருப்பமானதைத் தேர்ந்தெடுத்துக்கொள்ளச் சொல்லலாம். நோயாளியே தனக்கு விருப்பமான மருந்தைத் தேர்ந்தெடுத்துக்கொள்ளும் அதே சமயம், நோயாளி ஏழைக் குடும்பத்தைச் சேர்ந்தவராக இருந்தால், பழைய மனநோய் எதிர்ப்பு மருந்தையே பரிந்துரையுங்கள். நோயாளியின் மனநலனில் எந்த அளவுக்கு முன்னேற்றம் ஏற்பட்டுவருகிறது என்பதைக் கண்காணித்து வாருங்கள். கடுமையான பக்கவிளைவுகள் தோன்றினால், புதிய மருந்தை மாற்றிப் பரிந்துரையுங்கள்.
- விலை அதிகமான புதிய மருந்து பழைய மருந்தைவிட அதிகப் பலன் தரக்கூடியது. இத்தகைய சூழலில் நீங்கள் புதிய மருந்தையே பரிந்துரைக்க வேண்டும். அதே சமயம், நோயாளி புதிய மருந்தை வாங்கும் சக்தி இல்லாதவராக இருந்தால், சோதனை முறையில் பழைய மருந்தைப் பரிந்துரைக்கவும். பழைய மருந்தே நல்ல பலனை அளித்தால், அதையே நோயாளி தொடர்ந்து சாப்பிடலாம். பழைய மருந்து எதிர்பார்க்கும் பலனை அளிக்கா விட்டால், புதிய மருந்தைப் பரிந்துரைப்பதைத் தவிர வேறு வழியே இல்லை. எடுத்துக்காட்டாக, பழைய மற்றும் புதிய மனநோய் எதிர்ப்பு மருந்துகளை எடுத்துக்கொள்ளலாம். இந்த வகையில் மனச்சிதைவு உள்ளவர்களுக்கு குளோர்புரோமஸின் மருந்தைவிட ரிஸ்பெரிடோன் மருந்து நல்ல பலன் அளிக்கும்.

பெட்டிச்செய்தி 11.1. மனநோய்க்குச் சிகிச்சை அளிக்க உதவும் சில அவசியமான மருந்துகளின் பட்டியல்

சோடியம் வால்புரோயேட்* அல்லது கார்பமஸிபைன்*

குளோர்புரோமஸின்* அல்லது ஹாலோபெரிடால்* (மாத்திரை மற்றும் ஊசி மருந்து வடிவில்)

புரோசைக்கிளிடின் அல்லது பென்ஸ்ஹெக்சால் அல்லது பென்ஸ்ட்ரோபைன்

ரிஸ்பெரிடோன் அல்லது ஒலான்ஸபைன்

ஃபுளூவோக்ஸடின் அல்லது செர்ட்ராலின் (இரண்டுமே கிடைக்காத நிலையில், அமிட்ரிப்டிலின்* அல்லது இமிபிரமைன்)

மனநலச் சிகிச்சைக்கான ஊசி மருந்து (எ.கா: ஃபுளூபெனஸின் டெகானோயேட்*

டையசிபாம்* அல்லது நைட்ரசிபாம்

தயமின்*

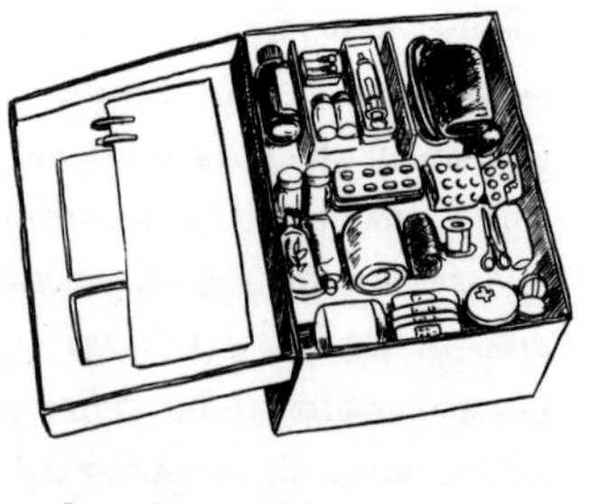

இதில் நட்சத்திரக்குறியிடப்பட்டுள்ள (*) மருந்துகள் உலக சுகாதார அமைப்பு வெளியிட்டுள்ள அத்தியாவசிய மருந்துகளின் பட்டியலிலும் (பதினோராவது பதிப்பு) இடம்பெற்றுள்ளன.

11.2 விரைவான வழிகாட்டுதலுக்கு உதவும் மனநோய் எதிர்ப்பு மருந்துகளின் அட்டவணைகள் (☞ பக். 298).

பின்வரும் பக்கங்களில் கொடுக்கப்பட்டுள்ள அட்டவணையின் இரண்டாம் பத்தியில் மருந்துகளின் உள்ளூர் வணிகப் பெயர்களையும் விலைகளையும் நீங்கள் எழுதிக்கொள்ள வேண்டும். இந்த அட்டவணை ஒவ்வொரு மருந்து வகையிலும் கொடுக்கப்பட்டுள்ள பெயர்களின் பட்டியல் அனைத்தையும் உள்ளடக்குவதல்ல. பொதுவாகப் பயன்படுத்தப்படும் மருந்துகளின் பெயர்களும் பெருவாரியாக அறியப்பட்ட மருந்துகளின் பெயர்களுமே இதில் சேர்க்கப்பட்டுள்ளன. இருந்தபோதிலும், மருந்துகளைக் குறிக்கும் பத்தியில், உங்கள் ஊரில் கிடைக்கும் மருந்துகளின் பெயர்களை எழுதிக்கொள்ள உரிய வெற்றிடம் விடப்பட்டுள்ளது. மனநோய்களுக்குச் சிகிச்சை அளிக்க அத்தியாவசியமாகத் தேவைப்படும் மருந்துகளின் பட்டியல் பெட்டிச்செய்தி 11.1இல் தரப்பட்டுள்ளது.

11.3 மனநோய் எதிர்ப்பு மருந்துகளைப் பரிந்துரைக்கும்போது மேற்கொள்ள வேண்டிய முன்னெச்சரிக்கைகள்

- மனநலச் சிகிச்சையில் அளிக்கும் மருந்துகளில் பல மதுவோடு வினைபுரியக் கூடியது. குறிப்பாக, அரைமயக்கத்தை ஏற்படுத்தக்கூடிய மருந்துகள், மது அருந்தியபின் ஏற்படும் போதையை மோசமாக்கிவிடும்.
- அட்டவணையில் தரப்பட்டுள்ள மருந்துகளின் அளவுகள் பெரியவர்களுக்கானது. இந்த அளவில் மூன்றில் ஒரு பங்கையோ அல்லது பாதி அளவையோ மட்டும் 60 வயதுக்கு மேற்பட்டவர்களுக்கும் 16 வயதுக்கு உட்பட்ட குழந்தைகளுக்கும் தர வேண்டும்.
- மனநலச் சிகிச்சையில் பயன்படுத்தும் மருந்துகளில் பல மயக்கம், உடல் எடை அதிகரிப்பு, பாலுறவுப் பிரச்சினைகள் போன்றவற்றை உருவாக்கும். இந்தப் பிரச்சினைகள் பற்றி நன்கு அறிந்துவைத்திருக்க வேண்டியது அவசியம். மருந்து எடுத்துக்கொள்பவர்கள் உணவுக் கட்டுப்பாட்டையும் உடற்பயிற்சியையும் கடைப்பிடிக்க வேண்டும் என்று ஆலோசனை கூறுங்கள். இதன்மூலம் உடல் எடை அதிகரிப்பதைக் கட்டுப்படுத்தலாம். அரைமயக்கமாக இருக்கும் நிலை என்பது மருந்தைத் தொடர்ந்து சாப்பிடத் தொடங்கியதும் குறையத் தொடங்கும். பாலுறவுப் பிரச்சினைகளைச் சமாளிக்க பிரிவு 5.5ஐப் பார்க்கவும்.
- கருவுற்றிருக்கும் பெண்களுக்குப் பின்வரும் மருந்துகளைத் தரக்கூடாது: லித்தியம், கார்பமஸிபைன், வால்புரோயேட், குளோனசிபாம் மற்றும் பதற்றநோய் நீக்கிகள், பழைய மனச்சோர்வு நீக்கிகள். குறிப்பாக எந்த மனநோய் எதிர்ப்பு மருந்தையுமே பரிந்துரைக்கக் கூடாது.
- மனநலச் சிகிச்சையில் பயன்படுத்தப்படும் வேறு சில மருந்துகள் இந்த அட்டவணையில் உள்ளடக்கப்படவில்லை. இவற்றில் மிகை ஊக்கச் செயல்பாட்டில் உள்ள குழந்தைகளுக்கு அளிக்கப்படும் மிதைல் பெனிடேட், மதுவுக்கு அடிமையானவர்களுக்கு அளிக்கப்படும் டைசல்ஃபிரம், வலிப்புக்கு அளிக்கப்படும் வைகாபேட்ரின், ஹெராயின் போதைக்கு அடிமையானவர்களுக்கு அளிக்கப்படும் மெத்தடோன் போன்றவை அடங்கும். இந்த மருந்துகளைப் பொதுநல மருத்துவர்களோ நலப் பணியாளர்களோ மனநோயாளிகளுக்குப் பரிந்துரைக்கக்கூடாது. முடிந்தவரையில், மனநல மருத்துவர் மட்டுமே நோயாளிகளுக்குப் பரிந்துரைக்கலாம்.

அட்டவணை 11.1. கடுமையான மனநோய், குழப்பம், மனக்கொதிப்பு, ஆக்ரோஷம் போன்றவற்றால் பாதிக்கப்பட்டவர்களுக்கான மனநோய் எதிர்ப்பு மருந்துகள்

மருந்துகள்	உள்ளூர் வணிகப் பெயர்களும் விலையும்	சிறப்புப் பயன்பாடு	மருந்தளவு	பக்கவிளைவுகள்
குறைந்த திறனுள்ள மருந்துகள்: இவை குறைந்தபட்ச பக்கவிளைவுகளையே விளைவிக்கும்.				
குளோர்புரோமஸின் (chlorpromazine)		நன்றாகத் தூக்கம் வரும். அறிதிறன் பிறழ்வுகள் உள்ளவர்களுக்கும் உறக்கம் சார்ந்த கோளாறு உள்ளவர் களுக்கும் பயனளிக்கும்.	இரவில் 25 மி.கி. மாத்திரை தந்து சிகிச்சையைத் தொடங்கலாம். ஒரு நாளைக்கு இரண்டு வேளை வீதம் 200 மி.கி. வரை அளவை அதிகரிக்கலாம்.	விறைப்புத்தன்மை, வாய் உலர்ந்து போதல், கிறுகிறுப்பு, அமைதியின்மை, அரைத்தூக்க நிலை, எடை அதிகரிப்பு, திடீர்க் குலுக்கல்.
அதிகத் திறனுள்ள பழைய மனநோய் எதிர்ப்பு மருந்துகள்: இவை அதிக பக்கவிளைவை ஏற்படுத்தும்.				
டிரைஃபுளுவோபெரஸின் (Trifluoperazine)		கடும் மனக்கொதிப்பு உள்ளவருக்குப் பயனளிக்கும்; அதிகமாகத் தூக்க உணர்வை ஏற்படுத்தாது.	இரவில் 5 மி.கி. மாத்திரை தந்து சிகிச்சையைத் தொடங்கலாம். ஒரு நாளைக்கு இரண்டு வேளை வீதம் 10 மி.கி. வரை அளவைக் கூட்டலாம்.	குளோர்புரோமஸினைப் போலவே பக்கவிளைவுகளை ஏற்படுத்தும்.
ஹாலோபெரிடால் (Haloperidol)		டிரைஃபுளுவோபெரஸினைப் போலவே பயனளிக்கும்.	இரவில் 5 மி.கி. மாத்திரை தந்து சிகிச்சையைத் தொடங்கலாம். ஒரு நாளைக்கு இரண்டு வேளை வீதம் 10 மி.கி. வரை அளவைக் கூட்டலாம்	குளோர்புரோமஸினைப் போலவே பக்கவிளைவுகளை ஏற்படுத்தும்.
லோக்சபைன் (Loxapine)		டிரைஃபுளுவோபெரஸினைப் போலவே பயனளிக்கும்.	இரவில் 20 மி.கி. தந்து சிகிச்சையைத் தொடங்கலாம். ஒரு நாளைக்கு இரண்டு வேளை வீதம் 100 மி.கி. வரை அளவைக் கூட்டலாம்	குளோர்புரோமஸினைப் போலவே பக்கவிளைவுகளை ஏற்படுத்தும்.

அட்டவணைத் தொடரும்

அட்டவணை 11.1. மனநோய் எதிர்ப்பு மருந்துகள் (முன்பக்கத் தொடர்ச்சி)

மருந்துகள்	**உள்ளூர் வணிகப் பெயர்களும் விலையும்**	**சிறப்புப் பயன்பாடு**	**மருந்தளவு**	**பக்கவிளைவுகள்**
பைமோசைட் (Pimozide)		பிறழ்நம்பிக்கை நோய் உள்ளவருக்குப் பயனளிக்கும்.	இரவில் 2 மி.கி. மாத்திரை தந்து சிகிச்சையைத் தொடங்கலாம். இரவில் மட்டும் 8 மி.கி வரை மருந்தின் அளவைக் கூட்டலாம்.	குளோர்புரோமஸினைப் போலவே. மேலும் ஈசிஜியில் மாற்றங்கள் ஏற்படலாம்.
அதிகத் திறனுள்ள புதிய மனநோய் எதிர்ப்பு மருந்துகள்: இவை திறனுள்ளவை, குறைந்தபட்ச பக்கவிளைவு களைக் கொண்டவை. ரிஸ்பெரிடோன் (Risperidone)		திறன்வாய்ந்த மருந்து, குறைந்த பக்கவிளைவுகளைக் கொண்டது.	இரவில் 2 மி.கி. மாத்திரை தந்து சிகிச்சையைத் தொடங்கலாம்; 6 மி.கி. வரை மருந்தின் அளவை அதிகரிக்கலாம்.	அரைத்தூக்கநிலை, அமைதி யின்மை, மனக்கொதிப்பு உணர்வு.
ஒலான்ஸபைன் (Olanzapine)		ரிஸ்பெரிடோனைப் போலவே பயனளிக்கும்.	இரவில் 2.5 மி.கி மாத்திரை தரவும்; 20 மி.கி. வரை மாத்திரையின் அளவை அதிகரிக்கலாம்	அரைத்தூக்கநிலை, உடல் எடை அதிகரித்தல்.
குளோசபைன் (Clozapine)		மற்ற மருந்துகள் பயனளிக்காத நிலையில் இதைத் தரலாம்; திறன்மிக்க மருந்து. மருத்துவ வல்லுநர்களைக் கலந்தாலோசித்த பிறகே பயன்படுத்தலாம்.	இரவில் 50 மி.கி. மாத்திரை தரவும்; 2-3 நாட்களுக்கு ஒருமுறை 50 மி.கி. அளவு அதிகரிக்கவும். 200-300 மி.கி. வரை ஒரு நாளைக்கு இரண்டு வேளை பரிந்துரைக்கலாம்.	வெள்ளையணு எண்ணிக்கை குறைவது ஆபத்தான தொற்றுக்கு வழிவகுக்கலாம்; எடை அதிகரித்தல்; அரைத் தூக்க நிலை;வாயில் உமிழ்நீர் சுரப்பு அதிகரித்தல். வாரம் ஒரு முறை இரத்த அணுக்களின் அளவைக் கண்காணிக்கவும்.

அட்டவணைத் தொடரும்

மனநோய்களுக்கான மருந்துகள் 299

அட்டவணை 11.1. மனநோய் எதிர்ப்பு மருந்துகள் (முன்பக்கத் தொடர்ச்சி)

மருந்துகள்	உள்ளூர் வணிகப் பெயர்களும் விலையும்	சிறப்புப் பயன்பாடு	மருந்தளவு	பக்கவிளைவுகள்
மனநோய் எதிர்ப்புக்கான (பல நாள்களுக்கு ஒருமுறை போடப்படும்) ஊசி மருந்துகள்: குறைந்தபட்ச மருந்தை சோதனை ரீதியாக ஊசி போட்டுப் பார்த்தபிறகு முறையாக சிகிச்சையைத் தொடங்கவும்.				
ஃபுளுபென்திக்ஸோல் டெகானோயேட் (Flupenthixol decanoate)		மனச்சிதைவுக்கான நீண்ட கால சிகிச்சையாகத் தசையில் ஆழமாகப் போடவேண்டிய ஊசி.	4 வாரங்களுக்கு ஒருமுறை 12.5 – 200 மி.கி. ஊசி	குளோர்புரோமஸினைப் போலவே பக்கவிளைவுகளை ஏற்படுத்தும். (விறைப்புத் தன்மை, வாய் உலர்ந்து போதல், அமைதியின்மை, கிறுகிறுப்பு, அரைத்தூக்கநிலை, எடை அதிகரிப்பு, திடீர்க் குலுக்கல்)
ஃபுளுபெனஸின் டெகானோயேட் (Fluphenazine decanoate)		ஃபுளுபென்திக்ஸோல் டெகானோயேட் போல கொடுக்கவும்.	4 வாரங்களுக்கு ஒருமுறை 6.25 – 75 மி.கி. ஊசி	குளோர்புரோமஸினைப் போலவே பக்கவிளைவுகளை ஏற்படுத்தும்.
ஹாலோபெரிடால் டெகானோயேட் (Haloperidol decanoate)		ஃபுளுபென்திக்ஸோல் டெகானோயேட் போல கொடுக்கவும்.	4 வாரங்களுக்கு ஒரு முறை 12.5 –100 மி.கி. ஊசி	குளோர்புரோமஸினைப் போலவே பக்கவிளைவுகளை ஏற்படுத்தும்.
சுக்லோபென்திக்ஸோல் டெகானோயேட் (Zuclopenthixol decanoate)		ஃபுளுபென்திக்ஸோல் டெகானோயேட் போல கொடுக்கவும்.	1-2 வாரங்களுக்கு ஒருமுறை 100 – 400 மி.கி. ஊசி	குளோர்புரோமஸினைப் போலவே பக்கவிளைவுகளை ஏற்படுத்தும்.

அட்டவணை 11.2. பொதுவான மனப்பிறழ்வுக்கான மனச்சோர்வுநீக்கிகள் (பேரச்சம், மனச்சோர்வு, பதற்றநோய், ஆட்டுவிக்கும் எண்ணப் பிறழ்வு, மருத்துவ ரீதியாக விளக்க முடியாத உடல் சார்ந்த நோய்க்குறிகள்)

மருந்துகள்	உள்ளூர் வணிகப் பெயர்களும் விலையும்	பயன்கள்	மருந்தளவு	பக்கவிளைவுகள்
விலை குறைவான, பழைய மனச்சோர்வு நீக்கிகள்: இவை விலை குறைவாக இருந்தாலும் அதிக பக்க விளைவுகளை உண்டாக்கும்; பயன்தெரிய குறைந்தது 2 வாரங்கள் ஆகலாம்.				
அமிட்ரிப்டிலின் (Amitriptyline)		பொதுவான மனப் பிறழ்வுகளுக்கு.	இரவில் 25 மி.கி. மாத்திரை தந்து சிகிச்சையைத் தொடங்கலாம். கொஞ்சம் கொஞ்சமாக மருந்தின் அளவை 75 மி.கி. அதிகரிக்கவும். அதிகபட்சமாக 150 மி.கி. வரை இரவில்.	அரைத்தூக்கநிலை, வாய் உலர்ந்துபோதல், கிறுகிறுப்பு, உடல் எடை அதிகரித்தல், மங்கலான பார்வை, மலச்சிக்கல்.
இமிபிரமைன் (Imipramine)		பொதுவான மனப் பிறழ்வு களுக்கும் படுக்கையை நனைக்கும் குழந்தைகளுக்கும்	அமிட்ரிப்டிலினைப் போலவே.	அமிட்ரிப்டிலினைப் போலவே. ஆனால் அவ்வளவாகத் தூக்கம் இருக்காது.
குளோமிபிரமைன் (Clomipramine)		பொதுவான மனப் பிறழ்வு களுக்கும் ஆட்டுவிக்கும் எண்ணப் பிறழ்வு நோய்க்கும்	அமிட்ரிப்டிலினைப் போலவே.	அமிட்ரிப்டிலினைப் போலவே பக்கவிளைவுகளை ஏற்படுத்தும்.
டெசிபிரமைன் (Desipramine)		பொதுவான மனப் பிறழ்வுகளுக்கு	அமிட்ரிப்டிலினைப் போலவே.	அமிட்ரிப்டிலினைப் போலவே. ஆனால் குறைவான அரைத்தூக்க நிலையை ஏற்படுத்தும்.
நோர்ட்ரிப்டிலின் (Nortriptyline)		பொதுவான மனப் பிறழ்வுகளுக்கு	ஒரு நாளைக்கு ஒரு தடவை 20 மி.கி.; பிறகு 100 மி.கி. வரை அதிகரிக்கவும்.	அமிட்ரிப்டிலினைப் போலவே. ஆனால் கிறுகிறுப்பும் அரைத்தூக்க நிலையும் குறைவாக இருக்கும்.

அட்டவணைத் தொடரும்

அட்டவணை 11.2. பொதுவான மனப்பிறழ்வுக்கான மனச்சோர்வு நீக்கிகள் (முன்பக்கத் தொடர்ச்சி)

மருந்துகள்	உள்ளூர் வணிகப் பெயர்களும் விலையும்	பயன்கள்	மருந்தளவு	பக்கவிளைவுகள்
விலை அதிகமான, புதிய மனச்சோர்வு நீக்கிகள் – செரோடோனின் வகை மருந்துகள்: இவை விலை அதிகமானாலும் குறைந்த பக்கவிளைவுகளையே ஏற்படுத்தும். பலன் தெரிய குறைந்தது 2 வாரங்கள் ஆகலாம்.				
ஃபுளுவோக்ஸடின் (Fluoxetine)		பொதுவான மனப் பிறழ்வுகளுக்கு	காலையில் 20 மி.கி. மருந்துடன் சிகிச்சையைத் தொடங்கவும்; 60 மி.கி. வரை மாத்திரையின் அளவை அதிகரிக்கலாம்.	மனக்கலக்கம், மிகைவிழிப்பு, சோர்வு, குமட்டல், வயிற்றுப் போக்கு, பாலுறவில் நாட்டமின்மை, பசியின்மை.
செர்ட்ராலின் (Sertraline)		பொதுவான மனப் பிறழ்வுகளுக்கு	காலையில் 50 மி.கி. மருந்துடன் சிகிச்சையைத் தொடங்கவும்; 200 மி.கி. வரை மாத்திரையின் அளவை அதிகரிக்கலாம்.	ஃபுளுவோக்ஸடினைப் போலவே பக்கவிளைவுகளை ஏற்படுத்தும்.
ஃபுளுவோக்ஸமைன் (Fluvoxamine)		பொதுவான மனப் பிறழ்வுகளுக்கு	காலையில் 100 மி.கி. மருந்துடன் சிகிச்சையைத் தொடங்கவும்; 300 மி.கி. வரை மாத்திரையின் அளவை அதிகரிக்கலாம்.	ஃபுளுவோக்ஸடினைப் போலவே பக்கவிளைவுகளை ஏற்படுத்தும்.
பரோக்செடின் (Paroxetine)		பொதுவான மனப் பிறழ்வுகளுக்கு	காலையில் 20 மி.கி. மருந்துடன் சிகிச்சையைத் தொடங்கவும்; 60 மி.கி வரை மாத்திரையின் அளவை அதிகரிக்கலாம்.	ஃபுளுவோக்சடினைப் போலவே பக்கவிளைவுகளை ஏற்படுத்தும். மேலும் நரம்பு மண்டல (எக்ஸ்ட்ராபிரிமிடல்) பக்கவிளைவுகள்.
வென்லாஃபேக்ஸின் (Venlafaxine)		பொதுவான மனப் பிறழ்வுகளுக்கு	ஒரு நாளைக்கு இரண்டு வேளை வீதம் 37.5 மி.கி. மருந்து தரவும்; 150 மி.கி. வரை மாத்திரையின் அளவை (இரண்டு வேளை) அதிகரிக்கலாம்.	குமட்டல், கிறுகிறுப்பு, அரைத்தூக்க நிலை, தலைவலி, வாய் உலர்ந்துபோதல், இரத்தஅழுத்தம் அதிகரித்தல், வலிப்பு.

அட்டவணை 11.3 குறைந்தகால அளவில் பயன்படுத்தக்கூடிய பதற்றநோய்நீக்கிகளும் தூக்க மாத்திரைகளும் (இந்த மருந்துகளுக்கு அடிமையாகிவிடாமல் இருக்க, 4 வாரங்களுக்கு மேல் மருந்து எடுத்துக்கொள்ளக்கூடாது)

மருந்துகள்	உள்ளூர் வணிகப் பெயர்களும் விலையும்	பயன்கள்	மருந்தளவு	பக்கவிளைவுகள்
டையசிபாம் (Diazepam)		பதற்றநோய், தூக்கம் வராத பிரச்சினை, போதை நிறுத்தப் பின்விளைவுகள்	இரவில் 5 மி.கி மருந்து தந்து சிகிச்சையைத் தொடங்கவும்; 10 மி.கி வரையில் அளவை அதிகரிக்கவும்; ஒரு நாளைக்கு இரண்டு வேளை.	அரைத்தூக்கநிலை, கிறுகிறுப்பு (நீண்ட காலம் பயன்படுத்தினால்) மருந்துக்கு அடிமையாதல் (அளவுக்கு அதிகமாக எடுத்துக் கொண்டால்) மூச்சுவிட சிரமம்
லோராசிபாம் (Lorazepam)		டையசிபாமைப் போலவே. மேலும் தீவிர மனவெழுச்சிக்கும்.	இரவில் 1 மி.கி. மருந்து தந்து சிகிச்சையைத் தொடங்கவும்; 4 மி.கி. வரையில் அளவை அதிகரிக்கவும்.	டையசிபாமைப் போலவே பக்கவிளைவு களை ஏற்படுத்தும்.
நைட்ரசிபாம் (Nitrazepam)		டையசிபாமைப் போலவே பயனளிக்கும்.	இரவில் 5 மி.கி மருந்து தந்து சிகிச்சையைத் தொடங்கவும்; 10 மி.கி. வரை மருந்தின் அளவை அதிகரிக்கவும்.	டையசிபாமைப் போலவே.
குளோர்டையசிபாக்சைட் (Chlordiazepoxide)		டையசிபாமைப் போலவே பயனளிக்கும். குறிப்பாகப் போதை நிறுத்தப் பின்விளைவுகளுக்கு.	போதை நிறுத்தப் பின்விளைவுகளுக்குப் பிரிவு 6.1ஐப் பார்க்கவும்.	டையசிபாமைப் போலவே.
குளோனசிபாம் (Clonazepam)		டையசிபாமைப் போலவே. வலிப்பு நோய்க்கும்	இரவில் 0.5 மி.கி மருந்து தந்து சிகிச்சையைத் தொடங்கவும்; 2 மி.கி. வரை மருந்தின் அளவை அதிகரிக்கவும்; ஒரு நாளைக்கு இரண்டு வேளை மருந்து.	டையசிபாமைப் போலவே.

அட்டவணைத் தொடரும்

அட்டவணை 11.3 குறைந்தகால அளவில் பயன்படுத்தக்கூடிய பதற்றநோய்நீக்கிகளும் தூக்க மாத்திரைகளும் (முன்பக்கத் தொடர்ச்சி)

மருந்துகள்	உள்ளூர் வணிகப் பெயர்களும் விலையும்	பயன்கள்	மருந்தளவு	பக்கவிளைவுகள்
அல்ப்ரஸோலாம் (Alprazolam)		டையசிபாமைப் போலவே பயனளிக்கும்.	இரவில் 0.25 மி.கி மருந்து தந்து சிகிச்சையைத் தொடங்கவும்; ஒரு நாளைக்கு இரண்டு வேளை மருந்து; 1 மி.கி. வரை மருந்தின் அளவை அதிகரிக்கவும்.	டையசிபாமைப் போலவே பக்கவிளைவுகளை ஏற்படுத்தும்
ஆக்சஸிபாம் (Oxazepam)		டையசிபாமைப் போலவே பயனளிக்கும்.	இரவில் 7.5 மி.கி மருந்து தந்து சிகிச்சையைத் தொடங்கவும்; ஒரு நாளைக்கு இரண்டு வேளை மருந்து; 40 மி.கி. வரை மருந்தின் அளவை அதிகரிக்கவும்.	டையசிபாமைப் போலவே பக்கவிளைவுகளை ஏற்படுத்தும்
டிரையஸோலாம் (Triazolam)		டையசிபாமைப் போலவே பயனளிக்கும்.	இரவில் 0.125 மி.கி. மருந்து தந்து சிகிச்சையைத் தொடங்கவும். 0.25 மி.கி வரை மருந்தின் அளவை அதிகரிக்கவும்.	டையசிபாமைப் போலவே பக்கவிளைவுகளை ஏற்படுத்தும்

304 இந்தக் கையேட்டை உங்கள் பகுதிக்கு ஏற்ற வகையில் மாற்றி அமைத்துக்கொள்ளுதல்

அட்டவணை 11.4. *தீவிர மனவெழுச்சித் தளர்ச்சிப் பிறழ்வு நோய்களுக்கான மருந்துகள் (மன நிலைப்படுத்திகள்)*

மருந்துகள்	உள்ளூர் வணிகப் பெயர்களும் விலையும்	பயன்கள்	மருந்தளவு	பக்கவிளைவுகள்
லித்தியம் கார்பொனேட் (Lithium carbonate)		தீவிர மனவெழுச்சித் தளர்ச்சிப் பிறழ்வைக் கட்டுப்படுத்தும்; நோயாளியின் இரத்த சீரத்தில் இருக்கும் மருந்தளவை சோதிக்கும் வசதி இல்லாதிருந்தாலோ சிறுநீர்ப்போக்கிகளை (டையூரடிக்ஸ்) எடுத்துக்கொள்பவராக இருந்தாலோ இந்த மருந்தைத் தவிர்க்கவும்.	ஒருவேளை மருந்தாக 400 – 1200 மி.கி. மருந்து தரப்படவேண்டும்; இரத்த சீரம் அளவு 0.6 – 1.2 மி.மோல்/லி ஆக இருக்க வேண்டும்	குமட்டல், வயிற்றுப் போக்கு, உடல் எடை அதிகரித்தல், மிகுந்த தாகம், ஸ்டீராய்டு அல்லாத அழற்சி எதிர்ப்பு மருந்துகளுடன் இடைவினைகள். அளவுக்கு அதிகமாக லித்தியம் எடுத்துக் கொள்வது உயிருக்கு ஆபத்தை விளைவிக்கும்.
சோடியம் வால்புரோயேட் (Sodium valproate)		லித்தியத்தைப் போலவே பயனளிக்கும், அதோடு வலிப்பு நோய்க்கும் பயன்படும்.	ஒரு நாளைக்கு இரண்டு வேளை 200 மி.கி. மருந்து தந்து சிகிச்சையைத் தொடங்கலாம். 600 மி.கி வரை மருந்தின் அளவைக் கூட்டிக்கொண்டே போகலாம்.	குமட்டல், கிறுகிறுப்பு, வயிற்றுப்போக்கு, உடல் எடை அதிகரித்தல், நடுக்கம், மஞ்சள் காமாலை, கல்லீரல் செயலிழத்தல், கணையஅழற்சி.
கார்பமஸிபைன் (Carbamazepine)		லித்தியத்தைப் போலவே பயனளிக்கும். அதோடு வலிப்பு நோய்க்கும் பயன்படும்.	பகலில் 200 மி.கி. மருந்துடன் சிகிச்சையைத் தொடங்கலாம். இரண்டு வாரங்களில் 800 மி.கி. வரை மருந்தின் அளவை அதிகரிக்கலாம். இரத்த சீரத்தின் அளவு 8 – 12 மி.கி/லி ஆக இருக்க வேண்டும்.	குமட்டல், நடக்கச்சிரமம், மலச்சிக்கல், தூக்க உணர்வு, கடும் ஒவ்வாமை, தாழ்நேட்ரிய இரத்தம் (ஹைபோநேட்ரிமியா – இரத்த அணுக்கள் எண்ணிக்கையில் கடும் வீழ்ச்சி ஏற்படலாம்).

அட்டவணை 11.5. வலிப்பைக் கட்டுப்படுத்த உதவும் வலிப்பு நீக்கிகள்

மருந்துகள்	உள்ளூர் வணிகப் பெயர்களும் விலையும்	பயன்கள்	மருந்தளவு	பக்கவிளைவுகள்
பினோபார்பிடோன் (Phenobarbitone)		பெரியவர்களுக்கு வரக்கூடிய எல்லாவகை வலிப்புகளுக்கும்.	இரவில் 60 மி.கி மருந்து தந்து சிகிச்சையைத் தொடங்கவும்; 120 மி.கி. வரை மருந்தின் அளவை அதிகரிக்கலாம்.	அரைத்தூக்கநிலை, அமைதியற்ற நிலை, குழப்பமான மனநிலை.
பிரிமிடோன் (Primidone)		பெரியவர்களுக்கு வரக்கூடிய எல்லாவகை வலிப்புகளுக்கும்.	இரவில் 125 மி.கி மருந்து தந்து சிகிச்சையைத் தொடங்கவும்; 500 மி.கி. வரை மருந்தின் அளவை அதிகரிக்கலாம். நாளைக்கு இரண்டு முறை மருந்து சாப்பிடலாம்.	அரைத்தூக்கநிலை, அமைதியற்ற நிலை, குழப்பமான மனநிலை.
பெனிடாய்ன் (Phenytoin)		பெரியவர்களுக்கு வரக்கூடிய எல்லாவகை வலிப்புகளுக்கும்.	ஒரு நாளைக்கு ஒருமுறை மட்டும் 150 மி.கி. மருந்துடன் சிகிச்சையைத் தொடங்கலாம்; 600 மி.கி வரை மருந்தின் அளவை அதிகரிக்கலாம்.	குமட்டல், நடுக்கம், குழப்பம், கிறுகிறுப்பு, தலைவலி.
சோடியம் வால்புரோயேட் (Sodium valproate)		பெரியவர்களுக்கு வரக்கூடிய எல்லாவகை வலிப்புகளுக்கும்.	ஒரு நாளைக்கு இரண்டு வேளை 200 மி.கி மருந்துடன் சிகிச்சையைத் தொடங்கலாம். படிப்படியாக 800 மி.கி வரை மருந்தின் அளவை அதிகரிக்கலாம். தினமும் இரண்டு வேளை.	குமட்டல், அரைத்தூக்கநிலை, வயிற்றுப்போக்கு, உடல் எடை அதிகரித்தல், நடுக்கம்.
கார்பமஸிபைன் (Carbamazepine)		பெரியவர்களுக்கு வரக்கூடிய எல்லாவகை வலிப்புகளுக்கும்.	ஒரு நாளைக்கு 200 மி.கி. மருந்துடன் சிகிச்சையைத் தொடங்கவும்; இரண்டு வார காலத்தில் படிப்படியாக மருந்தின் அளவை ஒரு நாளைக்கு 1000 மி.கி. வரை அதிகரிக்கலாம்.	குமட்டல், நடப்பதில் சிரமம், மலச்சிக்கல், மயக்கநிலை, இரத்த அணுக்களின் எண்ணிக்கை திடீரென்று குறையத் தொடங்கலாம்.

அட்டவணை 11.6. மனநோய் சிகிச்சைக்கான மற்ற மருந்துகள்

மருந்துகள்	உள்ளூர் வணிகப் பெயர்களும் விலையும்	பயன்கள்	மருந்தளவு	பக்கவிளைவுகள்
புரோபனலால் (Propanalol)		உடல் ரீதியான பதற்ற நோய்க்குறிகள் கடுமையாக வெளிப்படும்போது.	ஒரு நாளைக்கு இரண்டு வேளை வீதம் 20 மி.கி. மருந்து தந்து சிகிச்சையைத் தொடங்கலாம்; 40 மி.கி. வரை மருந்தின் அளவை அதிகரிக்கலாம்.	இதயச் செயலிழப்பு, ஆஸ்துமா, சோர்வு, குமட்டல்.
புரோசைக்கிளிடின் (Procyclidine)		மனநோய் எதிர்ப்பு மருந்துகளின் பக்கவிளைவுகளைச் சமாளிக்க அல்லது கட்டுப்படுத்த.	ஒரு நாளைக்கு இரண்டு வேளை வீதம் 2.5 மி.கி மருந்து தரலாம். 5 மி.கி. வரை ஒரு நாளைக்கு மூன்று வேளை மருந்தின் அளவை அதிகரிக்கலாம்.	வாய் உலர்ந்துபோதல், மலச்சிக்கல், மங்கலான பார்வை, சிறுநீர்த் தேங்குதல், குழப்பம்.
பென்ஸ்ஹெக்சால் (Benzhexol)		புரோசைக்கிளிடினைப் போலவே பலனளிக்கும்.	ஒரு நாளைக்கு ஒருமுறை மட்டும் 1 மி.கி. மருந்து தரலாம். ஒரு நாளைக்கு மூன்று வேளை வரை, படிப்படியாக 2.5 மி.கி மருந்தின் அளவை அதிகரிக்கலாம்.	புரோசைக்கிளிடினைப் போலவே.
பென்ஸ்ட்ரோபைன் (Benztropine)		புரோசைக்கிளிடினைப் போலவே பலனளிக்கும்.	இரவில் மட்டும் 0.5 மி.கி. மருந்து தரலாம். 2 மி.கி. வரை மருந்தின் அளவை அதிகரிக்கலாம். இம்மருந்தை இரவில் மட்டுமே சாப்பிட வேண்டும்.	புரோசைக்கிளிடினைப் போலவே.
தயமின் (Thiamine)		மது அருந்தும் பழக்கத்துக்கும் போதை நிறுத்தப் பின்விளைவுகளுக்கும்.	ஒரு நாளைக்கு மூன்று வேளை மருந்து 20-50 மி.கி. வரை தரலாம்.	பக்கவிளைவுகள் இதுவரை அரிதாகவே பதிவு செய்யப்பட்டுள்ளன.

இயல் 12

உங்கள் பகுதியில் உள்ள ஆதார அமைப்புகள்

உங்கள் பகுதியில் உள்ள பல்வேறு ஆதார அமைப்புகள், ஆதரவுக்குழுக்கள், தன்னார்வ நிறுவனங்கள் போன்றவை பற்றிய தகவல்களைக் கீழே தரப்பட்டுள்ள அட்டவணைகளில் குறித்து வைத்துக்கொள்ளுங்கள்.

12.1 குழந்தைகளுக்கு உதவக்கூடிய அமைப்புகள்

குழந்தைகள் இல்லம், சீர்திருத்தப் பள்ளிகள், குழந்தைகளுக்கான அநாதை ஆசிரமங்கள், குழந்தைகளுக்கு உதவக்கூடிய தொலைபேசி எண்கள், வன்செயலுக்கு அல்லது தவறான நடத்தைக்கு ஆளான குழந்தைகளுக்கு உதவும் அமைப்புகள், தெருவோரச் சிறுவர்கள் நலனுக்குப் பாடுபடும் அமைப்புகள், குழந்தைப் பாதுகாப்பு மையங்கள், குழந்தைகளின் நலனைப் பாதுகாக்கவே சிறப்பாக இயங்கும் தன்னார்வ அமைப்புகள், குழந்தைகள் மறுவாழ்வு இல்லங்கள், மனநலம் குன்றிய குழந்தைகளுக்கான சிறப்புப் பள்ளிகள் போன்றவை இந்த வகையில் அடங்கும்.

அமைப்பின் பெயரும் தொடர்புகொள்ள வேண்டியவரின் பெயரும்	வழங்கப்படும் சேவைகள்	முகவரி, தொலைபேசி எண்கள்

12.2 முதியவர்களுக்கு உதவக்கூடிய அமைப்புகள்

முதியோர் இல்லங்கள், முதியோரின் நலனுக்குப் பாடுபடும் அரசுத் துறை, முதியோருக்கு உதவித்தொகை வழங்கும் அரசுத் துறை, மூப்புமறதி நோய்க்குப் பாடுபடும் உள்ளூர் அமைப்பு, முதியோரின் நலனுக்காகவே பாடுபடும் ஹெல்ப்ஏஜ் போன்ற நிறுவனங்கள், முதியோர் மருத்துவத்தில் சிறப்புப் பயிற்சி பெற்ற மருத்துவமனை போன்றவை இந்த வகையில அடங்கும்.

அமைப்பின் பெயரும் தொடர்புகொள்ள வேண்டியவரின் பெயரும்	வழங்கப்படும் சேவைகள்	முகவரி, தொலைபேசி எண்கள்

12.3 போதைப்பொருள் மற்றும் மதுப் பிரச்சினையால் பாதிக்கப்பட்டவர்களுக்கு உதவக்கூடிய அமைப்புகள்

போதைப்பொருள் பிரச்சினையால் அல்லது மதுப் பிரச்சினையால் பாதிக்கப்பட்டவர்களுக்கு உதவும் வகையில் இயங்கும் அமைப்புகள், போதைப்பழக்கத்திலிருந்து மீள சிகிச்சை அளிக்கக்கூடிய மருத்துவமனைகள், போதைப்பழக்கத்திலிருந்து மீண்டவருக்கு மறுவாழ்வு அளிக்க உதவும் அமைப்புகள், போதைப் பொருளுக்கு அல்லது மதுவுக்கு அடிமையானவரின் குடும்பத்துக்கு ஆலோசனை வழங்கும் நிறுவனங்கள் போன்றவை இதில் அடங்கும்.

அமைப்பின் பெயரும் தொடர்புகொள்ள வேண்டியவரின் பெயரும்	வழங்கப்படும் சேவைகள்	முகவரி, தொலைபேசி எண்கள்

12.4 பொதுவாகப் பெண்களுக்கும் குடும்ப வன்செயலுக்கு ஆளானவர்களுக்கும் உதவக்கூடிய அமைப்புகள்

மகளிர் நல அமைப்புகள், வன்செயலுக்கு ஆளான பெண்களுக்கு உதவக்கூடிய மகளிர் காவல் நிலையங்கள், அரசு அமைப்புகள், மகளிர் மறுவாழ்வு இல்லங்கள்; பெண்களின் பிரச்சினைக்கு உதவக்கூடிய வழக்கறிஞர்கள், சமூகப் பணியாளர்கள், ஆலோசனை வல்லுநர்கள் போன்றவர்கள்; பெண்களுக்கான சிறப்பு மருத்துவமனைகள் போன்றவை இதில் அடங்கும்.

அமைப்பின் பெயரும் தொடர்புகொள்ள வேண்டிவரின் பெயரும்	வழங்கப்படும் சேவைகள்	முகவரி, தொலைபேசி எண்கள்

12.5 மனநோயால் பாதிக்கப்பட்டவரின் குடும்பங்களுக்கு உதவக்கூடிய அமைப்புகள்

மனநோய்க்கு ஆளானவரின் குடும்பங்களுக்கு, குறிப்பாக மனவளர்ச்சிக் குறைபாடு உள்ள குழந்தைகள், மூப்பு மறதியால் அவதிப்படும் முதியவர், போதைப்பொருள் அல்லது மதுவுக்கு அடிமையானவர், கடுமையான மனநோயால் பாதிக்கப்பட்டவர் போன்றவரின் குடும்பங்களுக்கு உதவக்கூடிய அல்லது ஆதரவு அளிக்கக்கூடிய குழுக்களும், நிறுவனங்களும், தன்னார்வ அமைப்புகளும் இந்த வகையில் அடங்கும்.

அமைப்பின் பெயரும் தொடர்புகொள்ள வேண்டியவரின் பெயரும்	வழங்கப்படும் சேவைகள்	முகவரி, தொலைபேசி எண்கள்

12.6 மனநல வல்லுநர்கள்

மனநல மருத்துவர், உளவியலாளர், கலந்தாலோசனை செய்யும் வல்லுநர்கள், ஆலோசனை வழங்கும் வல்லுநர்கள் ஆகியோர் இந்தப் பிரிவில் அடங்குவர். தனியார் மற்றும் அரசு மனநல மருத்துவமனைகள் பற்றிய தகவல்கள் சேகரித்து வைத்துக்கொள்ளுங்கள். முக்கியமாக, அருகில் உள்ள மனநல மருத்துவமனை, முதியவர்களை உடனடியாகச் சேர்த்துச் சிகிச்சை அளிக்கக்கூடிய மருத்துவ மையங்கள் ஆகியவை பற்றிய தகவல்களைப் பதிவுசெய்து வைத்துக்கொள்ளுங்கள்.

அமைப்பின் பெயரும் தொடர்பு கொள்ள வேண்டியவரின் பெயரும்	வழங்கப்படும் சேவைகள்	முகவரி, தொலைபேசி எண்கள்

12.7 உடனடியாக உதவியைப் பெற உதவும் தொலைபேசி எண்கள்

தற்கொலைத் தடுப்பு, ஆபத்தில் உள்ள பெண்கள், வன்செயலுக்கு ஆளான பெண்கள் போன்றவர்களுக்கான சேவையைப் பெற உதவும் தொலைபேசி எண்களைப் பதிவு செய்து கொள்ளுங்கள்.

தொலைபேசி எண்கள்	என்ன பிரச்சினைக்காக?

பின்னிணைப்பு

மருத்துவப் பிரச்சினைகளுக்குத் தீர்வு காண உதவும் வரைபடங்கள்

உங்களுக்கு உடனடியாக உதவக்கூடிய தகவல்களை விரைந்து பெற, இந்த வரைபடங்களை நகலெடுத்து உங்கள் மருத்துவமனையிலோ அலுவலக அறையின் சுவரிலோ ஒட்டிவைக்கவும். இக்கையேட்டின் பகுதி 2இன் அடிப்படையில் அமைந்துள்ள மருத்துவப் பிரச்சினைகளைக் கண்டறிய மேற்கொள்ள வேண்டிய மருத்துவ ரீதியான அணுகுமுறையை விளக்கும் விதத்தில் வரைபடங்கள் அமைந்துள்ளன (☞ அடுத்த பக்கம்).

கவலை அளிக்கக்கூடிய நடத்தைகள்

இயல்பாக வெளிப்படும் அறிகுறிகள்

- மூர்க்கமான (ஆக்ரோஷமான) நடத்தை (அக்ரெசிவ் பிஹேவியர்);
- குழப்பமான நடத்தை (கன்ஃபியூஸ்டு பிஹேவியர்);
- மனக்கொதிப்புற்ற நடத்தை (அஜிட்டேடட் பிஹேவியர்);
- விசித்திரமான அல்லது வழக்கத்துக்கு மாறான நடத்தை.

இது மிகைக் குழப்ப நிலையின் வெளிப்பாடா?

பாதிக்கப்பட்டவர் குழம்பிய மனநிலையில் உண்மைக்குப் புறம்பாகச் செயல்பட்டால் குறிப்பாக அவருக்குத் தொற்று உள்ளதற்கான ஆதாரங்கள் உள்ள நிலையில் (காய்ச்சல், நரம்பு தொடர்பான நோய்க்குறிகள்) தலைக்காயம் அல்லது மூளைத்தாக்கு. அப்படியானால் குழப்பத்திற்கான சிகிச்சையை அளிக்கவும் (☞ பிரிவு 4.2)

↓

மது அல்லது போதைப்பொருள் நிறுத்தப் பின்விளைவா அல்லது மிகையான போதையா என்று கேளுங்கள்

எடுத்துக்காட்டாக குடிப்பிரச்சினை, போதைப்பொருள் பழக்கம் அல்லது மது அருந்திய நாற்றம். அப்படியானால், மதுவுக்கு அல்லது போதைப்பொருளுக்கு அடிமையானதற்கான சிகிச்சை அளிக்கவும் (☞ பிரிவு 6.1, 6.2)

↓

மனப்பிறழ்வுக்கான நோய்க்குறிகள் பற்றி கேளுங்கள்

எடுத்துக்காட்டாக மாயத்தோற்றம், பிறழ்நம்பிக்கை போன்றவை காணப்படுதல். அப்படியானால் அறிதிறன் பிறழ்வுகளுக்கான சிகிச்சை அளிக்கவும் (☞ பிரிவு 4.3)

↓

அண்மையில் மனச்சோர்வுற்ற நிலையில் இருந்தாரா என்று கேளுங்கள்

எடுத்துக்காட்டாக தற்கொலைச் சிந்தனை, உடல் எடை இழப்பு, சரியான உறக்கம் இல்லாமை. அப்படியானால் தற்கொலை நடத்தைக்கான சிகிச்சை அளிக்கவும் (☞ பிரிவு 4.4)

↓

அண்மையில் ஏற்பட்ட துயரமான நிகழ்வு பற்றி கேளுங்கள்

எடுத்துக்காட்டாக திடீரென்று ஏற்பட்ட இழப்பு அல்லது வன்செயல். அப்படியானால், இழப்பினால் ஏற்பட்ட பாதிப்புக்குச் சிகிச்சை (☞ பிரிவு 7.4) அல்லது உணர்வதிர்ச்சி மனநோய்க்கான சிகிச்சை அளிக்கவும் (☞ இயல் 7)

மருத்துவ ரீதியாக விளக்க முடியாத நோய்க்குறிகள்

எடுத்துக்காட்டாக பின்வரும் நோய்க்குறிகள்:

- வலி;
- சோர்வு;
- படபடப்பு;
- கிறுகிறுப்பு;
- வயிற்றுக்கோளாறுகள் (மலச்சிக்கல்/வயிற்றுப்போக்கு);
- இயக்கம் தொடர்பான செயலிழப்பு;
- நெஞ்சு வலி;
- மூச்சுவிடுவதில் சிரமம்.

உடல் சார்ந்த நோயல்ல என்பதை உறுதி செய்துகொள்ளுங்கள்

தொடர்புடைய உறுப்பு மண்டலங்களுக்கான சோதனை மேற்கொள்வதன் மூலம் தேவைப்பட்டால் மார்பு எக்ஸ்-ரே, சிவப்பணுப் பரிசோதனை போன்றவை.

↓

உடல் ரீதியான நோய் இல்லை அல்லது மருத்துவச் சிகிச்சை பலன் அளிக்கவில்லை என்றால் மனஅழுத்தம் போன்ற பிரச்சினை பற்றிக் கேளுங்கள்

எடுத்துக்காட்டாக, குடும்பத்தில் வன்செயல், வேலை இழப்பு, உறவு சார்ந்த பிரச்சினைகள், வன்செயல் காணப்பட்டால், ☞ பிரிவு 7.2

↓

மனச்சோர்வு, பதற்றநோய் குறித்த நோய்க்குறிகள் உள்ளனவா என்று கேளுங்கள்

எடுத்துக்காட்டாக அன்றாட நடவடிக்கைகளில் ஆர்வமின்மை, வருத்தம், பதற்றம் அல்லது கவலை, உறக்கம் அல்லது பசி இல்லாத பிரச்சினை, தற்கொலைச் சிந்தனை போன்றவை (☞ இயல் 2)

↓

மனச்சோர்வு அல்லது பதற்றநோய்க்குச் சிகிச்சை அளிக்கவும்

நோய்க்குறிகள் காணப்பட்டால் பின்வருபவற்றை மேற்கொள்ளவும்:
நோய் பற்றி விளக்குங்கள்
நம்பிக்கையூட்டுங்கள்
மூச்சுப்பயிற்சி அளியுங்கள்
தீர்வு காணும் நெறிமுறைகள் பற்றிக் கூறுங்கள்
மனச்சோர்வு நீக்கிகள் அளிக்கவும்

உடல்நலப் பிரச்சினைகளுக்குக் காரணமாகும் பழக்கங்கள்

கீழ்க்காணும் சூழல்களில் மது/போதைப் பொருளுக்கு அடிமையாக இருக்கலாம் என்று சந்தேகப்படுங்கள்:

- மோசமான உடல்நலம்;
- வயிறு அல்லது கல்லீரல் தொடர்பான நோய் (மது);
- தோல் தொற்றுகள் (ஊசி மூலம் போதைப்பொருள் ஏற்றிக்கொள்ளும் பழக்கம்);
- தொடர்ந்து பாலுறவுத் தொற்று நோய்த் தாக்குதல்;
- தொடர்ந்து விபத்துக்கு உள்ளாதல் மற்றும் விளக்க முடியாத காயங்கள்;
- அடிக்கடிப் பணிக்கு செல்லாமல் இருத்தல்.

மது அல்லது போதைப்பொருள் பழக்கம் உண்டா என்பது பற்றிக் குறிப்பாகக் கேள்வி கேளுங்கள்

1. குடிக்கத் தொடங்கிய பிறகு, நிறுத்த முயற்சி செய்தும், கடந்த காலத்தில் நிறுத்த முடியாமல் போன நிகழ்வுகள் என்ன?
2. காலையில் எழுந்ததும், இயல்பாக இயங்க குடிக்க வேண்டும் என்ற உணர்வு கடந்த காலத்தில் எத்தனை முறை ஏற்பட்டது?
3. உங்களிடமிருந்து இயல்பாக எதிர்பார்க்கப்படும் விஷயங்களை, மதுப்பழக்கத்தின் காரணமாகக் கடந்த காலத்தில் நிறைவேற்ற முடியாமல் போனது எத்தனை முறை?

↓

நேர்மறையான பதில்கள் கிடைத்தால்

கடந்த ஒரு மாத காலத்தில் பாதிக்கப்பட்ட நோயாளியின் மது அல்லது போதைப் பொருள் பழக்கம், பயன்பாடு பற்றிய தகவல்களை முழுமையாகப் பெறவும்

தினமும் மிதமிஞ்சிக் குடித்தல்/போதைப்பொருள் பழக்கம்

போதை நிறுத்தப் பின்விளைவுக்குச் சிகிச்சை அளிக்கவும் (☞ பிரிவு 6.1,6.2)

மிதமிஞ்சிக் குடித்தல் அல்லது குடிப்பது சார்ந்த வேறு பிரச்சினைகளோடு போதை நிறுத்தப் பின்விளைவுகள், போதைப் பொருள் பழக்கம்

உடல்நலத்துக்குச் சிகிச்சை, நோய் பற்றி விளக்குதல், தீர்வு காணும் நெறிமுறைகள் போதை தெளிய உத்திகள் (எடுத்துக்காட்டாக மது அருந்துவதைக் கண்காணித்தல்), அவ்வப்போது நிலைமையைச் சீர்தூக்கிப் பார்த்தல், மனச்சோர்வு பாதிப்பு இருந்தால் அதற்குரிய சிகிச்சை அளிக்கவும். போதைப்பழக்கம் உள்ளவர்களுக்கு உதவும் குழுவுக்குப் பரிந்துரைத்தல் (☞ பெட்டிச்செய்தி 5.1)

மருத்துவப் பிரச்சினைகளுக்குத் தீர்வு காண உதவும் வரைபடங்கள் 315

மனநலப் பிரச்சினைகள் உள்ள குழந்தைகள்

வழக்கமாகப் பின்வரும் அறிகுறிகள் காணப்படும்:
- எதிர்பார்த்த வளர்ச்சி நிலையை எட்டாமல் இருத்தல் (எ.கா:) பேசுதல், நடத்தல்;
- பள்ளியில் கல்வி கற்பதில் இயல்பான வளர்ச்சியை எட்டாமல் இருத்தல்;
- அளவுக்கு மீறிக் குறும்பு செய்தல், கட்டுப்பாடோ ஒழுங்கோ இல்லாமை;
- மற்றவர்களிடமிருந்து ஒதுங்கியிருத்தல்; அமைதியாகக் காணப்படுதல்.

குழந்தையின் வளர்ச்சி நிலைகளைக் கவனமாக ஆராயவும்

முக்கியமான வளர்ச்சி நிலைகளுக்குப் பிரிவு 8.1 பார்க்கவும். உரிய வளர்ச்சியில் தாமதமிருந்தால், மனவளர்ச்சிக் குறைபாடு உள்ளதா என்று பார்க்கவும் (☞ பிரிவு 8.1)

↓

குழந்தை பள்ளியில் எப்படிச் செயல்படுகிறது என்பது பற்றி விசாரிக்கவும்

இயல்பான வளர்ச்சி இருந்து, பள்ளியில் மோசமாக நடந்துகொள்கிறது அல்லது சரியாகப் படிப்பில் கவனம் இல்லையென்றால் கற்றல் குறைபாடு உள்ளதா என்று ஆராயவும் (☞ பிரிவு 8.2)

↓

பள்ளியிலும் வீட்டிலும் குழந்தையின் நடவடிக்கை பற்றி விசாரிக்கவும்

அமைதியற்று இருத்தல், படபடப்புடன் இருத்தல், எதிர்பாராமல் ஒரு செயலைச் செய்தல். மிகை ஊக்கச் செயல்பாடு உள்ளதா என்று பார்க்கவும் (☞ பிரிவு 8.3)

↓

குடும்பச் சூழல் பற்றி விசாரிக்கவும்

அளவுக்கு மீறிய ஒழுங்கு விதிகள், வீட்டில் வன்செயல், சண்டை, விவாதங்கள் பிரச்சினைகள் இருந்தால்,

கவனியுங்கள்: குழந்தையைத் தகாத நடத்தைக்கு உட்படுத்துதல் (☞ பிரிவு 8.4)
கவனியுங்கள்: நடத்தைப் பிறழ்வு (☞ பிரிவு 8.5)
கவனியுங்கள்: மனச்சோர்வு (☞ பிரிவு 8.7)

உசாத்துணை

Burns, A.A., Lovich, R., Maxwell, J. & Shapiro, K. (1997) *Where Women Have No Doctor.* Berkeley, CA: Macmillan Education.

Graham, P. & Hughes, C. (1997) *So Young, So Sad, So Listen,* London: Gaskell/ West London Health Promotion Agency. Heise, L., Ellsberg, M. & Gottemoeller, M. (1999) *Ending Violence Against Women.* Population Reports, Series L, No.11. Baltimore: Johns Hopkins School of Public Health.

Hope, R. A., Longmore, J. M., Moses, P. A. H. & Warrens, A. N. (1989) *Oxford Handbook of Clinical Medicine.* Oxford: Oxford University Press.

Hyman, S. E. & Tesar, G. E. (1994) *Manual of Psychiatric Emergencies.* Boston: Little, Brown.

Isaac, M., Chandrashekar, C. R. & Murthy, R. S. (1994) *Mental Health Care by Primary Care Doctors.* Bangalore: NIMHANS.

Murthy, P., Chandra, P., Bharath, S., Sudha, S. & Murthy, S. (1998) *Manual of Mental Health Care for Women in Custody.* Bangalore: NIMHANS.

Murthy, R. S., Chandrasheker, C.R., Nagarajaiah, I. M. K., Parthasarathy, R. & Raghuram, A. (1998) *Manual of Mental Health Care for Multipurpose Health Workers.* Bangalore ICMR Centre for Advanced Research on Community Mental Health, NIMHANS.

Natioanal Institute for the Mentally Handicapped (1988) *Mental Retardation: A Manual for Guidance Counsellors,* Secunderabad: NIMH.

Shader, R. (1994*) Manual of Psychiatric Therapeutics* (2nd edn). Boston: Little, Brown.

Taylor, D. & Kerwin, R. (1995) *The Bethlem & Maudsley NHS Trust Prescribing Guidelines* (2nd edn). London: Maudsley Hospital.

US Department of Education. *Growing Up Drug Free: A Parent's Guide to Prevention.* Washington, DC: US Department of Education.

Werner, D. (1994a) *Where There is No doctor:* A Health Care Handbook (Indian edn). New Delhi: Voluntary Health Associations of India.

— (1994b) *Disabled Village Children* (Indian edn). New Delhi: Voluntary Health Associations of India.

World Health Organization (1992) AUDIT: *The Alcohol Use Disorders Identification Test: Guidelines for Use in Primary Health Care.* Geneva: WHO

World Health Organization (1996) *Diagnostic and Management Guidelines for Mental Disorders in Primary Care.* Seattle: Hogrefe & Huber.

World Health Organization (1998) *Mental Disorders in Primary Care. A WHO Education Package.* Geneva: WHO.

World Health Organization (2000) *Guide to Mental Health in Primary Care (UK Adaptation).* London: Royal Society of Medicine Press.

Zeidenstein, S. & Moore, K. (1996*) Learning About Sexuality.* New York: Population Council & The International Women's Health Coalition. (For domestic violence).

Handouts and leaflets

The Carrier Foundation *About...* booklet series. New Jersey: Carrier Foundation.

The Mind *Understanding* series. London: Mind Publications (1997).

The Mind How To ... *Find Out More* mental health promotion series London: Mind Publications/Gaskell (1997).

Child and Adolescent Psychiatry Information Factsheets. London: Royal College of Psychiatrists.

World Health Organization and Alzheimer's Disease International. *Alzheimer's Disease: Help for Caregivers.*

Toronto Child Abuse Centre. *Information Packages on Child Abuse and Domestic Violence.*

கலைச்சொல் விளக்கம் (தமிழ்–ஆங்கிலம்–விளக்கம்)

அடிமை நிலை/அடிமையாக இருத்தல் – Dependence. போதை நிறுத்தப் பின்விளைவுகளைத் தவிர்ப்பதற்காகத் தொடர்ந்து மது அல்லது போதைப்பொருளை உட்கொள்ளும் வகையில் ஒருவரிடம் காணப்படும் நிலை

அதிர்ச்சிக்குப்பின் தொடரும் மனஅழுத்தப் பிறழ்வு – Post-traumatic stress disorder. உயிருக்கு ஆபத்து ஏற்பட்டு மீண்டுவந்தவருக்குக் கடும் மனஅழுத்தம் தோன்றும் நிலை

அதீத பயம்/ அர்த்தமற்ற பயம் – Phobia. கூட்டம் அல்லது பொது இடத்தில் அல்லது ஒரு சூழலில் காரணமே இல்லாமல் ஒருவருக்குக் கடும் அச்சம் தோன்றும் நிலை

அறிதிறன் பிறழ்வுகள் – Psychosis. மாயத்தோற்றமும் பிறழ்நம்பிக்கையும் இணைந்த ஒரு வகைக் கடும் மனநலக் கோளாறு

அல்செய்மர் நோய் – Alzheimer's disease. பொதுவாகக் காணப்படும் மூப்புமறதி நோய் வகை

ஆட்டிசம்/ ஒட்டாத உணர்வு நிலை – Autism. அதிகமாகப் பேசாமலும் சமூகத்தில் யாரோடும் ஒட்டாமலும் குழந்தையிடம் காணப்படும் நிலை

ஆட்டுவிக்கும் எண்ணப் பிறழ்வு – Obsessive - compulsive disorder. தீவிர எண்ணமும் கட்டாயச் செய்கையும் ஒருவரிடம் காணப்படும் நிலை

ஆண்மைக்குறை – impotence. பாலுறவு விழைவின்போது ஆணுறுப்பு விறைப்பு அடையாத நிலை

இருதுருவப் பிறழ்வு – Bipolar disorder. *காண்க:* தீவிர மனவெழுச்சித் தளர்ச்சிப் பிறழ்வு

இழப்பு – bereavement. தான் மிகவும் நேசிக்கும் ஒருவரைச் சாவுக்குப் பறிகொடுத்தல்

ஈடுபாடின்மை/தொடர்பறுப்பு –disorientation. தான் எங்கிருக்கிறோம் அல்லது தற்போது நேரம் என்ன என்று எதுவுமே தெரியாத வகையில் ஒருவரிடம் காணப்படும் நிலை

உணர்வதிர்ச்சி – trauma. உயிருக்கு ஆபத்தை விளைவிக்கும் அல்லது கடும் பீதியையும் அச்சத்தையும் விளைவிக்கும் நிகழ்வு

உளவழி உடல்பாதிப்பு – Psychosomatic. மனநல பாதிப்புகளால் உடல்ரீதியான நோய்க்குறிகள் அல்லது வெளிப்பாடுகள் தோன்றும் நிலையைக் குறிக்கப் பயன்படும் சொல்

எரிச்சல் உணர்வு – irritability. காரணமே இல்லாமல் சட்டென்று கோபப்படும் நிலை

எளிதில் விந்துவெளியேற்றம் – Premature ejaculation. பாலுறவுச் செயல்பாட்டின் போது விரைவாக ஆணுறுப்பிலிருந்து விந்து வெளியேறும் நிலை

கட்டாயச் செய்கை – Compulsion. எந்தக் காரணமும் இல்லாமல் (எ.கா: மீண்டும் மீண்டும் கையைக் கழுவுதல்) ஒரு செயலை மீண்டும் மீண்டும் செய்யும் நடத்தை

கற்றல் குறைபாடு – dyslexia. சராசரி புத்திசாலித்தனம் நிறைந்த குழந்தைக்குப் படித்தல், எழுத்துக்கூட்டி உச்சரித்தல், எழுதுதல் ஆகிய செயல்பாடுகளில், குறிப்பாகப் பிரச்சினை காணப்படும் நிலை

கவனம் குறைந்த மிகை ஊக்கச் செயல்பாடு – Attention deficit hyperactivity. *பார்க்க:* மிகை ஊக்கச் செயல்பாடு

குழப்பம் – Confusion. தான் எங்கிருக்கிறோம், தான் யார், தற்போது நேரம் என்ன போன்ற எதுவுமே ஒருவருக்குத் தெரியாத நிலை

தற்கொலை – Suicide. ஒருவர் தன் உயிரைத் தானே வலிந்து போக்கிக்கொள்ளும் செயல்

தலைசுற்றல் – Vertigo. தலைசுற்றி மயக்கம் வரும் உணர்வு

தீவிர அறிதிறன் பிறழ்வு, தீவிர மனநோய் – Acute psychosis. திடீரென்று தோன்றிப் பொதுவாக ஒரு மாதம் வரையில் நீடிக்கும் ஒரு கடும் மனநலக் கோளாறு, பார்க்க: அறிதிறன் பிறழ்வுகள்

தீவிர மனவெழுச்சித் தளர்ச்சிப் பிறழ்வு – Manic-depressive disorder. மனநிலை மாறிமாறி இருக்கும் வகையில் ஒருவருக்குத் தோன்றும் கடும் மனநலக் கோளாறு

தீவிர வெறி/ ஆட்டுவிப்பு – Obsession. தான் விரும்பாதபோதும் ஓர் எண்ணம் தொடர்ந்து வந்து ஒருவரின் மனத்தைப் பாதிக்கும் நிலை

துயரம் – grief. பார்க்க: இழப்பு.

தூக்கத்தில் சிறுநீர்க் கழித்தல் – enuresis. ஒரு குழந்தை சற்று வளர்ந்த பிறகும் (3 வயதுக்கு மேற்பட்டு) தான் அணிந்திருக்கும் உடையில் சிறுநீர்க் கழித்துவிடும் நிலை

நடத்தைப் பிறழ்வு – Conduct disorder. மிக மோசமாக அல்லது ஒழுங்குமுறைக்குக் கட்டுப்படாமல் நடந்துகொள்ளும் வகையில் குழந்தையிடம் (பொதுவாகப் பதின்பருவத்தினரிடம்) காணப்படும் நிலை

நிலை மாற்றப் பிறழ்வு – Conversion disorder. மனஅழுத்தத்தினால் உடல் ரீதியான நோய்க்குறிகளை வளர்த்துக்கொள்ளும் வகையில் ஒருவரிடம் காணப்படும் நிலை

படுக்கையை நனைத்தல் – Bed-wetting. சற்று வளர்ந்த பிறகும் (5 வயதுக்கு மேற்பட்டு) குழந்தை படுக்கையிலேயே சிறுநீர்க் கழித்துவிடும் நிலை

பதற்றநோய் – Anxiety. பதற்றமாகவும், கவலையோடும் அச்சத்தோடும் காணப்படும் உணர்வு நிலை

பிரசவத்துக்குப் பிறகான மனச்சோர்வு – Postnatal depression. பிரசவத்துக்குப் பிறகு ஒரு பெண்ணிடம் தோன்றும் மனச்சோர்வு

பிறழ்நம்பிக்கை – Delusion. உண்மையாகவோ காரணகாரிய அடிப்படையிலோ இல்லாத போதும் உண்மை என்று உறுதியாக ஒருவர் கொள்ளும் நம்பிக்கை

பீதி/பேரச்சம் – Panic. தான் இறந்துவிடப் போகிறோம் அல்லது தனக்குப் பைத்தியம் பிடிக்கப்போகிறது என்ற வகையில் ஒருவரிடம் கடும் பதற்றம் தோன்றும் நிலை

பொதுவான மனப்பிறழ்வுகள் – Common mental disorder. பொதுவான மனநலக் கோளாறுகளாகக் கூறப்படும் மனச்சோர்வும் பதற்றநோயும்

போதை நிறுத்தப் பின்விளைவு – Withdrawal syndrome. மது அல்லது போதைப் பொருளுக்கு அடிமையாக இருப்பவர் உட்கொள்வதை நிறுத்தினால் தோன்றும் அசௌகரியமான நிலை

போதைக்கு அடிமையான நிலை – Addiction. அடிமையாக இருத்தல்

போதைப்பழக்கம் – drug abuse. ஒருவரின் ஆரோக்கியத்துக்கும் சமூக, சட்ட, பொருளாதார சூழலுக்கும் கேடு விளைவிக்கும் வகையில் போதைப் பொருளைப் பயன்படுத்தும் பழக்கம்

மனச்சிதைவு – Schizophrenia. ஒருவருடைய சிந்தனையும் செயலும் யதார்த்தத்திலிருந்து விலகி இருப்பதால் பல ஆண்டுகள் தொடரும் ஒரு மனநோய்

மனச்சோர்வு – depression. அன்றாட வாழ்வில் ஆர்வம் இழந்து, நம்பிக்கையற்று ஒருவர் சோகமாகக் காணப்படும் நிலை

மனநோய்/ உளநோய் – Mental illness. நடத்தை, உணர்வுகள், உணர்ச்சிகள் ஆகியவற்றில் பிரச்சினையைத் தோற்றுவிக்கும் வகையில் ஒருவரின் மனம் சார்ந்த நோய்

மனவளர்ச்சிக் குறைபாடு – Mental retardation. ஒரு குழந்தை தன் வயதுக்கு உரிய இயல்பான வளர்ச்சியை எட்டாத நிலை

மாயத்தோற்றம், உருவெளித் தோற்றம், பொய்த் தோற்றம், பிரமை – Hallucination. சராசரி மனிதர்கள் கேட்காத, பார்க்காத, உணராத அனுபவங்களை அனுபவிக்கும் நிலை

மிகை ஊக்கச் செயல்பாடு – Hyperactivity. ஓரிடத்தில் உட்கார முடியாத நிலை, நிலை இல்லாமல் ஆடிக்கொண்டிருக்கும் பொதுவாக குழந்தைகளுக்கு வரும்.

மிகைக் குழப்ப நிலை – Delirium. கடும் குழப்பத்தோடு ஒருவர் காணப்படும் நிலை (காண்க:குழப்பம்)

மிகைவிழிப்பு/ தூக்கமின்மை – Insomnia. இரவில் இயல்பான அல்லது சராசரி உறக்கம் வராமல் அவதிப்படும் நிலை

மீள் நோயுறுதல் – relapse. குணமான நோய் மீண்டும் தாக்குதல் அல்லது பாதித்தல்

மூப்புமறதி – Dementia. கொஞ்சம் கொஞ்சமாக நினைவுத் திறனை இழந்து நடத்தை சார்ந்த கோளாறுகள் தோன்றும் வகையில் ஒருவரிடம் (பொதுவாக முதியவரிடம்) உருவாகும் நிலை

வலிப்பு – Convulsion. சூழல் என்னவென்று தெரியாமலும் வெட்டி வெட்டி அல்லது வழக்கத்துக்கு மாறான உடல் அசைவுடன் ஒருவரிடம் காணப்படும் நிலை

ஹிஸ்டீரியா – hysteria. காண்க:நிலை மாற்றப் பிறழ்வு

கலைச்சொற்கள் (தமிழ் – ஆங்கிலம்)

தமிழ்	ஆங்கிலம்	உங்கள் பகுதியில் வழங்கும் பெயர்
அடிமையாக இருத்தல்/ சார்பு நிலை	Dependence	
அதிர்ச்சி	shock	
அதிர்ச்சியைத் தொடரும் மனஅழுத்தப் பிறழ்வு	Post-traumatic stress disorder	
அமைதியற்ற நிலை/நிலையற்றத் தன்மை	restlessness	
அல்செய்மர் நோய்/மூப்பு மறதியின் ஒரு வகை	Alzheimer's disease	
அறிதிறன் நோய்க்குறிகள்	cognitive symptoms	
அறிதிறன் பிறழ்வுகள், மனப்பிறழ்வு, உளப்பிறழ்வு	Psychosis	
ஆட்டிசம் (ஒன்றிலேயே ஒட்டிக் கொள்ளும் நிலை)	Autism	
ஆட்டுவிக்கும் எண்ணப் பிறழ்வு	Obsessive-compulsive disorder	
ஆண்மைக்குறை, ஆண்மையின்மை	impotence	
அரைத்தூக்கநிலை, மந்தமான, அரை மயக்கம்	drowsy	
ஆன்மிக மருத்துவம்	spiritual therapy	
இக்கட்டான சூழல்/நெருக்கடி	crisis	
இரத்தச்சோகை	anaemia	
இருதுருவப் பிறழ்வு	Bipolar disorder	
இழப்பு	bereavement	
இழுப்பு	seizure	
இளைப்பாறுகை/களைப்பாறுதல்	relaxation	
உடல் நோய்க்குறிகள்	physical somatic symptoms	
உடலியக்க/இயற்பியல் சார்ந்த	physical	
உணர்வதிர்ச்சி/அதிர்ச்சி	trauma	
உணர்வுகள்	feelings	
உணர்வெழுச்சி/மனவெழுச்சி	emotion	
உணர் நிலை, மனநிலை	mood	
உள மருத்துவம்	psychotherapy	
உளவழி உடல் பாதிப்பு	Psychosomatic	
உளவியலாளர்	psychologist	
எம்ஆர்ஐ ஸ்கேன்/காந்த அதிர்வுப் பகுப்பாய்வு	MRI scan	
எரிச்சல் உணர்வு	irritability	
எளிதில் விந்து வெளியேற்றம்	Premature ejaculation	
ஓரினச் சேர்க்கை/ஓரினப்பால்மை	homosexuality	
ஓரினப் பால்மைக்காரி	lesbian	
கட்டற்ற நடை, செயலாற்ற இயலாநிலை	akathesia	
கட்டாயச் செய்கை/நிர்பந்தம்	Compulsion	

தமிழ்	ஆங்கிலம்	உங்கள் பகுதியில் வழங்கும் பெயர்
கலந்தாலோசனை/ஆற்றுப்படுத்துதல்	counselling	
கவலைநீக்கி மருந்துகள்	anti-anxiety medication	
கற்பனை செய்துகொள்ளுதல்	imagining	
கற்றல் குறைபாடு	dyslexia	
காக்கைவலிப்பு	epilepsy	
காப்பகம்	asylum	
கிளர்ச்சி	excitement	
கிறுகிறுப்பு	dizziness	
குட்டித் தூக்கம்	nap	
குணப்படுத்த மு டியாத நோய்	terminal disease	
குமரப்பருவம், விடலை	adolescence	
குழப்பம்	Confusion	
குழப்பமான மனநிலை/தொடர்பறுப்பு	disorientation	
குறை/ புகார்/கோளாறு	complaint	
சத்துக்குறை, ஊட்டச் சத்துக்குறை	malnutrition	
சமூக நலப் பணியாளர்	social worker	
சரிபார்ப்புப் பட்டியல்	checklist	
சிகிச்சை	therapy	
சிடி ஸ்கேன்/கணிப்பொறி வெட்டுப் பகுப்பாய்வு	CT scan	
சிந்தித்தல்	thinking	
சிறுநீர் திசுவளர்ச் சோதனை	urine culture	
தசை இயக்கக் குறை	dystorias	
தசை இறுக்கம்	spasm	
தலைசுற்றல்	Vertigo	
திரிபுணர்வு/தவறான நம்பிக்கை/பிறழ்நம்பிக்கை	delusions	
தீவிர அறிதிறன் பிறழ்வு/தீவிர மனநோய்	Acute psychosis	
தீவிர மனவெழுச்சித் தளர்ச்சிப் பிறழ்வு	Manic-depressive disorder	
தீவிர வெறி/ பீடிப்பு, ஆட்டுவிப்பு	Obsession	
துயரம்	grief	
தூக்க மாத்திரை	sleeping pills	
தூக்கத்தில் சிறுநீர்க் கழித்தல்	enuresis, bed-wetting	
தூக்கமின்மை/மிகைவிழிப்பு	insomnia	
தூண்டிகள்	stimulants	
தொடர் காக்கைவலிப்பு	Continuous epilepsy	
தொடர்பற்ற நிகழ்வு	episodic	
நடத்தை நோய்க்குறிகள்	behavioural symptoms	
நடத்தைப் பிறழ்வு	Conduct disorder	

தமிழ்	ஆங்கிலம்	உங்கள் பகுதியில் வழங்கும் பெயர்
நடுக்கம், அதிர்ச்சிகள்	tremors	
நாடாப்புழு	tapeworm	
நாள்பட்ட	chronic	
நிகழ்வு	episode	
நிலை மாற்றப் பிறழ்வு	Conversion disorder	
நீல மாற்றம்/நீலநிறமாதல்/நீலமடைதல்	cyanosis	
நோய்க் குறியியல், நோய்இயல்	pathology	
நோயறிதல்/நோயுறுதி	diagnosis	
பக்கவாதம்	paralysis	
பதற்றம்	tension	
பதற்றநோய், அதீத கவலை, தவிப்பு	anxiety	
பிரசவத்துக்குப் பிறகு	postnatal	
பிரசவத்துக்குப் பிறகு ஏற்படும் மனச்சோர்வு	Postnatal depression	
பில்லிசூனியம்	witchcraft	
பீட்டாதடுப்பான்கள்	beta-blockers	
பீதி, கிலி, பேரச்சம்	phobia	
பீதி, கிலி/அதீத பயம்/அர்த்தமற்ற பயம்	Panic	
பீதியுணர்வு மிக்க தாக்குதல்கள்	panic attacks	
புலன் காட்சி நோய்க்குறிகள்	perceptual symptoms	
பெருமளவு தொற்றக்கூடிய, கொள்ளை நோயாக	epidemic	
பொதுமனப் பிறழ்வுகள்	Common mental disorders	
பொதுநலப் பணியாளர்	general health worker	
போதை நிறுத்தப் பின்விளைவுகள்	Withdrawal syndrome	
போதைக்கு அடிமையான நிலை	addiction	
போதைப் பொருள் பழக்கம்	drug abuse	
மரபணு	genes	
மருத்துவ ரீதியாக	clinical	
மறு உறுதியளிப்பு	reassurance	
மறுவாழ்வு	rehabilitation	
மனவளர்ச்சிக் குறைபாடு	Mental retardation	
மனஅழுத்தம்	stress	
மனக்கொதிப்பு/கலக உணர்வு	agitation	
மனச்சிதைவு	Schizophrenia	
மனச்சோர்வு	depression	
மனச்சோர்வு நீக்கிகள்	antidepressants	
மன நலம்	mental health	
மனநல மருத்துவர்	psychiatrist	

தமிழ்	ஆங்கிலம்	உங்கள் பகுதியில் வழங்கும் பெயர்
மனநோய்/உளநோய்	Mental illness	
மனப்பிறழ்வு, உளப்பிறழ்வு	collapse	
மனம் இடிந்து போதல்/மயங்கி விழுதல்	mental disorder	
மாயக்குரல்கேட்டல்	hearing voices	
மாயத்தோற்றம், உருவெளித் தோற்றம், பிரமை	Hallucination	
மிகை ஊக்கச் செயல்பாடு	hyperactivity	
மிகைக் குழப்ப நிலை	Delirium	
மின்தூண்டல் கடத்திகள்	neurotransmitters	
மின்தூண்டல் சிகிச்சை	electroconvulsive therapy	
மீள் நோயுறுதல்	relapse	
மூப்புமறதி	Dementia	
மூர்க்கம், பகைமை, தாக்கும் மனநிலை	aggression	
மூளைச் சவ்வு அழற்சி	meningitis	
வயது முதிர்ந்த பருவம்	adulthood	
வலிப்பு, காக்கை வலிப்பு	Convulsion, fits	
வலிப்பு நீக்கிகள்	anticonvulsant	
வன்செயல் (நடத்தை)	violent (behaviour)	
ஹிஸ்டீரியா	hysteria	

உங்கள் பகுதியில் வழங்கும் பெயர்	பொருள்	மனநோய் அல்லது நோய்க்குறிகளுடன் தொடர்புள்ள சொற்கள்

கலைச்சொற்கள் (ஆங்கிலம் - தமிழ்)

ஆங்கிலம்	தமிழ்	உங்கள் பகுதியில் வழங்கும் பெயர்
ache	வலி	
acute psychoses	தீவிர அறிதிறன் பிறழ்வுகள்	
addiction	போதைக்கு அடிமையான நிலை	
adolescence	குமரப்பருவம், விடலை	
adulthood	வயது முதிர்ந்த பருவம்	
aggression	மூர்க்கம், பகைமை, தாக்கும் மனநிலை	
agitation	மனக்கொதிப்பு/கலக உணர்வு	
akathesia	கட்டற்ற நடை, செயலாற்ற இயலா நிலை	
alzheimer's disease	அல்செய்மர் நோய்/மூப்புமறதியின் ஒரு வகை	
anaemia	இரத்தச்சோகை	
anti-anxiety medicines	கவலைநீக்கி மருந்துகள்	
anticonvulsant	வலிப்பு நீக்கிகள்	
antidepressants	மனச்சோர்வு நீக்கிகள்	
antipsychotic medicines	மனநோய் எதிர்ப்பு மருந்துகள்	
anxiety	பதற்றநோய், அதீத கவலை, தவிப்பு	
asylum	காப்பகம்	
autism	ஆட்டிசம் (ஒட்டாத உணர்வுநிலை)	
bed-wetting (enuresis)	தூக்கத்தில் சிறுநீர்க் கழிதல்	
behavioural symptoms	நடத்தை நோய்க்குறிகள்	
bereavement	இழப்பு	
beta-blockers	பீட்டாதடுப்பான்கள்	
bipolar disorder	இருதுருவப் பிறழ்வு	
checklist	சரிபார்ப்புப் பட்டியல்	
chronic	நாள்பட்ட	
clinical	மருத்துவ ரீதியாக	
cognitive symptoms	அறிதிறன் நோய்க்குறிகள்	
collapse	மனம் இடிந்து போதல்/மயங்கி விழுதல்	
complaint	குறை/ புகார்/கோளாறு	
compulsion	கட்டாயச் செய்கை/ நிர்பந்தம்	
conduct disorder	நடத்தைப் பிறழ்வு	
confusion	குழப்பம்	
continuous epilepsy	தொடர் காக்கைவலிப்பு	
conversion disorder	நிலை மாற்றப் பிறழ்வு	
convulsion	வலிப்பு, காக்கை வலிப்பு	

ஆங்கிலம்	தமிழ்	உங்கள் பகுதியில் வழங்கும் பெயர்
counselling	கலந்தாலோசனை/ஆற்றுப்படுத்துதல்	
CT scan	சிடி ஸ்கேன்/கணிப்பொறி வெட்டுப் பகுப்பாய்வு	
crisis	இக்கட்டான சூழல் /நெருக்கடி	
cyanosis	நீல மாற்றம்/நீலநிறமாதல்/நீலமடைதல்	
delirium	மிகைக் குழப்ப நிலை/மயக்க வெறி	
delusion	பிறழ்நம்பிக்கை/திரிபுணர்வு/தவறான நம்பிக்கை	
dementia	மூப்பு மறதி/முதுமை மறதி	
dependence	அடிமையாக இருத்தல்/ சார்பு நிலை	
depressants	மனச்சோர்வு நீக்கிகள்	
depression	மனச்சோர்வு	
Common mental disorder	பொது மனநலக் கோளாறுகள்	
diagnosis	நோயறிதல்/ நோயுறுதி	
disorientation	குழப்பமான மனநிலை/தொடர்பறுப்பு	
distress	மனஅழுத்தம்	
dizziness	கிறுகிறுப்பு	
drowsy	அரைத் தூக்க நிலை, மந்தமான	
drug abuse	போதைப்பழக்கம்	
dyslexia	கற்றல் குறைபாடு	
dystonias	தசை இயக்கக் குறை	
electroconvulsive therapy	மின்தூண்டல் சிகிச்சை	
enuresis	தூக்கத்தில் சிறுநீர்க் கழித்தல்	
epidemic	பெருமளவு தொற்றக்கூடிய, கொள்ளை நோயாக	
epileptic seizure	வலிப்பால் வெட்டியிழுத்தல்	
epilepsy	காக்கைவலிப்பு	
episode	நிகழ்வு	
emotion	உணர்வெழுச்சி/மனவெழுச்சி	
episodic	தொடர்பற்ற நிகழ்வு	
excitement	கிளர்ச்சி	
feelings	உணர்வுகள்	
fits	வலிப்பு	
general health worker	பொதுநலப் பணியாளர்	
genes	மரபணு	
grief	துயரம்	
hallucinations	மாயத்தோற்றம், உருவெளித் தோற்றம், பிரமை	
hearing voices	மாயக்குரல்கேட்டல்	
homosexuality	ஓரினச் சேர்க்கை/ஓரினப்பால்மை	
hyperactivity	மிகை ஊக்கச் செயல்பாடு	

ஆங்கிலம்	தமிழ்	உங்கள் பகுதியில் வழங்கும் பெயர்
hysteria	ஹிஸ்டீரியா, நிலைமாற்றப் பிறழ்வு	
imagining	கற்பனை செய்துகொள்ளுதல்	
impotence	ஆண்மைக்குறை, ஆண்மையின்மை	
insomnia	மிகை விழிப்பு/தூக்கமின்மை	
irritability	எரிச்சல் உணர்வு	
lesbian	ஓரினப் பால்மைக்காரி	
malnutrition	சத்துக்குறை, ஊட்டச் சத்துக் குறைவு	
mania	தீவிர மனவெழுச்சி நோய்	
manic depressive disorder	தீவிர மனவெழுச்சித் தளர்ச்சிப் பிறழ்வு	
meningitis	மூளைச் சவ்வு அழற்சி	
mental disorder	உளப்பிறழ்வு, மனப் பிறழ்வு	
mental health	உள நலம், மனநலம்	
mental illness	மனநோய்/உளநோய்	
mental retardation	மன வளர்ச்சிக் குறைபாடு	
mood	உள நிலை, உணர் நிலை, மனநிலை	
MRI scan	எம்ஆர்ஐ ஸ்கேன்/காந்த அதிர்வுப் பகுப்பாய்வு	
nap	குட்டித் தூக்கம்	
neurotransmitters	மின்தூண்டல் கடத்திகள்	
obsession	தீவிர வெறி/ பீடிப்பு, ஆட்டுவிப்பு	
obsessive-compulsive disorder	ஆட்டுவிக்கும் எண்ணப் பிறழ்வு	
pain	வலி	
panic	பீதி, கிலி, பேரச்சம்	
panic attacks	பீதியுணர்வு மிக்க தாக்குதல்கள்	
paralysis	பக்கவாதம்	
pathology	நோய்க் குறியியல், நோய்இயல்	
perceptual symptoms	புலன் காட்சி நோய்க்குறிகள்	
phobia	பீதி, கிலி/அதீத பயம்/அர்த்தமற்ற பயம்	
physical	உடலியக்க/இயற்பியல் சார்ந்த	
physical somatic symptoms	உடல் நோய்க்குறிகள்	
postnatal	பிரசவத்துக்குப் பிறகு	
postnatal depression	பிரசவத்துக்குப் பிறகு ஏற்படும் மனச்சோர்வு	
post-traumatic stress disorder	அதிர்ச்சியைத் தொடரும் மனஅழுத்தப் பிறழ்வு	
Premature ejaculation	எளிதில் விந்து வெளியேற்றம்	
psychiatrist	மனநல மருத்துவர்	
psychologist	உளவியலாளர்	
psychosis	அறிதிறன் பிறழ்வுகள்	
psychosomatic	உளவழி உடல் பாதிப்பு	

ஆங்கிலம்	தமிழ்	உங்கள் பகுதியில் வழங்கும் பெயர்
psychotherapy	உள மருத்துவம்	
reassurance	மறு உறுதியளிப்பு	
rehabilitation	மறுவாழ்வு	
relaxation	இளைப்பாறுகை/களைப்பாறுதல்	
relapse	மீள் நோயுறுதல்	
restlessness	அமைதியற்ற நிலை/ நிலையற்ற நிலை	
sedative	மயக்கத்துக்கு உள்ளாக்கிய	
seizure	இழுப்பு	
shock	அதிர்ச்சி	
sleeping pills	தூக்க மாத்திரை	
social worker	சமூக நலப் பணியாளர்	
spasm	தசை இறுக்கம்	
spiritual therapy	ஆன்மிக மருத்துவம்	
stimulants	தூண்டிகள்	
stress	மனஅழுத்தம்	
suicide	தற்கொலை	
tapeworm	நாடாப்புழு	
tension	பதற்றம்	
terminal disease	குணப்படுத்த முடியாத நோய்	
therapy	சிகிச்சை	
thinking	சிந்தித்தல்	
trauma	உணர்வதிர்ச்சி	
tremors	நடுக்கம், அதிர்ச்சிகள்	
urine culture	சிறுநீர் திசுவளர் சோதனை	
violent (behaviour)	வன்செயல் (நடத்தை)	
witchcraft	பில்லிசூனியம்	
withdrawal syndrome	போதை நிறுத்தப் பின்விளைவுகள்	
vertigo	தலைசுற்றல்	

உங்கள் பகுதியில் வழங்கும் பெயர்	பொருள்	மனநோய் அல்லது நோய்க்குறிகளுடன் தொடர்புள்ள சொற்கள்

கலைச்சொற்கள்

சுட்டி

அகதிகள் 247-249
அட்ரினலின் 108
அடாவடித்தனமான நடத்தை 273-274
அதிர்ச்சியைத் தொடரும் மனஅழுத்தப் பிறழ்வு 9, 170, 248
அதீத பயம் 10, 52, 114, 117-118
அமிட்ரிப்டிலின் 118, 295, 301
அமைதியின்மை
குழந்தைகளிடம் 20, 204, 207-212
நேர்காணலின்போது 30-31
அல்கஹாலிக்ஸ் அனானிமஸ் (ஏஏ) 151, 265
அல்செய்மர் நோய் 99
அல்ப்ரஸோலாம் 118, 161, 304
அறிதிறன் பிறழ்வு பார்க்க: கடுமையான மனப்பிறழ்வுகள்
அறுவைச்சிகிச்சை, இனப்பெருக்க மண்டலம் 243
ஆட்டிசம் (ஒட்டாத உணர்வுநிலை) 195
ஆட்டுவிக்கும் எண்ணப் பிறழ்வு 10, 138-142
எப்போது மருத்துவரிடம் பரிந்துரைக்க வேண்டும் 141
உடனடியாக என்ன செய்ய வேண்டும் 139
பாதிப்புக்குள்ளானவரிடம் கேட்கவேண்டியவை 139
ஆண்கள்
கற்பழிக்கப்பட்டவர்கள் 188
தற்கொலை எண்ணம் 80-87
துணைவரால் அடிக்கப்படும் அல்லது தகாத நடத்தைக்கு உள்ளாகுபவர் 173-183
பாலியல் பிரச்சினைகள் 127-128, 131-133
பாலுறவு வன்செயல் 183-188
ஆண்மைக்குறை 128, 131-133
ஆதரவுக் குழுக்கள் 265-291
அகதிகளுக்கு 248
அடிப்படை விதிகள் 268
எப்படிச் செயல்படுகின்றன 265-266
குழு தொடர்ந்து செயல்படச் செய்தல் 268
குழுத்தலைவரின் பங்கு 267
குழுவை நிறுவுதல் 266
கைதிகளுக்கு 246
நலப்பணியாளர்களுக்கு 264
பெண்களுக்கு 290-291
முதல் கூட்டம் 267
விடலைகளுக்கு 253
ஆதார அமைப்புகள், உள்ளூர் 308-311
ஆரம்ப சுகாதார அமைப்பு 239-242
ஆரம்ப மனநலச் சுகாதாரம் 240-242
சேவை முறையை மேம்படுத்துதல் 242
மனநோய் இருக்கிறதா என்று கண்டறிய உதவும் முக்கியக் கேள்விகள் 21
மனப்பிறழ்வில் 239
ஆன்மிக சிகிச்சை 61
இக்கட்டானச் சூழலில் கலந்தாலோசனை 58-59
இமிபிரமைன் 118, 229, 301
இரத்தச்சோகை 123-124
இரத்தத்தில் மருந்தின் அளவைக் கண்காணித்தல் 43, 93
பிரசவத்திற்குப் பிறகு ஏற்படும் வருத்தநிலை 94, 97
இழப்பு/துக்கம்/துயரம் 188-192, 247, 260-261
இறுக்கம், தசை, பார்க்க: தசை இறுக்கம்
இனப்பெருக்க மண்டல ஆரோக்கியம் 94-105, 242-244
உடல் சார்ந்த கோளாறுகள் பலவற்றால் பாதிக்கப்பட்டவர்கள் 107-112
உடல் பரிசோதனை 74
குழப்பத்துக்கும் மனக்கொதிப்புக்கும் ஆளானவருக்கு 73-74
கொடுமைக்கு உள்ளான குழந்தைக்கு 217
உடல்சார்ந்த கோளாறுகள் 107-112
உடனடியாக என்ன செய்ய வேண்டும் 111
எப்போது மருத்துவரிடம் பரிந்துரைக்க வேண்டும் 111
நேர்காணலின்போது கவனிக்க வேண்டியவை 110
பாதிக்கப்பட்டவரிடம் கேட்க வேண்டியவை 110
பிறகு என்ன செய்ய வேண்டும் 111
மனநலத்தில் முக்கியத்துவம் 108
மனநலத்தோடு சம்பந்தப்பட்டிருத்தல் 110
உடல்சார்ந்த நோய்க்குறிகள் 5
மருத்துவரீதியாக விளக்கமுடியாதவை 107-142, 239, 314
உடல்நலக் குறைவு
கவலைப்படுவதால் 52
காக்கை வலிப்பால் 89
குழப்பத்துக்கும் மனக்கொதிப்புக்கும் காரணம் 72
சோர்வினால் 123
தற்கொலை முயற்சி 82-85
தூக்கப் பிரச்சினைகளுடன்/மிகைவிழிப்புடன் 120
புகையிலை பயன்படுத்துவதால் 163-164
போதை மருந்து பழக்கத்தால் 154-155
மனநோய் காரணமாக 21
மனநோயால் பாதிப்புக்குள்ளானவரை மதிப்படுதல் 34
மிதமிஞ்சிக் குடிப்பதால் 145-146
முதியோரிடத்தில் 258
மூப்புமறதியால் 100-101
வறுமையினால் 286-287

உடலசைவுப் பிறழ்வுகள் 31, 41-42
உடலியக்கச் செயல்பாடுகளில் ஒன்றைத் திடீரென்று
 இழத்தல் 135-138
உடலியக்கம் அல்லது மனச் செயல்பாடுகளை
 இழத்தல் 135-138
உடற்குறை 4
உடையிலேயே மலம் கழித்தல் (சாய்லிங்) 231
உணர்வதிர்ச்சி நிகழ்வுகள் 170-192
 அகதிகள் 247-249
 ஆரோக்கியத்தில் ஏற்படுத்தும் பாதிப்புகள் 170-171
 உடனடியாக என்ன செய்ய வேண்டும் 172
 எப்போது மருத்துவரிடம் பரிந்துரைக்க வேண்டும் 172
 ஏன் சிலருக்கு மட்டும் மனநோய் வருகிறது 171
 நலப்பணியாளரிடம் ஏற்படுத்தும் பாதிப்புகள் 262
 பாதிக்கப்பட்டவரிடம் கேட்கவேண்டியவை 172
 பிறகு என்ன செய்ய வேண்டும் 172
 பேரழிவு 249-250
 போரும் பயங்கரவாதமும் 247-249
 வகைகள் 170
உணர்வதிர்ச்சி, தனிப்பட்ட 170-192
உணர்வுரீதியான கொடுமை, குழந்தைகளுக்கு 213-215
உணர்வெழுச்சி சார்ந்த நோய்க்குறிகள் 6
உள மருத்துவம் 61
உளவியலாளர்கள் 62
உறவுகளில் சிக்கல்கள் 282-286
 இளைப்பாறும் பயிற்சி 50, 115, 117, 263
 உறவுகள் முறிவதற்கான காரணம் 282-284
 உறவைப் புதுப்பித்துக்கொள்ளுதல் 284-285
 பிரிந்துவிடுவது பற்றி தீர்மானித்தல் 285-286
ஊசிகள் 45, 70, 300
ஊமைத்தனம் 137
எக்ஸ்டிசி 154
எச்ஐவி/எய்ட்ஸ் 256-258
 ஆரோக்கியத்தோடு மனநலத்தை
  ஒருங்கிணைத்தல் 256-257
 கற்பழிப்பிற்கு பிறகு செய்ய வேண்டிய சோதனை 187
 பராமரிப்பாளர்கள் 259
 போதை ஊசிக்கு அடிமை 154
 மனநலத்தில் ஏற்படுத்தும் பாதிப்பு 256
எடை அதிகரிப்பு, உடல் 297
எரிச்சல் உணர்வு 52
எல்எஸ்டி (ஆசிட்) 154
ஒட்டாத உணர்வுநிலை, பார்க்க: ஆட்டிசம்
ஒரே செயலை தொடர்ந்து செய்பவர், பார்க்க:
 தீவிரவெறி
ஒழுங்காக மருந்து சாப்பிடாமை 43, 47
ஓப்பியம் 154, 159-160
ஓரினப் பாலுறவு 133
ஃபுளூவோக்ஸடின் 141, 295, 302
கஞ்சா 153-154

கட்டாயச் செய்கை 10, 138
கட்டுப்படுத்துதல், பார்க்க: நோயாளியைக்
 கட்டுப்படுத்துதல்
கடுமையான (தீவிர) மனப்பிறழ்வும் குறுகிய கால
 மனப்பிறழ்வும் 12, 16, 30, 39, 75
கடுமையான மனப்பிறழ்வுகள் 12-17
 ஆரம்ப மனநல சிகிச்சையில் 240
 எய்ட்ஸ் நோயாளியிடம் 256-258
 குற்றச்செயலுடன் 244-245
 குறுகிய கால அல்லது கடுமையான மனப்பிறழ்வு
  12, 16-17, 30, 41, 76
 தற்கொலை முயற்சி 82-87
 தொந்தரவான நடத்தை 68-69, 75-81
 நோயறிதல் 30
 பிரசவத்திற்கு பிறகு 95-96
 மருத்துவம் 41-44
 மறுவாழ்வு 59
 முதியோரிடத்தில் 99
 மேலும் பார்க்க: மனநோய் எதிர்ப்பு மருந்துகள்,
  தீவிர மனவெழுச்சி-தளர்ச்சிப் பிறழ்வு,
  மனச்சிதைவு
 வீடற்றோரிடத்தில் 253
கர்ப்பம்/கருவுற்றநிலை
 குழந்தை இழப்பு 243-244
 தவிர்க்கவேண்டிய மருந்துகள் 41, 43, 297
 புகைபிடிப்பது 164
 மது அடிமை 146
 மதுப்பழக்கம் 146
 மனவளர்ச்சிக் குறைபாட்டைத் தடுத்தல் 268-272
கருச்சிதைவு 243-244
கல்வி கற்பதில் உள்ள பிரச்சினைகள் 202-203
 ஆசிரியர்களிடமும் பெற்றோர்களிடமும்
  கேட்கவேண்டியவை 203
 எப்போது மருத்துவரிடம் பரிந்துரைக்க வேண்டும் 207
 என்ன செய்ய வேண்டும் 206
 காரணங்கள் 202-203
 குழந்தைகளிடம் கேட்கவேண்டியவை 204
 நேர்காணலின்போது கவனிக்கவேண்டியவை 205
 பள்ளிகளில் இடைநிற்கும்போது 275-276
 விடலைகளிடம் 231-235, 250-251
கல்விக்கான சிறப்புப் பயிற்சிகள் 206
கலந்தாலோசனை 47-60
 அகதிகளுக்கு 247-249
 இக்கட்டான சூழலில் 58-59
 இழப்புக்கு ஆளானவருக்கு 191
 இளைப்பாறும் பயிற்சியும் மூச்சுப் பயிற்சியும் 50-52
 உறுதி அளித்தல் 48-49
 குறிப்பிட்ட நோய்க்குறிகளுக்கான ஆலோசனை 52

கைதிகளுக்கு 246
தாய்மார்களுக்கு 243-244
பண்பாட்டுடன் 22-23
பராமரிப்பாளர்களுக்கு 261
பள்ளி அளவிலானவை 252-253
பிரச்சினையைத் தீர்த்தல் 52-58
பேரழிவு 250
விளக்கம் அளித்தல் 49-50
வீடற்றவருக்கு 253

கவலைப்படுதல் 52, 108-110, 112-119

கவனம் குறைந்த மிகை ஊக்கச் செயல்பாடு 203, 207-212
எப்போது மருத்துவரிடம் பரிந்துரைக்க வேண்டும் 212
என்ன செய்ய வேண்டும் 212
நேர்காணலின்போது கவனிக்கவேண்டியவை 212
குடும்பத்தினரிடம் கேட்கவேண்டியவை 209
குழந்தையிடம் கேட்கவேண்டியவை 209
முக்கியத்துவம் 208
வரையறை 207-208

களைப்பு, நாள்பட்ட 123-127
உடனடியாக என்ன செய்ய வேண்டும் 125
எப்போது மருத்துவரிடம் பரிந்துரைக்க வேண்டும் 122
காரணங்கள் 123
சிறப்பு சோதனைகளும் ஆய்வுகளும் 125
சோம்பேறித்தனமா 124
டானிக் அல்லது வைட்டமின்களின் பயன் 126
நேர்காணலின்போது கவனிக்க வேண்டியவை 124
பாதிப்புக்குள்ளானவரிடம் கேட்க வேண்டியவை 124
மனச்சோர்வினால் 52
மனநோயாக இருக்கலாம் என்று எப்போது சந்தேகப்படுவது 123-124

களைப்பும் சோர்வும் 52, 123-127

கற்பழிப்பு/வல்லுறவு அல்லது பாலுறவு வன்செயல் 183-192
ஆண் கற்பழிக்கப்படுதல் 188
உடனடியாக என்ன செய்ய வேண்டும் 186-187
எப்போது மருத்துவரிடம் பரிந்துரைக்க வேண்டும் 187
ஏன் ஆரோக்கியப் பிரச்சினையாகிறது 183-184
கற்பழிப்பவன் 185
கணவனால் 185-186
நேர்காணலுக்கான ஆலோசனைகள் 186
பிறகு என்ன செய்ய வேண்டும் 187-188
பெண்களின் வெளிப்பாடுகள் எப்படியிருக்கும் 184-185
பெண்ணிடம் கேட்க வேண்டியவை 185

கற்றல் குறைபாடு 204-207

கற்றல் குறைபாடு (டிஸ்லெக்சியா) 20, 202-207

கற்றலில் குறைபாடு உள்ள குழந்தை 202-207
காக்கை வலிப்பு எதிர்ப்பு மருந்துகள் 93-94, 306
காக்கை வலிப்பு/இழுப்பு/வலிப்பு 87-94
இது மனநோயா 89
காரணங்கள் 89
குடும்பத்தினருக்கான ஆலோசனை 92
தொடர்காக்கை வலிப்பு 91
மருந்துகள் 93, 297, 306

காட 154

கார்பமஸிபைன் 43, 93, 297, 305-306

குடியும் மதுவுக்கு அடிமையாதலும் 11-12, 143-152
ஆதார அமைப்புகள் 309
ஆரம்ப பராமரிப்பில் 28, 239
உடலியக்க மற்றும் சமூக பிரச்சினைகள் 108-109, 145-146
எப்படிக் கண்டுகொள்வது 27-30, 239
எப்போது சந்தேகப்பட வேண்டும் 146
எப்போது மருத்துவரிடம் பரிந்துரைக்க வேண்டும் 151
எப்போது மருந்துகளைப் பயன்படுத்துவது 151
என்ன செய்வது 148-149
கட்டுப்பாட்டோடு மது அருந்துதல் 149
'கண்மண் தெரியாமல்' குடித்தல் 143
காரணங்கள் 145
குடிப்பவரிடம் கேட்க வேண்டியவை 147
குடும்பத்தாரிடமும் நண்பர்களிடமும் கேட்கவேண்டியவை 147
குடும்பத்தில் என்ன நேர்கிறது 145-146, 151-152
குற்றச்செயலுடன் 244-245
தடுப்புமுறை 278-279
தற்கொலை செய்துகொள்ளும் எண்ணத்துடன் 81
தாங்குதிறன் 143
நலப்பணியாளர்களிடம் 264
நேர்காணலின்போது கவனிக்கவேண்டியவை 147-148
நேர்காணலுக்கான ஆலோசனைகள் 147-148
பாலினம் 146
பாலுறவுப் பிரச்சினைகளுடன் 28
பிரச்சினையைத் தீர்க்க உதவும் வரைபடம் 315
மிகைவிழிப்பு 120
மிதமிஞ்சிக் குடித்தல்: எவ்வளவு 144
முழுமையாக நிறுத்துதல் 148-151
மூர்க்கத்துடன் 67-71
விடலைகளிடம் 67-69, 145, 251, 279

குடும்பம்
ஆதரவுக் குழுக்கள் 265-268
ஆதார அமைப்புகள் 310
கொடுமைக்கு உள்ளான குழந்தை 21, 213-219
சிக்கலில் உள்ள உறவுகள் 282
மது அடிமையின் விளைவுகள் 145, 151, 155
மூப்பு மறதியின் விளைவுகள் 101-102, 260

நேர்காணலில் 31-36
குணப்படுத்தமுடியாத நோய் 257
குமரப்பருவத்தினர் பார்க்க: விடலைகள்
குழந்தை கண்காணிப்புக் குழுக்கள் 275-276
குழந்தை பிறப்பு
    தாய்க்கு ஏற்படும் மனநலப் பிரச்சினைகள் 7, 94-99, 243-244
குழந்தை, கொடுமைக்கு உள்ளாதல் 213-220
குழந்தைகள் 20, 193-236
    உதவக்கூடிய அமைப்புகள் 308
    ஒரிடத்தில் நிலையாக உட்காராத குழந்தை 207-212
    கற்றலில் குறைபாடு 202-207, 232-234, 250-253
    கொடுமை 213-220
    தெருவோரச் சிறுவர்கள் 213, 254-255
    தொலைபேசி வாயிலாக மதிப்பிடுதல் 35
    படுக்கையில் சிறுநீர் அல்லது மலம் கழித்தல் 226-231
    பள்ளிகளின் மனநலத்தைப் பரப்புதல் 272-276
    பிரச்சினைக்குத் தீர்வு காண உதவும் வரைபடம் 312-313
    போரில் ஈடுபடுவது 248
    மருந்தளவுகள் 297
    'மோசமான' நடத்தை 220-226
குழப்பம் அல்லது மனக்கொதிப்பு 71-75
    உடல் பரிசோதனை 74
    உடனடியாக என்ன செய்ய வேண்டும் 74
    எப்போது மருத்துவரிடம் பரிந்துரைக்க வேண்டும் 75
    காரணங்கள் 72
    குடும்பத்தினரிடம் அல்லது நண்பர்களிடம் கேட்கவேண்டியவை 73
    சந்தேகம், மாயக்குரலைக் கேட்பவர் 75
    நேர்காணலின்போது கவனிக்க வேண்டியவை 73
    பாதிப்புக்கு உள்ளானவரிடம் கேட்க வேண்டியவை 73
    பிறகு என்ன செய்ய வேண்டும் 75
    முதியோர், கவலைக்குள்ளாக்கும் நடத்தையுடையவர் 99, 259
    மூர்க்கம் அல்லது வன்செயல் 67, 70
குளோமிபிரமைன் 141, 301
குளோர்டையசிபாக்செட் 151, 161, 303
குளோர்ப்ரோமஸின் 70, 79, 298
குளோனசிபாம் 297, 303
குறுகியகால வலிப்பு 89
கூட்டம் நிறைந்த இடத்தினால் ஏற்படும் பயம் 10, 114, 118-119
கைதிகள் 244-246
    அமைப்பை மேம்படுத்துதல் 246
    மனநலத்திற்காக 245-246
    மனநலம் 245
    மனநோய்களும் குற்றச் செயலும் 244-245
கொகெய்ன் 154

கொடுமைக்கு உள்ளான குழந்தை 213-220
    எப்போது சந்தேகப்படுவது 214
    எப்போது மருத்துவரிடம் பரிந்துரைக்க வேண்டும் 219
    எவ்வாறு பாதிக்கப்படுகிறார்கள் 21, 214
    உடனடியாக என்ன செய்ய வேண்டும் 217
    உடல்ரீதியான கொடுமை 214
    உணர்வுரீதியிலான கொடுமை 215
    காரணங்கள் 213
    குழந்தையிடம் கேட்கவேண்டியவை 216
    குடும்பத்தினரிடம் அல்லது நண்பர்களிடம் கேட்கவேண்டியவை 215-216
    பாலியல்ரீதியாக 128, 214-219
    பிறகு என்ன செய்ய வேண்டும் 219
    நேர்காணலின்போது கவனிக்கவேண்டியவை 216
    நேர்காணலுக்கான ஆலோசனைகள் 217
கொடுமைப்படுத்துதல்
    மனநோயாளிகளை 37, 280-282
கோபத்தைக் கட்டுப்படுத்துதல் 182-183
சட்ட மீறல்கள் 86, 224
சந்தேகநோய் 75
சமூக, பொருளாதார மாற்றங்கள் 4, 287-288
சமூகச் சூழல்கள், பயத்துடன் 114, 118
சமூகத் தொடர்பு அமைப்புகள் 288
சாய்லிங், பார்க்க: உடையிலேயே மலம் கழித்தல்
சிகிச்சை/மருத்துவம் 5, 37-66
    ஆன்மிக சிகிச்சை 61
    உள மருத்துவம் 61
    கண்காணிப்பின் முக்கியத்துவம் 60
    பேச்சுச் சிகிச்சையும் கலந்தாலோசனையும் 47
    மருந்துகள் மூலமாக 38-47
    மறுவாழ்வு 59-60
    மனநல வல்லுநரைப் பார்க்கப் பரிந்துரைத்தல் 62-63
    மின்தூண்டல் சிகிச்சை (ஈசிடி) 61
    மீள்நோய்த் தடுப்பு 277
சிந்தனை (அறிதிறன்) நோய்க்குறிகள் 6
'சிந்தனை' நோய்க்குறிகள் 5, 59
சிறப்பாகத் தேவைப்படுபவை, குழந்தைகளுக்கு 201
சுய இன்பம் 133
சுயமதிப்பு 252, 273-275
சூதாட்டம், ஒரு நோய் 166-169
    ஆரோக்கியம் 167
    எப்படிப் பழக்கமாக மாறுகிறது 167
    எப்போது சந்தேகப்பட வேண்டும் 167
    உடனடியாக என்ன செய்ய வேண்டும் 168
    சூதாடுபவரிடம் கேட்கவேண்டியவை 167
செரோடோனின் தூண்டிகள் 40, 302
சைக்கோசிஸ் பார்க்க: கடுமையான மனப்பிறழ்வுகள்/அறிதிறன் பிறழ்வுகள்
சோடியம் வால்புரோயேட் 43, 93, 297, 305-306
டவுன் நோய்க்குறித் தொகுதி 198

சுட்டி 333

டானிக்குகள் 105, 126
டிரொப்புளூவோபெரஸின் 78, 298
டிரைசைக்ளிக் மனச்சோர்வு நீக்கிகள் 40, 141, 295
டிஸ்லெக்சியா, பார்க்க: கற்றல் குறைபாடு
டெக்ஸ்ட்ரோபுரோபாக்சிபீன் 159
டைசல்ஃபிராம் 151, 297
டையசிபாம் 70, 74, 92, 118, 122, 151, 158, 161, 303
தசை இறுக்கம் 42-79
தடுப்புமுறை
    தீவிர மனவெழுச்சித் தளர்ச்சி பிறழ்வு 43
    மதுப்பழக்கமும் புகையிலைப் பழக்கமும் 278-279
    மனவளர்ச்சிக் குறைபாட்டைத் தடுத்தல் 268-272
தயமின் 73, 307
தலைவலி, பதற்றத்தினால் ஏற்படுவது, 108
தற்கொலை அல்லது தற்கொலை எண்ணம் 80-87
    அளவுக்கதிகமான மருந்து 86
    உடனடியாக என்ன செய்ய வேண்டும் 83
    எப்போது மருத்துவரிடம் பரிந்துரைக்க வேண்டும் 63, 84
    காரணங்கள் 80-81
    குடும்பத்தாரிடம் அல்லது நண்பர்களிடம் கேட்கவேண்டியவை 82
    குடும்பத்தினர் ஆர்வம் காட்டாதபோது 86
    குற்றமாகக் கருதப்படுவதால் 86
    சமூக மற்றும் தனிப்பட்ட காரணங்கள்
    தனிமையும் தனித்திருத்தலும் 87
    தூக்கு/கத்திக்குத்து/சுட்டுக்கொள்ளுதல்/தீக்காயம்/வெட்டுக்காயம் 85-86
    நலப்பணியாளர்களிடம் 264
    நெருக்கமானவரை இழந்தால் 191
    நேர்காணலுக்கான ஆலோசனை 83
    பாதிப்புக்குள்ளானவரிடம் கேட்கவேண்டியவை 82-83
    பாலினம் 82
    பிறகு என்ன செய்ய வேண்டும் 85
    மருத்துவச் சிகிச்சை 85
    மனநோய்களும் 81
    மீண்டும் மீண்டும் முயற்சிசெய்பவர் 87
    மீண்டும் முயற்சி செய்வாரா என்பதைக் கணித்தல் 83
தற்சுகாதாரம் 31
தனிமையும் தனித்திருத்தலும் 87, 258
தாட் நோய்க்குறித்தொகுதி 127
தாய்க்கு ஏற்படும் மனநலப் பிரச்சினைகள் 7, 94-99, 243
திருமணப் பிரச்சினைகள் 282-286
தீயப் பழக்கங்கள் 11-12, 143-169, 315
தீவிர மனவெழுச்சி 15, 30, 31, 41-43, 67
தீவிர மனவெழுச்சி–தளர்ச்சி பிறழ்வு 12, 16
    தடுப்பு மருந்துகள் 43, 305
    தொந்தரவான நடத்தை 67, 76
    நோயுறுதி 30

மருந்து சிகிச்சைகள் 41-43
தீவிர வெறி/கட்டாயச் செய்கை/ஒரே செயலை தொடர்ந்து செய்பவர் 10, 138, 142
துயரம், பார்க்க: இழப்பு
தூக்க மாத்திரைக்கு அடிமையாதல் 161, 264
தூக்க மாத்திரைகள் 42, 120
    அடிமைநிலை 161-163, 264
    எப்போது பயன்படுத்தலாம் 122
    விரைவான வழிகாட்டுதலுக்கு 303-304
தூக்கப் பிரச்சினை, பார்க்க: மிகை விழிப்பு
    இழப்புக்கு பிறகு 191
    உடனடியாக என்ன செய்ய வேண்டும் 121
    எப்படி பாதிக்கிறது 120
    எப்போது மருத்துவரிடம் பரிந்துரைக்க வேண்டும் 122
    காரணங்கள் 120
    தூக்க மாத்திரைகளை எப்போது பயன்படுத்தலாம் 122
    பாதிப்புக்கு உள்ளானவரிடம் கேட்க வேண்டியவை 120
தூக்கப்பிரச்சினைகள் பார்க்க: மிகைவிழிப்பு
தூண்டும் போதைப்பொருட்கள் 154
தெருவோரச் சிறுவர்கள் 213, 254-255
தைராய்டு சுரப்பு குறைதல் 194, 202
தொடர் காக்கை வலிப்பு 91-92
தொலைபேசி உதவி எண்கள் 277, 311
தொலைபேசி மூலம் மதிப்பிடுதல் 35
நகரத்துக்குக் குடியேறுதல் 286
நடத்தை ரீதியான நோய்க்குறிகள் 6
நடத்தைப் பிரச்சினைகள் 41, 67-106
    இழுப்பு அல்லது வலிப்பு 87-94
    குழப்பம் அல்லது மனக்கொதிப்போடு உள்ளவர் 71-75
    சந்தேகம், விநோத நம்பிக்கைகள் அல்லது மாயக்குரலைக் கேட்பவர் 75-80
    தற்கொலை முயற்சி/தற்கொலை செய்துகொள்ளும் எண்ணம் உள்ளவர் 80-87
    தாய்மார்களிடம், பிரசவத்துக்குப் பிறகு 94-99
    பிரச்சினைகளுக்குத் தீர்வு காண உதவும் வரைபடம் 312-313
    முதியோரிடத்தில் 99-106
    மூர்க்கமும் வன்செயலும் 67-71
நடத்தைப் பிறழ்வுகள் 20, 220-226
    எப்போது மருத்துவரிடம் பரிந்துரைக்க வேண்டும் 225
    என்ன செய்ய வேண்டும் 223
    காரணங்கள் 221
    குடும்பத்தினரிடம் அல்லது நண்பர்களிடம் கேட்கவேண்டியவை 222
    குழந்தையிடம் கேட்கவேண்டியவை 222-223
    நேர்காணலுக்கான ஆலோசனைகள் 223
    மோசமான நடத்தை எப்போது ஆரோக்கியப் பிரச்சினையாகிறது 220

நலப்பணியாளர்கள்
  எப்போது வல்லுநர் உதவியை நாட வேண்டும் 264
  உங்களைப் பராமரித்துக்கொள்ளுதல் 263
  நோயாளி பற்றிய கருத்துகள் 26
  மனநலம் 262-264
நார்ட்ரிப்டிலின் 295, 301
நிலைமாற்றப் பிறழ்வு/திடீர் செயலிழப்பு 135-138
  உடனடியாக என்ன செய்ய வேண்டும் 137
  உளவியல் காரணம் இருக்கலாம் என்று எப்போது சந்தேகப்படுவது 136
  எப்போது மருத்துவரிடம் பரிந்துரைக்க வேண்டும் 137
  காரணங்கள் 136
  குடும்பத்தினரிடமும் நண்பர்களிடமும் கேட்கவேண்டியவை 136
  கொள்ளை நோயாக 135
  நேர்காணலின்போது கவனிக்க வேண்டியவை 136
  நேர்காணலுக்கான ஆலோசனைகள் 137
  பாதிப்புக்கு உள்ளானவரிடம் கேட்க வேண்டியவை 136
  பிறகு என்ன செய்ய வேண்டும் 138
  'மாற்று' வலிப்புகள் 89
நினைவுத்திறன் கோளாறு, முதியோருக்கு 100-101
நெருக்கமானவரை இழத்தல் 188-192
  உடனடியாக என்ன செய்ய வேண்டும் 189-192
  எப்போது பிறழ்வாக மாறுகிறது 188-192
  துயரத்தை ஒருவர் எப்படி வெளிப்படுத்துகிறார் 188
  பராமரிப்பாளர்கள் 261-262
  பறிகொடுத்தவரிடம் கேட்கவேண்டியவை 189
நேர்காணலின்போது சேகரிக்கப்பட வேண்டிய தகவல்கள் 29
நேர்காணலின்போது பேசத் தயாராக இல்லாதவர் 33
நேர்காணலுக்காகத் தனித்து இருத்தல் 32
  புரோபென்சிட் 187
நேர்மறைச் சிந்தனை 107, 117, 252
நைட்ரசிபாம் 161, 303
நோய்க்குறிகள்
  குறிப்பிட்ட நோய்க்குறிகளுக்கான கலந்தாலோசனை 52
  நோயறிய உதவும் நோய்க்குறிப் பட்டியல் 28-30
  மருத்துவ ரீதியாக விளக்கமுடியாதவை 107-142, 239, 314
  வகைகள் 5-6
நோயாளிகளைப் பிரித்தறியும் முறை 28
நோயாளியைக் கட்டுப்படுத்துதல் 70-71
நோயுறுதி
  ஆரம்ப சுகாதார பராமரிப்பில் 239
  நேர்காணலில் மதிப்பிடுதல் 26-36
  நோய்க்குறிப் பட்டியல் 28
  முக்கியத்துவம் 32-33
  முன்னேற்றம் இல்லையென்றால் 43

படுக்கையில் சிறுநீர் கழிக்கும் குறைபாடு 20, 226-231
படுக்கையில் சிறுநீர்க் கழித்தல் 20-21, 226-231
பண்பாடும் உதவியை நாடுதலும் 22
பதற்ற தலைவலி 108
பதற்றநோய் 8-9
  ஆரம்ப சுகாதார அமைப்பில் 239-241
  கலந்தாலோசனை 47-50
  கைதிகளிடம் 244-246
  நோயுறுதி 27-29
  மருந்துகள் மூலம் சிகிச்சை 40-41, 118, 303-304
  மருத்துவரீதியாக விளக்கமுடியாதவை 107, 112-119
  மருத்துவ வாய்ப்புகள் 107
பதற்றநோய் எதிர்ப்பு மருந்துகள் 39-41, 70, 297, 304
பதற்றம் 108
பயம் 112-119
பராமரிப்பாளர்கள் 259-262
  ஆதரவுக் குழுக்கள் 265
  துயரப்பட்டுக்கொண்டிருப்பவருக்கு உதவுதல் 261-262
  மனஅழுத்தம் 260
  மனநலம் 260-261
  மனநலத்தை மேம்படுத்துதல் 261
பழக்கப் பிரச்சினைகள் 11, 143-169, 315
பள்ளிகளில் மனநலத்தைப் பரப்புதல் 272-276
  அடாவடித்தனமான நடத்தை 273
  கல்வியோடு மனநலத்தை ஒருங்கிணைத்தல் 252
  குழந்தை இடைநிற்கும்போது 275
  சுயமதிப்பை வளர்த்தல் 273-275
  பள்ளி அளவிலான கலந்தாலோசனை 252
  மதுப்பழக்கத்தையும் புகையிலைப் பழக்கத்தையும் தடுத்தல் 279
  விடலைகளுக்காக 252-253
பாரம்பரிய முறையில் சிகிச்சையளிப்பவர்கள் 22-23, 61, 76
பாரம்பரியக் காரணங்கள் 21, 197
பாரம்பரியப் போதைப் பொருட்கள் 153-154
பாரம்பரியம் அல்லது மரபணுக்களின் காரணமாக 21
பாலியல் கல்வி 252
பாலினம்
  சமத்துவமின்மையும் மனநலமும் 289-290
  தற்கொலை 80
  மதுப்பழக்கம் 146
பாலுறவில் நாட்டமின்மை 128, 132-133
பாலுறவு வன்செயல் 183-188
பாலுறவு வன்செயல், குழந்தைகளிடத்தில் 128, 213-220
பாலுறவுத் தொற்று 187, 251
பாலுறவுப் பிரச்சினைகள் 127-134
  ஆண்களிடத்தில் 128, 131-132
  உடனடியாக என்ன செய்ய வேண்டும் 131-133
  உறவுச் சிக்கலினால் 283

எப்போது மருத்துவரிடம் பரிந்துரைக்க வேண்டும் 133
ஓரினப் பாலுறவும் மனநலமும் 133-134
நேர்காணலுக்கான ஆலோசனைகள் 131
பாதிப்பு உள்ளவரிடம் கேட்க வேண்டியவை 129-130
பாலுறவு நடத்தைப் பிறழ்வு 129, 133
பிறகு என்ன செய்ய வேண்டும் 133
பெண்களிடத்தில் 128-134
மருந்துகளின் பக்கவிளைவாக 297
மனநலம் குன்றியவர்களிடத்தில் 134
பிரச்சினைகளுக்குத் தீர்வுகாணும் அணுகுமுறை 65
மருத்துவ பிரச்சினைகளுக்கான வரைபடம் 312-316
பிரச்சினையைத் தீர்க்கும் வழிமுறைகள் 52-58, 107, 236, 253
பிரசவத்திற்கு பிறகான அறிதிறன் பிறழ்வு 94-99
பிரசவத்திற்குப் பிறகு ஏற்படும் மனச்சோர்வு 7, 94-98, 243
பிரசவத்துக்குப் பிறகு ஏற்படும் மனநலப் பிரச்சினைகள் 94-98, 243-244
எப்போது மருத்துவரிடம் பரிந்துரைக்க வேண்டும் 98
கணவரிடம் அல்லது உறவினரிடம் கேட்க வேண்டியவை 95-96
காரணங்கள் 95
சிகிச்சை 98
தாயிடம் கேட்கவேண்டியவை 96-97
தாயின் மனநலத்தின் முக்கியத்துவம் 95
பிறகு என்ன செய்ய வேண்டும் 98
வகைகள் 94-95
பிறழ்நம்பிக்கை 30, 75-80
பினோபார்பிடோன் 93, 306
பீட்டா தடுப்பான்கள்/பிளாக்கர்ஸ் 41
புகைபிடித்தல்
புகையிலை 128, 131, 163-166
போதைப்பொருள் 154
புகைபிடித்தல்
அடிமையானவர் 163-166
பாலுறவுப் பிரச்சினைகள் 128, 130
புகையிலைக்கு அடிமை 163-166
எப்போது மருத்துவரிடம் பரிந்துரைக்க வேண்டும் 165-166
உடனடியாக என்ன செய்ய வேண்டும் 165
பயன்படுத்துவரிடம் கேட்கவேண்டியவை 164
பயன்படுத்துவது பற்றி எப்போது கேட்க வேண்டும் 164
புகைபிடிப்பது ஏன் ஆபத்தானது 163-164
புரோகெய்ன் பெனிசிலின் 187
புரோசைக்ளிடின் 42, 79, 297
புரோபனாலால் 41, 297
பூச்சிக்கொல்லிகள், அளவுக்கதிகமாக 86
பெண்கள்
கொடுமைப்படுத்தும் துணைவர் 173-183

ஆதார அமைப்புகள் 310
இனப்பெருக்க மண்டல ஆரோக்கியம் 242-244
கற்பழிப்பு அல்லது பாலுறவு வன்செயல் 183-188
தற்கொலை முயற்சிகள் 82, 86
நாள்பட்ட களைப்பு 123-127
பாலியல் பிரச்சினைகள் 127-134
பாலின சமத்துவமின்மையும் மனநலமும் 289-291
மதுவுக்கு அடிமையாதல் 146
மேலும் பார்க்க: குழந்தை பிறப்பு, தாய்மார்கள், கர்ப்பம்
பெற்றோர் பாதுகாப்பு
நடத்தைப் பிறழ்வு 220-226
பெற்றோரின் கடமை 244
மனவளர்ச்சிக் குறைபாடு 198, 271-272
மிகை ஊக்கச் செயல்பாடு, கவனம் குறைந்த 207-212
பெற்றோர்களால் குழந்தையின் நடத்தை 221, 225
பென்ஸ்ஹெக்சால் 42, 307
பெனிடாய்ன் 92-93, 306
பேச்சு
தாமதமான வளர்ச்சி 195
நேர்காணலின்போது 31
பேச்சு சிகிச்சை பார்க்க: கலந்தாலோசனை
பேச்சு வேகம் 31
பேச்சு/மொழி/சொற்கள்
தாமதமாகப் பேசுதல் 195
மனஅழுத்தத்தை விவரிக்கப் பயன்படுபவை 22, 110
பேய்/பிசாசு/பில்லிசூனியம் பற்றிய நம்பிக்கைகள் 22-23
பேரச்சத் தாக்கு/பீதி தாக்கு 52, 109, 112-119
பேரழிவுகள் 170, 249-250
பொதுச் சுகாதார அமைப்பு 239-242
பொதுவான வலிப்பு 88
போதை ஊசிக்கு அடிமை 154, 156-158
போதை நிறுத்தப் பின்விளைவுகள் 12
கைதிகளிடத்தில் 246
தூக்க மாத்திரைகளால் 163
போதை மருந்தால் 152, 154, 158
மதுவால் 145, 149, 152
போதை மருந்து பழக்கம் அல்லது அடிமை 9, 152-160
அடிமையானதைக் கண்டுபிடித்தல் 30
ஆதார அமைப்புகள் 309
உங்கள் உதவியை நாடுவது ஏன்? 156
உடனடியாக என்ன செய்ய வேண்டும் 158
எப்போது சந்தேகப்பட வேண்டும் 156
எப்போது மருத்துவரிடம் பரிந்துரைக்க வேண்டும் 160
ஏன் போதைப்பொருள்களைப் பயன்படுத்துகிறார்கள் 156
குடும்பத்தினரிடம் அல்லது நண்பர்களிடம் கேட்கவேண்டியவை 157
குற்றச் செயலுடன் 244

தடுப்புமுறைகள் 278-279
தற்கொலை எண்ணத்துடன் 80-87
தற்செயலாகப் பயன்படுத்துவது 153
தொந்தரவுக்குள்ளான நடத்தை 68-71, 75-76
நலப்பணியாளர்களிடத்தில் 264
நேர்காணலின்போது கவனிக்க வேண்டியவை 157
நேர்காணலுக்கான ஆலோசனைகள் 158
பாதிக்கப்பட்டவரிடம் கேட்கவேண்டியவை 157
பாரம்பரியப் போதைப்பொருட்கள் 153
பிரச்சினையைத் தீர்க்க உதவும் வரைபடம் 312-313, 315
பிறகு என்ன செய்ய வேண்டும் 160
போதைப்பொருள் ஒருவரை என்ன செய்யும் 154-155
போதைப்பொருள்கள் 154
போதைமருந்து உட்கொள்ளும் எல்லோருக்கும் பிரச்சினை உண்டாகிறதா 152
போதைமருந்து எப்படி பயன்படுத்தப்படுகின்றன? 154
மாயத்தொற்றத்தை உருவாக்கும் மருந்துகள் 154
மூளைக்குச் சோர்வை ஏற்படுத்துபவை 154
மூளையைத் தூண்டும் மருந்துகள் 154
விடலைகளிடம் 156, 250, 278
போதை மருந்துகள் ஏற்படுத்தும் அறிதிறன் பிறழ்வுகள் 76
போதை மிகைநிலை 69, 77, 157
போரும் பங்கரவாதமும் 170
அகதிகள் 247-249
சிறுவர்கள் 248
மகப்பேறியல் நலமும் மனநலமும் 242-243
மதிப்பிடுதல், மனநோய் உள்ளதா 26-36
உடல்நலப் பிரச்சினை உள்ளவரை 34
உறுதிசெய்ய உதவும் நோய்க்குறிப் பட்டியல் 28
என்ன கேள்விகள் கேட்கலாம் 28
கண்டரிய உதவும் முக்கிய கேள்விகள் 28
குடும்பத்தினருடன் மதிப்பிடுதல் 35
சிறப்புச் சூழல்கள் 33-36
தொலைபேசி வாயிலாக மதிப்பிடுதல் 35
நலப்பணியாளரின் மாறுபட்ட கருத்துகள் 26
நேர்காணலின்போது கவனிக்கவேண்டியவை 30-31
நேர்காணலை நடத்துவது எப்படி 31
நோயாளியிடம் பேச நேரம் எடுத்துக்கொள்ளுதல் 27
நோயுறுதி செய்வது எப்படி 32
பேசத் தயாராக இல்லாதவரை மதிப்பிடுதல் 33
மருத்துவ ரீதியிலான வெளிப்பாடுகள் 27
மதுவோடு வினைபுரியக்கூடிய மருந்துகள் 297
மயக்கம் 90
மருத்து ரீதியான பிரச்சினைகள் 65-236
பிரச்சினைக்குத் தீர்வுகாண உதவும் வரைபடங்கள் 312-316
மருத்துவ பிரச்சினைகளுக்குத் தீர்வுகாண உதவும்

வரைபடங்கள் 312-316
மருத்துவ ரீதியாக விளக்க முடியாத நோய்க்குறிகள் 107-142, 239, 314
மருத்துவ ரீதியான வெளிப்பாடுகள், மனநோய் இருக்கலாம் என்பதற்கான 27
மருந்து, அளவுக்கதிகமான 86, 155
மருந்துகள் 38-47, 295-307
அகதிகளுக்கு 247
அத்தியாவசிய மருந்துகள் 242, 296
ஆரம்ப சுகாதாரம் 242
ஊசிகள் 45
எந்த மருந்துகளைப் பயன்படுத்தலாம் 39-43
எப்போது பயன்படுத்துவது 38
சரியான மருந்தைத் தேர்வு செய்தல் 295
திறன் 295
பக்கவிளைவுகள் 40, 41, 79, 295, 297
மருந்தளவு முதியோருக்கு 259, 297
மருந்தளவு, குழந்தைகளுக்கு 297
மருந்து சாப்பிடாமை 43, 47
மருந்து சாப்பிடுவதை உறுதி செய்தல் 47
மனநல மருத்துவர் மட்டுமே பரிந்துரைக்கக்கூடியவை 297
மீள்நோய்த் தடுப்பு 277
முன்னெச்சரிக்கைகள் 297
முன்னேற்றம் இல்லை என்றால் 43
விரைவான வழிகாட்டுதலுக்கு 297-307
விலை 45, 93, 258, 287, 295-296
மருந்துகளின் பக்கவிளைவுகள் 40, 42, 44, 79, 295, 297
மருந்துகளின் விலை 45, 93, 256, 287, 295-296
மறுவாழ்வு 59-60, 79-80
மீள்நோய்த் தடுப்பு 277
மனஅழுத்தம்
நலப்பணியாளரிடம் 262-263
நிலைமாற்றப் பிறழ்வு நோய்க்குறிகளுடன் 136-137
பராமரித்தலால் உருவாகுபவை 260
பெண்களிடம் 290
வறுமையால் 286-289
வாழ்க்கை நிகழ்வுகளால் 16, 21, 114-115
விடலைகளிடம் 234-236
மனச்சிதைவு 12, 14-15
தொந்தரவான நடத்தை 76-80
நோயறிதல் 30
மருந்துகள் மூலமாக சிகிச்சை 41
விடலைகளிடம் 251
வீடற்றவர்களிடம் 253-255
மனச்சோர்வு 7-9
அகதிகளிடத்தில் 248
ஆரம்ப சுகாதாரத்தில் 239
எச்ஐவி/எய்ட்ஸினால் 256-258
கலந்தாலோசனை 48-49, 52

களைப்புடனும் சோர்வுடனும் 52
குழந்தைகளிடம் 20
கைதிகளிடத்தில் 245
சிகிச்சை முறைகள் 107
தற்கொலை எண்ணத்துடன் 80-87
தீவிர மனவெழுச்சித் தளர்ச்சி நோயினால் 16
நோயுறுதி 27-28
பராமரிப்பவரிடம் 261
பிரசவத்திற்குப் பிறகு 7, 94-98, 243
பெண்களிடத்தில் 289
மருத்துவரீதியாக விளக்கமுடியாத நோய்க்குறிகளுடன் 107-112
முதியோர்களிடம் 19-20, 99, 102, 258
விடலைகளிடம் 232, 251
விவரிக்கப் பயன்படுத்தப்படும் சொற்கள் 22

மனச்சோர்வு நீக்கிகள் 39, 297
எந்த முன்னேற்றமும் இல்லையென்றால் 43
எதைப் பயன்படுத்துவது 295
மருத்துவரீதியாக விளக்க முடியாதவை 107, 111, 118-119, 139, 301-302
விரைவான வழிகாட்டுதலுக்கு 301-302

மனநல மருத்துவமனை 281
மனநல மருத்துவர் 23, 62
மனநல வல்லுநர், பரிந்துரைத்தல் 62-64
மனநல வல்லுநர்கள், உள்ளூரில் 311
மனநல வல்லுநரைப் பார்க்கப் பரிந்துரைத்தல் 62-63
மனநலக் கல்வி 91
அக்கறை காட்டுதல் 259
அறிதிறன் பிறழ்வு 99
ஆதார அமைப்புகள் 309
உடல்நலப் பிரச்சினைகள் 258
உடனடியாக என்ன செய்ய வேண்டும் 104
எப்போது மருத்துவரிடம் பரிந்துரைக்க வேண்டும் 106
காரணங்கள் 99
குடும்பத்தினரிடம் அல்லது நண்பர்களிடம் கேட்கவேண்டியவை 102
குழப்பமும் மிகைகுழப்பநிலையும் 99, 259
தற்கொலை எண்ணம் 87
தனிமையும் தனித்திருத்தலும் 87, 258
தொந்தரவான நடத்தை 99-106
நினைவுத்திறன் பிறழ்வு 100
நேர்காணலுக்கான ஆலோசனைகள் 103
நோயுறுதி 99-100
பிறகு என்ன செய்ய வேண்டும் 106
மருந்தளவுகள் 297
மனச்சோர்வு 20, 99, 102-103, 258
மனநோய் உள்ளவர்களுக்கு 48-50, 107
முதியவரிடம் கேட்கவேண்டியவை 103
முதியோர்களுக்கு 19-20, 258-259
மனநலச் சமூகப் பணியாளர்கள் 62

மனநலச் செவிலியர்கள் 62
மனநலத்துக்கான சேவை போதுமானதாக இல்லை 4
மனநலத்தை ஆதரித்தல் 265-291
மனநலத்தை பரப்புதல் 265-291
அகதி முகாம்களில் 248-249
ஆதரவுக் குழுக்கள் 265-268
உறவுகளில் சிக்கல் 282-286
ஏழைகளிடம் 286-289
தொடக்கத்திலேயே இனம் காணுதல் 276-277
பராமரிப்பாளர்களிடம் 260-264
பள்ளிகளில் 272-276
பெண்களிடம் 290-291
மதுப்பழக்கத்தையும் புகையிலைப் பழக்கத்தையும் தடுத்தல் 278-279
மனநோய் உள்ளவரின் உரிமைகள் 279-282
மனவளர்ச்சிக் குறைபாட்டைத் தடுத்தல் 268-272
விடலைகளிடம் 250-253

மனநலம்
ஒருங்கிணைத்தல் 237-290
மற்ற சூழல்கள் 239-264
வரையறை 3

மன நிலைப்படுத்திகள் 305

மனநோய்
அறிமுகத்திற்கு 3-25
உரிமைக்குக் குரல்கொடுத்தல் 279-282
ஏன் அக்கறை காட்ட வேண்டும் 3-5
காரணங்கள் 21-25
செயலிழப்பு 4
தொடக்கத்திலேயே இனம் காணுதல் 276-277
பண்பாடு 22-25
பொதுநலச் சுமை 4
வகைகள் 5-21
வரையறை 3, 22
விவரிக்கப் பயன்படும் சொற்கள் 22, 110

மனநோய் இருக்கிறதா என்று கண்டறிய உதவும் முக்கியக் கேள்விகள் 28

மனநோய் உள்ளவரின் உரிமைகள் 279-282
ஏன் அக்கறை காட்ட வேண்டும் 3
பொதுநலச் சுமை 4
வகைகள் 5-21
விவரிக்க பயன்படும் சொற்கள் 22, 110

மனநோய் உள்ளவர் ஒதுக்கி வைக்கப்படுதல் 5, 279-282, 289-291

மனநோய் எதிர்ப்பு மருந்துகள் 39-40, 297
எதைப் பயன்படுத்துவது 295
தொந்தரவான நடத்தைகளுக்கு 70, 78-79, 98
விரைவான வழிகாட்டுதலுக்கு 297-300

மனநோய்க்கான காரணங்கள் 21-22
மனநோய்களும் குற்றச்செயலும் 244-247
மனநோயும் ஒதுக்கிவைத்தலும் 5, 279-282

மனநோயும் பண்பாடும் 22-25
மனவளர்ச்சிக் குறைபாட்டுக்கான காரணங்கள் 194, 268-269
மனவளர்ச்சிக் குறைபாடு 17-19, 193-202
   ஆபத்துள்ள குழந்தையின் நலனில் முன்பாகவே அக்கறை செலுத்துதல் 271
   ஆவலைத் தூண்டும் நிகழ்ச்சிகள் 271
   எப்போது சந்தேகப்படுவது 195
   எப்போது மருத்துவரிடம் பரிந்துரைக்க வேண்டும் 202
   என்ன செய்ய வேண்டும் 198-202
   காரணங்கள் 194
   குழந்தையிடம் கேட்கவேண்டியவை 197
   குழந்தையைப் பாதிக்கும் விதம் 195
   குறைபாடு, கடுமையானது 19, 199
   குறைபாடு, சிறுஅளவிலானது 19, 195-196, 199
   குறைபாடு, மிதமானது 19, 199
   தடுப்பு முறைகள் 268-272
   நேர்காணலின்போது கவனிக்க வேண்டியவை 197
   நேர்காணலுக்கான ஆலோசனைகள் 197-198
   பாலுறவு 134
   பெற்றோரிடம் கேட்கவேண்டியவை 196
   மனநோயுடன் 196
   வரையறை 194
மனித உரிமை மீறல்கள் 37, 280-282
மாதவிடாய்ப் பிரச்சினைகள் 243
மாதவிடாய் முற்றுபெறுதல் (மெனோபாஸ்) 243
மாதவிடாய் முன்நோய்க்குறித் தொகுதி 243
மாயக்குரல் கேட்டல், பார்க்க: மாயத்தோற்றம்
மாயத்தோற்றத்தை உருவாக்கும் மருந்துகள் 154
மாயத்தோற்றம் 6, 30, 67-68, 75-80, 154
மிகை ஊக்கச் செயல்பாடு 20, 203, 207-212, 297
மிகை குழப்பநிலை 17, 72-75, 99, 259
மிகைவிழிப்பு, தூக்கப் பிரச்சினை 52, 120-122
மிததல் பெனிடேட் 212, 297
மின்தூண்டல் சிகிச்சை (ஈசிடி) 61
முகபாவனைகள் 30
மூச்சுப்பயிற்சி (சுவாசப்பயிற்சி) 50-52, 117
மூச்சுவிடச் (சுவாசிப்பதில்) சிரமம் 108, 165
மூப்புமறதி 19, 258-259
   எப்போது சந்தேகப்பட வேண்டும் 101
   குடும்பத்தினரைப் பாதித்தல் 101
   தொந்தரவான நடத்தையுடன் 99-106
   நினைவுத்திறன் கோளாறு 100
   நோயுறுதி 99
   மருத்துவக் காரணங்கள் 100
மூர்க்கம்/ஆக்ரோஷம் 67-71
   அடாவடித்தனமான நடத்தை 273
   உடனடியாக என்ன செய்ய வேண்டும் 71
   எப்போது மருத்துவரிடம் பரிந்துரைக்க வேண்டும் 71
   காரணங்கள் 67-68

   காரணமாகும் மனநோய்கள் 70
   செயல் அளவிலான மூர்க்கம் 67
   சொல் அளவிலான மூர்க்கம் 67
   நண்பர்களிடம் அல்லது உறவினர்களிடம் கேட்க வேண்டியவை 68
   நேர்காணலுக்கான ஆலோசனைகள் 69
   நோயாளியைப் பராமரிப்பவரின் நலம் 259-262
   பாதிக்கப்பட்டவரிடம் கேட்கவேண்டியவை 68-69
   வன்செயலாக வெளிப்படும் அறிகுறிகள் 69
மூளை டானிக் 105
மூளை நோய்கள் 21, 259
மெத்தடோன் 159-160, 297
மெனோபாஸ், பார்க்க: மாதவிடாய் முற்று பெறுதல்
ரிஸ்பெரிடோன் 295-296, 299
லித்தியம் கார்பனேட் 43, 297, 305
லெஸ்பியன், பார்க்க: ஓரினப் பாலுறவு
லோராசிபாம் 70, 105, 122, 161, 303
வலி 107-108, 256
   உடலுறவு கொள்ளும்போது 128, 132
வலிப்பு அல்லது இழுப்பு 87-94
   எப்போது மருத்துவரிடம் பரிந்துரைக்க வேண்டும் 91
   உடனடியாக என்ன செய்ய வேண்டும் 91
   பிறகு என்ன செய்ய வேண்டும் 91
   மருத்துவரீதியான காரணங்கள் 89
   மனவளர்ச்சிக் குறைபாட்டினால் 202
   தொடர் காக்கைவலிப்பு 91
   வகைகள் 88
வறுமை 286-289
வன்செயல்கள்
   உடல்ரீதியான கொடுமைக்கு ஆளாகும் குழந்தை 213-220
   கற்பழிப்பு அல்லது பாலுறவு வன்செயல் 183-188
   குற்றச்செயலுடன் 244-245
   பாதிப்புக்குள்ளானவர்கள் 170-188, 247-249
   மூர்க்கமான நடத்தை 67-72
   வறுமையுடன் 286-289
   வாந்தி, எடுக்கச் செய்தல் 86
   வீட்டுக்குள் நிகழும் வன்செயல் 173-183
வாழ்க்கை நிகழ்வுகள் 21, 282
விடலைகள் 250-253
   எப்போது மருத்துவரிடம் பரிந்துரைக்க வேண்டும் 236
   என்ன செய்ய வேண்டும் 234
   கல்வியோடு மனநலத்தை ஒருங்கிணைத்தல் 252
   சோகம் அல்லது வலி 231-236
   பள்ளி அளவிலான கலந்தாலோசனை 252-253
   பெற்றோரிடம் கேட்கவேண்டியவை 234
   போதைப்பொருள் பழக்கம் 156, 251, 279
   மதுவை தவறாகப் பயன்படுத்துதல் 144-145, 251, 279
   மனச்சிதைவு 251

மனச்சோர்வு 232, 251
மனநலத்தின் முக்கியத்துவம் 251
மனவளர்ச்சிக் குறைபாடு 196
விடலையிடம் கேட்கவேண்டியவை 234
விந்து விரைந்து வெளியேறும் நிலை 128, 131-132
வினோத நம்பிக்கைகள் 75-80
வீட்டுக்குள் நிகழும் வன்செயல் 173-183
   ஆதார அமைப்புகள் 310
   உடனடியாக என்ன செய்ய வேண்டும் 180
   எப்படிக் கண்டுபிடிப்பது 177
   எப்போது மருத்துவரிடம் பரிந்துரைக்க வேண்டும் 181
   ஏன் ஆரோக்கியப் பிரச்சினை ஆகிறது 173
   காரணங்கள் 174-177
   குடும்பத்தினரிடமும் நண்பர்களிடமும் கேட்க வேண்டியவை 178
   குழந்தைகளிடத்தில் 221

நேர்காணலுக்கான ஆலோசனைகள் 179
பிறகு என்ன செய்ய வேண்டும் 181
பெண்கள் நலப்பணியாளரிடம் எப்படிக் காட்டிக்கொள்கிறார்கள் 173
பெண்களிடம் கேட்கவேண்டியவை 178
வன்செயல் உள்ள ஆண்களோடு கலந்து பேசுதல் 183
வேறொருவரைக் காதலித்தல் 283
வீடற்றோர் 253-255
வைகாபெட்ரின் 297
வைட்டமின்கள் 126
ஸ்பீட் (அம்பிடமைன்ஸ்) 154
ஹாலோபெரிடால் 70, 74, 78, 98, 105, 295, 300
ஹெராயின் 154, 158, 297
ஹிஸ்டீரியா 89
மேலும் பார்க்க: மாற்று வலிப்பு